# GUIDE-FORMULAIRE

## DE

# THÉRAPEUTIQUE

# GUIDE-FORMULAIRE

## DE

# THÉRAPEUTIQUE

PAR

## Le D<sup>r</sup> V. HERZEN

—

**SIXIÈME ÉDITION**

*Entièrement refondue*
*et mise en concordance avec le codex de 1908*

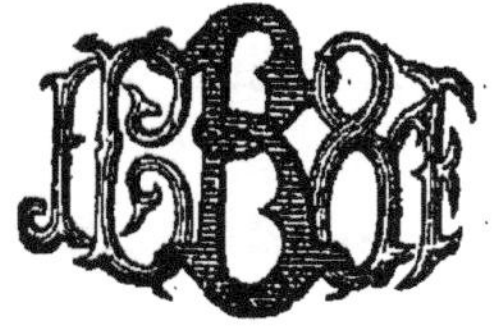

PARIS

LIBRAIRIE J.-B. BAILLIÈRE ET FILS
19, RUE HAUTEFEUILLE, 19

—

1911

# PRÉFACE

## DE LA SIXIÈME ÉDITION

La précédente édition de ce livre a paru quelques jours seulement avant que n'entre en vigueur le nouveau Codex; aussi, en plus des développements nouveaux que j'apporte à chaque nouvelle édition, j'ai dû faire dans cette sixième édition de *nombreux changements et d'importantes retouches, à cause des modifications apportées à la composition des médicaments dans la nouvelle Pharmacopée française de 1908.*

Je me suis efforcé de garder à ce livre l'esprit et les qualités que j'avais essayé de donner à la première édition : *concision, clarté, utilité pratique.*

Tous les chapitres ont été repris et refondus avec le double souci de multiplier les détails pratiques et de ne pas trop grossir l'ouvrage ; quelques-uns ont été *complètement transformés :*

*Accouchement. — Adénites. — Albuminuries. — Anémies. — Angines. — Ataxie locomotrice. — Avortement. — Bains. — Blennorragie. — Bronchites. — Chancres. — Conjonctivites. — Coxalgies. — Dyspepsies. — Eczémas. — Fièvre intermittentes. — Fièvre typhoïde. — Furoncle. — Hémophilies. — Hémoptysies. — Ictère grave. — Kystes hydatiques du foie. — Laryngites. — Mal de Pott. — Méningites. —*

*Néphrites. — Otites. — Ozène. — Pneumonie. — Rétrécissements. — Rhumatismes. — Rougeole. — Stomatites. — Syphilis. — Tic douloureux de la face. — Torticolis. — Ulcère simple de l'estomac. — Vomissements.*

Plusieurs sont entièrement *nouveaux* :

> *Acanthosis nigricans;*
> *Air comprimé (accidents causés par l');*
> *Anémie cérébrale;*
> *Bilharziose;*
> *Bouton d'Orient;*
> *Cancer du rectum;*
> *Cholémie simple;*
> *Cornage;*
> *Cowpérites;*
> *Érythrodermies exfoliantes généralisées;*
> *Érythromélalgie;*
> *Fièvre paratyphoïde*
> *Fulguration;*
> *Hépatoptose;*
> *Maladie amyloïde;*
> *Myocardite syphilitique;*
> *Pancréatites;*
> *Sclérodermie*
> *Ulcère phagédénique des pays chauds;*
> *Ulcère simple du duodénum;*
> *Vomiques.*

Cette sixième édition est enrichie d'un grand nombre de *méthodes thérapeutiques et de médications nouvelles* :

> *Atoxyl dans les trypanosomiases;*
> *Méthode de Bier;*
> *Plasma de Quinton (sérum marin);*

*Radiumthérapie;*
*Sérothérapie de la dysenterie;*
*Sérothérapie de la méningite cérébro-spinale;*
*Tuberculinothérapie, etc.*

Elle contient en outre le *tableau des doses maxima* des 145 médicaments usuels d'après la Pharmacopée française de 1908 et le *tableau du poids des gouttes des principaux médicaments liquides* employés dans la pratique courante, également d'après le nouveau Codex.

L'ensemble de ces modifications est tel que cette sixième édition a subi une augmentation notable, mais indispensable pour maintenir mon *Guide-formulaire de thérapeutique* au courant des nouvelles acquisitions de la thérapeutique.

J'ai dû, en plus, toujours dans le même but, sacrifier à la mode en citant dans cette édition les nombreux *médicaments nouveaux* introduits en thérapeutique pendant le cours de ces dernières années (acide thyminique, atoxyl, collargol, électrargol, fluoroforme, goménol, lactobacilline, sérum antidysentérique, sérum antiméningococcique, tuberculine, etc.).

C'est pourquoi j'espère que le public médical voudra bien lui faire l'accueil favorable qu'il a fait aux cinq premières éditions.

D<sup>r</sup> V. HERZEN.

## ABASIE

Voy. *Astasie-abasie.*

## ABCÈS

**A. CHAUD.**

*Anesthésie locale* à la stovaïne à 1 p. 200 : pousser la première injection en tissu sain, à la limite de l'inflammation.

*Incision*, dans les petits abcès, au point culminant ; dans les abcès plus volumineux, incision large au point le plus déclive, suffisante pour recevoir un drain. En cas de décollements ou de diverticules : *contre-ouvertures.*

*Lavage* immédiat et répété avec une solution antiseptique faible (acide phénique 2 à 3 p. 100, sublimé 1 p. 2000, lysol 1 à 2 p. 100).

℞ Eau oxygénée à 12 vol... 250 cc.
Eau distillée stérilisée.... 750 —
Pour lavages.

*Pansement* à la gaze iodoformée, salolée ou à la gaze au sublimé.

Chez les nourrissons et les enfants, chez les anémiques ou les cachectiques, chez les néphritiques : ne pas employer les antiseptiques toxiques, ni la poudre d'iodoforme, ni la gaze iodoformée.

Faire usage pour les lavages d'une solution d'*acide borique* à 3 p. 100, d'*eau oxygénée* ou d'*eau bouillie salée* à 7 p. 1000.

**A la période inflammatoire,** chercher à faire avorter l'infection à l'aide de *pansements humides antiseptiques*, de *bains locaux* aussi chauds que le malade puisse les supporter, d'applications d'ouate imbibée d'alcool à 90°.

**Au début des suppurations aiguës,** recourir au traitement par l'*hyperémie* soit *avec la bande élastique*, soit avec les *appareils d'aspiration.*

Si on utilise la bande, l'hyperémie devra être chaude et sans douleurs : ouvrir tout abcès en formation ou fluctuant par une ponction, sous anesthésie locale au chloréthyle. Dans le traitement post-opératoire, éviter l'emploi des antiseptiques toxiques, des drains et des mèches.

**A. DENTAIRE.**

*Ouvrir* largement, soit du côté de la gencive, soit du côté du palais, suivant que l'on a affaire à un abcès vestibulaire ou palatin.

Voy. *Ostéopériostite des maxillaires, Périostite alvéolodentaire.*

**A. DU FOIE.**

Voy. *Hépatite aiguë, Fièvre intermittente hépatique.*

**A. FROID.**

**En cas de petit abcès bien limité :** pratiquer l'*extirpation* large de l'abcès, comme s'il s'agissait d'une tumeur maligne.

Voy. *Adénites scrofulo-tuberculeuses.*

**Dans les autres cas,** recourir de préférence aux *injections répétées d'éther iodoformé* de Verneuil. Pour les abcès peu volumineux, employer la solution à 10 p. 100 ; pour les abcès spacieux, employer celle à 5 p. 100.

Ne jamais injecter plus de 50 à 100 gr. de la solution d'éther iodoformé à 10 p. 100, même pour les abcès volumineux.

Préférer la solution de *crésol iodoformé,* qui a sur l'éther iodoformé l'avantage de n'être pas douloureuse (solution de crésol à 1 p. 100 mélangée au moment de l'injection avec parties égales d'une solution iodoformée :

| | | |
|---|---|---|
| Iodoforme | 5 | gr. |
| Éther | 10 | — |
| Alcool | 100 | — |

Faire en moyenne *dix à douze ponctions et injections.* Puis faire encore deux ou trois ponctions évacuatrices non suivies d'injections ; après chacune de ces dernières ponctions, appliquer sur la poche un *pansement compressif* pour amener l'accolement de ses parois.

Voy. *Coxalgie, Mal de Pott.*

**Dans les abcès froids qui s'éternisent** et qui ne tarissent pas après 15 et 20 ponctions et injections, ne jamais recourir à l'opération sanglante. *En règle générale,* un abcès froid, fermé, non infecté, doit guérir tôt ou tard, où qu'il soit, quel qu'il soit, par les ponctions et injections modificatrices. Si l'abcès n'a pas tari après la 12ᵉ injection, s'appliquer, en cas d'abcès à contenu très fluide, à bien pratiquer la *compression* de la poche après avoir vidé à fond la poche purulente. Renouveler les pansements compressifs tous les 5 à 8 jours, pendant un mois.

En cas d'abcès à pus grumeleux, ne pas s'entêter à injecter de l'iodoforme dans la collection et recourir à l'emploi du *naphtol camphré* soit pur, à la dose de 2 à 5 centimètres cubes, soit de préférence glycériné aux mêmes doses :

| | | |
|---|---|---|
| ♃ Naphtol camphré | 1 | gr. |
| Glycérine neutre | 5 | — |

Agiter vivement pendant une minute au moment de l'emploi.

Répéter ces injections tous les 2 ou 3 jours, en évacuant au préalable la poche purulente et les continuer jusqu'à ce que le contenu de la poche soit devenu fluide (3 à 4 injections de naphtol camphré), puis, ce résultat obtenu, faire de la compression comme dans le cas précédent.

En cas d'abcès à poches multiples (abcès en bissac du Mal de Pott), *traiter en même temps les différentes poches.*

En cas d'abcès intarissable dont un séquestre forme la source, persévérer avec les ponctions et les injections ; ponctionner quand la poche est assez tendue ; faire des séries de 8 à 10 injections modificatrices, en séparant ces séries par un laps de temps de 1 à 2 mois.

Voy. *Mal de Pott.*

**Lorsque la peau est très amincie** et sur le point de se rompre, ne pas pratiquer d'injection d'éther iodoformé ; recourir de suite à l'*opération sanglante* : pratiquer, selon le cas, une ou plusieurs incisions suffisamment larges, mais surtout disposées de manière à pouvoir porter l'action de la curette ou des agents microbicides aussi près que possible du point d'origine de l'abcès, c'est-à-dire de la lésion osseuse, puis procéder à un grattage soigné des parois de l'abcès, dans toute l'étendue des surfaces que l'instrument pourra atteindre.

Compléter l'action destructive de la curette par des badigeonnages ou même des injections avec une solution de chlorure de zinc à 1 p. 20.

L'opération terminée, diminuer autant que possible l'étendue des incisions à l'aide de quelques points de suture, et même oblitérer celles qui ne sont plus susceptibles de servir au traitement ultérieur.

Par les ouvertures restées béantes, établir un drainage convenable, grâce auquel on pourra pratiquer des injections de teinture d'iode, de naphtol camphré, ou, de préférence, de glycérine iodoformée (S. Duplay).

**Si la collection est ouverte :** *incisions* et *raclage*, poursuivre les décollements. Pratiquer des *cautérisations* au chlorure de zinc à 1 p. 20 ; introduire dans les trajets fistuleux des *crayons d'iodoforme* ; tamponner à la *gaze iodoformée.*

Ne jamais négliger le *traitement général* : séjour à la campagne, à la montagne, aux bords de la mer, héliothérapie, suralimentation, huile de foie de morue, cacodylate de soude, phosphates, lécithine.

## A. DE LA GLANDE DE BARTHOLIN (BARTHOLINITE).

**Au début :** *Repos, grands bains,* cataplasmes ou mieux *compresses* de tarlatane imbibées d'une solution d'acide borique à 3 p. 100, d'acide phénique ou de lysol à 1 p.100 de sublimé à 1 p. 4000 ou de phénosalyl à 1 ou 2 p. 100.

*Traiter la blennorragie.*

**En cas de suppuration :** *Inciser* largement à la limite de la peau et de la muqueuse ; lavages chauds au *lysoforme* à 1 p. 100.

**En cas de bartholinite chronique** avec hyperplasie ou sclérose de la glande : pratiquer l'*ablation totale* du canal et de la glande, ou bien recourir à la *cautérisation profonde* à l'électrocautère, en suivant autant que possible la direction des canaux excréteurs.

**A. DE LA GLANDE DE COWPER.**

Ordonner les *grands bains*, les *cataplasmes.*

**En cas d'inflammation intense :** *sangsues* au périnée.

Ne pas sonder, à moins de rétention d'urine.

**En cas de suppuration :** *incision* périnéale large ; débrider et drainer les diverticules.

**A. ILIAQUE.**

Voy. *A. froid, Appendicite, Mal de Pott, Péritonite enkystée.*

**A. DE LA MARGE DE L'ANUS.**

**En cas d'abcès superficiel :** simple *incision.*

**En cas de suppuration périrectale profonde :** pratiquer la *section du rectum* dans toute la hauteur correspondant à l'abcès.

**A. MASTOIDIEN.**

**Si l'abcès proémine derrière l'oreille :** *incision, drainage,* lavage, pansements antiseptiques.

**S'il n'y a que douleur, rougeur, gonflement :** recourir à la *trépanation* de l'apophyse mastoïde.

Voy. *Otite moyenne aiguë, Méningite, Septicémie otique.*

**En cas de mastoïdite de Bezold** (abcès ossifluent profond du cou) : *ouvrir* le foyer osseux et le foyer purulent cervical.

**A. MIGRATEURS, ossifluents.**

Voy. *Abcès froid, Mal de Pott.*

**A. MULTIPLES, chez les nourrissons.**

*Incision* suivie de lavages avec des solutions antiseptiques faibles : *acide borique* à 4 p. 100, *acide salicylique* à 0,2 p. 100, *lysol* à 0,50 p. 100.

Ne pas employer l'acide phénique, ni la gaze phéniquée.

Pansements à la *gaze salolée* ; rejeter l'emploi de la gaze iodoformée.

Après avoir ouvert les abcès visibles, rechercher les abcès en formation en palpant soigneusement toute la surface cutanée pour sentir les nodosités, les *piquer à la pointe du bistouri* sans attendre qu'elles pointent à la peau et qu'elles soient ramollies. Expulser la gouttelette de pus qu'elles contiennent par *expression.*

Faire ainsi la chasse aux abcès de nouvelle formation pendant plusieurs jours et les traiter comme les premiers.

Pour prévenir les abcès : *propreté absolue* de la peau, *bains antiseptiques* (1 gr. de sublimé et de chlorure de sodium par bain, dans une baignoire non métallique).

**A. DES PAUPIÈRES.**

**Au début :** *compresses* chaudes boriquées.

**En cas de suppuration :** pratiquer une *incision* parallèle au bord palpébral.

Voy. *Orgelet.*

**A. PELVIENS.**

Voy. *Abcès froid, Appendicite, Cancer du rectum, Mal de Pott, Prostatite, Rectite.*

CHEZ LA FEMME (abcès tubo-ovarien) :

**Au début :** *Repos au lit,* révulsion (ventouses scarifiées).

Appliquer le *sac de glace en permanence* sur l'hypogastre; pratiquer des *injections vaginales* et *rectales chaudes* de 45 à 50°.

Administrer des *laxatifs*, faire prendre des *lavements*.

INTÉRIEUREMENT, prescrire les *antithermiques* (quinine, phénacétine, pyramidon).

Combattre la douleur à l'aide de *suppositoires calmants* ou d'injections de *morphine*.

**En cas de suppuration,** dans les cas aigus et récents et lorsque l'abcès *bombe* dans le vagin: pratiquer la *colpotomie*.

Si l'abcès est haut situé, on peut encore recourir à la colpotomie (incision transversale de la muqueuse sur la face postérieure du col utérin et décollement du péritoine jusqu'au contact de l'annexe purulente), mais, dans la plupart des cas, préférer la *laparotomie*.

**En cas d'abcès multiples, de lésions anciennes,** et quel que soit l'état d'hecticité de la malade: pratiquer l'*hystérectomie vaginale* d'emblée, qui présente l'immense avantage d'assurer le drainage et l'évacuation de toutes les poches avec un minimum de danger.

Voy. *Cellulite pelvienne, Hématocèle suppurée, Pelvipéritonite, Salpingites*.

**Après la période aiguë:** conseiller le *massage* général et local, l'*hydrothérapie*.

Administrer l'*iodure de potassium*, à la dose de 50 centigr. à 1 gr. par jour.

Traiter la blennorragie chronique, lorsqu'elle existe.

*Eaux salines*: Salins, Salies-de-Béarn.

**Pendant la grossesse:** Voy. *Paramétrite*.

### A. DE LA PROSTATE.

Recourir aux onctions avec l'*onguent mercuriel belladoné*; faire appliquer des *sangsues* au périnée.

Combattre la douleur, la congestion, la rétention d'urine par des *bains* généraux ou localisés tièdes et des *lavements chauds* à 50°, répétés 2 à 3 fois par jour, pris lentement avec un irrigateur et gardés le plus longtemps possible (Reclus).

**En cas de rétention d'urine:** vider la vessie avec une *sonde molle* de Nélaton, ou avec une petite sonde-béquille à un seul œil.

En cas de rétention complète d'urine et de fièvre élevée, *intervenir d'urgence*.

**S'il y a suppuration:** pratiquer l'*ouverture de l'abcès par le périnée*.

Si une collection limitée et superficielle de la face postérieure de la glande pointe franchement sous la muqueuse rectale, recourir à l'*incision par le rectum*.

En cas de prostatite chronique suppurée à foyers multiples se vidant plus ou moins complètement dans l'urètre, recourir au *massage* et aux *lavages* (Voy. *Prostatite chronique*).

En cas d'abcès survenant dans l'hypertrophie de la prostate, pratiquer, lorsque les conditions du malade le permettent, la *prostatectomie périnéale*, préférable, dans ces cas, à la prostatectomie hypogastrique.

**A. RÉTRO-PHARYNGIEN**, chez les enfants.

*Intervenir au plus tôt, dès que le diagnostic a été établi :* abaisser la langue de l'enfant placé en face d'un bon éclairage, plonger hardiment le bistouri à la base préalablement entourée de diachylon, au milieu de la tumeur, incliner vivement la tête en avant pour que le pus ne pénètre pas dans les voies aériennes et pratiquer une irrigation boriquée.

Préférer la *voie cutanée* qui assure l'antisepsie, l'hémostase et met à l'abri de tout danger. Si l'abcès est saillant à l'extérieur, l'ouverture par la peau s'impose.

**A. DU SEIN.**

**Au début, en cas d'abcès périglandulaire sous-cutané :** ne pas faire de l'expression du sein, faire appliquer sur le sein des *cataplasmes* de farine de lin ou des *compresses* imbibées d'une solution antiseptique faible (acide phénique 1 à 2 p. 100, résorcine 0,50 à 1 p. 100, lysol 1 p. 100, sublimé 1 p. 2000 à 3000) ou d'alcool à 60° et recouvertes de taffetas gommé.

Ou bien recourir au traitement par l'*hyperémie* à l'aide de la ventouse pour le sein, appliquée pendant 3/4 d'heure chaque jour (l'aspiration ne doit amener aucune douleur, la malade tiendra elle-même la cloche aspiratrice).

**En cas d'abcès du sein proprement dit, de galactophoro-**

**mastite :** ordonner les *lavages* fréquents des mamelons à l'eau bouillie chaude et au savon, suivis d'un lavage à l'alcool coupé d'eau ou à l'eau boriquée.

Employer l'*expression du sein* suivant la méthode de Budin : chercher à évacuer le lait et le pus des canaux galactophores en exprimant le sein avec la main, en allant de la périphérie du sein vers le mamelon, en suivant le sens des canaux galactophores.

Laver ensuite le mamelon, faire un pansement boriqué ou oxygéné et envelopper le sein d'un pansement légèrement compressif et immobilisateur.

Interdire l'allaitement avec le sein malade et ne l'autoriser avec la mamelle saine, que si la fièvre n'est pas élevée.

INTÉRIEUREMENT, administrer les *antithermiques* (quinine, associée à la phénacétine, antipyrine, pyramidon).

**En cas de suppuration, s'il s'agit d'un abcès périglandulaire ou sous-cutané :** *incision au point le plus éloigné du mamelon, afin d'éviter autant que possible les galactophores.*

*Ouvrir à la sonde cannelée les diverticules* qui peuvent exister ; chercher à se rendre compte si l'abcès sous-cutané n'est pas lui-même secondaire à un abcès de la glande (abcès en bouton de chemise) et dans ce cas, *agrandir l'orifice de communication,* puis *drainer* avec un drain suffisamment volumineux.

Appliquer ensuite un *pansement humide, légèrement com-*

*pressif et surtout immobilisateur.*

Lavages antiseptiques répétés ; pansements aseptiques et légèrement compressifs.

Si dès le début on a eu recours au traitement par l'aspiration, continuer journellement l'application de la ventouse jusqu'à guérison, en évitant les larges incisions et l'emploi des antiseptiques, des drains et des mèches.

**En cas de galactophorite,** lorsque l'expression du sein aura échoué, recourir aux *injections d'argent colloïdal à petits grains* dans l'abcès préalablement vidé : ponctionner l'abcès avec une aiguille de Potain assez grosse ou mieux avec un petit trocart muni d'un robinet et évacuer le pus par expression ; puis injecter, suivant les dimensions de l'abcès, de 3 à 10 centimètres cubes de la solution au 100ᵉ d'argent colloïdal. Malaxer légèrement la poche après avoir fermé le robinet, et l'évacuer. Réinjecter quelques centimètres de la solution qui devront rester dans l'abcès. Répéter ces injections jusqu'à ce qu'il ne se forme plus de pus (Chirié et David). En cas d'échec avec cette méthode, pratiquer une *incision* dans le sens radié et faire, si besoin, une *contre-ouverture.* Placer un *gros drain dans chaque foyer,* mais ne pas placer de drain en séton.

*Chez les nouveau-nés :* respecter et protéger les engorgements physiologiques contre tout froissement et tout traumatisme, proscrire les pressions, les succions et les tractions du mamelon pour vider la mamelle.

Appliquer une couche de *ouate hydrophile* ou une rondelle d'*emplâtre rouge* ou de *diachylon.*

En cas de suppuration : *incision.*

**A. DU TESTICULE.**

Voy. *Orchites.*

**A. URINEUX.**

*A. urineux aigu :*

**Si l'abcès siège à la région périnéale :** *incision périnéale* de l'anus à la racine des bourses. Inciser couche par couche jusqu'à l'aponévrose superficielle ; ponctionner celle-ci sur la ligne médiane, puis introduire une sonde cannelée pour achever l'incision de la poche. Débrider largement, pratiquer une contre-ouverture au sommet de la poche et introduire un drain (Guyon).

Intervenir sur l'urètre quand la plaie périnéale est presque complètement fermée ; pratiquer à ce moment l'*urétrotomie interne.*

**Si l'abcès siège à la partie pénienne :** *incision large, urétrotomie interne.*

*A. urineux chronique :*

*Inciser* sur la ligne médiane, puis enlever à la curette tranchante, ou extirper au bistouri, ou mieux détruire au thermocautère les tissus indurés.

Ou encore, pratiquer l'*énucléation* de la tumeur en réséquant, s'il le faut, une partie de l'urètre (Horteloup).

Voy. *Fièvre urineuse, Infiltration d'urine.*

# ACANTHOSIS NIGRICANS

Traiter le cancer coexistant.

Prescrire des *soins de propreté* minutieux, des *bains*.

Localement, tenter de décolorer les régions pigmentées à l'aide d'applications de *savon noir*, de *sublimé* (Voy. *Chloasma utérin, Ephélides*).

Pratiquer l'*ablation* des végétations gênantes, à l'aide des ciseaux ou du galvanocautère.

# ACARE

Voy. *Gale*.

# ACCIDENTS GRAVIDO-CARDIAQUES

Voy. *Asystolie, Insuffisance mitrale*.

# ACCOUCHEMENT

**A. SPONTANÉ** (physiologique).

**Avant l'accouchement**; Voy. *Grossesse*.

Conseiller de faire chaque jour, pendant les quinze derniers jours de la grossesse, un *savonnage* de la vulve suivi d'une *injection vaginale boriquée*.

**Au début du travail, dans la période d'ouverture** : faire administrer un *lavement*, de façon à éviter l'évacuation du rectum au moment de l'expulsion fœtale.

*Asepsie* rigoureuse et *surveillance* attentive (toucher vaginal, auscultation fœtale répétés).

*Couper aux ciseaux* les mèches de poils trop longues, puis faire *savonner* les parties génitales, les cuisses et la région hypogastrique de la femme en travail (ne pas se servir d'éponge, mais de linge désinfecté par l'ébullition prolongée pendant 30 minutes ou mieux de coton antiseptique); pratiquer un *lavage antiseptique* de la vulve (aniodol à 1 p. 2000, chinosol à 2 p. 1000, acide phénique à 2 p. 100, sublimé à 1 p. 1000, lysol à 1 ou 2 p. 100) et donner une *injection vaginale antiseptique* (Voy. *Antisepsie gynécologique et obstétricale*).

℞ Sublimé............. 50 cgr.
  Acide tartrique........ 1 gr.
   Pour 1 paquet : dissoudre dans deux litres d'eau bouillie chaude.

Pratiquer le toucher vaginal le plus rarement possible, après désinfection minutieuse des mains, avec le doigt enduit de *vaseline stérilisée additionnée de sublimé* à 10 cgr. p. 100, et tenue dans un vase submergé d'une solution antiseptique.

S'abstenir du toucher vaginal, chez les femmes qui ont une maladie infectieuse de l'appareil génital.

| | 1 | 2 | 3 | 4 | 5 | 6 | 7 | 8 | 9 | 10 | 11 | 12 | 13 | 14 | 15 | 16 | 17 | 18 | 19 | 20 | 21 | 22 | 23 | 24 | 25 | 26 | 27 | 28 | 29 | 30 | 31 | |
|---|---|---|---|---|---|---|---|---|---|---|---|---|---|---|---|---|---|---|---|---|---|---|---|---|---|---|---|---|---|---|---|---|
| Janv. | 1 | 2 | 3 | 4 | 5 | 6 | 7 | 8 | 9 | 10 | 11 | 12 | 13 | 14 | 15 | 16 | 17 | 18 | 19 | 20 | 21 | 22 | 23 | 24 | 25 | 26 | 27 | 28 | 29 | 30 | 31 | |
| *Oct.* | 8 | 9 | 10 | 11 | 12 | 13 | 14 | 15 | 16 | 17 | 18 | 19 | 20 | 21 | 22 | 23 | 24 | 25 | 26 | 27 | 28 | 29 | 30 | 31 | 1 | 2 | 3 | 4 | 5 | 6 | 7 | *Nov.* |
| Févr. | 1 | 2 | 3 | 4 | 5 | 6 | 7 | 8 | 9 | 10 | 11 | 12 | 13 | 14 | 15 | 16 | 17 | 18 | 19 | 20 | 21 | 22 | 23 | 24 | 25 | 26 | 27 | 28 | | | | |
| *Nov.* | 8 | 9 | 10 | 11 | 12 | 13 | 14 | 15 | 16 | 17 | 18 | 19 | 20 | 21 | 22 | 23 | 24 | 25 | 26 | 27 | 28 | 29 | 30 | 1 | 2 | 3 | 4 | 5 | | | | *Déc.* |
| Mars | 1 | 2 | 3 | 4 | 5 | 6 | 7 | 8 | 9 | 10 | 11 | 12 | 13 | 14 | 15 | 16 | 17 | 18 | 19 | 20 | 21 | 22 | 23 | 24 | 25 | 26 | 27 | 28 | 29 | 30 | 31 | |
| *Déc.* | 6 | 7 | 8 | 9 | 10 | 11 | 12 | 13 | 14 | 15 | 16 | 17 | 18 | 19 | 20 | 21 | 22 | 23 | 24 | 25 | 26 | 27 | 28 | 29 | 30 | 31 | 1 | 2 | 3 | 4 | 5 | *Janv.* |
| Avril | 1 | 2 | 3 | 4 | 5 | 6 | 7 | 8 | 9 | 10 | 11 | 12 | 13 | 14 | 15 | 16 | 17 | 18 | 19 | 20 | 21 | 22 | 23 | 24 | 25 | 26 | 27 | 28 | 29 | 30 | | |
| *Janv.* | 6 | 7 | 8 | 9 | 10 | 11 | 12 | 13 | 14 | 15 | 16 | 17 | 18 | 19 | 20 | 21 | 22 | 23 | 24 | 25 | 26 | 27 | 28 | 29 | 30 | 31 | 1 | 2 | 3 | 4 | | *Févr.* |
| Mai | 1 | 2 | 3 | 4 | 5 | 6 | 7 | 8 | 9 | 10 | 11 | 12 | 13 | 14 | 15 | 16 | 17 | 18 | 19 | 20 | 21 | 22 | 23 | 24 | 25 | 26 | 27 | 28 | 29 | 30 | 31 | |
| *Févr.* | 5 | 6 | 7 | 8 | 9 | 10 | 11 | 12 | 13 | 14 | 15 | 16 | 17 | 18 | 19 | 20 | 21 | 22 | 23 | 24 | 25 | 26 | 27 | 28 | 1 | 2 | 3 | 4 | 5 | 6 | 7 | *Mars* |
| Juin | 1 | 2 | 3 | 4 | 5 | 6 | 7 | 8 | 9 | 10 | 11 | 12 | 13 | 14 | 15 | 16 | 17 | 18 | 19 | 20 | 21 | 22 | 23 | 24 | 25 | 26 | 27 | 28 | 29 | 30 | | |
| *Mars* | 8 | 9 | 10 | 11 | 12 | 13 | 14 | 15 | 16 | 17 | 18 | 19 | 20 | 21 | 22 | 23 | 24 | 25 | 26 | 27 | 28 | 29 | 30 | 31 | 1 | 2 | 3 | 4 | 5 | 6 | | *Avril* |
| Juillet | 1 | 2 | 3 | 4 | 5 | 6 | 7 | 8 | 9 | 10 | 11 | 12 | 13 | 14 | 15 | 16 | 17 | 18 | 19 | 20 | 21 | 22 | 23 | 24 | 25 | 26 | 27 | 28 | 29 | 30 | 31 | |
| *Avril* | 7 | 8 | 9 | 10 | 11 | 12 | 13 | 14 | 15 | 16 | 17 | 18 | 19 | 20 | 21 | 22 | 23 | 24 | 25 | 26 | 27 | 28 | 29 | 30 | 1 | 2 | 3 | 4 | 5 | 6 | 7 | *Mai.* |
| Août | 1 | 2 | 3 | 4 | 5 | 6 | 7 | 8 | 9 | 10 | 11 | 12 | 13 | 14 | 15 | 16 | 17 | 18 | 19 | 20 | 21 | 22 | 23 | 24 | 25 | 26 | 27 | 28 | 29 | 30 | 31 | |
| *Mai* | 8 | 9 | 10 | 11 | 12 | 13 | 14 | 15 | 16 | 17 | 18 | 19 | 20 | 21 | 22 | 23 | 24 | 25 | 26 | 27 | 28 | 29 | 30 | 31 | 1 | 2 | 3 | 4 | 5 | 6 | 7 | *Juin* |
| Sept. | 1 | 2 | 3 | 4 | 5 | 6 | 7 | 8 | 9 | 10 | 11 | 12 | 13 | 14 | 15 | 16 | 17 | 18 | 19 | 20 | 21 | 22 | 23 | 24 | 25 | 26 | 27 | 28 | 29 | 30 | | |
| *Juin* | 8 | 9 | 10 | 11 | 12 | 13 | 14 | 15 | 16 | 17 | 18 | 19 | 20 | 21 | 22 | 23 | 24 | 25 | 26 | 27 | 28 | 29 | 30 | 1 | 2 | 3 | 4 | 5 | 6 | 7 | | *Juill.* |
| Oct. | 1 | 2 | 3 | 4 | 5 | 6 | 7 | 8 | 9 | 10 | 11 | 12 | 13 | 14 | 15 | 16 | 17 | 18 | 19 | 20 | 21 | 22 | 23 | 24 | 25 | 26 | 27 | 28 | 29 | 30 | 31 | |
| *Juill.* | 8 | 9 | 10 | 11 | 12 | 13 | 14 | 15 | 16 | 17 | 18 | 19 | 20 | 21 | 22 | 23 | 24 | 25 | 26 | 27 | 28 | 29 | 30 | 31 | 1 | 2 | 3 | 4 | 5 | 6 | 7 | *Août* |
| Nov. | 1 | 2 | 3 | 4 | 5 | 6 | 7 | 8 | 9 | 10 | 11 | 12 | 13 | 14 | 15 | 16 | 17 | 18 | 19 | 20 | 21 | 22 | 23 | 24 | 25 | 26 | 27 | 28 | 29 | 30 | | |
| *Août* | 8 | 9 | 10 | 11 | 12 | 13 | 14 | 15 | 16 | 17 | 18 | 19 | 20 | 21 | 22 | 23 | 24 | 25 | 26 | 27 | 28 | 29 | 30 | 31 | 1 | 2 | 3 | 4 | 5 | 6 | | *Sept.* |
| Déc. | 1 | 2 | 3 | 4 | 5 | 6 | 7 | 8 | 9 | 10 | 11 | 12 | 13 | 14 | 15 | 16 | 17 | 18 | 19 | 20 | 21 | 22 | 23 | 24 | 25 | 26 | 27 | 28 | 29 | 30 | 31 | |
| | 7 | 8 | 9 | 10 | 11 | 12 | 13 | 14 | 15 | 16 | 17 | 18 | 19 | 20 | 21 | 22 | 23 | 24 | 25 | 26 | 27 | 28 | 29 | 30 | 1 | 2 | 3 | 4 | 5 | 6 | 7 | *Oct.* |

(Les mois imprimés en *italiques* sont ceux pendant lesquels aura lieu l'accouchement.)

*Respecter* la poche des eaux et *en prévenir la rupture prématurée* par le repos au lit, par des touchers et des injections vaginales rares et faits avec douceur, dans l'intervalle des douleurs.

Veiller pendant toute la durée de l'accouchement à la propreté, c'est-à-dire à l'*asepsie*, des linges touchant la parturiente.

Pendant la période d'ouverture, ne pas empêcher la parturiente de dormir si elle en sent le besoin, et tant que a dilatation n'a pas dépassé un diamètre de 3 à 4 centimètres, permettre à la femme de se lever et de se promener.

Pendant les douleurs de cette période, la femme peut prendre les positions qu'elle préfère, se lever, se coucher, s'appuyer contre un meuble.

**Pendant le travail, dans la période d'expulsion** : administrer à la dilatation complète une *nouvelle injection vaginale* et si la rupture spontanée des membranes tarde à se produire, *la provoquer artificiellement* (attaquer et effondrer du bout du doigt la poche des eaux pendant une contraction alors qu'elle se tend et devient rigide, et dans les cas où le doigt ne peut pas entamer les membranes, les percer à l'aide d'une aiguille à tricoter bouillie et flambée ou d'une branche de ciseaux démontable glissée entre l'index et le médius, puis retirer l'instrument et terminer la rupture avec l'index.

Au moment de la rupture (spontanée ou artificielle) des membranes, *examiner le li-*quide amniotique, *ausculter attentivement le cœur fœtal* et *pratiquer le toucher* pour s'assurer de la présentation, surtout dans les cas où on n'a pas pu le faire dans la période précédente.

Une fois renseigné sur ces points, se borner à une *expectation attentive* si l'accouchement est normal, *intervenir d'urgence* dans le cas contraire.

Pratiquer le *cathétérisme*, en cas de rétention d'urine, à l'aide d'une sonde de Nélaton en soulevant la partie fœtale avec deux doigts dans l'intervalle des contractions, si la sonde ne pénètre pas jusque dans la vessie.

Si la pression de la tête sur le rectum donne à la femme le besoin d'aller à la selle, *ne pas lui permettre de se lever*.

Si le travail se prolonge engager la parturiente à prendre quelque *nourriture liquide* : lait chaud, bouillon thé léger, œuf à la coque.

Lorsque la tête fœtale est à la sortie du bassin, que le périnée bombe, *soutenir le périnée* : la parturiente étant couchée sur le dos, le siège relevé par un coussin ou un drap plié, les jambes fléchies, les genoux écartés, passer la main droite, si l'accoucheur est à droite du lit, par-dessus la cuisse de la femme et appuyer la paume de la main sur le périnée, les doigts réunis étendus en arrière jusque vers la pointe du sacrum, l'anus correspondant aux articulations métacarpo-phalangiennes et la fourchette au bord du poignet. Interposer entre la main et le périnée un linge fin, aseptique, pour éviter le glissement et les souillures possibles par des matières fécales. Ne jamais presser sur le périnée entre les douleurs, ni avant que l'occiput ne soit dégagé et la nuque arc-boutée sous la symphyse. Garder la main appliquée sur le périnée quand la tête est à la vulve. Pratiquer une pression, proportionnée à l'intensité de la douleur, d'arrière en avant, suivant la direction du diamètre antéro-postérieur du détroit inférieur. Accompagner ainsi la tête dans sa rotation autour de la symphyse, en allongeant le périnée.

Pendant que la tête sort, *aider au dégagement avec la main gauche*, si cela est nécessaire. Placer les doigts sur la suture coronaire et la grande fontanelle pour relever la tête en faisant de petits mouvements latéraux et en pressant l'occiput contre la symphyse.

Dès que la tête est dégagée, s'assurer avec l'index de la main gauche que le cordon ombilical n'entoure pas le cou de l'enfant. S'il y a une circulaire, *tirer un peu le cordon pour former une anse qui sera ensuite passée par-dessus l'épaule antérieure*. Si, après la sortie des épaules, on ne parvient pas à dégager le cordon trop tendu, *le couper rapidement* entre deux pinces à forcipressure et dégager aussitôt le reste du corps.

Après le dégagement de la tête, garder la main droite en place, pour *soutenir le périnée pendant le passage des épaules*.

Si les épaules ne se dégagent pas, *extraire promptement l'enfant* de la façon suivante : Après avoir frictionné la matrice pour provoquer une contraction et engagé la femme à pousser, appliquer deux doigts sur l'occiput et deux sur le menton, puis abaisser la tête en tournant la face du côté de la cuisse droite, s'il s'agit d'une première position (ou de la cuisse gauche, si c'est une deuxième). Dégager ainsi l'épaule antérieure de dessous la symphyse, puis relever la tête avec la main gauche, tout en soutenant le périnée de la droite pendant que l'épaule postérieure sort en arrière ; introduire ensuite un ou deux doigts en crochets sous les aisselles et dégager le corps de l'enfant dans le prolongement de l'axe du bassin. Ne jamais tirer sur la tête. (S'il s'agit d'une occipito-iliaque droite, l'accoucheur soutiendra le périnée de la main gauche et tous les mouvements de manœuvre seront identiques, mais inverses). Une fois l'enfant né, le *placer entre les jambes de la femme*, près des parties génitales, afin que le cordon ne soit pas tendu. *Débarrasser la bouche et les narines* des mucosités qui pourraient les obstruer, *laver rapidement les yeux* (eau boriquée à 3 p. 100), puis *lier et couper le cordon*. Si l'enfant naît en état d'asphyxie: Voy. *Asphyxie des nouveau-nés.*

**En cas de résistance exagérée des parties molles** (périnée haut et résistant, chez les jeunes ou vieilles primipares), lorsque la femme pousse avec énergie, que les contractions utérines persistent très rapprochées, qu'il y a presque un état de tétanisation de l'utérus : pratiquer une *épisiotomie* suivie d'une application de forceps, surtout si le fœtus manifeste un état de souffrance.

**En cas de ventre en besace** (abdomen pendulum) : faire appliquer une *ceinture* allant de l'ombilic au pubis ou bien un *bandage de corps* et faire garder à la femme le *décubitus horizonto-dorsal*, avec la tête peu élevée. Si ce moyen n'est pas bien supporté, *presser avec les mains sur la paroi abdominale* au moment des contractions, en s'efforçant de repousser l'utérus en arrière.

**En cas d'excès de volume du fœtus normalement conformé** : recourir, suivant le cas et les difficultés rencontrées, au *forceps*, à la *version* avec extraction de la tête dernière, à la *craniotomie*, éventuellement, même à l'*embryotomie cervicale* et à la *cléiodotomie*. Voy. *Ascite fœtale*, *Dystocies*.

**En cas de gémellité** : Voy. *Dystocies*.

Dès que le premier fœtus est né, s'assurer par le toucher, de la présentation du second fœtus, et chercher si le cordon lui appartenant ne fait pas procidence.

Tout étant normal, et le second fœtus se présentant par l'extrémité céphalique ou le siège, ne pas se hâter, après la naissance du premier enfant, de rompre les membranes du second enfant ;

couper le cordon du premier fœtus entre deux ligatures, et si l'utérus se repose, *attendre une heure avant d'ouvrir la seconde poche des eaux.*

Si le second accouchement n'a pas lieu spontanément, intervenir : *expression du fœtus*, *extraction manuelle*.

Si le toucher montre que la présentation du second fœtus est transversale, *rompre immédiatement la poche des eaux et pratiquer la version podalique.*

Intervenir également par la version podalique en cas de lenteur de l'accouchement, de faiblesse des contractions utérines, de procidence du cordon ou des membres, d'hémorragie par décollement prématuré du placenta, d'inertie utérine réclamant une intervention rapide.

Prévenir les hémorragies de la délivrance dans les conditions normales, en intervenant trop rapidement ; pratiquer, en cas d'hémorragie importante, la *compression de l'aorte* et la *délivrance manuelle*.

**En cas de rigidité du col** : Voy. *Dystocie utérine*.

**En cas de contractions douloureuses** : administrer l'*antipyrine* par la voie stomacale (75 cgr. à 1 gr. toutes les deux heures) ou par la voie hypodermique (25 cgr.). *Chloroformisation*.

**En cas de douleurs pathologiques** : pratiquer une *injection sous-arachnoïdienne de cocaïne* de 5 mgr. (Doléris).

**En cas d'affaiblissement des contractions (inertie utérine)** : pendant la période de dilatation, *savoir attendre* ; faire *lever* et *marcher* la parturiente, pratiquer le *massage* du fond utérin avec la paume de la main ; donner une *injection chaude* (50°) ; appliquer un *ballon de caoutchouc* dans le vagin.

Administrer le *sulfate de quinine*, à la dose de 75 cgr. à 1 gr.

Si la dilatation a dépassé trois travers de doigt, que la présentation soit normale et la tête profondément engagée, pratiquer la *rupture des membranes.*

Pendant la période d'expulsion, en cas de souffrance de l'enfant ou d'état grave de la mère, recourir au *forceps* ou à l'*expression fœtale* (agir pendant la contraction utérine qu'il s'agit en somme de renforcer) ; saisir le fond de l'utérus avec des mains sèches, amener tout d'abord l'organe dans l'axe du détroit supérieur. Placer les mains de telle façon que le bord cubital soit dirigé vers le bassin et la face palmaire appliquée sur le fond ou sur les côtés de l'utérus, mais seulement sur sa moitié supérieure.

Le pouce devra rester sur la face antérieure. En un mot, empaumer le fond de l'utérus. Presser alors légèrement les parois abdominales contre l'utérus à l'endroit saisi. Puis, maintenant toujours les mains à la même place, exercer une pression légère qu'on augmentera graduellement. Les pressions sur le fond de l'utérus doivent être dirigées de haut en bas, tandis que celles sur les parois latérales convergeront vers l'axe de l'utérus.

Arrêter l'expression en même temps que la contraction, à moins que, la partie fœtale étant à la vulve, il suffise d'un supplément de pression pour l'expulser.

Ne jamais donner l'ergot de seigle.

**En cas d'exagération des contractions (tétanos utérin), d'excitation ou d'agitation nerveuse :** ordonner le *chloral* (en potion ou en lavement), l'*opium*, la *morphine*, ou employer le *chloroforme* en inhalations.

**En cas de pelviviciations :** Voy. *Pelviviciations*.

**En cas de cancer du col, de fibrome :** Voy. *Cancer, Dystocie, Fibromes*.

### DÉLIVRANCE.

Procéder à la délivrance avec une *prudence extrême* ; éviter toute intervention intempestive.

*Ne rien faire* soit pendant le premier temps de la délivrance soit pendant le décollement.

Encourager la parturiente, lui inspirer confiance dans la bonne terminaison de l'accouchement.

*Ne pas tirer sur le cordon* tant que la matrice est relâchée et le placenta non encore décollé (danger d'hémorragie par arrachement du placenta).

Laisser reposer la matrice, surtout si l'expulsion fœtale a été longue et pénible et s'il n'y a pas d'hémorragie.

Quand le placenta est en grande partie dans le vagin, enrouler le cordon des doigts de la main droite pour le tendre et glisser trois doigts de la main gauche le long du cordon jusque sur le placenta, le saisir et l'attirer au dehors pendant une contraction en lui imprimant, une fois dégagé, un mouvement de rotation sur lui-même.

Si la délivrance était tardive, solliciter les contractions utérines par des *frictions légères* pratiquées sur le fond du globe utérin.

Dans la plupart des cas, au bout d'un certain temps, quand revient la contraction utérine, aider la sortie des annexes de l'œuf par des *tractions* exercées sur le cordon (en cas d'accouchement gémellaire, ne jamais tirer sur les deux cordons en même temps), ou bien pratiquer l'*expression* de la matrice selon la méthode de Crédé : saisir le fond de l'utérus à pleine main et le serrer comme une éponge ; combiner cette manœuvre avec une légère pression sur l'hypogastre.

De préférence associer ces deux méthodes : tirer sur le cordon, tout en exprimant l'utérus de l'autre main.

**En cas de résidus placentaires retenus** : pratiquer immédiatement le *curage digital*, suivi d'une injection intra-utérine (Voy. *Fièvre puerpérale*).

**POST-PARTUM** (Suites de couches).

Aussitôt après la délivrance, faire avec la main quelques *frictions* sur le ventre pour exciter les contractions de la matrice et pour éviter une hémorragie.

S'assurer de temps en temps que l'utérus est bien contracté et qu'il n'y a pas d'hémorragie.

**Après l'accouchement** : *Repos au lit* pendant 10 à 15 jours dans les cas normaux et *séjour au lit prolongé* (15 à 30 jours), toutes les fois que le périnée aura été déchiré et suturé ; qu'il y aura eu des accidents infectieux ; que la paroi abdominale sera très relâchée, et les lochies très abondantes ; qu'il y aura eu quelque anomalie obstétricale (hydramnios, grossesse gémellaire, utérus volumineux pour une cause quelconque, etc.) ; qu'il existera des varices ou enfin qu'on se trouvera en présence d'une affection médicale (cardiopathie, tuberculose, etc.).

Appliquer, pendant ce laps de temps, une large *bande* bien serrée autour du ventre de la parturiente.

Pratiquer deux à trois fois par jour la *toilette vulvaire* avec des solutions légèrement antiseptiques et appliquer sur la vulve du coton hydrophile.

Veiller à ce que *la chambre de l'accouchée soit proprement tenue* ; réduire le mobilier au strict nécessaire.

*Aérer* la chambre plusieurs fois par jour, en ouvrant largement les fenêtres, même en hiver.

Ne pas balayer la chambre ; essuyer le plancher et les meubles avec des linges humides.

Défendre à l'accouchée de se lever et de s'asseoir.

*Faire rester la femme couchée sur le dos*, les jambes rapprochées, la tête pas trop élevée.

Mettre l'enfant au sein 6 à

10 heures après l'accouchement : faire tourner légèrement l'accouchée de côté (à droite pour donner le sein droit) et coucher l'enfant à côté de sa mère, la tête appuyée sur le bras de celle-ci (Voy. *Allaitement*).

Recommander à la femme de ne pas s'asseoir pour allaiter pendant les neuf premiers jours.

Permettre à la femme de s'asseoir à partir du troisième jour pour les repas, si les suites de couches sont normales.

Conseiller à la femme de ne *pas se lever avant le neuvième jour*.

*Régime :* pendant les trois premiers jours donner des aliments légers, tels que bouillon, soupe au pain, au gruau, à l'orge, aux pâtes, un œuf à la coque, du lait.

Conseiller ensuite à l'accouchée de se nourrir de soupes, de laitages, de purées de lentilles et de pommes de terre, d'œufs, de viandes grillées, de cervelle, de poisson, de fruits cuits, de pruneaux.

Ordonner, les premiers jours après l'accouchement, des repas fréquents et pas trop abondants ; augmenter peu à peu les aliments, de façon que l'accouchée ait repris son régime ordinaire vers le dixième jour.

Boissons : eau fraîche, infusions légères de tilleul, de violettes, feuilles d'oranger, fenouil ; vin blanc ou vin rouge coupé d'eau, bière légère. Pas de liqueurs.

Combattre la constipation à l'aide de *lavements*, si la femme allaite et de *laxatifs* ou de *purgatifs* dans le cas contraire.

S'il n'y a pas allaitement, donner un *purgatif* le troisième jour après l'accouchement, au moment de la montée du lait.

Si les seins sont engorgés et douloureux, faire des *applications chaudes* et *tirer* quelques gouttes de lait ; puis soutenir les seins avec des écharpes ou appliquer un *pansement compressif*.

Quand la femme commence à se lever ou à marcher, soutenir la paroi abdominale à l'aide d'une *ceinture* appropriée ou simplement d'un *bandage de corps* et lui permettre de prendre un *bain*, dès les premiers jours du lever, quand les lochies sont complètement taries.

**Si l'accouchement a été long et pénible :** administrer la *potion tonique* suivante :

| ℞ Teinture de noix vomique | X gouttes. |
|---|---|
| Extrait mou de quinquina | 3 gr. |
| Eau distillée | 120 — |
| Sirop d'écorces d'oranges amères | 30 — |

1 cuillerée à soupe toutes les deux heures (Herzen).

**En cas de rétention d'urine :** exercer avec la paume de la main une pression sur le bas-ventre ou arroser la vulve avec de l'eau bouillie chaude ; soulever la malade de préférence avec des coussins sous les épaules et, si tous ces moyens échouent, pratiquer le *cathétérisme* en ayant recours à la sonde le moins souvent possible.

En cas de cathétérismes répétés, prescrire l'*helmitol*.

**En cas de tranchées** : prescrire l'*extrait thébaïque*, en potion (5 à 6 cgr.), ou bien le *laudanum*, par la voie stomacale (V gouttes, toutes les 2 heures) ou en lavement (XX gouttes, 2 à 3 fois dans les 24 heures).

Employer aussi des suppositoires calmants à la *dionine* : 2 cgr.

**En cas de douleurs vulvaires** : recourir aux *compresses vulvaires très chaudes*, souvent renouvelées et légèrement antiseptiques.

**En cas de constipation** : *huile de ricin* (20 à 30 gr.), *lavements glycérinés*.

**En cas de faiblesse et de relâchement de la paroi abdominale, du plancher pelvien et des organes du petit bassin** : appliquer un *bandage abdominal compressif* ; donner l'*ergotine* et pratiquer des *injections vaginales chaudes* (aniodol 1 p. 1000) ; provoquer dès le 2ᵉ jour des évacuations intestinales à l'aide de *lavements* et du *massage abdominal* ; appliquer un *pessaire de Hodge*, dès la fin de la première semaine.

**En cas d'inertie secondaire de l'utérus** (hémorragie) : Voy. *Hémorragies du post-partum*.

**En cas de subinvolution utérine** : faire prendre des *injections vaginales chaudes* (45° à 50°), répétées deux fois par jour et continuées pendant plusieurs semaines.

Si la femme n'allaite pas, pratiquer des injections quotidiennes d'*ergotine* ou d'er-gotinine, pendant 10 à 12 jours consécutifs :

℞ Ergotine ................ 1 cgr.
　Acide lactique .......... 2 —
　Eau distillée de laurier-cerise ............... 10 gr.
Injecter 1/4 de cc. tous les jours.

Ou bien prescrire :

℞ Ergotine ........... 5 à 10 cgr.
　Sulfate de quinine... 10 —
　— de strychnine.. 1 mgr.
Pour 1 pilule : 3 pilules par jour (Herzen).

Recourir aussi à l'*électrothérapie* : employer les courants induits (bobine à fil gros et court). Introduire l'électrode bipolaire jusqu'au fond de l'utérus et atteindre peu à peu l'intensité maxima, en allant avec précaution dans l'engainement de la bobine induite.

Pratiquer des séances quotidiennes courtes (3 à 4 minutes) ; ne pas dépasser 30 à 50 interruptions par minute.

Conseiller enfin la *gymnastique suédoise* et le *massage utérin*.

Voy. *Engorgement utérin*.

**En cas de fièvre** : Voy. *Fièvre puerpérale*.

Déterminer la porte d'entrée de l'infection avant de commencer le traitement, qui peut autrement être tout à fait intempestif.

Combattre la constipation, lorsqu'elle existe.

**En cas d'hémorragies** : Voy. *Hémorragies du post-partum*.

**En cas d'œdèmes des membres inférieurs** : traiter la néphrite ou la phlegmatia alba dolens.

**A. ARTIFICIEL OU A. PROVOQUÉ.**
Voy. *Dystocies, Pelviviciations*.

# ACÉTONÉMIE

Voy. *Coma diabétique, Vomissements acétonémiques.*

# ACÉTONURIE

## Voy. *Diabète.*

Chez les sujets bien portants ou chez la femme, au cours de la grossesse, défendre le régime carné et prescrire le *régime lacto-végétarien.*

# ACHONDROPLASIE

Hygiène générale; alimentation reconstituante; toniques. Prescrire l'*opothérapie thy-roïdienne,* continuée pendant longtemps et à doses élevées (Méry, Joffroy).

# ACNÉ

**A. VULGAIRE** (de la face).

TRAITEMENT GÉNÉRAL : *hygiénique et diététique* de la diathèse arthritique ou de la scrofule.

Prescrire l'*huile de foie de morue,* le *morrhuol,* les *alcalins,* l'*arsenic* (arséniate de soude, liqueur de Fowler).

Administrer le *soufre* (pastilles au miel soufré), le *sulfure de calcium* (5 milligr. à 2 cgr., 4 fois par jour) ou l'*ichtyol* à la dose de 1 à 3 gr. par jour, pris au commencement des repas, en capsules de 25 cgr. chacune.

*Régime* sévère; l'acné étant liée surtout à une élaboration défectueuse des matières alimentaires : défendre l'alcool, le vin, le thé, le café, la charcuterie, les graisses, les mets épicés, les viandes faisandées, les poissons de mer, les coquillages, les choux-fleurs et la salade.

Pratiquer l'*antisepsie intestinale* (ferments lactiques, concurremment à un régime hydrocarboné végétarien plus ou moins strict), administrer des *laxatifs* (soufre) et des *purgatifs salins* (sel de Carlsbad); ordonner les *grandes irrigations intestinales.*

℞ Ichtyol..................... 5 gr.
Extrait et poudre de réglisse.............. Q. S.
Pour 50 pilules kératinisées; 2 à 3 pilules, trois fois par jour.

*Eaux thermales* de La Bourboule, Uriage, Challes, Saint-Honoré, Vichy ou Royat.

TRAITEMENT LOCAL :
Utiliser, suivant l'état des téguments, le *soufre,* l'*ichtyol,* le *savon noir,* les *mercuriaux.*
**Si les téguments sont irritables :** prescrire de simples *lotions* tièdes à l'eau ayant

bouilli avec de la camomille ou des têtes de pavots.

Appliquer ensuite des *pommades* à l'oxyde de zinc ou au sous-nitrate de bismuth, à 1 p. 10, auxquelles on incorpore peu à peu de 1 p. 100 à 1 p. 25 de résorcine, soit de 1 p. 50 à 1 p. 15 de calomel, soit. de 1 p. 30 à 1 p. 10 de soufre.

℞ Résorcine .......... 5 à 10 gr.
Oxyde de zinc ....... ⎫
Amidon ............. ⎬ āā 25 —
Lanoline .......... 100 —

**Si les téguments ne sont pas irritables** : recourir aux *préparations soufrées*, soit sous forme de lotions ou de pulvérisations faites une ou deux fois par jour avec une eau sulfureuse naturelle (Brocq), soit sous forme de savon, pommade ou pâte.

Pour une **acné polymorphe d'intensité moyenne**, ordonner, le matin, *savonnage à l'eau boratée chaude, poudrage* ; le soir, *lotion sans savon* et passer au pinceau (après avoir vaseliné les paupières pour éviter que le soufre n'irrite les yeux) la *lotion* :

℞ Soufre ............... 15 gr.
Alcool ............... 15 —
Eau ou eau de roses ... 100 —
Agiter.

Ou bien :

℞ Soufre précipité ..... 10 gr.
Alcool camphré ..... 20 —
Glycérine .......... 5 —
Eau de roses ....... ⎫
Eau distillée ...... ⎬ āā 100 —
Pour lotions.

Prescrire la lotion suivante où le savon est combiné au soufre :

℞ Soufre sublimé ....... 10 gr.
Esprit de savon de potasse ............. 20 —
Alcoolature de lavande. 60 —
Alcool camphré ...... 10 —
Baume du Pérou ...... 1 — 50
Essence de bergamote.. V gouttes.
Pour lotions (Hebra).

En cas d'**acné intense** ou **indurée**, employer la pâte soufrée suivante (le soir) :

℞ Soufre précipité ...... 1 à 3 gr.
Oxyde de zinc ....... 5 —
Vaseline ........... ⎫
Lanoline ........... ⎬ āā 15 —
Eau de roses à satur. de la lanoline
(Sabouraud).

Ou bien :

℞ Soufre précipité ........ 40 gr.
Carbonate de chaux .... 20 —
Oxyde de zinc ........ 20 —
Riz pulvérisé ......... 15 —
Glycérine ............ 20 —
Eau ................. 75 —

Appliquer cette pâte le soir au moment du coucher (Unna).

Enlever, le matin, cette pâte avec un lavage à l'eau savonneuse.

Puis, après avoir séché la peau, appliquer pour la journée du cold-cream et de la poudre d'amidon.

℞ Cold-cream ............. 20 gr.
Oxyde de zinc ........ 3 —
Acide salicylique ..... 20 cgr.

**Si le soufre n'est pas toléré** : recourir au *savon noir*, qui est le remède le plus simple de l'acné : faire le soir, et pendant 5 jours consécutifs, une onction.

Ou bien appliquer sur les parties malades des morceaux de flanelle sur lesquels on aura étalé une couche de savon noir rendu plus maniable par l'addition d'alcool.

Laver, le matin, avec de l'eau chaude et poudrer.

Traiter la dermatite avec les émollients.

Employer aussi le *savon noir additionné de soufre*, de *résorcine* ou *d'acide salicylique* :

℞ Acide salicylique....... 2 gr.
Axonge............ } ãã 50 —
Savon noir........ }

(Besnier).

Ou bien recourir à l'emploi de l'une des deux pommades suivantes, surtout en cas d'**acnés rebelles** :

℞ Naphtol........... }
Camphre.......... } ãã 5 gr.
Résorcine......... }
Soufre précipité... 15 à 25 —
Savon noir....... 7 — 50
Craie préparée.... 2 — 50
Vaseline pure..... 10 à 20 —

(Pommade forte de Brocq).

Appliquer et laisser en place jusqu'à cuisson vive (5 à 25 minutes), puis remplacer par une pâte calmante.

℞ Résorcine......... }
Acide salicylique... } ãã 5 gr.
Naphtol camphré... }
Amidon ........... }
Soufre ........... } ãã 25 —
Savon noir........ }
Vaseline .......... }

(Besnier).

Utiliser l'*ichtyol* sous forme de savon, de pommade ou de lotion :

℞ Ichtyol.............. 5 gr.
Vaseline........... 20 —
Lanoline .......... 10 —
Vanilline.......... 10 cgr.

Pour onctions, le soir.

℞ Ichtyol............. 25 à 30 gr.
Acide salicylique ou
   résorcine........ 5 à 10 —
Alcool............ }
Éther ............ } ãã 50 —

Pour lotion.

Conseiller, dans les cas bénins, l'usage des *mercuriaux* en lavages avec du savon au sublimé, en lotions avec des solutions de bichlorure de mercure à 1 p. 500, en onctions avec des pommades au calomel de 1 p. 40 à 1 p. 20, ou au biiodure de mercure de 1 p. 50 à 1 p. 30.

**S'il y a des comédons** : Voy. *Comédons*.

**En cas d'acné nécrotique** : recourir au même traitement que pour l'acné vulgaire ou aux *pommades soufrées cadiques pour le cuir chevelu* et à la pommade suivante *pour la face* :

℞ Soufre précipité..... } ãã 1 gr.
Cinabre ........... }
Vaseline........... 30 —

(Sabouraud.)

**En cas d'acné indurée ou phlegmoneuse ou pustuleuse** : recourir au *galvanocautère*. Ouvrir les collections dermiques et sous-dermiques, ponctionner les follicules abcédés et les noyaux d'induration, même à la face (Brocq).

**A. PONCTUÉE.**

Voy. *Comédons*.

**A. ROSACEA (COUPEROSE).**

Rechercher et traiter la rhinite hypertrophique, si elle existe.

*Régime* : comme pour l'acné vulgaire.

Combattre la constipation en prescrivant des *pilules d'aloès*.

Tous les matins, frictionner vigoureusement tout le corps, et en particulier les membres inférieurs, avec de la flanelle et de l'eau de Cologne.

Faire prendre, au début du repas, deux fois par jour, et

pendant 20 jours par mois,
2 des pilules suivantes :

℞ Arséniate de soude........ 1 mgr.
  Ergotine ................. 5 cgr.
  Extrait de belladone.... 2 mgr.
  Chlorhydrate de quinine. 4 cgr.
  Extrait de gentiane et
    glycérine.............. Q. S.
  Pour 1 pilule (Brocq).

Éviter tout contact irritant (vent froid) à la figure.

Se laver la figure avec de l'eau aussi chaude que possible.

Tous les soirs, au coucher, faire un savonnage alternativement avec le *savon mou de potasse* et le *savon au soufre*.

Mettre ensuite pour la nuit sur les parties malades, la pommade suivante :

℞ Acide salicylique........ 25 cgr.
  Oxyde de zinc........... 2 gr.
  Benjoin................. Q. S.
  Vaseline................ 18 gr.
                    (Brocq).

Si ce traitement n'irrite pas assez, mettre, pendant la nuit, une des deux pommades suivantes :

℞ Soufre précipité..... ⎱ āā 30 gr.
  Alcool camphré:..... ⎰
  Eau distillée.......... 250 —
  Bien agiter (Brocq).

℞ Soufre précipité...... 3 à 5 gr.
  Oxyde de zinc....... 2 —
  Essence de violette.. Q. S.
  Lanoline............. ⎱
  Huile d'amandes dou- ⎰ 5 gr.
    ces ...............

**Dans les cas rebelles** à ces moyens : recourir aux *scarifications* fines et superficielles, à l'*électrolyse*, aux injections, à la seringue de Pravaz, d'*alcool* à 95° (XX à XXX gouttes),

répétées 3 fois par semaine pendant 1 à 3 mois.

**Dans la forme hypertrophique** : recourir à la *cautérisation ignée* et à l'*opération radicale au bistouri* (abrasion des parties exubérantes, en décortiquant le nez sans atteindre les cartilages) : pratiquer ensuite des greffes ou l'autoplastie.

**Dans le rhinophyma** : recourir à la *galvanocautérisation* (se servir de pointes très fines et traverser toute l'épaisseur du tissu malade).

## A. VARIOLIFORME (MOLLUSCUM CONTAGIOSUM).

**Au début** : toucher les petites tumeurs avec de la *teinture d'iode*, pratiquer des causérisations répétées au *nitrate d'argent* ou à l'*acide chromique*, plus tard *excision* aux ciseaux courbes, suivie de cautérisation au nitrate d'argent, ou bien *raclage* à la curette tranchante.

Préférer l'*électrocautérisation*.

**En cas d'éléments éruptifs nombreux** : pratiquer d'abord des frictions au *savon noir salicylé* à 1 p. 30, puis des applications de *pommades soufrées fortes* :

℞ Naphtol β............. ⎱
  Camphre ............. ⎰ āā 5 gr.
  Résorcine .......... ⎰
  Savon mou de potasse. 8 —
  Craie préparée....... 3 —
  Soufre précipité..... ⎱ āā 20 —
  Vaseline pure........ ⎰
  Laisser en place 5 à 25 minutes, puis enlever (Brocq).

Détruire enfin à l'*électrocautère* les éléments qui résistent (Brocq).

## ACROMÉGALIE

Modifier la nutrition générale par l'*arsenic* (liqueur de Fowler, en commençant par V gouttes, 3 fois par jour et en augmentant jusqu'à 2 gr. dans les 24 heures).

Donner le *méthylarsinate disodique* (5 à 10 cgr.) ou pratiquer des injections hypodermiques de *cacodylate de soude* (5 cgr. par jour).

Ou bien, *médication ferrugineuse* à haute dose et *hydrothérapie chaude*, emploi prolongé du *seigle ergoté*.

Recourir à l'*organothérapie* (sucs glandulaires de thymus, de thyroïde, d'ovaire, de corps pituitaire).

**Contre les douleurs** : antipyrine, antifébrine, exalgine, pyramidon.

Si besoin, chlorhydrate d'héroïne et extrait de chanvre indien, à la dose de 5 milligr. en pilules.

**Contre l'insomnie** : sulfonal, trional, uréthane, hédonal, chloral.

## ACROPARESTHÉSIE

*Traitement général* de l'hystérie ou de la neurasthénie.

Quatre fois par semaine, *douche sulfureuse* dirigée sur les membres endoloris et engourdis ; *frictions* quotidiennes avec un morceau de flanelle enduit d'une *pommade à base de tanin*.

**Contre les paroxysmes nocturnes** : *quinine*, associée à la *phénacétine* ; *antipyrine*, à la dose de 1 gr. 50 au dîner.

**Contre l'excitation nerveuse** : *bromures*, *belladone*, *aconit*, *électrothérapie* (Gilbert Ballet).

Voy. *Engourdissements*.

## ACTINOMYCOSE

TRAITEMENT GÉNÉRAL : administrer l'*iodure de potassium* à la dose quotidienne de 2 à 5 gr. ; au début, donner, pendant quelques jours, 6 à 8 gr. de ce médicament, puis diminuer la dose à celle ci-dessus indiquée.

Soutenir les forces du malade par les *toniques* et l'*arsenic* ; combattre la fièvre.

**A. ABDOMINALE.**

Prescrire l'*iodure de potas-*

*sium*, instituer l'*antisepsie intestinale*.

**En cas de collection purulente** : pratiquer la *laparotomie* (Voy. *Péritonite purulente*).

**En cas d'obstruction ou d'occlusion intestinale** : recourir à l'*entérotomie* ou à l'*entérectomie*, suivant le cas.

**A. CÉRÉBRALE.**

Traitement général par l'*iodure de potassium*.

En cas de foyer cérébral localisé : pratiquer la *trépanation.*

## A. EXTERNE (A. CUTANÉE, OSSEUSE, ANTHRACOÏDE).

Recourir à *l'intervention chirurgicale précoce et radicale* ; pratiquer, si possible, l'ablation du foyer, sinon inciser largement la collection, racler la poche à la curette tranchante et cautériser au chlorure de zinc (Voy. *Abcès froid*).

Dans certains cas, traiter les lésions actinomycosiques par les *injections interstitielles d'une solution iodo-iodurée.*

En cas d'intolérance pour l'iodure de potassium à haute dose, utiliser *la radiothérapie.*

## A. THORACIQUE.

Administrer l'*iodure de potassium* ; prescrire les *inhalations antiseptiques*, particulièrement celles de vapeurs d'iode.

**En cas de bronchite fétide :** faire prendre l'*essence d'eucalyptus*, en perles, à la dose de 1 à 2 et 3 grammes par jour, et conseiller les inhalations de cette même essence.

Voy. *Bronchite fétide, Gangrène pulmonaire.*

# ADÉNIE

Voy. *Lymphadénie, Leucémie.*

# ADÉNITES

## A. AIGUË (ADÉNO-PHLEGMON).

**Au début :** repos, purgatif, pansement soigné et antiseptique de la plaie originelle.

Localement : onctions d'*onguent napolitain belladoné* à 1 p. 30, badigeonnages de *teinture d'iode*, application de *sangsues*, de *pansements humides* ou de *cataplasmes* souvent renouvelés.

**A la période de suppuration :** *Tout adénophlegmon, superficiel ou profond, doit être incisé, vidé, drainé.*

Voy. *Abcès chaud, Bubon.*

## A. CHRONIQUE SIMPLE.

Traitement approprié du foyer d'absorption et de la cause de l'adénite (plaie, ulcère, dent cariée, séquestre).

Localement : révulsifs, on-

guent mercuriel, *emplâtre de Vigo, teinture d'iode, pommade iodo-iodurée.*

℞ Iode pur.................. 10 cgr.
Iodure de potassium..... 1 gr.
Vaseline.............. 20 —

℞ Ichtyol............. } āā 5 gr.
Onguent napolitain.. }
Vaseline ........... 20 —

Pour onction, 2 fois par jour (Herzen).

## A. SCROFULO-TUBERCULEUSES EXTERNES.

Traitement général de la scrofule et de la phtisie.

*Aération, repos, héliothérapie*, associée à la cure d'altitude, séjour prolongé à la *mer*, *alimentation raisonnée* et non pas suralimentation : 100 gr. de viande crue, pas davantage ; aliments gélatineux, albumines végétales, graisses).

Administrer pendant long-temps l'*huile de foie de morue*, à la dose de 4 à 8 cuillerées par jour, l'*iodure de potassium*, à la dose de 5 cgr. chez les enfants de quelques mois, à celle de 10, 15 et 20 cgr. chez les enfants plus âgés et à la dose de 50 cgr. à 1 gr. à la période de la puberté, ou l'*iodoforme* à la dose de 10 à 20 cgr., selon l'âge du malade.

℞ Teinture d'iode ........... 5 gr.
 Iodure de potassium...... 5 —

V gouttes, deux fois par jour, au moment des repas.

Monter peu à peu à VI, VIII et X gouttes. Continuer trois semaines ; interrompre une quinzaine et reprendre (Dupeyrac).

℞ Iodure de potassium. ( āā 3 gr.
 Bromure de potassium. )
 Chlorure de sodium....... 12 —
 Eau distillée........... 100 —

Prendre 1 cuillerée à café, deux fois par jour, dans une tasse de lait (usage prolongé) (Herzen).

⊠ Donner l'*iodure de fer* sous forme de sirop, ou bien recourir au traitement par l'*iodure de fer à l'état naissant* ; prescrire d'une part une solution de 4 gr. d'iodure de potassium dans 180 gr. d'eau et, d'autre part, de la teinture éthérée de malate de fer, et faire prendre au malade (enfants), à chacun des deux principaux repas, une cuillerée à dessert ou à bouche de la solution iodurée, dans laquelle on verse III à XX gouttes de la teinture martiale (Botkine).

En été, ordonner le *sirop iodo-tannique phosphaté* (2 cuillerées à soupe par jour), alternativement avec les ar-

senicaux : injections de cacodylate de soude (5 cgr.) 8 jours, interrompre 8 jours, puis reprendre 8 jours, et ainsi de suite pendant 4 périodes de 8 jours ; repos ensuite de 2 mois et reprendre.

Utiliser aussi les *injections rectales* :

℞ Liqueur de Fowler...... 6 gr.
 Eau distillée............ 94 —

Injecter dans le rectum une cuillerée à café à l'aide d'une seringue en verre. Continuer 8 jours, interrompre, reprendre 8 jours, comme précédemment.

Quand l'estomac est bon, prescrire :

℞ Acide arsénieux........... 1 mgr.
 Bichlorhydrate de quinine. 3 cgr.
 Poudre de noix vomique. 1 —
 Extrait de quinquina..... 10 —

Pour 1 pilule : 2 à 3 pilules par jour. Continuer 8 à 15 jours, puis interrompre autant (A. Robin).

Ou :

℞ Liqueur de Fowler....... 5 gr.
 Teinture de rhubarbe...... 2 —

5 à 8 gouttes, 3 fois par jour avant les repas.

Combattre la déminéralisation :

℞ Carbonate de magnésie.. 10 cgr.
 Carbonate de chaux précipité............... 25 —
 Phosphate tribasique de chaux............... 25 —
 Fluorure de calcium.... 1 —
 Sucre blanc.......... 1 gr.

Pour 1 cachet, à prendre à la fin du repas (A. Robin).

Séjour à *Berck* (de juillet à octobre), à la *Riviera* (de novembre à fin mars), cure hydro-minérale à *Biarritz*, puis à *La Bourboule*, ou bien envoyer les malades dans les *stations minérales chlorurées sodiques* de Salies-de-Béarn, Salins, Bourbonne, Bourbon-l'Archambault, Salies-les-Bains, Saint-Nectaire, Barèges, ou encore faire prendre des *bains quotidiens salés* ou d'eaux-mères de Salies.

Voy. *Lymphatisme*, *Scrofule*.

TRAITEMENT LOCAL : Recommander l'application sur les ganglions tuberculeux de compresses trempées dans la *solution* :

℞ Chlorure de calcium.. 300 gr.
— de sodium......⎫
— de magnésium: ⎬ āā 15 —
— de potassium.. ⎭

Pour 1 litre d'eau. Couvrir la compresse de taffetas gommé ; application le soir 1 heure, 2 heures, puis toute la nuit. Interrompre tout de suite en cas de macération ou d'irritation de l'épiderme (Barbier).

Ou bien appliquer de l'*emplâtre de Vigo* ou de l'*emplâtre rouge* en permanence, recourir à des badigeonnages de *teinture d'iode* ou à des onctions avec :

℞ Axonge benzoïnée ....... 30 gr.
Iodure de potassium......... 2 —
Extrait de ciguë......... 2 —
Pour onctions, matin et soir (Comby).

℞ Iodure de potassium...... 2 gr.
Extrait de belladone..... 1 —
Axonge benzoïnée......... 15 —
Une onction par jour.

Le traitement local par les injections intra-ganglionnaires, l'ablation ou le curettage est contre-indiqué dans la poly-micro-adénite généralisée et dans toutes les formes d'adénite tuberculeuse compliquant une tuberculose viscérale ; il est par contre *indiqué en cas de pa-*

quets *ganglionnaires formant tumeur, en une seule région.*

Avant de se décider sur la conduite à suivre, ne pas oublier : 1° que la plupart des adénites cervicales se résorbent spontanément, pourvu qu'on leur en laisse le temps et qu'on y aide un peu ; 2° que les adénites qui ne se résorbent pas se ramollissent et que nous pouvons guérir sans laisser de trace une glande ramollie en la ponctionnant ; 3° que l'opération, qui mutile toujours, ne met pas à l'abri d'une récidive, et même la provoque souvent (Calot).

Dans la presque totalité des cas recourir au traitement suivant qui guérit les adénites sans traces.

**Si l'adénite est ramollie** : traiter l'adénite par des ponctions et des injections à la manière d'un abcès froid. Injecter, dans le cas d'abcès très mûr, un mélange d'*huile créosotée, iodoformée* :

℞ Huile stérilisée ........... 5 gr.
Créosote pure........... 20 cgr.
Iodoforme finement pulvérisé............... 50 —
(Calot).

et dans le cas d'abcès pas encore très mûr, du *naphtol camphré glycériné* (1 gr. de naphtol camphré pour 5 gr. de glycérine), mais ne pas se servir d'éther iodoformé qui peut amener des escarres de la peau.

Injecter de 2 à 5 gr. de ces liquides, suivant la capacité de l'abcès, qui ne doit être rempli qu'à moitié par l'injection.

En général pratiquer 7 à 8 injections, à 4 ou 5 jours

d'intervalle les unes des autres. Si la réplétion de la poche est trop grande et si la peau menace d'éclater à l'arrivée du malade ou en cours de traitement, faire une ponction en un point sain de la peau, mais *sans injection consécutive* et faire au besoin une nouvelle ponction chaque jour *sans injection*, jusqu'à ce que la réplétion de la poche soit moindre et que la peau ait recouvré sa fermeté et son intégrité.

Après la 8ᵉ injection, faire 1 ou 2 ponctions aux intervalles réglementaires, mais *sans injections consécutives*, c'est-à-dire qu'il faudra, après la 8ᵉ, savoir cesser les injections. A ce moment, la ponction ayant vidé la cavité, faire une *compression méthodique* avec quelques carrés d'ouate entre-croisés et une bande de crêpe Velpeau pour amener l'accolement exact des parois de l'abcès, sans laisser de points morts (Calot).

En cas d'échec, pratiquer soit l'*extirpation* (forme caséeuse), soit l'*incision large suivie de grattage* (forme suppurée), ou bien recourir à la *ponction de l'abcès suivie de l'aspiration à l'aide d'une ventouse de Bier*, répétée journellement pendant trois quarts d'heure.

**Si l'adénite est dure :** Ne pas oublier qu'une adénite a plus de moitié des chances de se résorber si l'on y aide tant soit peu. Favoriser cette tendance naturelle à la résorption à l'aide du *traitement général* précédemment indiqué, sans oublier la *radiothérapie* pro-

longée pendant 2 à 3 mois, en pratiquant 2 à 3 séances par semaine, et sans négliger les *soins antiseptiques* de tous les territoires tributaires des ganglions malades : nettoyage des dents, propreté des gencives ; brosser les dents matin et soir avec la poudre :

℞ Carbonate de chaux pré-
cipité ..................... 70 gr.
Savon ...................... 28 —
Camphre .................... 2 —
Essence de verveine .... V gouttes.
Mélanger (A. Robin).

En plus, gargarismes plusieurs fois par jour avec le mélange :

℞ Naphtol β .............. 20 cgr.
Perborate de soude ..... 15 gr.
Eau de menthe ........ 200 —
Eau distillée bouillie,
Q. S. pour ......... 1 litre.
(A. Robin).

Enfin réaliser l'antisepsie du larynx et des bronches par des pulvérisations de dix minutes, 3 fois par jour, avec le mélange :

℞ Iodure d'allyle .......... 1 gr.
Acide hydrofluosilicique. 1 à 2 —
Goménol ................. 10 —
Décoction de lichen Carraghen Q. S.
pour émulsion.
Eau distillée, Q. S. pour 1 litre.
(A. Robin).

Si l'adénite ne disparaît pas, elle va se ramollir ; *guetter le moment où cet effet se produit et intervenir par les ponctions et les injections.*

Si l'adénite ne se résorbe pas, ni se ramollit, injecter dans le centre du ganglion un liquide modificateur capable de provoquer l'une des deux modifications souhaitées : soit la rétraction, soit le ramollissement de la glande.

Pour obtenir la sclérose et la résorption, injecter 4 à 5 gouttes seulement de *naphtol camphré pur*, en répétant l'injection tous les trois jours, et arrivant au chiffre de 7 à 8 injections (la sclérose ne va pas se produire immédiatement, ni même pendant la période des injections ; au contraire, la glande gonfle pendant cette période ; en avertir le malade avant de commencer le traitement ; 3 ou 4 semaines seulement après la dernière injection la glande commence à diminuer de volume et ce n'est guère que 4 à 6 mois après la cessation de ce traitement qu'a lieu la disparition complète ou presque complète de la tumeur ganglionnaire).

Pour obtenir le ramollissement de la glande, injecter tous les jours de 5 à 20 gouttes (enfant ou adulte) de *naphtol camphré glycériné* pendant 5 à 6 jours (à ce moment, on aura au centre du ganglion une sensation de rénitence élastique ou même de fluctuation nette ; le ramollissement cherché est amorcé) ;

traiter ensuite l'adénite comme l'adénite ramollie d'emblée, de la manière indiquée plus haut. S'il reste quelques points indurés, les poursuivre de même avec de nouvelles injections de naphtol camphré glycériné, mais sans s'entêter à vouloir à tout prix les ramollir jusqu'à leurs plus petits vestiges.

En général, chercher à fondre et non à scléroser ; cependant, s'il s'agit d'un enfant nerveux ou de parents timorés, commencer par rechercher la sclérose parce qu'elle provoque une réaction nulle ou presque nulle, ce qui n'est pas, d'ordinaire, dans le cas de fonte du ganglion (Calot).

En cas d'échec, pratiquer l'*extirpation*.

**En cas d'adénite fistuleuse :** employer les moyens conservateurs : *emplâtre de Vigo, poudres aseptiques, attouchements au nitrate*, et, si possible, *radiothérapie*, aidés d'un bon traitement général et de la toilette aseptique de la bouche ou des dents (Calot).

En cas d'échec, recourir à l'*extirpation large.*

## ADÉNOPATHIE TRACHÉO-BRONCHIQUE

En cas d'adénopathie tuberculeuse : combattre la tuberculose qui est en puissance chez ces malades.

*Relever la nutrition générale* par une bonne hygiène, par une bonne nourriture (graisses, œufs, viandes grillées, cervelles, poissons, lait,

décoction de céréales), par la vie au grand air, la gymnastique suédoise, les frictions cutanées, les bains tièdes.

LOCALEMENT : Badigeonnages à la *teinture d'iode* ou *coton iodé*, recouvert de taffetas gommé entre les épaules, de façon à entretenir sur la

peau une irritation continue.
*Frictions* avec :

℞ Iodure de potassium..... 2 gr.
Extrait de ciguë......... 1 —
Axonge benzoïnée....... 30 —
(Comby).

Ou bien appliquer, tous les huit jours, des *pointes de feu* superficielles dans les gouttières interscapulaires.

A l'intérieur : *huile de foie de morue, sirop iodotannique phosphaté, iodures de potassium ou de sodium, iodoforme, sirop d'iodure de fer, cacodylate de soude* (2 à 4 centigr).

℞ Iodure de sodium........ 10 gr.
Bromure de sodium ..... 20 —
Chlorure de sodium...... 40 —
Eau distillée.. Q. S. pour 300 cc.
2 cuillerées par jour, dans du lait (Grasset).

Donner la *teinture d'iode* à la dose de V à XV gouttes par jour dans du café, du malaga ou de l'eau de riz sucrée (Grancher).

Conseiller le *lait iodé* (10 cgr. par litre) chez les enfants à la mamelle. Faire prendre du *lait phosphaté*.

**Contre les accès spasmodiques (toux et dyspnée) :** prescrire la *teinture de belladone* (V à XX gouttes), la *teinture d'aconit* (X à XV gouttes), le *bromure de potassium* ou de *sodium* (20 cgr. à 1 gr. par jour), l'*héroïne* (4 à 8 mgr. par jour) ou mieux encore le *bromoforme* :

℞ Teinture de belladone. )
— de racines d'aconit....... ) āā 5 gr.

X à X et XX gouttes par jour, selon l'âge du malade, dans un peu d'eau.

℞ Teinture de belladone. X gouttes.
Elixir parégorique.... 2 gr.
Eau distillée........ 100 —
Sirop de tolu. Q. S.
pour............. 125 cc.
Par cuillerées à dessert jusqu'à effet calmant (Herzen).

℞ Bromoforme .......... 2 gr. 50
Huile d'amandes....... 30 —
Gomme arabique pulvérisée.............. 20 —
Sirop d'écorces d'oranges amères .............. 60 gr.
Eau distillée.......... Q.S. p. 1/4 de litre.
2 à 6 cuillerées par jour (Grasset).

Envoyer le malade, en hiver, sur les *bords de la Méditerranée* ; prescrire *l'eau de la Bourboule* pendant 10 jours par mois, à la dose de 1/4 à 1/2 verre, selon l'âge.

En été, conseiller une cure aux eaux de *La Bourboule*, ou s'il y a, en même temps que l'adénopathie, un catarrhe bronchique très accusé, envoyer le malade au *Mont-Dore*.

En cas de lymphatisme à forme torpide, préférer les eaux de *Challes* ou celles d'*Eaux-Bonnes*.

Faire prendre des bains *d'eaux-mères de Salies*, ou le bain suivant :

℞ Sel marin............. 1000 gr.
Carbonate de soude.... 100 —
Iodure de sodium...... 25 —
Pour un bain de 10 minutes de durée, 30 bains (Comby).

**En cas d'hérédo-syphilis :** *frictions mercurielles* (1 gr.), *traitement spécifique mixte* et *toniques*.

℞ Biiodure de mercure. 40 à 60 mgr.
Iodure de potassium. 10 gr.
Sirop d'écorces d'oranges amères. Q. S. pour 150 cc.
3 cuillerées à café par jour (Herzen).

## ADHÉRENCES

**A. PÉRICARDIQUES** (péricardo-costales).

*Intervenir chirurgicalement* (résections costales et, si besoin, résection du sternum) dans les cas où les adhérences péricardiques se traduisent par le choc diastolique avec rétraction systolique de la paroi thoracique et s'il existe en même temps des troubles circulatoires intenses (cyanose, dyspnée, stase au niveau du foie, ascite).

Voy. *Péricardite chronique.*

**A. PÉRIGASTRIQUES.**

Voy. *Ulcère de l'estomac.*

**A. PÉRIGÉNITALES CHEZ LA FEMME.**

Faire prendre des *injections chaudes,* vaginales et rectales.

Pratiquer le *massage gynécologique* (Voy. *Abcès pelvien, Cellulite pelvienne, Paramétrite, Pelvi-péritonite, Salpingites*).

**A. PÉRITONÉALES** (brides péritonéales).

Voy. *Appendicites, Coliques intestinales, Névralgie pelvienne, Occlusion intestinale, Ovarites, Paramétrite, Pelvi-péritonite, Péritonites, Salpingites, Ulcère de l'estomac.*

**A. PLACENTAIRES.**

Voy. *Avortement, Hémorragie pendant la délivrance.*

**A. PLEURALES.**

*Révulsion, iodure de potassium* (50 cgr. à 1 gr. par jour).

*Exercices musculaires divers, gymnastique générale, thoracique et respiratoire ; rééducation respiratoire.*

Séjour à la *montagne.*

Voy. *Pleurésie séro-fibrineuse* : lorsque l'épanchement est tari.

## ADIPOSE

**A. CARDIAQUE.**

Voy. *Dégénérescence graisseuse du myocarde.*

**A. DOULOUREUSE** (maladie de Dercum).

Administrer le *salicylate de soude,* la *strychnine,* l'*arsenic ;* conseiller l'*hydrothérapie,* le *massage,* la *compression.*

Essayer l'*opothérapie thyroïdienne* ou *ovarienne,* soit l'une après l'autre, soit associées l'une avec l'autre.

Recourir à l'*extirpation* des masses adipeuses.

**A. GÉNÉRALISÉE.**

Voy. *Obésité.*

## AÉROPHAGIE HYSTÉRIQUE

Voy. *Éructations.*

## AFFECTIONS VALVULAIRES

Voy. *Asystolie, Insuffisances* et *Rétrécissements valvulaires.*

# AGE CRITIQUE

Voy. *Ménopause.*

# AGITATION

Voy. *Alcoolisme chronique, Délires, Hystérie, Insomnie, Mélancolie, Nervosisme, Neurasthénie, Paralysie générale progressive.*

Indications thérapeutiques : combattre l'éréthisme des centres nerveux ; favoriser l'élimination des produits toxi-infectieux emmagasinés dans la cellule cérébrale ; relever la nutrition (Deny).

*Purgatifs, abstinence* et *régime très sévère.*

**Dans toutes les formes de l'agitation,** quelle qu'en soit la cause, prescrire le *chloral,* en potion à la dose de 2 à 3 gr. chez la femme, et de 3 à 4 gr. chez l'homme, prise en deux fois.

Se méfier de l'action hyposténisante de ce médicament sur le cœur et aussi de la chloralomanie possible.

Employer le *bromure de potassium* dans les cas de **surexcitation nerveuse** (nervosisme), dans ceux d'**excitation chez les hystériques,** avec ou sans insomnie, dans les **psychoses menstruelles,** dans les accès d'**agitation post-épileptique,** et d'une façon générale chez les **aliénés** dans tous les états d'agitation. Dans certains cas, combiner le bromure de potassium au chloral.

Utiliser l'*opium* ou la *morphine,* surtout pour combattre les **états de dépression et d'anxiété** qui s'accompagnent d'un abaissement de la tension artérielle ; recourir à la morphine dans la **mélancolie anxieuse** s'accompagnant d'agitation et d'insomnie, dans certaines **psychoses hallucinatoires** et dans les états d'**excitation des déments** et des **paralytiques généraux.**

Eviter d'avoir recours aux opiacés dans les états maniaques et chez les alcooliques ; s'abstenir également des doses élevées, qui sont susceptibles de produire un empoisonnement médicamenteux surajouté à l'intoxication préexistante des centres nerveux.

Employer le *phosphate de codéine* en injection sous-cutanée à la dose maximum de 10 cgr., ou en pilules à la dose de 30 cgr., dans la **mélancolie** et plus généralement dans toutes les affections mentales s'accompagnant de **troubles de la sensibilité générale, d'angoisse** et de **douleur morale.**

Dans des cas d'agitation rebelle aux autres médications, avec agitation motrice et surexcitation excessive, prescrire le *chlorhydrate d'hyoscine* ou le *sulfate de duboisine* à des doses variant de 5 décimilligr. à 1 ou 2 milligr., par voie buccale ou mieux par voie sous-cutanée. Se servir pour l'un ou l'autre usage d'une solution aqueuse au millième, exactement dosée, de façon à ce que 1 cc. de cette solution corresponde à 1 milligr. d'alcaloïde.

Administrer en une seule fois, de 1/2 à 1 cc. de la solution, soit mélangé à la boisson, soit en injection hypodermique, au moment du repas ou trois heures au moins après, mais jamais pendant la digestion.

Prescrire indifféremment l'un ou l'autre de ces médicaments.

Chez les **grands agités**, pratiquer pour combattre l'agitation une injection sous-cutanée de sérum artificiel à la dose de 500 à 1000 gr. (Cullerre).

Recourir aux *moyens physiques de traitement de l'agitation* ; alitement (repos absolu au lit d'une façon permanente pendant un temps plus ou moins prolongé), balnéation et enveloppements humides.

L'*alitement* ou *clinothérapie* s'adresse au syndrome agitation, qu'il s'agisse de l'**agitation du maniaque**, de l'**anxieux** ou de l'**halluciné**. Il est obligatoire chez les **fébricitants**, les **anémiés** et les **épuisés**.

Dans les **manies symptomatiques** et chez les **paralytiques généraux** qui opposent une résistance invincible à l'alitement, combiner divers adjuvants physiques ou chimiques (drap mouillé, hyoscine).

Ne jamais faire usage, pour maintenir les malades au lit, de camisole de force, de liens ou d'entraves.

L'alitement est de rigueur dans la **confusion mentale**, dans les **psychoses infectieuses** et chez les **périodiques excités**.

Les *bains tièdes, simples, prolongés* (6, 8, 10, 12 heures) ou *permanents*, sont indiqués tant pour les **agités fébricitants**, que pour les **agités apyrétiques** en général ; maintenir l'eau à une température légèrement inférieure à celle du corps (33° à 36°).

Ne pas ordonner de bains prolongés aux cardiaques ou aux sujets profondément épuisés.

Essayer les *bains refroidis* de 24° à 18° chez les paralytiques généraux (Neisser).

Ne pas appliquer l'hydrothérapie froide dans les états d'excitation.

Quand il sera impossible, faute d'installation convenable, de faire administrer des bains prolongés, ordonner les *enveloppements humides* : le malade, complètement nu, est enveloppé soigneusement d'abord dans un drap trempé dans l'eau froide et tordu, et ensuite dans une ou deux couvertures de laine. Au bout d'une demi-heure ou une heure, lorsque le malade commence à transpirer, le recoucher dans le lit chauffé.

Répéter, au besoin, cette médication deux ou trois fois par jour, si le malade réagit franchement.

Recourir aux enveloppements humides surtout chez les malades dont la température est très élevée : **délire aigu, delirium tremens**.

Mettre toujours en œuvre le *traitement psychique*, principalement dans la **neuras-**

thénie, l'**hystérie**, la **mélancolie**. Se montrer en général aussi sobre que possible de paroles, éviter de contrecarrer le malade, ne pas engager de discussions avec lui et surtout ne jamais répondre à ses provocations.

## AINHUM

*(Amputation spontanée).*

Conseiller le massage, l'électricité, les bains chauds, les frictions stimulantes.

Prescrire l'*iodure de potassium* et les *toniques*.

Pratiquer des *débridements* pour enlever la constriction produite par l'anneau fibreux ; faire des *incisions* perpendiculaires au sillon, ou encore pratiquer l'*ablation totale* de l'anneau, suivie de suture des parties cruentées.

Recourir à la *désarticulation* ou à l'*amputation*.

## AIR COMPRIMÉ

*(Accidents causés par l').*

Faire respirer de l'*oxygène* ; *recomprimer*, si possible, le malade jusqu'à ce que les troubles soient conjurés, décomprimer ensuite avec une grande lenteur (une heure pour des pressions de trois atmosphères).

Administrer, dans certains cas, l'*opium* et les *bromures alcalins*.

## ALBINISME

*Verres fumés.* Si le nystagmus n'est pas très prononcé : *lunettes sténopéiques*.

## ALBUMINURIES

*Le traitement de l'albuminurie varie avec la cause provocatrice ;* le régime exerce une grande influence sur les albuminuriques, quelle que soit la cause génératrice de l'albumine, mais aucune règle fixe ne permet *a priori* d'appliquer indistinctement tel ou tel régime à un albuminurique ; aussi, *bien se garder de mettre* a priori *tout albuminurique au régime lacté*, qui, excellent dans certains cas, peut être tout à fait nuisible dans d'autres.

Pour chaque malade il est indispensable de connaître la cause de l'albuminurie, de faire l'étude du milieu urinaire (dosage d'urée, de chlorures, etc.) et de faire une expérience préalable qui permet de fixer quel est le régime qui donne lieu à la moindre élimination d'albumine.

**A. ALIMENTAIRE** (sans néphrite).

Traitement variable avec chaque malade : si celui-ci rend moins d'albumine avec le *régime animal* qu'avec le régime végétal, prescrire le premier ; inversement, si son albumine est moins élevée lorsqu'il est soumis au *régime végétal*, prescrire ce dernier.

Lorsque le chiffre de l'albumine est le même, que le malade soit soumis au régime carné ou au régime végétal, prescrire le *régime mixte*.

Essayer le traitement par le *chlorure de calcium* : 10 cgr. pendant 5 à 6 jours, et, si aucun effet favorable ne se produit, augmenter tous les 3 jours la dose de 10 cgr., jusqu'à faire prendre 50 cgr. de chlorure de calcium. Continuer l'usage de ce médicament pendant 25 à 30 jours.

**A. ARTHRITIQUE.**

*Régime :* N'autoriser le malade à manger qu'au repas de midi ; pas de bouillon gras et peu de sel.

Le régime lacté exclusif n'est pas nécessaire.

Conseiller une saison à *Évian* et l'emploi du *sulfate de soude* le matin à la dose d'une cuillerée à café dans un verre d'eau de Vichy, 20 matins de suite.

**A. BRIGHTIQUE.**

Voy. *Néphrites.*

**A. CALCULEUSE.**

Ordonner le *traitement diurétique et alcalin* et les *dissolvants de l'acide urique* (benzoate de lithine, pipérazine, sidonal, lycétol).

*Cure aux eaux* de Vittel ou d'Évian, mais pas à celles de Vichy.

Conseiller une *intervention chirurgicale* (néphrotomie ou néphrolithotomie) en cas de douleurs tenaces et d'accidents infectieux graves.

**A. CARDIAQUE.**

**En cas de lésion valvulaire** (albuminurie cardiaque par stase, crises d'hyposystolie) : *Repos au lit, régime lacté, digitale* ou *digitaline* à faible dose (X gouttes de la solution de digitaline cristallisée au 1000e 4 jours de suite, et, si les lésions sont très anciennes, V gouttes, 10 jours de suite, interrompre quelques jours et reprendre ensuite) (Huchard).

Retour lent à l'alimentation ordinaire.

Voy. *Asystolie, Insuffisances* et *Rétrécissements valvulaires.*

**En cas d'artériosclérose :** *Régime lacto-végétarien hypochloruré* ; peu de viande en général.

*Théobromine* (50 cgr., 2 à 3 fois par jour) ; pas plus de 1 200 à 1 500 *grammes de liquide dans les 24 heures,* crainte d'augmenter la pléthore vasculaire et, de ce fait, le travail du cœur.

**En cas d'accidents urémiques,** *régime lacté* ou *lacto-hydrique* quelques jours de suite : toutes les heures, un mélange d'un verre à Bordeaux de lait et d'eau (Huchard et Ch. Fiessinger).

Voy. *Artériosclérose, Néphrite interstitielle des artérioscléreux.*

**A. CHRONIQUE.**

Voy. *Néphrite chronique,*

*Néphrite interstitielle des arté-
rioscléreux.*

**A. CYCLIQUE INTERMITTENTE DE
PAVY.**

Ne pas ordonner le régime
lacté et ne pas faire interrompre les études aux jeunes
gens qui en sont atteints.

Rechercher et combattre
les états toxi-infectieux d'origine intestinale et la cholémie.

Au commencement de l'ac-
cès, donner *l'antipyrine*, à la
dose de 2 à 3 grammes.

**A. DES CHLORO-ANÉMIQUES.**

Traitement approprié de
la chlorose. Diète fortifiante.

Employer le *chlorure de
calcium* à la dose de 10 à
50 cgr. par jour, progressivement, pendant 25 à 30 jours.

*Cure aux eaux* de Saint-
Nectaire en Auvergne, ou de
Ragatz en Suisse.

Voy. *Chloro-brightisme.*

**A. DIABÉTIQUES.**

**En cas d'albuminurie fonc-
tionnelle** (de 1 à 3 gr. d'albumine par jour) : traitement
hygiénique et régime du diabète ; boisson alcaline aux
repas (2 à 3 verres d'eau de
Vichy par jour, un mois de
temps, y revenir tous les
3 mois).

Si les quantités d'albu-
mine sont très faibles et s'il
n'existe pas d'hypertension
artérielle, ordonner *l'antipyrine* (1 gr. 50 en 2 fois et
avant les repas pendant 6 à
8 jours) ; dans le cas contraire, prescrire *l'arséniate de
soude* : 1 milligr. de ce médi-

cament associé à 1 milligr. de
codéine, en pilule, 4 à 5 pilules par jour, en commençant
par 2 et en augmentant d'une
pilule tous les 2 jours ; continuer pendant 15 jours (Fiessinger).

Voy. *Diabète.*

**En cas d'albuminurie liée
à une lésion rénale** (néphrite
à prédominance intersti-
tielle) ; *régime lacté, théobromine* (1 à 1 gr. 50 par jour) et
simultanément de petites
quantités de *digitaline* (1/10°
de milligr.).

Quand l'amélioration se
sera produite, retour au régime habituel du diabétique,
en n'autorisant toutefois des
viandes qu'au repas de midi,
en supprimant les bouillons
gras et les aliments de haut
goût, en ne permettant que
de faibles quantités de sel.
Conseiller les légumes verts,
les pommes de terre (250 gr.
par jour), le beurre frais, la
crème non sucrée, les potages
ou légumes verts, la viande
peu salée au repas de midi,
du lait au premier déjeuner.
Si les quantités de sucre sont
minimes, permettre les fruits
et les farines alimentaires, à
la condition que ces infrac-
tions au régime diabétique
n'augmentent pas les quantités de sucre.

Voy. *Diabète.*

**En cas d'albuminurie liée
aux complications du dia-
bète** (tuberculose, suppurations urinaires) : s'il s'agit
d'albuminurie tuberculeuse
dans le diabète, instituer le
traitement de la tuberculose
par les *préparations phosphatées et arsenicales* ; ordonner

en plus le régime alimentaire du diabète.

**S'il s'agit d'albuminurie liée à une suppuration urinaire**, prescrire l'*urotropine* (30 à 50 cgr.), 2 à 3 fois par jour); le *repos* et, dans certains cas, recourir aux *lavages de la vessie* et à la *sonde à demeure*.

**A. DES DERMATOSES ET DES BRULURES.**

Commencer par le *traitement diététique général* de la diathèse (arthritisme, goutte), puis lorsque l'albumine aura disparu, instituer prudemment le traitement local de la dermatose (Voy. *Eczéma, Lichen, Psoriasis*, etc.).

En cas d'albuminurie des brûlures, *traiter avant tout la brûlure elle-même*, ordonner le *séjour au lit* et le *régime lacté*.

Voy. *Brûlures*.

**A. DES DYSPEPTIQUES, DES DILATÉS.**

Soigner la dyspepsie et la dilatation stomacale. Régime lacté absolu (25 à 30 jours) et traitement de l'hypersthénie gastrique. Dans la seconde période de traitement : régime lacté et végétarien; puis introduire dans l'alimentation quelques poissons (sole, merlan), le bœuf rôti et le poulet. Eau de Contrexéville en boisson. Peu ou pas de traitement médicamenteux. Antisepsie intestinale.

**A. DES ENFANTS DÉBILITÉS**, en voie de croissance rapide.

*Régime mixte* (le régime lacté est nuisible). Défendre les boissons alcooliques et les vins pharmaceutiques. Ne pas insister sur les préparations ferrugineuses ou arsenicales.

Administrer les *phosphates* et la *strychnine*.

℞ Sulfate de strychnine.. 10 à 30 mgr.
Phosphate de soude... 5 à 10 gr.
Eau distillée......... 100 —

1 à 3 cuillerées à café progressivement et selon l'âge du malade (Le-Gendre),

Agir sur la nutrition générale par les *frictions sèches*, les *bains sulfureux* ou *salés*, les *promenades* quotidiennes sans fatigue et le séjour à la *campagne* ou à la *montagne* (altitudemoyenne,800mètres). Ordonner le *chlorure de calcium* à la dose de 10 à 30 cgr., progressivement, pendant 25 à 30 jours.

Défendre les bains froids.

**A. GOUTTEUSE.**

*Traitement hygiénique et diététique de la goutte* (régime, marche, exercices physiques, bains tièdes, laxatifs : sulfate de soude, à la dose de une cuillerée à café tous les matins, dans un verre d'eau de Vichy ; colchicine, en granules de 1 milligr., 3 par jour, pendant 3 à 6 jours; saison à Vichy, Brides, Évian, Vittel).

**Chez les goutteux**, en général, avec tension artérielle normale ou légère hypotension et oligurie, ne pas recourir au régime lacté absolu; insister sur le régime hygiénique et diététique : *régime lacto-végétarien*, peu de viande au repas de midi.

**Chez les goutteux atteints de néphrite interstitielle** : Voy. *Néphrite chronique, Néphrite*

*interstitielle des artérioscléreux, Urémie.*

Lorsque les accès de goutte sont encore présents, la *colchicine* est indiquée et, en général, bien supportée par les albuminuriques goutteux: 8 jours après la crise, un granule de 1 milligr. avant chaque repas, 4 jours de suite.

### A. GRAVIDIQUE.

**Dans les cas légers,** prescrire le *régime lacté*: 2 à 3 litres de lait par 24 heures, coupé avec de l'eau de Vichy (Célestins), de l'eau de Vals ou de l'eau de chaux ; puis, après quelques jours, *régime déchloruré.*

**Dans les cas accompagnés de légers œdèmes,** recourir au *régime lacto-hydrique* (moitié lait et moitié eau bouillie, un verre toutes les 2 heures), pendant 2 à 3 jours, puis au *régime lacté* et, lorsqu'il ne persiste plus d'œdèmes et qu'il n'y a plus que des traces d'albumine, ordonner le *régime déchloruré.*

**Dans les cas graves, accompagnés d'œdèmes très prononcés des téguments et d'œdème viscéral,** commencer par le *régime hydrique* (toutes les heures un verre à bordeaux d'eau d'Évian), *au bout de 24 à 26 heures, passer au régime lacto-hydrique* et le suivre 2 jours, pour continuer avec le *régime lacté* jusqu'à ce qu'il n'y ait plus de traces d'albumine.

Après quelques jours, conseiller le *régime déchloruré*: lait, crèmes, beurre frais, pain sans sel, œufs à la coque, légumes, fruits cuits.

**Dans tous les cas,** ordonner les *diurétiques* (théobromine), les *diaphorétiques* (bains chauds, suivis d'enveloppement), les *purgatifs salins*, les *ventouses scarifiées* à la région lombaire et, si la femme est pléthorique, une *saignée* de 200 à 300 gr.

**En cas d'aggravation des accidents,** malgré le régime hydrique et lacto-hydrique, *interrompre la grossesse.*

### A. INFECTIEUSES.

Voy. *Néphrite aiguë, Fièvre typhoïde* (en cas de néphrite aiguë), *Rhumatisme aigu* (en cas d'albuminurie), *Scarlatine maligne* (en cas de néphrite), *Typhus exanthématique* (en cas de néphrite vraie), *Néphrite syphilitique* (secondaire).

### A. MÉCANIQUES.

Voy. *A. cardiaque, A. orthostatique, A. calculeuse.*

### A. DES OBÈSES.

*Traitement hygiénique et diététique de l'obésité*: faire maigrir le malade ; peu de sel.

Défendre les bains froids.

En cas de défaillance cardiaque : *théobromine, toniques du myocarde.*

Voy. *Obésité, Dégénérescence graisseuse du myocarde, Albuminurie cardiaque, Asystolie.*

### A. ORTHOSTATIQUE.

*Régime mixte*: pas de régime diététique sévère. Inutile d'abaisser les rations de sel. Faire prendre un *laxatif léger* une ou deux fois par semaine (1 cuillerée à café de sulfate de soude à jeun).

Ordonner les *préparations ferrugineuses* et *quiniques* alternativement avec l'*arsenic* à doses modérées.

Donner de temps en temps le *bromure de potassium* à doses moyennes, pour calmer l'excitabilité du système nerveux.

Conseiller l'*hydrothérapie tiède* employée avec prudence; les *frictions sèches*.

Recommander le *séjour au lit prolongé matin et soir* avec repos dans le décubitus horizontal de midi à deux heures (Teissier).

Ordonner le *chlorure de calcium* à la dose de 10 à 50 cgr. progressivement, pendant 25 à 30 jours (L. Rénon).

*Cure aux eaux* de Saint-Nectaire pour les nerveux avec nutrition viciée, d'Évian et de Vittel pour les uricémiques, de Brides et de Vichy pour les uricémiques et les goutteux.

**A. PRÉGOUTTEUSE**, chez les enfants ou les adolescents.

Traitement hygiénique de l'arthritisme. Sobriété; repas à heures fixes, sans excès; alimentation mixte; se méfier des excès de viande et d'alcool, comme fortifiants. Recommander le *grand air*, les *exercices* du corps. Éviter le surmenage intellectuel et la vie sédentaire.

*Cure aux eaux* de Vichy, Royat, Vals.

**A. PRÉTUBERCULEUSE**, chez les adolescents.

Bonne alimentation mixte. Séjour à la *montagne*.

Ne pas prescrire de créosote ou ses nombreuses combinaisons.

Donner les *phosphates*, le *sirop iodo-tannique*, le *sirop d'iodure de fer*.

Si les urines sont peu abondantes, faire prendre des *tisanes* ou des *médicaments diurétiques* :

℞ Fleurs de genêt.......... 30 gr.
   Baies de genièvre......... 10 —
Faire infuser dans :
   Eau...................... 1000 —
Ajouter :
   Sirop de 5 racines....... 50 —
Prendre, tous les jours, 3 ou 4 tasses de cette tisane (Cullen).

**A. SYPHILITIQUES.**
Voy. *Néphrite syphilitique*.

**A. TOXIQUES.**
**En cas d'albuminurie toxique endogène :** Voy. *A. arthritique, goutteuse, diabétique, gravidique, prégoutteuse, A. des dermatoses*.

**En cas d'albuminurie toxique exogène aiguë :** Voy. *Anurie toxique, Néphrite aiguë, Empoisonnement par sublimé corrosif*.

**En cas d'albuminurie toxique exogène chronique :** Rechercher et combattre l'intoxication chronique (mercurielle, saturnine; alcoolisme).

Voy. *Saturnisme chronique, Goutte saturnine*.

**A. TUBERCULEUSES.**
Voy. *A. prétuberculeuse*.

**En cas de néphrite tuberculeuse aiguë :** *régime lacto-hydrique* les premiers jours, puis *régime lacté*, enfin *régime lacto-végétarien* ou *déchloruré*.

En cas de néphrite tuberculeuse chronique : *régime lacté*.

Voy. *Néphrite aiguë, Néphrite chronique, Urémie*.

**En cas d'albuminurie des tuberculeux :** *régime lacté* malgré la nécessité de soutenir le malade, puis, une fois les œdèmes disparus, *régime déchloruré*.

Traiter soigneusement tout trouble gastrique (Voy. *Phtisie* : Troubles gastriques) ; ne pas ordonner le lait comme boisson aux repas, mais uniquement entre les repas.

# ALCOOLISME

**A. AIGU.**

**Forme légère, simple ivresse :** mettre le malade au *lit* et bien le couvrir.

Favoriser les vomissements par l'administration d'une *tisane chaude* (camomille, tilleul, fleurs d'oranger).

Ne donner l'*ipéca* ou le *tartre stibié* qu'à petites doses, pour ne pas favoriser le collapsus : ipéca, 30 à 50 cgr. en 2 fois, ou bien émétique, 5 cgr. dans un demi-verre de vin.

Recourir de préférence au *lavage de l'estomac*.

Faire prendre un *lavement d'eau salée*.

Administrer VIII à X gouttes d'*ammoniaque* dans un verre d'eau ou bien prescrire :

℞ Acétate d'ammoniaque..... 10 gr.
  Chlorure de sodium....... 4 —
  Infusion concentrée de café. 50 —
  Sirop simple............. 20 —
En 2 fois, 1/4 d'heure d'intervalle.

**Forme grave avec état comateux :** appliquer des *sinapismes* aux extrémités et quelques *sangsues* aux apophyses mastoïdes.

Donner un *lavement purgatif*.

℞ Camphre............ } ãã 2 gr.
  Éther sulfurique..... }
  Huile d'amandes douces. Q. S.
          pour faire 10 cc.

Injecter 1 cc. 3 ou 4 fois par jour (Herzen).

**En cas de collapsus :** voy. *Collapsus*.

**Contre le délire alcoolique simple :** repos, *régime lacté, boissons rafraîchissantes* (limonade, orangeade), *bains tièdes prolongés, bromures associés au chloral, à l'hydrate d'amylène*.

**Contre l'embarras gastrique :** prescrire les *purgatifs salins* (sulfate de soude ou de magnésie, 20 gr.).

Ordonner le *régime lacté* et les *alcalins* (eau de Vichy, prise à jeun à la dose d'un verre, matin et soir).

Si nécessaire, *laver l'estomac* avec de l'eau alcaline (5 gr. de bicarbonate de soude par litre).

**A. CHRONIQUE.**

**Contre la dipsomanie :** recourir à l'*isolement*.

*Diminution graduelle* des boissons alcooliques ; faire boire du *lait*.

HERZEN, 6ᵉ édition.

3

Prescrire les *hypnotiques*, si besoin est.

**En cas de délirium tremens :** *isoler* le malade, le placer dans une chambre capitonnée et obscure (Magnan).

Ordonner les *enveloppements humides* et, dans certains cas, recourir à la *balnéation* froide : bains de 20° à 18°, de 10 à 12 minutes de durée, répétés toutes les 3 heures (Letulle, Sainton).

Voy. *Agitation*.

*Alimentation tonique* et *reconstituante* (lait, bouillon, tropon, somatose, jaunes d'œufs, jus de viande).

Donner des *boissons abondantes rafraîchissantes ;* pratiquer des *injections de sérum artificiel* à la dose de 800 à 1 000 cc. par jour.

Ne pas donner d'alcool.

**S'il y a adynamie :** prescrire l'*alcool*, les *stimulants diffusibles*, la *caféine* et la *strychnine* en injections hypodermiques. Ne pas administrer les narcotiques.

**En cas de délirium survenant pendant une maladie fébrile ou après un traumatisme :** prescrire l'*alcool* (cognac, rhum), la *potion de Todd*, les *vins généreux*.

Combattre l'agitation et l'insomnie, à l'ade des *hypnotiques*.

Donner l'extrait d'*opium* à *haute dose :* 15 à 30 cgr., ou le *laudanum* en lavements, à la dose de 2 à 3 gr. Préférer le *chloral*, seul ou associé au *bromure de potassium*, à la *jusquiame* ou au *chanvre indien :*

℞ Hydrate de chloral........ 3 gr.
    Extrait de chanvre indien. 5 cgr.
    —     thébaïque......... 10 —
    Julep gommeux, Q. S. pour 200 cc.

1 cuillerée à soupe toutes les demi-heures, jusqu'à effet (Herzen).

Une fois l'effet hypnotique obtenu, continuer à faire dormir le malade à l'aide d'injections répétées de *morphine :*

    Chlorhydrate de morphine.. 10 cgr.
    Sulfate neutre d'atropine.. 5 mgr.
    Eau stérilisée, Q. S. pour 10 cc.

Conseiller les *bains tièdes prolongés* (d'une heure et demie).

Voy. *Agitation*.

**En cas de faiblesse cardiaque :** pratiquer des injections sous-cutanées de *caféine* ou de *spartéine* (5 cgr.).

**En cas d'adynamie :** recourir aux injections hypodermiques de *caféine*, d'*éther* et surtout de *sulfate de strychnine* à haute dose (2 à 3 mgr., 2 à 3 fois par jour).

℞ Sulfate de spartéine..... 40 cgr.
    Sulfate de strychnine.... 15 mgr.
    Eau distillée. Q. S. pour 10 cc.

Injecter 3 seringues par jour (Herzen).


# ALGIES

Voy. *Hystérie et Neurasthénie*.

# ALLAITEMENT

**A. NATUREL.**

Sauf contre-indication, *la mère doit allaiter son enfant* [cancer, syphilis récente, tuberculose pulmonaire, albuminurie, dyspepsie grave, ulcère de l'estomac, anémie grave, leucémie, anémie pernicieuse, névroses (folie, hystérie, épilepsie), neurasthénie, maladie infectieuse aiguë (scarlatine, variole, érysipèle, broncho-pneumonie, pneumonie, fièvre typhoïde, etc.), atrophie des seins, mamelons mal formés, abcès du sein].

Si la femme hésite à allaiter son enfant, l'engager à le faire en lui faisant comprendre que l'allaitement maternel est le seul mode d'alimentation naturelle pour le nourrisson et qu'aucun autre mode d'alimentation ne peut lui être comparé : que toute mère a le devoir d'allaiter son enfant dans son intérêt et dans celui de son enfant ; que l'enfant séparé de sa mère court les plus grands risques; qu'il doit donc, autant que possible, être soigné par elle.

*Régime de la mère :* conseiller simplement à la femme de manger les aliments qui composaient sa nourriture ordinaire. Défendre les liqueurs et recommander même d'éviter de prendre en quantité trop considérable toute boisson contenant de l'alcool : vin, bière, cidre, etc.

Conseiller à la femme d'éviter les fatigues, les émotions et, après une forte émotion, lui faire vider les seins et lui recommander d'attendre d'être calmée pour allaiter son nourrisson.

*Durée de l'allaitement :* 10 à 12 mois.

Mettre l'enfant au sein 10 à 12 heures après l'accouchement (Voy. *Accouchement :* Post-partum).

Ne pas lui donner du lait de vache, ni d'eau sucrée.

Faire laver le mamelon avant chaque tétée avec une solution d'acide borique à 4 p. 100 ; après chaque tétée, le faire laver encore une fois avec la même solution et y faire appliquer une compresse boriquée.

Laver également la bouche de l'enfant, matin et soir.

*Nombre des tétées :* 6 à 8 de jour, 1 à 2 de nuit.

Dès les premiers jours, habituer le nouveau-né à la *régularité des repas* et surtout à ne pas téter la nuit plus de 2 fois.

Ne rien donner à l'enfant dans l'intervalle des tétées, même s'il crie.

*Durée d'une tétée :* 10 à 20 minutes.

*Quantité de lait* qu'un enfant doit prendre :

| | Par tétée. | En 24 h. |
|---|---|---|
| 1er jour | 3 gr. | 30 gr. |
| 2º — | 15 — | 150 — |
| 3º — | 40 — | 400 — |
| 4º et 5º jours | 55 — | 550 — |
| Jusqu'à 1 mois | 60 — | 600 — |
| 2e et 3º mois | 70 — | 700 — |
| 4º et 5º — | 100 — | 750 — |
| 6º mois | 120 — | 800 — |
| 7º et au delà | 150 — | 900 — |

(Tarnier.)

Pendant toute la durée de l'allaitement surveiller attentivement les fonctions digestives et la croissance de l'enfant ; peser régulièrement le nourrisson (Voy. *Nouveau-né*).

**Si la mère ne veut pas nourrir :** donner à l'enfant une *nourrice*.

*Choix d'une nourrice* : âge de 25 à 35 ans, multipare, accouchée au moins depuis un mois s'il s'agit d'un nouveau-né, ayant un lait dont l'âge se rapprochera de celui de l'enfant à allaiter, s'il s'agit d'un enfant plus âgé.

S'assurer par un examen attentif que tous les organes sont normaux, notamment le cœur, les poumons, l'estomac, et que les glandes mammaires sont bien développées avec un mamelon bien accusé, sans gerçures, crevasses ou éruptions de quelque nature que ce soit.

Le lait doit être blanc, à reflet légèrement bleuâtre, sucré et abondant ; il doit s'échapper avec facilité en jets minces et déliés en pressant avec les doigts la base du mamelon.

Examiner l'enfant de la nourrice qui devra être gros et gras.

**Si le nourrisson ne prospère pas :** modifier la qualité du lait par un *régime approprié de la nourrice* (ragoûts, soupes, lentilles, haricots, légumes farineux), lorsque son lait est trop aqueux et en quantité insuffisante. Défendre les boissons trop alcoolisées, permettre l'eau rougie, la bière légère, le cidre. Éviter les aliments ou les condiments épicés, les oignons, les aulx, les asperges, les choux, les salades qui pourraient modifier la saveur du lait. Promenades au grand air. Au besoin changer de nourrice.

Dans le cas contraire, lorsque la mère a un lait trop abondant ou trop nourrissant, changer son alimentation et son hygiène, et diminuer la durée des tétées (5, 3 et même 2 minutes).

**En cas de troubles digestifs :** Voy. *Dyspepsie des nourrissons*.

**Si la menstruation réapparaît :** changer de nourrice si l'enfant a moins de 6 mois et si la quantité de lait est insuffisante pendant les règles et la période intercalaire. Inutile dans le cas contraire.

**Si la nourrice devient enceinte :** ne pas avoir peur du *mauvais lait*, préparer lentement le sevrage (Comby).

**Si la femme est notablement fatiguée par l'allaitement :** le *cesser* et recourir à l'allaitement artificiel.

**Si la sécrétion lactée devient insuffisante :** faire prendre de la *bière* aux repas.

Prescrire le *galéga*, l'*ortie*, le *cumin*, l'*anis* et le *fenouil*.

℞ Extrait de galéga.......   50 gr.
Sirop simple........ ...... 1000 —
4 à 5 cuillerées à bouche par jour
(Carron de la Carrière).

℞ Extrait de galéga ..  ⎫
Lactophosphate de  ⎬ ãã  10 gr.
   chaux..........  ⎪
Teinture de fenouil. ⎭
Sirop de sucre.....  400 —
4 à 8 cuillerées à bouche par jour
(Carron de la Carrière).

℞ Extrait d'ortie.......... 200 gr.
Sirop simple.......... 1000 —
4 à 5 cuillerées par jour.

Recourir à l'*opothérapie placentaire*.

**En cas de difficultés ou de complications** (mauvaise conformation du mamelon, gerçures) : employer un *bout de sein en verre avec tétine en caoutchouc* ou *téterelle biaspiratrice*.

Voy. *Crevasses du sein*.

Pratiquer temporairement l'*allaitement mixte*.

**A partir du neuvième mois :** faire prendre à l'enfant une *nourriture légère* (lait stérilisé, œufs au lait, crème de riz, panades, farine lactée, phosphatine).

**Au onzième mois :** commencer le *sevrage* qui devra toujours être progressif.

Ne pas suspendre l'allaitement d'une façon définitive pendant les mois de juillet, août et septembre, ou bien lorsque évolue une éruption dentaire ou encore lorsque l'enfant présente une indisposition.

Le moment le plus favorable est celui où l'enfant a six incisives.

Supprimer au commencement une tétée tous les trois ou quatre jours, et la remplacer par du lait de vache stérilisé, des soupes féculentes, des bouillons, des œufs frais, etc.

Au bout de trois à quatre semaines ne faire prendre à l'enfant qu'une seule fois le sein, puis cesser complètement l'allaitement. Éloigner la nourrice ou mettre de la quinine sur le bout du sein.

Veiller à ce que l'enfant ne reçoive pas trop d'aliments.

Donner aux enfants qui viennent d'être sevrés des repas dont l'importance et la composition sont réglées de la façon suivante :

*Enfants de* 10 à 12 *mois :* une bouillie et 5 biberons avec 200 gr. de lait pur stérilisé et sucré.

Habituer l'enfant à boire au verre.

*Enfants de* 12 à 15 *mois :* 4 repas principaux par jour, deux grands et deux petits.

A 8 heures du matin, bouillie ou soupe au lait.

A midi, soupe ou potage au bouillon gras, un œuf ou, de temps à autre, de la cervelle de mouton, un peu de pain ; comme boisson, un quart de timbale de lait stérilisé ou d'eau bouillie.

A 4 heures de l'après-midi, 250 gr. de lait stérilisé.

A 6 heures et demie du soir, bouillie ou soupe au lait.

Ces quantités pourront être augmentées suivant l'âge de l'enfant.

*Enfants de* 15 à 20 *mois :* 2 bouillies plus abondantes et 3 timbales de lait stérilisé.

*Enfants de* 20 *mois à* 2 *ans :* remplacer, de temps en temps, l'œuf du repas de midi par du blanc de poulet haché menu ou du poisson extrêmement frais. Au dernier repas, ajouter un peu de purée de pommes de terre ou de crème aux œufs. Si l'enfant est constipé, donner quelques légumes verts et de la compote aux fruits. Gâteaux secs (Marfan).

*Précautions que doit prendre la mère à l'époque du sevrage :* Ne pas boire beaucoup de liquide pendant quelques jours ; prendre un purgatif salin ; comprimer légèrement les seins avec de la ouate et les enduire, matin et soir, avec de l'huile d'amandes douces chaude.

Donner, en outre, l'*antipyrine*, à la dose de 2 gr. par jour, en cachets de 50 cgr.

### A. ARTIFICIEL.

Nourrir exclusivement le nouveau-né avec du lait de vache, de chèvre ou d'ânesse, au moins jusqu'au sixième mois.

Le pis de l'*ânesse* convient aux enfants âgés de moins de 5 mois. Le lait d'ânesse doit être pris en quantité assez notable (pauvre en beurre), sans addition d'eau ou de sucre.

La *chèvre* doit être nourrie avec des feuilles et des brindilles de végétaux verts ; les fourrages secs rendent son lait trop caséeux.

Employer ordinairement le *lait de vache stérilisé* (ébullition 4 à 5 minutes, pasteurisation, bain-marie) et *coupé avec de l'eau bouillie et sucrée à 10 p. 100* : à moitié pendant les 5 ou 6 premiers jours ; au tiers pendant les 4 ou 5 premiers mois (Marfan).

Par l'examen des matières fécales du nourrisson, se rendre compte de la manière dont s'opère la digestion, et si nécessaire, au lieu du coupage ordinaire au tiers, revenir au coupage à moitié, comme dans les premiers jours de la vie, ou bien prescrire le coupage au quart, ou enfin prescrire le lait pur avant le cinquième ou le sixième mois.

*Lait pur stérilisé* aux enfants âgés de plus de 6 mois.

S'entourer de toutes les garanties possibles pour employer du lait pur ; consommer le lait bouilli ou le lait chauffé au bain-marie dans les vingt-quatre heures.

Laver à l'eau bouillie et boriquée le biberon, la cuiller ou le verre qui servent à donner le lait.

Pour la durée et la suppression de l'allaitement artificiel, pour les quantités du lait : voy. *Allaitement naturel.*

Ne pas employer les biberons à tube en caoutchouc ; *le meilleur modèle de biberon est celui dont la propreté est le plus facile à entretenir* (bouteille surmontée d'une tétine).

### A. MIXTE.

Recourir à l'*allaitement mixte* dans les cas où la mère a une quantité manifestement insuffisante de lait, soit d'une façon temporaire, soit d'une façon définitive, au début ou au cours de l'allaitement et *ne pas permettre qu'on ait recours à l'allaitement mixte sans nécessité.*

Avoir soin de donner au nourrisson une *alimentation qui se rapproche du lait de femme.*

Suppléer au lait qui manque à la mère par l'administration d'une quantité suffisante de lait animal.

Voy. *A. artificiel.*

Il faut surtout ne pas exagérer les quantités de lait stérilisé qu'on donne à l'enfant, car, comme il le prend très facilement, il n'exerce plus aussi bien les mouvements de succion et la sécrétion se tarit vite dans les seins de la mère.(Budin).

Ne pas oublier non plus que le lait stérilisé est surtout bien digéré quand l'enfant absorbe simultanément une certaine quantité de lait naturel (Budin).

Beaucoup d'enfants ne supportent le meilleur lait de vache que si on le mélange avec 1/2 ou 1/3 de bouillon préparé sans sel et dégraissé (Herzen).

Ne donner à l'enfant que du lait, jusqu'à 9 et 10 mois.

### A. ET SYPHILIS.

Après la naissance, l'enfant *doit être allaité par sa mère* et doit être traité pour prévenir les accidents ultérieurs. Il doit être allaité par sa mère, même si elle paraît saine et s'il présente des stigmates de syphilis congénitale (loi de Baumès-Colles) ; il doit également être allaité par sa mère, lorsqu'il paraît sain, quoique né d'une mère syphilitique (loi de Profeta).

Voy. *Faiblesse congénitale, Syphilis des enfants.*

Faire continuer concurremment à la mère son traitement personnel.

Si la mère n'a pas de lait, recourir à l'allaitement artificiel avec du lait animal, et ne jamais consentir à confier un enfant syphilitique à une nourrice saine, même si l'enfant est actuellement indemne de manifestations spécifiques.

# ALOPÉCIES

### A. CONSÉCUTIVE AUX GRANDES PYREXIES ET AUX CACHEXIES.

*Traitement général* : régime reconstituant, toniques et fortifiants (fer, arsenic, huile de foie de morue, cacodylate de soude, phosphates, quinquina, kola, coca), vie à la campagne.

*Traitement local* : nettoyer le cuir chevelu, 2 fois par semaine, *avec de l'eau et du savon* ou avec une *solution de panama*, puis *démêler et peigner les cheveux avec précaution*, ou mieux *faire couper les cheveux.*

*Frictionner* tous les jours le cuir chevelu avec de l'alcool naphtolé ou bien avec :

℞ Teinture de cantharides. ⎱ āā 42 gr.
Teinture de capsicum... ⎰
Huile de ricin........ 7 —
Eau de Cologne....... 28 —

(Duhring).

ou encore avec :

℞ Nitrate de pilocarpine.... 50 cgr.
Teinture de cantharides.. 10 gr.
Glycérine............. 25 —
Eau de Cologne....,...... 200 —

ou bien avec l'une des 2 lotions antiseptiques et excitantes suivantes :

℞ Chlorhydrate de pilocarpine................. 40 cgr.
Ammoniaque liquide..... 5 gr.
Alcoolat de lavande...... 50 —
Liqueur d'Hoffmann..... 200 —

(Martinet).

℞. Formol commercial..    1 gr.
    Acide acétique cristal-
     lisé...............    4 —
    Alcoolat de romarin. ) ãã 25 —
    Teinture de jaborandi. )
    Acétone anhydre..... ) ãã 125 —
    Alcool à 96°........ )

(Manier ce mélange avec prudence, il est très actif et très irritant.)

(Sabouraud).

**A. SÉBORRHÉIQUE** (Calvitie vulgaire).

TRAITEMENT GÉNÉRAL, hygiénique et diététique de la diathèse arthritique ; voy. *Arthritisme, Herpétisme.*

TRAITEMENT LOCAL : nettoyer le cuir chevelu. Puis tous les jours le frictionner légèrement avec une brosse imbibée d'une solution de *sulfure de potasse* à 1 p. 50.

℞ Polysulfure de potassium.   4 gr.
   Teinture de benjoin.....   6 —
   Eau distillée........... 250 —

ou :

℞ Sulfure de potasse..... 2 à 4 gr.
   Carbonate de potasse...   1 —
   Eau de laurier-cerise...   10 —
   Lait d'amandes........ 240 —

Commencer par traiter le pityriasis, s'il existe, par la pommade suivante :

℞ Acide pyrogallique...   1 gr.
   Turbith minéral.....    2 —
   Axonge benzoïnée...   10 —
   Beurre de cacao..... ) ãã 15 —
   Huile de cade vraie.. )

Appliquer une petite quantité de cette pommade le soir et la faire pénétrer par une sorte de massage, sans crainte de détacher des cheveux. Continuer pendant quelques semaines (Sabouraud).

Enlever la pommade et nettoyer, le matin, le cuir chevelu à l'aide de savonna-ges ou bien avec des boulettes d'ouate à peine humectées du *mélange dégraissant* suivant :

℞ Alcool à 90°........ ) ãã 50 gr.
   Éther sulfurique..... )
   Benzine............   10 —

**En cas de séborrhée humide** : employer le *soufre* soit en pommade (1 à 4 gr. p. 40), soit en poudre, soit en lotion, telle la *lotion soufrée de l'hôpital Saint-Louis* :

℞ Soufre précipité..... ) ãã 10 gr.
   Glycérine........... )
   Alcool camphré......   20 —
   Eau distillée........ 160 —

Après un certain temps, remplacer cette lotion par de simples savonnages plus ou moins fréquents et par des applications biquotidiennes du *mélange stimulant et dégraissant* suivant :

℞ Ammoniaque........   5 gr.
   Coaltar saponiné.... ) ãã 25 —
   Teinture de jaborandi. )
   Alcool à 90°........   50 —
   Éther sulfurique..... 200 —

(Sabouraud).

**Si les cheveux sont secs :** voy. *Séborrhée sèche avec alopécie.*

Prescrire :

Soufre précipité..........   6 gr.
Beurre de cacao.........   10 —
Baume du Pérou.........    1 —
Huile de ricin...........   50 —

Employer aussi les mélanges suivants :

℞ Acide salicylique........   10 gr.
   Alcool ................ 100 —
   Glycérine ............. 200 —

(Neumann).

℞ Acide salicylique.....   5 gr.
   Baume du Pérou.... ) ãã 10 —
   Glycérine........... )
   Alcool.............. 300 —

(Neumann).

**A. SYPHILITIQUE.**

*Traitement général spécifique antisyphilitique.*

Chez les hommes, *couper les cheveux ras*. Savonner tous les matins le cuir chevelu et faire une onction matin et soir avec :

℞ Turbith minéral ......... 1 gr.
Vaseline ............... 30 —
(Brocq).

Ou mieux, pratiquer des lavages avec une solution de *sublimé* à 1 p. 1000 ou à 1 p. 500.

# AMBLYOPIES

**A. CONGÉNITALE.**

Incurable.

**En cas de cataracte congénitale** : *opération*.

**En cas de taies de la cornée** : *iridectomie optique*.

**A. D'ORIGINE CÉRÉBRALE.**

Chez un jeune syphilitique : *traitement spécifique*.

**En cas de maladie générale** (fièvre typhoïde, urémie, anémie aiguë) : traitement approprié au cas.

**A. HYSTÉRIQUE.**

*Métallothérapie, aimants, électricité statique, hydrothérapie.*

**A. TOXIQUE (ALCOOLIQUE, NICOTINIQUE, SATURNINE).**

Suppression brusque et complète de la cause nocive.

*Traitement général reconstituant* adapté au cas. *Hydrothérapie.* Si besoin, *régime lacté.*

Intérieurement : *noix vomique, strychnine.*

℞ Teinture de noix vomique. 6 gr.
Bromure de potassium.... 12 —
Eau distillée. ........... 300 —

Une cuillerée à soupe à chacun des principaux repas (Trousseau).

**En cas de tabagisme ou d'alcoolisme** : usage local des *courants continus*, 4 à 5 éléments pendant cinq minutes de chaque côté, tous les jours (Trousseau).

# AMÉNORRHÉE

*S'enquérir toujours de la possibilité d'une grossesse au début ; rechercher l'imperforation de l'hymen ou du col utérin.*

*Ne combattre l'aménorrhée que lorsqu'elle est cause d'accidents* (troubles nerveux, congestions ou hémorragies supplémentaires).

**En cas de maladie chronique ou pendant la convalescence des maladies aiguës** : traiter la maladie causale et donner les *toniques.*

℞ Protoxalate de fer........ 10 cgr.
Hémoglobine cristallisée.. 15 —
Glycérophosphate de chaux. 20 —
Arrhénal ............... 1 —
Poudre de noix vomique.. 2 —
Pour 1 cachet, n° 30 ; prendre un cachet aux deux principaux repas.
(Herzen).

**En cas de chloro-anémie :**
prescrire le *fer*, le *manganèse*,
l'*arsénic* (voy. *Chlorose*).

En même temps conseiller
les *exercices physiques*, le séjour à la *campagne* et l'*hydrothérapie.*

Recourir à l'*électrisation statique* et à l'*électrisation générale*, surtout chez les jeunes
filles nerveuses et chlorotiques : un pôle à la nuque,
l'autre dans un bain de pied
salé ; commencer le traitement quelques jours avant
l'époque présumée des règles
et faire une séance quotidienne jusqu'à ce moment.

Chez les chlorotiques avec
utérus infantile ou chez celles
présentant des symptômes
d'insuffisance ovarienne, ordonner l'*ovarine* en cachets
de 20 cgr., pris deux fois par
jour, pendant des mois.

Faire prendre, pendant les
quelques jours qui précèdent
l'apparition présumée des règles, des *pédiluves sinapisés*,
des *injections vaginales
chaudes* et des *bains de siège
chauds* à 30°.

Dans certains cas, administrer le *safran* (5 à 10 cgr. par
jour, en cachets), la *rue*, la *sabine*, l'*absinthe* :

℞ Poudre de sabine.....  ⎫
   — de rue........  ⎪
   — de safran.....  ⎬ a̅a̅ 5 cgr.
   — d'aloès.......  ⎪
   — d'absinthe....  ⎭
Fer réduit par l'hydro-  ⎱ a̅a̅ 15 —
gène..............  ⎰

Pour un cachet : 2 cachets par jour
(Herzen).

**En cas d'émotion violente,
de refroidissement :** prescrire
l'*apiol*, à la dose de 50 cgr. par
jour, en capsules de 25 cgr.

℞ Apiol cristallisé.......... 2 gr.
  Huile stérilisée. Q. S. pour 10 cc.
Injecter 1 à 2 seringues de Pravaz par
jour.

Faire prendre le *safran* :
une pincée de pistils infusés
dans une tasse à thé d'eau
bouillante, ou 1 à 3 gr. de pistils dans un litre d'eau, à
boire dans la journée.

℞ Huile essentielle de  ⎫
  rue..........  ⎬ a̅a̅ VI gouttes.
  Huile essentielle de  ⎪
  sabine........  ⎭
  Eau de fleurs d'oranger. 15 gr.
  Eau distillée d'armoise. 120 —
  Sirop de safran........ 30 —

A prendre en 3 fois à l'époque correspondant au molimen menstruel.

Donner aussi le *perman-
ganate de potasse* :

℞ Permanganate de po-  ⎫
  tasse.............  ⎬ a̅a̅ 15 cgr.
  Kaolin............  ⎭
  Vaseline...........  Q. S.

Pour 1 pilule : 3 pilules par jour
pendant quelques jours avant l'époque
(Hart et Barbour).

**TRAITEMENT LOCAL :** Conseiller l'*électrothérapie* : courants galvaniques pôle + dans
la cavité utérine ou cervicale,
pôle — à l'hypogastre. Chez
les vierges : pôle + au niveau
de l'utérus (extérieurement),
pôle — à la région lombaire
(Bigelow).

Ou mieux, recourir au *cathétérisme utérin*, pratiqué
avec un cathéter souple tous
les deux jours, pendant l'époque des règles ; laisser le cathéter en place pendant quelques minutes, le retirer et pratiquer une injection très
chaude sur le col ; ou encore
introduire dans la cavité utérine, toujours pendant l'époque du molimen menstruel,

une *tige de laminaire* ou un *petit pessaire intra-utérin* pendant un ou plusieurs jours.

**Chez les obèses :** régime approprié.

*Curettage suivi d'injections iodées*, à l'époque présumée des règles (Pozzi).

Séjour à Brides, Vichy, Châtel-Guyon, Carlsbad, Marienbad.

**En cas d'aménorrhée par suite d'imperforation des** voies génitales : Voy. *Hématocolpos, Hématomètre.*

**En cas d'aménorrhée post-opératoire** (castration), accompagnée de bouffées de chaleur, vertiges, douleurs : pratiquer des *scarifications du col*, administrer des *purgatifs salins* et recourir à l'*organothérapie ovarienne* : capsules de Vigier, contenant 20 cgr. de substance ovarienne, 2 à 6 par jour.

Séjour à Montmirail.

## AMYGDALITES

**A. AIGUËS.**

Voy. *Angines, Scarlatine.*

**A. CHRONIQUES.**

Voy. *Angines syphilitiques* et *tuberculeuses, Hypertrophie des amygdales.*

**A PHARYNGÉE.**

Voy. *Hypertrophie de l'amygdale pharyngée.*

## AMYOSTHÉNIE

Rechercher et traiter la maladie causale.

Voy. *Ataxie locomotrice, Diabète, Maladie d'Addison, Neurasthénie.*

## AMYOTROPHIES

Voy. *Atrophies musculaires, Paralysies.*

## ANAPHRODISIE

(*Impuissance sexuelle*).

*Rechercher et traiter la maladie causale* : excès vénériens, masturbation, fatigues cérébrales, émotions, neurasthénie, hypocondrie, intoxications (alcoolisme, nicotinisme, morphinomanie, saturnisme, arsénicisme), affections de la moelle (tabes, syphilis de la moelle), diabète, cachexie, maladies des organes génitaux (hydrocèle, hernie scrotale volumineuse, urétrite, prostatite chronique, cystite calculeuse), etc.

*Régime tonique* (poissons

de mer, œufs, cervelles, crustacés, poivre, gingembre, cannelle, muscade). *Vie au grand air, voyages. Hydrothérapie méthodique. Continence prolongée. Traitement psychique* de la timidité et de l'accoutumance chez les névropathes.

Dans certains cas, conseiller un *apprentissage pratique* avec une professionnelle pas trop jeune.

*Frictions* sur les lombes avec des liniments excitants :

℞ Teinture de noix vomique. ⎱
— de cannelle.... ⎰ āā 20 gr.
— de cantharide....  10 —
Baume de Fioravanti......  100 —

Recourir à la *faradisation* : pôle + sur l'épigastre, pôle — au niveau des organes génitaux externes ; séances quotidiennes de 6 à 10 minutes; ou à la d'*Arsonvalisation* par les courants de haute fréquence.

Prescrire le *phosphure de zinc*, les *glycérophosphates*, la *kola*, la *coca*, la *noix vomique* et la *strychnine*, en injections hypodermiques (4 à 8 mgr.).

℞ Phosphure de zinc......  5 mgr.
Extrait de noix vomique.  2 cgr.
— de kola..........  15 —
Poudre de quinquina.....  Q. S.

Pour 1 pilule, 5 par jour (Herzen).

℞ Sulfate de strychnine....  2 cgr.
Brucine................  1 —
Sirop de menthe.........  200 gr.

1 cuillerée à dessert avant les deux principaux repas.

℞ Glycérophosphate de soude..............  2 gr. 50
Eau bouillie..........  10 cc.

Injecter tous les jours 1 cc.

Ordonner la *yohimbine* à la dose de 15 mgr. par jour, en tablettes de 5 mgr. chacune.
Voy. *Neurasthénie génitale.*

# ANASARQUE

Voy. *Asystolie, Insuffisances et rétrécissements valvulaires, Néphrites, Œdèmes.*
*Régime lacté,* couper le lait avec de l'eau de Vichy-Célestins ; eau de Vittel ou d'Evian avec ou sans *lactose* (30 gr. par bouteille).

Dans certains cas (néphrites), ordonner, en cas d'amélioration avec le régime lacté, le *régime déchloruré* : 200 à 300 gr. de viande, 300 à 500 gr. de pommes de terre, 50 gr. de riz, 50 à 150 gr. de sucre, 100 à 200 gr. de pain cuit sans sel, beurre, 50 gr. de biscuits, 1 500 gr. de tisane de sureau additionnée de 50 gr. de lactose, 3 gr. de chlorures (Achard, Widal).
Administrer les *purgatifs drastiques* :

℞ Eau-de-vie allemande.  15 à 30 gr.
A prendre en une seule fois.

℞ Teinture de jalap composée............. ⎫
Sirop de séné....... ⎬ āā 30 gr.
— de nerprun..... ⎭

1 à 3 cuillerées à bouche.

Donner les *diurétiques* tels que digitale (surtout chez les cardiaques), vin de digitale composé du Codex (vin de l'Hôtel-Dieu ou vin diurétique de Trousseau), scille, genièvre, vin de scille composé

du Codex (vin de la Charité),
scille, genièvre, agurine, théobromine, nitrate de soude et
potasse, lactose, calomel, etc.

℞ Baies de genièvre........    10 gr.
    Faire infuser dans :
    Eau bouillie..............    200 —

  Ajouter :

    Nitrate de potasse.... ⎫
    Acétate de potasse.... ⎬ ãã  2 gr.
    Oxymel scillitique........    30 —
    Sirop de cinq racines.....    35 —

  A prendre dans la journée (Millard).

℞ Feuilles de digitale.. 50 cgr. à  1 gr.
    Eau chaude.............    200 —
    Infuser et ajouter :
    Nitrate de potasse.........    2 gr.
    Sirop de scille...........    30 —

  Une cuillerée à bouche toutes les 2
heures (Herzen).

℞ Poudre de scille..........    10 cgr.
    Extrait de scille..........    5  —

  Pour 1 pilule : 4 pilules par jour
(Grasset).

℞ Nitrate de potasse........    2 gr.
    Poudre de digitale.......    1 —
    Extrait de scille.........    50 cgr.
    —    de genièvre......    Q. S.

  Pour 20 pilules : 8 à 12 pilules par
jour.

℞ Lactose..................    100 gr.

  Dissoudre dans 1 litre d'eau ou de
lait, à prendre dans la journée (G. Sée).

℞ Calomel............. ⎫
    Poudre de digitale. ⎬ ãã 5 à 10 cgr.

  Pour 1 cachet : 2 cachets par jour
(Eichhorst).

℞ Poudre de digitale........    10 cgr.
    Diurétine................    1 gr.
    Sucre...................    30 —

  Pour 10 prises : 4 prises par jour (Eichhorst).

℞ Poudre de digitale.... ⎫
    —    de scille...... ⎬ ãã 5 cgr.
    Calomel............. ⎭

  Pour 3 paquets, à prendre à 1 heure
d'intervalle : renouveler pendant trois
jours (Lancereaux).

℞ Diurétine...........    50 cgr. à 1 gr.
    Poudre de digitale. ⎫
    —    de scille... ⎬ ãã 5 à 10 cgr.

  Pour 1 paquet : 3 à 4 par jour.

℞ Théobromine..........    2 à 3 gr.
    Eau distillée............    100 —
    Sirop de menthe........    20 —

  A prendre dans la journée pendant
5 jours.

### Autre mode d'administration de la *théobromine* :

    1er jour  3 gr.  en 6 cachets.
    2e  —  4  —  — 6  —
    3e  —  5  —  — 9  —

  Continuer 3 à 4 jours à cette dose,
puis donner pendant un jour seulement
1 milligr. de *digitaline* (Huchard).

  Ne pas administrer la théo-
cine qui donne lieu assez souvent à des accidents fâcheux
(accès convulsifs, épileptiformes, troubles digestifs et lésions de l'épithélium rénal
après usage prolongé).

℞ Agurine.........    50 cgr. à 1 gr.
  Pour 1 cachet : 3 cachets par jour.

### Chez les enfants :

℞ Uva ursi...............    10 gr.
    Eau distillée............    1000 —

  Ajouter :

    Sirop   de  stigmates  de
    maïs ................    100 gr.
  2 ou 3 tasses par jour.

℞ Diurétine ...............    2 gr.
    Eau distillée.............    60 —
    Sirop de menthe.........    40 —

  Par cuillerées à soupe de 2 en 2 heures
(10 ans).

℞ Extrait de scille... ⎫
    Poudre de scille... ⎬ ãã 2 à 5 cgr.
    Gomme arabique.......    Q. S.

  Pour 20 pilules : 1 à 2 pilules à chaque
repas.

℞ Théobromine.............    2 gr.
    Eau de chaux...........    50 —
    Jaune d'œuf.............    N° 1.

  Pour un lavement.

**Chez les néphritiques :** *régime lacté, cure de déchloruration*; conseiller les *bains de vapeur* (contre-indiqués chez les cardiaques).

Administrer les *sudorifiques* (sureau, bourrache, serpentaire, jaborandi, pilocarpine).

Pratiquer, selon le besoin, des *mouchetures* ou le *drainage capillaire* aux extrémités et des *ponctions aspiratrices*, thoraciques et abdominales.

Voy. *Néphrites.*

**En cas d'anasarque asthénique** (congestions rénale, médullaire, altérations des capillaires) : favoriser l'effet des diurétiques habituels par des injections hypodermiques de *sulfate de strychnine.*

# ANÉMIES

**A. AIGUË** (posthémorragique).

Voy. *Avortement, Hémorragies, Placenta prævia.*

**En cas de traumatisme :** pratiquer la *compression directe* de la plaie par un pansement aseptique ou la *compression indirecte* avec le tourniquet ou la bande d'Esmarch.

Recourir aux *irrigations d'eau très chaude*, 50° à 60°, ou à la *cautérisation au fer rouge.*

Préférer la *ligature* des deux bouts du vaisseau ouvert, n'hésitant pas, si c'est nécessaire, à débrider la plaie.

S'abstenir de l'emploi des styptiques (perchlorure de fer).

**En cas de syncope :** Déclivité de la tête, position inclinée de Trendelenburg, flagellation, injections sous-cutanées d'*éther* et de *caféine, respiration artificielle* (Voy. *Syncope*).

Réchauffer le malade par les *frictions* et les *boissons chaudes alcoolisées. Boules d'eau chaude, vin rouge, café* et *cognac* en lavements.

Pratiquer la *transfusion* de sang ou mieux des injections intraveineuses de *sérum artificiel*, à la dose de 300 à 1000 cc.

℞ Chlorure de sodium...... 5 gr.
Sulfate de soude......... 10 —
Eau stérilisée........... 1 litre

Injecter 1/2 à 1 litre, à la température de 38° (Hayem).

℞ Chlorure de sodium........ 7 gr.
Eau stérilisée............. 1 litre
(Sahli).

Injecter 1/2, 1 et 2 litres de ce sérum dans une veine du pli du coude découverte au bistouri; se servir d'un injecteur obstétrical ordinaire (bock ou douche d'Esmarch) que l'on tiendra élevé de 30 à 50 centim. au-dessus du plan du lit.

Recourir à la *ligature des quatre membres* ou bandage roulé depuis leur extrémité jusqu'à leur racine.

**A. BOTHRIOCÉPHALIQUE.**

Voy. *Anémie pernicieuse* en cas d'anémie pernicieuse bothriocéphalique.

**A. CÉRÉBRALE.**

*Traiter la cause* (anémie aiguë, chlorose, convalescence des maladies fébriles, anémie pernicieuse, paludisme chronique, leucocythémie, troubles des organes digestifs, hydrocéphalie, artériosclérose des artères de la base du cerveau, insuffisance aortique, intoxications chroniques, etc.).

Dans la forme aiguë : Voy. *Anémie aiguë.*

Dans la forme chronique : Voy. *paragraphes ci-dessus mentionnés.*

## A. CHRONIQUE.

*Dans tous les cas, chercher à combattre la cause de l'anémie, à relever l'état général et à solliciter la réparation sanguine, soit par une hygiène rigoureuse, soit par une médication appropriée.*

**Chez les arthritiques** : traitement hygiénique de l'arthritisme, promenades, exercices en plein air ; séjour à Royat-Saint-Mart, Saint-Nectaire, Luxeuil, à la montagne.

Prescrire le *sirop d'iodure de fer*, *l'arsenic*, le *cacodylate de soude* ou *de fer*.

**Chez les cardiaques** : repos relatif. Préparations ferrugineuses ou arsenicales.

Traiter la chloro-anémie liée à un rétrécissement mitral par les *toniques* et les *préparations de manganèse.*

℞ Lactate de manganèse.... 15 cgr.
Colombo pulvérisé... ⎱ āā 10 —
Poudre de rhubarbe.. ⎰
— de noix vomique.. 2 —

Pour 1 cachet : 2 à 3 cachets par jour.

**Contre l'anémie** cérébrale des malades atteints d'affections aortiques : donner l'*opium*, pratiquer des injections de *morphine* à la dose de 1/2 cgr.

Au moment des syncopes, conseiller les inhalations de *nitrite d'amyle* (V gouttes).

**Chez les chlorotiques** : Voy. *Chlorose.*

**Chez les convalescents :** Régime fortifiant ; séjour à la *campagne* ou à la *montagne* ; prescrire les préparations de *quinquina*, de *fer* (peptonate de fer liquide) et d'*arsenic*. Administrer les *glycérophosphates*, le *sirop de Fellow* (voy. *Chlorose*).

℞ Teinture de mars..... ⎱ āā 10 gr.
Liqueur de Fowler... ⎰

Progressivement de IV à XX gouttes en deux fois, dans un verre de lait ou de bière aux repas (Roger).

℞ Protoxalate de fer........ 10 cgr.
Aloès des Barbades....... 2 —
Extrait de rhubarbe...... 15 —

Pour 1 pilule : 3 par jour, avant les repas.

℞ Protoxalate de fer,....... 10 cgr.
Hémoglobine cristallisée.. 15 —
Glycérophosphate de chaux 20 —
Arrhénal............... 1 —
Poudre de noix vomique.. 2 —

Pour un cachet : 3 par jour, aux repas (Herzen).

**Chez les brightiques** : ne pas insister sur le régime lacté exclusif ; instituer le *régime mixte* (hypochloruré).

Voy. *Chloro-brightisme.*

**Chez les lymphatiques :** voy. *Lymphatisme*, *Scrofule*, *Albuminurie prétuberculeuse*, *Phtisie* : médications modificatrices de l'organisme du phtisique.

Prescrire l'*huile de foie de morue*, l'*émulsion Scott*, le *sirop d'iodure de fer.*

Cure aux *eaux sulfureuses*, *ferrugineuses* de Bagnères-de-Bigorre, *ferrugineuses* de Vals, *chlorurées bicarbonatées* de La Bourboule, Saint-Nectaire, Rouzat, Vic-sur-Cère, Royat-Saint-Victor.

Envoyer les malades mous et peu excitables aux *plages*

*du nord,* les malades nerveux et irrités à *celles du midi.*

**Chez les rhumatisants :** utiliser l'*iodure de potassium* et l'*arséniate de soude,* ou le *cacodylate de fer.*

En hiver, séjour dans les stations des bords de la Méditerranée.

**Chez les paludéens :** voy. *Paludisme chronique.*

Séjour prolongé à la *montagne* à 1200 et 1500 mètres.

*Quinquina, arsenic, cacodylate de soude* ou *de fer* (injections), *strychnine, hydrothérapie froide.*

℞ Tartrate ferrico-potassique. 10 cgr.
Poudre de rhubarbe...... 5 —
Extrait de quinquina...... 15 —

Pour 1 pilule : 3 par jour, aux repas (Herzen).

**Chez les syphilitiques :** toniques généraux. Traitement spécifique, *atoxyl.*

**En cas d'anémie des pays chauds, d'anémie toxique ou d'anémie produite par le surmenage et la misère :** conseiller le *changement de climat, de milieu, de régime.*

Rechercher et traiter l'*ankylostomiase,* lorsqu'elle existe. Voy. *Saturnisme.*

**En cas d'anémie consécutive à des hémorragies peu abondantes, mais fréquentes :** recourir au *traitement local* de la maladie causale : voy. *Épistaxis, Hémorroïdes, Métrite hémorragique, Fibromes utérins, Ulcère de l'estomac.*

## A. INFANTILE.

**Chez les nourrissons :** Donner l'*alimentation normale de l'enfant sain du même âge,* veiller à ce que l'enfant ne soit pas, s'il a passé 8 mois, nour[ri] exclusivement de lait (soup[e] au lait additionnées de fari[ne] de lentilles, d'avoine, de fr[o]ment ; plus tard, à 12 mo[is] purées légères de pois, de h[a]ricots, de lentilles, jau[ne] d'œuf).

Faire prendre en outre [du] *protoxalate de fer* à la dose [de] 15 à 30 cgr. par jour, selo[n] l'âge (dans les biberons ou l[es] potages), et pendant 15 [à] 20 jours de suite.

℞ Tartrate ferrico-potassique.. 5 g[r]
Sirop d'écorces d'oranges
amères................: 50 —
Eau distillée.............. 15 —

Une à deux cuillerées à café par jo[ur] (Masson).

Si, au bout de 15 à 20 jour[s] l'amélioration n'est pas no[ta]table, faire, après repos d[e] 15 jours, une nouvelle cur[e] de 3 semaines, ou bien ordon[ner] l'*hémoglobine* sous form[e] de sirop.

**A. avec splénomégalie :** voy[.] *A. splénique, Leucocythémie, Lymphadénie, Paludisme chro[ni]nique.*

**A. sans splénomégalie :** voy[.] *Chlorose.*

Traiter le rachitisme, l[a] scrofule, la syphilis, lorsqu'il[s] existent.

Prescrire un *régime approprié au cas,* les *exercices physiques* en plein air, les *bains salés* et *sulfureux.*

Conseiller le séjour à la *campagne* ou à la *montagne.*

Administrer les *ferrugineux* et, chez les jeunes gens, à l'époque de la puberté, *l'arsenic* ou le *cacodylate de soude,* à la dose de 3 à 4 centigr., par jour.

℞ Lactate de fer............ 10 cgr.
   Poudre de rhubarbe...... 10 —
   — de noix vomique.. 1 —
Pour 1 paquet : 2 paquets par jour
(Herzen).

℞ Tartrate ferro-potassique... 2 gr.
   Rhum................ )
   Sirop d'écorces d'o- } āā 100 —
   ranges amères..... )
2 à 3 cuillerées à dessert par jour.

℞ Protoxalate de fer........ 10 cgr.
   Hémoglobine cristallisée.. 15 —
   Glycérophosphate de chaux 20 —
   Arrhénal................ 1 —
Pour 1 cachet : 2 par jour (Herzen).

℞ Arrhénal................ 20 cgr.
   Sirop de tartrate fer- )
   rico-potassique...... } āā 75 cc.
   Sirop de quinquina... )
*Enfants :* de 3 à 6 ans, 2 à 3 cuillerées à café par jour ; de 6 à 10 ans, 2 à
3 cuillerées à dessert par jour (Herzen).

### Chez les enfants anémiques et nerveux :

℞ Perchlorure de fer........ 10 gr.
   Liqueur d'Hoffmann....... 5 —
V à X gouttes dans l'eau sucrée (hu-
mer au chalumeau, pour éviter de noir-
cir les dents) (J. Simon).

### En cas d'anémie compliquée de phénomènes hystériques :

℞ Extrait de valériane,...... 10 gr.
   Sous-carbonate de fer..... 5 —
Mêler, diviser en 10 bols ; 2 bols par
jour, peu avant les repas.

**A. DES MINEURS** (par ankylostomiase).
Voy. *Ankylostomiase.*

**A. PALUDÉENNE.**
Voy. *A. chronique, Paludisme chronique.*

**A. PERNICIEUSE PROGRESSIVE (MA-
LADIE DE BIERMER).**
Rechercher et traiter la sy-
philis, lorsqu'elle existe.
**Dans les autres cas :** *Ré-*

*gime* : lait, œufs crus ou peu
cuits, viandes rôties ou grillées, poissons, légumes en purée, fromage, fruits cuits ou
confits. Pain en petite quantité. Boissons : de préférence
lait, képhir ou bière légère.
Séjour à la *campagne* ou à
la montagne.
Pratiquer des *lavages réguliers de l'intestin et de l'estomac.*
**Au début :** prescrire le *fer,*
comme dans la chlorose, ou
bien :

℞ Liqueur de Fowler.... )
   Tartrate ferrico-potas- } āā 10 gr.
   sique .............. )
   X à XV gouttes avant chaque repas.

Recourir de préférence aux
*injections de citrate ammonia-
cal de fer et d'arsenic,* ou *de
cacodylate de fer* (5 centigr.).

℞ Citrate de fer ammoniacal. 3 gr.
   Arséniate de soude....... 5 cgr.
   Sulfate de strychnine...... 3 —
   Eau stérilisée..... Q. S. p. 30 cc.
Injecter d'abord 1/4 de seringue de
Pravaz, puis augmenter jusqu'à injecter,
après quelques jours, 1 seringue en-
tière tous les jours (Herzen).

Pratiquer la *transfusion du
sang ou la transfusion de sang
défibriné* dans le péritoine (au
début) ; essayer aussi les *injections de sang* prélevé dans
la veine cubitale d'une personne saine et injecté aussitôt, avant la coagulation,
sous la peau du malade, à la
dose de 20 cc., 2 fois par semaine ; ou encore recourir à
l'emploi de l'*hémoplase* (20 cc.,
2 fois par semaine).
Ne pas insister sur l'administration du phosphore, de
la strychnine, du sulfate de
quinine.

Préférer l'*arsenic* : liqueur de Fowler, XX à XL et L gouttes par jour ; si elle est mal supportée par le tube digestif, l'administrer par la voie hypodermique, à la dose de 1/2 à 1 cc. de liqueur de Fowler par jour.

℞ Liqueur de Fowler........ 5 gr.
　Eau de laurier-cerise...... 10 —
　1 à 2 seringues de Pravaz par jour.

Ou bien employer l'*arsénite de potasse* en solution aqueuse à 1 p. 100 (Chauffard), à la dose X à XV gouttes par jour :

℞ Arséniate de potasse...... 20 cgr.
　Chlorure de sodium...... 27 —
　Eau distillée............. 20 cc.

Injecter progressivement VI à XX gouttes par jour, avec intervalles de repos de huit jours toutes les deux ou trois semaines (Bouchard).

Ou encore, recourir à l'administration de l'*arsenic par la voie rectale* :

℞ Liqueur de Fowler........ 4 gr.
　Eau distillée............. 56 —

Injecter progressivement de 5 à 15 cc. de cette solution par jour, en une, deux et trois fois, à la dose de 5 cc. chaque fois (5 cc. = 33 cgr. de liqueur de Fowler, soit 3 1/3 milligr. d'acide arsénieux) (Vinay).

Employer aussi le *cacodylate de soude* soit par voie hypodermique (2, 4, 6 cgr. par jour), soit par voie rectale (4 à 10 cgr. par jour).

Associer à l'administration des préparations arsenicales l'*opothérapie médullaire* : faire prendre par voie gastrique de la moelle rouge de veau à l'état frais à des doses progressives de 40 à 100 gr. par jour, dans un peu de bouillon tiède.

Si l'emploi de la moelle osseuse en nature produit des troubles digestifs, recourir à l'*extrait glycériné de pulpe* : 10 gr., soit 2 cuillerées à café par jour dans un peu d'eau, au moment des repas ; continuer pendant 15 à 20 jours pour interrompre 10 jours et reprendre ensuite.

Conseiller enfin la *radiothérapie* : séances d'irradiation de 15 à 20 minutes dirigée contre la moelle osseuse des fémurs ; une séance tous les 4 à 5 jours.

**En cas de vomissements incoercibles :** potion de Rivière, *eau chloroformée, menthol, cocaïne*.

Conseiller les inhalations d'*oxygène*.

Pendant la grossesse : ne pas pratiquer l'avortement artificiel.

**En cas d'anémie pernicieuse bothriocéphalique :** administrer l'*extrait de fougère mâle*, à la dose de 4 à 5 gr.

Pratiquer des injections de *cacodylate de soude* ou *de fer* et donner les antiseptiques internes.

Alimentation reconstituante et *toniques*.

**A. PSEUDO-LEUCÉMIQUE.**

Voy. *Leucémie, Leucocythémie*.

**A. SATURNINE.**

Voy. *A. chronique* et *Saturnisme*.

**A. SPLÉNIQUE.**

**En cas de malaria :** Voy. *Paludisme chronique*.

**En cas de syphilis :** Traitement spécifique, atoxyl (20 à

30 cgr. tous les 2 ou 3 jours, pendant 2 à 3 semaines), toniques.

**En cas de rachitisme :** huile de foie de morue, phosphates, lécithine, bains salés, arsenic, fer, séjour aux bords de la mer.

℞ Teinture de Mars tartarisée. 10 gr.
Liqueur de Fowler........  5 —

V gouttes matin et soir dans un peu d'eau ou de lait (enfants) (Comby).

Essayer la *moelle osseuse de veau* : une cuillerée à soupe, par jour, triturée avec 3 cuillerées d'eau filtrée et mêlée au lait (Combe).

**En cas d'anémie splénique à corps de Leishman-Donovan** (splénomégalie tropicale, Kala-Azar) : recourir à l'*atoxyl* sous forme d'injections hypodermiques (pratiquer tous les 2 jours; chez les enfants, une série de 3 injections à la dose de 20 cgr., 15 cgr. et 10 cgr. ; puis après un repos de 8 à 10 jours pratiquer une seconde série d'injections, et ainsi de suite ; ou encore injecter l'atoxyl à doses croissantes).

Associer à cette médication l'emploi de l'*hémoplase Lumière*.

## ANESTHÉSIES ET ANALGÉSIES SPONTANÉES

*Rechercher et traiter la maladie causale* : apoplexie, myélites, névrites, hystérie, lèpre, sclérodermie, gangrène symétrique des extrémités, ataxie locomotrice, syringomyélie, intoxications (plomb, sulfure de carbone, alcool).

## ANÉVRYSMES DE L'AORTE

*Éviter tout ce qui pourrait augmenter la tension vasculaire* : efforts musculaires, exercices violents, émotions, coït.

Défendre les excès de toute nature, le thé, le café, l'alcool et le tabac.

*Régime* extrêmement sobre; proscrire dans la nourriture quotidienne les substances riches en toxines alimentaires, douées d'une puissante action vaso-constrictive (bouillons, viandes et surtout viandes faisandées et peu cuites, jus de viande, poissons, gibier, conserves alimentaires, fromages faits). Soumettre le malade soit au régime lacté exclusif, soit au régime lacté mitigé ou lacto-végétarien (2 litres de lait par jour, tous les légumes et les fruits, pas de viande). *Repos* aussi complet que possible. (voy. *Artériosclérose*).

Pratiquer chez les sujets jeunes, robustes et pléthoriques, des *petites saignées* de 100 à 150 grammes, souvent répétées (augmentation du pouvoir coagulant du sang).

MÉTHODE MÉDICALE : administrer l'*iodure de sodium* ou *de potassium*, à la dose de 50 cgr. par jour.

℞ Iodure de potassium.. 10 à 20 gr.
　Eau distillée..... ...　　300 —
　1 cuillerée à bouche dans du lait, aux repas.

Interrompre cette médication tous les 20 jours, pendant 6 à 10 jours ; faire prendre la *trinitrine* (VI à XII gouttes de la solution au centième ou le *tétranitrol* (5 milligr. et jusqu'à 2, 4 et 6 centigr.), les *nitrites* et le *veratrum viride*, s'il existe de l'hypertension artérielle.

Donner les *bromures*, les *opiacés*, le *strophantus*, la *spartéine*, l'*ergot de seigle*, pour combattre certains symptômes particuliers, comme l'éréthisme ou la défaillance cardiaque.

S'il y a tumeur, la *protéger contre les chocs extérieurs* sans la comprimer.

Tonifier le myocarde avec les pilules suivantes :

℞ Valérianate de qui-
　　nine............. } āā 10 cgr.
　Ergotine.......... }
　Sulfate de strychnine..... 1 mgr.
　Pour 1 pilule : 2 à 3 pilules par jour (Herzen).

Ou bien stimuler l'énergie du cœur (lorsqu'il est fatigué de lutter contre l'obstacle circulatoire) par la *caféine*, donnée à petites doses, et la *strychnine* :

℞ Caféine.......... 80 cgr. à 1 gr.
　Benzoate de soude.　　1 à 2 —
　Eau distillée.....　　300 —
　Siropd'écorces d'o-
　　ranges amères.　　　25 —
　2 cuillerées à soupe par jour (Herzen).

℞ Sulfate de strychnine.... 5 cgr.
　Eau distillée...........　150 —
　1 cuillerée à café avant les principaux repas.

Prescrire la digitale avec les plus grands ménagements, ou mieux s'en abstenir (rupture possible de l'anévrysme).

Lorsque l'anévrysme a une origine nettement syphilitique, prescrire un *traitement mercuriel* : frictions mercurielles ou mieux injections sous-cutanées de biiodure de mercure (4, 6, 8 et 12 mgr.).

℞ Biiodure de mercure...... 20 cgr.
　Iodure de potassium...... 50 —
　Eau distillée stérilisée. Q. S. p. 20 cc.
　Injecter tous les jours 1 à 2 cc. pendant 15 à 20 jours.

Recourir aussi aux injections d'*atoxyl*, à la dose de 25 à 50 cgr., répétées tous les 2 ou 3 jours, pendant 15 à 20 jours.

MÉTHODE DES INJECTIONS GÉLATINEUSES DE LANCEREAUX : employer une solution stérilisée de *gélatine* à 1 ou 2 p. 100, dans une solution de NaCl à 7 p. 1 000, maintenue à 37°. Injecter chaque fois 100 à 150 et même 200 gr. de cette solution dans le tissu sous-cutané de la région fessière, par exemple. Pratiquer les injections avec des intervalles d'au moins 5 jours entre elles ; faire 15 à 20 injections dans l'espace de 3 à 4 mois. (La gélatine du commerce doit sa propriété coagulante à la quantité notable, de 2 à 5 p. 100, de chlorure de calcium qu'elle contient ; il semble dès lors plus rationnel d'administrer ce médicament par la voie gastrique à la dose de 2 à 3 gr. par jour.)

MÉTHODE CHIRURGICALE : recourir à l'*électrolyse* ; batterie donnant 25 millimètres cubes de gaz en 5 minutes, en décomposant l'eau acidulée avec un 30e de son poids d'acide sulfurique du commerce ; aiguilles fines en fer doux, enveloppées à leur partie supérieure d'un enduit protecteur. Plonger les aiguilles dans la poche, et leur faire subir des mouvements correspondants à ceux produits dans l'anévrysme.

Au début de la cure, n'employer que 2 à 3 aiguilles, puis aux séances suivantes, en augmenter le nombre.

Faire passer le courant pendant 10 minutes dans chaque aiguille ; mettre ensuite une vessie de glace sur la tumeur. Appliquer ce traitement aux anévrysmes ampullaires qui forment une poche distincte appendue à l'aorte, et chez des malades dont le cœur est en bon état.

Se servir exclusivement du courant positif ; le pôle négatif est appliqué sur le thorax.

MÉTHODE DE MOORE-BACCELLI : désinfection de la peau, introduction dans l'anévrysme, soit au moyen du trocart, soit directement, au moyen d'un *ressort de montre* soigneusement stérilisé et à l'extrémité bien aiguisée.

Employer un ressort de 20 à 40 cm. de longueur, et de quelques millimètres de largeur. Faire pénétrer l'extrémité externe du ressort bien profondément, pour éviter tout processus d'ulcération.

**Contre la toux** : recourir à l'emploi des *opiacés*.

℞ Extrait thébaïque......... 2 cgr.
    — de datura......... 5 mgr.

Pour 1 pilule : 2 à 3 dans les 24 heures (A. Robin).

**Contre la douleur** : ordonner l'*extrait thébaïque*, l'*héroïne*, et, si besoin, pratiquer une injection de *morphine* de 1 cgr.

℞ Chloral hydraté......... 4 gr.
Iodure de potassium..... 10 —
Extrait thébaïque....... 40 cgr.
Eau distillée........... 300 gr.

2 cuillerées à soupe par jour.
(A. Robin).

**En cas d'accidents asystoliques** : utiliser la *digitale* à faible dose (1/10 de milligr. de digitaline cristallisée, 10 jours de suite).

Voy. *Insuffisances valvulaires*, *Asystolie*.

**En cas d'hémoptysies** : administrer le *chlorure de calcium*.

℞ Chlorure de calcium...... 4 gr.
Sirop d'opium............ 30 —
Eau distillée............ 120 —

A prendre dans les 24 heures.
(A. Robin).

# ANGINES

A. AIGUË.

**Généralités thérapeutiques** : Dans tous les cas, même lorsqu'une médication spécifique s'impose (comme dans la diphtérie), instituer un traitement local.

ANTISEPSIE LOCALE : gargarismes, pulvérisations, lavages de la gorge, applications topiques.

Les gargarismes sont insuffisants, préférer les *lavages de la gorge* pratiqués sous faible pression à l'aide du bock et d'une canule en caoutchouc durci, avec des solutions chaudes, 40° à 50°, et préparées avec de l'eau filtrée ou bouillie. Se servir de *solutions alcalines* (chlorate de soude ou borate de soude, à 3 p. 100), pour débarrasser la gorge des mucosités et des enduits pultacés, et faire ensuite un second lavage avec une *solution antiseptique* (acide borique 15 gr. et borate de soude 45 gr. pour 1 litre d'eau, acide phénique 1/2 p. 100, aniodol 1 p. 3 000, phénosalyl 1/2 p. 100, sublimé 1 p. 20 000, eau oxygénée neutre à 10 vol. diluée au quart).

Employer des solutions antiseptiques faibles ; répéter souvent les lavages (6 à 10 fois par jour), et les faire abondants (1/2 à 2 litres).

℞ Acide salicylique......... 10 gr.
　Alcool à 90°.............. 150 —
　Essence de thym......... 2 —
　1 cuillerée pour 1 litre d'eau bouillie (Herzen).

Réserver les préparations antiseptiques énergiques pour les *applications topiques directes et localisées*, pratiquées à l'aide de petits tampons de coton hydrophile, fixés à l'extrémité d'une pince à forcipressure de forme et de longueur convenables. Avant d'appliquer le topique, enlever le mucus ou les produits pultacés que le lavage n'a pu entraîner. Eviter avec le plus grand soin de faire saigner la muqueuse. Ne pas employer de topiques caustiques ou douloureux. Faire usage de l'eau oxygénée pure, de la liqueur de Van Swieten, de glycérine boratée ou légèrement phéniquée, ou d'une solution d'acide phénique dans le sulforicinate de soude, jusqu'à 40 p. 100 ou encore de teinture d'iode ou d'une solution de chlorure de zinc à 1 p. 30 et 1 p. 20, surtout dans le cas d'amygdalite lacunaire ulcéreuse.

℞ Borax..................... 4 gr.
　Glycérine................. 30 cc.
　Badigeonner la gorge deux à trois fois par jour.

ANTISEPSIE INTESTINALE : au début de la maladie, *purgatif* ; puis *lavements* répétés tous les 2 jours.

Administrer ensuite les *antiseptiques insolubles dans l'estomac* : naphtol β, 2 gr. par jour ; salol, 4 gr. ; benzoate de naphtol, 2 gr.

Voy. *Antisepsie.*

RÉGIME : prescrire le *régime lacté*, les *œufs* à la coque peu cuits et, comme boissons, les *décoctions tièdes*, agréables au goût, stérilisées par l'ébullition, ou les *limonades acidulées*.

SOINS CONSÉCUTIFS : ne pas cesser tout traitement avec la guérison de la maladie, mais faire continuer, matin et soir, la pratique des *irrigations antiseptiques* de la gorge pour éviter les récidives. *Soins de la bouche*, matin et soir ; *extraction des chicots*, *obturation* des dents cariées.

Dans les angines à récidives, s'efforcer de modifier les tissus malades par des topiques :

℞ Tanin...................... 50 cgr.
  Iode métallique........... 10 —
  Iodure de potassium..... 50 —
  Glycérine................. 30 cc.

Pour badigeonner les amygdales tous les jours (Herzen).

## A. CATARRHALE AIGUË.

Voy. *A. érythémateuse.*

## A. CHRONIQUES.

Hygiène surveillée. Ni tabac, ni alcool. Eviter les refroidissements. Antisepsie buccale.

Combattre le lymphatisme ou l'arthritisme.

Donner alternativement les *sulfureux* et les *arsenicaux.*

Localement : *pulvérisations antiseptiques* et *badigeonnages* avec :

℞ Iode métallique.... 10 à 30 cgr.
  Iodure de potassium. } āā 1 gr. 50
  Tanin............... }
  Glycérine .... Q. S. p. 100 cc.

Pour badigeonnages pratiqués tous les jours ou tous les deux jours (Grasset).

℞ Iode..................... 1 cgr.
  Iodure de potassium...... 1 —
  Eau distillée............ 25 —

Pour badigeonnages répétés tous les 3 ou 4 jours (angine interstitielle diffuse).

Conseiller une *cure hydrominérale* dans une station thermale.

Chez les *lymphatiques* et les *herpétiques déprimés* : eaux sulfurées de : Cauterets (la Raillère), Saint-Honoré, Eaux-Bonnes, Ax, Amélie-les-Bains, Luchon ; eaux sulfurées calcaires de : Enghien, Pierrefonds.

Chez les *malades excités* : Mont-Dore ou La Bourboule, intus et extra.

Chez les *arthritiques*, les *rhumatisants*, les *goutteux* : Royat.

A défaut d'une saison thermale, prendre 20 à 30 *bains tièdes de 10 minutes avec 10 kil. de sel marin et 2 bouteilles d'eaux-mères de Salies-de-Béarn ou un rouleau de sels des Salins du Midi* : un tous les 2 jours.

**Angine granuleuse** : pulvérisations *d'eaux sulfureuses.*

Défendre le tabac, l'alcool.

A l'intérieur : *liqueur de Fowler*, X à XX gouttes par jour ; *sirop d'iodure de fer.*

Toucher les amygdales avec :

℞ Nitrate d'argent...... 2 gr.
  Eau distillée......... 10 à 20 —

℞ Teinture d'iode....... } āā 10 —
  Glycérine ........... }

Toucher les granulations soit au *galvanocautère*, soit au *crayon de nitrate d'argent* ou de *sulfate de cuivre.*

Pratiquer des *insufflations* avec :

℞ Nitrate d'argent...... 1 gr.
  Sucre pulvérisé...... 50 à 70 —

**Amygdalite lacunaire caséeuse** : *discission* des amygdales (introduire dans les orifices des cryptes malades un crochet mousse que l'on fait ressortir par l'orifice d'une crypte voisine en communication avec la première ; rompre par traction le pont qui les sépare).

Frotter ensuite les parties cruentées avec un topique iodé.

Répéter la manœuvre jusqu'à ouverture de toutes les cavités (Ruault).

### A. DIPHTÉROIDE.

Débuter par un *vomitif* ou un *purgatif* (Hunyadi Janos).

*Badigeonnages*, 3 fois par jour, avec :

℞ Acide phénique........... 5 gr.
   Alcool à 90º.............. 10 —
   Camphre.................. 20 —
   Glycérine ................ 25 —
       (Hutinel et Chantemesse).

ou bien avec :

℞ Salol.................... 10 gr.
   Camphre.................. 20 —
   Glycérine................ 30 —
       (Comby).

*Irrigations*, également 3 fois par jour, avec :

℞ Acide salicylique......... 10 gr.
   Alcool à 90º............. 150 —
   Essence de thym......... 2 —

1 cuillerée pour un litre d'eau bouillie (Herzen).

**En cas de douleurs vives :** Voy. *A. érythémateuse.*

### A. ÉRYTHÉMATEUSE

**Contre la fièvre :** donner la *quinine*, le *salicylate de soude*, l'*antipyrine*, l'*aspirine*, le *pyramidon*, l'*exalgine*, en potion.

℞ Antipyrine........ 2 à 4 gr.
   Teinture d'aconit... XII gouttes.
   Eau de tilleul..... 90 cc.
   Sirop de fleurs d'o-
      ranger.......... 30 —
1 cuillerée toutes les 2 heures.
       (Grasset).

ou bien :

℞ Antipyrine............ 2 à 3 gr.
   Bromure de potassium. 1 — 50
   Eau distillée......... 120 —
   Sirop d'écorces d'oran-
      ges .............. 30 —
A prendre en 4 fois, dans la journée (Herzen).

**Au début :** prescrire aussi le *benzoate de soude*, le *salol*, le *salophène* ou le *chlorate de potasse.*

℞ Benzoate de soude... 2 à 3 gr.
   Alcoolature de racines
     d'aconit.......... XXV gouttes.
   Eau de laurier-cerise.. 10 gr.
   Sirop de tolu..... ⎱ āā 30 —
     — de codéine.. ⎰
   Eau................. 120 —
Par cuillerées à bouche (Ruault)

℞ Salol..................... 2 gr.
    Émulsionner avec :
   Huile d'amandes douces. ⎱ āā 4 —
   Gomme arabique...... ⎰
   Sirop simple............. 30 —
   Eau distillée............. 80 —
   — de menthe........... 20 —
A prendre dans la journée ; 1 cuillerée à dessert toutes les 2 heures : enfants de 10 à 15 ans (maintenir la potion tiède).

℞ Chlorate de potasse..... 1 à 2 gr.
   Eau distillée.......... 90 —
   Sirop de sucre........ 20 —
1 cuillerée à dessert toutes les 2 heures.

**Contre les douleurs :** prescrire la *glace pilée* en petits fragments, les *gargarismes chauds* et les *pulvérisations analgésiques.*

℞ Chlorhydrate de cocaïne. ⎱ āā 1 gr.
   Acide phénique........ ⎰
   Eau distillée.......... 500 —
   Pour gargarismes (Fayet).

℞ Phénol absolu........... 3 gr.
   Teinture de coca....... ⎱ āā 5 —
     — de benjoin.... ⎰
   Infusion de coca à 2 p. 100. 290 —
Pour gargarisme (Ruault).

℞ Chlorhydrate de cocaïne.. 50 cg.
   Eau de laurier-cerise. ⎱ āā 50 gr.
   Glycérine........... ⎰
   Eau distillée... Q. S. p. f. 1/2 litre.
Pour pulvérisations faites 3 fois par jour; 2 cuillerées à bouche chaque fois (Grasset).

**Ou bien pratiquer des** *badigeonnages* avec le mélange :

℞ Chlorhydrate de cocaïne.. 30 cgr.
Borate de soude.......... 2 gr.
Glycérine ............... 20 —

(Dieulafoy).

ou encore avec une solution huileuse de menthol et de cocaïne ou de menthol et d'orthoforme :

℞ Chlorhydrate de cocaïne.. 30 cgr.
Menthol............... 1 gr.
Huile d'olives........... 30 —

℞ Menthol............... } āā 4 gr.
Orthoforme.......... }
Huile d'olives stérilisée... 30 —

Conseiller aussi l'application de *cataplasmes chauds* ou de *compresses imbibées d'eau chaude* recouvertes de taffetas gommé.

Prescrire les *gargarismes antiseptiques* : borate de soude à 5 p. 100, acide borique 15 gr. et borate de soude 45 gr. p. 1 000, phénate de soude ou acide phénique 1/2 p. 100, phénosalyl X gouttes p. 250 gr. d'eau bouillie.

℞ Liqueur de Van Swieten } āā 125 gr.
Eau chloroformée..... }
Essence de menthe.... Q. S.
Eau distillée..... ... 750 gr.

(Darbonet).

℞ Feuilles de coca........ 10 gr.
Infuser dans :
Eau bouillante......... 1000 —
Ajouter :
Borate de soude........ 40 —

(Ruault).

Recourir, surtout dans les cas graves, aux *lavages* à l'eau boriquée, naphtolée, phéniquée ou salicylée :

℞ Acide salicylique......... 10 gr.
Alcool à 90°............. 150 —
Essence de thym......... 2 —

1 cuillerée à bouche pour 1 litre d'eau bouillie (Herzen).

HERZEN, 6e édition.

Badigeonner aussi, 3 fois par jour, les amygdales avec l'un des *collutoires* suivants :

℞ Borax................ 4 gr.
Glycérine ............. 30 —

(Grasset).

℞ Acide salicylique........ 50 cgr.
Glycérine............... 60 gr.

(D'Espine).

℞ Formaldéhyde........... 20 cgr.
Glycérine .............. 10 gr.

℞ Borate de soude.... ... } āā 5 gr.
Acide borique ......... }
Glycérine .............. 10 —

(Soulier).

℞ Salol............ ....... 2 gr.
Alcool........ Q. S. p. dissoudre.
Glycérine............... 40 gr.

℞ Salol.................. 5 gr.
Sulforicinate de soude..... 95 —

(Ruault).

℞ Gaïacol cristallisé...... } āā 5 gr.
Glycérine ............ }
Pour badigeonnages.

**Contre la congestion du visage** : faire prendre des *bains de pieds sinapisés*, appliquer des *sinapismes* aux jambes.

Chez les enfants, faire mettre des *bottes de ouate* aux extrémités inférieures.

**En cas de suppuration** : *inciser*, sans blesser les piliers du palais, puis pratiquer des irrigations antiseptiques boriquées.

Pendant toute la durée de la maladie, administrer les *toniques* et instituer l'*antisepsie intestinale*.

**Après la guérison** : *soins de la bouche*, 2 fois par jour.

*Gargarismes* répétés plusieurs fois par jour :

℞ Salol.................. 4 gr.
Alcool rectifié............. 20 —
Essence de menthe....... 5 —

1 cuillerée à café dans un verre d'eau.

℞ Eau oxygénée neutre à
10 volumes .......... 250 cc.
Eau boriquée officinale.... 250 —
Pour gargarisme.

Applications de *collutoires* :

℞ Borate de soude.......... 3 gr.
Résorcine................. 2 —
Glycérine................. 15 —
Eau de menthe.......... 5 —

(Lermoyez).

Voy. *Antisepsie buccale.*
**En cas d'angines à répétition :** si les amygdales sont hypertrophiées, détruire le tissu amygdalien, à l'aide du *galvanocautère*.

Voy. *Hypertrophie des amygdales.*

**A. GANGRENEUSE.**

S'efforcer d'alimenter le malade (lait, bouillon, eau vineuse, tisanes) et prescrire les *toniques* et l'*alcool* :

℞ Extrait de noix vomique 10 cgr.
— de quinquina.. } āā 4 gr.
— de kola ....... }
Potion de Todd.......... 130 —
Sirop de quinquina...... 25 —

4 cuillerées à bouche par jour (Herzen).

*Gargarismes et irrigations* **antiseptiques** avec de l'eau oxygénée à 12 vol., étendue de 2 fois son poids d'eau bouillie : Voy. *Antisepsie buccale, A. érythémateuse.*

℞ Trichlorure d'iode........ 1 gr.
Eau distillée............. 1 litre.

Pour gargarismes et pour irrigations (Herzen).

*Pulvérisations antiseptiques* fréquentes et *collutoires* :

℞ Glycérine............. } āā 10 gr.
Teinture d'iode........ }

ou glycérine à l'acide lactique

de 5 à 10 p. 20, ou au sublimé de 50 cgr. à 1 gr. p. 20, ou à l'acide phénique à 3 p. 100.

Recourir aux injections de *sérum antistreptococcique de Marmorek* (10 à 20 cc. à la fois) et à l'emploi du *collargol* en potions, en lavements, en frictions ou mieux en injections intraveineuses.

**Dans les cas graves :** pratiquer des cautérisations au *thermocautère* ou au *galvanocautère*.

**A. HERPÉTIQUE.**

Traitement hygiénique et diététique de l'herpétisme. Voy. *Herpétisme.*

Remédier au dérangement intestinal par les *laxatifs*.

**En cas de céphalée intense :** *vomitif* ; si l'on craint son action déprimante, prescrire un *purgatif*.

℞ Acide salicylique......... 10 cgr.
Chlorhydrate de quinine.. 25 —
Phénacétine............. 40 —

Pour 1 cachet : deux à trois par jour (Boix).

*Gargarismes émollients.*

℞ Décoction de racines de
guimauve à 2 p. 100... 300 gr.
Miel rosat.............. 30 —

*Gargarismes et irrigations* **antiseptiques**, avec une solution d'acide phénique à 0,50 p. 100, aussi chaude que le malade peut la supporter.

**Contre la douleur et la congestion :**

℞ Extrait de racines d'aconit. 5 mgr.
Poudre de feuilles d'aconit. 3 cgr.
Bromhydrate de quinine.. 15 —

Pour une pilule : 4 pilules dans les 24 heures, une toutes les 6 heures (Herzen).

*Badigeonnages* répétés plusieurs fois par jour, avec :

℞ Chlorhydrate de cocaïne... 10 cgr.
  Acide phénique.......... 30 —
  Glycérine .............. 20 cc.

ou bien avec :

℞ Salol camphré........... 4 gr.
  Menthol................ 40 cgr.
  Chlorhydrate de cocaïne.. 2 —
  Glycérine neutre........ 20 cc.
  (Pour l'enfant, supprimer la cocaïne)
(Boix).

*Gargarismes analgésiques* :
(voy. *Angine érythémateuse*).

### A. MÉNORRAGIQUE (HERPÉTIQUE, CATAMÉNIALE).

Combattre les troubles menstruels, prescrire des *pilules d'aloès*, des *bains de pieds sinapisés* à l'époque des règles.

Traitement local de l'angine herpétique.

### A. PHLEGMONEUSE.

Même traitement que pour l'angine érythémateuse, mais avec indications thérapeutiques spéciales pour combattre l'intensité de l'adénite concomitante et la formation d'un abcès.

*Régime lacté*, boissons abondantes. *Gargarismes*, collutoires et irrigations antiseptiques.

*Antisepsie intestinale* rigoureuse (naphtol β, salol, salicylate de bismuth, benzonaphtol).

Quinine, antipyrine, pyramidon, exalgine.

*Toniques*.

Appliquer continuellement, sur la région latérale du cou, des *cataplasmes* de farine de lin, larges, épais et aussi chauds que le malade peut les supporter.

Pour la nuit, remplacer les cataplasmes par l'onction suivante :

℞ Onguent napolitain........ 30 gr.
  Extrait de belladone...... 2 —

**En cas de suppuration** : *Inciser* largement et faire des *irrigations* légèrement antiseptiques, fréquentes.

### A. PSEUDO-MEMBRANEUSES.

Considérer toute angine pseudo-membraneuse comme pouvant être diphtérique et pratiquer immédiatement une injection de *sérum antidiphtérique*. Modifier ensuite le traitement d'après les données de l'examen bactériologique.

### A. SYPHILITIQUE.

Traitement général antisyphilitique : voy. *Syphilis*.

**Contre l'angine de la période secondaire avec plaques muqueuses** : prescrire les *gargarismes* suivants :

℞ Liqueur de Van Swieten.. 50 gr.
  Miel rosat.............. 40 —
  Décoction de guimauve.. 800 —

℞ Sublimé................ 10 cgr.
  Décoction légère de lin... 200 gr.
  Sirop diacode........... 50 —
                       (Broeq).

Conseiller les *pulvérisations* pratiquées avec la solution suivante :

℞ Biiodure de mercure..... 50 cgr.
  Iodure de potassium.... 10 gr.
  Eau distillée...... .... 990 —

Pratiquer des *attouchements* répétés tous les 2 ou 3 jours avec :

℞ Nitrate d'argent...... 1 gr.
  Eau distillée......... 10 à 20 —

ou bien avec :

℞ Sublimé corrosif.. 50 cgr. à 1 gr.
  Eau distillée...... 25 —

Toucher les plaques muqueuses à la *teinture d'iode*.

**Dans les cas rebelles :** recourir aux cautérisations légères avec le *nitrate acide de mercure*, après badigeonnages à la cocaïne ; tremper une allumette dans le nitrate acide et toucher légèrement les points malades (Fournier).

**En cas de gommes :** traitement général mixte (iodure de potassium, 8 à 10 gr. par jour, associé au biiodure de mercure, 1 à 2 cgr. par jour) (Fournier).

Si la gomme est ouverte : pratiquer des badigeonnages à la *teinture d'iode*, répétés 2 à 3 fois par jour, et des pulvérisations avec le mélange suivant :

℞ Iodure de potassium... } āā 5 gr.
  Teinture d'iode....... }
  Eau................... 100 —
                        (Fournier).

Pratiquer aussi des cautérisations avec :

℞ Nitrate d'argent........ } āā 5 gr.
  Eau distillée........... }

Voy. *Syphilis gommeuse.*

### A. TUBERCULEUSE.

Traitement général de la phtisie. Voy. *Phtisie.*

*Antisepsie buccale.*

**En cas d'hypertrophie amygdalienne :** recourir à l'*ignipuncture.*

**En cas d'ulcérations :** pratiquer des attouchements avec la *teinture d'iode*, le *naphtol camphré*, le *phénol sulforiciné* à 4 p. 100, l'*acide lactique* à 50 p. 100, le *chlorure de zinc* à 1 p. 20.

Ou mieux, recourir au *grattage* des ulcérations, suivi de *cautérisation au galvanocautère.*

℞ Acide phénique.......... 50 cgr.
  Menthol................. 1 gr.
  Glycérine............... 20 —
  Pour badigeonnages (Herzen).

**Contre la dysphagie :** badigeonner, avant les repas, avec la *glycérine phéniquée* à 50 p. 100, avec une solution aqueuse de *cocaïne* à 5 ou 10 p. 100, ou encore avec une solution huileuse de *menthol* à 1 p. 20.

℞ Chlorhydrate de cocaïne... 5 mgr.
  Menthol................. 1 cgr.
  Correctif. Q. S. p. faire une tablette.
                        (Treitel).

### A. ULCÉRO-MEMBRANEUSE.

Administrer intérieurement le *chlorate de potasse*, et prescrire des badigeonnages à la *teinture d'iode*, au *formol*, au *menthol camphré.*

Enlever l'organe, s'il est trop profondément atteint (Brindel et Raoult).

### A. DE VINCENT.

Prescrire intérieurement le *chlorate de potasse* et le donner en gargarismes.

℞ Eau oxygénée neutre...... 250 cc.
  Eau boriquée officinale... 250 —
  Pour gargarismes, répétés 3 fois par jour.

*Lavages* de la bouche à l'eau stérilisée ou avec une solution antiseptique ; *cautérisations* quotidiennes à la teinture d'iode (Vincent).

Dans les cas rebelles, attouchements avec du *bleu de méthylène* ou du *chlorure de chaux* en poudre.

Voy. *A. diphtéroïde* et *A. gangreneuse.*

# ANGINE DE POITRINE

TRAITEMENT GÉNÉRAL HYGIÉNIQUE ET DIÉTÉTIQUE.

Soustraire le malade à toute cause d'intoxication alimentaire et médicamenteuse.

Prescrire 2 *litres de lait* par jour, en partie aux repas, en partie entre les repas.

Eviter toute fatigue, toute émotion, tout effort, supprimer les veilles prolongées, les libations, les repas copieux, les exercices musculaires ; marcher lentement ; faire des repas peu copieux, ne pas manger de gibier, de poissons de mer, de crustacés, de mets épicés et de fromages faits. Eviter les boissons excitantes et alcooliques ; ne boire aux repas que de l'eau rougie, des *eaux alcalines* (Vichy, Vals).

Défendre l'usage du tabac et même le séjour dans une chambre dont l'atmosphère est imprégnée de fumée de tabac.

Combattre la diathèse arthritique par les *alcalins*, la *lithine*, la *pipérazine* et le *lycétol*, s'il y a tendance à la goutte, et surtout par l'*iodure de sodium* administré pendant des mois et des années, par périodes de 3 semaines tous les mois, à la dose de 50 cgr. à 2 gr. par jour.

Interrompre la médication iodurée pendant 10 jours par mois, et la remplacer par la *trinitrine* ou le *tétranitrol* (1 mgr. en capsules).

℞ Nitrite de soude......... 1 gr.
Bicarbonate de potasse... 9 —
Azotate de potasse....... 6 —
Eau distillée............. 300 —

2 à 4 cuillerées à bouche dans la matinée pendant 10 jours.

Et chez les angineux congestifs, chez lesquels la trinitrine pourrait déterminer de la congestion cérébrale, par le *veratrum viride* :

℞ Teinture de veratrum viride. 10 gr.
Alcoolature de racines d'aconit................. .... 15 —
Teinture de piscidia erythrina 60 —

XXX gouttes, matin et soir (Liégeois).

Administrer aussi l'*iodure de potassium* associé à l'*arséniate de soude* :

℞ Arséniate de soude... 5 à 10 cgr.
Iodure de sodium.... 10 gr.
Eau distillée......... 300 —

2 cuillerées par jour, aux repas, dans de l'eau rougie ou de la bière légère.

Si l'iodure n'est pas toléré, donner la *teinture d'iode* à la dose de V à X gouttes, 2 fois pas jour, ou utiliser les préparations *d'iode en combinaison organique*.

Combattre l'aortite par les *vésicatoires*, les *cautères*, les *pointes de feu répétées*, le *coton iodé* à la région précordiale.

Voy. *Aortites, Artériosclérose*.

Surveiller le rein (*néphrosclérose concomitante*).

Si l'alcoolisme ou le saturnisme sont en cause, s'efforcer d'en supprimer l'action nocive. Combattre le tabagisme et le paludisme chronique. Défendre le thé et le café, s'ils sont en cause.

Rechercher la goutte, le diabète, l'urémie, le tabès et instituer un traitement approprié à chaque cas.

Traiter la syphilis, lorsqu'elle existe, par les *préparations mercurielles*, l'*iodure de potassium* et les injections d'*atoxyl*.

**En cas d'angine de poitrine réflexe** : traiter la maladie causale (affection gastrique, gastro-intestinale, hépatique, etc.) **En cas d'hystérie et de neurasthénie** : *traitement hydrothérapique* appropriés, pas de bains froids.

Prescrire les *bromures*, pour éloigner les accès, et le *bromure de camphre* ou le *valérianate d'ammoniaque*.

Au moment des accès, ordonner les *nervins* : antipyrine (1 gr. 50), pyramidon (50 cgr.), exalgine (30 à 50 cgr.).

**Contre la constipation** : administrer l'*aloès* en pilules de 10 cgr.

**Contre les accès** : dès le début de l'attaque douloureuse, *immobilité absolue*, inhalations de *nitrite d'amyle* (V à X gouttes, versées sur un mouchoir), puis emploi de la *trinitrine* pour prolonger l'effet transitoire du nitrite d'amyle (II à VI gouttes de la solution alcoolique au 100ᵉ dans un peu d'eau).

Ou bien, s'il n'existe pas de cyanose et d'accidents d'asphyxie, faire une *injection d'atropo-morphine* :

2' Chlorhydrate de morphine. 10 cgr.
   Sulfate neutre d'atropine.  5 mgr.
   Eau stérilisée.. Q. S. p. 10 cc.

Injecter 1 cc. par injection ; faire une ou plusieurs injections.

Ou encore donner l'*antipyrine* à la dose de 2 gr., en cachets de 50 cgr., à prendre par quarts d'heure.

Faire appliquer à la région précordiale des *sachets de glace*, des *sangsues*, ou des *ventouses scarifiées*.

Ne pas recourir aux inhalations de chloroforme.

**Pendant toute la durée de la crise** : *nitroglycérine* et *régime lacté exclusif*.

2' Solution alcoolique de
   trinitrine à 1 p. 100.. XXX gouttes
   Eau distillée........       300 gr.
   3 à 6 cuillerées à dessert dans les 24 heures (Huchard).

ou :

2' Nitrite de sodium........   14 gr.
   Eau distillée.............   350 —
   2 cuillerées à café par jour (Mattew-Hay).

**En cas de phénomènes hyposystoliques, d'adynamie cardiaque avec tendance à la cardiectasie** (parésie du cœur post-angineuse) : administrer la *caféine* ou la *spartéine*, ou l'*extrait de strophantus*, par la voie hypodermique, ou par la voie gastrique ; ordonner en même temps le *régime lacté*, la *théobromine* (2 à 3 gr. en cachets).

2' Strophantine ........   1 milligr.
   Eau distillée .........   10 cc.
   Injecter 1 cc. 2 à 3 fois dans les 24 heures.

Ne pas prescrire la digitale ; le fait de l'apparition tardive des phénomènes hyposystoliques constitue une contre-indication de ce médicament.

Si besoin, pratiquer des injections d'*éther* et d'*huile camphrée*, et appliquer des

*sinapismes* à la région précordiale.

Voy.*Insuffisances* (période de dégénérescence cardiaque), *Myocardite chronique, Asystolie.*

# ANGIOCHOLITES

Voy. *Fièvre intermittente hépatique, Ictère grave, Lithiase biliaire.*

# ANGIOMES

**Chez un enfant non vacciné:** Inoculation par scarifications très rapprochées sur la tumeur.

**Chez un enfant déjà vacciné:** badigeonnages quotidiens avec :

℞ Sublimé corrosif.......... 2 gr.
Collodion.................. 20 —
(Comby).

℞ Chrysarobine............. 2 gr.
Collodion riciné.......... 20 —
(Monin).

Injecter tous les 8 jours, dans la tumeur, avec une seringue de Pravaz stérilisée, I ou II gouttes de *liqueur de Piazza* :

℞ Eau distillée,............. 60 gr.
Perchlorure de fer au 30°.. 25 —
Chlorure de sodium....... 15 —

**En cas d'angiomes très étendus,** employer la *liqueur de Piazza modifiée* par la substitution de chlorure de zinc au chlorure de sodium :

℞ Chlorure de zinc.......... 3 gr.
Perchlorure de fer au 30e.. 25 —
Eau distillée............... 60 —
(Th. Anger).

Préférer l'*électrolyse* ou l'*extirpation.*

# ANGOR PECTORIS

Voy. *Angine de poitrine.*

# ANKYLOSTOMIASE

Administrer le *thymol* en 2 cachets de 2 grammes chacun, pris à 2 heures d'intervalle.

Ne pas dépasser cette dose, surtout chez les sujets anémiés.

Inutile de donner un purgatif (Neiret).

℞ Thymol................... 2 gr.
Huile d'olives............. 4 —
Gomme arabique.......... 2 —
Eau distillée............. 60 —

1 cuillerée à soupe toutes les heures, le matin à jeun (pendant 3 jours consécutifs : purgatifs le soir).

Recourir aux *tænicides usuels :* extrait éthéré de fougère mâle (voy. *Tænias*) ; ou bien ordonner l'essence d'*eucalyptus globulus* :

℞ Essence d'eucalyptus......   2 gr.
   Chloroforme..............   3 —
   Huile de ricin...........  40 —

A prendre en deux fois, à une demi-heure d'intervalle. Répéter deux ou trois fois l'administration de ce mélange, à deux jours d'intervalle.

et le *naphtol* β (efficace et dépourvu d'inconvénients).

*Changement de climat*, traiter l'anémie consécutive.

# ANNEXITES

Voy. *Ovarites, Salpingites.*

# ANOREXIE

*Rechercher et traiter la maladie causale* : anémie, chlorose, cardiopathie, affections du foie, de l'estomac ou des reins, alcoolisme, tabagisme, etc.

*Combattre la constipation* par un régime approprié, par l'administration de l'aloès, de la rhubarbe, de la podophylline, du cascara sagrada (Voy. *Constipation*).

En cas d'embarras gastrique, recourir aux *vomitifs*.

*Promenades, exercices musculaires* en plein air. *Frictions sèches* et *massage, climatothérapie.*

*Douches froides*, séjour à la campagne ou à la *montagne.*

*Cuisine épicée*, si l'anorexie n'est pas symptôme d'une maladie de l'estomac.

**Chez les enfants :**

℞ Eau de fenouil............  80 gr.
   Sirop d'écorces d'oranges..  25 —
   Teinture de rhubarbe.....  10 —
   Sulfate de magnésie.......  15 —

1 cuillerée à café par jour (Archambault).

℞ Teinture de cascarille..  ⎫
   —     de cannelle...  ⎪
   —     de gentiane...  ⎬ ā̄ā 5 gr.
   —     de colombo...  ⎪
   —     de rhubarbe..  ⎭
   —     de noix vomique...  2 gr.

XV gouttes avant chaque repas.
               (Herzen).

Donner la *teinture de noix vomique* aux doses suivantes :

| | | |
|---|---|---|
| De 6 à 15 mois...... | I à VI | gouttes. |
| De 15 mois à 3 ans.. | VI à X | — |
| De 3 ans à 5 ans.... | X à XV | — |
| De 5 ans à 10 ans... | XV à XX | — |

Par jour.

**Chez les adultes** : prescrire les *médicaments apéritifs* associés entre eux (teinture de colombo, de badiane, de quinquina, de gingembre, de quassia, de gentiane, de rhubarbe, d'aloès, de noix vomique).

℞ Teinture de quinquina..  ⎫
   —     de gentiane....  ⎬ ā̄ā 5 gr.
   —     de rhubarbe...  ⎪
   —     d'aloès........  ⎭
   —     de noix vomique.  2 —

XXV gouttes dans un peu d'eau, avant les repas (Herzen).

☞ Donner les *gouttes amères de Baumé*, à la dose de VI à VIII gouttes, et le *sulfate de strychnine*, en pilules ou en granules de 1 mgr.

Prescrire aussi la *quassine amorphe*, à la dose de 5 cgr., en pilules.

**Chez les convalescents :**

℞ Écorce de condurango.  25 à 30 gr.
   Faire macérer pendant 12 heures
   dans :
   Eau.................  300 gr.
   Réduire lentement et
   filtrer à..........  150 —

Ajouter :
Teinture de noix vomique.   2 gr.
Acide chlorhydrique dilué.   1 gr. 50
Sirop de gingembre....   50 —
1 cuillerée à soupe toutes les deux
heures.

Donner l'*orexine basique* ou
l'*orexine tannique* en cachets,
à la dose de 30 cgr. avant chaque repas, ou bien faire prendre une préparation de *kola* :

2̸ Arséniate de soude.......   20 cgr.
Vin de kola.............   1 litre.
Un verre à liqueur matin et soir aux
repas (Grasset).

Ordonner aussi le *vanadate
de soude*, à la dose de 5 milligr.
par jour, en solution aqueuse.
**Chez les phtisiques :** voy.

*Phtisie* : traitement symptomatique.

**Chez les hystériques :** traitement général de l'hystérie ;
*isoler* le malade et recourir à
l'*intimidation morale* ; per-
suader le malade que toute
résistance est inutile et que
l'isolement durera aussi longtemps que dure le refus d'alimentation.

Pratiquer la *suggestion hypnotique* et le *gavage par la
sonde*.

Ne faire au malade aucune
concession sur la nature ou
sur la quantité des aliments
à ingérer (Lyon).

## ANTÉFLEXION DE L'UTÉRUS

TRAITEMENT CAUSAL : mé-
trite, paramétrite, corps fibreux.

**En cas de métrite :** voyez
*Métrites*.

**En cas de périmétrite :** combattre la congestion pelvienne
(*irrigations rectales chaudes,
balnéation vaginale, eaux minérales*) et mobiliser l'utérus
par le *massage* (voy. *Cellulite
pelvienne, Paramétrite*).

**A. CERVICALE.**
Pratiquer l'*amputation biconique du col* (Pozzi).

**A. CONGÉNITALE.**
*Dilater* et *redresser l'axe
utérin* au moyen de lami-
naires. Passer ensuite des
bougies de Hégar, 2 ou 3 fois

par semaine, jusqu'au n° 10
ou 12, et faire des *lavages intra-utérins* et de la *désinfection de la cavité* pour combattre l'inflammation chronique qui altère les parois
utérines.

Recourir ensuite aux *pessaires intra-utérins* et à l'*hystéropexie abdominale antérieure*.

Voy. *Sténose du col*.
Combattre les **douleurs dys-
ménorrhéiques**, à l'aide de
*suppositoires calmants* (extrait d'opium 5 cgr., ou dionine 3 cgr.).

PENDANT L'ACCOUCHE-
MENT : corriger l'antéflexion de
l'utérus par le *décubitus dorsal*
et la fixation de l'utérus à
l'aide d'un *bandage compressif*.

## ANTÉVERSION DE L'UTÉRUS

Défendre les longues pro-
menades en voiture, l'équitation et la danse.

Faire porter une *ceinture
hypogastrique à plaque mobile* à double mouvement ;

placer un *pessaire* de Dumont-pallier.

Traiter la métrite, qui existe dans tous les cas (voy. *Métrites*).

**Contre les douleurs lom-baires**, *repos*, frictions avec le mélange suivant :

℞ Chloroforme................. 20 gr.
  Huile camphrée........ ⎫
    — de jusquiame.... ⎬ āā 60 —
                        ⎭
                    (Herzen).

**En cas de règles douloureu-ses** : *repos absolu. Lavements laudanisés* (XXX gouttes), 2 à 3 fois dans les 24 heures. *Suppositoires calmants.*

Voy. *Dysménorrhée.*

*Eaux* de Néris, de Forges, de Luxeuil, de Bourbon-l'Ar-chambault, de Plombières, d'Uriage.

**Dans les cas rebelles** : *hys-téropexie.*

**A. DE L'UTÉRUS GRAVIDE.**

Faire porter une *ceinture*. Pendant l'accouchement, faire rester la femme dans la posi-tion horizontale et faire gar-der la ceinture appliquée pour que les contractions uté-rines s'exercent dans l'axe du détroit supérieur (Tarnier).

# ANTHRACOSE

Voy. *Broncho-pneumonies chroniques, Pneumoconioses.*

# ANTISEPSIE

**A. BUCCALE.**

Conseiller l'usage de la *brosse* et d'un *savon* ou d'une *pâte dentifrice.*

℞ Carbonate de magnésie. ⎫
  Talc.................... ⎪
  Rhizome d'iris pulvérisé. ⎬ āā 5 gr.
  Savon médicinal........ ⎪
  Essence de menthe...... ⎭ V gouttes.
  (Savon dentifrice.)

Faire rincer plusieurs fois par jour la bouche avec une *solution antiseptique* :

℞ Eau oxygénée neutre. ⎫
    — bouillie ........ ⎬ āā 250 cc.
    — boriquée officinale. ⎭

℞ Acide thymique........... 25 cgr.
    — benzoïque......... 3 gr.
  Teinture d'eucalyptus.... 15 gr.
  Alcool.................. 100 —
  Essence de menthe poivrée. 75 cgr.

Verser dans un verre une quantité suffisante pour produire un trouble (Miller).

℞ Acide phénique......... 1 gr.
    — borique....... 25 —
  Thymol.............. 50 cgr.
  Essence de menthe... XX gouttes.
  Teinture d'anis...... 10 gr.
  Eau distillée......... 1 litre.
  Employer cette solution pure (Dujar-din-Beaumetz).

℞ Menthol.......... ⎫
  Thymol.......... ⎬ āā 2 gr.
  Alcool à 90°........ 50 —
  Eau oxygénée....... 240 —
  Teinture de ratanhia. Q. S. p. 300 cc.
  1 cuillerée à bouche dans un verre d'eau (Herzen).

℞ Acide thymique...... ⎫ āā 1 gr.
    — benzoïque.... ⎬
  Essence de menthe... V gouttes.
  Alcool.............. 100 gr.
  Mettre une demi-cuillerée à café de ce mélange dans un verre d'eau (Grasset).

℞ Acide phénique.......... 10 gr.
  Thymol............... 1 —
  Alcool à 90°........... 300 —
  Essence de menthe...... 10 —
  Teinture de cochenille.... Q. S.
  Elixir dentifrice : 1/2 à 1 cuillerée à café dans un grand verre d'eau bouillie (Herzen).

℞ Salol ..................... 2 gr.
Eau de Botot............. 100 —
XX gouttes dans un verre d'eau.

℞ Résorcine............... 20 gr.
Eau de Botot............. 100 —
(Binet).

℞ Acide phénique pur cris-
tallisé................. 20 gr.
Alcool de menthe........ 160 —
V à VI gouttes dans un peu d'eau
(Monin).

℞ Salol.................... 5 gr.
Alcool à 90°............. 100 —
1 cuillerée à café dans un verre d'eau.

℞ Salol.................... 6 gr.
Thymol.............. }
Menthol............. } ãã 1 —
Alcool................... 100 —
1 cuillerée à café dans un verre d'eau.

℞ Formol.................. 1 gr.
Eau distillée............. 1 litre.
Pour bains de bouche toutes les
2 heures (Sauvez).

*Éviter*, pour l'usage quotidien, l'emploi d'un élixir dentifrice à base de sublimé, de
formaldéhyde ou d'autres
substances irritantes.
Employer l'une des *poudres
dentifrices* suivantes :

℞ Salol pulvérisé....... 10 gr.
Craie préparée.... }
Talc.............. } ãã 20 —
Essence de menthe... X gouttes.

℞ Acide borique finement
pulvérisé............. 2 gr. 50
Chlorate de potasse........ 2 —
Poudre de gaïac........ 1 — 50
Craie préparée...... }
Carbonate de magnésie } ãã 4 —
Essence de menthe. Q. S. p. aroma-
tiser...
(Le Gendre).

℞ Carbonate de chaux..... 30 gr.
Chlorate de potasse.. }
Borate de soude..... } ãã 15 —
Salol pulvérisé......... 30 —
Saccharine ........... 50 cgr.
(Thomas).

℞ Carbonate de chaux... }
Carbonate de magnésie. } ãã 10 gr.
Borate de soude......... 3 —
Tanin................... 1 —

Saccharine............ )
Carmin ............... } ãã 50 gr.
Essence de menthe.... XII gouttes.
(Roy).

**Chez les sujets malades :**
prescrire les *gargarismes* et
les *lavages antiseptiques* avec
de *l'eau oxygénée* à 12 vol.
étendue de 2 fois son poids
d'eau bouillie, ou bien avec :

Acide borique...... à 3 p. 100
Borate de soude.... à 2 ou 3 p. 100
Boro-borax ........ à 60 p. 1000
(Acide borique, 15 gr. et borate de
soude, 45 gr. pour 1 litre d'eau bouillie).
Acide salicylique.... à 1 p. 1000
— thymique..... à 0,25 p. 1000
— phénique ..... à 0,50 p. 100
Phénosalyl ........ à 0,10 p. 100
Lysol.............. à 0,25 p. 100
Sublimé corrosif..... à 0,20 p. 1000
Trichlorure d'iode.... à 1 p. 1000
Liqueur de Labarraque
à................. 5 p. 100

℞ Acide salicylique........ 10 gr.
Alcool à 90°............. 150 —
Essence de thym........ 2 —
1 cuillerée pour 1 litre d'eau bouillie
(Herzen).

℞ Salol................... 20 gr.
Alcoolat de cochléaria. }
Teinture de ratanhia. } ãã 50 gr.
Alcool.............. }
Alcool de menthe.... } ãã 200 —
1 cuillerée à café dans un verre d'eau
bouillie.

℞ Hydrate de chloral...... 5 gr.
Eau de menthe......... 100 —
— distillée........... 400 —
Pour bains de bouche toutes les
2 heures (Sauvez).

**Appliquer des *collutoires
antiseptiques* :**

℞ Chlorate de potasse...... 75 cgr.
Jus de citron........... 15 gr.
Glycérine ............. 10 —
Pour enfants (Le Gendre).

Nettoyer les lèvres et les
gencives à l'aide de tampons
de coton hydrophile imbibés
d'*eau chloratée*, d'*eau boratée*
ou d'*eau de Vichy*.
Faire sur les lèvres des onc-

tions avec de la *vaseline boriquée* ou *salolée* à 10 p. 100.

### A. CUTANÉE OU EXTERNE.

*Grands bains tièdes, savonnages et brossages énergiques* prolongés, pendant 10 à 15 et même 20 minutes, suivis de lavage à l'*alcool* ou à l'*éther* et de désinfection prolongée avec une *solution antiseptique* : acide phénique, 2 à 5 p. 100 ; lysol, 2 à 3 p. 100 ; sublimé corrosif, 1 p. 2 000, 1 p. 500 ; chinosol, 2 p. 1 000 ; aniodol, 2 p. 1 000, *hermophényl*, 5 p. 100 ; *eau oxygénée* à 12 vol.

*Couper* les ongles ; *raser* les poils.

**En cas de plaies** : prescrire les *grands lavages antiseptiques chauds* (solutions faibles : acide phénique 1 p. 100, sublimé 1 p. 5 000 à 1 p. 10 000, eau oxygénée) et les *bains antiseptiques également chauds* (45° à 50° soit dans une solution de sublimé à 1 p. 5 000, soit dans de l'eau oxygénée coupée de moitié d'eau bouillie, répétés 2 ou 3 fois par jour.

Ordonner aussi des *pulvérisations antiseptiques.*

Employer les *pommades antiseptiques* suivantes :

℞ Iodoforme................ 2 gr.
   Acide borique............. 5 —
   Vaseline ................. 50 —

℞ Vaseline................. 200 gr.
   Iodoforme................ 1 —
   Acide phénique neigeux.. 50 cgr.
   — borique........... 4 gr.
   Bichlorure de mercure.... 10 cgr.
   Antipyrine............... 5 gr.
   Salol.................... 3 —
                      (Reclus).

ou bien les *poudres antiseptiques* suivantes : iodoforme, diiodoforme, iodol, aristol, dermatol, xéroforme, amyloforme.

### A. DES FOSSES NASALES.

Voy. *Coryza aigu*, *Rhinites.*

### A. GASTRO-INTESTINALE.

PURGATION :

℞ Huile de ricin............ 30 gr.
   Salol.................... 3 —

℞ Huile de ricin............ 30 gr.
   Salacétol................ 2 —
                      (Bourget).

Répéter l'administration des purgatifs, à doses modérées.

Donner le *calomel*, à la dose de 40 cgr. à 1 gr., en une seule fois ou à celle de 60 à 80 cgr., en poudres de 20 cgr., prises à une demi-heure d'intervalle.

CHEZ LES ENFANTS : administrer le *calomel comme purgatif*, aux doses suivantes, prises en une seule fois :

| | |
|---|---|
| De 0 à 6 mois.......... | s'abstenir. |
| De 6 à 15 mois........ | 5 à 10 cgr. |
| De 15 mois à 3 ans..... | 10 à 20 — |
| De 3 ans à 5 ans...... | 20 à 30 — |
| De 5 ans à 10 ans. ... | 30 — |
| | (Marfan). |

Et le donner *comme antiseptique intestinal* à doses faibles et répétées :

| | |
|---|---|
| De 0 à 6 mois.... | s'abstenir. |
| De 6 à 15 mois.... | 5 mgr., 3 à 5 fois. |
| De 15 mois à 3 ans. | 1 cgr., 5 à 6 — |
| De 3 ans à 5 ans.. | 2 — 4 à 5 — |
| De 5 ans à 10 ans. | 3 — 5 à 6 — |
| | (Marfan). |

Ne pas répéter l'administration du calomel tous les jours.

Prescrire la *diète hydrique* (24 à 36 heures) ou le *régime lacté*, et pratiquer, au besoin, le *lavage de l'estomac* et les *grandes irrigations intestinales antiseptiques* avec des solutions antiseptiques peu toxiques :

Acide borique........  à 30 p. 1000
Borax...............  à 10 p. 1000
Chloral.............  à  2 p. 1000
Acide thymique......  à 1/2 p. 1000
Naphtol.............  à 1/4 p. 1000

℞ Acide thymique.........  50 cgr.
  Alcool........  Q. S. p. dissoudre.
  Biborate de soude.......  20 gr.
  Eau bouillie à 38°......  2 litres.
                (Herzen).

℞ Naphtol...............  25 cgr.
  Borate de soude........  10 gr.
  Eau bouillie à 38°......  1 litre.

Pratiquer ces lavements à l'aide d'une sonde molle en caoutchouc qu'on introduit jusque dans le côlon transverse, et faire pénétrer le liquide sous faible pression, au moyen d'un irrigateur à élévation.

Recourir aussi aux lavements d'*eau oxygénée* à 1 p. 5.

Prescrire des potions de *résorcine*, de *benzoate de soude*, de *créosote*, de *thymol*, de *salicylate de soude*, d'*acide salicylique* et d'*acide lactique*.

℞ Acide lactique.......  10 à 15 gr.
  Eau bouillie.........  1000 —

A prendre dans la journée, pendant plusieurs jours consécutifs (Hayem).

Ordonner des cachets de *salol* (2 à 4 gr. par jour), de *salicylate de bismuth* (2 à 4 gr.), de *salacétol* (2 à 3 gr.), de *salophène* (3 à 4 gr.), de *bétol* (2 à 3 gr.), de *benzonaphtol* (3 à 4 gr.).

℞ Naphtol β.............  15 gr.
  Salicylate de bismuth...  7 gr. 50
Pour 30 cachets : 3 à 10 cachets par jour (Bouchard).

℞ Naphtol β..............  6 gr.
  Salicylate de bismuth......  6 —
  Charbon...................  5 —
Pour 20 cachets : 3 à 10 cachets par jour (Hanot).

℞ Salicylate de bismuth.  )
  —          magnésie..  } āā 25 cgr.
  Benzoate de soude....  )
Pour 1 cachet : 6 à 10 cachets par jour.

℞ Magnésie............  )
  Salicylate de bismuth.  } āā 30 cgr.
  Benzonaphtol........  )
Pour 1 cachet : 2 à 3 cachets par jour.

℞ Salicylate de bismuth.  )  āā 5 gr.
  Naphtol β..........  )
Pour 30 cachets : 3 cachets par jour, après les repas (Boas).

℞ Benzonaphtol..........  40 cgr.
  Dermatol..............  10 —
Pour 1 cachet : 6 cachets par jour (Gilbert).

℞ Bétol...............  )
  Salicylate de bismuth.  } āā 15 cgr.
  Salol..............  )
Pour 1 cachet : 4 à 6 cachets par jour (Herzen).

Ordonner l'*ichtyoforme*, à la dose de 2 à 4 gr. par jour, en cachets.

CHEZ LES ENFANTS : donner le *benzonaphtol* aux doses quotidiennes suivantes, en suspension dans un véhicule aqueux :

De 0 à 15 mois.....  5 à 50 cgr.
De 15 mois à 3 ans..  50 cgr. à 1 gr.
De 3 ans à 5 ans....  1 gr. à 1 gr. 50
De 5 ans à 10 ans..  1 gr. 50 à 3 gr.
                (Marfan).

## A. GYNÉCOLOGIQUE ET OBSTÉTRICALE.

**A. de la vulve et du vagin :** *raser* et *savonner* la vulve. Savonner le vagin avec des tampons d'ouate montés sur pinces ; faire ensuite un lavage au *sublimé* à 1 p. 1 000, ou au *biiodure* de mercure à 1/2 ou 2 p. 1 000 (ajouter de l'iodure de potassium, pour obtenir la solution), à la *créoline* à 5 ou 15 p. 1 000, au *permanganate de potasse* à 1 ou 2 p. 1000, à l'*acide salicylique* à 1 p. 1000, à l'*acide thymique* à 2 ou 4 p. 1 000, à l'*acide phénique* à 1 ou 3 p. 100, au *lysol* à 1 p. 100, à l'*aniodol* à 1 p. 2 000, au *chinosol* à 1 p. 1 000, à l'*eau oxygénée* à 12 vol. coupée de moitié d'eau bouillie.

℞ Sublimé corrosif......... 50 cgr.
   Acide tartrique........... 1 gr.
   Pour 1 paquet : 1 paquet pour 1 litre d'eau bouillie.

℞ Acide thymique.......... 5 gr.
   — salicylique........ 15 —
   Alcool à 90°............ 300 —
   1 cuillerée à bouche pour 1 litre d'eau bouillie (Herzen).

Introduire dans le vagin et appliquer contre le col un ou plusieurs tampons de coton hydrophile imbibés de *glycérine à l'iodoforme* à 10 ou 20 p. 100, au *salol* à 20 p. 100, à l'*airol*, à l'*ichtyol* ou au *thigénol* à 25 et 40 p. 100.

**A. du col et de la cavité utérine** : introduire dans le canal cervical et dans la cavité utérine des *crayons médicamenteux* :

℞ Iodoforme................ 20 gr.
   Gomme arabique......... ⎫
   Glycérine.............. ⎬ āā 2 —
   Amidon................. ⎭
   Eau bouillie........... Q. S.
   Faire 20 bâtonnets de même calibre que les crayons ordinaires de nitrate d'argent (von Hacker).

℞ Bichlorure de mercure. 50 cgr.
   Poudre de talc........ 25 —
   Gomme adragante...... 1 gr. 50
   Eau bouillie........... ⎫ āā Q. S.
   Glycérine neutre...... ⎭
   Pour 50 crayons.

Ou bien *saupoudrer* simplement le col d'iodoforme ou en *insuffler* dans sa cavité avec un appareil spécial, puis laisser à son contact un tampon de gaze iodoformée (Pozzi).

Recourir aux injections ou lavages *intra-utérins* de sublimé à 1 p. 5 000, ou de lysol à 1/2 p. 100, ou d'acide phénique à 1 p. 100, ou d'eau oxygénée étendue de 3 fois son poids d'eau bouillie, en se servant d'une sonde à double courant.

Pendant les opérations sur la vulve, le vagin et sur le col de l'utérus, pratiquer l'*irrigation opératoire continue*. Se servir soit du spéculum spécial de Fritsch, soit simplement d'une longue canule que l'un des aides tient à pleine main, en prenant un point d'appui sur le pubis, en même temps qu'il tient dans la même main un autre instrument (une valve ou pince fixatrice).

Employer pour l'irrigation une solution phéniquée à 10 p. 1 000, d'une température de 35° à 40°. Si l'irrigation doit être prolongée assez longtemps, en abaisser le titre à 5 p. 1 000 (Pozzi).

**A. génitale des accouchées.**
*Toilette vulvaire* avec une solution d'acide phénique à 1 ou 2 p. 100, ou une solution de lysol à 0,5 p. 100, ou d'aniodol à 1 p. 2 000, ou avec une solution de sublimé à 1 p. 4000.

℞ Acide phénique...... ⎫ āā 2 à 5 gr.
   Alcool.............. ⎬
   Essence de thym....... ⎭ 10 —
   1 cuillerée à soupe pour 1 litre d'eau bouillie = solution à 1 p. 100 (Auvard).

℞ Acide phénique.......... 100 gr.
Glycérine .............. 150 —

Un verre à liqueur pour 1 litre d'eau bouillie (de Kervilly).

℞ Bichlorure de mercure... 5 gr.
Alcool à 90°............. 100 —
Eau distillée.......... ... 150 —

Un verre à liqueur. (50 cgr.) pour un litre d'eau bouillie (1 p. 2000) (de Kervilly).

℞ Bichlorure de mercure . 25 cgr.
Acide tartrique........ 1 gr.
Solution de carmin d'indigo à 5.0/00........ II gouttes.

Pour un paquet, à dissoudre dans un litre d'eau bouillie (Auvard).

Dans l'intervalle des toilettes, appliquer sur la vulve un tampon de ouate antiseptique sèche, maintenu en place par le rapprochement des jambes (Pinard).

Donner des *injections vaginales* 1 à 3 fois par 24 heures avec des solutions antiseptiques faibles (acide phénique, 0,5 p. 100 ; sublimé, 1 p. 5 000 à 1 p. 10 000, lysol 0,5 p. 100, chinosol 1 p. 1 000, aniodol 1 p. 2 000). Ne jamais élever l'irrigateur à plus de 50 centimètres du plan du lit.

Ces injections sont inutiles si les précautions antiseptiques ont été rigoureusement prises avant et pendant l'accouchement.

**En cas d'albuminurie ou d'anémie** : n'employer ni gaze au sublimé ou à l'iodoforme, ni coton phéniqué, et ne se servir pour les injections que *d'eau bouillie boriquée*, ou de *solution au permanganate de potasse* à 1 p. 1 000, ou *d'eau oxygénée* étendue de 4 fois son poids d'eau bouillie.

Comme solution énergique, employer l'*eau iodée* :

℞ Iode.................... 2 gr.
Iodure de potassium........ 4 —

Pour 1 litre d'eau (solution faible).

℞ Iode.................... 3 gr.
Iodure de potassium........ 6 —

Pour 1 litre d'eau (solution forte).

**A. OCULAIRE.**

Recourir aux grands lavages des paupières, du bord ciliaire et des culs-de-sac conjonctivaux avec une solution de *sublimé* à 1 p. 5 000 ou à 1 p. 2 000, ne contenant pas d'alcool (Trousseau).

Employer aussi le *permanganate de potasse* à 1 p. 4 000 ou à 1 p. 3 000 (Kalt), le *biiodure de mercure* à 1 p. 2 000 et l'*oxycyanure de mercure* à 1 p. 5 000.

**En cas de plaie récente :** pratiquer un lavage abondant de la conjonctive avec une solution de *sublimé* à 1 p. 4 000, après anesthésie locale, à l'aide d'un collyre de cocaïne; puis instiller le collyre antiseptique suivant :

℞ Oxycyanure de mercure. 5 cgr.
Eau distillée............. 10 —

**A. PULMONAIRE.**

*Pulvérisations* et *inhalations antiseptiques*, pratiquées à l'aide d'un flacon barboteur, rempli à moitié du mélange suivant :

℞ Thymol.............. 15 gr.
Alcoolat de lavande.. } ãã 100 —
Alcool............... }
Eau.......... Q. S. pour 1 litre.
(Grasset).

Voy. *Bronchite fétide, Gangrène pulmonaire, Phtisie.*

Administrer par voie stomacale, par voie hypodermique, par voie trachéale ou par voie rectale la *créosote*, le *créosotal,* le *phosphotal,* le *myrtol,* l'*eucalyptol* et le *terpinol.*

**A. URINAIRE.**

Ordonner le *régime lacté.*

Prescrire le *benzoate de soude* (1 à 3 gr.), ou de *lithine* (1 gr. à 1 gr. 50), ou l'*acide borique,* pris dans les tisanes (50 cgr. à 2 gr.).

Administrer la *térébenthine,* le *santal,* ou mieux le *salol,* l'*urotropine* et l'*helmitol* :

℞ Salol................... 50 cgr.
Pour 1 cachet : 4 à 8 cachets par jour.

℞ Urotropine.......... 30 à 50 cgr.
Pour 1 cachet : 4 à 6 cachets par jour.

℞ Helmitol.............. 50 cgr.
Pour 1 cachet : 4 à 6 cachets par jour.

Au besoin, pratiquer des *lavages* de l'urètre et de la vessie (eau boriquée officinale, permanganate de potasse à 1 p. 4 000, nitrate d'argent à 1 p. 1 000, argentamine à 1 p. 2 000, sublimé à 1 p. 10 000, oxycyanure de mercure à 1 p. 5 000, etc.).

Voy. *Cystites, Pyélonéphrites.*

**En cas de rétention d'urine:** *Cathétérismes,* répétés 2 à 3 fois dans les 24 heures ; *sonde à demeure.*

Voy. *Rétention d'urine, Hypertrophie de la prostate.*

# ANURIE

Traiter la maladie causale : néphrite aiguë ou chronique.

**Au cours des maladies infectieuses, fébriles** (anurie scarlatineuse) : *Régime lacté, boissons abondantes* (eau, tisanes), injections de *sérum artificiel* (contre-indiquées le plus souvent, en raison de la rétention chlorurée) ou de préférence injections de *solution de sucre* à 25 p. 100.

Au besoin, *saignée.*

Voy. *Néphrite aiguë.*

**En cas de congestion rénale intense** : *révulsifs* à la région lombaire (ventouses sèches) ; *émissions sanguines* locales (ventouses scarifiées).

*Régime lacté ; tisanes, alcalins.*

*Diurétiques, tonicardiaques* (digitale, caféine, théobromine, diurétine), *purgatifs drastiques, sudorifiques. Saignée générale.*

Essayer les *grands lavements froids* de 1 litre d'eau. Grands *bains chauds, bains de vapeur.*

Voy. *Anasarque.*

**En cas d'accidents urémiques** : *Saignée.*

Voy. *Urémie.*

**A. CALCULEUSE (Calculs dans les uretères) :**

Boissons diurétiques, *purgatifs drastiques, sudorifiques* et surtout larges *émissions sanguines* à la région des reins.

Courants continus.

**Si l'urémie s'établit d'emblée et s'aggrave rapidement:** pratiquer la *néphrotomie* précoce dans les 2 ou 3 premiers jours.

**Si l'anurie est bien tolérée et les accidents atténués:** attendre pour intervenir chirurgicalement jusqu'au cinquième jour (Legueu).

**A. CANCÉREUSE** (cancer de l'utérus, compression des ure-
tères).

**Si la femme est encore vi-
goureuse :** pratiquer la *néphrotomie.*

**Si la malade est cachecti-
que :** ne pas intervenir (Lejars).

**A. RÉFLEXE OU HYSTÉRIQUE.**
*Grands bains tièdes, bro-
mures alcalins.*
*Chloroformisation.*

**A. TOXIQUE (Empoisonnements).**
Ne pas donner de diuréti-
ques médicamenteux.
Prescrire la *diète hydrique,*
puis ensuite la *diète lactée* et
pratiquer des injections sous-
cutanées de *sérum artificiel* à
la dose de 300 à 1 000 cc. par
jour, à la condition qu'il ne
se produise aucun œdème.
(La solution d'eau salée physiologique rend de grands
services dans les néphrites
anuriques consécutives à l'intoxication par le sublimé :
c'est qu'il s'agit d'une lésion
purement dégénérative de l'é-
pithélium, lésion non inflammatoire et facilement ré-
parable, qui n'entraîne ni
œdèmes, ni hypertension et
qui survient le plus souvent
sur des reins parfaitement
sains auparavant (Chauffard).
S'opposer à l'absorption
du poison ingéré et combattre
les accidents gastro-intestinaux par un traitement approprié.
Voy. *Empoisonnements.*

# AORTITES

**A. AIGUË.**
*Repos au lit. Régime lacté ;
boissons aqueuses* pour faciliter la diurèse ; *antisepsie intestinale.*
*Révulsifs,* sous forme de
ventouses scarifiées, de pointes
de feu, de vésicatoires, de
cautères.
Dans les poussées très aiguës, applications de *sangsues.*
**Contre la douleur :** antipyrine, exalgine, chloral, injections de *morphine,* ou de
dionine.

Chlorhydrate de morphine. 2 cgr.
Bromure de potassium.... 2 gr.
Sirop d'éther............. 40 —
Infusion de valériane. Q. S. p. 180 cc.
1 cuillerée à soupe toutes les heures
(Londe).

**Contre la faiblesse cardia-
que :** employer les *toniques
cardiaques :* sulfate de spartéine (10 cgr. par jour en
2 fois), injection d'huile camphrée à 1 p. 10, extrait de
strophantus (4 milligr. par
jour, en pilules) et digitale ou
digitaline dans le cas d'asystolie, avec précaution.
**Contre l'éréthisme cardia-
que :** *bromures* ; au moment
des crises angineuses, inhalations de V ou VI gouttes de *nitrite d'amyle,* ou bien injections de *morphine* à la dose
de 1/2 à 1 cgr.
**En cas d'accidents graves :**
pratiquer une *saignée.*
**Une fois la crise aiguë cal-
mée :** usage prolongé d'*iodure
de sodium* à la dose de 50 cgr.
à 2 gr. par jour.

Petits *vésicatoires* répétés, *pointes de feu.*

**A. SUBAIGUË.**

**En cas d'aortite rhumatismale sans albuminurie** : faire appliquer des petits *vésicatoires*, plusieurs fois répétés ou un *cautère permanent.*

Administrer le *salicylate de soude* ou l'*aspirine.*

**En cas de syphilis** : pratiquer des injections sous-cutanées quotidiennes de 2 à 4 cgr. de *biiodure de mercure*, ou bien ordonner des *frictions mercurielles*, puis au bout de quelques jours prescrire l'*iodure de potassium.*

**A. CHRONIQUE.**

RÉGIME : éviter les aliments trop azotés, les mets épicés, manger peu de viande, s'abstenir de vin, d'alcool, d'excitants ; cesser de fumer.

Prescrire le lait, les légumes secs et frais, les fruits, les viandes blanches et bien cuites, les boissons légères (vin coupé d'eau).

TRAITEMENT HYGIÉNIQUE : Eviter les changements brusques de température, la constipation, les repas copieux, tout travail musculaire, les marches rapides et prolongées.

Vie au grand air, absence d'émotions et de préoccupations.

TRAITEMENT MÉDICAMENTEUX : Prescrire les *iodures de potassium* ou de *sodium*, pendant des mois et des années, à la dose de 30 cgr. à 1 gr. par jour.

℞ Iodure de sodium ........ 15 gr.
  Eau distillée ............ 300 —

2 cuillerées par jour, après les repas.

Associer l'iodure de potassium à l'*arséniate de soude* :

℞ Iodure de sodium ....... 10 gr.
  Arséniate de soude ...... 5 cgr.
  Eau distillée ........... 300 —

2 cuillerées à soupe par jour, après les repas, pendant les 3 premières semaines de chaque mois.

Interrompre la médication iodurée pendant 10 jours par mois et la remplacer par la *trinitrine* ou le *tétranitrol* ou le *nitrite de soude* :

℞ Nitrite de soude ........ 1 gr.
  Bicarbonate de potasse .... 3 —
  Eau distillée ............ 120 —
  Sirop des cinq racines. Q. S. p. 150 cc.

2 cuillerées à bouche par jour (Herzen).

Surveiller le rein (néphrosclérose concomitante).

Voy. *Anévrysme de l'aorte, Angine de poitrine, Artériosclérose.*

Ne pas prescrire la digitale (contre-indiquée du fait de l'hypertension artérielle, constante à la première période de l'artériosclérose).

**Contre l'angoisse** : donner l'*extrait thébaïque* en pilules à la dose de 1 à 2 cgr., les *bromures alcalins*, la *valériane.*

**Contre l'insomnie** : administrer des *lavements au chloral* et aux *bromures.*

**Contre les hémoptysies** : faire prendre l'*ipéca* à très petites doses, non nauséeuses.

**Si le cœur devient faible et irrégulier, si l'œdème prétibial apparaît**, si l'excrétion urinaire diminue, si la congestion œdémateuse pulmonaire se déclare : recourir à l'emploi de la *caféine* par la voie hypodermique, ou à celui de la *spartéine*.

Ordonner le régime lacté absolu et prescrire la *théobromine* (2 à 3 gr. par jour, en cachets de 50 cgr.).

Voy. *Insuffisances valvulaires* (période de dégénérescence cardiaque), *Asystolie*.

**Chez les syphilitiques** : recourir au *traitement antisyphilitique mixte*, prolongé pendant 4 à 6 semaines, et répété 2, 3 et 4 fois à intervalles de quelques mois, ou mieux aux *injections huileuses ou aqueuses de biiodure d'hydrargyre* à la dose de 4, 8 et 12 mgr., continuées pendant une quinzaine de jours, puis reprises après un repos de 8 jours, et ainsi de suite pendant plusieurs mois.

Recourir aussi aux injections d'*atoxyl* à la dose de 25 à 30 cgr. répétées tous les 2 ou 3 jours, pendant 15 à 20 jours.

Voy. *Syphilis*.

# APHASIE

Traiter l'artériosclérose.

Mêmes indications thérapeutiques que pour le ramollissement du cerveau.

*Rééduquer progressivement la facultas signatrix :* commencer les séances quand toute acuité a disparu ; les faire courtes, espacées surtout au début. S'arrêter dès le moindre signe de fatigue du sujet.

Utiliser les parties de langage qui survivent pour réapprendre toutes les autres parties manquantes graduellement. Ainsi : apprendre à copier des barres, puis des lettres, puis des mots, des phrases ; à répondre par écrit à des questions (orales ou écrites) simples, puis plus compliquées ; à écrire sous la dictée ; à écrire sa pensée. De même, apprendre à répéter des sons, des lettres, des phrases ; à dire des réponses ; à lire tout haut, à trouver sur un livre des lettres ou des mots dits. Se servir, au besoin, des lettres en relief, les faire assembler pour constituer des mots (Grasset).

Voy. *Hémorragie cérébrale*

# APHONIE

**CATARRHALE.**
Voy. *Laryngites aiguës* et *chroniques*.

**NERVEUSE.**
Traitement général hygiénique et psychothérapique de la névrose (Voy. *Hystérie*).

*Electrisation* du larynx.

Dans les cas rebelles, recourir à l'*isolement* et à la *suggestion hypnotique*.

## APHRODISIE

Exercices musculaires, gymnastique. Travail intellectuel. Hydrothérapie. Continence.

Prescrire les *bromures alcalins*, le *bromure de camphre*, les préparations de *valériane*, la *lupuline*, l'*ergot de seigle*.

℞ Camphre.............. 10 cgr.
Extrait thébaïque....... 5 —
Miel..............⎫
Extrait d'althéa....⎭ ãã Q. S.

Pour 1 pilule : 2 à 4 par jour (Cazenave-rier).

Voy. *Satyriasis*.

## APHTES

Prescrire le lait bouilli et une propreté rigoureuse des objets qui servent à l'alimentation des enfants.

Administrer le *chlorate de potasse* en potion :

℞ Chlorate de potasse....... 1 gr.
Eau distillée............ 90 —
Sirop de groseilles........ 10 —

1 cuillerée à café toutes les 2 heures (Monti).

Donner des *purgatifs*.

Recourir aux *collutoires* pour attouchements, badigeonnages des **ulcérations**, 4 à 5 fois par jour avec :

℞ Salicylate de soude.... 5 à 20 gr.
Eau distillée........... 100 —
(Hirtz).

℞ Chlorate de potasse..... 5 gr.
Eau distillée........... 100 —

℞ Acide salicylique........ 2 gr.
Alcool à 60°........... 10 —
Glycérine............. 20 —

℞ Borax en poudre......... 5 gr.
Tanin,.............. 2 —
Glycérine............. 60 —

Toucher les **ulcérations** au *crayon de nitrate d'argent* ou au *sulfate de cuivre*, ou bien les badigeonner avec un pinceau imbibé dans une solution de *sulfate de zinc* à 1 p. 30 ou de *nitrate d'argent* à 1 p. 25 ou de *protargol* à 2 p. 25.

## APOPLEXIES

**A. CÉRÉBRALE.**

**A. par anémie** : traitement hygiénique.

Dans le cas de syphilis (endartérite syphilitique), *traitement spécifique intense* : injections quotidiennes de biiodure de mercure, en solution aqueuse, à la dose de 2 à 4 cgr. pendant 15, 20 et 30 jours consécutifs ; en même temps, iodure de potassium à la dose de 3 à 6 gr. par jour.

Voy. *Ramollissement cérébral*.

**A. par hémorragie** : voy. *Hémorragie cérébrale*.

**A. PULMONAIRE.**

Repos *absolu*, *silence*, température fraîche, ingestion de *glace* en petits fragments, boissons glacées et acidulées; *limonade sulfurique*, *eau de Rabel*.

Administrer les *opiacés*, l'*héroïne*, la *dionine* ou pratiquer une injection de *morphine*.

**En cas d'hémoptysie abondante** : donner l'*ipéca* à doses nauséeuses (10 cgr. tous les 1/4 d'heure) ou bien prescrire :

| | |
|---|---|
| Tartre stibié | 10 cgr. |
| Ipéca | 1 gr. |
| Eau | 250 — |
| Sirop de menthe | 25 — |

1 cuillerée à café, d'heure en heure, pendant 24, 36, 48 heures. S'il survient des nausées ou des vomissements, suspendre pendant 1 à 2 heures environ la potion et intervenir au moyen de la glace, de l'eau chloroformée, de la potion de Rivière, de l'alcool mentholé à 10 p. 100 (IV à X gouttes dans une cuillerée à café d'eau glacée) (Capitan).

Appliquer des *révulsifs* sur le thorax, et même, si le sujet est robuste, recourir à la *saignée* (200 à 300 gr.).

Voy. *Embolie pulmonaire*.

**Dans les maladies générales** : *médications stimulante et tonique*.

**En cas de dépression cardiaque** : administrer toutes les heures la *spartéine*, à la dose de 2 ou 3 cgr. répétés 4, 5, 6 et 7 fois en 24 heures, si besoin est.

Voy. *Asystolie, Œdème pulmonaire*.

**En cas de collapsus** : pratiquer des *frictions générales*, des injections d'*éther*, d'*huile camphrèe* (1 à 2 cc. d'une solution à 10 p. 100), donner des boissons un peu fortement alcoolisées (Capitan).

Voy. *Collapsus*.

PENDANT LA GROSSESSE :

**En cas d'accidents répétés d'apoplexie pulmonaire et à partir du sixième mois de la grossesse** : provoquer l'*accouchement prématuré* (Vaquez et Millet).

Intervenir pendant une période d'accalmie, se garder de pratiquer cette intervention en pleine crise d'œdème pulmonaire.

**A. SÉREUSE (Hydrocéphalie acquise).**

Ordonner les *purgatifs drastiques* (eau-de-vie allemande 15 à 25 gr.) et pratiquer des *saignées locales et générales.*

# APPENDICITE

**PERFORANTE AVEC PÉRITONITE DIFFUSE, SURAIGUË.**

*Laparotomie* médiane sous-ombilicale, suivie du lavage antiseptique (eau bouillie nulle, eau salée, boriquée, naphtolée, eau oxygénée détublée) et de la toilette, aussi complète que possible, de la cavité péritonéale. Drainage (triple incision : au milieu et dans les fosses iliaques); drainage du cul-de-sac inférieur péritonéal par la voie rectale, prérectale ou vaginale. Injections sous-cutanées abondantes de *sérum artificiel* :

℞ Eau bouillie............. 1000 gr.
  Chlorure de sodium...... 7 —
  Glycose................ 15 —
(Sérum sucré.)

**A. PERFORANTE AVEC PÉRITONITE LOCALISÉE ET SUPPURATION CIRCONSCRITE (Abcès appendiculaire).**

*Incision* de la collection, dès que les signes de localisation se sont montrés, en général du huitième au dixième jour.

Evacuer le pus, laver la cavité, réséquer l'appendice s'il se présente, le laisser s'il est enfoui au milieu d'adhérences; compléter par un large drainage à l'aide de 4 drains (en haut sous le foie, en bas vers le bassin, en dedans sous la paroi, en arrière sur le moignon appendiculaire).

**A. AIGUE SIMPLE, SANS PERFORATION ET APPENDICITE PERFORANTE AVEC PÉRITONITE LOCALISÉE ET ADHÉRENCES SANS SUPPURATION.**

**Dans les premières 24 à 36 heures après le début du mal** (période d'opérabilité précoce) : pratiquer l'*appendicectomie*.

**Les premières 36 heures passées** (appendicite aiguë ayant franchi les limites d'opérabilité précoce) : ne pas recourir à la laparotomie, ordonner la *médication opiacée* et les *applications glacées* (voy. *Péritonite aiguë*), et n'intervenir que pour les cas d'urgence absolue.

Administrer 1 cgr. d'extrait thébaïque, toutes les 2 heures, jusqu'à 10 cgr. par jour, pour un adulte ; 5 à 6 cgr. pour un enfant de 10 à 15 ans.

Ou bien employer le *laudanum de Sydenham*, à la dose de V gouttes, répétée toutes les 2 ou 3 heures chez l'adulte.

Ne pas continuer trop longtemps la médication opiacée, qui constipe et donne parfois des renseignements trompeurs sur l'état local.

Si le malade ne se plaint pas, ne pas donner d'opium et même, lorsqu'il existe des douleurs, préférer l'emploi de l'*antipyrine*, par la voie rectale, à celui de l'opium.

Appliquer la *vessie de glace en permanence* sur la région cæcale, ou, chez les malades qui ne supportent pas l'application de la glace, recourir à celle de *cataplasmes chauds*.

Recommander au malade de garder une *immobilité* complète.

Prescrire une *diète sévère*; alimentation liquide, boissons glacées, prises par petites quantités (cuillerée à café tous les 1/4 d'heure).

Injecter sous la peau, tous les 2 jours, 25 centigr. de *nucléinate de soude*.

Eviter les purgatifs, les lavements et les émissions sanguines, ou l'application de vésicatoires.

**Contre les vomissements:**
*Diète absolue*, tout au plus, permettre quelques gouttes de liquide sur la langue.

℞ Menthol................. 25 cgr.
  Cognac................. 20 gr.
  Teinture d'opium........ 5 —
  X à XX gouttes, plusieurs fois par jour (Pinck).

En cas de vomissements noirs, recourir aux *lavages de l'estomac*.

**Contre la soif vive :** donner des *lavements d'eau*, des *lavements nutritifs*, et, au besoin, pratiquer des *injections sous-cutanées de sérum artificiel*.

**Contre le ballonnement abdominal :** placer un *drain anal*.

**En cas d'aggravation progressive, pendant 36 à 48 heures,** ou de persistance d'accidents généraux graves (douleurs, agitation, fièvre intense dépassant 40°, sans rémission accusée ; pouls au-dessus de 120, petit, serré, dur ou mou, filant, régulier ou instable) pendant plus de 48 heures avec empâtement profond dans la fosse iliaque et induration de la paroi du cæcum dont la percussion démontre la vacuité, *intervenir chirurgicalement* (Roux, Reclus, Berger).

**Dans tous les cas où, au 6ᵉ, 7ᵉ ou 8ᵉ jour de la maladie** (période d'abcès), le plastron caractéristique soulève la fosse iliaque, la fièvre persiste, la température, au lieu de s'abaisser, s'élève avec ou sans frissons et dépasse 39°, le ventre est météorisé et les symptômes (douleurs, diarrhée fétide, état typhoïde avec langue sèche ou rôtie, vomissements répétés brunâtres, suppression de la diurèse malgré les injections sous-cutanées de sérum de Hayem) restent stationnaires ou s'aggravent : *intervenir sans hésitation* et ouvrir la collection purulente.

**Lorsque la température s'abaisse pendant que le pouls reste ou devient rapide et que le facies s'altère :** injecter sous la peau 25 cgr. de *nucléinate de soude* et pratiquer la *laparotomie*.

**Si, au bout de la première semaine, les phénomènes généraux, et les symptômes locaux s'amendent :** continuer le traitement médical jusqu'à guérison complète et n'intervenir que 2 à 6 mois après que celle-ci est établie, par l'*excision de l'appendice à froid*, pour éviter la récidive.

**Si une crise nouvelle paraît se préparer** (après une amélioration : réapparition ou augmentation de fréquence des vomissements, élévation ou abaissement anormal de la température, altérations des traits, persistance ou augmentation des douleurs) : recourir à l'*intervention chirurcale* (ouvrir la collection purulente).

**Pendant la convalescence** (lorsqu'on n'a pas eu besoin d'intervenir) : activer la résorption des résidus inflammatoires à l'aide d'*applications chaudes, d'enveloppements de Priessnitz, de bains chauds.*

Éviter les rechutes en *défendant la reprise trop prompte et trop brusque d'une alimentation trop abondante et des mouvements.*

Traiter l'hyperacidité gastrique, en donnant aux repas de midi et du soir des bouillies préparées au lait (riz, semoule ou tapioca au lait), ou bien en faisant prendre, 2 ou 3 heures après le repas, une quantité déterminée d'une solution de bicarbonate de soude à 1 p. 100 (en moyenne 100 gr.)

ou un verre d'eau de Vichy.

Pendant la digestion intestinale, entretenir la chaleur aux pieds et aux jambes, soit par le mouvement, soit par des chaussures appropriées.

Ne pas laisser un seul jour l'intestin sans fonction évacuatrice, donner des *purgatifs salins* à petite dose le matin à jeun (une cuillerée à café de sel de Carlsbad ou de sulfate de soude dans un verre d'eau chaude), ordonner de prendre des fruits cuits au petit déjeuner du matin, et même des fruits crus, tels qu'oranges, raisins, pêches et poires ; ou bien l'*eau alcaline* suivante :

℞ Bicarbonate de soude. \
  Phosphate de soude /
    desséché.......... ( āā 5 gr.
  Sulfate de soude des- (
    séché............ /
  Eau bouillie........ 1 litre.

Prendre 150 gr. de cette eau, trois ou quatre fois par jour, 3 heures après les repas (Bourget).

Au besoin, pratiquer des *lavages intestinaux* avec de l'eau bouillie additionnée d'une cuillerée à café d'ichtyol par litre, pris à la température de 38°. (Pour le dispositif de l'opération : voy. *Entérite muco-membraneuse.*)

Au besoin, agir sur l'état névropathique général et gastrique, par l'*hydrothérapie générale et locale*, par le *bromure de calcium*, la *belladone*, la *valériane*, la *codéine*.

CHEZ LES FEMMES ENCEINTES : instituer le *même traitement qu'en cas d'appendicite* non compliquée de puerpéralité (opérer le plus tôt possible, même en présence d'une péritonite généralisée).

Repousser l'évacuation préalable de l'utérus (Pinard).

## A. CHRONIQUE.

Combattre la constipation (eaux de Plombières, Châtel-Guyon, Kissingen). Laxatifs.

Régime approprié : lait, laitages, légumes cuits, fruits très mûrs, peu de viande. Antisepsie intestinale, lavages intestinaux.

Voy. *A. aiguë simple* : pendant la convalescence.

Lorsque l'état général du malade le permet, pratiquer la laparotomie suivie d'*extirpation de l'appendice* (appendicectomie).

Voy. *Typhlite.*

**En cas d'adhérences** : voy. *Péricolite.*

## A. A RECHUTE.

*Excision* à froid de l'appendice (Sonnenburg, Treves, Roux).

## A. FAMILIALE.

Combattre l'arthritisme : alcalins, arséniate de soude, eaux de Plombières, de Bourbon-Lancy. Quand il existe de la dyspepsie, du ballonnement, des gastro-entéralgies, des alternatives de diarrhée et de constipation, conseiller une cure aux eaux de la Bourboule, Royat, Vichy, Pougues, Châtel-Guyon, Kissingen, Carlsbad.

# ARRIÉRÉS

Voy. *Enfants débiles, arriérés et retardataires.*

# ARTÉRIOSCLÉROSE

TRAITEMENT HYGIÉNIQUE : éviter toutes les causes de fatigue, aussi bien le surmenage physique que le surmenage intellectuel.

Conseiller un exercice modéré, recommander les promenades quotidiennes, les lotions froides, le massage, les frictions excitantes et l'électrothérapie (courants de haute fréquence, courants sinusoïdaux et franklinisation).

Interdire l'usage du tabac et des boissons alcooliques.

RÉGIME : réduire les viandes au minimum, interdire la charcuterie, les viandes faisandées, les poissons de mer, les coquillages, les crustacés, les conserves alimentaires et les fromages vieux.

Prescrire un *régime mixte*, composé surtout de laitages et de légumes, de quelques œufs, de viandes très fraîches et très cuites, prises avec modération.

Modérer la quantité des boissons prises à chaque repas, insister sur l'usage du *lait* comme boisson, le couper avec une eau alcaline (Vichy, Alet, Evian).

Ordonner une fois ou deux par jour, le matin à jeun ou le soir au moment du coucher, un verre d'eau (Vittel, Evian, Martigny, Contrexéville, Aulus) additionné d'un cachet de 50 cgr. de *lycétol*.

Faire prendre, tous les 8 jours, le soir au coucher, une pilule d'*aloès* de 15 cgr.

Maintenir le régime alimentaire dans toute sa rigueur pour les goutteux ou pour les candidats à la goutte et pour tous les uricémiques.

Défendre le séjour à des altitudes dépassant 600 mètres et le séjour au bord de la mer.

Choisir un climat à température égale.

Conseiller de prendre 2 fois par an, au printemps et à l'automne, 25 bouteilles d'*eau de Vittel* (Grande-Source) : une bouteille tous les matins, par demi-verre, de demi-heure en demi-heure, entre les deux déjeuners, en se promenant dans l'intervalle (Grasset).

TRAITEMENT MÉDICAMENTEUX :

**Au début**, lorsque l'hypertension artérielle prédomine, prescrire la nitro-glycérine ou *trinitrine* :

℞ Solution alcoolique de
    trinitrine au 100ᵉ. XXX gouttes.
    Eau distillée....... 300 gr.

2 à 6 cuillerées à bouche par jour, suivant la susceptibilité du malade (Huchard).

ou bien :

℞ Solution alcoolique de
    trinitrine au 100ᵉ. XL gouttes.
    Eau distillée........ 10 gr.

Injecter 1/4 à 1/2 seringue, 2 à 4 fois par jour (Huchard).

Employer dans le même but le *tétranitrol* (tétranitrate d'érythrol) à la dose de 3 à 5 mgr. par jour, en comprimés ou en capsules de 1 mgr.

Donner l'*iodure de potassium*, de *sodium*, à la dose de 25 cgr. à 1 gr. par jour.

℞ Iodure de potassium. ⎫ ãã 15 gr.
　Eau distillée........ ⎭

XV à XX gouttes, après les deux principaux repas, dans un peu d'eau.

Pour assurer la tolérance de l'iodure de potassium, l'associer à l'extrait thébaïque :

℞ Iodure de potassium,.... 10 gr.
　Extrait thébaïque........ 10 cgr.
　Eau.................... 300 gr.
　1 cuillerée à soupe après chaque repas, dans un peu de lait.

Ne pas oublier que l'iodure de potassium est plus actif que l'iodure de sodium et que, lorsque l'on prescrit ce dernier, il faut en donner une dose plus élevée.

En cas d'intolérance des voies digestives pour l'iodure de potassium, donner l'*iodure de calcium* ou de *strontium*.

*Si les iodures sont mal supportés ou paraissent inactifs*, employer d'autres préparations iodiques (teinture d'iode, iodone, iodalose, iodomaïsine, iodalbine, protiode, iodocatéchine, tiodine, iodipine, lipiodol, vasogène iodé, saïodine, iothion, iodothyrine), et de préférence le *peptoniode* sous forme de soluté concentré de peptone iodée contenant 5 cgr. de métalloïde par centimètre cube, à la dose de XXV à L gouttes par jour.

*Ne pas ordonner les iodiques* chez les aortiques, dans les cas de sclérose rénale (danger d'œdème aigu du poumon ou d'œdème de la glotte) et à la période d'asthénie cardiovasculaire.

Hâter l'élimination des toxines alimentaires, en prescrivant les *diurétiques* (théo-

bromine, lactose, calomel).

℞ Calomel,.............. 3 cgr.
　Savon médicinal........ Q. S.

Pour 1 pilule : prendre 1 pilule le matin au réveil, tous les 2 jours pendant les 10 derniers jours du mois (contre-indiqué s'il y a de l'albumine dans les urines).

les *purgatifs salins* (eau de Carabanas à la dose de 1 à 2 verres à liqueur dans un verre d'eau de Vichy tiédie; eau de Montmirail) :

℞ Sulfate de soude....... 3 à 5 gr.
　Phosphate de soude.... 3 —
　Bicarbonate de soude.. 1 —

Pour 1 paquet à prendre le matin dans un verre d'eau tiède, pendant 10 jours consécutifs (Herzen).

et les *eaux minérales diurétiques* (Evian).

**En cas de vertiges** et de **céphalée** : administrer l'*iodure de potassium associé à l'opium* et recourir au *régime lacté*.

Pendant toute la durée du régime lacté, faire prendre le mélange tonique suivant :

℞ Extrait fluide de coca.... 120 gr.
　　　　— de kola.... 80 —
　1 à 2 cuillerées à café par jour, dans du lait (Huchard).

Injections de *sérum de Trunecek*.

**En cas de céphalée rebelle, d'accès d'angoisse, d'accidents dyspnéiques graves** : prescrire le *régime lacté* et la préparation suivante :

℞ Teinture de grindelia robusta. 30 gr.
　　— de convallaria maïalis. 10 —
　　— de scille............. 5 —

XV gouttes, 3 fois par jour (Huchard).

Faire prendre l'iodure de potassium et la trinitrine alternativement, soit : le premier de ces médicaments pendant une période de 20 jours chaque mois, le second pendant 10 jours. Ou bien donner le *tétranitrol.*

Voy. *Angine de poitrine, Aortites.*

**Contre l'accès dyspnéique** : faire respirer pendant un instant les vapeurs du mélange suivant :

℞ Iodure d'amyle........... 25 gr.
  Chloroforme............. 5 —

**Si le cœur faiblit** : administrer le *strophantus,* ou le *sulfate de spartéine* :

℞ Extrait de strophantus.... 1 cgr.
ou
  Sulfate de spartéine..... 50 —
  Iodure de sodium....... 10 gr.
  Eau distillée........... 300 —

1 cuillerée au commencement de chaque repas.

Voy. *Asystolie, Myocardites.*
**Contre les palpitations :**

℞ Teinture alcoolique de
    digitale...........
Teinture de scille.... } ãã 5 gr.
  — racines d'aconit. 

X gouttes, 3 ou 4 fois par jour, pendant 8 ou 10 jours (Huchard).

℞ Teinture de veratrum viride. 10 gr.
  Alcoolature de racines d'aconit ...................... 15 —
  Teinture de piscidia erythrina................. 60 —
  XXX gouttes, matin et soir (Liégeois).

Injections de *sérum de Trunecek,* surtout s'il existe en même temps des douleurs angineuses.

L'usage de la digitale et de l'ergot de seigle est dangereux chez les artérioscléreux à la première période (tous deux augmentent la vaso-constriction qu'il faut combattre). La *digitale* ou la *digitaline,* administrées alternativement avec le *strophantus* et la *spartéine*

sont indiquées à la seconde période, lorsque le myocarde faiblit et se dilate et lorsque apparaissent les œdèmes.

Voy. *Insuffisance mitrale* (période de dégénérescence cardiaque), *Asystolie* (A. des vieillards).

Prescrire aussi, à cette période, la *caféine* et la *théobromine.*

℞ Théobromine............ 50 cgr.
  Phosphate de soude..... 25 —
  Pour 1 cachet : 4 cachets par jour (Grasset).

**En cas d'insomnie** : insister avec les moyens hygiéniques et être sobre de médicaments hypnotiques. Donner de préférence la *paraldéhyde,* à la dose de 2 à 3 gr.

℞ Paraldéhyde.......... 2 à 3 gr.
  Eau distillée.......... 120 —
  Teinture de vanille.... XV gouttes.
  Sirop d'écorces d'oranges amères........ 30 gr.

À prendre en 2 fois, avec une demi-heure d'intervalle.

MÉDICATION ACIDE.
Employer la limonade lactique suivante :

℞ Carbonate de soude..... 10 gr.
  Acide lactique, Q. S. pour saturer.
Ajouter :
  Acide lactique.......... 10 gr.
  Sirop de sucre.......... 10 —
  Eau .................. 200 —

À prendre en plusieurs fois dans la journée pendant un mois sur deux (Rumpf).

Ou bien recommander l'emploi de la *solution phosphorique* :

℞ Acide phosphorique officinal................. 15 gr.
  Phosphate acide de soude. 30 —
  Eau distillée........... 250 —

1 cuillerée à café dans le verre de boisson à chaque repas (Joulie).

Sérum de Trunecek.

℞ Chlorure de sodium..... 4 gr. 92
   Sulfate de soude........ 0 — 44
     — de potasse....... 0 — 40
   Carbonate de soude..... 0 — 31
   Phosphate de soude..... 0 — 15
   Eau distillée. Q. S. pour 100 cc.

Employer le sérum de Trunecek pour combattre les troubles moteurs, sensitifs et psychiques liés à l'artériosclérose cérébrale, les crampes, la dyspnée d'effort, les crises d'asthme, les crises anginiformes, les palpitations douloureuses, l'oppression habituelle, l'anxiété précordiale, les bourdonnements d'oreille, les fourmillements.

Administrer ce médicament soit par la voie sous-cutanée (progressivement de 1 à 5 et 10 cc. tous les 4 à 6 jours, en augmentant la dose de 0 cc. 50 par séance ; pratiquer 20 à 30 injections), soit par la voie rectale (de 5 cc. à 40 cc. de sérum pur, sans addition d'eau), soit enfin par ingestion.

Ne pas utiliser ce sérum lorsque l'artériosclérose est arrivée à la période mitro-artérielle, que la tension est abaissée et le cœur dilaté, avec tendances asystoliques.

Cures aux stations thermales : *indiquées* plutôt par la goutte, le diabète et l'obésité qui s'associent fréquemment à l'artériosclérose que par l'artériosclérose elle-même : Saint-Nectaire, Royat, Vichy, Brides, Marienbad, Contrexéville, Vittel, Evian.

*Contre-indiquées* par les lésions viscérales graves.

# ARTÉRITES

**A. AIGUË** (infectieuse, traumatique).

*Repos* et *immobilité* du membre.

Défendre les frictions et les massages.

Pratiquer des onctions légères avec une *pommade résolutive* :

℞ Ichtyol.............. }
   Onguent napolitain... } ãã 10 gr.
   Vaseline ........... 20 —

Pour onctions, 1 à 2 fois par jour (Herzen).

S'abstenir des préparations de seigle ergoté.

A l'intérieur : *toniques*.

La période aiguë une fois passée, *iodure de potassium*.

**A. CHRONIQUE.**

*Traitement général* de la diathèse (arthritisme, goutte) ou de l'intoxication chronique (paludisme, saturnisme, syphilis).

Voy. *Aortites*, *Artériosclérose*.

# ARTHRITES

**A. BLENNORRAGIQUE.**

Traiter l'urétrite blennorragique.

**A la période aiguë**, contre **la douleur** : *repos, immobilisation* et *compression*.

Administrer, lorsque plusieurs articulations sont prises, le *salicylate de soude* à la dose de 4 à 6 gr. par jour, ou donner l'*antipyrine*, l'*aspirine*, la *salipyrine*, le *pyramidon*, la *phénacétine*.

Ordonner l'application en permanence de compresses d'*alcool*, associée à celle d'un bandage compressif légèrement serré, ou prescrire une pommade au *salicylate de méthyle* à 15 p. 100 ou le *liniment de Bourget* :

℞ Acide salicylique.......  
    Essence de térében-  
      thine ............. } āā 10 gr.  
    Lanoline.............  
    Axonge...........  80 —

Envelopper les articulations atteintes de flanelle sur laquelle on aura préalablement étendu de cette pommade.

Si les douleurs persistent, recourir à l'application de la *vessie de glace* ou mieux à celle de *cataplasmes chauds* fréquemment renouvelés.

Conseiller le *traitement par l'hyperémie* avec la bande élastique, appliquée journellement pendant 20 à 22 heures. Entre temps faire l'élévation du membre pendant 2 à 4 heures pour aider à la disparition de l'œdème. Ne pas appliquer la bande compressive trop près de l'articulation enflammée et changer la place de la striction. Pas de pansements locaux ; ordonner des mouvements précoces.

**En cas d'hydarthrose énorme** : recourir à la *ponction aspiratrice* de la synoviale, suivie de *lavage* avec une solution phéniquée à 5 p. 100 ; bandage compressif (Schede).

Pratiquer de préférence l'*arthrotomie précoce*, suivie de lavage et toilette de l'articulation dans tous les recoins de la synoviale, avec une solution phéniquée à 5 p. 100. Préférer cette opération à la ponction suivie de lavage, surtout pour les articulations du poignet, du coude et du cou-de-pied. Suture immédiate, drainage pendant 24 à 48 heures (Tillaux).

**En cas de suppuration** : même traitement qu'en cas d'hydarthrose ; l'*arthrotomie* n'est vraiment indiquée que dans les cas graves.

**Après la phase aiguë** : *Révulsifs* : teinture d'iode, pointes de feu ; onctions avec une *pommade ioduro-ichtyolée* :

℞ Ichtyol................ } āā 15 gr.  
    Iodure de potassium..  
    Axonge............  100 —

Procéder à la *mobilisation* de l'articulation et pratiquer le *massage*, pour empêcher la formation de raideurs articulaires ; prescrire les *douches sulfureuses*, les *bains térébenthinés*, selon la formule de Balzer :

℞ Essence de térében-  
      thine.......... } āā 100 gr.  
    Savon noir.........

Conseiller les *bains de vapeur térébenthinés*, les *bains locaux d'air réchauffé* à l'aide de la boîte à air chaud, les *bains locaux de boues minérales* (Dax, Saint-Amand).

**Contre l'atrophie** : recourir aux *courants continus*, au *massage*.

Intérieurement : administrer l'*iodure de potassium*, à la dose de 1 gr. par jour, pendant des mois, et donner le *fer*, l'*arsenic* et l'*huile de foie de morue*.

*Eaux* d'Aix-les-Bains, Baden, Louèche, Luchon, Cauterets, Barèges.

## A. GOUTTEUSE.

TRAITEMENT GÉNÉRAL : hygiénique, diététique et médicamenteux de la goutte (pipérazine, lycétol, lysidine, salicylate de soude ou de lithine).

TRAITEMENT LOCAL : *Repos, immobilisation*. Appliquer sur la jointure malade, en les renouvelant fréquemment, des *compresses imbibées d'eau de guimauve* ou d'*eau blanche froide* (entourer l'articulation de taffetas); ou pratiquer des badigeonnages de *teinture d'iode*, ou encore :

℞ Chloroforme.......... 10 gr.
Huile de jusquiame.... )
Huile camphrée....... } āā 25 —
Baume tranquille...... )

Appliquer un morceau de flanelle imbibé de ce mélange, puis exprimé, sur l'articulation malade, le maintenir en place par un pansement ouaté.

## A. INFECTIEUSE.

*Révulsifs; immobilisation; compression*, ou mieux *traitement par l'hyperémie* avec la bande élastique appliquée journellement pendant 20 à 22 heures ; entre temps faire l'élévation du membre pour aider à la disparition de l'œdème. Serrer la bande compressive de façon à ne modifier ni la circulation, ni le pouls ; le pouls artériel doit toujours être senti distinctement; l'hyperémie doit être chaude et indolore.

Combiner ce mode de traitement aux injections intraveineuses de *collargol* (5 à 10 cgr.), répétées 3 à 4 jours de suite.

**En cas d'épanchement constitué par de la sérosité trouble** : pratiquer une *ponction évacuatrice*, suivie d'injection phéniquée à 5 p. 100.

**Si le liquide reparaît avec les mêmes caractères** : faire l'*arthrotomie large* suivie de lavage à l'eau oxygénée dédoublée.

**En cas de pyarthrose** : recourir d'emblée à l'*arthrotomie*.

*Au pied* : incision verticale, passant en dedans ou en dehors des muscles antérieurs.

*Au genou* : incision verticale, de 6 à 8 centimètres, passant sur le prolongement externe du cul-de-sac soustricipital, en dehors de la rotule. Ouverture large de la synoviale, lavage articulaire à l'eau bouillie, puis à l'eau phéniquée à 5 p. 100 ou à l'eau oxygénée dédoublée. Gros drain, suture comprenant la peau et les aponévroses, ne laissant que le passage du drain.

*A la hanche* : incision verticale postérieure en arrière et en dedans du trochanter.

*Au poignet* : incision oblique passant entre l'extenseur de l'index et l'extenseur du pouce.

*Au coude* : double incision de chaque côté de l'olécrâne.

*A l'épaule* : longue incision verticale antérieure entre le coracoïde et l'acromion, avec contre-ouverture directement en arrière (Chaput).

**A. RHUMATISMALE.**
Voy. *Rhumatisme aigu.*

**A. SCARLATINEUSE.**
Voy. *Arthrite infectieuse,
Scarlatine.*

**A. SÈCHE DÉFORMANTE.**
Relever les forces du malade par les *toniques*, les *ferrugineux*, le *quinquina*, l'*huile de foie de morue.*
Conseiller l'*hydrothérapie froide.*
Recourir à la *médication alcaline, iodurée* et *arsenicale.*
Laisser le malade faire usage de son membre malade; pratiquer des *mouvements combinés* et le *massage.*
Prescrire la *gymnastique suédoise.*
S'il y a laxité trop gênante, faire porter un *appareil de soutien.*
*Eaux* de Néris, Cauterets, Bagnères-de-Luchon, Barèges, Luxeuil, Aix, Dax.
Voy. *Rhumatisme chronique progressif.*

**A. SYPHILITIQUE.**
*Repos relatif*; l'immobilisation n'est pas nécessaire.
Recourir à la *compression* pour faciliter la résorption de l'hydarthrose et à la *ponction*, si besoin, pour éviter la dislocation articulaire.
Le *traitement spécifique* suffit à lui seul à procurer la guérison : emplâtre de Vigo, frictions mercurielles et iodure de potassium, sirop de Gibert.
Toutefois il est bon de varier, surtout dans les cas rebelles, le mode d'administration et de pratiquer des injections de sels hydrargyriques : biiodure de mercure (2 à 3 cgr. par jour), salicylate de mercure ou de préférence *calomel* : 5 cgr. tous les 8 jours ; pratiquer 6 à 10 injections.
Rétablir l'intégrité fonctionnelle du membre par le *massage*, les *bains sulfureux*, l'*électrisation.*

**En cas d'arthropathie syphilitique suppurée** (soit par infection générale, soit après fistulisation) : pratiquer l'*arthrotomie.*

**A. TRAUMATIQUE.**
*Immobilisation* absolue et complète pendant les premiers jours.
*Compression* ouatée.
Dès que les douleurs se sont amendées, recourir au *massage.*

**Si la synoviale est trop distendue** : pratiquer une *ponction aspiratrice*, suivie ou non d'injection modificatrice (teinture d'iode, 5 à 10 gr.) ou de lavage articulaire avec une solution phéniquée.

**A. TUBERCULEUSE.**
TRAITEMENT GÉNÉRAL DE LA PHTISIE : *alimentation reconstituante*, surtout azotée, sans exagération pour ne pas avoir de troubles gastro-intestinaux, *huile de foie de morue, arsenic* ou mieux *cacodylate de soude* (5 à 10 cgr.), *iodure de potassium* (20 à 50 cgr. par jour).
Recourir aux *injections intramusculaires profondes* avec

℞ Iode pur.............  2 gr.
Iodure de potassium...  10 —

Chlorure de sodium...    1 gr. 50
Eau distillée..........  200 —
Injecter 2 cc. tous les 2 jours.

Ou bien employer la *tuberculine*. (voy. *Phtisie pulmonaire* : Tuberculinothérapie).

*Aération continue*, séjour à la *campagne*, séjour à la *mer*, mais proscrire la balnéation; *héliothérapie*.

Traitement local :

**Au début** : recourir à l'*immobilisation prolongée* pendant 18 mois à 2 ans, à la *révulsion* (pointes de feu très superficielles, mais nombreuses), à la *compression* ou au *traitement par l'hyperémie* à l'aide de la bande élastique (séances quotidiennes courtes, une fois une heure, ou une fois 2 à 3 heures, ou 2 ou 3 fois 1 heure par jour, avec constriction un peu plus serrée que dans les infections aiguës.

*Extension continue*, rectiligne pour le membre inférieur ; *immobilisation* dans la flexion à angle droit et dans la demi-pronation pour l'articulation du coude.

*Appareils plâtrés*, renouvelés tous les 2 mois.

Recourir, pendant les premiers mois de la maladie, à la *méthode sclérogène de Lannelongue* : se servir de la seringue de Pravaz munie de son aiguille ou d'une aiguille plus longue, si on a affaire à une articulation profonde et d'une solution de *chlorure de zinc* à 1 p. 10. Pratiquer les piqûres tout autour de l'articulation, à 2 ou 3 cm., en injectant à chaque piqûre IV à V gouttes de liquide. Enfoncer l'aiguille perpendiculairement et pénétrer jusqu'à l'os, très obliquement dans les points où celui-ci est sous-jacent à la peau (rotule, côtes). Pratiquer 10 à 12 piqûres par séance chez l'adulte, 5 à 8 chez les enfants, puis immobiliser pendant 3 à 4 semaines dans un appareil plâtré et compressif. Si, au bout de ce temps, les fongosités n'ont pas disparu, une nouvelle série d'injections sera nécessaire. Si les fongosités ont pris une dureté caractéristique, de nouvelles injections seront inutiles ; l'immobilisation sera prolongée encore quelque temps, jusqu'à la cessation des phénomènes douloureux ; dès lors, on sera autorisé à faire faire des mouvements à l'articulation et bientôt à laisser marcher le malade.

Agir à la fois sur les tissus intra et extra-articulaires en faisant précéder l'emploi de la méthode sclérogène par des *injections intra-articulaires d'huile iodoformée et créosotée* :

| | |
|---|---|
| ♃ Créosote pure..............  | 2 gr. |
| Iodoforme................  | 10 — |
| Ether sulfurique..........  | 40 — |
| Huile d'olive.............  | 90 — |

Injecter une quantité variable, suivant l'articulation intéressée (Lannelongue).

**Dans les cas d'épanchement** : traiter la tumeur blanche avec des *ponctions* et des *injections modificatrices* aux mêmes doses et aux mêmes intervalles que pour l'abcès froid (Voy. ce paragraphe).

**Lorsqu'il n'y a pas d'épanchement** : injecter dans la jointure, soit de l'*iodoforme* pour scléroser les fongosités, soit du *naphtol camphré glycé-*

riné pour les fondre, et le cas revient alors au précédent (Calot).

Recourir enfin au *traitement par les injections intrafocales de tuberculine* : commencer par s'assurer par un cliché radiographique de la localisation exacte du foyer tuberculeux, puis immobiliser le membre ou l'articulation malade dans un appareil plâtré. Par une fenêtre pratiquée dans celui-ci, commencer par injecter dans le foyer tuberculeux une faible dose de la tuberculine A de Béraneck, puis accroître insensiblement la dose afin d'obtenir à chaque injection une réaction locale manifeste. Si, sous l'influence des injections, il se forme un abcès, cet abcès sera très favorable à la guérison ; s'il ne se forme pas d'abcès, arrêter le traitement, lorsque le malade n'a plus de douleurs et peut commodément se servir de son membre ;

la raideur articulaire avec les épaississements capsulaires souvent presque ligneux, sont les derniers symptômes morbides à disparaître et une mobilité fonctionnelle complète ou au moins suffisante, si elle est encore possible, ne s'établit souvent qu'au bout de plusieurs semaines ou même de mois après la fin du traitement (de Coulon).

Voy. *Arthropathies.*

CHEZ L'ENFANT ET TANT QUE DURE LA CROISSANCE : être *temporisateur et conservateur* à outrance (immobilisation, injections sclérogènes ou modificatrices).

CHEZ L'ADULTE :

**En cas d'échec** : pratiquer la *résection articulaire* avec synovectomie.

**Si les lésions sont très étendues et si le malade est atteint de tuberculose pulmonaire en voie d'évolution rapide** : pratiquer l'*amputation.*

# ARTHRITISME

TROIS INDICATIONS PRIMORDIALES : 1° régulariser le mouvement nutritif ; 2° faciliter l'élimination des déchets de la vie organique ; 3° restaurer l'énergie nerveuse.

Conseiller les *promenades*, la *gymnastique*, les *exercices en plein air*, l'*équitation*, la *bicyclette.*

Stimuler les fonctions de la peau par l'*hydrothérapie* tiède ou chaude, par les *frictions* alcooliques. *Massage.*

Éviter la sédentarité et le surmenage intellectuel.

*Régime* : conseiller un régime mixte. Défendre les excès de viande ; se méfier des viandes rôties saignantes données aux arthritiques pour les fortifier ; interdire la charcuterie, les viandes conservées, le gibier, les crustacés. Recommander aux malades de manger beaucoup de légumes verts, de légumes secs en purée et de fruits bien mûrs. Proscrire les boissons alcooliques, permettre la bière légère, le cidre, le vin blanc coupé d'eau d'Evian.

Recommander aux malades de *manger modérément* et à heures fixes.

Chez les obèses, chez les malades atteints de congestion du foie, d'eczéma ou de prurit, ordonner le *régime lacto-végétarien.*

Faire prendre, au printemps et à l'automne, 25 bouteilles d'*eau de Vittel* (grande source) : une bouteille tous les matins par demi-verre, de demi-heure en demi-heure, entre les deux déjeuners, en se promenant dans l'intervalle.

Conseiller l'usage quotidien de la *serviette mouillée*, avec laquelle on fait chaque matin une friction de tout le corps, l'eau ayant une température de 22° à 14°. Faire cette opération au sortir du lit et la continuer pendant toute l'année,

En été, *station thermale*, dont le choix sera fait d'après la prédominance de telle ou telle manifestation morbide, et, après la cure thermale, prescrire au malade une *cure d'air* et de *repos* de 3 à 4 semaines, combinée à un traitement bien ordonné d'hydrothérapie.

Combattre certains désordres fonctionnels ou dynamiques de l'arthritisme (obésité, prurit), ainsi que quelques-unes des lésions matérielles qu'il engendre (eczéma, psoriasis, athérome artériel, rhumatisme chronique) par l'emploi des *préparations de glande thyroïde*, l'arthritisme n'étant qu'une variation particulière et individuelle dans l'intensité des mutations nutritives ou dans le mode suivant lequel elles s'accomplissent, due à une insuffisance fonctionnelle chronique et congénitale de la glande thyroïde (Herzen).

Donner le *kola*, la *coca*, les *glycérophosphates* et la *strychnine* pendant longtemps.

Prescrire les *iodures alcalins*, l'*arsenic*, le *cacodylate de soude* et le *méthylarsinate disodique* à la dose de 2 à 5 cgr. par jour.

℞ Arséniate de soude......  5 cgr.
   Iodure de sodium........  10 gr.
   Eau distillée...........  300 —

1 cuillerée à bouche à chacun des deux principaux repas, pendant 20 jours chaque mois.

℞ Arséniate de soude...  5 cgr.
   Acide citrique.......  1 gr.
   Teinture de kola.....  }
    —  de coca.....  } āā 50 —

1 cuillerée à café après chacun des 2 principaux repas (Grasset).

Alterner l'emploi de ces médicaments avec celui des *sulfureux :*

℞ Soufre sublimé..........  25 cgr.

Pour 1 cachet : prendre 1 cachet à chaque repas.

Voy. *Gravelles, Rhumatisme chronique.*

EAUX THERMALES : envoyer les arthritiques, gros et gras, ayant des raideurs articulaires, des douleurs, une tendance à la goutte, au rhumatisme, à *Aix-les-Bains*, les faire doucher et masser.

Conseiller aux arthritiques dyspeptiques les eaux de *Vals, Royat* ou *Vichy* ; aux sujets présentant des alternatives de diarrhée et de constipation, du ballonnement de ventre, de la gastro-entéralgie, recommander les eaux de *Plombières, Bourbon-Lancy*.

Chez les arthritiques à gros foie : *Vichy* ; chez ceux avec gravelle urique ou phosphatique : *Vittel, Contrexéville, Carlsbad, Wiesbaden, Evian*; chez les sujets anémiques, mous, lymphatiques : *La Bourboule, Royat, Saint- Nectaire* ; chez les arthritiques nerveux : *Lamalou, Néris* ou *Plombières;* chez ceux atteints d'accidents asthmatiformes : *Mont-Dore ;* chez ceux avec dermatoses : *La Bourboule, Uriage, Louèche*.

Lorsqu'il existe des affections organiques du cœur et des gros vaisseaux, il y a contre - indication formelle pour les cures aux eaux minérales.

Voy. *Herpétisme*.

# ARTHROPATHIES

### A. HYSTÉRIQUE.

Traitement général de l'hystérie.

*Suggestion* à l'état de veille, à l'état de sommeil hypnotique. Application d'*aimants*. *Massage*. Anesthésie, incision cutanée au niveau de l'articulation malade, suture, pansement.

Bannir la révulsion.

**En cas de rétractions fibro-tendineuses** : *redressement forcé, ténotomie, appareil inamovible*.

Voy. *Coxalgie hystérique*.

### A. SCROFULO-TUBERCULEUSE.

Voy. *Arthrite tuberculeuse.*

### A. TABÉTIQUE.

Recommander l'enroulement d'une *bande de flanelle*, le port d'une *genouillère* pour parer aux traumatismes.

**En cas de laxité articulaire :** *appareils orthopédiques de soutien*, à tuteurs métalliques.

**En cas de déviations, de déformations** : recourir aux *moyens orthopédiques* et pratiquer exceptionnellement des interventions sanglantes.

# ARYTHMIES CARDIAQUES

Rechercher attentivement dans chaque cas s'il s'agit d'arythmie fonctionnelle ou réflexe, ou d'arythmie organique, ou encore d'arythmie fonctionnelle venant influencer une maladie organique (artériosclérose, goutte, diabète, etc.), et s'efforcer de combattre la maladie primordiale.

Défendre l'usage du tabac.

**En cas d'artériosclérose généralisée**, avec prédominance de lésions bulbaires ou cardiaques, ou de **myocardite** : ne pas prescrire la digitale qui n'a aucune influence sur ces arythmies, ordonner par contre le *strophantus* et de préférence l'extrait à la dose de 2 milligr., ou mieux la *caféine*.

Ne donner la *digitaline* que si le cœur fléchit (V gouttes de la solution à 1 p. 1000, 10 jours, interrompre 5 à 6 et reprendre).

Combattre l'insuffisance rénale (régime lacté absolu ou mitigé, théobromine), la dyspepsie, la lithiase biliaire (arythmie réflexe).

*Cures thermales* aux eaux de Bourbon-Lancy, Cuzet, Evian.

Voy. *Bradycardie* (maladie de Stokes-Adam).

**En cas de dégénérescence graisseuse du myocarde** : voy. ce paragraphe.

**En cas d'arythmie réflexe** (dyspepsie, affection utérine, etc.) : instituer le traitement approprié au cas.

# ASCARIDES

Administrer, après un jour de régime lacté, le *semen-contra* et la *mousse de Corse* :

℞ Semen-contra............ 4 gr.
   Mousse de Corse.......... 8 —
     Faire infuser dans :
   Lait................... 125 —
     Ajouter :
   Sirop de mauve.......... 30 —
  À prendre le matin à jeun (8 à 10 ans) (Vieillard).

Préférer la *santonine*, donnée aux doses suivantes :

De 1 à 2 ans. S'abstenir.
De 2 à 5 ans. 4 à 6 cgr. par jour.
De 5 à 10 ans. 6 à 8 — —
Plus de 10 ans. 8 à 15 — —

*Associer la santonine au calomel* :

℞ Santonine............ 2 à 5 cgr.
   Calomel.............. 5 à 10 —
   Sucre de lait........ 30 —
  Pour 1 paquet : 3 paquets le matin, à 1 heure d'intervalle, 3 jours de suite (Herzen).

Ou bien, *chez l'adulte* :

℞ Santonine............ } āā 10 cgr.
   Calomel.............. }
   Poudre de sucre...... 20 —
  Pour 1 paquet : 1 ou 2 le matin à jeun, pendant 3 jours.

Ou mieux, administrer la *santonine en solution dans l'huile*, pour mettre le malade à l'abri de tout accident toxique, et faire précéder son administration de la *cure préparatoire* suivante : faire prendre la veille au coucher et le lendemain à jeun une tasse de *lait à l'ail* :

℞ Ail coupé en menus
    morceaux:........ 1 gousse.
   Lait................ 1 petite tasse.
  Faire cuire à petit feu pendant 10 minutes ; passer sur un linge et sucrer à volonté.

Donner la santonine dissoute dans l'huile quelques minutes après le lait à l'ail du matin :

℞ Santonine.... { 1 cgr. p. an. d'âge, { jusqu'à 30 cgr.
   Huile d'amandes douces. 5 à 10 gr.
   Faire dissoudre et ajouter :
   Sirop de gomme......... 30 gr.
   Eau de fleurs d'oranger................. Q.S. p. 60 cc.
  À prendre en 3 fois à 5 minutes d'intervalle.

Enfin 2 heures après la prise de la santonine, purgation au *calomel* (5 cgr. à 60 cgr. suivant l'âge).

## ASCITE

*Traitement* *général* de la cause (cirrhose, pyléphlébite, néphrite, cardiopathie, syphilis du foie ou du rein, péritonite, tumeur abdominale).

**En cas d'ascite cirrhotique :** Voy. *Cirrhose du foie.*

**En cas d'ascite néoplasique :** *laparotomie* précoce.

**En cas d'ascite tuberculeuse :** Voy. *Péritonite tuberculeuse.*

Pendant la grossesse : traitement causal de l'ascite ; *paracentèse,* et si le liquide se reproduit rapidement et abondamment, recourir, vers la fin de la grossesse, à l'*accouchement provoqué.*

(Technique de la paracentèse : Voy. *Cirrhose du foie.*)

**A. FŒTALE.**

Pendant l'accouchement, en cas de tête première ou dernière : procéder *à la ponction* de l'ascite à l'aide d'un appareil à aspiration ou simplement d'un trócart conduit sur le doigt.

**A. LACTESCENTE, LAITEUSE.**

Pratiquer la *paracentèse* pour combattre les accidents provoqués par la trop grande accumulation de liquide.

En cas de tuberculose péritonéale : voy. *Péritonite tuberculeuse.*

**A. SUCRÉE.**

Traiter le diabète, combattre la congestion ou la cirrhose hépatique et pratiquer la *paracentèse.*

## ASPERGILLOSE BRONCHOPULMONAIRE

Régime reconstituant, *suralimentation* (voy. *Phtisie*).

*Iodure de potassium* à haute dose ; *arsenic, huile de foie de morue.*

Séjour à la campagne, au bord de la mer, à la montagne.

**Contre les hémorragies :** Voy. *Hémoptysies.*

**Contre la bronchite :** ordonner la *créosote,* la *terpine,* le *créosotal.*

**Contre les accès de suffocation :** donner la *teinture de lobélie* associée à l'*iodure de potassium.*

## ASPHYXIES

Se hâter de donner des secours et de continuer malgré le peu de chances de succès

**A. AU COURS D'UNE PNEUMONIE OU BRONCHO-PNEUMONIE.**
Administrer les *expecto-*

*rants*, recourir à la *balnéation* et pratiquer, chez les sujets jeunes et vigoureux, une *saignée* abondante.

Voy. *Broncho-pneumonie*, *Pneumonie*.

### A. DES NOUVEAU-NÉS.

**En cas d'asphyxie légère, lorsque le corps de l'enfant est d'un rouge bleu** : *le laisser en communication avec le cordon ombilical* tant qu'on y percevra des battements ; pendant ce temps, *enlever de la bouche de l'enfant les mucosités* qu'il a pu aspirer et le *flageller* avec un linge mouillé ou le *frictionner* avec de l'alcool.

S'il ne réagit pas immédiatement, couper le cordon et plonger l'enfant dans un *bain chaud sinapisé*, ou bien le plonger rapidement et très peu de temps dans de l'*eau bien froide*, et puis le mettre dans un *bain chaud*, en répétant ces immersions jusqu'à ce que l'enfant crie à haute voix.

Faciliter le rétablissement de la respiration, en élevant et abaissant alternativement les bras et en exerçant des *pressions répétées* sur la cage thoracique.

Pratiquer aussi des *tractions rythmées de la langue*, à l'aide d'une pince large.

Ou mieux, recourir à la *méthode de Schultze* qui a le grand avantage de ne pas exiger d'instrumentation : après avoir coupé le cordon ombilical et enlevé les mucosités qui éventuellement se trouvent dans la bouche ou le pharynx, l'accoucheur, debout, le haut du corps légèrement penché en avant, les jambes entièrement écartées, les bras étendus vers le bas, tient l'enfant suspendu à ses index passés d'arrière en avant sous les creux axillaires et recourbés en crochet, les pouces reposant doucement sur le sommet de la face antérieure du thorax fœtal, les trois derniers doigts de chaque main appliqués dans une direction oblique, en bas et en dedans sur la face postérieure du thorax. La tête de l'enfant, qui tend à tomber inerte en arrière, trouve un point d'appui sur les bords cubitaux tournés l'un vers l'autre et sur une partie de la face palmaire des mains.

C'est là la position d'inspiration dans laquelle l'enfant ne doit pas être maintenu pour le moment. Sans perdre un instant, l'accoucheur lance l'enfant en avant et en haut ; quand les bras de l'accoucheur ont un peu dépassé l'horizontale, ils arrêtent leur mouvement doucement, de façon que l'extrémité inférieure du corps de l'enfant se rapproche progressivement du corps de l'accoucheur, par une flexion de la colonne vertébrale. Ce mouvement de flexion amène une compression du ventre de l'enfant par le poids de son extrémité pelvienne.

Dans ce balancement par en haut, il faut particulièrement prendre garde : que la flexion de la colonne vertébrale se produise non pas dans le segment thoracique, mais dans la région lombaire, que le soulèvement des bras jusqu'à l'horizontale ait lieu d'un mouvement brusque et vigoureux se passant dans l'articulation scapulo-humérale, afin que l'élévation des bras se passe de plus en plus lentement.

Ne pas oublier que la manœuvre doit commencer par la position d'expiration, pendant laquelle les mucosités s'écoulent par le nez.

Faire 10 à 12 balancements par minute et au bout de une à deux minutes plonger l'enfant dans un bain chaud, pour recommencer ensuite la manœuvre.

**Si l'enfant ne revient pas ou d'emblée dans tous les cas :** procéder à l'*insufflation*.

Se servir de préférence d'un insufflateur, dont l'extrémité peut se fixer dans le larynx et dont le pavillon sert à insuffler l'air par la bouche ou par une poire en caoutchouc (insufflateur de Ribemont-Dessaignes). Coucher l'enfant sur un oreiller, la tête renversée un peu en arrière ; introduire l'index gauche dans la bouche jusque sur les cartilages aryténoïdes, porter alors l'insufflateur tenu de la main droite dans la cavité du larynx et insuffler l'air. Parfois, quoique l'insufflateur soit bien placé, la dilatation thoracique ne se produit pas ; il faut alors aspirer les mucosités qui obstruent la trachée, retirer l'instrument et le réintroduire. Continuer l'insufflation jusqu'à ce que l'enfant fasse des inspirations naturelles, qu'il crie avec continuité et bruyamment.

Prescrire la potion suivante:

℞ Teinture de cannelle..    X gouttes.
   Alcool...............    2 gr.
   Eau distillée.........  100 —
Par cuillerées à café, deux par heure (Dugès).

## A. LOCALE DES EXTRÉMITÉS.

Voy. *Gangrène symétrique des extrémités.*

## A. PAR ACIDE CARBONIQUE ET OXYDE CARBONIQUE.

Soustraire le malade aux causes d'asphyxie ; le placer sur un lit, la tête et la poitrine élevées dans une pièce bien aérée, dont toutes les fenêtres sont ouvertes.

Pratiquer la *respiration artificielle*, les *tractions rythmées de la langue*, pendant 1 à 3 heures de suite. Recourir à la *faradisation* du phrénique, à l'application du *marteau de Mayor*.

**Quand le malade est revenu à lui :** administrer la potion suivante :

℞ Acétate d'ammoniaque....    10 gr.
   Liqueur de Hoffmann.....    2 —
   Sirop de fleurs d'oranger..  30 —
   Eau.......... Q. S. p.    120 cc.
Par cuillerées (Grasset).

**Dans les cas d'intoxication grave par l'oxyde de carbone,** il n'y a guère qu'un moyen : *forte saignée suivie de transfusion du sang d'homme à homme.*

## A. PAR CORPS ÉTRANGER DU LARYNX, PAR ŒDÈME DE LA GLOTTE OU PAR CROUP.

Pratiquer au plus vite la *trachéotomie.*

Voy. *Croup, Diphtérie.*

**A. PAR LE GAZ DES FOSSES D'AISANCES ET DES ÉGOUTS.**

Agir promptement, exposer le malade *au grand air*, et recourir aux moyens précédemment indiqués.

Mettre avec précaution sous les narines du malade une *compresse chlorée* ou lotionner les narines avec une solution étendue de chlore, de chlorure de soude ou de chaux.

Couvrir les extrémités de *sinapismes*.

**A. PAR STRANGULATION.**

Couper la corde, faire une saignée et pratiquer la *respiration artificielle*.

**A. PAR SUBMERSION. NOYÉS.**

Débarrasser rapidement le noyé de ses vêtements en les coupant.

Le *coucher sur le dos*, un peu tourné sur le côté droit et légèrement penché pour faire écouler les liquides muqueux contenus dans la trachée ; *débarrasser la bouche des mucosités* qui s'y trouvent. Ne jamais suspendre le noyé par les pieds.

Le *réchauffer* le plus promptement possible, en promenant sur toutes les parties de son corps des briques ou des fers à repasser convenablement chauffés ; le frictionner avec de la flanelle chaude, que l'on enduit quelquefois d'un *liniment ammoniacal*. Placer sous le nez du noyé un flacon rempli de vinaigre radical ou d'ammoniaque étendue ; appliquer le *marteau de Mayor* au creux de l'estomac. Exercer des compressions alternativement sur la poitrine et sur le bas-ventre, pour établir et maintenir la ventila-

tion pulmonaire, continuer *cette respiration artificielle* pendant 1 ou 2 heures, sans s'arrêter un seul instant. Recourir exceptionnellement à *l'insufflation d'air* dans les poumons, pratiquée avec lenteur à l'aide d'un tube de gomme de 16 à 18 cm., ou du tube laryngien de Chaussier, ou de la canule de Pia, ou du tube de Ribemont.

Préférer les *tractions rythmées de la langue*, d'après la méthode de Laborde ; saisir la langue de la victime et la tirer au dehors assez fortement, à intervalles réguliers, de façon à pratiquer 15 à 16 tractions à la minute. La période de traction doit durer autant que l'inspiration normale. Continuer, d'une façon rythmique, avec persévérance pendant 1, 2, 3 et même 4 heures, même si l'asphyxié a séjourné une demi-heure ou 1 heure dans l'eau.

On a vanté l'*électricité* ; l'*acupuncture* du cœur lui est préférable.

Quelquefois il est nécessaire de faire *vomir* ou de *saigner* le noyé.

**A. PROGRESSIVE DANS LES AFFECTIONS DU CŒUR ET DES REINS.**

Prescrire les *médicaments toniques du cœur*, les *diurétiques* et recourir à la *saignée* qui devra être abondante, 300 à 500 gr. (Voy. *Asystolie, Cyanose, Œdème pulmonaire*).

**A. DES AFFECTIONS PLEURO-PULMONAIRES.**

Voy. *Broncho-pneumonie, Œdème aigu du poumon, Pleurésies, Pneumonie, Pneumothorax*.

# ASTASIES-ABASIES

**En cas d'astasie-abasie due à une amnésie motrice,** faire une sorte de rééducation en fixant, par tous les moyens possibles, l'attention du sujet sur les mouvements à accomplir pour réveiller les images motrices, les graver dans la mémoire, et faire rentrer dans le domaine de la conscience les acquisitions, jadis automatiques, qu'il a perdues (Séglas).

**En cas d'astasie-abasie hystérique, due à une idée fixe ou une phobie obsédante,** distraire l'attention de l'acte à exécuter, en forçant le sujet à la fixer sur d'autres points, afin de favoriser l'exécution automatique des actes qui ne peuvent être accomplis sans angoisse (Séglas et G. Ballet).

# ASTHÉNIES

**A. CARDIAQUE.**

Voy. *Asystolie, Dégénérescence du myocarde, Insuffisances et Rétrécissements valvulaires à la période de compensation troublée, Myocardites, Péricardites.*

**A. NEURO-MUSCULAIRE.**
Voy. *Neurasthénie.*

# ASTHÉNOPIE ACCOMMODATIVE

Porter des *verres prismatiques*; s'abstenir de lire et d'écrire à la lumière.

Combattre la faiblesse nerveuse; prescrire les *toniques* et des *frictions* quotidiennes autour des yeux avec :

℞ Baume de Fioravanti.. ⎫
Alcoolat de lavande... ⎭ ãã 30 gr.
Ether sulfurique............  4 —
Camphre ..............  1 —
(Gallois).

*Electriser* les tempes avec la pile à courants continus, 5 minutes par jour (4 à 5 éléments).

# ASTHME

**A. ESSENTIEL.**

Avant d'instituer un traitement symptomatique ou diathésique, examiner le nez, le pharynx et le larynx des malades, pour se mettre en garde contre l'asthme d'origine réflexe.

CHEZ LA FEMME, traiter les affections utéro-ovariennes, lorsqu'elles existent.

CHEZ LES ENFANTS, rechercher l'adénopathie trachéo-bronchique (asthme ganglionnaire de Joal).

TRAITEMENT DE L'ACCÈS. **Au commencement de l'accès :** faire brûler ou faire fu-

mer du *papier nitré*, des feuilles de *datura*, de *belladone* ou
de *jusquiame*, seules ou associées.

℞ Nitrate de potasse........ 3 gr.
  Poudre de feuilles de datura. ⎱
    —   de belladone....... ⎰ āā 5 gr.
    —   de jusquiame......

Brûler sur une assiette une cuillerée
à café de cette potion.

Prescrire les *poudres antiasthmatiques* de Gambier, d'Es-
couflaire ou de Lefebvre, et
les *cigarettes antiasthmatiques
de stramoine*, de *belladone*, ou
celles d'*Espic*.

Recommander aussi les in-
halations d'*éther*, d'*iodure
d'éthyle*, de *chloroforme*.

Ou encore faire mettre, près
du lit du malade, une sou-
coupe contenant 4 à 5 gr. de
*pyridine* pour une chambre
jaugeant 25 mètres cubes
(G. Sée).

Donner la potion calmante
suivante :

℞ Éther sulfurique........ 1 gr.
  Extrait de belladone..... 5 cgr.
  Eau de laurier-cerise.... 10 gr.
  Eau distillée.......... ⎱ āā 60 —
  Sirop de fleurs d'oranger. ⎰

1 cuillerée à soupe toutes les heures.

Ou bien, faire prendre un
paquet ainsi composé :

℞ Codéine pure........... 2 cgr.
  Lactose................ 50 —

**Au summum de l'accès** : ouvrir largement les fenêtres,
appliquer des *sinapismes* aux
membres inférieurs et recourir à la *morphine*, en injéctions
sous-cutanées, à la dose de
1 cgr., répétée 2 à 3 fois dans
les 24 heures.

℞ Chlorhydrate de morphine. 1 cgr.
  Sulfate d'atropine. ...... 1 mgr.
  Eau distillée, stérilisée... 10 gr.

1 à 4 seringues dans les 24 heures
chez des enfants de 5 à 10 ans Comby).

Ordonner les *inhalations
d'oxygène*.

Ne pas prescrire le chloral
qui ralentit et affaiblit la
respiration et plus encore la
circulation.

Traitement en dehors
de l'accès.

Instituer, chez les jeunes
asthmatiques, le *traitement
général hygiénique* et *diététique* du neuro-arthritisme (voy.
*Arthritisme, Nervosisme*) et,
chez les asthmatiques âgés,
celui de l'artériosclérose (voy.
*Artériosclérose, Dyspnée toxi-
alimentaire chronique, Néphrite interstitielle des artérioscléreux*).

Conseiller d'éviter les excès
de toute nature. Ni tabac, ni
alcool. Eviter les causes occasionnelles des crises (changement brusque de température,
poussières, gaz irritants, émotions).

Combattre la bronchite et
lorsque l'affection des voies
respiratoires est attribuable
à des inhalations de vapeurs
irritantes (vapeurs de chlore,
d'acides chlorhydrique, azotique ou sulfurique), conseiller
un *changement de profession*.

Conseiller aux malades d'habiter la ville, les localités
abritées du vent, de fuir les
hautes altitudes, d'éviter les
brusques transitions de température.

Prescrire l'*iodure de potassium* à la dose de 50 cgr. à 1
et 2 gr. par jour, suivant la
tolérance ; l'associer à l'arsenic ou au *cacodylate de soude* :

℞ Arséniate de soude..... 2 cgr.
  Bromure de potassium. 2 gr. 50
  Sirop de fleurs d'oranger. 30 —
  Eau distillée......... 70 —
  3 cuillerées à café par jour (Comby).

Recourir à la *médication antispasmodique* : bromures, belladone, atropine, datura et daturine, lobelia inflata, grindelia robusta, teinture d'opium camphrée.

℞ Poudre de feuilles de belladone ......... } āā 20 cgr.
Extrait de belladone. }
Pour 20 pilules : débuter par 1 pilule donner ensuite 2, 3 et 4 pilules par jour.

Ou mieux, donner l'*atropine* d'abord à la dose quotidienne de 1/2 mgr. (par la voie stomacale), en augmentant progressivement tous les 3 jours de 1/2 mgr., jusqu'à faire prendre 4 à 6 mgr. dans les 24 heures. Continuer l'administration de cette dose pendant quelques jours, puis la diminuer progressivement, en faisant durer le traitement de 4 à 6 semaines.

Après 5 à 6 mois, répéter ce traitement, mais en administrant des doses moindres et en ne le prolongeant que pendant 3 à 4 semaines.

Employer la célèbre *formule de Green* :

℞ Iodure de potassium...... 8 gr.
Teinture de lobélie....... 25 —
— d'opium camphrée 25 —
Décoction de polygala.... 100 —
2 cuillerées à soupe par jour (Green).

Ou bien :

℞ Iodure de potassium. }
Teinture de lobélie... } āā 10 gr.
— de polygala. }
Extrait d'opium......... 10 cgr.
Eau distillée........... 300 gr.
1 cuillerée à bouche, matin et soir (Huchard).

℞ Extrait thébaïque...... 50 cgr.
Teinture de jusquiame. }
Iodure de potassium.. } āā 10 gr.
Eau distillée.......... 200 —
1 cuillerée à bouche, en se couchant (Barth).

Continuer ces médications pendant très longtemps.

Traiter l'emphysème pulmonaire (aérothérapie), la bronchite chronique (terpine, créosotal, codéine, héroïne, révulsion).

*Hydrothérapie* modérément avec précaution et discernement, préférer la douche écossaise.

*Climatothérapie* : séjour d'altitude, séjour dans des climats spéciaux et variables, suivant les asthmatiques ; séjour dans les étables.

*Cures thermales* : chez les asthmatiques goutteux : eaux bicarbonatées sodiques de *Vals*, *Vichy*, *Saint-Nectaire*. Chez la plupart des asthmatiques : eaux arsenicales de la *Bourboule* ou du *Mont-Dore*. Chez ceux atteints de bronchite catarrhale : eaux sulfureuses d'*Eaux-Bonnes*, de *Cauterets*, d'*Allevard*.

## A. BRIGHTIQUE.

Voy. *Néphrites aiguës et chroniques, Urémie, Dyspnée toxi-alimentaire*.

## A. CARDIAQUE.

Voy. *Angine de poitrine, Artériosclérose, Asystolie, Dégénérescence graisseuse du myocarde, Dilatation du myocarde, Insuffisances et Rétrécissements, valvulaires, Myocardites, Péricardites*.

## A. DES FOINS (A. d'été, Coryza spasmodique).

*Traitement général* du neuro-arthritisme : régime alimentaire sévère (peu de viandes, pas d'épices, pas de vin pur, etc.), emploi des laxatifs salins (sulfate de soude ou sel de Seignette, une cuillerée à café à jeun dans un verre d'eau de Vichy, 15 à 20 jours de suite, 3 fois par an).

Donner l'*iodure de potassium* (1 gr par jour) et les *alcalins*, soit isolément, soit associés.

*Eau de Vichy* (Célestins ou Hauterive).

Cure thermale aux eaux du *Mont-Dore*, de *Plombières*, d'*Enghien*, de *Royat*, de *Luxeuil*, de *Néris*.

Recommander au malade de *ne pas respirer des poussières* (pollen) ou certaines odeurs et poudres irritantes.

Au besoin, conseiller au malade d'introduire un *tampon de ouate dans chaque narine* et de porter un *lorgnon à verres fumés*.

**S'il existe une lésion nasale**, la *traiter chirurgicalement* (résection de l'éperon, réduction des cornets hypertrophiques, suppression des polypes), et s'il existe une **zone hyperesthésique au niveau de la pituitaire** : recourir à la cautérisation au moyen du *galvanocautère*.

Chercher à augmenter la résistance de la muqueuse nasale par des instillations dans les narines d'*huile de vaseline mentholée* à 1 ou 3 p. 100, ou *goménolée* à 5 ou 10 p. 100 (Chiari).

**Prévenir ou supprimer le réflexe nasal** par des badigeonnages avec une *solution de cocaïne* à 1 p. 10, ou introduire dans chaque narine une *bougie* à la cocaïne.

℞ Chlorhydrate de cocaïne... 5 cgr.
Beurre de cacao.......... 1 gr.

Pour 1 bougie : 1 à 2 bougies par jour et par narine.

Ou bien, faire priser une pincée de la *poudre* suivante :

℞ Chlorhydrate de cocaïne.. 50 cgr.
Sucre de lait............ 10 gr.

Ou encore, faire des applications fréquentes dans le nez au moyen de petits tampons d'ouate hydrophile imbibés de la *pommade* suivante :

℞ Chlorhydrate de cocaïne. } āā 15 cgr.
Thymol.............. }
Sous-carbonate de bismuth. 6 gr.
Vaseline ................ 30 —
                    (Menck).

Pratiquer des *insufflations* dans les fosses nasales plusieurs fois par jour :

℞ Sulfate de quinine........... 3 gr.
Poudre de benjoin.......... 6 —
                    (Huchard).

℞ Acide borique........... 2 gr.
— salicylique........ 20 cgr.
Sulfate de quinine...... 20 —
Poudre de benjoin..... 5 gr.

℞ Acide borique........... 2 gr.
Salicylate de soude..... 2 gr. 50
Chlorhydrate de cocaïne. 12 cgr.
                    (Philpats).

Faire des *irrigations* et des *pulvérisations antiseptiques* (résorcine, chinosol, aniodol, acide phénique) :

℞ Eau tiède................ 500 gr.
Phosphate de soude bisodique. 1 —
                    (P. Teissier).

**Au début de l'accès :** prescrire l'*antipyrine* et la *quinine*.

℞ Antipyrine............ } āā 10 gr.
Bromure de potassium.. }
Sirop d'écorces d'oranges amères
          Q. S. p. 200 cc.

1 cuillerée à soupe trois fois par jour (Herzen).

Ou bien ordonner le *valé-

rbonate d'ammoniaque et la
belladone :

℞ Extrait de belladone........ 1 gr.
 — de valériane........ Q. S.
Pour 1 pilule. Prendre 1 pilule avant
les repas de midi et du soir.

℞ Valérianate d'ammoniaque. 2 gr.
Teinture de valériane...... 10 —
Hydrolat de menthe....... 90 —
1 cuillerée à café dans un peu d'eau,
au coucher ; employer ce mélange concurremment avec les pilules ci-dessus
formulées.

En outre, pratiquer des
pulvérisations dans les fosses
nasales d'une solution de *cocaïne* à 1 p. 100 ou d'une
solution d'*adrénaline* à 1 p.
2.000.

**A. GANGLIONNAIRE.**
Traiter l'adénopathie trachéo-bronchique.

**A. GASTRO-INTESTINALE.**
Voy. *Dyspnée par intoxication alimentaire.*
**En cas de pneumatose sto-
macale :** *diète sévère*, un demi-
verre de lait toutes les 3 heures ;
2 ou 3 lavements alimentaires
par 24 heures.
Faire une série de *lavages
stomacaux* à l'aide de la sonde
œsophagienne.
Pratiquer une injection de

*morphine*, si la dyspnée persiste.
Combattre la constipation
et traiter la dyspepsie, l'hystérie ou la neurasthénie.
Prescrire les pilules suivantes :

℞ Extrait de fève de Calabar  20 cgr.
 —     belladone ... } āā 1 gr.
 —     noix vomique }
Pour 50 pilules : 1 à 3 pilules par jour
(Boas).

**En cas de pneumatose due
aux fermentations stomacales :** Donner le *menthol* et le
*carbonate de magnésie* (2 à
6 gr.).

℞ Menthol................. 30 cgr.
Pour 1 cachet : 3 cachets par jour
(Lauterbach).

Voy. *Dilatation d'estomac.*
**Chez les névropathes :** *bromures* et *hydrothérapie.*

**A. D'ORIGINE NASALE.**
*Traiter chirurgicalement* les
lésions nasales existantes.
**Au début de l'accès :** badigeonnage intranasal avec une
solution de *cocaïne* à 1 p. 10.

**A. THYMIQUE.**
Voy. *Spasme de la glotte.*

# ASYSTOLIE

Ne pas se hâter de prescrire
la digitale, mais lui ouvrir les
voies pour favoriser et augmenter son action diurétique
au moyen du *repos au lit*, du
*régime lacté absolu* (toutes les
2 heures, sauf sommeil, un
bol de lait cuit ou cru, chaud,
froid ou glacé ; additionné,
pour en changer le goût,
d'une cuillerée de thé, de
café ou d'eau de fleurs d'oranger ou rendu gazeux à l'aide
du sparklet) et d'un *purgatif*
(sulfate de soude).
Appliquer à la région pré-

cordiale et à la région hépatique deux *sangsues* et laisser couler le sang.

Prescrire pour commencer
la *digitale*, seule ou associée à la
*scille*, à la *scammonée*, au *calomel* (l'asystolie n'est faite, en
réalité, que de la réunion des
insuffisances organiques partielles [rein, foie, poumon, sur-
rénale] dues à des intoxications
ou à des infections, qui viennent compliquer à un certain
moment une lésion cardiaque
jusque-là bien supportée).

℞ Poudre de feuilles de digitale )
    —       scille ......... } āā 1 gr.
    —       scammonée.... )

Pour 20 pilules : prendre 4 pilules
dans la journée durant 3 ou 4 jours ;
en augmentant la dose jusqu'à 6 ou 8
pilules, puis cesser pendant plusieurs
jours, pour reprendre, si la diurèse et
la régularité des battements cardiaques
ne sont pas suffisantes (Lancereaux).

Ou bien administrer le *vin
de digitale composé* (ou vin de
l'Hôtel-Dieu ou vin diurétique de Trousseau) à la dose
de 2 grandes cuillerées par
jour (1 cuillerée de ce vin contient : 10 cgr. de digitale,
60 cgr. d'acétate de potasse,
20 cgr. de baies de genièvre,
10 cgr. de scille et 15 gr. de
vin blanc).

Ou encore recourir à l'em-
ploi de la *digitaline cristallisée*,
à la dose de demi à 1 mgr., soit
par la voie gastrique (solution à 1 p. 1 000, L gouttes
en une fois ou mieux en 2 ou
3 jours), soit par la voie sous-
cutanée à la dose de un quart
de milligramme.

℞ Poudre de scille ...... )
    —       digitale .... } āā 5 cgr.
    Calomel............ )

Pour 3 paquets, à prendre à 1 heure
d'intervalle (en renouveler l'emploi à

un, deux ou trois jours d'intervalle, suivant les indications) (Peter).

℞ Feuilles de digitale.    50 cgr. à 1 gr.
    Faire infuser dans :    .
    Eau bouillante...........   130 —
    Ajouter :
    Caféine ............. )    1 —
    Benzoate de soude.... )
    Sirop de menthe........    30 —

1 cuillerée à bouche toutes les 2 heures (Herzen).

Après avoir administré la
digitale, ou la digitaline, leur
rôle une fois terminé, prescrire pour soutenir ou continuer leur action cardiotoni-
que et diurétique, la *caféine*,
le *strophantus*, la *théobromine*.

(Voy. pour les doses à *Insuffisance mitrale* : période
troublée.)

℞ Théobromine.............   50 cgr.
    Phosphate neutre de soude.   25 —
    Pour 1 cachet : 4 cachets par jour
(Grasset).

Puis 10 jours après avoir
administré la digitale ou la
digitaline une première fois,
donner à nouveau ces médicaments à dose moitié moins
forte (XXV à XXX gouttes
seulement de digitaline) pour
tonifier le cœur (Huchard).

Pratiquer, surtout dans le
cas de dégénérescence profonde du myocarde, des injections sous-cutanées de *caféine*, d'*éther*, d'*huile camphrée*
à 10 p. 100 (1 ou 2 cc.) et de
*strychnine*.

℞ Caféine ............... )
    Benzoate de soude...... } 2 gr. 50 / 3 —
    Eau stérilisée..   Q. S. p. 10 cc.
    Injecter 3 à 6 seringues de Pravaz par
jour.

℞ Sulfate de strychnine.....   1 cgr.
    Eau stérilisée............   10 gr.
    Injecter 3 à 4 cc. par jour.

Recourir aux *excitants diffusibles* : acétate ou chlorhydrate d'ammoniaque, alcool.
**En cas d'ascite ou d'hydro-
thorax** : donner un *purgatif
drastique* (eau-de-vie allemande), prescrire les *diurétiques*
scille, théobromine, vin diu-
étique de Trousseau).

℞ Poudre de scille......... 10 cgr.
  Extrait de scille......... 5 —
Pour 1 pilule : 5 à 6 pilules par jour
(Grasset).

Au besoin, recourir à la *paracentèse*.
**En cas d'œdème considé-
rable des membres** : pratiquer
les *mouchetures*, ou bien appliquer 1 ou 2 *cautères* à la pâte
de Vienne à chaque jambe
(Voy. *Anasarque*).
**Contre la dyspnée** : appliquer des *ventouses sèches* en
très grand nombre ; injecter
de petites doses de *morphine*
1/2 cgr. à la fois).

℞ Sirop de morphine... ) āā 100 gr.
  — d'éther........ )
A prendre 2 à 4 cuillerées à bouche
du mélange.

**En cas d'asphyxie immi-
nente** (stase veineuse) : pratiquer, chez les sujets jeunes,
vigoureux et exempts d'artériosclérose, une *saignée* de 150
à 200 gr.
**En cas d'insomnie ou de
délire** : donner le *sulfonal*, la
*paraldéhyde*, l'*extrait thébaïque* ou la *morphine* à faibles
doses.
Éviter l'emploi du chloral.
Voy. *Artériosclérose, Endocardite aiguë, Insuffisance
et Rétrécissement aortique* ou
*mitral* (traitement de la pé-

riode troublée), *Myocardites,
Péricardites*.
CHEZ LES ENFANTS : pres-
crire la *caféine* ou l'*extrait de
strophantus*, à la dose de 1 à
3 mgr. dans les 24 heures, suivant l'âge (5, 10, 15 ans).

℞ Caféine............. )
  Benzoate de soude..... ) āā 1 gr.
  Sirop de cinq racines.... 30 —
  Eau distillée........... 70 —
1 cuillerée à dessert, trois fois par
jour (Comby).

Ou bien, pratiquer des *injections sous-cutanées de caféine*, à la dose de 10 à 20 cgr.,
répétées 2 à 3 fois par jour.
Administrer la *digitale* :

XV gouttes de teinture ou :
10 cgr. de poudre en infusion.
De 3 à 5 ans (Comby).

Recourir aux *diurétiques*,
aux *excitants diffusibles* : alcool, acétate ou chlorhydrate
d'ammoniaque, éther.
PENDANT LA GROSSESSE (ac-
cidents gravido-cardiaques).
*Repos au lit, régime lacté.*
Prescrire le *strophantus* :

℞ Extrait de strophantus..... 1 mgr.
  Excipient............... Q. S.
Pour 1 pilule : 2 à 3 pilules par jour.

ou bien recourir à la *médication digitalique*, mais à doses
fractionnées ou encore donner
le *vin diurétique de Trousseau*
(vin de digitale composé du
Codex).
En cas d'insuffisance aortique, ne pas donner de digitale.
Pratiquer des injections
d'*éther*.
Surveiller avec soin l'état
de la circulation pulmonaire
et si cet état donnait des inquiétudes, faire précéder l'ad-

ministration de la digitale, d'un *purgatif salin*, ou d'une *saignée locale*, ou même d'une *saignée générale* de 200 à 300 grammes (Vaquez et Millet).

**En cas de congestion hépatique ou rénale**, avec diminu-tion de la quantité des urines: prescrire le *régime lacté absolu*; administrer la *théobromine* ou bien donner alternative-ment toutes les heures une tasse de lait et une tasse de solution de *lactose* (dissoudre 30 gr. de lactose dans une petite quantité d'eau chaude et verser la solution dans une bouteille d'eau d'Évian dont on a au préalable soustrait une quantité de liquide équi-valente).

Donner tous les 3 ou 4 jours un *léger purgatif salin* (15 à 20 gr. de sulfate de soude). Voy. *Insuffisance mitrale* (période troublée, pendant la grossesse).

PENDANT L'ACCOUCHEMENT: Terminer la délivrance le plus vite possible.

APRÈS L'ACCOUCHEMENT : En cas d'asystolie, prescrire la *digitale*, la *caféine*.

En cas de gêne de la respi-ration pulmonaire, avec op-pression extrême, éviter de prescrire la digitale ou la ca-féine, et donner la *morphine*, en injections sous-cutanées de 1/2 cgr. chacune, toutes les 5 ou 6 heures.

**A. D'ORIGINE HÉPATIQUE ET GAS-TRIQUE.**

Traiter l'affection hépati-que ou gastrique.

Pratiquer des *lavages d'es-tomac*.

**En cas d'asystolie hépati-**que (cirrhose cardiaque hy-pertrophique), instituer le *traitement habituel de l'asys-tolie* : repos, régime lacté, purgation, injection de digi-taline cristallisée, à la dose de 1 mgr., puis strophantus, sous forme de teinture, asso-cié à la théobromine.

**Si le foie est très gros et douloureux**, recourir aux *émis-sions sanguines locales* (voy. *Congestion passive du foie*).

**A. D'ORIGINE INFECTIEUSE.**

Régulariser les fonctions du myocarde par la *digitale*, la *caféine*, la *strychnine*, l'*er-gotine* et le *valérianate de qui-nine*.

**A TOXI-INFECTIEUSE** (A. aiguë). Voy. *Grippe*, forme cardia-que.

**A. DES VIEILLARDS.**

Mettre le patient au *régime lacté absolu*, prescrire d'abord L gouttes de *teinture de digi-tale* ou VI à X gouttes de la solution à 1 p. 1000 de *digi-taline cristallisée* par jour et pendant 4 jours consécutifs.

Au bout de ce temps, cesser l'usage de la digitale et donner 3 gr. de *théobromine* par jour, en cachets de 50 cgr., pris toutes les 2 heures.

**Une fois la diurèse établie, les œdèmes et les accidents urémiques disparus** (36 à 48 heures), cesser l'usage de la théobromine et administrer l'*iodure de potassium* associé au *sulfate de spartéine*.

℞ Sulfate de spartéine...... 50 cgr.
 Iodure de sodium........ 10 gr.
 Eau distillée............ 300 cc.
 2 à 3 cuillerées à bouche par jour (Herzen).

Voy. *Artériosclérose*, *Myo-cardite chronique*.

# ATAXIE LOCOMOTRICE

## (*Tabes*).

**Au début** : recommander au malade d'éviter toute préoccupation, tout excès et tout surmenage.

*Régime tonique*, pas de café, pas de liqueur, pas de tabac.

Vie à la *campagne* dans un climat tempéré et stable.

Combattre l'intoxication par le plomb ou par le mercure, et conseiller aux malades, exposés de par leur profession à l'une ou l'autre de ces intoxications, de *changer de profession*.

*Traitement antisyphilitique* (frictions mercurielles, iodure de potassium, 2 à 4 gr.).

**Dans les cas à marche rapide et dans ceux avec syphilis antérieure**, tenter la *mercurialisation à hautes doses* : pratiquer des injections de *calomel* à la dose de 5 cgr. tous les 8 jours, pendant 2 à 3 mois, ou des injections d'*huile grise* ou *benzoate de mercure*, à la dose de 4 à 6 cgr. par jour, pendant des périodes de 25 jours, séparées par des intervalles de repos, enfin des injections de *biiodure de mercure* à la dose quotidienne de 2 cgr. en les faisant précéder d'une injection de cocaïne.

Après une cure mercurielle, prescrire les glycérophosphates, le kola et le fer (sirop d'iodure de fer) par la voie gastrique, ou le cacodylate de soude et l'ovolécithine par la voie hypodermique :

HERZEN, 6ᵉ édition.

℞ Lactate de fer............ 5 gr.
Extrait de quinquina...... 5 —
— de noix vomique... 1 —
— de gentiane........ Q. S.

Pour 100 pilules : 2 pilules par jour (Herzen).

℞ Glycérophosphate de chaux. 30 cgr.
Protoxalate de fer........ 10 —
Arrhénal................ 2 —

Pour 1 cachet : n° 30 ; 1 cachet au déjeuner et 1 au dîner (Herzen).

**Dans les cas ordinaires ou lents**, la suppression de tout traitement est préférable, pour les malades, aux exagérations thérapeutiques.

Essayer d'enrayer le processus scléreux à l'aide des injections suivantes :

℞ Biiodure d'hydrargyre... 50 cgr.
Iodure de sodium........ 5 gr.
Cacodylate de soude..... 5 —
Eau stérilisée... Q. S. p. 100 cc.

Injecter 4 cc. tous les jours pendant 5 jours, repos de 5 jours, et ainsi de suite à trois reprises tous les mois (Herzen).

**Dans les cas d'ataxie sans syphilis antérieure** et dans ceux où plusieurs traitements antisyphilitiques consécutifs n'ont produit aucune amélioration, donner le *nitrate d'argent*, à la dose de 3 à 5 cgr. par jour, en pilules de 1 cgr., et le *seigle ergoté* à la dose de 60 à 90 cgr. de poudre d'ergot, pour chacun des trois premiers jours de chaque semaine, pendant 4 à 6 semaines (Charcot).

℞ Nitrate d'argent............. 1 cgr.
Ergotine pure............. 5 —
Extrait et poudre de gentiane. Q. S.

Pour 1 pilule : 3 pilules par jour augmenter jusqu'à 6 pilules, puis diminuer.

Pratiquer en outre de la *révulsion* le long de la colonne vertébrale : pointes de feu à droite et à gauche du rachis, frictions irritantes, pommade de Gondret.

Charcot ordonnait :

1° Toutes les semaines, pendant les 4 premiers jours, prendre après les repas un paquet de poudre de *seigle ergoté* fraîchement pulvérisé :

℞ Poudre fraîche de seigle ergoté 20 cgr.
    Pour 1 paquet (Charcot).

2° Tous les mois, pendant les 15 premiers jours, avant les 2 principaux repas, 2 granules de *phosphure de zinc* (4 par jour), ou bien :

℞ Phosphure de zinc......   2 mgr.
   Glycérophosphate de chaux  25 cgr.
    Pour 1 cachet : 1 cachet à chaque repas.

3° Les 15 autres jours, prendre avant les 2 principaux repas une des pilules suivantes de *nitrate d'argent* :

℞ Nitrate d'argent..........  50 cgr.
   Mie de pain.............  Q. S.
    Pour 50 pilules (Charcot).

ou bien prendre le matin, au réveil, dans une tasse à thé de macération de *quassia amara*, une cuillerée à soupe de la solution suivante :

℞ Iodure de sodium........   6 gr.
   Eau distillée.............  200 —
            (Charcot).

**Contre les douleurs fulgurantes :** Conseiller le séjour dans un *climat tempéré et stable.*

Prescrire l'*antipyrine,* l'*exalgine* ou l'*acétanilide* et de préférence le *pyramidon,* à hautes doses :

℞ Phénacétine............  15 cgr.
   Antipyrine...............  30 —
   Pyramidon..............  20 —
    Pour 1 cachet : 4 cachets par jour (Herzen).

℞ Antipyrine ...............  5 gr.
   Eau.............  Q. S. p. 10 cc.
    Injecter 1 à 4 seringues par jour.

Si on emploie le *pyramidon,* il est nécessaire de donner en moyenne 1 gr. 50 par jour de ce médicament, en 2 cachets de 75 centigr., pris un le matin et un à midi, si les douleurs surviennent surtout l'après-midi, ou un le matin et un le soir si les douleurs surviennent la nuit.

Au besoin, augmenter la dose et donner 2 cachets de 1 gr. de pyramidon, et quelquefois en faire prendre même 3 par jour.

Essayer aussi, dans les cas où l'antipyrine et le pyramidon auront échoué, le *salicylate de soude* à la dose de 3 gr. par jour et l'*aspirine* à la dose de 2 gr.

Ordonner, comme adjuvant du traitement des douleurs fulgurantes, le *chlorure de sodium* d'une manière prolongée, à la dose de 1 gr. 50 par jour, seul ou associé au glycérophosphate de chaux et à la quinine :

℞ Chlorure de sodium......  75 cgr.
   Sulfate de quinine........  10 —
   Glycérophosphate de chaux.  25 —
    Pour 1 cachet, n° 30 : 1 cachet au commencement des repas de midi et du soir (Milian).

Conseiller enfin l'emploi de la *santonine* à la dose de 30 à 45 centigr. par jour et pendant 8, 15 et 30 jours consécutifs (pour éviter les accidents d'intoxication, commencer par des doses faibles, soit 15 gr. par jour), ou bien celui du *nitrite de soude* en injections hypodermiques :

℞ Nitrite de soude.......... 10 gr.
  Eau distillée..... Q. S. p. 100 cc.

Injecter 1 cc. pendant dix jours, puis suspendre dix jours. Reprendre ensuite de nouveau pendant dix jours, en injectant 2 cc. par 24 heures ; après une suspension de dix jours, reprendre pendant une troisième décade avec 3 cc., soit 30 cgr. de nitrite de soude par 24 heures (Raymond).

Prescrire des applications de *baumes calmants* :

℞ Chloroforme.......... )
  Laudanum de Sydenham ) ãã 10 gr.
  Salicylate de méthyle.. )
  Huile camphrée........ 50 —
                        (Herzen).

Faire prendre des *bains chauds prolongés* et pratiquer des *pulvérisations d'éther* ou de *chlorure de méthyle* le long de la colonne vertébrale.

Recourir à la *suspension* et à l'*électrisation* avec les courants continus.

Si besoin, ordonner les *opiacés*, le *chloral* en potion, le *laudanum de Sydenham* en lavements et pratiquer des injections de *morphine*.

℞ Chlorhydrate d'héroïne.... 3 mgr.
  Extrait gras de chanvre... 5 —

Pour 1 pilule : 2 à 3 pilules avec 1 à 2 heures d'intervalle (Herzen).

N'employer la *rachicocaïnisation* que comme moyen d'exception.

**Contre les crises viscérales** : *acétanilide, antipyrine, exalgine, pyramidon, opiacés* ; *suspension*.

℞ Acétanilide............. 3 gr.
  Cognac................. 20 —
  Eau distillée........... 100 —
  Extrait de chanvre indien. 30 cgr.

Sirop de fleurs d'oranger.   20 gr.

3 cuillerées à bouche avec 1 ou 2 heures d'intervalle.

Si ces médications échouent, pratiquer la *ponction lombaire* (Debove).

**En cas d'angine de poitrine tabétique** : appliquer à la région aortique des *pointes de feu* et mieux encore un *cautère* dont on entretient la suppuration aussi longtemps que possible.

Placer un *sac de glace* jour et nuit, au-devant du cœur.

Donner l'*antipyrine* à la dose de 3 gr. par jour et pratiquer des injections de *morphine* (Dieulafoy).

Voy. *Angine de poitrine, Aortites*.

**En cas de crises gastriques** : donner le *bromure de strontium* (2 à 4 gr.), le *chlorhydrate de cocaïne* (3 à 5 cgr.), l'*extrait gras de cannabis indica* (4 à 6 cgr. en pilules), la *dionine* (6 cgr. par jour).

Rechercher l'hyperchlorhydrie et, si elle existe, la combattre par les *alcalins à hautes doses* (Sahli).

Au moment de l'accès, pratiquer une injection de *morphine*, appliquer un *vésicatoire* au creux de l'estomac, ou faire des *pulvérisations d'éther* ou de *chlorure de méthyle*.

**Contre les vomissements** : donner le *protoxalate de cérium* à la dose de 5 à 15 cgr. répétée 3 à 4 fois par jour.

**En cas de crises laryngées** : prescrire les *bromures alcalins*, la *codéine* et l'*héroïne* ou la *santonine* à la dose de 15 cgr., 3 fois par jour, pendant 8, 15 et 30 jours consécutifs (Collet).

℞. Bromure de potassium...    5 cgr.
  Eau de laurier-cerise....    5 —
  — distillée.............    75 —
  Sirop de codéine........    50 —
  — de tolu... Q. S. p. 150 cc.

4 à 6 cuillerées à bouche par jour
(Herzen).

**Contre l'incoordination :** recourir à la *suspension*, séances de 1 à 4 minutes, progressivement (Motschutkowski). Si, après 20 ou 30 séances renouvelées tous les 2 jours, il n'est survenu aucune amélioration, interrompre le traitement pour recommencer après un repos de 6 à 8 semaines. De même, il y aura avantage à interrompre les séances pendant le même temps quand l'amélioration ne fait plus de progrès.

Pratiquer aussi la *flexion forcée du rachis* au moyen d'un appareil spécial (Gilles de la Tourette).

Employer ces méthodes de traitement chez les tabétiques parvenus à la deuxième période avec incoordination commençante ; les interdire chez les ataxiques à la troisième période.

Essayer la *rééducation progressive des muscles* à l'aide des exercices méthodiques de gymnastique (Fraenkel), surtout dans le tabes avec ataxie précoce.

**Contre les troubles urinaires :** prescrire le *seigle ergoté* et la *faradisation* de la vessie (un pôle dans le rectum, l'autre à la racine de la verge).

Ne pas donner de strychnine.

**En cas d'excitation génitale :** administrer les *bromures*, le *bromure de camphre*, le *valérianate de zinc*.

Faire prendre des *bains de siège froids*.

**Contre l'amyosthénie** et **l'asthénie :** recourir aux injections de *glycérophosphate de soude* ou *de sérum artificiel*.

℞ Arséniate de soude.......    5 cgr.
  Extrait hydroalcoolique de
    kola................;.    10 gr.
  Sirop d'écorces d'oranges
    amères.......  Q. S. p. 300 cc.

1 cuillerée à chaque repas (Grasset).

Donner les *toniques* : quinquina, fer, arsenic, cacodylate de soude, huile de foie de morue, lécithine.

**Contre les anesthésies** et **les paresthésies :** conseiller la *faradisation* (pôle négatif au niveau des zones anesthésiques, pôle positif sur le sternum).

Prescrire des *frictions excitantes :*

℞ Ammoniaque liquide......    5 gr.
  Teinture de noix vomique..   20 —
  Baume de Fioravanti.. ⎱
  Alcool camphré....... ⎰  āā 50 —

(Herzen).

Recommander les *bains d'eau chargée d'acide carbonique.*

**Contre les atrophies musculaires :** pratiquer le *massage*, l'*électrisation*.

**Contre les troubles de la vue :** recourir à la *faradisation*, en cas de diplopie, et prescrire des lunettes ou *pince-nez avec un verre opaque du côté du muscle parésié ou paralysé, et un verre plan du côté sain.*

En cas d'amblyopie, ne pas instituer un traitement mercuriel intense (celui-ci ne trouve pas sa justification en ce qui concerne la dégénérescence grise des nerfs optiques), faire tout au plus des injections d'*huile au biiodure* à 40 cgr. pour 100 à la dose de 1 cc. pendant 30 jours consécutifs.

Rejeter toute médication débilitante et s'efforcer de relever l'état général.

Employer les *courants continus* de faible intensité ; pratiquer des injections de *strychnine* (1/2 à 1 mgr.) ou de *cyanure d'or et de potassium* :

℞ Sulfate de strychnine. } āā 1 mgr.
Quassine amorphe.... }
Poudre de rhubarbe....    Q. S.

Pour 1 pilule, nᵒ 60 : prendre 2 pilules par jour.

℞ Cyanure d'or et de potassium. 25 cgr.
Eau distillée.............. 10 gr.

Injecter d'abord VI gouttes, puis augmenter progressivement jusqu'à X et XX gouttes ; redescendre graduellement (Galezowski).

Conseiller le port de lunettes ou de pince-nez avec des *verres jaunes* ou *jaunes fumés*.

CONTRE-INDICATIONS DE LA SUSPENSION :

Débilité, anémie intense, œdème, obésité, affections des systèmes cardio-vasculaire et nerveux (emphysème, phtisie pulmonaire, athérome artériel, affections cardiaques et des gros vaisseaux, congestions, apoplexie, névropathies s'accompagnant de phénomènes spasmodiques), lésions locales (ébranlement des dents, tendance aux fractures spontanées) (P. Blocq).

CONTRE-INDICATIONS DE LA MÉTHODE DE FRENKEL (rééducation progressive des muscles) :

Tabes aigu ou subaigu ; ar-

thropathie tabétique, fracture spontanée ou ruptures tendineuses ; cardiopathie (notamment insuffisance aortique) ; obésité, intoxications (morphine, alcool, cocaïne) ; amaurose, atrophie musculaire ou parésie motrice prononcées, anesthésie très étendue (Raymond).

HYDROTHÉRAPIE :

Prescrire l'*hydrothérapie tiède* ou *chaude* contre les phénomènes douloureux ; ordonner les *bains chauds prolongés* de 45 minutes à 1 heure.

L'hydrothérapie tiède est en général mal supportée.

CURES THERMALES :

Dans la période active, chez les tabétiques ayant des douleurs ou présentant de l'hyperesthésie, pas de médication thermale ; y recourir quand la maladie semble s'être arrêtée dans sa marche, après disparition des douleurs fulgurantes et des arthropathies.

Envoyer les malades à Lamalou, Lamotte, Balaruc, Uriage, Digne, Gréoulx, Néris, Wilbad, Tœplitz, Aix-la-Chapelle.

En cas d'impossibilité de se déplacer, faire prendre à domicile *trente bains de 34ᵒ avec 100 gr. de sulfate de fer* ; durée 10 à 20 minutes ; se remettre au lit ensuite. Un bain tous les jours (Grasset).

**A. A MARCHE FORT LENTE.**

Savoir respecter ces cas, de peur d'entraver par une médication intempestive leur bénignité naturelle (Gilles de la Tourette).

# ATÉLECTASIE PULMONAIRE

**A. MARASTIQUE.**

Défendre au malade de rester continuellement couché sur le dos, lui recommander de *changer fréquemment de position* et de se coucher, pendant quelques minutes, sur le ventre (Duguet).

Prescrire les *toniques* et les *excitants diffusibles* : quinquina, noix vomique, acétate d'ammoniaque, alcool.

Voy. *Congestion pulmonaire*.

**A. PULMONAIRE CONGÉNITALE.**

**Si le nouveau-né n'a pas respiré** : voy. *Asphyxie des nouveau-nés*.

**Chez les nouveau-nés qui ont respiré** : pratiquer des *frictions stimulantes* ; donner des *bains chauds*, suivis d'affusion à l'eau froide ; recourir à la *faradisation* des nerfs phréniques et des muscles du thorax. Inhalations d'*oxygène*.

Combattre la somnolence, en faisant fréquemment changer de position à l'enfant, en le secouant et en le réveillant toutes les 2 heures.

Nourrir l'enfant toutes les demi-heures et le réchauffer.

Si nécessaire, mettre le nouveau-né dans la *couveuse* de Tarnier.

# ATHÉROME

Voy. *Artériosclérose*.

# ATHÉTOSE

Voy. *Hémiplégie spasmodique*.

# ATHREPSIE

Donner à l'enfant une *bonne nourrice* et *régler l'allaitement*.

Si l'allaitement naturel ne peut être pratiqué, instituer l'allaitement artificiel (voy. *Allaitement*).

Dans le cas de catarrhe gastro-intestinal chronique, chez les enfants alimentés avec du lait stérilisé ou bouilli, ou encore avec des succédanés du lait (laits condensés, farines lactées, etc.), qui vomissent continuellement sans qu'on parvienne à arrêter ces vomissements par les moyens thérapeutiques habituels, essayer le *lait de vache cru* coupé dans les proportions voulues avec de l'eau bouillie froide (voy. *Allaitement* et *Dyspepsie des enfants* : D. des nourrissons).

*Laver* anus et organes génitaux, après chaque selle, avec de l'eau bouillie tiède.

**Contre l'affaiblissement**

employer la *couveuse* ou, à son défaut, recourir à l'*enveloppement ouaté* avec application de boules chaudes ; prescrire les *bains chauds* et *sinapisés* (50 gr. de farine de moutarde pour 30 litres d'eau) les *frictions stimulantes*.

℞ Huile de camomille camphrée ......... } 
Alcoolat de lavande... } ãã 10 gr.
— . de romarin... }

(Comby).

Pratiquer des injections de *sérum marin* (plasma de Quinton), à petite dose (5 à 10 gr.), répétées tous les jours ou tous les 2 ou 3 jours.

Maintenir constamment la température de la chambre à 20°.

**Contre la dépression :** faire prendre, avant chaque tétée, 1 ou 2 cuillerées à café de *bouillon de bœuf frais*, fait sans légumes, sans sel et dégraissé ; ou bien donner, après chaque tétée, X à XX gouttes de *cognac* (10 à 15 gr., par jour, dans un julep gommeux).

**Combattre la diarrhée :** voy. *Diarrhée chez l'enfant.*

Prescrire l'*acide lactique*, les *lavements* au sous-nitrate de bismuth ou à l'amidon, les *irrigations* intestinales avec de l'eau tiède additionnée de tanin.

℞ Acide lactique........ 2 gr.
Eau distillée.......... } ãã 50 gr.
Sirop de framboises... }

Par cuillerées à café toutes les heures ; dans les cas graves, tous les quarts d'heure (Grancher).

Administrer les *antiseptiques intestinaux* (benzonaphtol) et les *astringents* (dermatol, tannigène, tannalbine).

Ne pas donner de laudanum, même un quart de goutte.

**S'il existe des ulcérations :** faire des lavages à l'*eau boriquée tiède* ; saupoudrer avec de l'*aristol*, du *salol*, de l'*amyloforme*, du *xéroforme*, ou du *sous-carbonate de fer* en poudre et recouvrir d'un pansement humide.

℞ Salol pulvérisé......... } ãã 5 gr.
Dermatol ou xéroforme.. }

(Herzen).

Voy. *Atrophie infantile, Faiblesse congénitale.*

## ATONIE GASTRO-INTESTINALE

Voy. *Anorexies, Constipation, Dilatation d'estomac, Dyspepsies atoniques, Entérite muco-membraneuse, Neurasthénie abdominale.*

## ATRÉSIES GÉNITALES

(Chez la femme).

**A. DU COL.**

Ouvrir le col par une *incision* ; maintenir un calibre

suffisant par la *dilatation* avec les bougies de Hégar ; désinfecter la cavité utérine

par le *drainage* et le *curettage* (Labadie-Lagrave et Legueu).
Voy. *Hématomètre*.

**A. DE LA VULVE ET DU VAGIN.**

*Créer un vagin artificiel* (dans le seul but de permettre le coït, ou pour remédier à de graves accidents de rétention) et assurer, dans la même séance, l'évacuation de la collection.

Sur le doigt introduit comme conducteur dans le rectum, inciser le fond im-perforé du vagin, comme pour la création d'un vagin artificiel. Refouler le rectum en arrière et en avant ; se créer ainsi un canal artificiel jusqu'à la collection.

Ponctionner celle-ci avec un trocart et, le long du trocart, inciser la poche.

Assurer plus tard la conti-nuité du vagin avec la poche et prévenir la rétraction ar-tificielle.

Voy. *Hématocolpos*.

# ATROPHIE INFANTILE

*Voy. Athrepsie, Enfants arriérés ou retardataires, Faiblesse congénitale.*

Avoir toujours présentes à l'esprit les variations de poids de l'enfant normal aux diffé-rents âges (voy. *Nouveau-né*).

Combattre les troubles di-gestifs, lorsqu'ils existent, par les moyens ordinaires (Voy. *Dyspepsie des enfants :* D. des nourrissons) et *régler l'alimentation suivant le dé-veloppement de l'enfant.*

Si possible *mettre l'enfant au sein* et régler l'allaitement d'après les indications don-nées à : *Allaitement.*

Dans le cas contraire, don-ner le *lait d'ânesse cru* ou le *lait de vache stérilisé*, coupé d'eau bouillie, en quantité un peu supérieure à celle que prendrait un enfant normal, de même poids, mais plus jeune.

Mettre dans le biberon 20 à 25 gr. d'eau, et ajouter au-tant de lait pur qu'il est né-cessaire pour obtenir la quan-tité qui convient à chaque repas (7 fois en 24 heures). Maintenir la quantité d'eau fixe et varier la quantité de lait à mesure que l'enfant de-vient capable de digérer une plus grande quantité de lait.

Pour évaluer la quantité de lait que doit prendre un en-fant à chaque repas, multi-plier par deux les deux pre-miers chiffres de son poids et ajouter à ce résultat un cin-quième de la quantité obte-nue si l'enfant pèse moins de 6 000 gr. (poids d'un enfant de quatre mois), et un dixiè-me s'il pèse davantage.

Pratiquer des pesées régu-lières et dresser une courbe de poids.

# ATROPHIES MUSCULAIRES

## A. MUSCULAIRES PAR NÉVRITES PÉRIPHÉRIQUES.

Pratiquer la *faradisation générale*: asseoir le malade sur une chaise, les pieds nus, appuyés sur un escabeau à plan incliné. Recouvrir ce plan incliné d'une plaque en fer ou en cuivre, séparée des pieds du malade par un morceau de flanelle mouillée ; relier la plaque à l'un des pôles d'un appareil d'induction et promener l'autre pôle, terminé par une éponge ou un pinceau, sur les différentes régions du corps. Appliquer d'abord le pôle mobile sur la nuque, tout particulièrement sur les points douloureux et les régions correspondant aux première, deuxième et septième vertèbres cervicales. Promener ensuite le pinceau successivement sur chaque moitié du dos, de la poitrine, sur le ventre et en particulier sur le creux épigastrique (plexus solaire), sur les membres supérieurs et sur les inférieurs. Terminer la séance par la faradisation de la tête et des ganglions cervicaux, en se servant de la main comme électrode.

Faire des séances de 15 minutes de durée : tête 1 minute, cou et région cervicale 4, dos 3, ventre 3, membres 4 (Raymond).

Voy. *Névrites.*

## A. MYÉLOPATHIQUES (A. MUSCULAIRE PROGRESSIVE).

*Traiter la myélite.*

Stimuler la fonction nutritive des cellules antérieures par le *phosphore*, le *phosphure de zinc*, la *noix vomique*, la *strychnine*, le *fer*, l'*arsenic*, le *kola*, et l'*ergotine*, donnés seuls ou associés.

℞ Phosphure de zinc....... 20 cgr.
  Arséniate de soude....... 20 —
  Protoxalate de fer........ 5 gr.
  Ergotine................ 5 —
  Extrait de noix vomique.. 1 —

Pour 100 pilules : 3 pilules par jour (Herzen).

℞ Glycérophosphate de chaux. 25 cgr.
  Protoxalate de fer....... 10 —
  Arrhénal................ 2 —
  Poudre de noix vomique.. 2 —

Pour 1 cachet : 1 avant le déjeuner et 1 avant le dîner (Herzen).

Injections sous-cutanées de *cacodylate de soude*, de *cacodylate de fer*, d'*ovolécithine* ou de *glycérophosphate de soude* à la dose de 25 cgr. par jour. Conseiller l'application de *courants continus* le long de la colonne vertébrale.

Recourir au *massage* et surtout à la *faradisation* des muscles (courants peu intenses, rares interruptions, courtes séances) et à la *galvanisation* de la moelle (8 à 10 milliampères).

Conseiller l'*hydrothérapie* méthodique.

S'il existe une position vicieuse (pied bot) ou des rétractions tendino-fibreuses : *intervention chirurgicale.*

Cures thermales à *Lamalou* et, au printemps et à l'automne, faire prendre *vingt bains tièdes*, de 10 minutes avec 5 kilogr. de sel marin et une bouteille d'eaux-mères de Salies-de-Béarn : un tous les 2 jours.

Voy. *Paralysie infantile.*

### A. MYOPATHIQUES.

*Révulsion* sur la colonne vertébrale et les principaux nerfs. *Massage, gymnastique* sans exagérer et laisser les muscles se reposer.

*Douches*, bains sulfureux, eaux chlorurées sodiques.

Administrer la *noix vomi-*que, la *strychnine* et l'*ergotine.*

Prescrire les *toniques* soit par voie gastrique, soit par voie sous-cutanée (Voy. *A. myélopathiques*).

Recourir aux *courants fa-radiques* : appliquer les deux électrodes sur la région à électriser ; faire contracter les muscles par l'intermédiaire des nerfs moteurs.

Recommander *Aix-les-Bains.*

# AVORTEMENT

### A. HABITUEL.

*Traiter les maladies chroniques du père et de la mère* (tuberculose, albuminurie, cardiopathie, anémie, diabète et surtout syphilis) ; combattre les intoxications (tabac, plomb, sulfure de carbone, alcool).

*Ne pas employer*, pendant la grossesse, l'ergot de seigle, la rue, la sabine, le sulfate de quinine, le salicylate de soude et les purgatifs énergiques.

Conseiller à la femme d'*éviter* les fatigues, les traumatismes, les rapports sexuels trop fréquents, les excitations génitales, les émotions.

*Traiter* l'endométrite, la métrite, les déviations utérines, les fibromes utérins, les tumeurs abdominales, surtout les kystes de l'ovaire et les adhérences laissées par d'anciennes pelvi-péritonites.

**Contre l'irritabilité utérine** : *repos absolu au lit* pendant une durée variable de quelques jours à quelques mois.

Recourir à l'emploi des opiacés et du *viburnum prunifolium*, à la dose de XXX gouttes d'extrait fluide dans un verre d'eau, répétée deux et même trois fois dans les 24 heures.

S'il y a accumulation de matières fécales, donner un lavement évacuant d'eau glycérinée ou de décoction de graines de lin, et dès que l'effet purgatif s'est produit, administrer un *lavement calmant* :

| | |
|---|---|
| ℞ Teinture de piscidia erythrina.............. | 3 gr. |
| Laudanum de Sydenham.. 50 cgr. à | 1 — |
| Eau distillée (tiède)....... | 100 — |

Pour un lavement que la malade doit garder (Bossi).

Ne donner qu'un ou tout au plus 2 de ces lavements dans les 24 heures.

**Contre la congestion utérine** (pesanteur dans la région inférieure de l'abdomen, s'exagérant surtout à l'époque correspondant à la menstruation et s'accompagnant souvent de coliques utérines, ainsi que d'hémorragies génitales) ; *repos* dans la position assise et mieux horizontale ; *laxatifs* intestinaux. Si la femme est pléthorique, pratiquer des *saignées répétées et périodiques* de 200 à 300 gr. (Auvard).

En cas de perte sanguine : associer l'usage du viburnum prunifolium à celui de l'*extrait fluide d'hydrastis canadensis*, à la dose de L gouttes, répétée 2 ou 3 fois dans les 24 heures au maximum. Chez les femmes dont l'estomac ne tolère pas l'extrait d'hydrastis, administrer ce médicament par la voie rectale (LX gouttes dans le lavement calmant ci-dessus formulé).

**Lorsque la cause de l'avortement habituel reste indéterminée** : recourir au traitement antisyphilitique, ou, mieux, donner le *mercure* à petites doses, pendant 2 à 3 mois au plus, suivant le cas.

℞ Bichlorure de mercure.  |  āā 10 cgr.
Extrait thébaïque.....  |
— et poudre de réglisse. Q. S.
Pour 20 pilules : à prendre 1 pilule tous les soirs.

Si le mercure est bien toléré porter, au bout d'un mois, la dose de sublimé à 15 mgr.

Ou encore, employer comme moyen prophylactique de la mort du fœtus, le *chlorate de potasse* à la dose de 40 à 60 cgr. par jour, pendant toute la durée de la gestation, à partir de la fin du troisième mois (Simpson, Rémy).

**En cas de mort habituelle du fœtus pendant les trois derniers mois de la grossesse** : *provoquer l'accouchement* quelques jours avant l'époque où l'enfant cesse ordinairement de vivre.

### A. PROVOQUÉ.

INDICATIONS : vomissements incoercibles, rebelles aux autres moyens thérapeutiques ; pelviviciations au-dessous de 6 centimètres, môle hydatiforme, hydramnios, éclampsie, incarcération de l'utérus gravidique en rétroversion, tumeur du bassin, cancer de l'utérus, cardiopathies compliquées d'accidents gravido-cardiaques, néphrites, chorée grave, tuberculose pulmonaire.

Avoir recours, pendant les premiers 3 mois de la grossesse, à l'introduction avec toutes les précautions nécessaires d'un *hystéromètre* d'assez gros calibre dans la cavité utérine.

Si ce procédé échoue, introduire dans le col une série de *laminaires* de volume grossissant jusqu'à ce que l'utérus irrité et dilaté par ce moyen finisse par expulser son contenu.

Pendant les 6 derniers mois de la grossesse, recourir à la *bougie de Krause*, qui suffit dans la grande majorité des cas pour provoquer l'expulsion prématurée ; ne faire usage du ballon intra-utérin ou de tout autre moyen que si ce procédé échoue ou n'agit qu'avec une trop grande lenteur (Auvard) ; employer une bougie de caoutchouc (n° 15 à 20), bien aseptique et enduite de vaseline boriquée. L'introduire, au moyen du spéculum, à l'aide d'une longue pince, dans l'orifice externe du col, la pousser doucement entre la paroi extérieure et les membranes. Replier l'extrémité extérieure de la sonde dans le vagin, afin qu'elle soit bien maintenue en place (Krause).

Ou bien, pratiquer la *perforation des membranes*, au moyen du perforateur spécial ou de l'hystéromètre rendu aseptique.

Recourir *de préférence* à la méthode suivante : introduire dans la cavité utérine un *ballon dilatateur* en caoutchouc (Tarnier, Champetier de Ribes), après avoir dilaté le col au moyen d'une tige de laminaire bien aseptique (éther iodoformé), et après avoir fait pendant 3 jours de suite un pansement vulvo-vaginal antiseptique (savonnage, injection, gaze iodoformée). Eviter les corps gras et la vaseline qui attaquent le caoutchouc et employer, comme corps lubrifiant, la glycérine ou le savon ordinaire. Une fois le ballon introduit, injecter dans celui-ci 80 à 100 gr. d'eau boriquée et mettre dans le vagin une forte mèche de gaze iodoformée. Si l'appareil descend dans le vagin, remplacer, sans attendre, le ballon par l'écarteur Tarnier.

**En cas d'hémorragie :** *injections vaginales très chaudes, tamponnement vaginal* à la gaze iodoformée ou salolée, introduction du *sac de Barnes.*

**A. SPONTANÉ.**

Voy. *Irritabilité de l'utérus gravide.*

**Menace d'avortement :** *Repos absolu* au lit ; éviter les examens internes répétés, les injections chaudes et le tamponnement vaginal.

Faire prendre, en cas de nécessité, une injection vaginale à 37°, sous faible pression (bock élevé à 50 ou 60 cm. au-dessus du plan du lit).

Prescrire le *laudanum* par la voie stomacale ou mieux par la voie rectale en lavements pris avec une seringue ou avec une poire en caoutchouc et non avec un irrigateur.

℞ Laudanum de Sydenham
XXV à XXX gouttes.
Eau tiède.... 60 à 100 gr.

Pour 1 lavement : 2 à 3 lavements dans les 24 heures (vider préalablement le rectum par un lavement évacuateur) (Pinard).

Associer *l'antipyrine* au laudanum :

℞ Antipyrine............ 3 gr.
Laudanum de Sydenham XL gouttes
Eau bouillie tiède...... 250 gr.

Pour 2 lavements, pris à 2 heures d'intervalle.

Chez les brightiques et les cardiaques, donner le *viburnum prunifolium* (extrait 2 à 3 gr. ; teinture XL à L gouttes dans les 24 heures, en lavement).

℞ Extrait fluide de viburnum
prunifolium........... 2 à 3 gr.
Hydrolat de laitue...... 120 —
Sirop diacode......... 30 —

1 cuillerée à soupe toutes les 2 heures (Herzen).

Recourir enfin à l'administration des différents médicaments calmants et hémostatiques associés.

Extrait fluide d'hydrastis canadensis.
— — d'hamamelis virginica....
— — de viburnum prunifolium..
Teinture de piscidia erythrina ............ } āā 10 gr.

Laudanum de Sydenham.... 2 —
XC gouttes dans 1/2 verre d'eau, 2 à 3 fois dans les 24 heures (Bossi).

**Si l'avortement est inévitable** (orifice utérin dilaté et pôle inférieur de l'œuf pointant dans le canal cervical) : *repos* au lit ; assurer l'*antisepsie vaginale*, pratiquer un *tamponnement vaginal* antiseptique et attendre plusieurs heures...

*Etre aussi sobre que possible d'explorations par le toucher.*

Suivre l'avortement en prenant très exactement la *température* de la parturiente et surtout en interrogeant attentivement son *pouls* (pour se rendre compte s'il s'est produit une infection ou une hémorragie abondante ou non.

Se contenter d'*examiner avec soin tous les débris nus ou enveloppés de caillots qui pourront être rejetés par les voies génitales.*

Avoir toujours présent à l'esprit le retardement physiologique de la délivrance qui, pour les avortements de 3 à 4 mois surtout, où le fœtus vit, peut être considérable et atteint parfois sans anomalie 24 heures et même plus. *Ne pas chercher, sauf exceptions, à hâter la délivrance* dans ces limites.

*Trois à quatre heures après l'expulsion fœtale, se rendre compte par le toucher vaginal si l'arrière-faix n'est pas dans la cavité vaginale* et dans ce cas l'extraire manuellement ; dans le cas contraire, faire une injection vaginale, appliquer de la gaze ou du coton aseptique sur la vulve et attendre 24 heures.

Si l'avortement a évolué naturellement, *immobiliser la femme au lit* et ordonner des *injections vaginales chaudes légèrement antiseptiques* pour favoriser l'involution utérine.

Déroger à la règle et *hâter l'avortement* : 1° quand la femme perdant beaucoup de sang a décollé son œuf ; 2° quand des pertes de sang abondantes ont mis la femme en danger (plus de 100 pulsations à la minute); 3° quand, sans être abondantes, les pertes de sang sont continues et amènent la femme à un état d'anémie extrême.

Dans ces cas, provoquer l'avortement, et rejetant la quinine, l'ergot de seigle, les injections intra-utérines de sublimé, les perforations de l'œuf, faire la *dilatation du col rapide ou lente.* Si on s'adresse à la voie rapide, utiliser les bougies de Hégar (nos 10 et 11 pour les primipares, nos 14 et 15 pour les multipares). Quand on a du temps (voie lente), recourir aux tiges de laminaire de 10 à 13 centimètres de longueur, selon qu'il s'agit d'une grossesse de 2 mois ou de 3 mois et demi. Au bout de 14 à 15 heures la dilatation étant obtenue, procéder à un nettoyage soigneux du vagin, retirer la laminaire et tâcher d'introduire un ou deux doigts dans l'utérus. Si la chose est impossible, nouvelle dilatation par les bougies de Hégar, puis procéder à l'évacuation de l'utérus : fixer celui-ci par une pince et presser avec une autre main sur l'utérus à travers les parois abdominales. Décoller l'œuf à l'aide du doigt ou, si ce décollement est impossible, rompre l'œuf. Ramener le fœtus et détacher les membranes par le curage digital. Ne se servir de la curette que dans les grossesses récentes et quand le placenta est friable ; l'œuf étant décollé, est tiré au dehors par une pince de Bonnaire, un nettoyage à l'écouvillon, un doigt en crochet ou le jet d'eau d'une injection intra-utérine. Si le placenta est adhérent, ramener ce qu'on peut, un coup prudent de curette fera le reste. Puis écouvillonnage de sûreté, tamponnement de la cavité utérine à la gaze stérilisée et terminer l'intervention par une injection hypodermique d'eau salée à 7 p. 1 000 (600 à 800 gr.).

**Si l'expulsion de l'œuf et des annexes est incomplète** (rétention de l'arrière-faix), **ou s'il survient une hémorragie** : pratiquer, si besoin, la *dilatation du col utérin* à l'aide d'un petit ballon de Champetier de Ribes et *vider l'utérus*, soit avec le doigt en s'aidant avec l'autre main appuyée sur le fond utérin, soit avec une curette mousse.

Voy. *Fièvre puerpérale* : curage digital.

Faire suivre cette intervention d'une *injection intra-utérine chaude et légèrement antiseptique* (acide phénique à 2 p. 100, sublimé à 1 p. 5 000, eau oxygénée à 1 p. 6), et du *tamponnement vaginal*.

Donner, une fois l'utérus vidé, l'*ergotine* ou l'*ergotinine* par la voie stomacale ou par la voie hypodermique :

℞ Ergotine.................. 2 à 4 gr.
Vin cordial............... 100 —
Sirop d'écorces d'oranges
amères................ 30 —
Par cuillerées dans la journée.

℞ Ergotine................ 2 gr. 3
Hydrolat de laurier-cerise 10 —
Injecter 1 cc., 2 à 4 fois par jour.

**En cas d'hémorragie grave** : voy. *Anémie aiguë, Hémorragies de la délivrance*.

**En cas de collapsus** : voy. *Collapsus*.

**En cas de lochies fétides et d'infection** : voy. *Endométrite puerpérale, septique, Incarcération du placenta et Fièvre puerpérale*.

**A. TUBO-ABDOMINAL.**
Voy. *Grossesse extra-utérine, Hématocèles*.

# AZOTURIE SANS POLYURIE

*Régime* surtout azoté ; ne pas supprimer complètement les féculents.
*Repos absolu* au lit.

*Médicaments antidéperditeurs* : valérianate de quinine, 20 à 50 cgr. ; extrait de valériane, 8 à 20 et 30 gr. par jour.

Arsenic, opium et codéine associée à la strychnine (Bouchard).

℞ Codéine............ 6 à 10 cgr.

Extrait de valériane... ⎫ āā 5 gr.
Poudre de valériane... ⎭
Pour 10 bols à prendre dans la journée (Herzen).

Voy. *Diabète azoturique.*

## BAILLEMENTS

**B. GASTRIQUES** (chez les dyspeptiques).

*Traiter la dyspepsie* ; prescrire :

℞ Cyanure de potassium. 5 cgr.
Sirop de morphine.... ⎫ āā 75 gr.
— fleurs d'oranger. ⎭
1 cuillerée à café toutes les heures, sans dépasser le tiers de la dose ci-dessus (A. Robin).

*Traitement général* de l'hystérie et de la neurasthénie.

**B. NERVEUX** (chez les névropathes).

Prescrire les *bromures*, le *bromoforme*, la *belladone*, la *jusquiame*, le *datura*, l'*opium* :

℞ Extrait de belladone...... 5 mgr.
— de jusquiame. ⎫
— de datura..... ⎬ āā 1 cgr.
— thébaïque .... ⎭
Camphre monobromé. 10 —
Pour 1 pilule : 2 pilules par jour (matin et soir), augmenter progressivement jusqu'à 4 pilules par jour (Herzen).

## BAINS

BAIN ANTITHERMIQUE, 15° à 25°.

*Chez les enfants, dans la première enfance,* ne jamais abaisser la température au-dessous de 25°; *dans la seconde enfance,* donner des bains à 25°, 20° et 18°.

Voy. *Fièvres éruptives, Fièvre typhoïde, Pneumonie, Rougeole, Scarlatine.*

BAIN TONIQUE, 25° à 30°.
BAIN CALMANT, 34° à 38°.

Chez les enfants nerveux et agités, prescrire les bains tièdes prolongés (15 à 30 minutes), additionnés de *tilleul* et de *feuilles d'oranger* :

℞ Tilleul en bractées...... 50 gr.
Feuilles d'oranger...... 10 —
Faire infuser dans :
Eau bouillante.......... 1000 —
Ajouter à l'eau du bain (25 à 30 litres).

BAINS MÉDICAMENTEUX.

*Bain alcalin* : sous-carbonate de soude, 200 à 500 gr. ou mieux, paquets de sel de Vichy.

*Bain d'amidon* : amidon 500 à 1000 gr., délayer dans 2 litres d'eau et mélanger lentement au bain, en agitant.

*Bain aromatique* : espèces aromatiques 500 à 1000 gr., infuser une heure dans 5 litres d'eau bouillante, passer et ajouter au bain.

*Bain arsenical* : arséniate de soude 2 à 10 gr. pour un bain (200 à 300 litres d'eau).

Ou bien :

℞ Sous-carbonate de soude.......... 100 à 150 gr.
Arséniate de soude. 1 à 8 —

Chez les malades impressionnables donner l'arséniate de soude seul ou, mieux, ajouter au bain 250 gr. de gélatine à titre de calmant.

### Bain de Barèges artificiel :

℞ Monosulfure de sodium. } ãã 60 gr.
Chlorure de sodium.... }
Carbonate de soude des-
séché.............. 30 —

Dans une baignoire émaillée ou peinte au blanc de zinc.

### Bain de Bourbonne :

℞ Carbonate de soude...... 100 gr.
Bromure de sodium...... 10 —
Chlorure de sodium....... 500 —
Pour un bain.

### Bain de La Bourboule :

℞ Arséniate de sodium cristallisé.................... 5 gr.
Bicarbonate de soude..... 250 —

**Bain carbo-gazeux :** ajouter à l'eau d'une baignoire 1 p. 100 de chlorure de sodium, 100 gr. de bicarbonate de soude et 100 gr. d'une solution à 42 p. 100 d'acide chlorhydrique.

### Bain gélatineux :

℞ Gélatine concassée........ 500 gr.

Faire dissoudre à chaud la gélatine dans 2 litres d'eau et verser le soluté dans l'eau du bain.

### Bain iodé :

℞ Iode.................... 10 gr.
Iodure de potassium...... 20 —
Eau.................... 250 —

### Bain ioduré :

℞ Iodure de potassium........ 50 gr.
Pour un bain.

### Bain de Kreuznach :

℞ Chlorure de sodium... 400 gr.
— de calcium... 1 —
Sulfate de magnésium. 100 —
Bromure de potassium. 4 gr. 50
Iodure de potassium... 50 cgr.
Tartrate de fer et potas-
sium............... 1 gr.
Eau............ Q. S. p. 1 litre.

### Bain mercuriel ou de sublimé corrosif :

℞ Sublimé corrosif. )
Chlorhydrate } ãã 10 à 20 gr.
d'ammoniaque. )
Eau distillée.... 500 —

Dans une baignoire en bois ou émaillée (adultes).

### Chez les enfants :

℞ Sublimé corrosif....... 1 gr.
Chlorure de sodium ou
d'ammonium, ou alcali
à 90°............... 10 —
Eau chaude............ 30 litres.

### Bain de Néris :

℞ Sulfate de sodium..... } ãã 20 gr.
Chlorure de sodium.... }
Bicarbonate de sodium. 80 —

### Bain de Pennès (bain salin aromatique) :

℞ Bromure de potassium.... 1 gr.
Carbonate de chaux...... 1 —
— de soude...... 300 —
Phosphate de soude...... 8 —
Sulfate de soude......... 5 —
— d'alumine......... 1 —
— de fer........... 3 —
Huile essentielle de )
lavande..... }
— de thym....... } ãã 1 —
— de romarin.... )
Teinture de staphysaigre. 50 —

### Bain de Plombières :

℞ Carbonate de soude....... 100 gr.
Sulfate de soude......... 60 —
Gélatine................. 100 —
Sel marin............... 20 —

### Bain salé :

℞ Sel gris................ 5 kgr.

Faire prendre aussi des bains tièdes salés avec 5 à 10 *kilogr. de sel marin et une bouteille ou deux d'eaux-mères de Salies-de-Béarn* ou *un rouleau de sels des Salins du Midi.*

Prendre 25 à 30 bains, un tous les 2 jours, de 10 à 15 minutes de durée.

### Chez les enfants :

℞ Sel gris................ 1 kgr.
Pour 30 à 35 litres d'eau tiède.

Employer les bains salés, pendant longtemps, tous les jours ou tous les 2 jours, et, s'ils sont trop irritants, les mitiger avec l'amidon, le carbonate de soude :

Ꝥ Chlorure de sodium..... 1 000 gr.
Amidon................. 500 —
Carbonate de soude..... 50 —
Pour un bain.

### Bains de Salins :

Ꝥ Bromure de potassium. 5 gr.
Iodure de potassium.. 2 gr. 50
Sulfate de sodium. ... 170 —
Chlorure de sodium... 330 —
Dose pour 1 bain de 125 à 150 litres
(enfants).

### Bain sinapisé :

Ꝥ Farine de moutarde....... 1 kgr.
Mettre la farine de moutarde dans un
sac très fin, le plonger dans l'eau froide,
puis dans l'eau du bain.

### Chez les enfants :

Ꝥ Farine de moutarde...... 100 gr.
Pour 30 litres d'eau : mettre la farine
de moutarde dans un sac de toile, le
plonger dans l'eau froide, puis dans l'eau
du bain.

### Bain de son :

Ꝥ Son.................... 1 kgr.
Faire bouillir 5 minutes dans 10 litres
d'eau, passer et mélanger à l'eau du
bain.

### Bain sulfureux :

Ꝥ Trisulfure de potassium... 100 gr.
(Sulfure de potasse, foie de soufre.)
Laisser fondre dans l'eau du bain ;
baignoire non métallique ou bien baignoire en zinc.

### Chez les enfants :

Ꝥ Trisulfure de potassium. 30 à 50 gr.
Pour 30 à 40 litres d'eau chaude.
(Baignoire en bois ou émaillée.)

### Bain de Vichy : employer
les paquets de *sel de Vichy* ou
bien :

Ꝥ Bicarbonate de soude..... 500 gr.
Faire dissoudre le sel dans l'eau au
moment de prendre le bain.

## B. DE MER.

*Indications et contre-indica-
tions des bains de mer chez les
enfants :*

Comme règle générale, ne
pas envoyer à la mer les enfants au-dessous de trois ans,
excepté les rachitiques.

Conseiller la cure marine
aux enfants lymphatiques,
anémiques, faibles de constitution, aux convalescents, à
ceux qui ont grandi trop vite
et qui sont maigres, pâles,
inertes et défaillants, aux prédisposés à la tuberculose, aux
tuberculeux au début de la
maladie.

Eloigner des bords de la
mer les enfants nerveux, très
excitables, les hystériques,
les épileptiques, les choréiques.

Les enfants atteints de blé-
pharo-conjonctivite, de kératite, d'otite, de bronchite, de
tuberculose pulmonaire, de
rhumatisme, de maladie du
cœur, d'albuminurie, de diabète, de chlorose, d'eczéma,
de coqueluche, d'affections
prurigineuses, doivent fuir la
mer.

Ces contre-indications sont
formelles pour les plages du
Nord et de l'Océan ; elles le
sont moins pour celles de la
Méditerranée (Comby).

# BALANITE

Rechercher le sucre dans
les urines.

*Repos*, laxatif. *Bains généraux* tous les 2 jours.

*Lotions locales* émollientes,
légèrement antiseptiques ou
astringentes (permanganate
de potasse à 1/2 p. 1 000 ; sul-

fate de zinc à 1 p. 200 ; acétate de plomb à 1 p. 200 ; extrait de saturne à 1 p. 100).

Après le lavage, faire, avec une seringue urétrale intro-

duite entre le prépuce et le gland, une injection avec :

℞ Nitrate d'argent.......... 1 gr
Eau distillée............. 100 —
(Fournier).

# BALLONNEMENT DU VENTRE

Voy. *Dyspepsie flatulente, Flatulence, Neurasthénie abdominale, Tympanite.*

# BARTHOLINITE

Voy. *Abcès de la glande de Bartholin.*

# BASSINS VICIÉS

Voy. *Pelviviciations.*

# BÉGAIEMENT

Rééducation à l'aide d'*exercices méthodiques orthophoniques gradués* (méthode de Chervin). Durée du traitement : 3 semaines d'exercices, un mois de convalescence (Chervin).

Dans certains cas, lorsqu'il existe de l'*asymétrie* cranien avec aplatissement de la mc tié gauche du crâne, recou à la *craniectomie temporai* (Jonnesco).

**En cas d'hystérie,** traiter bégaiement par la *suggesti hypnotique.*

# BÉRIBÉRI

*Changement de climat :* partir des régions tropicales.

*Hygiène générale* rigoureuse. *Frictions, massage.*

Défendre l'usage du riz ; régime mixte, fortifiant.

**Forme séreuse :** recourir au traitement symptomatique ; administrer les *purgatifs drastiques,* les *diurétiques,* les *diaphorétiques.*

Voy. *Anasarque, Asystolie, Néphrites.*

S'il existe de l'hydrotl rax, de l'hydropéricarde de l'ascite abondante, pra quer la *ponction évacuatr* (voy. *Ascite*).

Combattre la fièvre par *quinine* et le *pyramidon.*

**Forme atrophique :** rév sion le long des principa troncs nerveux. Instituer traitement de l'atrophie m culaire myopathique et celle consécutive aux

vrites périphériques : *faradisation, galvanisation, massage, douches* froides ou chaudes, *douches sulfureuses, frictions générales* au gant de crin.
Voy. *Atrophies musculaires,
Névrites.*

Intérieurement, prescrire la
quinine, le *phosphore*, le *phosphure de zinc*, les *glycérophosphates*, la *noix vomique*, la
*strychnine*, l'*arsenic* et l'*iodure de potassium*, le *nitrate
d'argent.*

Pratiquer des injections de
*cacodylate de soude*, ou mieux
de :

℞ Cacodylate de fer......    1 gr. 50
Sulfate de strychnine...   30 mgr.
Eau stérilisée. Q. S. p.   30 cc.

Injecter progressivement de 1/2 cc. à
1 cc. par jour (Herzeu).

Contre les douleurs : *antipyrine, pyramidon, opium,
cannabis indica.*
S'opposer à la formation de
rétractions fibro-tendineuses.

## BILHARZIOSE

*Traitement général hygié-
nique* : éviter surtout les
excès de toutes sortes, les
efforts musculaires, etc.
*Alimentation reconstituante :*
pas d'épices, ni d'alcool.
Ordonner les *préparations
ferrugineuses, phosphatées* et
*arsénicales* (injections d'atoxyl).
**Contre les hématuries :** donner l'*essence de térébenthine*,
en capsules.

**Contre les douleurs vésica-
les :** pratiquer des *lavages
vésicaux* à l'acide borique à
20 p. 100 et au nitrate d'argent à 1 p. 1 000 ou des *instillations argentiques* (voy.
*Cystites*).
**Contre la dysenterie bilhar-
zienne :** prescrire les *lavages
de l'intestin* au permanganate
de potasse à 1 p. 2 000.

## BLENNORRAGIE

**B. AIGUE CHEZ L'HOMME.**
TRAITEMENT HYGIÉNIQUE.
Défendre les fatigues, les
longues marches, l'équitation
l'escrime, la bicyclette et les
excitations sexuelles.
Faire porter un *suspensoir*,
recommander les *lavages répétés* des organes génitaux et
des mains et faire prendre,
tous les 2 jours, un *grand bain*.
*Régime* : défendre les excitants de tout genre, les mets
épicés, le gibier, les huîtres,

les écrevisses, les poissons de
mer, les fromages faits, les
truffes, les asperges, le céleri.
Défendre le vin pur, les liqueurs et la bière.
Conseiller d'étendre très
largement d'eau le vin aux
repas et de préférence d'une
eau légèrement alcalinisée.
Permettre l'usage modéré du
cidre, du café ou du thé.
Administrer des *tisanes rafraîchissantes* (orge, graine de
lin, réglisse, queues de cerises)

à la dose de 1 litre à 1 litre 1/2 par jour ; prescrire les *eaux alcalines* (Alet, Vichy, Vals), ou bien :

℞ Bicarbonate de soude... 3 à 5 gr.
  Sucre en poudre....... 40 —
  Essence de citron....... II gouttes

Pour 1 litre d'eau, à boire dans la journée (Fournier).

Ou encore :

℞ Bicarbonate de soude...... 40 gr.
  Salicylate de soude........ 10 —

Faire fondre 2 cuillerées à café de cette poudre dans un litre de limonade au citron à boire dans la journée.
(Balzer).

TRAITEMENT MÉDICAMENTEUX :

**Au début**, pendant les premières 24 à 48 heures, tenter le *traitement abortif* (injection de nouveaux sels d'argent, argentamine, argonine, protargol ; grands lavages de l'urètre antérieur ou des deux urètres avec des solutions de permanganate de potasse).

℞ Nitrate d'argent........ 3 à 5 gr.
  Eau distillée.......... 100 —

Injecter 5 cc. dans l'urètre ; laisser agir le liquide pendant 2 minutes. Ne jamais répéter l'injection (Ricord).

Préférer les grands *lavages de l'urètre* avec une solution de permanganate de potasse, selon la méthode de Janet, pratiqués à l'aide d'un irrigateur à élévation, muni d'un tube en caoutchouc de 2 mètres de longueur, terminé par une canule en verre à bout conique.

*Traitement de huit jours* : le premier, le deuxième et le quatrième jour, pratiquer deux lavages quotidiens ; le troisième jour et les quatre

derniers, faire un seul lavage.

Premier et second lavages : solution de permanganate, variant de 1 p. 1 000 à 1 p. 4 000, suivant l'intensité de l'urétrite. Troisième et quatrième lavages : solution à 1 p. 2 000. Continuer ensuite à laver avec une solution à 1 p. 1 000.

Après ce traitement, rechercher le gonocoque et, s'il existe, pratiquer encore 5 à 6 lavages (Janet).

**Contre l'écoulement** : recourir aux *injections urétrales antiseptiques*, pratiquées avec une seringue de 20 cc. et répétées 4 à 8 fois par jour, excepté dans les cas où l'urétrite atteint l'urètre postérieur.

Faire prendre ces injections, après avoir uriné et étant assis.

Prescrire le *permanganate de potasse* à 1 p. 2 000 ou à 1 p. 800, le *sublimé* à 1 p. 10 000 ou 1 p. 8 000, la *résorcine* à 2 ou 3 p. 100.

℞ Sulfophénate de zinc..... 1 gr.
  Résorcine ............... 4 —
  Eau distillée............ 200 —

Pour injections pratiquées *jour et nuit*, d'abord toutes les 2 heures, jusqu'à ce qu'il ne se montre plus de goutte au méat le matin au réveil. A ce moment les pratiquer toutes les 3 heures pendant la première semaine et tous les 8 jours augmenter d'une heure cet intervalle jusqu'à ce qu'il atteigne six heures pendant la quatrième semaine (Unna).

Employer aussi le *nitrate d'argent*, 2 à 10 cgr. p. 100 l'*ichtyol* à 1 p. 100, l'*argentamine* à 1 p. 3 000, le *protargol* à 1 p. 250 ou à 1 p. 150, l'*alunol* à 1 ou 2 p. 100, l'*argonine* à 2 p. 100, l'*ichtargan* à 1 p. 1 000, la *largine* à 1/2 ou 1 1/2 p. 100, l'*airol*.

℞ Airol.......................  2 gr.
Glycérine................  15 —
Eau distillée..............  5 —
Une injection par jour après lavage préalable avec l'eau boriquée (Leguen).

Préférer à ces injections *les grands lavages des deux urètres avec une solution de permanganate de potasse* variable suivant les cas : à 1 p. 2.000, si le méat est œdémateux, l'urètre gonflé, la réaction séreuse abondante, la douleur en urinant vive ; à 1 p. 2.000, si l'urètre est souple, le méat normal, la sécrétion séreuse minime, la douleur en urinant presque nulle ; à 1 p. 1 000, si l'urètre a un aspect normal sans sécrétion et si l'urine est claire. Faire uriner et coucher le malade, laver d'abord l'urètre antérieur, puis faire pénétrer le liquide jusque dans la vessie en maintenant la canule appliquée contre le méat et en recommandant au malade de respirer profondément.

Élever l'irrigateur à la hauteur de 1 m. 50 au moins. Utiliser pour chaque lavage de 1 et demi à 2 litres de la solution.

Interrompre le lavage, chaque fois que le malade aura besoin d'uriner et le reprendre quand le malade aura uriné.

Faire un seul lavage par jour, pendant 10 à 15 jours consécutifs.

*Contre-indications des lavages et des injections* : orchite, prostatite, foyers inflammatoires dans l'urètre.

**En cas de blennorragie très intense** (urétrite postérieure ou cystite du col, dysurie, pollakiurie, mictions très douloureuses et fréquentes hématuries) : *expectation*, bains généraux quotidiens, purgatifs légers répétés tous les 2 jours, lavements émollients, laudanisés ou chloralés.

Ordonner les *tisanes diurétiques* et donner intérieurement le *salol* (4 gr. par jour), le *salicylate de soude* ou le *borate de soude* (2 à 4 gr.), l'*acide borique* (50 cgr. à 2 gr.), l'*urotropine* (1 gr. 50 par jour), la *poudre diurétique des voyageurs du Codex* (10 gr. dans une bouteille d'eau d'Evian, à boire dans la journée) :

℞ Benzoate de soude......  2 gr. 50
  Bicarbonate de soude....  5 gr.
  Eau distillée......  Q. S. p. 1 litre.
A boire par verres dans la journée.
(Herzen).

Ou bien :

℞ Benzoate de soude........  30 cgr.
  Poudre diurétique du Codex...................  3 gr.
Pour 1 paquet ; prendre 3 à 4 paquets par jour dissous dans un grand verre d'eau d'Evian (Herzen).

Ou encore :

℞ Urotropine...........  } āā 30 cgr.
  Benzoate de soude....  }
  Bicarbonate de soude.....  50 —
Pour 1 cachet ; 6 cachets par jour.
(Herzen).

Ordonner enfin les *balsamiques* pendant quelques jours, jusqu'à cessation des accidents et transformation de l'urétrite grave en urétrite d'intensité moyenne (Nicolas).

**Une fois les phénomènes inflammatoires amendés** (période de déclin), lorsque l'écou-

lement devient blanc et filant : recourir aux *injections
astringentes* et aux *balsamiques.*

℞ Sulfate de zinc..... 30 à 50 cgr.
 Eau distillée....... 100 gr.

℞ Sulfate de zinc.......... 1 gr.
 Tanin................. 2 —
 Eau distillée de roses..... 200 —
 (Herzen).

℞ Sulfate de zinc........ }
 Acétate de plomb cris- } ãã 2 gr.
 tallisé............. }
 Eau distillée de roses.... 200 —

℞ Alun cristallisé........ 15 —
 Sulfate de zinc......... 12 —
 Eau chaude........... 1000 —
 (Injection de Pringle).

℞ Sulfate de zinc............ 1 gr.
 Acétate de plomb........... 2 —
 Teinture de cachou...... }
 Laudanum de Sydenham. } ãã 4 —
 Eau distillée........... 200 —
 (Ricord).

℞ Sulfate de zinc...... }
 — de cuivre.... } ãã 50 cgr.
 — de fer....... }
 Eau distillée...... 150 à 200 gr.

℞ Protargol,,....... 2 gr.
 Hermophényl...... 1 gr. 50
 Laudanum de Syden-
 ham........... 10 gr.
 Glycérine......... 50 —
 Eau distillée....... 250 —

Recourir aussi aux *bougies
médicamenteuses* à l'alumnol
(2 à 10 p. 100), à l'airol (5 à
10 p. 100), au nitrate d'argent (0,25 à 10 p. 100), à l'argonine, au protargol, au sulfate de zinc (1/2 p. 100).

Prescrire le *copahu*, à la
dose de 6 à 8 gr. par jour, et
le *cubèbe*, aux doses de 10 à
20 gr., ou bien l'*opiat de cu-
bèbe-copahu.*

Dans les cas moyens, em-
ployer les balsamiques quand
les phénomènes inflamma-
toires sont calmés, pendant
une durée de *douze à quinze*

*jours*, et, s'ils ne donnent p
de résultats définitifs dans
laps de temps, *ne pas s'obs
ner à les faire prendre*, batt
en retraite et employer
nouveau les antiphlogis
ques. *Eterniser les balsan
ques, c'est éterniser la chau
pisse.*

℞ Cubèbe.................. 10
 Copahu................. 3
 Sirop de goudron......... Q.
 Prendre cet électuaire (opiat) en
doses pour 24 heures (Fournier).

℞ Cubèbe.................. 40
 Copahu................. 20
 Tartrate ferrico-potassique. 4
 Sirop de ratanhia........ Q.
 Prendre dans un cachet, 4 à 6
par jour, gros comme une noisett
cet opiat (15 à 20 gr.).

℞ Copahu................. 10
 Cubèbe fraîchement pulvé-
 risé................. 20
 Magnésie calcinée........ Q.
 Pour 30 bols : 4 à 6 bols par
(Velpeau).

℞ Cubèbe.................. 30
 Copahu................. 15
 Essence de santal........ 10
 Salol.................. 5
 Pour opiat : prendre, 6 à 10 foi
jour, gros comme une noisette d
opiat.

℞ Urotropine.......... } ãã 25
 Benzoate de soude.... }
 Poudre de cubèbe.... } ãã 50
 Bicarbonate de soude.. }
 Pour un cachet : 6 cachets par
(Herzen).

Administrer le *santal*
dose de 4 à 6 gr. par j
en capsules de 30 à 40 cg
*santal Monal au bleu de
thylène* (essence balsam
25 cgr., bleu de méthy
3 cgr., 8 capsules par j
le *gonosan*, en capsules.

Ces médicaments sont
tre-indiqués en cas d'a
minurie.

S'il persiste un suintement **muqueux** : prescrire les lavages au *nitrate d'argent* à 1 p. 10.000, ou au *sublimé* à 1 p. 20.000 (sans alcool) (Janet).

**Contre la douleur à la miction** : plonger la verge dans un verre d'*eau froide* (Fournier).

**Contre les érections douloureuses** (nocturnes), *régime sévère, bains tièdes, boissons émollientes* ; conseiller de coucher sur un *lit dur*, de *se couvrir peu* et de ne pas dormir dans le décubitus dorsal.

Faire pratiquer des *lotions froides* et *envelopper la verge de linges mouillés*. S'il en est besoin, prescrire l'*antipyrine*, l'*opium*, la *belladone*, la *jusquiame*, la *valériane*, le *camphre* et le *bromure de camphre*.

℞ Antipyrine..... 1 gr. 50 à 2 gr.
Laudanum de
   Sydenham... XV à XX gouttes.
Eau chaude.... 50 gr.
Pour un lavement, pris le soir au coucher (Guiard).

℞ Camphre................ 3 gr.
Extrait thébaïque........ 20 cgr.
Pour 24 pilules : 4 pilules avant le coucher, de quart d'heure en quart d'heure (Diday).

℞ Camphre................ 50 cgr.
Extrait d'opium......... 5 —
Jaune d'œuf............. N° 1
Gomme arabique pulvérisée................ 6 gr.
Eau tiède.............. 180 —
Pour un lavement (Jullien).

℞ Bromure de camphre..... 10 cgr.
Extrait de valériane..... 5 —
— de jusquiame..... 2 —
Poudre de valériane...... Q. S.
Pour 1 pilule : 6 pilules par jour (Herzen).

Recourir aux injections de *cocaïne* à 1 ou 2 p. 100 dans l'urètre, au moment du coucher.

**Contre les pollutions** : prescrire les *bromures*.

℞ Bromure de potassium.
— de sodium.... } āā 10 gr.
— d'ammonium.
Eau distillée............. 300 —
2 à 3 cuillerées à bouche par jour.

**En cas de dysurie** : cesser les injections, prescrire les *grands bains chauds prolongés*, les *suppositoires calmants*, les *boissons émollientes, mucilagineuses* et légèrement *alcalines*.

Si la miction est très douloureuse, appliquer 15 à 20 *sangsues* au périnée.

**En cas de rétention d'urine** : *évacuer la vessie*, après avoir exploré la prostate ; se servir d'une sonde de gomme n° 10 ou 12 à bec un peu coudé. Recourir à la *médication calmante et antiphlogistique* : bain tiède prolongé (1 ou 2 heures, lavement laudanisé (XX gouttes), grands cataplasmes chauds et très humides sur le périnée ; sangsues au périnée.

Pratiquer le cathétérisme pendant 3 ou 4 jours consécutifs (Mauriac).

**En cas d'urétrite postérieure et de cystite du col** : *instillations argentiniques* au 100ᵉ ou au 50ᵉ.

**Complications** : voy. *Abcès de la glande de Cowper, Abcès de la prostate, Arthrite blennorragique, Conjonctivite blennorragique, Cystites, Orchites, Prostatites*.

**B. CHRONIQUE CHEZ L'HOMME.**

TRAITEMENT HYGIÉNIQUE.
Le même que pour la B. aiguë.

*Régime tonique, hydrothérapie, préparations ferrugineuses*.

Combattre la constipation : traiter les hémorroïdes.

**En cas d'urétrite chronique récente :** recourir aux *injections* ou mieux aux *grands lavages des deux urètres avec une solution de permanganate de potasse* (1 p. 4 000 à 1 p. 1 000) pratiqués après avoir massé la prostate et exprimé l'urètre (voy. ci-dessus : *B. aiguë*).

Employer aussi pour les grands lavages les nouveaux *sels d'argent* : protargol à 1 p. 100, argentamine à 1 p. 2 000, argonine à 1 ou 2 p. 100. Conseiller enfin, dans le cas d'urétrite antérieure, les injections avec une solution d'*eau oxygénée* :

℞ Eau oxygénée à 10 vol..... 40 cc.
Eau distillée bouillie. Q. S. p. 200 —
Faire une injection matin et soir (Brousse).

**En cas d'urétrite chronique ancienne avec sclérose de l'urètre :** préférer les *instillations* de nitrate d'argent et les *cautérisations* endoscopiques, pratiquer la *dilatation*.

Instillations.

Se servir d'une bougie exploratrice à boule olivaire percée d'un orifice étroit à la partie terminale de la boule et d'une seringue de Guyon (4 cc.).

Faire uriner le malade, laver soigneusement le prépuce, le gland et le méat avec un tampon imbibé d'une solution antiseptique (sublimé à 1 p. 2 000), puis faire un lavage de l'urètre antérieur avec une solution de permanganate de potasse, à canal ouvert ou mieux à canal fermé, en faisant pénétrer le liquide dans la vessie.

Comme caustique, employer le *nitrate d'argent* : commencer par tâter la tolérance urétrale par les solutions au 100ᵉ et au 50ᵉ, puis augmenter le titre de la solution et se servir de solutions au 30ᵉ ou au 20ᵉ.

Instiller dans l'urètre antérieur, au-devant du sphincter membraneux, VI à X gouttes de la solution argentique, que l'on laisse 3 à 4 minutes en contact avec la muqueuse avant de retirer la bougie.

Dans l'urètre postérieur, instiller XV à XX gouttes et retirer immédiatement la bougie.

Répéter les instillations tous les 2 jours et instiller surtout au niveau des points douloureux.

Employer aussi le *sublimé*, le *sulfate de cuivre* à 4 ou 6 p. 100, le *protargol* à 5 p. 100, ou l'*acide picrique* à 1/2 ou 1 p. 100.

Cautérisations endoscopiques.

Recourir aux cautérisations endoscopiques, en cas de **lésions localisées** (polypes, folliculites, lacunites, ulcérations, etc.).

Se servir de l'urétroscope et après avoir détergé les points malades, les cautériser avec une solution de *nitrate d'argent* à 1 p. 10, de *sublimé* à 1 p. 200 ou 1 p. 100, de *chlorure de zinc* à 1 p. 20 ou 1 p. 10.

Pratiquer les cautérisations seulement quand l'écoulement est très faible et qu'il ne tache plus le linge.

Pratiquer aussi à l'aide de

endoscope des *cautérisations
avec un fin galvanocautère*
(folliculite) ; fendre dans la
lacunite le repli de la muqueuse lorsqu'il est profond
et inaccessible à un porte-mé-
dicament et extirper les *papillomes* à l'aide de la *curette
ou des ciseaux*, en faisant
suivre ces interventions, si
besoin, de cautérisations (nitrate d'argent à 10 p. 100 ;
glycérolé de protargol à 10
p. 100) et de dilatations.

*DILATATION.*

Recourir à la dilatation,
dans les cas de **lésions anciennes avec sclérose urétrale,
quand il existe des points plus
serrés, douloureux, ébauches**
**de rétrécissements**, et la combiner aux instillations, en observant le programme sui-
vant : une séance de Béniqué,
le lendemain instillation ; le
surlendemain, repos.

Faire, avant de pratiquer
la dilatation, un lavage de
l'urètre et une injection dans
la vessie d'une solution de sublimé à 1 p. 20 000.

Commencer la dilatation
par le n° 36, bougie de 6 millimètres de diamètre ; passer
successivement les numéros
suivants, jusqu'au n° 42,
dans la même séance ; monter de 3 à 4 numéros par séance ; ne pas dépasser le n° 52
à 54.

**En cas de Cowpérite chro-
nique ou de Prostatite chronique :** Voy. ces paragraphes.

**TRAITEMENT DES INFECTIONS SE-
CONDAIRES.**

Si le gonocoque existe encore, pratiquer 2 lavages de
*permanganate-sublimé* : ajou-

ter à la solution de permanganate de potasse, 10 cgr. de
sublimé par litre de solution.
Puis faire quelques lavages
au permanganate (Janet) :
voy. *B. chronique*.

Si le gonocoque a disparu,
pratiquer 2 lavages de *sublimé*, espacés de 24 heures, le
premier avec une solution à
1 p. 20 000, le second à 1 p.
10 000 (Janet).

**B. AIGUË CHEZ LA FEMME.**

(Urètre.)

*Repos, cessation des rap-
ports sexuels*, pendant toute
la durée du traitement (conseiller au conjoint de se faire
traiter de son côté).

*Grands bains amidonnés*
(500 gr. amidon) tous les jours,
*bains de siège* matin et soir.
*Lotions vulvaires*, répétées
plusieurs fois par jour avec
une solution légèrement antiseptique (permanganate de
potasse à 1 p. 4 000, sublimé
à 1 p. 4 000, eau boriquée à
4 p. 100).

▸ **Contre l'urétrite :** *Régime :*
abstention de vin pur, de
bière, de cognac, de liqueurs,
de thé, de café, de vinaigre,
de poivre, de moutarde, de
tomates, d'asperges.

Boissons abondantes, ti-
sanes bicarbonatées, tisane
de bourgeons de pin, eau de
Vichy, alcalins.

▸ Recourir aux *lavages de
l'urètre* avec des solutions de
permanganate de potasse,
variant de 1 p. 4 000 à 1 p.
1 000 ou de sublimé à 1 p.
10 000 ou de lysoforme à 1 p.
100, pratiqués à l'aide d'un
bock et d'une sonde de Nélaton courte, à pavillon, d'une

longueur de 15 centimètres environ. Faire coucher la malade, laver soigneusement la vulve avec une solution de sublimé à 1 p. 2 000, puis donner une injection vaginale de permanganate (1 litre).

Ensuite, exprimer avec les doigts le contenu des glandes urétrales ou de Bartholin infectées et injecter dans les glandes avec une seringue de 10 à 20 grammes armée de canules en platine droites pour les glandes para-urétrales, fortement courbées pour les glandes de Bartholin, une solution de permanganate à 1 p. 2 000.

Enfin, introduire dans l'urètre la sonde de Nélaton, vider la vessie, puis la laver au siphon en adaptant la petite canule de verre conique au pavillon de la sonde. Evacuer le liquide de lavage par la sonde, puis remplir de nouveau la vessie de solution au permanganate à 1 p. 2 000 et, sans la vider, retirer la sonde en continuant l'injection pour laver l'urètre à la sortie de la sonde. Cela fait, faire lever la malade et lui faire uriner la solution laissée dans la vessie.

*Répéter ce traitement tous les jours, même pendant la période menstruelle.*

Prescrire les *balsamiques* (copahu, cubèbe, santal) lorsque les phénomènes inflammatoires sont calmés.

Voy. *B. chez l'homme.*

Donner le *salol* à la dose de 3 à 4 gr.

Voy. *Abcès de la glande de Bartholin, Métrites, Ovarites, Pelvipéritonites, Salpingites, Vaginites, Végétations, Vulvites.*

**Pendant la grossesse :** Chercher à guérir la blennorragie avant l'accouchement, à l'aide des médications précédemment indiquées.

**B. CHRONIQUE CHEZ LA FEMME.**

**Contre l'urétrite chronique :** Recourir aux *injections urétrales* avec des solutions d'alumnol à 2 p. 100, ou d'argonine à 1 p. 75, ou de protargol à 1/2 et 1 p. 100, pratiquées à l'aide d'une seringue urétrale en verre de la capacité de 15 cc.

Au besoin, pratiquer de *grands lavages de l'urètre et de la vessie* avec des solutions de permanganate de potasse de 1 p. 2 000 à 1 p. 1 000, ou de protargol à 1/2 et 1 p. 100 (Voy. *B. aiguë* chez la femme).

Employer aussi les *crayons médicamenteux* à l'iodoforme à 10 ou 20 p. 100, au tanin à 5 p. 100, au protargol à 10 et 20 p. 100.

Pratiquer des *cautérisations* avec le nitrate d'argent en solution à 1 p. 50 ou 1 p. 30, le chlorure de zinc à 1 p. 10, ou bien avec :

℞ Protargol........ 1 gr. à 1 gr. 50
Eau distillée.... 20 —

(Herzen).

Pratiquer aussi l'*ablation* de polypes urétraux, la *cautérisation galvanique* de trajets, l'*ouverture* d'abcès glandulaires.

Traiter la **cystite** lorsqu'elle existe (voy. *Cystites*).

**Contre la vaginite :**

Faire prendre tous les jours des *injections vaginales* antiseptiques (permanganate de potasse, 1 p. 2 000, sublimé

1 p. 4 000, lysoforme à 1 p. 100, acide phénique 1 p. 100, et dans les cas chroniques, sulfate de cuivre à 2 p. 1 000).

Pratiquer tous les 3 jours des *cautérisations* de la muqueuse vaginale avec le nitrate d'argent à 1 p. 30, ou le chlorure de zinc à 1 p. 50.

Recourir au *tamponnement du vagin* avec du coton imbibé de glycérine iodoformée ou de :

℞ Tanin...................... 10 gr.
  Glycérine ............... 300 —

℞ Ichtargan ........... 15 à 30 gr.
  Glycérine............. 100 —

Pratiquer aussi des *insufflations* de poudres antiseptiques et astringentes :

℞ Salol pulvérisé........ ⎫
  Tanin................. ⎬ āā 10 gr.

℞ Dermatol............. ⎫
  Salol ................. ⎬ āā 10 gr.
  Alun.................. ⎭

(Herzen).

En même temps que l'on traite la vaginite, agir sur le canal cervical, s'il est atteint.

**En cas d'érosions du col :** attouchement avec la *teinture d'iode* ; insufflations de *poudres kératoplastiques*.

℞ Amyloforme.......... ⎫
  Sous-nitrate de bismuth. ⎬ āā 10 gr.
  Oxyde de zinc........ ⎭

(Herzen).

Voy. *Métrites*.

**En cas de catarrhe blennorragique du canal cervical :** nettoyer cette cavité à l'aide d'un tampon de coton roulé autour d'une pince et trempé dans une solution de *sublimé* à 1 p. 1 000, ou de *chlorure de zinc* à 2 p. 100.

Voy. *Vaginite maculo-granuleuse*.

**B. ET MARIAGE.**

*Chez l'homme*, ne permettre le mariage, que lorsque tout écoulement urétral purulent sera absolument tari ; jamais tant que les filaments qui, le matin, peuvent se mêler à son urine, contiennent encore des gonocoques.

*Chez la femme*, défendre le mariage tant que l'écoulement de l'urètre, du vagin et du col utérin contient encore des gonocoques, et tant que persiste une augmentation de volume de l'utérus, des ovaires et des trompes, accompagnée de sensibilité douloureuse à l'examen digital combiné.

**BLENNORRHÉE DES NOUVEAU-NÉS.**

Voy. *Conjonctivite blennorragique, Conjonctivite purulente*.

# BLÉPHARITES

Éviter la lumière trop vive, les poussières, la fumée, les irritations mécaniques. Défendre d'écrire ou de lire le soir à l'éclairage artificiel. Soins minutieux de propreté, mêmes lavages au savon et à l'eau chaude. Traiter la conjonctivite coexistante. Veiller à l'écoulement normal des larmes. Chercher à modifier la constitution par un traitement général approprié.

Rechercher les végétations

adénoïdes et, si elles existent, en pratiquer l'ablation.

Faire porter un *lorgnon fumé*.

## B. CILIAIRE.

*Lotions* fréquentes à l'eau boriquée.

Le matin, au réveil, nettoyage des bords palpébraux.

Pratiquer l'*avulsion* des cils déviés vers la cornée et des cils malades (racines noires).

*Évacuer* le contenu des pustules à la base des cils avec la pointe d'une aiguille à cataracte.

Prescrire une pommade à l'*iodoforme* à 1 p. 5, au précipité blanc à 1 p. 10 ou mieux à l'*oxyde rouge de mercure* dans la proportion de 1 p. 50 à 1 p. 20, que l'on fera appliquer le soir sur les paupières avec un pinceau.

℞ Précipité rouge........ 10 cgr.
   Acétate de plomb cristal-
     lisé ................ 5 —
   Axonge................ 5 gr.
   Huile d'amandes douces. V gouttes.
              (Galezowski).

Employer aussi l'*acide picrique*, soit en solution :

℞ Acide picrique.......... 1 gr.
   Eau distillée............. 5 cgr.
   Glycérine............... 50 gr.

soit en pommade :

℞ Acide picrique........... 1 gr.
   Vaseline blanche.......... 50 —

Ou encore suivant le cas :

℞ Acide salicylique......... 1 gr.
   Oxyde de zinc............ 10 —
   Poudre d'amidon.......... 15 —
   Vaseline................. 20 —

℞ Iodol.................... 3 gr.
   Vaseline............... } āā 10 —
   Lanoline...............

**En cas d'ulcérations** : voy. *B. ulcéreuse*.

## B. ECZÉMATEUSE.

*Période aiguë* : **En cas d'inflammation intense** : application nocturne de *cataplasmes* de fécule de riz et de *compresses* chaudes, imbibées d'eau boriquée à 4 p. 100.

*Onctions* le soir, au coucher, avec la pommade suivante :

℞ Oxyde de zinc.......... 20 cgr.
   Vaseline............... 5 gr.
           (Trousseau).

**En cas d'inflammation modérée** : appliquer matin et soir pendant 15 à 30 minutes, des *compresses tièdes*, imbibées d'une solution de sublimé :

℞ Sublimé................ 5 cgr.
   Eau distillée............ 500 gr.
          (Trousseau).

*Période chronique* : TRAITEMENT GÉNÉRAL : Combattre la scrofule, le lymphatisme.

Donner l'*huile de foie de morue*, le *sirop d'iodure de fer*, le *cacodylate de soude*, la *liqueur de Fowler*, de *Pearson* ou celle de *Donovan*.

LOCALEMENT : Faire usage d'une *pommade* au *soufre*, au *goudron*, à l'*ichtyol*, au *sulfure d'antimoine*, ou mieux au *précipité rouge* :

℞ Soufre précipité....... } āā 1 gr.
   Oxyde de zinc........ }
   Vaseline ............. }
   Lanoline ou glycérolé } āā 10 —
    d'amidon...........

℞ Goudron végétal............ 1 gr.
   Vaseline.............. } āā 10 —
   Lanoline..............

℞ Ichtyol................. 50 cgr.
   Vaseline.............. } āā 5 gr.
   Lanoline..............

℞ Précipité rouge............  3 cgr.
  Vaseline .................  5 gr.
                    (Trousseau).

**En cas de prurit :**

℞ Acétate neutre de plomb..  10 cgr.
  Chlorhydrate de cocaïne...  15 —
  Vaseline.................  3 gr.
    Onctions répétées sur le bord libre
des paupières (Landolt).

**Si l'eczéma est très torpide :**

℞ Huile de cade............  35 cgr.
  Vaseline.................  5 gr.
                    (Trousseau).

**B. ÉRYTHÉMATEUSE.**

Corriger les vices de réfraction par l'emploi des *verres correcteurs*. Désobstruer les voies lacrymales par dés *cathétérismes* répétés.

Défendre les veillées ; éviter les poussières, la fumée.

Prescrire l'application, matin et soir, sur les yeux pendant 20 minutes, de *compresses* bien mouillées, trempées dans la solution suivante :

℞ Sulfate de zinc.......  1 gr. 50
  Eau distillée..........  300 —

Pratiquer des *instillations* d'un collyre au protargol à 5 p. 100, répétées 2 à 3 fois par jour, et recourir en même temps, *matin et soir*, aux *onctions* du bord des paupières, avec de la vaseline boriquée ou avec la pommade suivante :

℞ Protargol................  1 gr.
  Lanoline...............  }
  Vaseline...............  } āā 5 —
                    (Moinson).

**B. HYPERTROPHIQUE.**

*Compresses* tièdes au sulfate de zinc à 1/2 p. 100 (voy. *B. érythémateuse*).

**Onctions** avec la pommade suivante :

℞ Oxyde jaune d'hydrargyre.  50 cgr.
  Vaseline...............  10 —

**Dans les cas rebelles :** *scarifier* le bord libre des paupières et le traverser à plusieurs reprises avec la pointe fine du *galvanocautère*.

**B. PITYRIASIQUE.**

*Compresses* tièdes au sulfate de zinc à 1/2 p. 100.

*Onctions* avec la pommade à l'oxyde jaune de mercure, à 1 p. 20.

**En cas de démangeaisons :** prescrire des lotions tièdes, faites avec une solution d'*acide phénique* à 1/2 p. 100 et des onctions avec des pommades à la *cocaïne*, au *menthol* ou à l'*acide phénique* :

℞ Acide phénique..........  50 cgr.
  Vaseline...............  5 —

**B. SIMPLE.**

Voy. *B. ciliaire.*

**B. ULCÉREUSE.**

Faire tomber les croûtes à l'aide de *cataplasmes* de fécule.

*Épiler* le bord palpébral et *désinfecter* les paupières par l'application de compresses trempées dans :

℞ Acide phénique.......  1 gr. 50
  Eau distillée..........  300 —

ou bien :

℞ Sublimé................  5 cgr.
  Eau distillée...........  300 gr.
    (Sans alcool) (Trousseau).

*Lavages* abondants à l'eau bouillie chaude.

Application de *pommades*

*antiseptiques*, à l'iodoforme, au nitrate d'argent.

Toucher les ulcérations avec la pointe effilée d'un *crayon au nitrate d'argent pur* ou *mitigé*, ou avec un pinceau d'ouate, trempé dans de la *teinture d'iode* ou dans une *solution de nitrate d'argent* à 2 p. 100, ou encore dans :

℞ Acide picrique........... 10 cgr.
Eau stérilisée........ ⎫
Glycérine........... ⎬ āā 5 gr.
(Péchin).

**Si les ulcères sont torpides :**

stimuler avec la *teinture d'iode pure*, ou avec :

℞ Acétate de zinc cristallisé.. 40 cgr.
Glycérine ............... 5 gr.
Eau de laurier-cerise..... 20 —
(Landolt).

**Après cicatrisation des ulcérations :** prescrire les *compresses au sulfate de zinc* à 1/2 p. 100 et les onctions avec la pommade suivante :

℞ Précipité rouge.......... 3 cgr.
Vaseline................ 5 gr.
(Trousseau).

# BLÉPHAROSPASME

*Traitement causal* : Affection oculaire, Névrose, Affection de la cavité nasale.

# BORBORYGMES

Voy. *Colites, Entérite muco-membraneuse, Flatulence, Météorisme, Neurasthénie abdominale, Tympanisme.*

# BOTHRIOCÉPHALE

Voy. *Anémie pernicieuse, Tænias.*

# BOUCHONS CÉRUMINEUX

Voy. *Corps étrangers dans l'oreille.*

# BOULIMIE

Rechercher et *traiter la cause* : dyspepsie hyperchlorhydrique, helminthiase, fistules biliaires, diabète, azoturie, phosphaturie, maladie d'Addison ou de Basedow, paralysie générale.

**Chez les névropathes :** instituer le traitement général hygiénique et diététique de l'hystérie ou de la neurasthénie, selon le cas.

Donner les *bromures* à hautes doses et le *bromure de camphre* ; prescrire l'*opium*, la *belladone*, la *valériane*, la cocaïne, le *menthol*, l'*eau chloroformée*, et essayer la li-

...queur de *Fowler*, à la dose de III à V gouttes, 3 fois par jour.

℞ Poudre d'opium...... |
   — de belladone.. | āā 3 cgr.
   Sucre.................... 50 —

Pour 1 poudre : une poudre matin et soir (Boas).

℞ Chlorhydrate de cocaïne. 25 cgr.
   Eau distillée............ 160 gr.
   Sirop de framboises.... 40 —

1 cuillerée à bouche toutes les 2 heures, 4 à 6 par jour (Dujardin-Beaumetz).

℞ Chloroforme............. 1 gr.
   Menthol................. 2 —
   Teinture éthérée de valériane................ 20 —

Prendre XX gouttes plusieurs fois par jour (Herzen).

℞ Menthol dissous dans l'alcool.................. 50 cgr.
   Chlorhydrate de cocaïne. 10 —
   Eau chloroformée....... 250 gr.
   Sirop simple ou de codéine................. 50 —

2 à 4 cuillerées à bouche par jour.

# BOURDONNEMENTS D'OREILLES

**En cas de congestion simple** : *purgatifs* répétés (une cuillerée à café de sulfate de soude dans un verre d'eau, un mois de suite).

Petits *vésicatoires* ou *sangsues* aux apophyses mastoïdes.

Eviter le soleil, les travaux physiques fatigants et le travail intellectuel prolongé. Eviter aussi de rester la tête penchée en avant.

Au moment de la **ménopause**, s'il n'y a pas amélioration avec les médications précédentes, ordonner l'*ovarine* ou l'*ocréine*.

**En cas d'artériosclérose** : traitement général de l'artériosclérose, iodures, trinitine. Injections d'atropo-morphine, nitrite d'amyle, digitale.

*Régime déchloruré*, s'il existe de la néphrite interstitielle chronique.

**En cas d'anémie** : toniques, préparations martiales ou arsenicales. Séjour à la montagne.

**En cas de brightisme** : *régime lacté, théobromine. Régime déchloruré.*

**En cas de cardiopathie** : *digitale, aconit.* Dans les affec-

tions aortiques, injections de *morphine* (1/2 cgr.), *nitrite d'amyle.*

**En cas de névropathie** : *bromures, valériane, aconit. Hydrothérapie.*

Conseiller l'introduction dans le conduit auditif externe d'une boulette de coton imbibée d'*huile de morphine*, et, si le mal s'obstine, faire appliquer un petit *vésicatoire* derrière l'oreille.

**En cas de maladies de l'estomac ou de l'utérus** : traitement causal.

**En cas de bouchon de cérumen ou de corps étranger** : *ablation.*

**En cas d'hyperhémie catarrhale de la caisse du tympan** : *cathétérisme de la trompe* suivi d'envoi dans la caisse de vapeurs d'éther acétique, d'iode, d'iodure d'éthyle, de balsamiques. Insufflations d'air.

Intérieurement : *quinine, salicylate de soude, pilocarpine.*

℞ Salicylate de soude....... 10 gr.
   Ergotine................. 2 —
   Sirop de réglisse......... 20 —
   Eau..................... 180 —

1 cuillerée à bouche toutes les deux heures.

♃ Chlorhydrate de pilocarpine.  10 cgr.
Eau distillée stérilisée.....  10 cc.
Injecter un demi-cent. cube par jour.

**En cas d'affection de l'o-reille interne :** administrer le *bromure de potassium* à haute dose (4 à 6 gr. par jour, en 2 ou 3 fois, pendant 6 semaines) ; donner aussi l'iodure de potassium (2 gr. par jour), l'acide bromhydrique anglais (40 à 60 gouttes par jour, pendant 3 semaines) et la liqueur de Fowler (2 à 10 gouttes par jour).

Recourir à la *révulsion* sur l'apophyse mastoïde par application de teinture d'iode.

Pratiquer tous les 2 jours le *cathétérisme de la trompe d'Eustache*, suivi d'insufflation directe d'air dans la caisse. Dans les cas de bourdonnements très intenses, charger l'air insufflé de vapeurs d'éther, de chloroforme ou de bromure d'éthyle.

Si le malade ne peut être suivi régulièrement, conseiller les *douches d'air* par la méthode de Politzer.

Combiner aux insufflations d'air par la trompe d'Eustache le *massage du tympan* et la raréfaction de l'air du conduit auditif externe.

# BOUTON D'ORIENT

*(Clou de Biskra, de Gafsa, bouton d'Alep, de Bagdad).*

**S'il n'existe qu'un élément unique,** en pratiquer l'*excision totale*, suivie de suture cutanée.

**S'il existe deux ou trois ulcérations,** recourir à la *cautérisation chimique ou ignée*.

**Si les boutons sont nombreux,** pratiquer des *pansements antiseptiques secs* avec des poudres absorbantes (io-doforme, iodol, xéroforme, dermatol, sous-carbonate de fer).

**Dans tous les cas,** ordonner une *alimentation reconstituante*, les *toniques* et, si l'affection ne tend pas vers la guérison (3 à 6 mois), conseiller le *changement de climat* (l'affection rétrocède dans nos climats).

# BRACHYCARDIE

*Rechercher et traiter la maladie primordiale :* sténose congénitale de l'aorte et des artères du bulbe, artériosclérose, dégénérescence graisseuse du myocarde, etc.

Penser à la **brachycardie d'origine réflexe** et, chez les enfants ou chez les sujets indemnes d'artériosclérose, traiter les affections gastro-intestinales ou hépatiques et rechercher l'helminthiase. Chez la femme, traiter les affections utéro-annexielles, lorsqu'elles existent.

**MALADIE DE STOKES-ADAMS.**

*Traitement* hygiénique et diététique de l'artériosclérose.

Donner les *iodures* et tous les médicaments *vaso-dilata-*

*teurs*, mais s'abstenir de tout médicament vaso-constricteur (bromure de potassium, ergot de seigle, belladone, cocaïne, etc.).

Insister sur le *repos* et le *régime lacté* ; instituer l'*antisepsie intestinale* ; donner la *théobromine*.

**Combattre l'ischémie bulbaire** par la *caféine*.

℞ Caféine............... } ā ā 20 cgr.
   Benzoate de soude.... }

Pour 1 cachet : 4 à 5 cachets par jour (Huchard).

Recourir aux injections sous-cutanées de ce même médicament ou aux injections d'*éther* et d'*huile camphrée*.

Employer les vaso-dilatateurs : *nitrite d'amyle*, en inhalations ou *trinitrine*, par voie gastrique, à la dose de VI à X gouttes par jour, de la solution alcoolique au 100e ou par voie hypodermique ; *tétranitrol*, à la dose de 3 à 5 mgr. par jour (voy. *Artériosclérose*).

Tonifier le cœur à l'aide de la *caféine* ou mieux du *sulfate de spartéine* à la dose de 10 à 15 cgr.

℞ Caféine.............        1 gr. 50
  Benzoate de soude.....     2 —
  Sulfate de spartéine...    20 cgr.
  Eau distillée..........    130 gr.
  Sirop d'écorces d'oranges amères. Q. S. p. f.  150 cc.

3 cuillerées à bouche par jour (Herzen).

Ne jamais prescrire la digitale (elle ralentit le pouls et est dangereuse, si le cœur est graisseux).

Donner les *opiacés* et pratiquer des injections de morphine (1/2 cgr.), selon le besoin.

# BROMIDROSE

Voy. *Hyperhidrose*.

# BRONCHECTASIE

Voy. *Dilatation bronchique.*

# BRONCHITES

**B. AIGUË DES ADULTES.**

INDICATIONS THÉRAPEUTIQUES : 1° modifier et diminuer les sécrétions bronchiques ; 2° diminuer la toux ; 3° faciliter l'expectoration.

RÈGLES GÉNÉRALES DU TRAITEMENT :

**Modifier et diminuer les sécrétions bronchiques**, en prescrivant les *balsamiques* (térébenthine, terpine, terpinol, copahu, benjoin, acide benzoïque, goudron, créosote, baume de Tolu, baume du Pérou), les *plantes à huile essentielle* (boldo, buchu, bourgeons de sapin, eucalyptus), les *gommes-résines* (asa fœtida, galbanum, gomme-ammoniaque), les *sulfureux.*

L'insuffisance urinaire et l'intolérance de l'estomac sont des contre-indications à l'administration de ces agents. En cas d'intolérance stomacale, administrer les balsamiques par inhalation : verser une cuillerée à dessert d'essence de térébenthine dans de l'eau chaude et faire inhaler au malade les vapeurs qui s'élèvent au-dessus du mélange. Employer aussi des inhalations, pratiquées à l'aide d'un flacon dans lequel pénètrent deux tubes, et rempli à moitié du mélange suivant :

℞ Créosote de hêtre......... 10 gr.
Baume du Pérou.......... 25 —
Térébenthine suisse....... 30 —
Teinture d'eucalyptus.. ⎫ āā 15 —
— de benjoin.... ⎭
Essence de térébenthine... 100 —

(A.-B. Marfan).

**Calmer la toux** par les *narcotiques*, les *antispasmodiques*, particulièrement l'opium, la codéine, l'héroïne, la dionine, le laurier-cerise, la belladone et la racine d'aconit.

**Favoriser la sudation, apaiser la toux, calmer la sécheresse et la chaleur de la gorge** par les *tisanes préparées avec les espèces béchiques du Codex* (plantes suivantes, mélangées à parties égales : feuilles de capillaire du Canada, de lierre terrestre, de scolopendre, de véronique, de sommités d'hysope, de capsules de pavot blanc, privées de semence), à la dose de 10 gr., en infusion, dans un litre d'eau.

Prescrire la **médication ex-**

**pectorante :** *ipéca, préparations antimoniales* et *apomorphine* (20 à 30 mgr. par jour).

En cas d'adynamie, se garder d'administrer ces médicaments ; dans ce cas, donner l'*alcool,* l'*acétate d'ammoniaque,* le *chlorhydrate d'ammoniaque,* la *liqueur ammoniacale anisée.*

**Contre la douleur,** recourir à la *révulsion* (cataplasmes, ventouses sèches).

**Au début :**

**Pendant la période fébrile :** *repos* au lit, dans une chambre à 18° ; administrer les *tisanes chaudes* (10 gr. d'espèces béchiques du Codex, à infuser dans 1 litre d'eau bouillante, ou 10 gr. de lichen d'Islande pour 1 250 réduits à 1 000, couper avec du lait).

℞ Feuilles de guimauve... ⎫ āā 30 gr.
Racines de guimauve... ⎬
— de polygala..... ⎬ āā 10 —
— de réglisse....·. ⎭
Fleurs de pavots blancs. ⎫ āā 5 —
— — rouges. ⎭

Pour 4 paquets : infuser 1 paquet dans un litre d'eau bouillante et édulcorer avec du sirop capillaire (Dujardin-Beaumetz).

**Ou bien :**

℞ Racine d'aunée.......... 5 gr.
— de réglisse..... ⎫
Lierre terrestre....... ⎬ āā 10 —
Fleurs de tussilage.... ⎭
Faire bouillir 5 minutes dans :
Eau bouillante.......... 1 litre
Faire refroidir, passer et ajouter :
Sirop de tolu.......... 35 gr.

A prendre dans la journée (Dujardin-Beaumetz).

**EXTÉRIEUREMENT :** application de *ventouses sèches* ou applications répétées de *teinture d'iode* (recouvrir la poitrine d'une couche de ouate à la suite de ces applications) ou de *cataplasmes sinapisés.*

En même temps, prescrire:

℞ Teinture d'aconit......... 1 gr.
 — de jusquiame.... 2 —
Eau de laurier-cerise..... 5 —
Sirop de tolu............. 60 —
Eau de tilleul............ 100 —
4 cuillerées à soupe dans les 24 heures
(Rénon).

℞ Sirop de tolu....... 300 gr.
Eau de laurier-cerise. 100 —
Teinture d'aconit..... G gouttes.
4 à 5 cuillerées à dessert (Grasset).

℞ Alcoolature de racines
 d'aconit........... XXX gouttes
Eau de laurier-cerise. 5 gr.
Sirop de codéine.. } āā 25 —
 — de tolu...... }
Eau distillée......... 100 —
1 cuillerée à soupe, toutes les 2 heures.

**Contre la fièvre :** donner *l'antipyrine* et le *sulfate de quinine*, seul ou associé à la *phénacétine*, à l'*antifébrine* ; *pyramidon.*

**Contre la toux et l'insomnie :** administrer les *opiacés* (extrait d'opium, sirop diacode, sirop de codéine), la *poudre de Dower* (30 cgr., 3 fois par jour ou 50 cgr. en potion), le *bromoforme* (50 cgr. à 1 gr. par jour), l'*héroïne* (2 cgr. par jour), le *narcyl* (8 à 15 cgr. par jour).

℞ Sirop diacode............ 100 cc.
Eau de laurier-cerise..... 10 —
Alcoolature de racines d'a-
 conit................. 2 —
1 cuillerée à bouche toutes les 2 à 3 heures (le soir 3 cuillerées pour dormir. Cesser cette potion à la période de maturité).

℞ Chlorhydrate d'héroïne... 4 cgr.
Extrait de jusquiame..... 12 —
 — de racines d'aconit. 4 —
Pour 12 pilules : 3 à 4 pilules par jour (Herzen).

℞ Soluté officinal de bromoforme........... 4 à 5 gr.
Alcoolature de racines }
 d'aconit........... } āā 1 —
Teinture de jusquiame. }
 — de drosera... } āā 2 —
 — de lobélie.... }
Eau distillée......... 170 —
Sirop d'ipéca composé. Q. S. p. 200 cc.
1 cuillerée à bouche toutes les 2 heures
(Herzen).

**En cas d'expectoration difficile et pénible, prescrire :**

℞ Carbonate d'ammoniaque. 1 gr.
Eau de menthe......... 100 —
Sirop Dessessarts........ 20 —
Par cuillerées.

℞ Décoction de polygala à 2 0/0  150 gr.
Liqueur ammoniacale anisée  1 —
Sirop d'ipéca........... } āā 20 —
 — de tolu.......... }
 — diacode............. 25 —
Par cuillerées, toutes les 2 heures
(Herzen).

℞ Ipéca............... 30 à 50 cgr.
Fleurs de sureau..... 2 gr.
Faire infuser dans :
 Eau chaude......... 150 —
Ajouter :
 Acétate d'ammoniaque. 10 —
 Sirop de guimauve... 30 —
1 cuillerée à bouche, d'heure en heure.

**A la période de défervescence :**

℞ Terpine.............. } āā 4 gr.
Baume de Tolu........ }
Pour 40 pilules : 4 à 8 pilules par jour
(Marfan).

℞ Terpine............... 15 cgr.
Acide benzoïque......... 10 —
Poudre de Dower........ 15 —
Pour 1 cachet : 5 cachets par jour
(Herzen).

**Si la toux est encore pénible :**

℞ Terpinol............. } āā 3 gr.
Acide benzoïque....... }
Extrait thébaïque........ 50 cgr.
 — de belladone..... 30 —
Pour 30 pilules : 3 pilules par jour
(Herzen).

℞ Goudron ........... } āā 2 gr.
Poudre de Dower.... }
Extrait de racines d'aconit. 20 cgr.
Pour 50 pilules : 5 à 6 pilules par jour.

**Contre l'élément fluxionnaire** : pratiquer des *enveloppements humides permanents* du thorax. (Voy. *Bronchite aiguë des enfants*.)

**Une fois la fièvre tombée** : ne pas défendre les sorties, au contraire un *changement d'air* est le meilleur moyen pour obtenir la disparition complète de l'affection.

Cas graves : Soutenir les forces du malade (alcool, quinquina, noix vomique).

*Révulsifs* : cataplasmes sinapisés, ventouses sèches.

Contre la fièvre, donner la *quinine* (1 gr.), le *pyramidon* (60 à 75 cgr.).

Prescrire les toniques du cœur : *digitale*, ou mieux, *caféine* en injections sous-cutanées, ou encore *strophantus* (3 à 4 mgr. par jour, en pilules de 1 mgr.).

Administrer, dès le début, l'*ipéca* à doses vomitives, excepté dans le cas d'adynamie ou de dyspnée intense.

Eviter le tartre stibié.

Donner l'*ergotine* comme tonique vasculaire.

℞ Ipéca............ 50 cgr. à 1 gr.
  Faire infuser dans :
    Eau chaude.............. 150 —
  Ajouter :
    Gomme arabique pulvérisée. 4 —
    Carbonate d'ammoniaque... 2 —
    Gomme ammoniaque...... 1 —
    Sirop de codéine...... ⎫ āā 20 —
    — de gomme...... ⎭
  1 cuillerée à soupe toutes les heures
  (Herzen).

℞ Poudre d'ipéca.......... 50 cgr.
  Ergotine Bonjean........ 4 gr.
  Rhum ou cognac........ 40 —
  Julep gommeux.......... 125 —
  1 cuillerée à bouche toutes les heures
  (Renaut).

Voy. *Grippe* : forme pulmonaire.

**En cas de dyspnée excessive** : inhalations d'*oxygène*.

*Saignée générale* de 150 gr., si le malade est encore vigoureux.

**En cas de menace de collapsus** : prescrire l'*acétate d'ammoniaque*, l'*alcool*, l'*éther*, la *caféine*.

℞ Camphre................. 1 gr.
  Ether sulfurique......... 2 —
  Huile d'olives stérilisée...
                    Q. S. p. 10 cc.
  Injecter 1 à 2 seringues à la fois.

**Pendant la convalescence** : faire sur le thorax, devant et derrière, des *frictions révulsives et stimulantes* :

℞ Alcoolat de genièvre..... 120 gr.
  — de lavande...... 60 —
  Essence de térébenthine.. 30 —
  Menthol............ ⎫ āā 50 —
  Thymol............ ⎭
                    (Huchard).

Stimuler l'état général par l'emploi de l'*arséniate de strychnine* à la dose de 2 à 4 milligr. par jour et par un *changement d'air*.

☞ Si l'expectoration ne voulait pas se tarir, ordonner une *cure thermale sulfureuse à domicile* : faire prendre tous les matins les deux tiers d'un grand verre d'Eaux-Bonnes (source Vieille) préalablement tiédie au bain-marie, ou mise dans un bol de lait chaud.

## B. AIGUË DES ENFANTS.

**Au début** : *Repos au lit*, ou séjour à la chambre.

*Enveloppement ouaté* du thorax ; *cataplasmes sinapisés*.

*Boissons chaudes, lait chaud* sucré et additionné d'une cuillerée à dessert de cognac ou de rhum. *Tisanes* de fleurs pectorales, de violettes, de capillaire :

℞ Hysope..............⎱
  Lierre terrestre........⎬ ãã 5 gr.
  Polygala..............⎰
  Infuser dans un litre d'eau.
  Ajouter :
  Sirop de guimauve........ 30 —

**En même temps, pour favoriser l'expectoration et calmer la toux :**

℞ Ipéca.............. 15 à 30 cgr.
  Infuser dans :
  Eau chaude........ 100 gr.
  Ajouter :
  Sirop de guimauve...⎱ ãã 15 —
  — de codéine.....⎰
  1 cuillerée à dessert toutes les 2 heures (5 à 10 ans) (Herzen).

℞ Racine de polygala......... 5 gr.
  Infuser dans :
  Eau chaude.............. 100 —
  Ajouter :
  Liqueur ammoniacale anisée 1 —
  Sirop diacode.............. 20 —
  1 cuillerée à dessert toutes les 2 heures (Herzen).

℞ Décoction de polygala.... 130 gr.
  Benzoate de soude....... 1 —
  Bicarbonate de soude..... 50 cgr.
  Sirop de polygala........ 20 gr.
  — d'ipéca............ 10 —
  1 cuillerée à soupe toutes les 2 heures.
                              (Méry).

℞ Oxyde blanc d'antimoine.......... 50 cgr. à 1 gr.
  Infusion d'hysope.. 60 —
  Sirop de tolu...... 20 —
  — de codéine... 10 —
  1 cuillerée à café toutes les 1 à 2 heures, de 2 à 6 ans (Comby).

Pratiquer, en outre, sur le thorax, des *frictions* avec :

℞ Essence de térébenthine.⎱
  Alcoolat de Fioravanti..⎬ ãã 15 gr.
  Alcool camphré........⎰
                          (Herzen).

Ou bien, recourir à la *révulsion* : ventouses sèches, badigeonnages de teinture d'oide, cataplasmes sinapisés.

Herzen, 6e édition.

**Contre la fièvre :** donner le *chlorhydrate de quinine* dans du café ou en suppositoire.

℞ Chlorhydrate de quinine.............. 10 à 20 cgr.
  Beurre de cacao..... 1 gr.
  Pour 1 suppositoire.

Ou mieux toutes les 3 heures, *bains chauds* à 36° de 10 minutes de durée.

**Contre la toux violente et l'insomnie :**

℞ Infusion de lierre terrestre............. 60 gr.
  Sirop de violettes..... 20 —
  Teinture de belladone. V gouttes
  Elixir parégorique..... XV —
  1 cuillerée à café, toutes les heures, de 2 à 3 ans.

℞ Sirop de coquelicots... 30 gr.
  Infusion de capillaire.. 50 —
  Eau de laurier-cerise.. 5 —
  Elixir parégorique.... XV gouttes
  1 cuillerée à café toutes les 2 heures.

Donner l'*eau de laurier-cerise* aux doses quotidiennes suivantes :

| | |
|---|---|
| Au-dessous de 3 ans. | abstention. |
| De 3 à 5 ans........ | 1 à 2 gr. |
| De 5 à 10 ans....... | 2 à 5 — |
| De 10 à 15 ans..... | 5 à 10 — |

Rejeter d'une façon générale l'emploi des *préparations opiacées* ; à partir de 2 à 3 ans, prescrire le *sirop de codéine* aux doses quotidiennes suivantes :

| | |
|---|---|
| De 3 à 5 ans....... | 3 à 10 gr. |
| De 5 à 10 ans...... | 10 à 20 — |
| De 10 à 15 ans..... | 15 à 25 — |
| | (Marfan). |

**Contre l'élément fluxionnaire :** lorsque la fièvre s'allume et qu'il existe une toux sèche incessante, avec gêne respiratoire, en même temps que de l'agitation et de l'insomnie, pratiquer les *enve-*

9

*ppements humides du thorax* : rendre une pièce de gaze ou e tarlatane pliée en huit oubles, d'une hauteur suffiante pour aller de l'ombilic ιsqu'au sommet du thorax, ssez longue pour entourer elui-ci au moins une fois ; ailler un morceau de taffeas gommé de même dimenion. Tremper la compresse e gaze dans l'eau froide à la empérature de la chambre, e 18° environ (se servir d'eau une température inférieure, n y ajoutant plus ou moins e glace, lorsqu'on veut prooquer une réaction plus énerique), l'exprimer assez pour u'elle reste simplement huide et l'appliquer autour du horax, de manière que le ord supérieur effleure le reux axillaire, tandis que e bord inférieur passe en arière au niveau de la région ombaire et en avant, au nieau de l'ombilic ; appliquer ssez exactement, pour qu'il ιe se forme pas de plis et enouler par-dessus la toile imerméable. Recoucher enuite le malade et le couvrir omme d'habitude. Laisser a compresse en place penlant un quart d'heure et la enouveler d'heure en heure, ιu toutes les 2 ou 3 heures (P. Le Gendre).

**Si la bronchite est diffuse et tend à la capillarisation :** ecourir à la *balnéation chaule systématique.* Faire prendre ι l'enfant toutes les 3 heures, ιu mieux toutes les fois que a température atteint ou déιasse 39°, un bain chaud à ι0° ou à 35°, de 5 à 15 minuιes de durée. Entourer le front et la tête avec une serviette doublée et, si l'enfant semble se congestionner, faire sur sa tête des affusions froides (à la température de la chambre).

Si l'enfant est âgé de 2 à 3 ans, lui donner, à la moitié du bain, un peu de champagne, de cognac ou de vin d'Espagne.

**A la période de coction :** prescrire les *balsamiques* (terpine 20 à 50 cgr., carbonate de créosote ou créosotal, 1 à 3 gr.).

℞ Sirop de [térébenthine.....  60 gr.
 — de tolu...............  60 —
1 cuillerée à soupe, matin et soir, dans une tasse de lait chaud.

℞ Elixir de terpine du Codex.  100 gr.
 Sirop de tolu.............  100 —
 — de bourgeon de pin.  50 —
 — diacode............  50 —
(1 cuillerée à dessert renferme 7 cgr. de terpine et 1 milligr. d'extrait d'opium), 3 à 6 cuillerées à dessert par jour, suivant l'âge de l'enfant (Herzen).

℞ Terpine.....................  4 gr.
 Eau-de-vie vieille.........  40 —
 Sirop de tolu........ ⎱ āā 100 —
 — de bourgeons de pin ⎰
 3 à 4 cuillerées à entremets par jour.

**Dans les cas graves, en cas de dépression,** *alcool,* grogs chauds, vins de Malaga, de Marsala ou de Xérès.

℞ Cognac ou rhum.....  15 à 30 gr.
 Sirop simple.........  25 —
 Teinture de cannelle..  3 —
 Eau.................  60 —
1 cuillerée à café toutes les heures.

Ou bien :

℞ Extrait mou de quinquina..  2 gr.
 Sirop simple.............  20 —
 Xérès..................  40 —
 Eau distillée.............  80 —
1 cuillerée à café toutes les heures.

**B. AIGUË DES VIEILLARDS.**

*Antisepsie* des cavités nasalés, de la cavité buccale et pharyngée à l'aide de lavages, de gargarismes et, si besoin, de collutoires.

Administrer les *toniques du myocarde* (digitale, strophantus, caféine).

Voy. *B. aiguë. Cas graves.*

Donner les *excitants diffusibles* (alcool, teinture de cannelle, acétate d'ammoniaque, éther).

Surveiller l'état des reins (lait, tisanes diurétiques).

Se méfier des congestions et de la bronchite capillaire (Voy. *Bronchite des cardiaques et des albuminuriques*).

**Pendant la convalescence :** ne pas prescrire les sulfureux chez les artérioscléreux et chez les malades à tendance congestive.

Administrer l'*iodure de potassium* ou mieux celui de *sodium*, à la dose de 50 cgr. par jour.

Voy. *Bronchite des artérioscléreux.*

**B. CAPILLAIRE** (catarrhe suffocant).

Voy. *Broncho-pneumonie.*
*Chez l'adulte :*

*Séjour au lit ; diète liquide abondante* (lait, bouillon, tisanes, vin coupé d'eau, vin de Champagne). *Révulsion* (enveloppements sinapisés, ventouses sèches), *expectorants* (ipéca à petites doses ou oxyde blanc d'antimoine), *toniques généraux* (alcool, potion de Todd, extrait de quinquina, kola) et *toniques cardiaques* (caféine, sulfate de spartéine, huile camphrée par voie hypodermique).

Si les **bronches** sont en-

combrées : prescrire un *vomitif* (contre-indiqué en cas d'adynamie).

**Contre les quintes de toux :** donner les *préparations opiacées*, l'*élixir parégorique*, le *chloral*, à doses modérées.

℞ Sirop de chloral....... } ãã 30 gr.
  — de morphine .... }
  Eau de laurier-cerise.....   10 —
  — de fleurs d'oranger...  100 —

Par cuillerée à bouche, toutes les 3 heures (Dieulafoy).

**Dans la forme grave :** donner en même temps qu'une potion expectorante (infusion d'ipéca), la potion suivante :

℞ Ergotine............   1 à 2 gr.
  Sulfate de strychnine.   2 à 5 mgr.
  Julep simple.........   120 cc.

1 cuillerée à bouche toutes les 2 heures (Grasset).

Recourir aux *bains tièdes* (35°), donnés 3 à 4 fois dans les 24 heures, ou aux *bains chauds* (38°), répétés toutes les trois heures.

Dans certains cas : *bains sinapisés.*

**En cas de suffocation :** couvrir le malade de *ventouses scarifiées* ; pratiquer une *saignée* (250 à 400 gr. de sang) : ordonner des inhalations d'*oxygène*.

Faire garder au malade la *position assise.*

℞ Acide benzoïque...... } ãã 10 cgr.
  Camphre pulvérisé... }
  Sucre en poudre........   50 —

Pour 1 cachet : 1 cachet, toutes les 1 à 2 heures (Marfan).

*Chez l'enfant :*
Chambre spacieuse et bien aérée ; température constante à 18°. Rendre l'air de la chambre humide par des *vaporisations.*

Tenir l'enfant fréquemment assis ou sur les bras.

Surveiller les voies digestives.

Envelopper les jambes avec de la ouate et du taffetas gommé, ne pas changer ces *bottes* plus de 2 fois par jour.

Appliquer de larges *sinapismes*, ou mieux recourir aux *enveloppements sinapisés* suivant la méthode de Heubner : imbiber d'une dissolution de farine de moutarde (eau à 18° ou 20°) une pièce de tarlatane pliée en plusieurs épaisseurs et l'appliquer autour du thorax, puis la recouvrir de taffetas gommé ; laisser en place un quart d'heure, recommencer 2 fois par jour, et, au besoin, des *ventouses sèches* en avant et en arrière de la poitrine.

*Régime* : diète liquide abondante, lait bouilli, bouillon, tisanes, eau additionnée de vin d'Espagne, de Champagne.

Administrer la *potion calmante* et *stimulante* suivante :

℞ Acétate d'ammoniaque. 1 gr.
   Alcoolature de racines d'aconit.... X à XV gouttes
   Sirop de codéine... 10 à 30 gr.
   Potion gommeuse.. 100 —
   1 cuillerée à café toutes les heures (J. Simon).

Ou bien :

℞ Acétate d'ammoniaque..... 2 gr.
   Teinture de cannelle....... 3 —
   Eau de mélisse........ ⎫
   — de menthe........ ⎬ āā 10 —
   — distillée............. 80 —
   Sirop de punch........... 20 —
   1 cuillerée à dessert toutes les heures (Herzen).

Recourir d'emblée aux *enveloppements froids du thorax*, renouvelés d'heure en heure ou, dans les cas graves, de quart d'heure en quart d'heure (Voy. à : *Bronchite aiguë des enfants*).

Ne pas ordonner de vomitif pour éviter la dépression et ne pas employer de vésicatoire à cause de son action nuisible sur les reins.

**Contre l'hyperthermie** : ne pas donner l'antipyrine, l'antifébrine ou la phénacétine, à cause de leur action nuisible sur les globules sanguins.

Administrer le *sulfate* ou le *chlorhydrate de quinine*, soit par la voie stomacale, soit par la voie rectale ou hypodermique.

℞ Chlorhydrate de quinine. 15 à 20 cgr.
   Beurre de cacao........ 4 gr.
   Pour 1 suppositoire : 2 à 3 par jour.

℞ Bromhydrate neutre de quinine.................. 10 gr.
   Eau distillée et stérilisée... 10 —
   Injecter 1/2 à 1 seringue de Pravaz, 2 à 3 fois par jour (Herzen).

Ou mieux ordonner des *bains graduellement refroidis* de 38° à 30° et 25°, toutes les 3 heures, de 8 à 10 minutes de durée.

Ne pas donner de bains froids.

**En cas de congestion pulmonaire intense et de dyspnée** ; plonger l'enfant, pendant 4 à 5 minutes, dans un *bain sinapisé* (*tiède* à 32°) (J. Simon).

Ne pas appliquer de sangsues et ne pas pratiquer de saignée. Recourir à la *balnéation chaude*.

**Contre l'asthénie et la dépression** : *café, alcool*.

Prescrire *l'eau-de-vie* aux doses suivantes :

| | |
|---|---|
| Avant 1 an......... | 10 à 20 gr. |
| A 2 ans............ | 20 à 40 — |
| A 4 ans........... | 30 à 50 — |

℞ Teinture de digitale. XII gouttes
Cognac............. 20 gr.
Eau de mélisse....
 — de menthe.... } ãã 30 —
 — distillée.......
Sirop d'écorces d'oranges amères.... 25 —

1 cuillerée à dessert toutes les heures (Herzen).

Pratiquer des injections de *sérum artificiel* depuis 50 cent. cubes jusqu'à 200 cent. cubes.

**En cas d'agitation nerveuse:** ni opium, ni belladone.

Recourir aux *bains chauds* à 34° et 36°, répétés toutes les 3 heures, de la durée de 5 à 10 minutes ou aux bains graduellement refroidis de 38° à 30° et 25°.

Ordonner en outre la potion suivante :

℞ Bromure de potassium.... 50 cgr.
Eau de fleurs d'oranger... 50 gr.
Sirop simple............. 20 —

Par cuillerées à café, dans la journée (enfants de 2 ans).

Si besoin, prescrire :

℞ Hydrate de chloral.... 50 cgr.
Eau................. 60 gr.
Teinture de musc..... XX gouttes
 — de valériane.. XV —

Pour 1 lavement (1 à 2 ans).

**En cas de collapsus :**

℞ Looch............. } ãã 30 gr.
Eau camphrée........ 
Alcool de mélisse........ 5 —
Sirop de quinquina........ 25 —
Teinture de musc........ 2 —

Par cuillerées à café, toutes les heures (D'Espine et Picot).

Pratiquer des injections d'*huile camphrée*, d'*éther* et de *caféine* (10 cgr.) alternativement, ou de *sulfate de spartéine*.

Voy. *Broncho-pneumonie.*

*Chez le vieillard :*

Eviter toute médication déprimante. N'user que de la *révulsion* et des *stimulants diffusibles* (acétate d'ammoniaque, éther, alcool, café).

Pratiquer des injections de *sulfate de strychnine* et de *sulfate de spartéine* associés.

## B. CHRONIQUE.

HYGIÈNE DES CATARRHEUX: Se prémunir contre l'action du froid ; porter constamment de la *flanelle* sur le corps. S'aguerrir par l'*hydrothérapie*, les *frictions* sèches ou alcooliques. Eviter de sortir par les temps humides, fuir les changements brusques de température. Passer l'hiver dans un climat tempéré, dans une *station hivernale* : Pau, Dax, Madère conviennent dans les formes éréthiques ; Cannes, Menton, Hyères, Nice, Amélie, dans les formes atoniques.

Pendant l'été, fuir les villes.

*Bains généraux chauds,* pris tous les 2 jours.

Défendre de fumer, fuir les poussières.

Eviter le chant, l'enseignement oral, tous les exercices abusifs de la respiration, professionnels ou autres.

MÉDICATIONS : 1° médications qui modifient les sécrétions bronchiques ; 2° médication expectorante ; 3° médication stupéfiante ; 4° médication révulsive ; 5° aérothérapie ; 6° traitement thermal ; 7º traitement général de la diathèse existante.

*Chez l'adulte :*

**Formes humides :** combattre le lymphatisme, s'il existe.

Prescrire les *balsamiques*, les *expectorants*, les *astringents*, l'*opium*, la *belladone*, l'*aconit*.

℞ Créosote ................. 10 gr.
Teinture de gentiane...... 20 —

Progressivement de XXV à CL gouttes, par jour, en 3 fois, dans un peu de vin.

℞ Créosote .................. 4 gr.
Baume de tolu............. 7 —
Térébenthine de mélèze..... 1 —
Acide benzoïque............. Q. S.

Pour 80 pilules : 10 pilules par jour (Bouchard).

Ordonner le *créosotal* à la dose de 2 à 3 cuillerées à café par jour, prises dans une tasse d'infusion de fleurs d'oranger, ou le *phosphotal*, à la dose quotidienne de 3 à 6 gr.

Faire prendre de l'*essence de térébenthine* à la dose de X gouttes 3 fois par jour dans un verre de lait chaud, ou prescrire des *capsules d'essence de térébenthine*, de *goudron*, de *gaïacol*, d'*eucalyptol* (80 cgr. par jour).

℞ Goudron purifié............. 5 gr.
Baume de tolu............. 5 —
Benzoate de soude.......... 4 —

Pour 40 pilules : 4 pilules par jour (Huchard).

℞ Goudron purifié........ ⎫
Poudre de Dower...... ⎬ āā 2 gr.
— de benjoin..... ⎭
Extrait de racines d'aconit... 20 cgr.

Pour 50 pilules : 4 à 6 pilules par jour (Huchard).

Prescrire la *terpine* et le *terpinol* :

℞ Terpine............... ⎫ āā 10 gr.
Acide benzoïque...... ⎬
Chlorhydrate d'héroïne..... 3 mg.

Pour 1 pilule : 4 à 6 pilules par jour (Herzen).

℞ Terpine................ 5 gr.
Eau-de-vie.............. 75 —
Sirop diacode........ ⎫ āā 100 gr.
— de tolu........ ⎬

2 à 4 cuillerées à bouche par jour (Lyon).

℞ Elixir de terpine du Codex. 100 gr.
Sirop de térébenthine. ⎫ āā 75 —
— de tolu........ ⎬
— de codéine.......... 50 —

4 à 6 cuillerées à bouche par jour (Herzen).

℞ Duotal.................. 50 cgr.
Chlorhydrate d'héroïne... 3 mgr.

Pour 1 cachet : 4 cachets par jour (Herzen).

**Forme sèche.**
Combattre le neuro-arthritisme, s'il existe.

Traiter l'emphysème pulmonaire, lorsqu'il est en cause.

Recourir à la révulsion ; donner l'*iodure de potassium*, à la dose de 1 à 2 gr. par jour.

Faire des *inhalations de vapeurs d'eau chaude* à 60°, additionnée de 2 p. 100 de sel marin.

**Contre la sensibilité bronchique et la toux spasmodique suffocante :** ne pas donner d'opium, ni de belladone. Prescrire le *bromure de potassium*, le *bromoforme*, l'*héroïne*, la *dionine*, le *narcyl*, le *chloral*.

℞ Alcoolature de racines
d'aconit............ L gouttes.
Bromure de potassium. 5 gr.
Eau distillée........ 150 —

3 à 4 cuillerées par jour.

℞ Bromure de strontium.... 6 gr.
Sirop d'écorces d'oranges. ⎫ āā 60 —
— de punch........ ⎬
— diacode......... ⎭

1 cuillerée à soupe le soir au coucher (Renault).

♃ Bromoforme............ 30 cgr.
  Benzoate de soude...... 4 gr.
  Sirop de tolu.......... 30 —
  Hydrolat de laitue...... 90 —

Par cuillerées à soupe dans les 24 heures (Lemoine).

♃ Iodure de potassium...... 2 gr.
  Chloral................ 4 —
  Eau distillée........... 150 —

1 cuillerée à bouche toutes les demi-heures (en cas d'asthme) (G. Sée).

Conseiller les *inhalations* faites avec de *l'eau boriquée additionnée de teinture de benjoin ou d'eucalyptus* (1 cuillerée à café), ou bien de *menthol* dissous dans l'alcool :

♃ Alcool à 70°............ 30 gr.
  Menthol............... 1 —

1 cuillerée à café pour chaque inhalation.

♃ Menthol............... } āā 1 gr.
  Eucalyptol............. }
  Teinture de benjoin... } āā 50 —
  Alcoolat de Fioravanti. }

1 cuillerée à café pour chaque inhalation (Herzen).

Ou bien prescrire :

♃ Menthol................ 2 gr.
  Teinture de benjoin....... 6 —
  Chloroforme.............. 2 —
  Alcool................. 10 —

Inhaler pendant quelques instants X gouttes de ce mélange.

**Contre le catarrhe sec avec toux quinteuse :** prescrire, en même temps que les inhalations, la *codéine*, *l'héroïne*, la *dionine*, le *narcyl*.

♃ Teinture de jusquiame. | āā 15 gr.
  — de racine d'aconit. |
  Codéine .............. 60 cgr.

X gouttes toutes les six heures (X gouttes contiennent 1 cgr. de codéine) (Barth).

**En cas de poussée aiguë :** *révulsifs ; ipéca, acétate d'ammoniaque, liqueur ammoniacale anisée.*

♃ Ipéca.............. 50 cgr.
  Infuser dans :
  Eau chaude.......... 150 gr.
  Ajouter :
  Acétate d'ammoniaque. 5 à 10 —
  Sirop de guimauve.... 30 —

1 cuillerée à bouche toutes les 1 ou 2 heures.

*Chez les vieillards :*

♃ Carbonate d'ammoniaque.. 2 gr.
  Gomme ammoniaque..... 1 —
  Poudre d'ipéca.......... 20 cgr.
  Extrait de jusquiame..... 20 —
  Mucilage de gomme...... Q. S.

Pour 20 pilules tolusées : 3 à 4 pilules par jour (Herzen).

EAUX THERMALES.
*Eaux sulfurées :* Cauterets, Eaux-Bonnes, Luchon, Ax, Amélie ; cette médication, qui est excitante, est contre-indiquée chez les sujets sanguins.

Si le catarrhe est récent, peu étendu, à grosses bulles : *Enghien, Allevard, Saint-Honoré, Pierrefonds.*

Pour les catarrheux arthritiques : *Royat.*

Pour les catarrheux lymphatiques : *La Bourboule.*

Pour les catarrheux à poussées aiguës : *Mont-Dore.*

En Allemagne : *Ems* ; en Suisse : *Weissemburg, Schinznach.*

*Chez les enfants :*

*Révulsion* répétée et prolongée (teinture d'iode, coton iodé, cataplasmes sinapisés, liniment térébenthiné).

♃ Essence de térébenthine... 15 gr.
  Baume de Fioravanti...... 30 —
  Alcoolat de romarin........ 15 —

Pour frictions pratiquées, matin et soir, à la région antérieure et postérieure du thorax (Herzen).

INTÉRIEUREMENT: *balsamiques* (sirop de sève de pin, sirop de térébenthine à la dose de 1 à 2 cuillerées à bouche par jour. Capsules de térébenthine, de goudron, d'eucalyptol, de créosotal. Eau de goudron, aux repas).

Prescrire aussi le *soufre* associé au *quinquina*.

℞ Extrait de quinquina..... 10 gr.
   Fleur de soufre.......... 5 —
   Sirop de gomme........ 250 —

1 cuillerée à soupe matin et soir (Comby).

Chez les enfants scrofuleux : insister sur l'usage de l'*huile de foie de morue*, à la dose de 2 à 4 cuillerées à bouche, par jour.

℞ Huile de foie de morue... 100 gr.
   Créosote................. 1 —
   Saccharine............. 5 —

3 cuillerées à café ou à dessert par jour (Hock).

℞ Créosotal................ 5 gr.
   Huile de foie de morue. Q. S. p. 125 cc.

1 cuillerée à dessert, 3 fois par jour (Herzen).

Remplacer l'huile de foie de morue par le *sirop iodotannique, antiscorbutique* ou *de raifort iodé*.

Faire prendre des *bains sulfureux* et prescrire la *liqueur de Donovan*, à la dose de VIII à XV gouttes, progressivement, en 2 fois par jour, de 2 à 6 ans.

**B. ASTHMATIQUE.**

Combattre le neuro-arthritisme.

Même médication que dans la bronchite chronique à forme sèche.

Traiter l'emphysème pulmonaire, lorsqu'il existe.

Donner l'*iodure de potassium* associé à la *teinture de lobélie enflée* (1 à 4 gr. par jour).

℞ Iodure de potassium. ⎱ ãã 15 à 20 gr.
   Teinture de lobélie.. ⎰
   Eau distillée........... 300 —

2 cuillerées à dessert ou à soupe par jour.

℞ Menthol.............. 1 gr. 50
   Teinture de lobélie..... 10 —
   Iodure de potassium... 10 —
   Eau chloroformée. ⎱ ãã 120 —
   — distillée ..... ⎰
   Sirop de tolu.. Q. S. p. 300 cc.

4 cuillerées à bouche par jour (Herzen).

Ou encore :

℞ Bromoforme........ XXX gouttes.
   Alcool à 90°........ 10 gr.
   Eau de laurier-cerise. 20 —
   Sirop d'ipéca....... 30 —
   — diacode...... 150 —

3 à 5 cuillerées à bouche par jour.

**Pendant les crises d'asthme.**

℞ Iodure de potassium.... 1 à 2 gr.
   Chloral............... 4 —
   Eau ................. 120 —

Par cuillerée à soupe toutes les demi-heures (G. Sée).

Voy. *Asthme.*

Si la bronchite devient muco-purulente, prescrire les *balsamiques* et les *expectorants*.

**B. DES ARTÉRIOSCLÉREUX ET DES EMPHYSÉMATEUX.**

Prescrire l'*iodure de potassium* (15 cgr. par jour) *associé à l'extrait thébaïque* ou à la *belladone* et aux *balsamiques* (sirop de térébenthine, sirop de bourgeons de sapin, ou sirop d'ipéca).

**En cas de dyspnée nocturne :**

℞ Extrait de belladone..... 10 cgr.
   — thébaïque ....... 20 —
   Iodure de potassium..... 15 gr.
   Eau distillée........... 300 —

1 cuillerée à bouche le soir, au coucher (Herzen).

Voy. *Artériosclérose, Emphysème pulmonaire.*

**B. DES ALBUMINURIQUES.**

*Régime lacté*, repos au lit.

*Révulsion* sous forme de ventouses sèches en nombre illimité. *Dérivation intestinale* (eau-de-vie allemande).

Combiner le traitement des bronchites cardiaques à celui des bronchites albuminuriques.

Voy. *Anasarque*, *Néphrite chronique*.

**En cas de dyspnée intense :** recourir à la *saignée* et conseiller les *inhalations d'oxygène*.

Dans les cas où la dyspnée paraît purement nerveuse, prescrire l'*ipéca* (Dieulafoy).

℞ Ipéca...................... 5 cgr.
Opium..................... 2 mgr.

Pour 1 pilule : 1 pilule toutes les heures jusqu'à production de l'état nauséeux.

**B. DES CARDIAQUES.**

**Chez les aortiques :** révulsion, bromures, strophantus et caféine.

**Chez les mitraux ;** digitale, strophantus associés ou non à l'ergot de seigle.

℞ Feuilles de digitale.. 50 à 75 cgr.
   Faire infuser dans :
Eau chaude........ 200 —
   Ajouter :
Ergotine........... 1 à 2 —
Sirop simple........ 25 —

**En cas de dyspnée intense :** pas de stupéfiants.

Application de *ventouses scarifiées ;* dans certains cas, *saignée :* 150 à 200 gr.

Voy. *Asystolie, Insuffisances et Rétrécissements valvulaires.*

**B. FÉTIDE.**

Prescrire les inhalations d'essence de térébenthine, d'es-

sence d'*eucalyptus*, de *thymol*, de *créosote*, de *terpinol*, de *gaïacol*, de *menthol*, d'*eucalyptol*, de *résorcine*, d'*acide phénique* et d'*acide salicylique*.

℞ Acide phénique........ 5 gr.
— thymique........ 1 —
Alcool à 90°............ 20 —
Eau................... 1000 —

              (C. Paul).

Ou bien :

℞ Acide thymique........ 50 cgr.
— phénique......... 3 gr.
Alcool à 90°............ Q. S.
Résorcine............. 10 —
Eau distillée........... 1 litre.

            (Herzen).

Conseiller aussi les *inhalations d'oxygène :* faire inhaler 3 fois par jour 10 à 20 litres d'oxygène avec l'appareil Limousin, dont le flacon laveur renfermera, outre la quantité habituelle d'eau de chaux, 20 grammes d'essence de térébenthine (Barth).

Administrer la *créosote*, le *créosotal* (3 à 10 gr.), le *gaïacol*, l'*eucalyptol* (1 à 2 gr.), la *terpine* (1 gr.), le *terpinol*, le *myrtol*, l'*essence de térébenthine*, la *teinture d'eucalyptus* (3 à 4 gr.), et la *teinture de benjoin* (2 gr.), l'*iodoforme* (30 cgr.). (Voy. *Bronchite chronique et Phtisie*.)

℞ Terpine............. 20 cgr.
Codéine.............. 1 —

Pour 1 pilule : 5 pilules par jour (Grasset).

℞ Teinture d'eucalyptus... 3 à 4 gr.
Sirop de térébenthine... 40 —
Eau distillée........... 120 —

Par cuillerées à bouche dans les 24 heures (Herzen).

Pratiquer des *injections sous-cutanées de gaïacol* ou

*d'eucalyptol, associé à l'iodoformé :*

℞ Eucalyptol.............. 25 gr.
  Iodoforme.............. 1 —
  Vaseline liquide. Q. S. p. 100 cc.
  Injecter 5 cent. cubes (Herzen).

Donner aussi l'*hyposulfite de soude*, à la dose de 6 à 15 gr. par jour, excepté dans les cas où il y a tendance à l'hémoptysie.

℞ Hyposulfite de soude..... 6 gr.
  Julep gommeux.......... 250 —
  Par cuillerées dans les 24 heures (Lancereaux).

Recourir enfin aux *injections intralaryngiennes* avec la solution suivante :

℞ Gaïacol............... 2 parties.
  Menthol.............. 10 —
  Huile d'olives stérilisée. 80 —
  Injecter, 2 fois par jour, 4 grammes de cette solution dans le larynx.

Faire, en même temps que l'on institue ces différentes médications, de la *révulsion* par les pointes de feu, appliquées *larga manu.*

### B. PSEUDO-MEMBRANEUSE CHRONIQUE.

*Iodure de potassium*, à la dose de 2 à 3 gr. par jour. *Balsamiques* (Huchard).

Cure *d'eaux sulfureuses* : Challes, Cauterets, Luchon, Saint-Honoré, Allevard.

# BRONCHO-PNEUMONIE DES ENFANTS

*Voy. Bronchite aiguë des enfants, Bronchite capillaire chez les enfants.*

TRAITEMENT GÉNÉRAL tonique et reconstituant.

*Repos au lit* dans une chambre isolée et à température constante (18°) dans laquelle on fera évaporer une *décoction de feuilles d'eucalyptus.*

*Régime* : lait, crèmes, gelée de viande, bouillon.

*Antisepsie bucco-pharyngée.*

*Purgatif* : calomel à petites doses, répétées.

Donner du vin de Malaga, de Marsala, étendu d'eau ou bien prescrire une potion au cognac :

℞ Cognac.............. 15 à 20 gr.
  Infusion de mélisse... 60 —
  Sirop de quinquina... )
  — fleurs d'oranger. ) āā 15 —
  1 cuillerée à café toutes les heures (Roger).

**Au début** : Administrer avant le purgatif, si la langue est sale, un *vomitif* :

℞ Ipéca.......... 30 cgr. à 1 gr.
  Sirop d'ipéca.... 30 —

Ne pas donner le tartre stibié.

Faire appliquer des *cataplasmes sinapisés* en avant et en arrière de la poitrine, ou bien des *ventouses sèches.*

Ne pas employer de vésicatoire.

**Combattre la fièvre** par l'*antipyrine* ou la *quinine.*

A la période initiale, période des poussées successives du processus pneumonique, donner l'*antipyrine* en potion, additionnée d'une petite quantité de cognac, aux doses suivantes prises en 3 fois, à une heure d'intervalle :

De 2 à 4 ans.... 20 à 35 cgr.
De 5 à 10 ans...: 40 à 75 —
De 11 à 15 ans.... 75 à 1 gr.
(Demme).

**Contre la fièvre hectique** avec rémissions matutinales et exacerbations vespérales, préférer la *quinine*, à la dose de 10 cgr. à un an, en augmentant de 5 cgr. par année d'âge.

℞ Sulfate de quinine.. 10 à 20 cgr.
Infusion de café..... 20 gr.
Sucre en poudre.... 5 —
Pour enfant de 1 à 2 ans.

℞ Chlorhydrate de quinine.... 1 gr.
Eau distillée.............. 4 —
Injecter 1/2 à 2 seringues de Pravaz par jour.

℞ Bromhydrate de quinine 10 à 20 cgr.
Beurre de cacao ....... 2 gr.
Pour 1 suppositoire : enfant de 1 à 3 ans.

Employer l'*euquinine* aux mêmes doses que la quinine.

℞ Chlorhydrate d'euquinine.. 40 cgr.
Sirop de gomme......... 30 gr.
Infusion de tilleul........ 70 —
1 cuillerée à dessert, toutes les heures (enfants de 4 à 5 ans).

Recourir de préférence, pour combattre la fièvre, aux *bains tièdes* (32° à 35°), donnés plusieurs fois par jour ou aux *bains graduellement refroidis* de 38° à 30° et même 25° (voy. *Bronchite aiguë des enfants* et *Bronchite capillaire chez les enfants*).

**Contre l'hyperthermie avec agitation et délire** : prescrire les *bains tièdes* de 30° à 35°, de

10 à 15 minutes, répétés 3 à 6 fois par jour.

S'il existe des troubles nerveux assez acentués, faire, pendant le bain, des ablutions froides sur la tête.

Ou bien employer les *bains à température successivement moins chaude* : commencer par donner un bain de 2° inférieur à la température du petit malade (à 38°, si la fièvre est à 40°), d'une durée de 5 minutes ; une heure après, second bain à 35°, pendant 10 minutes ; deux heures plus tard, troisième bain à 32° pendant 15 minutes ; continuer en donnant, toutes les 3 heures, un bain de 30° à 25°.

Dans l'intervalle des bains, continuer la réfrigération par les *compresses froides* (température de la chambre 16° à 18°), faites autour du thorax et changées tous les quarts d'heure ou toutes les demi-heures, voire même toutes les heures.

Si l'hypothermie résiste à la balnéation tiède, employer les *bains froids* de 28° à 25°, donnés toutes les 2 ou 3 heures, pendant 5 à 15 minutes.

Pour les enfants plus grands (10 à 12 ans), abaisser la température du bain à 20°.

Après le bain, bien essuyer l'enfant avec des serviettes chaudes et le coucher sans trop de couvertures ; lui faire prendre du café ou un grog chaud.

A défaut de bains, employer le *drap mouillé*, les *compresses glacées sur la poitrine*.

**Contre l'encombrement**

bronchique et la congestion :

℞ Kermès minéral............ 10 cgr.
   Benzoate de soude........ 1 gr.
   Eau de laurier-cerise..... 1 —
   Sirop de gomme......... 80 —
   Par cuillerées à café de 2 en 2 heures.

℞ Oxyde blanc d'antimoine.. 50 cgr.
   Infusion de polygala...... 50 gr.
   Oxymel scillitique........ 15 —
   Par cuillerées à café d'heure en heure.

℞ Ipéca .................... 30 cgr.
   Faire infuser dans :
   Eau bouillante........... 100 cc.
    Réduire à 90 cc., passer et ajouter :
   Benzoate de soude....... 1 gr.
   Sirop de polygala. Q. S. p. 120 cc.
   Par cuillerées à dessert toutes les heures (Herzen).

*Ne pas trop insister* avec les antimoniaux, le polygala et l'ipéca, qui sont des médicaments hyposthénisants.

Pratiquer les *enveloppements humides du thorax* (voy. *Bronchite aiguë des enfants*).

**Contre la toux quinteuse avec agitation :** ne pas prescrire les opiacés, ni la belladone, ni l'aconit.

Faire prendre la potion suivante :

℞ Antipyrine.......... 30 à 50 cgr.
   Sirop de quinquina... )
    — de tolu......... } āā 30 gr.
   Eau de menthe...... )
   Par cuillerées à café d'heure en heure (Comby).

Ordonner les *bains tièdes* à 34° ou 35°.

**Contre la dyspnée intense par encombrement bronchique :** administrer un *vomitif*.

Donner la poudre d'*ipéca* dans 30 gr. de sirop, aux doses suivantes :

| | |
|---|---|
| Nouveau-né......... | 10 à 15 cgr. |
| Jusqu'à 1 an........ | 30 — |
| A partir de 1 an.... | 50 — |
| A 2 ans............. | 1 gr. |

℞ Poudre d'ipéca... 50 cgr. à 1 gr.
   Sirop d'ipéca....... 30 à 60 —
   Une cuillerée à café ou à dessert toutes les cinq minutes, jusqu'à vomissement.

Ne pas renouveler le vomitif pour éviter la dépression.

**Contre la dyspnée, la cyanose par congestion :** *cataplasmes sinapisés, ventouses sèches.*

Ordonner les *bains chauds* à 32° *sinapisés*, de 10 à 15 minutes.

Prescrire l'*acétate d'ammoniaque,* aux doses quotidiennes suivantes :

| | | |
|---|---|---|
| De 0 à 15 mois... | 50 cgr. | à 1 gr. |
| De 15 mois à 3 ans | 1 gr. | à 3 — |
| De 3 ans à 5 ans. | 3 — | à 5 — |
| De 5 ans à 10 ans. | 5 — | à 8 — |

                 (Marfan).

℞ Acétate d'ammoniaque.. 1 à 2 gr.
   Rhum ................ 10 —
   Infusion de mélisse..... 80 —
   Sirop d'éther............ 20 —
   Par cuillerées à café toutes les heures.

**En cas de poussée locale de congestion pulmonaire ou de pneumonie :** appliquer un *petit vésicatoire* sur le point correspondant au maximum des lésions pulmonaires.

**En cas d'affaiblissement du cœur et d'anurie :** donner la *digitale*, le *strophantus*, la *caféine*, en injections sous-cutanées.

Prescrire l'*éther*, la *liqueur d'Hoffmann*, III à V gouttes 3 à 4 fois par jour.

℞ Poudre de digitale... 10 à 20 cgr.
   Infuser dans :
   Eau bouillante......... 100 gr.
    Ajouter :
   Liqueur ammoniacale )
    anisée............. } āā 50 cgr.
   Benzoate de soude... )
   Sirop de tolu.......... 20 gr.
   1 cuillerée à café toutes les 2 heures.

℞ Teinture de strophantus.　X gouttes.
Liqueur ammoniacale
　anisée .............　X —
Eau distillée...........　60 gr.
Sirop d'éther ou de punch　20 —
　1 cuillerée à café toutes les heures.

Pratiquer aussi des injections de *sérum artificiel* de 25 cc. et jusqu'à 200 cc., par jour.

**En cas d'adynamie :** prescrire les *excitants diffusibles*, *l'alcool.*

℞ Extrait de quinquina.....　2 gr.
Xérès..................　40 —
Eau distillée............　80 —
Sirop de punch.........　20 —
　Par cuillerées à café toutes les heures.

℞ Liqueur ammoniacale
　anisée............　XII gouttes.
Alcoolat de mélisse...　5 à 10 gr.
Rhum..............　20 à 40 —
Infusé de tilleul......　100 —
　1 cuillerée à soupe toutes les 2 heures dans de l'eau sucrée (Herzen).

Pratiquer des injections d'*éther* et de *camphre* dissous dans l'huile d'amandes douces à 1 p. 10.

℞ Camphre.............　}
Éther sulfurique......　} $\overline{aa}$　1 gr.
Huile d'amandes douces.　Q. S.
　　　　　　　　　p. 10 cc.
　Injecter 1/2 cc., 3 fois par jour (Herzen).

Faire prendre des *bains froids* répétés 3 à 4 fois par jour, à température progressivement plus basse, d'une durée de 5 à 10 minutes :
　Premier bain à 28° ;
　Second bain à 25° ;
　Troisième à 24° et au-dessous jusqu'à 20°.
　**Contre l'insomnie :** recourir aux *bains chauds* à 35°.
　Ne pas donner d'hypnotiques.

**Pendant la convalescence :** séjour à la *campagne ; huile de foie de morue, préparations martiales et arsenicales, quinquina.*

Cure thermale aux *Eaux-Bonnes,* à *Cauterets,* à *Luchon,* au *Mont-Dore* ou à *La Bourboule.*

## BRONCHOPNEUMONIES CHRONIQUES

Traitement hygiénique des catarrheux : voy. *Bronchites chroniques.*

*Alimentation reconstituante; toniques :* huile de foie de morue, arsenic, cacodylate de soude, glycérophosphates.

Combattre le lymphatisme ou l'arthritisme, lorsqu'ils existent.

℞ Arséniate de soude......　10 cgr.
Eau distillée............　300 gr.
　2 cuillerées à dessert par jour.

Ordonner les médications qui modifient les sécrétions bronchiques, la médication expectorante, la médication astringente, la médication stupéfiante, la médication révulsive et l'aérothérapie (voy. *Bronchites, Phtisie pulmonaire*).

Rechercher la syphilis héréditaire et si l'on a des raisons de croire à la nature syphilitique de la pneumopathie, ne pas hésiter un instant à prescrire le *traitement spécifique antisyphilitique.*

*Cures thermales* aux eaux sulfureuses d'Eaux-Bonnes Cauterets, Luchon, Les Fumades, ou aux eaux arsenicales du Mont-Dore et de la Bourboule.

# BRONCHORRAGIE
Voy. *Hémoptysie.*

# BRONCHORRÉE
Voy. *Bronchite chronique, Dilatation des bronches.*

# BRÛLURES

**B. AU PREMIER DEGRÉ.**

Application de *topiques pulvérulents* (poudres d'amidon, de lycopode, fécule de pomme de terre, talc, mélange de poudre de riz et d'oxyde de zinc).

Ou bien, après avoir lavé les parties atteintes avec une solution antiseptique faible, appliquer des compresses de tarlatane aseptique ou de toile bien propre, trempées dans de l'*eau boriquée froide.* Renouveler ces compresses tous les quarts d'heure ou bien les arroser d'eau froide dès qu'elles commencent à s'échauffer. Continuer ce traitement jusqu'à disparition de la douleur (12 à 15 heures).

Remplacer alors les compresses froides par des *compresses chaudes* ; tremper des morceaux de gaze stérilisée dans de l'eau boriquée à 40°, les exprimer fortement (pour qu'elles puissent exercer une action absorbante) et les appliquer sur les brûlures, puis les recouvrir d'une toile imperméable. S'il n'existe pas de suppuration, changer le pansement une fois par jour ; dans le cas contraire, le changer 2 fois par jour, en ayant soin d'enlever chaque fois avec une pince les tissus mortifiés et de laver les parties atteintes avec un jet d'eau boriquée à faible pression (Calliano).

**Dans le cas de brûlures très étendues** : *bains prolongés* à une température un peu inférieure à celle du corps.

**B. AU DEUXIÈME DEGRÉ.**

*Rechercher l'asepsie de toute la région* : nettoyer la peau saine qui entoure la région brûlée par un brossage au savon et à l'eau chaude, suivi de lavage à l'alcool et à l'éther et nettoyer la brûlure elle-même à l'aide d'un tampon de coton hydrophile imbibé d'eau boriquée.

Enlever les corps étrangers.

Ménager avec grand soin l'épiderme soulevé ; évacuer le contenu des phlyctènes par une *ponction aseptique,* au point le plus déclive ; envelopper les parties brûlées dans une épaisse couche de ouate hydrophile.

Quand ces brûlures sont plus profondes, quand la couche de Malpighi est à découvert, recourir au traitement par le *pansement humide ab-*

bant (voy. *B. au* 1ᵉʳ *de-*
), ou bien envelopper les
rties atteintes avec des
npresses *de tarlatane im-*
ées *de sublimé* à 1 p. 3 à
00, en faisant par-dessus
pansement absorbant (Re-
s).

Recourir aussi aux applica-
ns de *vaseline phéniquée* à
. 100.

| | |
|---|---|
| Vaseline................ | 200 gr. |
| Antipyrine.............. | 5 — |
| Acide borique.......... | 3 — |
| Salol pulvérisé........ | 3 — |
| Iodoforme.............. | 1 — |
| Acide phénique neigeux. | 1 — |
| Sublimé corrosif........ | 10 cgr. |

(Reclus).

| | |
|---|---|
| Naphtolate de soude.. | 2 à 3 gr. |
| Essence de thym..... | |
| — d'origan..... | |
| — de verveine.. | ãã 25 cgr. |
| — de géranium. | |
| Vaseline.............. | 100 gr. |

(Lucas-Championnière).

| | |
|---|---|
| Aristol................ | 3 gr. |
| Huile d'olives stérilisée..... | 20 — |
| Lanoline............... | 80 — |

Enduire largement les par-
malades avec ces pomma-
, et appliquer par-dessus
minces gâteaux de ouate
rophile, imbibés de su-
né à 1 p. 2 000, fortement
rimés. Superposer plu-
rs de ces gâteaux, enve-
per le tout de taffetas
mé. Changer le panse-
t tous les jours ou tous les
3 jours, selon le cas (Re-
s).

térieurement, prescrire
*toniques* et des *calmants*.
timuler l'élimination des
nes par les reins et le tube
stif, prescrire des *diuréti-*
(tisane d'uva ursi ou de
ndent, acétate de potasse
solution de 2 à 3 p. 100)
des *purgatifs salins*.

**Si la peau devenait très
rouge et douloureuse,** faire
des applications avec la pommade suivante :

| | | |
|---|---|---|
| ℞ Carbonate de plomb... | ) ãã | 2 gr. |
| Oxyde de plomb...... | ) | |
| Vaseline............. | | 15 — |

(Calliano).

ou bien se servir du *liniment
oléo-calcaire additionné de thymol* :

| | |
|---|---|
| ℞ Eau de chaux.......... | 100 gr. |
| Huile de lin............. | 50 — |
| Thymol................ | 1 — |

(Wertheimer).

TRAITEMENT PAR L'ACIDE
PICRIQUE. — Employer la solution à 12 p. 1 000 gr., ou
bien :

| | |
|---|---|
| ℞ Acide picrique......... | 5 gr. |
| Alcool à 90°.......... | 80 — |
| Dissoudre et ajouter : | |
| Eau distillée et bouillante | 1 litre. |

Imbiber des compresses, les exprimer
et les appliquer sur les brûlures, pourvu
qu'il reste des traces d'épiderme (pas de
tissu imperméable).

Recourir au procédé de
Miles : laver les parties atteintes avec une solution
faible d'acide phénique ou de
sublimé, ouvrir les phlyctènes et appliquer du lint
aseptique ou des compresses
de gaze stérilisée imprégnées
d'une *solution saturée d'acide
picrique*, obtenue par le mélange de 10 parties de cette
substance avec 90 parties
d'alcool et 1 200 parties d'eau.
Recouvrir ensuite avec une
couche de ouate (sans imperméable) et maintenir le pansement en place par quelques
tours de bande.

*Chez les enfants,* recourir
à l'anesthésie chloroformique.

Avant d'appliquer ce pansement, s'enduire les mains de vaseline et, après l'avoir effectué, se laver à l'alcool. Pour faire disparaître la coloration jaune des mains, il suffit de les frotter dans une solution saturée de carbonate de lithine.

Au bout de quelque temps, lorsque la surface brûlée demeure atone, activer la kératogenèse par des applications de compresses imbibées de *solution saline*.

**Dans les cas graves, avec choc nerveux, chute de la pression et auto-intoxication,** pratiquer toutes les 2 ou 3 heures une injection sous-cutanée d'un dixième de milligramme d'*atropine*, ou bien administrer en ce même laps de temps 1 cgr. d'*extrait de belladone*.

℞ Acétate d'ammoniaque 8 à 10 gr.
Teinture de belladone. XX gouttes.
Liqueur d'Hoffmann.. 10 gr.
Eau chloroformée.... )
Hydrolat de mélisse.. ) āā 50 —
Sirop de cannelle..... 30 —

1 cuillerée à bouche de demi-heure en demi-heure.

Donner les *excitants diffusibles* (acétate ou chlorhydrate d'ammoniaque, liqueur ammoniacale anisée, liqueur d'Hoffmann), faire des injections hypodermiques d'*éther*, de *caféine*, pratiquer le lavage interne de l'organisme au moyen de l'injection sous-cutanée de *sérum artificiel* (1/2 à 1 litre), surtout s'il existe une albuminurie assez abondante.

**B. des pieds et des mains:** éviter les cicatrices difformes,

la syndactylie, *en séparant les doigts avec de la ouate*.

**B. de tout un membre,** avec escarres, peau hyperémiée, vaisseaux thrombosés : *balnéation continue* à 38° ou 40°, légèrement antiseptique; s'abstenir avec un grand soin de refroidir au début le brûlé. Maintenir le membre dans la *position élevée*.

**B. de l'œil** : En cas de brûlure par un agent liquide, laver abondamment l'œil avec de l'*eau bouillie*.

En cas de brûlure par un solide, *enlever avec une pince ou à l'aide d'un tampon d'ouate hydrophile toutes les parties qui restent en contact avec l'œil et ne procéder au lavage que s'il ne reste aucune matière étrangère qu'il y aurait chance de diluer* (Trousseau).

Introduire ensuite entre les paupières une grande quantité de *vaseline blanche pure*, puis panser avec un linge imbibé de vaseline.

Dans le cas de brûlure de la cornée, appliquer des compresses tièdes, souvent renouvelées (Trousseau).

*Enlever les escarres* et appliquer des *compresses tièdes à l'acide borique à 3 p. 100*.

Surveiller le jeu des paupières et éviter les symblépharons en introduisant régulièrement, au moins 2 fois par jour, dans le cul-de-sac de la *vaseline* ou même de la gaze imbibée de vaseline. *Mobiliser* fréquemment les paupières et *passer tous les jours une sonde* entre les paupières et le globe.

En cas de brûlure de la surface cutanée des paupières : pratiquer la *suture* de celles-ci.

### B. PAR UN ACIDE MINÉRAL.

Avant tout pansement, pratiquer un lavage avec une solution de *bicarbonate de soude* à 1 ou 2 p. 100, ou de *carbonate de potasse* ou d'*eau légèrement savonneuse*.

### C. PAR UNE SUBSTANCE ALCALINE (CHAUX VIVE).

Faire un lavage préliminaire à l'*eau vinaigrée*.

En cas de brûlure de l'œil par la chaux, pratiquer des lavages à l'*eau sucrée* (Gosselin), ou à l'*huile d'amandes douces* à l'aide d'une seringue de la capacité de 100 cc.

Voy. *B. de l'œil*.

### B. DE L'ŒSOPHAGE.

S'efforcer à neutraliser le caustique par des *boissons alcalines ou acides*, suivant le cas ; puis *vider l'estomac* et pratiquer des *lavages* de cet organe avec une solution capable de neutraliser le caustique absorbé.

Voy. *Empoisonnement par : Alcalis, Ammoniaque, Caustiques* (potasse, soude), *Chlorhydrique* (acide), *Nitrique* (acide), *Phénique* (acide), *Sublimé corrosif, Sulfurique* (acide).

Conjointement relever les forces du malade et combattre les douleurs.

Voy. *Empoisonnements :* traitement général et symptomatique, *Gastrite suraiguë due à l'ingestion de substances toxiques*.

En cas de brûlures graves, recourir, pour alimenter le malade et mettre son œsophage au repos, à la *gastrostomie* ou, s'il y a en même temps des brûlures graves de l'estomac, à la *jéjunostomie*.

Après la disparition de tout phénomène inflammatoire (4 à 10 semaines (pratiquer des *cathétérismes méthodiques* de l'œsophage.

Voy. *Rétrécissement cicatriciel de l'œsophage*.

# BUBON

Traiter le chancre mou avec *douceur* et *antisepsie*.

**Au début :** *repos au lit, bains répétés, purgatif salin*.

Faire un badigeonnage énergique à la *teinture d'iode* ou bien faire appliquer la *pommade* suivante :

| | | |
|---|---|---|
| ♃ Extrait de belladone...... | 2 gr. | |
| — de ciguë.......... | 3 — | |
| Ichtyol............. | | |
| Onguent napolitain.... | āā | 8 — |
| Vaseline............. | | |
| Lanoline............. | | |

Pour onctions, matin et soir (Herzen).

Ordonner des *cataplasmes chauds* de farine de lin.

Voy. *Adénite aiguë*.

MÉDICATION ABORTIVE : injections intra-ganglionnaires de X, XX à XXX gouttes de *solution phéniquée* au 60e ; placer ensuite sur le bubon un sac de plomb ou de sable, du poids de 3 à 4 livres (Taylor-Armstrong) ; ponction du bubon suivie d'injection de *benzoate de mercure* à 1 p. 100 (Welander), ou d'*éther iodoformé*.

Ne pas s'attarder à un traitement abortif.

**En cas de suppuration peu étendue** : pratiquer une *petite incision* de 5 à 6 mm. de longueur avec un bistouri pointu que l'on plonge au centre de l'abcès ; exprimer le pus, puis injecter dans la cavité, avec une seringue de Pravaz, munie d'une petite canule à pointe olivaire, une solution de *nitrate d'argent* au 100ᵉ ou au 50ᵉ, en quantité suffisante pour remplir la cavité (Lang); puis *occlusion hermétique* de l'incision sous *un pansement* antiseptique, afin d'éviter la contamination secondaire.

Répéter ces injections d'abord tous les jours, puis, quand la sécrétion est diminuée, tous les 2 jours.

Laver aussi la cavité de l'abcès avec une solution de *sublimé* à 1 p. 100, ou de la *teinture d'iode* ou de la *résorcine* à 25 ou 50 p. 100.

Appliquer ensuite un *pansement antiseptique absorbant* et légèrement compressif à la gaze à l'iodoforme ou au sublimé et à la ouate antiseptique, fixé par une bande amidonnée.

On peut, en même temps, *exciser au bistouri le chancre* qui a donné lieu à l'adénite.

**En cas de supuration très limitée** : *Extirpation* du bubon (Audry).

**En cas de suppuration très étendue** : *Inciser* largement dans l'axe longitudinal de l'abcès. Exprimer le pus ; détruire les brides et les cloisons ; gratter les parois de la cavité avec la curette tranchante ; cautériser avec une solution de chlorure de zinc à 1 p. 10, et faire un lavage soigneux avec une solution antiseptique (sublimé à 1 p. 1 000). Tamponner la cavité à la gaze iodoformée et appliquer un pansement compressif qui peut être laissé en place pendant plusieurs jours.

**S'il y a des trajets fistuleux** : fendre au *thermocautère* ou au *galvanocautère*.

**Si la plaie prend un aspect lardacé, avec fond irrégulier** : cautérisation légère au *thermocautère*, au *galvanocautère*, ou au *nitrate d'argent*.

**Si la cicatrisation est lente** : lavages au *sublimé* à 1/2 ou 1 p. 1 000, saupoudrer la plaie avec :

| | | |
|---|---|---|
| ℞ Iodoforme................ | | 20 gr. |
| Poudre de quinquina.. | ãã 10 — | |
| Sous-nitrate de bismuth | | |
| Camphre pulvérisé...... | 5 — | |

Ou bien application de compresses imbibées de *vin camphré*, renouvelées 2 fois par jour.

**En cas de bubon ouvert, ulcéré et chancrelleux** : cautérisations répétées au *chlorure de zinc* à 1 p. 10 et pansements à l'*iodoforme*.

**En cas de phagédénisme** : *racler* la plaie à la curette, abraser toute la surface chancreuse, puis application de *caustiques*.

# CACHEXIES

**C. CANCÉREUSE**
Voy. *Cancers.*

**C. DES CHLORO-ANÉMIQUES.**
*Alimentation* reconstituan-
te, *suralimentation.*
*Toniques* (fer, arsenic, quin-
quina), injections de *sérum.*
**Au début**: eaux ferrugi-
neuses faibles.
**S'il y a éréthisme** : Evian,
Cambo, Bagnères-de-Bigorre.
**Si la dépression domine** :
Royat, Saint-Nectaire (sour-
ces arsenicales), Sainte-Mar-
guerite, Châteauneuf.
**En cas de constipation opi-
niâtre** : Châtel-Guyon, Aulus.
**En cas de lymphatisme et
de scrofule** : La Bourboule.
**Si l'état de l'estomac le
permet** : Forges-les-Eaux.
Voy. *Anémie pernicieuse,
Leucémie.*

**C. MYXŒDÉMATEUSE.**
Voy. *Myxœdème.*

**C. PALUDÉENNE.**
Administrer la *quinine* à petites doses, ou mieux le *quinquina.*
Recourir à la *médication arsenicale* : liqueur de Fowler,
VI à XX gouttes par jour ;
cacodylate de soude ou de fer,
arrhénal (5 cgr.), par voie hypodermique.

Séjour à la *campagne*, à la
*montagne* (800 mètres) et *hydrothérapie froide* ou *tiède.*
Voy. *Paludisme chronique.*
**Eaux thermales. S'il y a
engorgement de la rate et du
foie** : eaux bicarbonatées sodiques ; Vals et ses sources ferrugineuses.
**En cas d'engorgement in-
testinal** : Châtel-Guyon.
**En cas d'entéralgie** : Plombières, Aulus, Encausse.
**En cas d'entéralgie compli-
quée d'anémie profonde** : Encausse, Forges, Cransac, Luxeuil, La Bourboule, Saint-
Nectaire, Châteauneuf.

**C. SCROFULEUSE.**
Voy. *Scrofule, Lympha-
tisme.*
*Eaux thermales* de La Bour-
boule, La Mouillère-les-Bains,
Salins, Salies-de-Béarn, Saint-
Nectaire, Vichy et ses sources
ferrugineuses.

**C. STRUMIPRIVE, THYRÉOPRIVE.**
Voy. *Myxœdème.*

**C. URINAIRE.**
Combattre l'intoxication
générale.
Voy. *Fièvre urineuse, Hypertrophie de la prostate, Pyélites.*

# CALCULS

**C. APPENDICULAIRES.**
Voy. *Appendicites.*

**C. BILIAIRES.**
Voy. *Colique hépatique, Ictère
chronique, Lithiase biliaire.*

**C. URINAIRES.**
Voy. *Anurie calculeuse, Co-
lique néphrétique, Gravelle,
Pyélo-néphrites.*

# CALVITIE
Voy. *Alopécie.*

# CANCERS

**C. DE L'AMPOULE DE VATER.**
Combattre les douleurs, le
melæna et la cachexie.

Contre l'ictère : voy. *Ictère
chronique.*

*Laparotomie* suivie d'anastomose de la vésicule biliaire
et d'une anse intestinale.

**C. DU COL UTÉRIN.**

TRAITEMENT GÉNÉRAL TO-
NIQUE ET RECONSTITUANT (fer,
arsenic, cacodylate de soude,
quinquina, huile de foie de
morue phosphorée).

Combattre l'anorexie et la
constipation.

Séjour à la *campagne* ou au
*bord de la mer.*

*Eaux* de Saint-Honoré,
Saint-Sauveur, Luxeuil, Allevard, Uriage, Salies-de-Béarn.

**Au début :** TRAITEMENT
CHIRURGICAL CURATIF.

Si le cancer est limité au
museau de tanche (n'arrivant
pas aux culs-de-sac vaginaux)
*amputation infravaginale* du
col, procédé de Verneuil.

Si le cancer a envahi la totalité du museau de tanche,
*amputation élevée ou suprava-
ginale* du col, procédé de
Schrœder.

Toutefois préférer, même
dans le cas de cancer du col,
l'*hystérectomie abdominale,* qui
trouve, dans les cas au début, son maximum d'indications, car elle présente alors
son maximum d'innocuité,
son maximum de facilité
et donne les chances maxi-
males d'éradication complète
(Ricard).

En cas de cancer du col
avec envahissement du corps
mais sans propagation aux
tissus voisins : *hystérectomie
vaginale* ou mieux *hystérectomie abdominale* (l'extension
aux culs-de-sac vaginaux
n'est pas une contre-indication à la cure radicale, lorsque la mobilité utérine est
encore parfaite).

**Quand on ne peut enlever
tout le mal, en cas de cancer
propagé aux tissus voisins,**
TRAITEMENT PALLIATIF des
hémorragies, de la douleur,
de l'infection.

Si la malade est encore résistante, pratiquer la *castration ovarienne* et la *ligature
des artères hypogastriques.*

Pratiquer des injections
quotidiennes de *bichlorhydrate de quinine* à la dose de
50 cgr. à 1 gr. (Jaboulay), et
localement des injections
*d'alcool absolu,* si le cancer est
localisé aux lèvres du col : injecter d'abord tous les 2 jours
puis tous les jours, une ou
deux fois dans la tumeur, à
une profondeur variable, 5 cc.
d'alcool absolu (Schultz).

**Contre les hémorragies.**
*Repos, injections chaudes* à 50°
ou *froides* à 10°. *Ergotine.*
**Dans la forme** végétante

pratiquer le *curettage*, suivi ou non de *cautérisation* énergique avec un gros cautère ; terminer par un tamponnement à la gaze iodoformée, laissé en place pendant 48 heures, ou bien recourir à l'application du *carbure de calcium* en nature : antisepsie et assèchement parfait du vagin ; tapisser les culs-de-sac avec de la gaze stérilisée, puis introduire, à l'aide d'une pince à pansement, le carbure de calcium en morceaux dans la cavité cervicale. Tamponnement serré du vagin à la gaze iodoformée. Laisser cette médication en place pendant 3 ou 4 jours, puis retirer la gaze et faire un lavage du vagin et du col ; replacer ensuite de nouveaux morceaux de carbure de calcium (Guinard).

**Contre les écoulements fétides** : *injections vaginales antiseptiques*, répétées 3 fois par jour avec une solution de *formaline* à 1 p. 2 000, ou de *permanganate de potasse* à 1 p. 2 000, ou avec de l'*eau oxygénée* à 1 p. 4.

℞ Acide phénique...... } āā 245 gr.
Alcool.............. }
Essence de thym......      10 —

2 cuillerées à bouche par litre (Auvard).

℞ Acide thymique..........      5 gr.
— salicylique.........      20 —
Alcool à 90°.............      300 —

1 cuillerée pour 1 litre d'eau bouillie (Herzen).

℞ Pratiquer le curettage suivi de *cautérisation* ou de tamponnement de la cavité du col à l'aide de gaze imbibée d'une solution de *chlorure de zinc* de 15 à 30 p. 100 ou de *formaline* à 2 p. 100 (1 partie de formaline du commerce, 19 parties d'eau distillée).

Recourir au traitement par le *carbure de calcium*.

Faire aussi des *insufflations* d'une poudre antiseptique :

℞ Salol pulvérisé. ...... } āā 20 gr.
Xéroforme .......... }

(Herzen).

**Contre l'érythème de la vulve** : soins de propreté minutieux ; *bains de siège* fréquents ; lotions d'*eau blanche* ; onctions de *vaseline boriquée*.

**Contre les douleurs** : *lavements* et *suppositoires* calmants (dionine, 3 cgr.), injections de *morphine.*

℞ Hydrate de chloral...      2 à 3 gr.
Laudanum de Sydenham..............      XV gouttes.
Jaune d'œuf...........      n° 1
Eau tiède............      200 gr.
Pour 1 lavement.

℞ Extrait de belladone.......      1 cgr.
— d'opium ...........      5 —
Beurre de cacao..........      4 gr.
Pour 1 suppositoire : 2 à 3 par jour (Auvard).

**C. DU COL COMPLIQUÉ DE GROSSESSE.**

1° **Pendant les premiers mois de la grossesse** et lorsque le cancer est limité et non propagé, pratiquer l'*hystérectomie vaginale*.

Si le cancer est propagé, le col très dur et manifestement inextensible, provoquer l'*avortement*, puis recourir au *traitement palliatif*, ou bien laisser la grossesse aller à terme, en mettant la malade dans de bonnes conditions hygiéniques et pratiquer d'emblée l'*opération césarienne*, dans le cours du 9ᵉ mois, suivie ou non de l'amputation de Porro ou de l'ablation totale de l'utérus.

Si le col est fongueux, mais extensible, toute sa circonférence n'étant pas envahie, *attendre* et ne provoquer l'*accouchement prématuré* que si l'affaiblissement des bruits du cœur fœtal fait craindre une mort imminente (Pozzi).

2° **Pendant les derniers mois de la grossesse,** lorsque l'utérus est trop développé, pour qu'on puisse songer à l'hystérectomie vaginale, avant de l'avoir évacué, recourir selon les circonstances aux opérations suivantes : *accouchement provoqué suivi d'hystérectomie,* au bout de peu de jours ; *opération césarienne,* suivie plus tard de *colpo-hystérectomie* ou d'*extirpation totale de l'utérus* par laparotomie combinée à la dissection vaginale ; *hystérectomie par la voie pelvienne* (après résection du coccyx et, s'il est nécessaire, d'une partie de sacrum).

3° **Au terme de la grossesse,** avoir recours à ces mêmes interventions ; cependant, si le col est dilatable, préférer la première des opérations ci-dessus indiquées : commencer par curetter les masses cancéreuses pour se faire de la place, pratiquer des incisions profondes dans les parties saines du col et dans l'utérus : extraire rapidement le fœtus par le forceps ou la version ; exprimer le placenta et pratiquer séance tenante l'hystérectomie vaginale (Fritsch).

Réserver l'opération césarienne aux cas de bassins très rétrécis pour sauver la vie de l'enfant. Au moment de l'accouchement, lorsque celui-ci est laborieux, pratiquer des *incisions profondes* dans la partie saine du col, puis recourir, selon les circonstances, au *forceps* ou à la *version,* en dernier lieu à l'*opération césarienne,* pour sauver la vie de l'enfant.

Ne pas faire la craniotomie.

### C. DU CORPS DE L'UTÉRUS.

Mêmes indications thérapeutiques générales et locales que pour le cancer du col.

**Au début, lorsqu'on peut extirper tout le mal** (mobilité utérine encore parfaite) : recourir au TRAITEMENT CHIRURGICAL CURATIF.

Pratiquer l'*hystérectomie vaginale,* ou mieux l'*hystérectomie abdominale* ; il est plus difficile d'extirper par la voie vaginale la masse utérine friable, sanieuse, septique, dont l'exérèse est pénible, longue, malpropre et s'accompagne souvent d'hémorragies difficiles à maîtriser (Ricard).

**Lorsqu'on ne peut enlever tout le mal** (immobilisation même légère de l'utérus) : ne pas intervenir et recourir au TRAITEMENT PALLIATIF. Voy. ci-dessus *C. du col.*

*Injections vaginales et intra-utérines antiseptiques* (permanganate de potasse à 1 p. 2 000, acide salicylique à 1 p. 1 000, acide phénique à 1 p. 100, lysol à 1/2 p. 100, liqueur de Labarraque à la dose de 2 cuillerées à bouche pour 1 litre d'eau).

*Curettage,* suivi ou non de

utérisation ignée et d'un imponnement antiseptique intra-utérin (gaze iodoformée, bourdonnets d'ouate trempés dans l'éther iodoformé ou dans une solution de formaldéhyde à 2 p. 100). *Insufflations intra-utérines* avec :

| | |
|---|---|
| Salol pulvérisé........ | |
| Xéroforme........... | ãã 20 gr. |
| | (Herzen). |

Ou encore, application de *caustiques chimiques* : tamponner l'utérus avec des bourdonnets d'ouate imbibés d'une solution de chlorure de zinc à 15 ou 30 p. 100. Exprimer les tampons avant de les introduire dans la cavité utérine et oindre au préalable les parois vaginales avec une pommade bicarbonatée à 25 p. 100.

*Onctions* du vagin et de la vulve avec la pommade suivante :

| | |
|---|---|
| Chlorhydrate de cocaïne.. | 20 cgr. |
| Xéroforme............... | 2 gr. |
| Vaseline................ | |
| Lanoline............... | ãã 15 — |
| | (Herzen). |

Injections de *morphine*.

En cas d'hémorragies fréquentes : recourir à la *ligature des artères hypogastriques*, à l'endroit même où elles se séparent de l'artère iliaque commune et à celle des *artères utéro-ovariennes*, à leur entrée dans le ligament large ; lier en outre l'*artère du ligament rond*, prise dans ce même ligament, afin d'entraver la formation d'une voie collatérale. Pendant la grossesse et le travail : voy. *C. du col compliqué de grossesse*.

## C. ÉPITHÉLIAL.

Voy. *Épithélioma*.

## C. DE L'ESTOMAC.

Rechercher la syphilis et si on soupçonne l'existence d'une lésion spécifique (gomme ou ulcère syphilitique, gastrite hypertrophique), ordonner sans hésiter le traitement spécifique antisyphilitique (injections de biiodure de mercure, 2 cgr. par jour, pendant 20 jours).

**Au début :** TRAITEMENT CHIRURGICAL CURATIF. Si le cancer siège au pylore : *pylorectomie*, suivie de gastro-entérostomie.

Si le cancer siège sur l'estomac : *résection partielle* de l'estomac.

**Lorsque la tumeur est appréciable à l'épigastre, qu'elle présente des adhérences au foie, au pancréas, à la colonne vertébrale et que l'état général est mauvais :** recourir au TRAITEMENT MÉDICAL PALLIATIF et pratiquer, dans le cas d'imperméabilité pylorique, la *gastro-entérostomie palliative* ou la *jéjunostomie* si le néoplasme a envahi toute l'étendue de l'estomac et si la gastro-entérostomie est rendue impossible.

En cas de cancer du cardia avec fort rétrécissement, recourir à la *gastrostomie*.

RÉGIME. Indications diététiques : 1° diminuer ou supprimer les albuminoïdes; 2° arrêter les fermentations ; 3° augmenter la ration des féculents.

Donner des poissons maigres (sole, barbue, turbot, merlan, poisson blanc), des volailles tendres en purée, des gélatineux et des poudres de viandes, des peptones.

Insister sur le régime végétal, les féculents azotés (purées de pois, de lentilles, de haricots, de fèves, pâtes alimentaires). Peu de légumes verts.

Conseiller les condiments.

Supprimer les aliments fermentescibles : pain, fromage, charcuterie.

Le lait et le képhir sont souvent mal supportés (fermentation, production d'acide lactique) et ne doivent être ordonnés que dans les cas où il n'y a pas de sténose pylorique et dans lesquels l'évacuation gastrique est complète.

Comme boisson : bière légère, extrait de malt dans l'eau, champagne étendu d'eau gazeuse. Pas de vin, pas de liqueurs.

Ne faire que 3 repas par jour (A. Robin).

**Réveiller l'appétit** par le *condurango* :

℞ Écorce de condurango.... 15 gr.
Eau distillée............ 250 —

Faire bouillir jusqu'à réduction à 150 gr. ; 1 cuillerée à soupe un quart d'heure avant les repas (A. Robin).

℞ Écorce de condurango.... 15 gr.
Eau distillée............ 250 —

F. macérer pendant 12 heures, puis faire bouillir jusqu'à réduction à 150 gr.

Filtrer et ajouter :

Acide chlorhydrique dilué.. 2 gr.
Sirop d'écorces d'oranges amères............ 25 —

1 cuillerée à soupe avant les repas (Herzen).

Donner les *strychniques*, le *vin thériacal* (1 à 6 cuillerées, 10 minutes avant les repas), ou encore, un des cachets suivants :

℞ Chlorure d'ammonium.... 15 cgr.
Bicarbonate de soude..... 25 —
Poudre de Dower........ 10 —
(A. Robin).

S'efforcer d'obtenir des digestions artificielles dans l'estomac des malades ; administrer pour cela la *pepsine*, la *papaïne*, la *dextrine*, la *maltine*, la *pancréatine* et l'*acide chlorhydrique* :

℞ Pepsine............... 50 cgr.
Maltine.............. } āā 10 —
Pancréatine......... }

Pour 1 cachet, à prendre au milieu du repas (A. Robin).

℞ Papaïne............... 15 cgr.

Pour 1 cachet, à prendre au milieu du repas.

℞ Acide chlorhydrique.. 1 gr. 5
Eau distillée......... 1000 —

A prendre un grand verre de cette solution du milieu à la fin du repas, par gorgées.

**En cas d'hyperchlorhydrie** : donner les *alcalins*.

℞ Magnésie calcinée....... 1 gr.
Bicarbonate de soude.... 50 cgr.
Codéine............... 1 —
Lactose............... 30 —

Pour 1 paquet : 3 à 6 paquets par jour (Herzen).

**Contre les fermentations stomacales** : voy. *Antisepsie intestinale*.

Prescrire le *soufre lavé* ou *sublimé*, le *fluorure d'ammonium*.

℞ Naphtol.............. 20 cgr.
Benzonaphtol.......... 30 —

Pour 1 cachet : 1 cachet à chaque repas (Grasset).

℞ Fluorure d'ammonium.... 1 gr.
Eau distillée........... 300 —

1 cuillerée à bouche, au milieu du repas (A. Robin).

Ou bien encore, administrer le *chlorate de soude*, à la dose de 8 à 15 gr. par jour, en potion (Brissaud).

℞ Écorce de condurango... 5 cgr.
— Eau..................... 150 —
Faire bouillir ; passer avec expression et ajouter :
— Chlorate de soude....... 10 gr.
— Sirop d'écorces d'oranges amères............... 50 —
Par cuillerées dans les 24 heures (Debove).

Pratiquer enfin le *lavage de l'estomac* tous les matins, à jeun, avec une solution aqueuse de chlorate de soude à 10 p. 1 000 ou de chloral à 5 p. 100.

**Contre les vomissements :** employer la *cocaïne*, l'*eau chloroformée*, le *chlorate de soude* ou *de potasse*, la *picrotoxine*.

℞ Picrotoxine............... 5 cgr.
— Chlorhydrate de morphine. 5 —
— Sulfate neutre d'atropine.. 1 —
— Eau de laurier-cerise..... 10 —
V à VIII gouttes à la fois (A. Robin).

℞ Teinture d'iode........ } āā 5 gr.
— Chloroforme........... }
V gouttes, 2 à 4 fois par jour, au début des repas (Huchard).

Pratiquer, particulièrement dans les cas accompagnés de dilatation et de stase, le *lavage d'estomac* et laisser l'organe au repos pendant plusieurs heures, en permettant seulement de boire par petites gorgées du champagne frappé.

Introduire dans l'estomac des *poudres de viande* délayées dans du lait ou dans du chocolat et, au besoin, répéter chaque matin les lavages et le tubo-gavage

HERZEN, 6ᵉ édition.

pendant quelques jours consécutifs.

**En cas de gastrorragie** (*hématémèse*) : *Repos au lit* ; *glace* intus et extra. *Ergotine* par voie hypodermique : *tanin, ferropyrine, perchlorure de fer, gélatine.*

Pratiquer 1 ou 2 *lavages de l'estomac* avec une solution contenant 4 gr. de chlorure de calcium pour 1 litre d'eau à 45° et 48°, exclusivement dans les cas où il existe dans l'estomac des masses putréfiées et dans ceux de vomissements incessants (Linossier). Voy. *Anémie aiguë, Collapsus, Hématémèse.*

**Contre les douleurs :** *Révulsion*, tous les 8 jours, pointes de feu ou vésicatoire de 5 centimètres carrés.

Faire mettre un *sachet de glace* en permanence sur la région épigastrique.

Ordonner la solution suivante :

℞ Eau de chaux.. ........ 100 gr.
— Chlorhydrate de cocaïne. 3 cgr.
— — de morphine. 2 —
1 cuillerée à café de cette solution dans une cuillerée à soupe de lait glacé toutes les heures (Dieulafoy).

Appliquer sur le creux épigastrique l'emplâtre suivant :

℞ Emplâtre de diachylon............ } āā 5 parties.
— Emplâtre thériacal. }
— Extrait de belladone }
— — de ciguë ..... } āā 1 —
— — de jusquiame. }
— Acétate d'ammoniaque. 2 —
(A. Robin).

Calmer les douleurs lorsqu'elles sont accompagnées de stase due à de la sténose du pylore, par le *lavage de l'estomac.*

10

**Si l'alimentation par la bouche devient impossible :** donner 3 fois par jour un *lavement nutritif* composé comme suit : un verre de lait, un jaune d'œuf, 2 cuillerées de peptone liquide, V gouttes de laudanum, 1 gr. de bicarbonate de soude (Dujardin-Beaumetz) (voy. *Ulcère de l'estomac*) et pratiquer des injections de *sérum*.

## C. DU RECTUM.

Recourir au *traitement chirurgical* (curatif) *précoce* : pratiquer l'anus temporaire ou définitif, en deux temps, pour exclure le segment malade, et 2 ou 3 semaines plus tard, pratiquer l'extirpation du segment cancéreux par la voie périnéale, ou par la voie sacrée (opération de Kraske) ou par la voie abdominale (ou abdomino-périnéale).

Dans les cas où l'intervention radicale est contre-indiquée, recourir au *traitement palliatif* : soins de propreté, bains, lavages avec une solution de permanganate à 1 p. 2 000, ou d'eau oxygénée additionnée d'eau bouillie à 1 p. 5.

**Contre les douleurs :** *pommades* et *suppositoires* calmants à l'extrait d'opium (5 cgr.), à la morphine (2 cgr.), à la dionine (2 cgr.), à la cocaïne (2 à 3 cgr.).

Au besoin, injections de *morphine*.

**Contre les hémorragies :** *injections très chaudes* ou *très froides* ; *tamponnement rectal* à l'aide de tampons imbibés d'une solution concentrée d'*antipyrine* ou de *gélatine* (Voy. *Hémorragies capillaires*).

Ne pas pratiquer de curettage, ni la rectotomie ; **en cas d'obstruction intestinale**, établir un *anus artificiel* d'après la méthode de Reclus : incision cutanée dans la fosse iliaque gauche, dissociation des fibres musculaires, incision très courte du péritoine. Rechercher le gros intestin contre la paroi abdominale postérieure, et, une fois reconnu, l'amener au dehors. Passer un drain court ou une baguette de verre à travers le mésentère, au-dessous de l'intestin, puis rétrécir la plaie à ses deux extrémités par deux points au crin de Florence. Maintenir l'intestin ainsi coudé à l'extérieur, et disposer une lame de gaze collodionnée autour de l'anse herniée. Vingt-quatre heures plus tard, percer l'intestin à l'aide de la pointe du thermocautère pour donner passage aux gaz ; 4 ou 5 jours après, ouvrir l'intestin à l'aide du thermocautère ou avec des ciseaux en excisant un petit carré de la paroi intestinale en regard du segment supérieur. A partir de ce jour, faire matin et soir des lavages oxygénés chauds. Retirer le drain ou la baguette de verre au bout de 8 à 10 jours.

Dans tous les cas, prescrire les *toniques* : quinquina, quinine à petites doses, arsenic, cacodylate de soude par voie hypodermique.

## CARDIALGIE
Voy. *Gastralgies.*

# CARDIOPATHIES

Voy. *Angine de poitrine, Artériosclérose, Asystolie, Insuffisances et Rétrécissements valvulaires.*

# CARDIOPTOSE

*Traitement général* tonique et reconstituant (huile de foie de morue, fer, arsenic, cacodylate de soude, lécithine).

Séjour à la campagne ; lotions froides, stimulation cutanée, gymnastique hygiénique, méthodique ; massage.

Conseiller au malade de se coucher la tête et le thorax dans la position horizontale, ou du moins d'avoir la tête très peu élevée.

Abolition des spiritueux et du tabac.

Repos physique relatif ; vie calme et régulière.

Calmer les manifestations névropathiques du malade.

*Traitement symptomatique* de l'asthénie cardiaque, de l'angoisse respiratoire, de la dyspnée d'effort, de la précardialgie, de la pseudo-angine de poitrine, des palpitations, de la tachycardie ou de la brachycardie.

**Contre la ptose** : conseiller le port d'une *ceinture cardiaque* ou d'un *corselet* ou *maillot* en tissu élastique, embrassant sans les comprimer les régions inférieure et moyenne de la cage thoracique.

# CARREAU

Voy. *Diarrhée des tuberculeux, Péritonite tuberculeuse.*

# CATALEPSIE

Voy. *Hystérie.*

# CATARRHES

**C. BRONCHIQUE.**

Voy. *Bronchites.*

**C. D'ESTOMAC.**

Voy. *Anorexie, Dyspepsies, Embarras gastrique, Gastrites.*

**C. INTESTINAL.**

Voy. *Diarrhées, Entérites.*

**C. NASO-PHARYNGIEN.**

Cas aigus : voy. *Coryza, Pharyngites, Rhinites.*

Cas chroniques.

*Combattre la diathèse* : lymphatisme, scrofule, arthritisme.

Enlever les mucosités par un nettoyage avec :

℞ Bicarbonate de soude. ⎫
Biborate de soude...... ⎬ āā 60 cgr.
Chlorate de soude.... ⎭

Pour un paquet à faire dissoudre dans un verre d'eau tiède.

Ou bien, *irrigations légèrement antiseptiques abondan-*

*tes*, antérieures et postérieures, en alternant avec une solution de *naphtol* β (1 p. 1 000) et une solution de *résorcine* (5 p. 1 000).

℞ Acide salicylique......... 5 gr.
   Chlorure de sodium...... 50 —
   Bicarbonate de soude..... 100 —
   2 cuillerées à café par litre d'eau.

Se servir des *astringents* : actol, itrol, sulfophénate de soude, alun, tanin.

Si ces irrigations ne suffisent pas, pratiquer des *badigeonnages* de la gorge et du nez avec :

℞ Salol................ )
   Résorcine........... } ãã 30 cgr.
   Salicylate de bismuth. )
   Huile de vaseline..... 15 gr.

Passer tous les 2 ou 3 jours, dans le pharynx nasal, un tampon de coton imbibé de :

℞ Tanin................ ) ãã 6 gr.
   Iodoforme............ }
   Alcool camphré....... 60 —

Introduire tous les soirs, au coucher, de la *vaseline boriquée* dans les narines.

**S'il y a des végétations adénoïdes** : *Curettage* de la voûte, suivi de badigeonnages iodo-iodurés à 1 p. 60, ou cautérisation au *galvanocautère*.

**C. PULMONAIRE.**

Voy. *Bronchites, Bronchopneumonie, Emphysème pulmonaire.*

**C. SUFFOCANT.**

Voy. *Asthme, Bronchite capillaire, Laryngite spasmodique, Spasme de la glotte.*

**C. UTÉRIN.**

Voy. *Endométrites, Leucorrhée, Métrites.*

**C. VÉSICAL.**

Voy. *Cystites.*

# CAVERNES PULMONAIRES

Voy. *Dilatation bronchique, Phtisie pulmonaire.*

# CÉCITÉ VERBALE

Voy. *Aphasie.*

# CELLULITE PELVIENNE

(Chez la femme).

**C. AIGUË.**

*Repos au lit*, dans le décubitus horizontal et dorsal.

*Alimentation liquide* : lait, bouillon, limonades, eau vineuse.

*Purgatifs légers, antithermiques.*

**Au début :** appliquer à la région hypogastrique 8 à 12 *ventouses scarifiées*, puis mettre le *sac de glace en permanence*, en ayant soin d'interposer une flanelle.

Pratiquer des *onctions calmantes et antiphlogistiques*

sur la paroi abdominale :

℞ Ichtyol..............
Onguent napolitain... } āā 20 gr.
Extrait de belladone..  2 —
—     de ciguë........  3 —
(Herzen).

Faire des *injections vaginales chaudes* (45 à 50°), légèrement antiseptiques.
Voy. *Paramétrite aiguë.*

En même temps, traiter
l'endométrite septique causale : voy. *Endométrite aiguë,
Fièvre puerpérale.*

**En cas de suppuration :**
*évacuer le pus* par la paroi abdominale, par le rectum ou
par le vagin.

S'il existe un phlegmon du
ligament large, pratiquer de
préférence la *colpotomie.*

Voy. *Abcès pelviens, Pelvi-
péritonite, Pyosalpinx.*

Si la suppuration est mal
limitée, faire des injections de
*sérum antistreptococcique,* provoquer des *abcès de fixation*
par l'injection de 1 centimètre cube d'essence de térébenthine à la face externe des
deux cuisses.

**Une fois la période aiguë**
**passée :** hâter la résolution,

en faisant prendre des *bains
chauds généraux,* en donnant
l'*iodure de potassium* (1 gr.
par jour), en pratiquant des
onctions avec la *pommade résolutive* suivante :

℞ Ichtyol..............
Iodure de potassium.. } āā 5 gr.
Vaseline............
Lanoline............ } āā 25 —
(Herzen).

Appliquer, 3 fois par se-
maine, des tampons vaginaux
imbibés de *glycérine ichtyolée :*

℞ Ichtyol........... 30 à 40 gr.
Glycérine...........  200 —

**S'il existe des douleurs :**
préférer le mélange suivant :

℞ Ichtyol..............
Iodure de potassium.. } āā 15 gr.
Extrait de jusquiame..  1 —
Glycérine...........  150 —
(Herzen).

**C. CHRONIQUE.**

*Antisepsie vaginale et uté-
rine.* Application de tampons
imbibés de *glycérine ichtyolée,*
et *massage gynécologique.*

*Cure aux eaux* de Luxeuil,
Salies-de-Béarn, Uriage, La
Bourboule.
Voy. *Paramétrites.*

# CÉPHALÉES

Traiter l'arthritisme, l'anémie, la scrofule, le nervo-
isme.

Rechercher la cause et *instituer un traitement approprié*
au cas : astigmatisme, hyper-
métropie, myopie, maladies
inflammatoires de l'œil ou du
nez, polypes du nez, troubles
digestifs, artériosclérose, néphrite chronique, intoxication chronique, paludisme

chronique, syphilis ; chez la
femme, déviations utérines.

Chez presque tous les ma-
lades atteints de céphalalgie,
défendre la vie sédentaire et
le surmenage intellectuel. Recommander par contre la *vie
au grand air, à la campagne,
à la montagne* et les *exercices
physiques.*

**Contre l'accès :** donner l'*antipyrine,* le *pyramidon,* l'*exal-*

*gine*, la *phénacétine*, l'*antifé-brine*, la *quinine*, la *migrainine*.

℞ Antipyrine.......... 25 à 30 cgr.
  Phénacétine......... 15 à 20 —
  Antifébrine......... 5 à 10 —
  Pour un cachet : 3 cachets par jour, un toutes les 3 heures (Herzen).

℞ Pyramidon............... 20 cgr.
  Antipyrine............... 30 —
  Phénacétine............. 15 —
  Pour un cachet : 2 à 3 cachets par jour (Herzen).

℞ Antipyrine............... 50 cgr.
  Citrate de caféine........ 10 —
  Sulfate de spartéine...... 2 —
  Pour 1 cachet : 4 par jour (Grasset).

Donner aussi le *bromure de potassium* et les *hypnotiques* :

℞ Bromure de potassium. 3 gr.
  Teinture de racine d'a-
    conit................ X gouttes.
  Eau distillée........... 125 gr.
  A prendre en une seule fois.

℞ Bromure de potassium.⎫ ãã 10 gr.
  Hydrate de chloral....⎭
  Extrait de chanvre in-⎫
    dien...............⎬ ãã 10 cgr.
  Extrait de jusquiame..⎭
  Sirop d'écorces d'oranges
    amères............. 100 gr.
  1 cuillerée à café au moment de l'accès, dans une tasse de tisane.

**Contre la céphalalgie persistante et rebelle aux médications ordinaires :** Rechercher attentivement la cause et la combattre :
  Prescrire :

℞ Calomel................ 10 cgr.
  Pour 1 cachet : prendre 1 cachet le matin à jeun pendant 6 jour. Si la cure échoue, en faire une seconde 3 semaines après (Galliard).

Recourir à la *saignée générale* chez les sujets pléthoriques (150 à 250 gr.) ou à l'application de *sangsues* ou de *ventouses scarifiées* aux tempes et aux régions mastoïdiennes chez les enfants, les vieillards et les malades peu vigoureux (Marais).

**Contre la céphalée syphilitique très intense** (période secondaire) : pratiquer une *ponction lombaire* et évacuer 10 à 12 cc. de liquide céphalo-rachidien (Guillain, P. Marie, Milian).

**Contre la céphalalgie continuelle des neurasthéniques** : voy. *Neurasthénie*.

EXTÉRIEUREMENT : crayon de menthol, eau sédative :

℞ Ammoniaque liquide à
    0,92................. 60 gr.
  Alcool camphré........ 10 —
  Chlorure de sodium.... 60 —
  Eau distillée.......... 1000 —
  (Eau sédative camphrée.) Pour compresses (Raspail).

Recourir au *massage*, à la *faradisation*, aux *aimants*, à la *suggestion hypnotique*.
Voy. *Migraine*.

PENDANT LA GROSSESSE : Rechercher l'albuminurie et, si elle existe, instituer le traitement préventif de l'éclampsie (régime lacté, laxatifs, diurétiques, bains chauds répétés tous les 2 jours).

# CÉPHALÉMATOME

Ne pas inciser, ne pas faire de ponction, ni d'injections ; attendre la résorption spontanée, tout en prévenant les parents de la durée assez longue de l'affection.

Appliquer un *bandage légèrement compressif*.

En cas de tension excessive : *ponction aspiratrice*.

En cas de suppuration : *incision*, pansement à la gaze salolée ou simplement à la gaze stérilisée.

Ne pas employer l'acide phénique, ni le sublimé, ni l'iodoforme.

## CHALAZION

*Extirper* la petite tumeur ; pratiquer une incision à la peau ou à la conjonctive, après avoir pris le chalazion dans une pince de Desmarres. Disséquer avec soin au bistouri ; ne pas se servir de la curette.

Faire un seul point de suture ; pansement antiseptique (Trousseau).

Si le malade refuse l'opération, prescrire la pommade suivante :

℞ Iode pur................. 20 cgr.
Iodure de potassium....... 60 —
Lanoline.................. 4 gr.
Huile de vaseline....... } ãã 80 cgr.
Eau distillée........... }

Appliquer gros comme un pois de cette pommade sur la surface cutanée du chalazion, avant de se coucher.

(Strzeminski).

## CHANCRES

INDURÉ (syphilitique).

Au début : pratiquer l'*excision* au bistouri, s'il n'existe pas encore d'induration ou d'adénopathie et s'il ne s'agit pas de chancre du frein (Fournier).

Lorsque le **chancre** est constitué : aider le chancre à guérir par une *bonne hygiène* et *quelques menus soins* (Fournier).

Recommander au malade la *continence* (pour son bien et celui d'autrui) ; proscrire du régime *tous les excitants* (alcools) ; conseiller d'*éviter* les *exercices fatigants* (bicyclette, danse, etc.). Prescrire des *bains locaux* et les *lotions* faites avec de l'eau boriquée tiède ou avec une solution faible de sublimé (1 p. 3 000 à 1 p. 4 000), répétées de 3 à 6 fois par jour.

Panser, après chaque lotion, avec une *poudre antiseptique* (calomel, iodoforme, di-iodoforme, xéroforme, salol, aristol, iodol, dermatol), et du coton hydrophile.

Ou bien, recourir aux *pommades antiseptiques* (calomel, oxyde de zinc, sous-nitrate de bismuth à 1 p. 10) :

℞ Iodoforme............. 2 à 4 gr.
Baume du Pérou....... 3 —
Vaseline.............. 10 —
Pour pansements (Dujardin-Beaumetz).

℞ Calomel............. } ãã 1 gr.
Oxyde de zinc........ }
Amidon .............. 2 —
Vaseline boriquée..... 25 —
(Mauriac).

℞ Iodol................ } ãã 2 gr.
Xéroforme........... }
Vaseline............. 25 —
(Herzen).

Ordonner des *bains généraux* (2 ou 3 par semaine).

Éviter les pommades caustiques (sulfate de cuivre, acide phénique, sublimé) ou les cautérisations (nitrate d'argent).

Protéger la plaie et le pansement contre tout frottement résultant de la marche.

**S'il existe de l'inflammation** : recourir aux *applications émollientes* (enveloppements humides permanents de la verge avec de l'eau blanche ou de l'eau de guimauve ; fomentations en permanence avec les mêmes liquides, si le chancre est à la vulve), aux *bains prolongés*, aux *cataplasmes*, jusqu'à ce que l'inflammation et les croûtes soient disparues et que l'ulcération soit détergée ; puis pansements méthodiques et minutieux du chancre avec le topique le moins irritant possible (cold-cream, vaseline boriquée).

**En cas de chancre douloureux** : incorporer de la *cocaïne* (2 à 3 p. 100) aux pommades qui servent à panser le chancre.

**En cas de chancre buccal ou amygdalien** : *gargarismes* légèrement antiseptiques (chlorate de potasse, acide thymique ; sublimé à 1 p. 5.000).

Défendre l'usage du tabac et des liqueurs.

**Si la cicatrisation est lente** : cautériser légèrement au *nitrate d'argent*, ou bien employer la pommade suivante :

| | |
|---|---|
| Nitrate d'argent | 50 cgr. |
| Baume du Pérou | 1 gr. |
| Vaseline | 30 — |

**En cas de chancre phagédénique** : *repos, alimentation tonique* et reconstituante. *Toniques.*

Instituer le *traitement mixte* : iodure de potassium, 2 gr. par jour, frictions mercurielles ou protoiodure de mercure par la voie stomacale.

Déterger soigneusement l'ulcération au moyen de *lavages fréquents avec une solution faible de chlorure de zinc*, puis la saupoudrer avec de l'*iodoforme* et enfin la recouvrir avec une compresse de gaze aseptique imbibée d'une solution de chlorure de zinc à 1 p. 1 000 (Gaucher).

Ordonner des *bains généraux chauds.*

Dans certains cas, cautériser les bords de l'ulcération chancreuse avec une solution de *nitrate d'argent* au vingtième pour éviter l'extension du phagédénisme, et recourir au *thermo* ou au *galvanocautère*, mais ne pas renouveler ces cautérisations et insister avec la médication interne.

**En cas de chancre gangreneux** : Lavages au *vin aromatique dilué* ou avec *une solution chloratée*, puis pansement avec la poudre d'*iodoforme* et coton hydrophile (c'est le meilleur topique).

## C. MOU (C. SIMPLE OU CHANCRELLE)

**Au début** : essayer de détruire le chancre par les *caustiques* (pâte carbo-sulfurique, chlorure de zinc).

| | |
|---|---|
| Poudre de charbon | 10 gr. |
| Acide sulfurique | ¼ — |

(Ricord.)

℞ Chlorure de zinc........    1 partie.
  Oxyde de zinc..........    10  —
  Eau distillée......., Q. S. p. f. pâte.

Appliquer cette pâte directement ou au moyen d'un petit tampon de coton hydrophile ; répéter la médication 2 à 3 fois, à intervalle de 24 heures ; puis faire des pansements antiseptiques (Balzer).

Recourir aussi à la destruction par le *thermocautère* ou le *galvanocautère*.

Ne pas pratiquer l'excision du chancre.

**Une fois le chancre cons-**tué : défendre les longues marches, la bicyclette et l'équitation.

Éviter toute irritation de la plaie ; couper, particulièrement chez la femme, tous les poils qui sont exposés à s'agglutiner avec les pansements. Prescrire les *bains locaux*, répétés 2 fois par jour, dans l'eau boriquée ou dans l'eau phéniquée à 1 p. 200 ou dans une solution de sublimé à 1 p. 4 000, pris à la température de 45°.

Chez la femme, faire prendre matin et soir un *bain de siège* avec de l'eau de son ou de guimauve très chaude, additionnée de 40 gr. d'acide borique.

Pratiquer des *cautérisations* tous les 2 ou 3 jours, en donnant la préférence à des caustiques faibles : chlorure de zinc au 10, ou acide phénique au 10ᵉ, eau oxygénée à 10 vol.

℞ Chlorure de zinc..........    1 gr.
  Eau distillée..............    10 —

Faire pénétrer cette solution dans tous les recoins du chancre et sous les bords décollés. Badigeonner largement : tremper à plusieurs reprises le pinceau dans la solution et ne pas craindre de passer sur le gland et le prépuce (le chlorure de zinc respecte les épithéliums sains et n'agit que sur les parties ulcérées des muqueuses). Laver ensuite à l'eau phéniquée faible (Berdal).

℞ Acide phénique pur........    1 gr.
  Alcool à 90°..............    10 cc.
Pour attouchements biquotidiens.

*Continuer ces cautérisations jusqu'à extinction de la virulence*, c'est-à-dire jusqu'à ce que la plaie soit transformée en plaie simple.

Ou bien employer le *tartrate ferrico-potassique* à 1 p. 10 (Ricord), ou :

℞ Nitrate d'argent...........    1 gr.
  Eau distillée..............    30 —

Appliquer sur le chancre un tampon de ouate imbibé de cette solution et l'y maintenir.

Utiliser enfin en attouchements biquotidiens l'*eau oxygénée* à 10 vol., le *salol camphré*, le *phénol camphré* et le *gaïacol*.

℞ Acide phénique............    10 gr.
  Camphre..................    5 —
(N'est pas caustique.)

**Après chaque application de caustique :** panser avec une *poudre antiseptique* (iodoforme, diiodoforme, sanoforme, xéroforme, iodol, europhène, aristol, amyloforme).

*L'iodoforme est le meilleur topique*, mais ne l'employer, à cause de son odeur pénétrante, que pendant la nuit et recourir, pendant le jour, aux autres poudres antiseptiques, ou bien le prescrire comme suit :

℞ Iodoforme..............    5 gr.
  Coumarine..............    1 —

℞ Iodoforme..............    5 gr.
  Essence de roses.......    V gouttes.

℞ Iodoforme............... 10 gr.
   Essence de néroli........ 50 cgr.
   — de menthe...... 10 —
   — de citron........ 20 —
   Teinture de benjoin....... 10 —

Panser aussi avec la *poudre* suivante :

Iodol.................. 3 gr.
Xéroforme............... 2 —
               (Herzen).

**En cas de chancre compliqué de phimosis, de chancre du méat, de l'urètre ou de l'anus :** ne pas pratiquer de cautérisations ; appliquer des *poudres* et des *pommades antiseptiques.*

**En cas de chancre sous-préputial compliqué de balano-posthite :** faire, 2 ou 3 fois par jour, des *injections sous-préputiales* avec une solution légèrement antiseptique (sublimé à 1 p. 2.000), faire ensuite *une fois par jour une injection sous-préputiale* avec :

℞ Nitrate d'argent........... 1 gr.
   Eau distillée............. 100 cc.

Ou bien injecter après chaque lavage sous-préputial un peu d'*huile de vaseline saturée d'iodoforme.*

Ne pratiquer l'*incision dorsale du prépuce* qu'en cas de menace de gangrène.

*Bains généraux* ou *bains de siège tièdes.*

**En cas de phagédénisme :** pratiquer des *attouchements répétés* avec la solution alcoolique d'acide phénique au 10e, ou le chlorure de zinc au 10e, et conseiller en même temps la *balnéation chaude générale ou locale* ou bien les irrigations très chaudes (45°) avec une solution antiseptique faible (sublimé à 1 p. 4.000).

*Traiter l'état général.*

En cas d'insuccès, pratiquer un *curettage* de l'ulcération, suivi de *cautérisation minutieuse au thermocautère* de toute la zone malade. Après quoi, faire d'abord des pansements humides (eau phéniquée à 1 p. 100), puis secs (iodoforme).

**En cas d'adénite :** voy. *Bubon.*

# CHARBON

## (*Pustule maligne*).

TRAITEMENT] GÉNÉRAL : soutenir les forces du malade (quinquina, vin, alcool, café).

Intérieurement : donner X, XX à XXX gouttes de *teinture d'iode* par jour, dans de l'eau sucrée.

TRAITEMENT LOCAL : *excision* large de la pustule maligne, suivie de cautérisation de la surface mise à nu.

*Extirpation de la pustule au thermocautère*, avec débridement profond de tous les tissus œdématiés ; opérer largement, ne pas craindre les incisions longues et profondes.

*Injections antiseptiques loco dolenti* : le *sublimé* est peu maniable, préférer l'*acide phénique* à 1 p. 20 ou de préférence l'*iode* qui est un spécifique de l'infection charbonneuse et qui est très maniable ; employer une *solution iodo-iodurée* (iode 1 gr., iodure de potassium 2 gr., eau 100 gr.) ou mieux la *teinture d'iode* de 2 à 4 centimètres cubes.

*Manuel opératoire* : au delà de la zone vésiculaire, à 2 cm. autour de l'induration, injecter la solution choisie, en des points assez rapprochés pour que les noyaux formés se touchent et se confondent. Injecter dans le tissu cellulaire sous-cutané, faire 6 à 10 injections, matin et soir, chaque fois plus excentriques. Pratiquer aussi des injections iodées autour des ganglions engorgés.

TRAITEMENT MIXTE DE VERNEUIL : sous anesthésie générale, enlever la plaque et *cau-*tériser *au fer rouge* la surface cruentée, ou mieux détruire au thermocautère au rouge sombre, l'escarre et la couronne de vésicules ; puis larder l'aréole de *pointes de feu profondes*, jusque dans le tissu cellulaire.

En plus, *injections iodées* multiples dans la zone œdématiée périphérique (2 à 4 cc. de teinture d'iode pure, répartis en 8 à 10 injections, espacées de 5 centimètres les unes des autres).

*Pansements* et *pulvérisations* à l'eau phéniquée ou avec une solution de sublimé.

SÉRUMTHERAPIE : injections de *sérum anticharbonneux*.

# CHARBON DE LA PESTE

Voy. *Peste bubonique.*

# CHÉLOÏDE

**Chez les scrofuleux** : administrer l'*arséniate de soude*, l'*iode*, l'*iodure de potassium*, l'*huile de foie de morue*.

LOCALEMENT, employer à tour de rôle les quatre médications suivantes :

1° *Emplâtres*, appliqués pendant des mois : emplâtre de Vigo cum mercurio ; emplâtre à la résorcine ou à l'acide pyrogallique et surtout emplâtre à l'*acide chrysophanique* au 1/20, au 1/10, au 1/15, quand il est supporté.

2° *Pulvérisations*, faites matin et soir pendant une demi-heure ou trois quarts d'heure chaque fois, avec une *solution phéniquée* ou *résorcinée* à 1 p. 200 ou à 1 p. 100, suivant la tolérance des téguments.

3° *Scarifications linéaires quadrillées*, répétées tous les 8 jours et qui divisent la chéloïde dans sa totalité.

Dans l'intervalle des séances, appliquer un des emplâtres ci-dessus mentionnés.

4° *Électrolyse* (Brocq).

Conseiller enfin les *douches sulfureuses* chaudes et la *radiothérapie*.

## CHEYNE-STOKES
Voy. *Dyspnée, Urémie.*

## CHLOASMA UTÉRIN

Traiter l'affection utérine.

*Voilettes* épaisses, bleues ou vertes, chapeaux à larges bords.

Frictionner la peau avec le *savon mou de potasse*, jusqu'à ce qu'elle présente un certain degré d'irritation.

Mettre ensuite le soir, au coucher, la pommade suivante :

℞ Onguent de Vigo..... ⎫ āā 10 gr.
 Vaseline............ ⎭

L'étendre sur de la mousseline et recouvrir de taffetas gommé. Le matin, nettoyer la figure avec une solution chaude de *sublimé*, à 1 p. 2000 ou à 1 p. 4000, et appliquer *une pommade inerte* (de l'oxyde de zinc, par exemple), pour dissimuler l'effet de la médication.

(Besnier).

**En cas de pigmentation peu marquée** : lotions journalières avec une *solution de borax* (borax 15 gr., eau 250 gr.) qu'on laisse sécher sur la peau (Gaucher).

℞ Borate de soude......... 20 gr.
 Bichlorure de mercure... 1 —
 Alcoolat de lavande....... 60 —
 Eau...................... 250 —

Ou bien toucher les taches matin et soir, avec un pinceau imbibé de la solution suivante :

℞ Sublimé corrosif......... 1 gr.
 Sulfate de zinc....... ⎫ āā 2 —
 Acétate de plomb.... ⎭
 Eau.................... 250 —
 Alcool................. Q. S.

Employer cette solution pure ou étendue d'eau, suivant la susceptibilité de la peau (Hardy).

Ou encore tamponner plusieurs fois par jour les taches avec un tampon de coton hydrophile imbibé d'une *solution de sublimé* à 2 p. 1 000 et frictionner le soir les taches avec la *pommade turbithée* suivante qu'on laisse toute la nuit sur le visage :

℞ Turbith minéral.......... 1 gr.
 Vaseline............... 30 —

**Dans les cas rebelles** : recourir à l'application de *compresses imbibées d'une solution alcoolique de sublimé* à 1 p. 100, laissées en place pendant quelques heures (Kaposi).

S'il se produit des phlyctènes, les percer avec une aiguille aseptique. Panser avec des poudres inertes.

Pratiquer des *scarifications suivies de lavage à l'eau oxygénée* ou l'*écorchement*, moyen radical, mais douloureux (Unna et von Hoorn).

Conseiller les *douches sulfureuses chaudes*, principalement avec les eaux thermales naturelles.

Voy. *Éphélides.*

## CHLORO-BRIGHTISME

*Régime* (c'est l'indication capitale) : interdire formellement tout ce qui constitue l'alimentation forte des chlorotiques et des anémiques (viande rôtie ou grillée, grbier, alcools, élixirs et vins médicinaux).

Prescrire d'abord le régime lacté absolu et exclusif ; puis, le régime lacto-végétarien, et le régime achloruré.

*Frictions sèches* ou *alcooliques.*

Vie en plein air, à la campagne, à la montagne. Pas de travail intellectuel, pas de surmenage physique ; pas de

soucis, ni de préoccupations morales. Pas de grossesse, ni de lactation.

*Repos* au lit d'au moins 9 heures.

Plus tard, faire tous les jours (10 jours sur 20) une injection hypodermique de *cacodylate de fer* de 3 cgr. chacune.

Voy. *Néphrites* (N. chronique).

# CHLOROSE
## Voy. *Anémies.*

S'assurer, avant de commencer le traitement, qu'il ne s'agit pas d'une pseudochlorose ou d'une anémie symptomatique (tuberculose, syphilis acquise ou héréditaire, rachitisme, troubles gastro-intestinaux, néphrites, helminthiase, anémie consécutive à des hémorragies répétées, ankylostomiase, anémie paludéenne, anémie saturnine, leucémies, leucocythémie, etc.).

**CAS ORDINAIRES.**

Éviter les fatigues, la vie sédentaire, les veillées, les soirées, les bals, le séjour dans l'air confiné.

*Régime tonique et reconstituant* (œufs, viandes rôties ou crues, volailles, poissons, légumes verts en purée, fruits cuits, pain grillé). Pas de vin, de café, de thé, de liqueurs, de bière. Préférer le lait et le kéfir au vin et aux liqueurs ; proscrire l'administration de vins fortifiants ou médicamenteux ; ils déterminent souvent de la dyspepsie.

*Promenade quotidienne, exercice en plein air* et au soleil. Séjour à la *campagne* ou à la *montagne.*

Combattre la constipation et les troubles menstruels, traiter la dyspepsie (acide chlorhydrique, pepsine), stimuler l'appétit.

Conseiller les *bains chauds* à 40° d'un quart d'heure de durée, pris 3 fois par semaine, suivis d'une *affusion froide très courte* ; ou bien prescrire les frictions quotidiennes au *drap mouillé*, au sortir du lit, ou encore les *douches en jet brisé* de 18° à 10° et 9°.

Recommander les *bains de mer*, si le malade n'est pas trop impressionnable, ni surtout trop excitable.

Administrer les *préparations ferrugineuses* : fer réduit, oxyde de fer, éthiops minéral, safran de Mars apéritif, souscarbonate de fer, pilules de Vallet, pilules de Blaud, iodure de fer, pilules de Blancard, tartrate ferrico-potassique, boules de Mars, citrate de fer, lactate de fer, protoxalate de fer, albuminate de fer, peptonate de fer.

Le fer peut provoquer la constipation et l'intolérance gastrique; pour éviter cet inconvénient, l'associer à la rhubarbe et donner vers la fin du repas dans un peu d'eau, une cuillerée à soupe de la solution :

℞ Acide    chlorhydrique
    pur................    2 gr. 50
  Eau distillée........    250 —

℞ Fer réduit.........    10 à 20 cgr.
  Pour 1 cachet : 2 cachets par jour.
(Grasset).

℞ Protoxalate de fer... }
  Poudre de rhubarbe.. } āā 15 cgr.
  Pour 1 cachet : 2 cachets par jour.

℞ Protoxalate de fer........    10 cgr.
  Aloès des Barbades.......    3 —
  Extrait de rhubarbe.......    5 —
  Pour 1 pilule : 2 pilules au repas.
(Huchard).

## Ou bien :

℞ Lactate de fer......... }
  Extrait de rhubarbe.... } āā 5 gr.
  Pour 100 pilules : 4 pilules par jour.
(Herzen).

℞ Lactate de fer...........    5 gr.
  Sirop de gentiane........    250 —
  2 cuillerées à bouche par jour.

℞ Citrate de fer ammoniacal.    5 gr.
  Teinture de noix vomique.    5 —
  Sirop d'écorces d'oranges
    amères.....: Q. S. p.    500 cc.
  2 cuillerées par jour.

Prescrire la *poudre de sang desséchée*, l'*hémoglobine* (élixir ou sirop : 1 gr. par cuillerée à bouche ; 3 cuillerées par jour), l'*oxyhémoglobine*.

℞ Protoxalate de fer........    10 cgr.
  Hémoglobine cristallisée..    15 —
  Glycérophosphate de chaux.    20 —
  Poudre de noix vomique..    2 —
  Arrhénal.. ............    1 —
  Pour 1 cachet : 2 à 3 cachets par jour.

**En cas d'anorexie, de gastralgies, de constipation opiniâtre ou de dyspepsie** (hypochlorhydrie, dilatation d'estomac) : soigner les voies digestives d'abord ; la chlorose ensuite.

Ne pas donner le fer par la voie stomacale et recourir aux *injections sous-cutanées de citrate de fer ammoniacal*, seul ou associé à l'arséniate de soude, ou à celles de *cacodylate de fer*, à la dose de 3 à 5 cgr. par jour.

℞ Citrate de fer ammoniacal.    5 gr.
  Arséniate de soude... }
  Sulfate de strychnine. } āā 5 cgr.
  Eau stérilisée... Q. S. p.    50 cc.
  Injecter progressivement de 1/2 à 1 cc. par jour, dans les cas graves jusqu'à 2 cc. dans les 24 heures ; pratiquer de 35 à 40 injections, de préférence dans la région deltoïdienne ou fessière (Herzen).

**Chez les surmenés** : beaucoup de *repos*, peu de fer.

**En cas de chloro-brightisme:** prescrire un *régime* rigoureux, proscrire l'alimentation reconstituante, généralement ordonnée aux chlorotiques: ni viandes, ni gibier, ni jus de viande, ni alcool ou vins médicinaux.

Ordonner le *régime lacté* jusqu'à disparition des œdèmes et de l'albumine des urines, puis *régime lacto-végétarien*.

Voy. *Chloro-brightisme, Néphrite chronique*.

**Dans les cas de chlorose accompagnée de névralgies:** prescrire l'*arsenic*, seul ou associé au fer.

℞ Lactate de fer...........    5 cgr.
  Acide arsénieux...........    1 mgr.
  Extrait et poudre de quinquina Q. S.
  Pour 1 pilule : 1 à 2 pilules à la fois; 6 à 8 par jour.

2ᶜ Liqueur de Fowler.... )
ᵃ Tartrate ferrico-potas- } āā 10 gr.
sique.............. )
X à XV gouttes progressivement selon
l'âge du malade, avant chaque repas.

Ordonner le *cacodylate de soude* (4 à 6 cgr.) ou le *cacodylate de fer*, à la dose de 5 à 20 cgr. par jour, par voie gastrique.

**Dans les cas rebelles au fer** : essayer le *manganèse*.

2ᵠ Carbonate de manganèse... 10 gr.
Extrait de gentiane....... Q. S.
Pour 100 pilules : 2 à 4 pilules par jour (Potain).

2ᵠ Sulfate ferreux........ )
— manganeux.... } āā 4 gr.
Extrait de gentiane.... Q. S.
Pour 120 pilules : 2 à 4 pilules par jour.

**CAS GRAVES.**

*Repos* au lit pendant 2 à 3 semaines, alimentation tonique et reconstituante, *lait, viande crue hachée* ou *râpée. Champagne.*

Injections sous-cutanées de *citrate de fer ammoniacal associé à l'arséniate de soude et à la strychnine,* ou injections hypodermiques de *cacodylate de fer,* à la dose de 5 cgr. par jour.

Inhalations *d'oxygène.* Bains d'*air comprimé.*

Puis *repos relatif* ou exercices modérés sans fatigue. Continuer la *suralimentation,* particulièrement chez les malades issus de tuberculeux.

**Contre la dyspepsie** : voy. *Dyspepsie gastrique atonique, Anorexie.*

**En cas de troubles nerveux** : recourir à l'*hydrothérapie tiède* ou *froide.*

**En cas de tendance permanente aux lipothymies** : prescrire le *sulfate de spartéine,* à la dose de 5 à 10 cgr. par jour.

EAUX MINÉRALES.
*Stations thermales ferrugineuses* : Forges-les-Eaux, Bauche, Bussang, Renlaigue, Pyrmont, Schwalbach en Allemagne, Spa en Belgique.
*Stations thermales arsenicales* : La Bourboule ; *chlorurées* : Salies, Salins ; *sulfureuses* : Barèges, Luchon, Saint-Sauveur, Saint-Gervais, Saint-Honoré, Uriage.
OPOTHÉRAPIE : dans les cas rebelles aux médications précédentes, recourir au *suc ovarien,* à l'*ovarine* (Voy. *Aménorrhée*).

# CHOLÉCYSTITE

Voy. *Colique hépatique, Fièvre intermittente hépatique, Fièvre typhoïde* (en cas de cholécystite suppurée ou perforante), *Hydropisie de la vésicule biliaire, Ictère chronique, Lithiase biliaire.*

# CHOLÉMIE *(simple familiale).*

Insister sur le *régime* : diète lactée (lait écrémé), kéfir maigre, au début ; ultérieurement, alimentation lacto-végétarienne, viandes blanches, poissons légers, œufs.

Combattre l'**infection** par l'emploi du *calomel* (1 à 2 cgr.

pendant 8 à 10 jours, tous les mois), du *salicylate de soude* (2 gr. par jour) et de la *quinine*.

**Contre les troubles fonctionnels du foie**, ordonner *l'opothérapie hépatique et pancréatique*, le *bicarbonate de soude*, l'*arsenic*, les *eaux de Vichy*, de *Vals*, de *La Bourboule*.

**Contre l'hypertension portale**, conseiller les *lavements chauds*, les *purgatifs*, le *massage abdominal* et le *massage direct du foie*.

**Contre la cholémie**, ordonner de faire des *cures d'eau d'Evian* à domicile ou à la station (Lereboullet).

# CHOLÉRA

**Au début, contre la diarrhée prémonitoire** : prescrire le *calomel*, à la dose de 10 à 20 cgr. répétée toutes les 2 heures.

℞ Calomel............ 10 à 15 cgr.

Pour une poudre, n° 6. Prendre une poudre toutes les 2 heures.

Ou bien, faire prendre une forte dose de calomel, 30 à 60 cgr. et prescrire ensuite des petites doses (2 à 5 cgr.) de ce même médicament, répétées toutes les 2 heures, en l'associant aux *antiseptiques intestinaux* (salol, bétol, benzonaphtol) et au *laudanum*, ou à l'*élixir parégorique* ou à la *poudre d'opium*.

℞ Teinture éthérée de valériane.............. 10 gr.
Laudanum de Sydenham } ãã 6 —
Alcoolat de mélisse....
Essence de menthe anglaise.............. X gouttes.

Ne pas filtrer et agiter avant de s'en servir. XXV à XXX gouttes après chaque garde-robe, dans une cuillerée à soupe d'eau sucrée (Lereboullet).

Faire prendre de l'*eau de riz albumineuse* pour boisson.

Pratiquer des *irrigations intestinales antiseptiques* avec le tube de Faucher : eau boriquée à 2 p. 100, permanganate de potasse à 1 p. 10 000, thymol à 1 p. 1 000.

Donner, dès le début, l'*acide lactique* (10 à 15 gr.), associé au *laudanum* (1 à 2 gr.) ou à l'*élixir parégorique* (5 à 10 gr.).

℞ Acide lactique...... 10 à 15 gr.
Sirop de sucre...... 200 —
Eau bouillie........ 800 —

1 ou 2 litres dans les 24 heures, par verres (Hayem).

℞ Acide lactique....... 10 à 15 gr.
Sirop de sucre....... 90 —
Alcoolat d'orange ou
de citron......... 2 —
Eau bouillie........ 1 000 —

Par verres, toutes les heures ; additionner cette potion de 5 gr. d'élixir parégorique, surtout si les évacuations sont fréquentes (Dujardin-Beaumetz).

*Régime* : lait glacé et eau bouillie glacée, additionnés de cognac.

*Isoler* le malade dans une chambre à 18° : lui faire prendre du thé, du café, des boissons alcooliques.

*Désinfection* des vases avec une solution de sulfate de cuivre à 5 p. 100, et de la literie et des linges avec une solution de sublimé à 1 p. 1 000.

**Contre la soif et les vomissements** : prescrire la *glace* par petits morceaux, les *boissons glacées* (eau de Seltz ou eau de Vichy glacée, champagne frappé).

Donner l'*éther*, l'*eau chloroformée*, le *menthol* (50 cgr. à 1 gr., dans une potion alcoolisée), le *chlorhydrate de cocaïne* à petites doses (2 à 4 cgr.).

℞ Menthol.................... 1 gr.
Chloroforme.............. 2 —
Alcool à 90°............. 25 —
Teinture d'opium ........ 5 —

X gouttes, plusieurs fois par jour (Herzen).

℞ Laudanum de Sydenham. XX gouttes
Éther sulfurique....... 4 gr.
Eau de fleurs d'oranger. } āā 30 —
Sirop de limons....... }
Eau de tilleul........ 90 —

Par cuillerées à soupe, toutes les heures.

Au besoin, pratiquer le *lavage de l'estomac* avec une solution d'acide lactique à 2 ou 3 p. 100, ou de permanganate de potasse à 1 p. 10 000.

**Contre la diarrhée** : ne pas prescrire le *laudanum* (il favorise le collapsus).

Employer l'*acide lactique*, en abaissant progressivement la dose : 15, 10 et même 5 gr. pour 1 000 gr. d'eau (Gallard).

Recourir à l'*entéroclyse*, pratiquée au moyen du tube de Faucher introduit aussi haut que possible dans l'intestin.

Se servir de l'une des solutions suivantes :

℞ Eau bouillie à 38° ou 40°. 2 litres
Acide tannique........ 8 à 10 gr.
Gomme arabique....... 50 —
Laudanum de Sydenham............... L gouttes.

(Cantani).

Ou mieux :

℞ Acide tannique.... 10 à 20 gr.
Teinture d'opium.. 2 —
Infusion de camomille ......... 2 litres.

Injecter au moins à 38°.

**Contre les crampes musculaires** : *frictions alcoolisées* énergiques et *bains chauds prolongés* (40°), donnés toutes les 2 heures.

**En cas d'algidité** : administrer des *boissons chaudes alcoolisées* (thé au rhum) ; donner des *bains chauds* (un bain à 40°, toutes les 2 heures) : pratiquer des *frictions alcooliques* ; faire mettre des *briques chaudes* aux pieds.

Prescrire des potions à l'*acétate d'ammoniaque*, à l'*éther*.

Recourir à la *transfusion intraveineuse* (Voy. ci-dessous).

**Contre les phénomènes de déshydratation des tissus :** pratiquer la *transfusion saline intraveineuse* et la *transfusion hypodermique* (hypodermoclyse) de *sérum artificiel*.

℞ Eau distillée........... 1 litre.
Chlorure de sodium..... 5 gr.
Sulfate de soude........ 10 —

(Hayem).

Pratiquer la transfusion veineuse dans une veine du pli du coude, ou bien dans la saphène ; injecter lentement de 1 500 à 2 000 centimètres cubes, à la température de 38°, à l'aide d'un récipient muni d'un tube de caoutchouc terminé par une aiguille creuse et que l'on élève de 50 cm. à 1 mètre au-dessus du plan du lit.

Répéter la transfusion toutes les 6, 12 ou même

toutes les 24 heures, selon le cas.

Pratiquer les *injections sous-cutanées de sérum artificiel*, soit à la partie antérieure des cuisses, sous la peau du ventre ou dans la région interscapulaire. Injecter 400 à 800 cm. cubes de sérum artificiel à la température de 38° ; masser légèrement la région pendant toute la durée de l'injection et répéter cette transfusion 2 à 4 fois dans les 24 heures, selon le besoin.

**Contre l'adynamie :** prescrire les *boissons alcooliques* (cognac, rhum, champagne) et les *stimulants diffusibles* (acétate ou carbonate d'ammoniaque, éther, musc).

℞ Carbonate d'ammoniaque .................. 3 gr.
.. Teinture de musc...... 2 à 4 —
... — de cannelle... 10 —
Hydrolat de camomille.. 150 —
Sirop d'écorces d'oranges amères............. 30 —

1 cuillerée à bouche de demi-heure en demi-heure.

℞ Éther sulfurique...... 2 gr.
Teinture de cannelle.. 10 —
Alcoolat de mélisse... ) 
Cognac ............. ) āā 20 —
Acétate d'ammoniaque. 10 —
Eau distillée......... 120 —
Sirop d'écorces d'oranges amères...... 30 —

1 cuillerée à bouche, de demi-heure en demi-heure (Herzen).

Pratiquer, au besoin, des injections de *caféine*, d'*éther*, de *camphre*, de *musc*, de *strychnine*.

℞ Camphre.................. 1 gr.
Éther sulfurique......... 2 —
Huile d'olive stérilisée. Q.S.p. 10 cc.
Injecter 1 à 2 cc. à la fois.

℞ Teinture éthérée de musc. 20 cc.
Sulfate de strychnine.... 20 mgr.

Injecter 2 à 4 cc. dans les 24 heures (Herzen).

**En cas de dyspnée :** conseiller les *inhalations d'oxygène*.

**S'il existe des symptômes d'urémie :** recourir à la *saignée* (200 gr.), pratiquée immédiatement après une injection intraveineuse.

**Contre le collapsus :** recourir aux *injections de sérum artificiel* soit intraveineuses, soit sous-cutanées. Pratiquer en plus des injections de *caféine*, d'*éther*, d'*éther camphré* à 1 ou 2 p. 100, et donner des *bains chauds* à 40°, toutes les 2 heures, ou des *bains sinapisés*.

℞ Camphre.............. ) 
Éther sulfurique....... ) āā 2 gr.
Huile d'amandes douces. Q. S. p. 10 cc.
Injecter 1 cc., 3 fois par jour (Herzen).

**Si la réaction se produit :** administrer l'*alcool*, prescrire la *caféine* et la *strychnine*.

**Pendant la convalescence :** insister sur le *régime lacté exclusif*, puis permettre les œufs et les viandes blanches.

Administrer les *antiseptiques intestinaux* :

℞ Benzonaphtol........ ) 
Benzoate de bismuth.. ) āā 50 cgr.
Pour 1 cachet, à prendre après les repas (Grasset).

Prescrire les *toniques* : noix vomique, strychnine, glycérophosphates, kola, coca.

Traiter la neurasthénie postcholérique par l'hydrothérapie (Grasset).

**C. INFANTILE.**
Voy. *Diarrhée cholériforme*.

## CHOLÉRINE
Voy. *Diarrhée cholériforme des enfants.*

## CHORÉES

**C. DE SYDENHAM.**

**Cas légers.**

Imposer le *repos ; faire coucher l'enfant très tôt* (à 6 ou 7 heures du soir) et le *faire lever tard* de manière à ce qu'il séjourne au lit (14 et 16 heures), et défendre le travail intellectuel. Éviter aux malades les contrariétés et les émotions. Vie calme, isolée et régulière, au grand air, à *la campagne.*

*Alimentation légère :* conseiller le lait, les œufs, les viandes grillées, les légumes verts, les graisses.

S'il existe des mouvements choréiques des mâchoires, employer une timbale au lieu de verre.

Ne pas donner à l'enfant de fourchettes, ni de couteaux pointus.

HYDROTHÉRAPIE : si l'enfant a plus de 7 ans, donner la *douche froide en forme de jet brisé* appliqué sur tout le corps et d'une durée de 1/4 de minute au plus. Ou bien : *douche froide en jet sur la colonne vertébrale,* en pluie sur les épaules, le tout d'une durée de 1/4 de minute.

Les pratiques hydrothérapiques sont contre-indiquées par le rhumatisme ou les complications cardiaques ; prescrire alors les *bains sulfureux,* pris tous les 2 jours, d'une demi à une heure de durée.

Chez les enfants âgés de moins de 7 ans, s'en tenir soit aux *bains tièdes prolongés,* soit aux *lotions à l'éponge à l'eau salée,* soit à l'*enveloppement dans le drap mouillé ;* prendre pour cela de l'eau très froide (9° à 10°), y tremper un drap, l'exprimer, et envelopper le malade jusqu'au cou, en pratiquant, par-dessus le drap, des frictions énergiques. Quand le patient est bien réchauffé, l'enrouler dans plusieurs couvertures, le laisser ainsi 25 à 30 minutes ; activer la réaction, en mettant des boules d'eau chaude aux pieds. Répéter l'opération 2 fois par jour.

Conseiller aussi de faire une *cure hydrothérapique* dans un établissement spécial : Champel, Divonne, Brioude, Saint-Didier, Lafont.

En même temps, recommander la *gymnastique suédoise, cadencée et rythmée.*

Ne pas insister sur l'application de ventouses sèches à la nuque ; recourir aux *pulvérisations d'éther* ou de *chlorure de méthyle* le long de la colonne vertébrale.

Employer l'*électricité* sous différentes formes : faradisation, galvanisation, franklinisation.

Si l'enfant est chlorotique, prescrire le *protoxalate de fer,* ou mieux, pratiquer des *injections profondes de fer et d'arsenic :*

℞ Protoxalate de fer........  5 cgr.
Extrait de gentiane.......  10 —
Poudre de gentiane.......  Q. S.

Pour 1 pilule : 2 pilules par jour.

℞ Citrate de fer ammoniacal.  1 gr. 50
Arséniate de soude..  15 à 20 mgr.
Eau stérilisée...  Q. S. p. 20 cc.

Injecter progressivement 1/4 à 1 cc. par jour, pratiquer 30 à 40 injections (Herzen).

En cas de faiblesse générale, ordonner les *glycérophosphates* et le *cacodylate de soude* (par voie hypodermique).

Si besoin, donner l'*acide chlorhydrique*.

**Cas de moyenne intensité.** Insister sur le *traitement hygiénique et diététique*.

Éviter les aliments solides, car un étouffement serait possible.

Ordonner l'*alitement* et l'*isolement* plus ou moins absolus suivant la gravité des symptômes : 1° augmentation du séjour nocturne au lit; 2° augmentation du séjour nocturne au lit avec alitement diurne gradué ; 3° alitement absolu avec isolement ; 4° alitement absolu avec isolement dans l'obscurité.

Adjoindre, s'il y a lieu, au repos au lit et à l'isolement, la *discipline psycho-motrice* d'après la méthode générale préconisée par Brissaud et Meige.

Administrer méthodiquement les différents médicaments suivants : *salicylate de soude, arsenic* et *antipyrine*.

Prescrire le *salicylate de soude* ou l'*aspirine* (60 cgr. à 1 gr.) dans les cas d'origine rhumatismale : autrement, préférer l'arsenic et l'antipyrine.

Donner la *liqueur de Fowler*, en commençant par IV gouttes par jour ; augmenter d'une goutte par jour jusqu'à X et XX gouttes.

Si, à ce moment, apparaissent des troubles intestinaux, suspendre pendant 2 à 3 jours, pour reprendre ensuite à la dose atteinte au moment de l'apparition des accidents et augmenter d'une goutte par jour jusqu'aux doses de XVIII à XX gouttes par jour (enfant de 10 ans). Continuer à ces doses ; cesser de temps en temps la médication, s'il survient des accidents.

Prescrire de préférence l'*acide arsénieux*, qui est plus actif que l'arséniate de soude, faire prendre la *liqueur de Boudin* ou solution d'acide arsénieux à 1 p. 1 000, à doses progressivement croissantes : commencer par donner 4 gr. de liqueur incorporée dans une potion de 125 gr., à prendre dans la journée. Augmenter cette dose initiale de 2 gr. par jour, jusqu'à ce que l'intolérance se produise, sans toutefois dépasser 30 mgr. d'acide arsénieux, c'est-à-dire 30 gr. de liqueur de Boudin ; puis diminuer en suivant la progression inverse jusqu'à 5 gr.

En cas d'intolérance, abaisser la dose : une diminution de 4 gr. de liqueur suffit ordinairement pour faire cesser l'intolérance. Ces symptômes disparus, reprendre la marche ascendante de la médication.

Une fois la guérison survenue, ne pas interrompre brutalement l'administration de l'acide arsénieux, mais diminuer la dose de 4 gr. environ par jour, pour arriver progressivement à la suppression complète de la médication.

Cette médication exige une surveillance très étroite (Marfan).

Si l'usage interne de l'arsenic n'est pas toléré, recourir aux *injections sous-cutanées de liqueur de Fowler pure*, à la dose de 0 cc. 25 à 0 cc. 50 (Filatow).

Ne pas employer le cacodylate de soude.

**En cas d'échec avec l'arsenic ou dès le début, surtout s'il existe de la fièvre :** employer l'*antipyrine* à doses élevées et massives.

℞ Antipyrine................ 15 gr.
   Sirop de fleurs d'oranger.. 50 cc.
   Eau de tilleul............ 100 —
   6 à 8 cuillerées à café par jour (Herzen).

℞ Antipyrine............ 3 à 4 gr.
   Julep gommeux........ 120 —
   1 cuillerée à soupe de 2 en 2 heures (Legroux).

Débuter, chez les enfants de 6 à 15 ans, par la dose quotidienne minima de 3 gr., augmenter les doses jusqu'à 4, 5 et 6 gr. par jour, suivant les âges. Si la dose de 5 à 6 gr., prise pendant 3 semaines, ne produit pas d'amélioration, ne pas compter, dans le cas particulier, sur ce médicament (Legroux).

Pour éviter les accidents toxiques (éruptions diverses, vomissements, anurie, etc.) que les hautes doses sont susceptibles de produire, mettre les petits malades au repos et les faire boire abondamment (régime lacté).

**Dans les cas graves :** com-

pléter le traitement par l'antipyrine ou par l'arsenic, par l'usage d'un *hypnotique*.

Prescrire le *chloral* à la dose de 75 cgr. à 2 gr., le soir, vers 9 heures.

℞ Paraldéhyde.............. 1 gr.
   Sirop de limon........... 30 —
   Eau de tilleul........... 70 —
   A prendre en 2 fois, le soir avant de se coucher.

℞ Sulfonal................. 30 cgr.
   Pour 1 cachet : 2 à 4 cachets le soir et avaler une gorgée d'eau après chaque prise.

S'il existe une affection cardiaque, administrer une potion au *bromure de potassium* additionnée d'une petite dose d'*opium*.

Ordonner aussi la *médication stibiée* (Méry), spécialement dans certains cas graves, ou bien recourir aux injections sous-cutanées d'*acide phénique* pendant 10, 20 et 30 jours, à la dose de 10 à 30 cgr. par jour, suivant la gravité du cas et l'âge du malade.

**En cas de chorée à forme typhoïde ou paralytique :** recourir à la *balnéation froide* (Marfan) et à l'*enveloppement dans le drap mouillé*.

**Pendant la convalescence :** prescrire la *gymnastique*, les *bains sulfureux*, pris tous les jours à une température de 35° et d'une durée de 10 minutes et, en été, *cure hydrothérapique* dans un établissement spécial : Divonne, Champel.

Ordonner le *cacodylate de soude* ou l'*arrhénal*.

Conseiller de faire, 2 fois par jour, une séance de *mou-*

*vements rythmés*, d'abord partiels, puis d'ensemble, faits au commandement ; séances courtes pour ne pas provoquer la fatigue.

Contre les troubles localisés survivant à la chorée (secousses dans un membre, tremblement, troubles dans les mouvements de l'écriture), recourir à la *suggestion hypnotique* (Bernheim).

## C. CHRONIQUE DES ADULTES ET DES VIEILLARDS OU C. DE HUNTINGTON.

Les médicaments usuels échouent habituellement.

*Intérieurement* : bromures, valériane, chloral, antipyrine. Injections sous-cutanées d'hyoscine et de duboisine.

*Extérieurement* : pointes de feu, ventouses sèches, teinture d'iode sur la nuque ; stypage de la colonne vertébrale; suspension par la méthode de Sayre.

En même temps, ordonner les *toniques* (quinquina, kola, fer, arsenic, huile de foie de morue), ou mieux pratiquer des injections de *glycérophosphate de soude* (25 cgr.), ou de *cacodylate de soude* (5 cgr.), ou de *cacodylate de fer* (3 à 10 cgr.).

*Électricité statique. Hydrothérapie tiède.*

*Cures thermales* à Lamalou, Néris, Ragatz.

## C. DES FEMMES ENCEINTES.

Rechercher l'hystérie et, si elle existe, instituer le traitement général de cette névrose (Gilles de la Tourette).

Placer les malades dans de *bonnes conditions d'hygiène et de calme.*

Prescrire un *traitement tonique et sédatif.*

Administrer le *chloral*, de telle sorte que la malade soit plongée dans un sommeil continuel ; réveiller la malade au moment des repas.

Lorsqu'on a obtenu une amélioration, diminuer progressivement le chloral, sans en suspendre complètement l'emploi.

℞ Chloral .......... 6 à 8 gr.
Sirop simple..... 30 —
Essence de menthe. II gouttes.
Eau............. 90 gr.
A prendre dans les 24 heures (Pinard).

Prescrire le *bromure de potassium*, l'*antipyrine*, l'*arsenic.*

℞ Antipyrine ............ } āā 1 gr.
Bromure de potassium.. }
Pour 1 cachet : 4 cachets dans les 24 heures (G. Sée).

Essayer l'*opium*, l'*hyosciamine*, recourir aussi à l'*hydrothérapie* sous forme de bains tièdes, prolongés, d'applications du drap mouillé, de douches.

**Dans les cas graves** avec insomnie persistante : *Accouchement provoqué ; dilatation digitale du col.*

## C. HYSTÉRIQUE.

Voy. *C. saltatoire.*

## C. MOLLE.

S'abstenir de mesures thérapeutiques excessives.

*Repos au lit. Médication tonique et antispasmodique,* usitée contre la chorée vulgaire.

*Electrisation faradique.*

## C. FAUSSE ÉLECTRIQUE.

*Electrisation galvanique :* un

des électrodes sur le rachis, l'autre successivement promené sur les membres affectés.

La valériane, la belladone, les bromures sont peu efficaces.

Pratiquer des injections d'*hyoscine* ou de *cocaïne*, méthodiquement employées, à doses extrêmement faibles.

Recourir à l'*émétique* :

℞ Tartre stibié.............. 5 cgr.

A prendre le matin à jeun dans un peu d'eau sucrée, pour un enfant de 8 à 10 ans, faire suivre cette prise de quelques gorgées d'eau chaude.

**C. SALTATOIRE.**

*Traitement général* de l'hystérie.

Conseiller la *gymnastique méthodique*, les *mouvements rythmés* et la rééducation des mouvements musculaires par la suggestion à l'état de veille.

Voy. *Hystérie.*

# CHROMIDROSE

Antisepsie intestinale et cutanée.

Traiter l'hystérie, lorsqu'elle existe.

# CHUTE DU RECTUM

*Chez les enfants.*

*Combattre la cause* : diarrhée, constipation, oxyures, polypes, atonie intestinale, phimosis très étroit, calcul de la vessie.

En cas de constipation, prescrire des *lavements froids* quotidiens.

Conseiller au malade d'*aller à la selle assis sur un siège élevé*, de façon que ses pieds ne touchent pas le sol. Ou bien, prescrire le *décubitus latéral ou dorsal* au moment de la défécation.

Traiter le rachitisme, s'il existe. Donner les *toniques* (huile de foie de morue, sirop d'iodure de fer, sirop iodo-tannique, fer, phosphore, phosphates, lécithine, cacodylates).

Recourir à la *réduction* de la tumeur chaque fois que

cela sera nécessaire : mettre le malade dans l'attitude génu-pectorale ou le coucher dans le décubitus latéral, enduire le bourrelet de vaseline, et avec un linge fin, également vaseliné, presser doucement en refoulant vers l'anus. Maintenir la réduction à l'aide d'un tampon de ouate fixé par un bandage en T, ou bien, si le rectum a tendance à ressortir, appliquer sur les fesses, étroitement rapprochées l'une de l'autre, des *bandelettes de diachylon transversales* descendant jusqu'au périnée.

Réveiller la contractilité du sphincter anal par des *lotions froides* à 10° ou 15°, ou par des *lavements froids*, pris tous les jours, ou encore par l'introduction de petits morceaux *de glace* dans l'anus.

Appliquer le soir un *suppositoire astringent* :

℞ Extrait de ratanhia.... ⎫ ā̄ 1 gr.
Tanin............... ⎭
Beurre de cacao......... 2 —
Pour un suppositoire.

Administrer le *sulfate de strychnine*, comme excito-moteur.

Essayer l'*électrisation*, ou bien faire au voisinage de l'anus des *injections profondes d'ergotine* :

℞ Ergotine................ 2 gr.
Hydrolat de laurier-cerise.. 10 —
Injecter 1/2 seringue de Pravaz, par jour (Vidal).

Préférer les *injections d'alcool absolu* : enfoncer l'index profondément dans le rectum, pour guider à distance l'aiguille de Pravaz plongée à fond parallèlement au rectum, en dehors de ses tuniques.

Pratiquer trois à quatre piqûres par séance (deux latérales, une antérieure et une postérieure) et injecter 2 à 3 cc. d'alcool. Répéter éventuellement cette intervention sous anesthésie générale (Mayor, Roux). Maintenir pendant huit jours les fesses rapprochées à l'aide d'une bandelette de diachylon.

*Chez l'adulte.*
*Traitement général tonique* et reconstituant : injections profondes de citrate de fer ammoniacal, associé à l'arséniate de soude et à la strychnine.

*Traitement hygiénique* et *diététique* des hémorroïdes.

Pratiquer, selon le cas, la *résection du prolapsus* avec abaissement de la muqueuse rectale que l'on suture à la peau, ou la *rectococcypexie*.

*Intervenir d'urgence*, lorsque la réduction manuelle est impossible et le prolapsus en imminence de sphacèle ou déjà sphacélé (prolapsus étranglé) : pratiquer, dans ces cas, l'*ablation* de la partie prolabée suivant le procédé de Mikulicz ou celui de Segond et Nélaton.

## CHUTE DE L'UTÉRUS
Voy. *Prolapsus utérin.*

## CHYLOTHORAX

*Thoracentèse.*

Rechercher la filaire du sang.

## CHYLURIE

Combattre la filariose par le mercure, l'iode, le *bleu de méthylène.*

## CIRCULAIRES DU CORDON
Voy. *Dystocie funiculaire.*

# CIRRHOSES

**C. ALCOOLIQUE (VEINEUSE) DU FOIE** (*atrophique* et *hypertrophique*.

Supprimer la cause nocive (alcool) ; traiter par tous les moyens diététiques et médicamenteux les dyspepsies gastrique et intestinale.

*Exercice au grand air.*

RÉGIME : défendre absolument l'alcool, le vin, la bière, le cidre. Ne permettre comme boissons que le *lait écrémé*, les *eaux alcalines* (Vichy, Vals), le *thé* léger, *l'eau de Vittel* ou *l'eau d'Evian*, avec ou sans 20 gr. de lactose par bouteille, s'il y a de l'ascite ; faire prendre du *café* léger.

Au début, prescrire le *régime lacté absolu* pendant 2 à 6 mois (le lait doit être écrémé et pris à la dose de 3 litres), puis instituer un *régime mixte* comprenant les aliments peu aptes à la production de toxines intestinales, comme les œufs, les légumes et les fruits cuits, les crèmes, les purées de haricots, de lentilles, les soupes d'orge, d'avoine. Enfin, si le cas n'est pas grave, permettre progressivement les graisses, les fromages frais, les viandes blanches, puis rouges, les poissons bien frais (sole, merlan, truite, goujon), les pâtisseries, les confitures (sous réserve de glycosurie alimentaire), les huîtres, le jambon.

Aider à la digestion du lait par l'emploi des *alcalins* : bicarbonate de soude (4 gr. par litre), eaux alcalines naturelles (Vichy-Hôpital, Vals, Pougues), eaux de chaux, et, si le malade étant au régime mixte, les digestions sont difficiles, lentes et accompagnées de fermentations anormales, prescrire la *pepsine*, la *pancréatine*, l'*eukinase*, l'*entérokinase* et les sucs gastriques naturels (dyspeptine).

℞ Pepsine.............. ⎫
  Pancréatine .......... ⎬ āā 4 gr.
  Bicarbonate de soude.. ⎭

Pour 20 cachets, 3 à 4 cachets par jour (Huchard).

Respecter la diarrhée produite par le lait, lorsqu'elle n'est pas excessive ; combattre, au contraire, la constipation (évonymine, 5 cgr. ; podophyllin, 3 cgr. ; lavements tièdes).

Ajouter enfin de la *magnésie* et du *charbon* au lait, s'il y a dyspepsie flatulente.

Saturer les acides de fermentations par les poudres suivantes :

℞ Hydrate de magnésie. 1 gr. 25 cgr.
  Carbonate de chaux. 80 —
  Sous-nitrate de bismuth............. 60 —
  Bicarbonate de soude. 80 —

Pour 1 paquet : 2 à 3 paquets par jour dans un peu d'eau (A. Robin).

Se défier de tous les médicaments susceptibles d'exciter le foie ; ne pas prescrire d'élixirs, de vins médicamenteux toniques ou diurétiques (vin diurétique de Trousseau ou de la Charité); *la suppression de l'alcool doit être radicale, complète, absolue.*

Ne pas donner l'arsenic, l'acide salicylique, le naphtol et ses dérivés.

**Contre la sensation de tension douloureuse à l'hypocondre**, faire appliquer des *compresses échauffantes*, ou des *grands cataplasmes chauds*, ou quelques *ventouses scarifiées*.

**Au moment des poussées aiguës** : recourir à la *révulsion* (vésicatoires, pointes de feu), ou aux *émissions sanguines* locales et administrer les *purgatifs salins* (voy. *Congestion du foie*).

S'il y a ictère, vomissements, langue saburrale, donner un *vomitif* : ipéca.

**Contre la sclérose hépatique** : *Révulsion* au moyen de sangsues, de ventouses sèches ou scarifiées, de petits vésicatoires volants, deux fois par semaine, de pointes de feu, de cautères suppurés ou d'un large emplâtre de Vigo.

Prescrire pendant un an sans cesser l'*iodure de potassium*, à la dose de 20 à 50 cgr. par jour, ou le *peptoniode*, qui n'irrite pas la muqueuse stomacale (soluté concentré de peptone iodé, dont chaque centimètre cube représente 5 cgr. d'iode, à la dose de 2 à 4 cmc. par jour, soit XX à LX gouttes).

℞ Bicarbonate de soude....... 3 gr.
  Phosphate de soude........ 4 —
  Sulfate de soude.......... 3 —
  Benzoate de soude........ 2 —
  Iodure de potassium........ 1 —

Pour 1 paquet, à dissoudre dans 1 litre d'eau bouillie ; décanter. Prendre 100 gr. (tiédis) à jeun, à 11 heures du matin, à 5 heures et à 10 heures du soir (continuer 3 semaines) (A. Robin).

Préférer le *calomel* à la dose

de 1 à 2 cgr., pris le matin pendant 10 à 20 jours consécutifs, ou à la dose de 3 à 5 cgr. tous les 2 jours, en joignant l'usage du chlorate de potasse et l'antisepsie buccale (nettoyage des dents, lavage avec la solution boriquée, la solution de chloral à 1 p. 100, attouchements de la sertissure des gencives à la teinture d'iode, frictions au chlorate de potasse).

Donner, toutes les semaines, un *purgatif* : eau-de-vie allemande (10 à 15 gr.) ou calomel associé à la gomme-gutte.

℞ Calomel............ 30 à 50 cgr.
  Gomme-gutte....... 15 à 20 —

Pour 1 paquet, à prendre le matin à jeun (Herzen).

Conseiller l'*hydrothérapie* : douche hépatique froide, prise tous les jours, d'une durée de quelques secondes.

Recourir enfin à l'*opothérapie hépatique*.

Dans la sclérose confirmée, *diriger tous les efforts du côté du rein*, afin de lui permettre de suppléer à l'insuffisance de la dépuration hépatique (régime lacté mitigé, eau de Vittel ou d'Evian additionnée de 30 gr. de lactose par bouteille), en évitant toute médication capable d'irriter l'épithélium rénal (caféine, digitale, drastiques, etc.).

**En cas de diarrhée opiniâtre** : combattre la stase veineuse de la muqueuse gastro-intestinale à l'aide de *sangsues* appliquées à la région hépatique et à l'anus et administrer les *poudres inertes* et les *astringents* (tanin,

tannalbine, dermatol, ratanhia).

**En cas d'hémorragies gas-
tro-intestinales** : appliquer des
*sangsues* à la région hépatique et à l'anus, pour combattre la stase veineuse du
plexus veineux péri-œsopha-
gien et du système de la veine
porte.

Employer le *chlorure de
calcium* :

℞ Chlorure de calcium...... 4 gr.
Sirop thébaïque............ 20 —
Eau distillée.............. 130 —
Par cuillerées à soupe dans les 24 heures
(A. Robin).

Voy. *Hématémèse, Hémor-
ragie intestinale.*

**Contre l'ascite** : *Régime lacté* absolu, en coupant le lait,
s'il est mal toléré, avec de
l'eau de Vichy ou de Vals ;
dans certains cas rebelles,
ordonner le *régime déchloruré.*

Administrer les *diurétiques*,
pendant des semaines et les
*purgatifs drastiques* (eau-de-
vie allemande, à petites doses,
calomel combiné à la gomme-
gutte). Quand les drastiques
sont mal supportés, quand
ils déterminent des coliques
trop fortes, se contenter des
seuls cholalogues (évonymine,
5 cgr.; podophylline, 3 cgr.
par jour).

℞ Nitrate de potasse.....
Acétate de potasse..... } āā 2 gr.
Oxymel scillitique....... 30 —
Infusion de feuilles de genêt 120 —
A prendre par cuillerées à soupe dans
les 24 heures (Millard).

Ou bien :

℞ Poudre de scille......... 10 cgr.
Extrait de scille.......... 5 —
Pour 1 pilule : 4 pilules par jour, pen-
dant 10 jours (Grasset).

Alterner avec :

℞ Théobromine ............ 50 cgr.
Phosphate neutre de soude. 25 —

Pour 1 cachet : 4 à 5 cachets par jour,
pendant 10 jours consécutifs (Grasset).

Voy. *Anasarque, Ascite.*
Pratiquer la *ponction évacuatrice* ou *paracentèse*, avant
que la distension de l'abdomen soit excessive ; la renouveler, si le liquide se reforme,
3, 4 et même 8 et 10 fois.

Se rappeler qu'une para-
centèse précoce permet souvent au traitement, jusque-là
peu efficace, d'agir ; aussi,
quand l'ascite ne diminue
pas, quand les urines restent
troubles, quand leur quantité
est inférieure ou à peine
égale à la quantité de boisson,
la ponction abdominale ne
doit pas être trop longtemps
différée.

Pratiquer la ponction à
gauche, sur le milieu d'une
ligne joignant l'ombilic à
l'épine iliaque antérieure et
supérieure ; se servir d'un
trocart moyen, muni d'un
long tube de caoutchouc qui
fait siphon. Évacuer le liquide aussi complètement
que possible ; vers la fin de la
ponction, exercer une compression douce sur l'abdomen et faire tourner lentement et progressivement le
malade sur le côté gauche.
Eviter les mouvements
brusques.

Une fois la ponction ter-
minée, appliquer un large
bandage de corps, après avoir
badigeonné très largement
l'abdomen de collodion, et
faire rester le malade couché

sur le dos ou incliné du côté opposé à la ponction.

Dans les cas rebelles, lorsque les moyens médicaux ont échoué et que leur inefficacité est démontrée, pratiquer l'*opération de Talma* (fixation de l'épiploon à la paroi abdominale antérieure ou omentopexie) (Chauffard).

Ne pas intervenir lorsqu'il y a insuffisance du foie ou état cachectique.

Repousser l'anastomose porto-cave ou opération de la fistule d'Eck.

*Cures hydrominérales* : s'en abstenir.

Conseiller de faire, en été ou en automne, une *cure de lait* et *de raisin* dans une des stations des Alpes françaises ou suisses.

## C. BILIAIRE (*hypertrophique, Maladie de Hanot*).

Interdire l'alcool, le tabac, tout surmenage physique ou vénérien, éviter toute action du froid humide.

*Toniques, amers, hydrothérapie.*

Instituer l'*antisepsie intestinale permanente* (salol, 4 gr., salophène) :

   ℞ Benzonaphtol ....... ⎫ āā 20 cgr.
   Salol ............... ⎭
   Pour 1 cachet : 6 à 10 cachets par jour.

Administrer des *lavements d'eau froide.*

*Régime lacté absolu* ou *mitigé* : faire prendre de préférence des œufs, des purées de lentilles, de haricots, de féculents. *Eaux de Vichy*, de *Vittel* ou d'*Evian.*

Prescrire le *calomel à doses minimes* ; préférer l'emploi du *salicylate de soude* (1 à 2 gr. par jour), associé au *benzoate de soude* (1 gr. par jour), en cachets, pendant 15 jours chaque mois.

Voy. *Cirrhose alcoolique, Ictère chronique, Lithiase biliaire.*

*Cures hydrominérales* : St-Nectaire, Châtel-Guyon, Carlsbad, Vichy.

Après échec du traitement médical, intervenir chirurgicalement et pratiquer la *cholécystostomie.*

## C. CALCULEUSE.

Désenclaver le calcul, rétablir la perméabilité biliaire, éviter la rétention biliaire, soit en établissant une *fistule biliaire externe*, soit en abouchant directement le fond de la vésicule dans l'intestin par la *cholécystentérostomie* (Tuffier).

Essayer avant tout le traitement par l'*huile d'olives.*

Voy. *Colique hépatique, Ictère chronique, Lithiase biliaire.*

## C. CARDIAQUE.

Voy. *Asystolie, Congestion passive du foie, Insuffisances et Rétrécissements valvulaires.*

## C. GRAISSEUSE (aiguë ou subaiguë).

Combattre la cause : alcoolisme, tuberculose.

*Régime* et *traitement médicamenteux* de la cirrhose alcoolique.

## C. PIGMENTAIRE PALUDÉENNE.

*Traiter l'impaludisme chronique* (voy. *Fièvres intermittentes*).

Administrer l'*iodure de potassium* et le *calomel* à petites doses.

*Régime* de la cirrhose alcoolique.

**C. SYPHILITIQUE.**

CHEZ LE NOUVEAU-NÉ ET CHEZ L'ENFANT : *traitement spécifique* intensif, mixte et prolongé par l'*iodure de potassium* à 1 ou 2 gr. par jour et l'*onguent napolitain*, 2 à 3 gr. en frictions.

CHEZ L'ADULTE : injections de *biiodure de mercure* (4 mgr.) pendant 15 à 20 jours, ou *frictions mercurielles* avec ménagement ; *iodure de potassium* à doses moyennes (2 gr. par jour) ; *régime lacté*.

Recourir aussi aux injections d'*atoxyl* (30 cgr. tous les trois jours, pendant 3 semaines).

*Régime* et *traitement symptomatique* de la cirrhose alcoolique.

**C. TUBERCULEUSE.**

TRAITEMENT GÉNÉRAL hygiénique et médicamenteux de la phtisie.

*Régime* de la cirrhose alcoolique.

TRAITEMENT SYMPTOMATIQUE de la douleur, de l'ascite.

## CLAUDICATION INTERMITTENTE

Traiter l'artérite, l'artériosclérose ou l'affection médullaire causale.

Combattre la goutte ou la syphilis, lorsqu'elles existent.

## COCCYGODYNIE

Traiter *les maladies de l'utérus ou de ses annexes*, l'*hystérie ou la neurasthénie*, lorsqu'elles existent.

Prescrire des *suppositoires calmants* contenant 3 cgr. de *ionine*, ou bien :

Extrait de belladone....... 1 cgr.
— d'opium ........... 5 —
Beurre de cacao........... 4 gr.
Pour un suppositoire : 2 par jour (Aubard).

Recourir au traitement des névralgies : *antipyrine, pyramidon, exalgine* (25 à 30 cgr., deux à trois fois par jour), *phénacétine*.

Pratiquer des *injections épidurales de cocaïne* (1 ou 2 et même 3 cgr.) ou de *stovaïne*, par l'hiatus sacrococcygien.

Appliquer des *pointes de feu*.

Conseiller l'*électrisation faradique*.

**Dans les cas rebelles** : pratiquer des *myotomies*, des *ténotomies*, ou l'*extirpation du coccyx*.

## CŒUR GRAS (ADIPOSE)

Voy. *Dégénérescence graisseuse du cœur*.

# COLIQUES

**C. APPENDICULAIRES.**
Voy. *Appendicites*.

**C. HÉPATIQUES.**

**Si la crise est imminente :** donner le *salicylate de soude*, à la dose de 3 gr. par jour, surtout dans le cas d'infection angiocholitique (Chauffard).

Prescrire aussi le *salol*, le *salophène* et le *salicylate de méthyle* en badigeonnages.

Ou bien faire pratiquer des onctions sur la région hépatique avec :

℞ Chloroforme.........  
 Glycérine...........  
 Alcoolat de menthe....  
 Baume de Fioravanti..  
} āā 15 gr.

(Mesnard.)

Recourir à l'administration de l'*huile d'olives*, à la dose de 150 à 400 gr., ou, s'il y a répugnance de la part du patient, à celle de *glycérine* (2 cuillerées à soupe).

℞ Huile d'olives...... 200 à 400 gr.  
 Cognac........... 25 —  
 Jaunes d'œufs...... n° II.  
 Menthol........... 30 cgr.

A prendre en 2 fois à une demi-heure d'intervalle (Chauffard, Dupré).

En même temps, prescrire 6 capsules d'*éther amylvalérianique*, prises deux par deux, de demi-heure en demiheure, pour émousser la sensibilité des voies biliaires.

**Lorsque la crise éclate :** faire appliquer des *cataplasmes simples* ou *laudanisés*, des *linges chauds* un coussin de *sable chaud*, ou la *vessie de glace* ; ou bien recourir aux onctions de *salicylate de mé-*

*thyle* et mieux de *salicylate d'amyle* (XXX gouttes, matin et soir, sur la région douloureuse et recouvrir directement de taffetas chiffon).

Donner, s'il n'y a pas de vomissements, le *chloral* ou l'*antipyrine*, à la dose de 1 gr., répétée trois fois dans la journée.

Et faire prendre, surtout en cas de vomissements, des *lavements d'opium* et *d'antipyrine* ou des *lavements chloralés* (le chloral est contre-indiqué par l'existence d'accidents cardiaques).

℞ Hydrate de chloral........ 3 gr.  
 Eau de camomille........ 100 —  
 Sirop de morphine....... 20 —

1 cuillerée à soupe tous les 1/4 d'heure jusqu'à effet.

℞ Antipyrine ..... 1 gr. à 1 gr. 50  
 Laudanum de Sydenham. XV gouttes.  
 Eau tiède........... 60 gr.

Pour 1 lavement : 3 lavements par jour (Herzen).

℞ Hydrate de chloral..... 2 à 4 gr.  
 Lait............. 200 —  
 Jaune d'œuf.......... n° I

Pour 1 lavement (Dujardin-Beaumetz).

Ou bien, ordonner des *suppositoires calmants* :

℞ Extrait de belladone....... 1 cgr.  
 — d'opium.......... 3 —  
 Beurre de cacao......... 4 gr.

Pour 1 suppositoire : 3 suppositoires par jour.

Conseiller les *bains chauds prolongés* à 34°.

Prescrire l'*huile d'olives anisée* à la dose de 200 gr.

**Si la douleur est très vive :** pratiquer des injections de morphine, à la dose de 1 cgr.

mais ne pas abuser de ce médicament, pour éviter de prolonger la crise.

Associer la morphine à l'atropine :

2 Chlorhydrate de morphine. 10 cgr.
Sulfate neutre d'atropine.  5 mgr.
Eau de laurier-cerise. ...  10 cc.

Injecter 2 à 4 seringues de Pravaz dans les 24 heures. Dans les cas où l'on redoute la syncope, ajouter à la solution de morphine partie égale d'éther.

Recourir aussi aux inhalations d'une petite quantité de *chloroforme* et d'*éther* :

2 Alcool. .................  4 gr.
Chloroforme. ...........  8 —
Ether sulfurique. .......  12 —

Inhaler X à XX gouttes versées sur le mouchoir.

ALIMENTATION : pendant toute la durée de la crise, permettre au malade le *lait écrémé*, le *bouillon dégraissé*, les *boissons glacées*, l'*eau de Vichy*, ou l'*eau de Seltz*.

**En cas de vomissements :** *glace*, *champagne*, *potion de Rivière*, etc.

**En cas de fièvre et de phénomènes infectieux** (calcul enclavé) ; ordonner le *calomel*, à la dose de 5 cgr., répétée toutes les heures, puis, après la quatrième ou la cinquième dose, toutes les 2 heures jusqu'à l'apparition de selles copieuses, molles, verdâtres.

Ne donner jamais plus de 12 prises successives (Zakharine).

Recourir au *traitement chirurgical* (voy. *Fièvre intermittente hépatique, Ictère grave, Lithiase biliaire*).

**Après la crise douloureuse :** faciliter l'expulsion du ou des calculs, en prescrivant l'*huile de ricin* à la dose de 40 gr. en

une fois, ou l'*huile d'olives* à la dose de 200 ou 400 gr.

Soumettre le malade au *régime de la lithiase biliaire* et ordonner, comme prophylactique, l'*éther amylvalérianique*, la *glycérine*, à la dose de 10 à 15 gr. par jour prise dans un peu d'eau alcaline, ou le *remède de Durande* :

2 Essence de térébenthine...  8 gr.
Ether sulfurique. ........  12 —

Prendre 4 gr. de ce mélange par jour, dans du bouillon, pendant 3 à 4 semaines.

Ou mieux, prescrire des *capsules d'éther* et des *capsules d'essence de térébenthine* (1 de térébenthine pour 2 d'éther).

Ordonner aussi, pour prévenir de nouvelles attaques, le *salicylate de soude* à la dose moyenne de 2 gr. par jour, associé au *benzoate de soude*, à celle de 1 gr. pris pendant 15 à 20 jours par mois (Chauffard).

2 Benzoate de soude. .......  5 gr.
Salicylate de soude. ......  10 —

Pour 15 cachets : 3 par jour au moment des repas.

Ou encore, associer le salicylate de soude, dont l'emploi peut être longtemps prolongé, à l'*huile de Harlem*, prise à des intervalles de 8 à 10 jours (Chauffard).

Lorsque le foie est très congestionné, recourir à une *émission sanguine locale*, à l'aide de ventouses scarifiées ou au moyen de quelques sangsues.

Ne jamais opérer en cas de simples coliques hépatiques rares, sans fièvre, ni ictère, ni angiocholite ascendante.

**En cas de coliques à répétition, très rapprochées, très**

pénibles et ayant une influence fâcheuse sur l'état général : après avoir mis en œuvre un traitement médical et thermal rigoureux et après avoir usé d'une grande patience, recourir à l'*intervention chirurgicale*.

Voy. *Lithiase biliaire*.

**En cas d'oblitération persistante des canaux biliaires :** Voy. *Hydropisie de la vésicule biliaire, Ictère chronique, Lithiase biliaire*.

**En cas d'angiocholite secondaire :** Voy. *Fièvre intermittente hépatique, Lithiase biliaire, Ictère grave*.

### C. INTESTINALES.

*Rechercher et combattre la maladie causale* (entérites aiguës ou chroniques, lithiase intestinale, névrose, tabes, adhérences ou brides péritonéales, rétrécissements de l'intestin, néoplasmes, etc.).

*Supprimer les influences qui exagèrent ou entretiennent la douleur indépendamment de la cause directe* (médication intempestive, surmenage cérébral et physique, émotions).

*Modifier l'état nerveux, cause ou conséquence de l'entéropathie.*

Extérieurement : *cataplasmes chauds laudanisés, linges chauds, onctions calmantes.*

℞ Chloroforme............ ⎱
Laudanum de Sydenham ⎰ āā 10 gr.
Huile de jusquiame... ⎱
— de belladone.... ⎰ āā 25 —
— camphrée...... ⎰

(Herzen).

Intérieurement : *élixir parégorique* à la dose de 5 à 20 gr. par jour, en potion *laudanum de Sydenham* par la voie stomacale, à la dose de VI à X gouttes, répétée 2 à 3 et 4 fois dans la journée, ou par la voie rectale, à la dose de XV à XXV gouttes pour un lavement, répété 2 à 3 fois par jour.

*Extrait thébaïque*, 2 cgr. en pilules, d'heure en heure, jusqu'à 10 ou 12 cgr. par jour.

Au besoin, injections de *morphine* (1 cgr.) répétées 2 à 3 fois dans les 24 heures.

Dans certains cas, commencer par administrer un *purgatif* (huile de ricin, 30 gr., ou sulfate de soude ou de magnésie, 20 gr.) : voy. *Constipation*.

**Si le malade est un névropathe :** prescrire les *nervins* (antipyrine, 1 à 3 gr., pyramidon, 1 gr. 50 par jour, exalgine, 75 cgr.), la *belladone*, l'*éther*, la *liqueur d'Hoffmann*, les *valérianates d'ammoniaque* ou de *zinc* :

℞ Extrait de belladone... ⎱ āā 1 cgr.
Poudre de belladone... ⎰

Pour 1 pilule : 3 pilules par jour (Potain).

℞ Valérianate de zinc........ 5 cgr.
Extrait de jusquiame...... 3 —
— de belladone....... 1 —

Pour 1 pilule : d'abord 2, puis 3 et même 4 pilules par jour (Herzen).

Recourir à l'*électrothérapie*: électricité faradique entre les crises ; électricité galvanique, s'il y a dilatation intestinale.

Voy. *Constipation, Entérite muco-membraneuse, Neurasthénie abdominale*.

**En cas de colique spasmodique avec météorisme :**

℞ Essence d'anis... ⎫
Éther sulfurique. ⎬ āā X gouttes.
Laudanum de Syden- ⎭
ham.............. XX —
Eau distillée......... 130 gr.
Sirop de menthe.... 20 —

Par cuillerées à bouche toutes les demi-heures (Herzen).

*Introduire une longue canule dans l'intestin* pour faciliter l'expulsion des gaz.

Lorsqu'il s'agit de **coliques de cause péritonitique** ou **d'obstruction intestinale** : recourir au *traitement chirurgical*.

Voy. *Adhérences péritonéales, Occlusion intestinale.*

**Chez la femme, en cas de coliques précédant la défécation** : traiter la rétroversion adhérente de l'utérus, ou la périmétrite, ou la pelvipéritonite chronique, si elles existent.

**Chez les jeunes enfants** : régler les tétées, en réduire le nombre ; veiller à la propreté des biberons ; écarter les aliments grossiers ; faire prendre du lait bouilli ou stérilisé (voy. *Allaitement*).

Donner aux nourrissons, après chaque tétée, une demi-cuillerée à café *d'eau de Vichy* ou *de Vals* (Saint-Jean).

Si l'enfant est au biberon, ajouter à son lait des eaux alcalines ou de *l'eau de chaux* (5 à 10 gr. par biberon) ou de la *dextrine* (1 cuillerée à café par biberon).

Recouvrir le ventre de *ouate* ou de *flanelle chaude*, pratiquer des *onctions calmantes* avec de l'huile de camomille camphrée, de l'huile de jusquiame, de l'huile chloroformée, du baume tranquille :

℞ Huile de camomille
   camphrée.......... 40 gr.
  — de jusquiame... 25 —
  — chloroformée... 15 —
Laudanum de Syden-
   ham................ VI gouttes
         (Herzen).

Prescrire la potion suivante :

℞ Essence d'anis....... XII gouttes.
Sucre blanc ........ 4 gr.
Teinture de gingembre 8 —
Eau distillée de menthe 280 —
2 cuillerées à dessert par jour.

Combattre la constipation (rhubarbe, magnésie calcinée).

Employer le *laudanum de Sydenham* très prudemment, surtout avant l'âge de 18 mois, et le donner en potion, par doses fractionnées :

|  | | Par jour |
|---|---|---|
| De 1 à 2 ans. | I à III gouttes. |
| 2 à 3 — | III à V — |
| 3 à 5 — | V à VI — |
| 5 à 10 — | VI à XII — |

Au-dessus de 3 ans, prescrire l'*extrait thébaïque* ou *extrait d'opium* aux doses de 1 à 2 cgr. par jour chez les enfants âgés de 3 à 5 ans et à celles de 2 à 3 cgr. chez les enfants âgés de 5 à 10 ans.

Cure aux eaux de *Bourbon-Lancy* ou de *Plombières*.

**C. NÉPHRÉTIQUES.**

Faire prendre toutes les 2 heures une tasse de *lait* coupée par moitié d'*eau de Contrexéville-Pavillon*, des *tisanes diurétiques*.

EXTÉRIEUREMENT :

*Cataplasmes* très chauds, laudanisés, sur la région lombaire.

*Bains chauds prolongés* à 34°.

INTÉRIEUREMENT : s'il n'y a pas de vomissements, donner l'*antipyrine* (cachets de 50 cgr., jusqu'à la dose de 2 à 3 gr., de préférence associée à des injections de morphine à la dose de demi-centigramme chacune), le *chloral*, l'*extrait thébaïque* à la dose de 10 à 20 cgr. par jour.

℞ Extrait thébaïque............ 3 cgr.
    —   de belladone........ 1 —
    Pour pilule : 4 par jour ; une pilule toutes les 4 heures (Herzen).

CHEZ LES ENFANTS, ordonner la potion suivante :

℞ Antipyrine....... 50 cgr. à 1 gr.
  Eau chloroformée saturée.   30 —
  — de tilleul...........   60 —
  Sirop d'éther........ ⎫
    —   de belladone... ⎬ ãã 10 —
    —   de fleurs d'oran- ⎪
          ger.......... ⎭
    Par cuillerées à dessert toutes les demi-heures (Périer).

Administrer des *lavements calmants* laudanisés ou chloralés (voy. *Coliques intestinales*).

Prescrire des *suppositoires calmants* (voy. *Coliques hépatiques*).

**Si la douleur est très intense et si la crise se prolonge** : recourir à la *chloroformisation à la reine* ou mieux pratiquer des injections de *morphine* (1 cgr., 2 à 3 fois dans les 24 heures).

**En cas d'anurie** : Voy. *Anurie calculeuse.*

**Une fois la crise passée** : soumettre le malade au *régime de la gravelle* ; conseiller les cures de *Vittel*, de *Contrexéville*, de *Châtel-Guyon*, d'*Évian*, de *Capvern*, de *Vichy*, de *Carlsbad*.

**En cas d'accidents inflammatoires ou d'hématuries fréquentes** (gros calcul immobi-lisé) : intervenir chirurgicalement par la *néphrotomie* suivie de l'ablation du ou des calculs et de drainage.

Voy. *Hématurie*, *Pyélites*.

**C. NERVEUSES.**

Voy. *Coliques intestinales*, *Ataxie locomotrice* : contre les crises viscérales :

**C. DE PLOMB OU SATURNINES.**

**Contre la douleur** : appliquer des *cataplasmes laudanisés* sur l'abdomen ; donner l'*antipyrine*, à la dose de 4 à 6 gr. par jour (Devic). Essayer la *belladone*, à la dose de 10 cgr. d'extrait, en pilules de 1 à 2 cgr. ou bien l'*atropine* (1/2 à 1 mgr.).

℞ Extrait de belladone... ⎫ ãã 1 cgr.
  Poudre de belladone.. ⎭
    Pour 1 pilule : 5 pilules le premier jour, et dès le second jour, en cas de persistance des coliques, 10 pilules en ajoutant un purgatif (miel et soufre préférablement) (Soulier).

Pratiquer aussi des *frictions calmantes* sur l'abdomen avec :

℞ Extrait de belladone....... 4 gr.
  Axonge................. 30 —

et faire des *irrigations intestinales* avec de l'eau très chaude (45° à 48°) à l'aide d'un bock à injections (Tripier).

Conseiller le traitement par les *lavements électriques*.

**En cas de douleur** très vive, recourir aux *lavements laudanisés* ou *chloralés* (3 à 4 gr.) ou mieux aux injections de *morphine*, à la dose de 1 centigr., répétées 2 à 3 fois dans les 24 heures.

Au besoin, pratiquer une *injection épidurale de cocaïne*.

**Contre la constipation** : administrer l'*huile de ricin* associée à l'*huile de croton* et insister sur les *irrigations intestinales* avec de l'eau très chaude; recourir aux *lavements électriques* :

| | | |
|---|---|---|
| ℞ Huile de ricin........ | } āā 30 cc. | |
| — d'amandes douces | | |
| Sirop de limons........ | 60 — | |
| Huile de croton......... | I goutte. | |

1 cuillerée toutes les 2 heures (Grasset).

Administrer enfin un *lavement purgatif* :

| | |
|---|---|
| ℞ Feuilles de séné...... | 15 à 20 gr. |
| Sulfate de soude..... | 20 à 30 — |
| Eau................ | 1000 — |

Ou bien instituer le traitement par l'*huile d'olives*, à la dose de 50 à 60 et 100 gr., répétée chaque matin, pendant 4 à 6 jours consécutifs, en donnant, avant son ingestion, 20 à 30 cgr. de menthol ou une petite dose de cocaïne (Weil, Combemale).

**Une fois la crise passée** : chercher à transformer le plomb en sels insolubles et inoffensifs pour l'économie (sulfure ou sulfate de plomb) et entretenir la liberté du ventre, donner dans ce but le *soufre sublimé et lavé*.

| | |
|---|---|
| ℞ Soufre............... } | āā 50 gr. |
| Crème de tartre pulvérisé } | |
| Miel.................. | Q. S. |

Prendre 15 gr. tous les matins.

Combattre l'intoxication chronique : voy. *Encéphalopathies saturnines*, *Goutte saturnine*, *Saturnisme*.

**C. DU POST-PARTUM.**

Comprimer le fond de l'utérus, afin de provoquer l'expulsion des caillots et pratiquer une *injection intra-utérine* avec une solution phéniquée tiède, à 1 p. 250 ou avec une solution de sublimé à 1 p. 5 000.

Intérieurement, donner les *opiacés*, le *chloral* et l'*antipyrine*, si la malade est une névropathe.

Recourir aussi aux *lavements laudanisés* ou *chloralés*.

| | |
|---|---|
| ℞ Laudanum de Sydenham | X à XV gouttes. |
| Antipyrine............ | 1 gr. |
| Infusion de camomille... | 60 — |

Pour 1 lavement : 2 à 3 lavements par jour (Herzen).

**C. SALPINGIENNES.**

Voy. *Salpingites*.

## COLITES

**C. DYSENTÉRIFORME** (C. muco-sanguine).

Traiter la dyspepsie primitive ; combattre les fermentations gastro-intestinales.

Rechercher et traiter la colite muco-membraneuse (voy. *Entérite muco-membraneuse*, en cas d'accès dysentériforme).

*Repos* au lit ; donner une dose de *calomel*, 40 à 60 cgr., ou d'*huile de ricin* (30 à 40 gr.); faire mettre en permanence sur le ventre des *compresses imbibées d'eau chaude*, recouvertes de taffetas gommé (maillot humide).

*Régime* : lait coupé d'eau de chaux, œufs, viande crue râpée.

Administrer tous les matins à jeun une petite dose de *sulfate de soude* (4 à 5 gr.), pris dans de l'eau de Vichy, ou bien prescrire le *sel de Carlsbad* à la dose de une cuillerée à café, pendant 15 à 20 jours ; et faire prendre les *pilules* suivantes :

℞ Ipéca............ 3 à 5 cgr.
　Extrait d'opium. 5 mgr. à 1 cgr.

Pour 1 pilule : 4 à 5 pilules par jour (Herzen).

Contre la colite muco-sanguine ou fausse dysenterie des pays chauds, instituer le traitement suivant : faire prendre au malade une cuillerée d'huile de ricin dans la matinée et le faire rester à jeun jusqu'au soir, à ce moment lui permettre un léger repas (bouillon de poulet, œuf à la coque) et lui faire absorber un grand verre à boire de la décoction suivante :

℞ Écorce de simarouba... 60 gr.
　— 　　cannelle..... 30 —
　Eau................. 2500 —

Faire réduire jusqu'à 2000 ou même 1750 gr. ; ajouter 3 grandes cuillerées d'eau-de-vie.

Continuer les jours suivants l'usage de ce remède, à la dose de 4 grands verres par 24 heures (à 8 heures du matin, à midi, à 4 heures et à 9 heures du soir) ; en cas d'évacuations sanglantes, ajouter au dernier verre de décoction de la journée, de XV à XX gouttes de laudanum. Si vers le second jour le patient a des nausées (signe favorable), suspendre l'administration de la décoction et donner 1 cuillerée d'huile de ricin. Espacer les doses quand l'amélioration survient dans la convalescence, ordonner une nouvelle prise

d'huile de ricin, si 36 heures se sont écoulées sans qu'il y ait eu de selle. Pendant toute la durée du traitement, ne faire prendre au malade que de l'eau de riz coupée avec un tiers de lait frais ; comme nourriture, ne lui donner que du bouillon de poulet, des œufs à la coque, un peu de pain rassis et de la volaille bouillie (traitement dit du D<sup>r</sup> Rheins).

**Contre le ténesme :** employer les *lavements* peu abondants d'infusion de camomille ou de décoction d'amidon (50 à 150 gr. (additionnées de laudanum, XV à XX gouttes).
Voy. *Dysenterie.*

**S'il existe des ulcérations :** faire tous les jours un *grand lavage du gros intestin*, puis ce lavement rendu et le malade reposé, administrer des *lavements astringents.*

℞ Acide tannique..... 4 gr.
　Gomme arabique... 60 —
　Eau bouillie tiède... 1000 —
　Laudanum de Sydenham............. XXV gouttes.

Pour un lavement, à garder le plus longtemps possible.

Ou bien :

℞ Sous-nitrate de bismuth. } ãã 10 gr.
　Salicylate de bismuth.. }
　Gomme adragante....... 1 —
　Eau distillée tiède...... 500 —

Pour un lavement, à garder le plus longtemps possible (repos absolu, donner une heure avant X à XV gouttes de laudanum et répéter tous les deux jours) (Blanc).

**C. MUCO-MEMBRANEUSE** (glaireuse).
Voy. *Entérite muco-membraneuse.*

**C. SABLEUSE.**
Voy. *Lithiase intestinale.*

# COLLAPSUS

Rechercher et *traiter la maladie causale* : maladie générale toxi-infectieuse, empoisonnements, cardiopathies d'origine cardiaque ou artérielle, asystolie, traumatismes de l'abdomen, hémorragies.

EXTÉRIEUREMENT : *révulsifs* (sinapismes aux extrémités, ventouses sèches sur le tronc). *Frictions alcoolisées* énergiques. Marteau de Mayor.

Bien couvrir le malade et placer des *boules d'eau chaude* à ses pieds.

INTÉRIEUREMENT : administrer les *excitants diffusibles* (alcool, acétate ou carbonate d'ammoniaque, éther, musc).

℞ Acétate d'ammoniaque.... 5 gr.
Teinture de cannelle...... 10 —
Eau de menthe.......}
 — de mélisse.......} ãã 25 —
 — de camomille...... 60 —
Sirop d'éther.......... 30 —

1 cuillerée à soupe, tous les quarts d'heure (Herzen).

Pratiquer des injections sous-cutanées *d'éther*, de *caféine*, *d'huile camphrée* à 10 p. 100.

℞ Musc................. 80 cgr.
Ether sulfurique........ 15 —

Injecter 4 à 8 seringues de Pravaz par jour.

℞ Camphre.............. 2 gr.
Huile d'olives stérilisée }
Ether sulfurique...... } ãã 10 —
Injecter 4 à 5 cc. par jour (Herzen).

CHEZ LES ENFANTS, donner *l'éther* aux doses quotidiennes suivantes :

| De 0 à 15 mois..... | I à III | |
|---|---|---|
| De 15 mois à 3 ans. | III — X | gouttes. |
| De 3 ans à 5 ans.... | X — XV | |
| De 5 ans à 10 ans... | XV — XX | |

et employer la *liqueur d'Hoffmann*, à doses doubles.

Ordonner la *caféine* par voie hypodermique, aux doses suivantes :

| De 0 à 15 mois..... | 5 à 15 cgr. |
|---|---|
| De 15 mois à 3 ans.. | 15 — 20 — |
| De 3 ans à 5 ans.... | 20 — 35 — |
| De 5 ans à 10 ans... | 35 — 50 — |

Par jour.

Voy. *Asystolie, Œdème pulmonaire.*

**En cas de collapsus consécutif à une hémorragie :** recourir, en plus du traitement ci-dessus, aux *injections hypodermiques ou intraveineuses de sérum artificiel* (voy. *Anémie aiguë*).

# COMA

Rechercher et *traiter la maladie causale* : alcoolisme aigu, asphyxie par oxyde de carbone, coup de soleil, diabète, éclampsie, empoisonnements, épilepsie, méningites, paludisme aigu, urémie, tumeurs cérébrales, syphilis du cerveau, apoplexie.

**C. APOPLECTIQUE.**
Voy. *Hémorragie cérébrale, Embolie cérébrale.*

**C. DIABÉTIQUE.**
Eviter les émotions, les

HERZEN, 6e édition.

fatigues, la diète carnée et toute alimentation abondante.

Combattre et traiter les troubles dyspeptiques, l'hyperchlorhydrie, les fermentations intestinales, la coprostase. Conseiller les *bouillies d'avoine*, surtout s'il y a eu abus d'alimentation carnée (v. Noorden), faire *boire abondamment de l'eau alcaline* ; prescrire les *diurétiques* et les *drastiques*.

Recourir au *traitement alcalin intensif* : bicarbonate de soude (40 à 80 gr. dans les 24 heures).

*Injections intraveineuses*, répétées de 1 litre d'eau stérilisée, contenant 7 gr. de chlorure de sodium et 10 gr. de bicarbonate de soude par litre (3 à 6 litres en 24 heures).

℞ Chlorure de sodium..... 6 gr.
   Bicarbonate de soude..... 30 —

Eau distillée stérilisée.... 1000 gr.
   (Sérum de Stadelmann.)

*Soutenir le cœur et faciliter la diurèse* avec des injections hypodermiques de *citrate de caféine* (1 gr. à 1 gr. 50 par jour).

**Contre la dyspnée** : inhalations d'*oxygène* (Lépine).

### C. URÉMIQUE.

Pratiquer une *saignée* de 400 à 600 gr., suivie d'*injection sous-cutanée de solution de sucre*, à la dose de 300 à 500 cc. et à la température de 38°.

Si possible, administrer les *diurétiques* et les *drastiques* (eau-de-vie allemande, 20 à 30 gr.), dans le cas contraire, pratiquer des *lavages de l'estomac et de l'intestin*.

Voy. *Urémie*.

# COMÉDONS

Traitement général de l'acné.

Faire sortir mécaniquement les comédons : *expression*.

Recommander l'usage pour la toilette du *savon à l'ichtyol* ou du *savon au soufre*.

Prescrire les *lotions*, pratiquées matin et soir, avec l'alcool camphré, avec l'eau de Cologne, ou avec l'eau chaude additionnée de XX à XXX gouttes d'ammoniaque par verre.

Recourir aux *frictions* avec:

℞ Acide salicylique........ 1 gr.
   Savon noir............. 40 —
   Alcool de lavande........ 10 —
   — à 90°............. 80 —
                (Brocq).

**Si les comédons sont confluents** : dissoudre les bouchons sébacés avec une *solution chaude alcaline ou éthérée*, puis faire une *lotion alcoolique ou astringente*.

**Si ces médications sont insuffisantes** : passer aux *applications soufrées*, comme pour l'acné simple.

# COMMOTION CÉRÉBRALE

**Forme légère** : soumettre le malade à un *isolement* et

à un *repos physique* et *cérébral absolu*, jusqu'à ce que

la lourdeur de tête soit passée

**Forme grave** : *excitants* sur la peau (sinapismes).

Intérieurement : *dérivatifs et stimulants.*

Ne pas abuser de l'alcool.

Si la déglutition est impossible : *lavements nutritifs* et *stimulants.*

*Repos absolu* et *isolement prolongé* pendant des semaines.

## COMPRESSION DE LA MOELLE

Voy. *Mal de Pott, Paraplégie.*

## CONDYLOMES

**C. ACUMINÉS.**

Voy. *Végétations vénériennes.*

**C. PLATS.**

TRAITEMENT GÉNÉRAL antisyphilitique.

LOCALEMENT, prescrire des *soins minutieux de propreté* (grands bains tièdes, 3 par semaine ; bains de siège quotidiens).

Recommander de faire, en outre, deux fois par jour, des *lotions avec une solution de sublimé* à 1 p. 3 000 ou avec la *liqueur de Labarraque,* coupée de trois ou quatre parties d'eau.

Dans le cas où les condylomes siègent à l'anus et aux organes génitaux externes, faire prendre des *bains de siège au sublimé* (1 gr.).

Après chaque bain ou chaque lotion, panser avec une *poudre antiseptique* (de préférence, calomel) ; puis recouvrir les parties malades de coton hydrophile, pour éviter toute irritation locale.

**Lorsqu'il existe de l'infiltration profonde des tissus :** employer la *solution de Plenk.*

| ♃ | Alcool dilué............ | } | ãã 45 gr. |
|---|---|---|---|
| | Vinaigre concentré.... | | |
| | Sublimé corrosif........ | | 4 — |
| | Alun................. | } | |
| | Camphre............. | } | ãã 2 — |
| | Céruse blanc........ | | |

Pour cautérisations (Plenk).

## CONGÉLATION

*Frictions* avec de la neige, de l'alcool camphré, du baume de Fioravanti, du vin aromatique.

Donner des *boissons chaudes alcoolisées* (grogs, thé au rhum) ; administrer les *excitants diffusibles* (sels ammoniacaux, éther).

Exécuter des *mouvements passifs* avec les membres congelés.

*Réchauffer lentement* le malade, en le mettant au lit bien couvert et en plaçant des boules d'eau chaude le long de son corps.

Voy. *Engelures.*

# CONGESTIONS

## C. CÉRÉBRALE.

### CONGESTION ACTIVE.

*Repos*, éviter le soleil, ne pas séjourner dans une chambre trop chauffée. Défendre le travail cérébral, le vin et le café.

Faire garder au malade la *position assise* et mettre sur la tête un *sac de glace* en permanence.

Administrer un *purgatif drastique* et donner ensuite l'*aloès*, pour entretenir la liberté du ventre.

Recourir aux *émissions sanguines* : sangsues derrière les oreilles, à la nuque, aux tempes et, au besoin, saignée générale de 300 gr.

Administrer les *bromures* :

♃ Bromure de sodium...... 30 gr.
   Eau distillée............. 120 —
.3 cuillerées à café par jour, dans du lait (Hammond).

Ne jamais prescrire l'opium, ni le chloral.

Conseiller aux sujets prédisposés aux congestions cérébrales une cure aux *eaux de Châtel-Guyon* ou de *Carlsbad*.

**Chez les goutteux et les hémorroïdaires :** *provoquer une fluxion goutteuse aux articulations* à l'aide de révulsifs, de fomentations, de vésicatoires. Appliquer des *sangsues* à l'anus ; dans certains cas, pratiquer une *saignée*.

**Au cours des maladies infectieuses :** recourir à la *balnéation*.

Voy. *Agitation, Délire*.

**Au cours des maladies nerveuses** (sclérose en plaques, paralysie générale), pratiquer des injections d'*ergotine* :

♃ Ergotine................ 1 gr.
   Eau de laurier-cerise...... 10 cc.
  Injecter 2 à 3 seringues de Pravaz par jour.

Voy. *Coup de soleil, Hémorragie cérébrale, Paralysie générale progressive*.

**Chez la femme arrivée à l'âge de la ménopause ou, en cas d'aménorrhée :** prescrire la *teinture de digitale* à la dose de XXV gouttes au moment des périodes critiques ; ordonner des *bains de pieds sinapisés*, des sinapismes sur les cuisses. *Scarifications* du col ; *sangsues* à l'anus et sur le col.

Chercher à faire reparaître les règles : voy. *Aménorrhée*.

### CONGESTION PASSIVE.

Supprimer toute gêne de circulation veineuse.

**Chez les cardiaques :** *régime lacté* ; administrer les *toniques du cœur* ; associer la *digitale* (tonique du cœur) à l'*ergotine* (tonique des vaisseaux).

♃ Feuilles de digitale... 1 gr.
   Faire infuser dans :
  Eau chaude........ 180 —
   Ajouter :
  Ergotine.......... 1 à 2 —
  Sirop d'écorces d'oranges amères.... 20 —
1 cuillerée à bouche toutes les 2 heures.

Ordonner la *théobromine* (2 gr. par jour en cachets).

Voy. *Asystolie, Insuffisances* et *Rétrécissements valvulaires*.

**En cas d'insomnie :** n'administrer ni opium, ni chloral ; donner les *bromures*, le *sulfonal*, la *paraldéhyde*, l'*hydrate d'amylène*.

Voy. *Insomnie*.

### C. DU FOIE.

#### FORME ACTIVE AIGUË.

*Régime absolu lacté* (lait écrémé), ou *kéfir*, si possible, sinon, permettre les purées de lentilles, de haricots, les légumes verts cuits, les œufs, peu de viandes blanches non épicées, peu de poissons légers.

Pas de graisse, pas d'alcool. Boissons amères.

Pratiquer l'*antisepsie intestinale* : naphtol, benzo-naphtol, bétol, salol, salacétol, salophène, ferments lactiques.

Recourir aux *émissions sanguines locales* (sangsues, ventouses scarifiées au nombre de douze) et à la *révulsion* (vésicatoires ou, mieux, pointes de feu).

Au besoin, appliquer des *sangsues à l'anus*.

Décongestionner le foie en donnant d'abord un purgatif drastique ou 30 gr. de sulfate de soude, puis deux jours après la purgation commencer à faire prendre les pilules suivantes :

℞ Calomel............. ) āā 5 cgr.
　 Aloès............... )
　 Gomme-gutte.......... 2 —
Pour 1 pilule : prendre 1 pilule, le matin, pendant plusieurs jours consécutifs (Rendu).

Ou bien :

℞ Calomel................. 2 cgr.
　 Extrait de rhubarbe...... 10 —
Pour 1 pilule : prendre 1 pilule tous les matins, pendant 5 à 6 jours (Herzen).

Administrer, en outre, des grands lavements d'eau froide (1 litre), pour provoquer l'évacuation des voies biliaires.

**Dans les cas prolongés, subaigus ou à répétition :** régime de la goutte (lacto-végétarien).

Conseiller l'usage du *lait* en assez grande quantité.

*Eaux minérales alcalines* (Vichy, Vals).

Défendre les repas copieux, l'alcool, les mets épicés et le tabac.

Traiter les troubles gastro-intestinaux, la dilatation de l'estomac, les auto-intoxications d'origine gastro-intestinale, la goutte.

Combattre la constipation chronique par des *purgatifs salins* et par l'emploi du *calomel*, donné pendant plusieurs jours consécutifs, à la dose de 10 cgr.

℞ Soufre.............. )
　 Magnésie........... } āā 15 gr.
　 Crème de tartre...... }
　 Rhubarbe........... )
1 cuillerée à café le matin à jeun, dans un verre d'eau tiède (Herzen).

℞ Sulfate de soude...... } āā 20 gr.
　 — 　　 magnésie... }
　 Magnésie calcinée..... } āā 10 gr.
　 Crème de tartre...... }
2 cuillerées à café, le matin à jeun, dans un verre d'eau tiède (Herzen).

Faire prendre aussi l'*eau de Châtel-Guyon* à la dose de un à deux verres tous les jours, pendant 4 à 6 semaines, ou le *sel de Carlsbad*, à la dose de 1 à 2 cuillerées à café, tous les matins, dans un verre d'eau tiède, pendant 3 à 4 semaines.

Conseiller l'*hydrothérapie générale* et les *douches tièdes locales* sur la région hépatique.

*Cure aux stations thermales* : au début de l'engorgement du foie : Vichy, Vals.

En cas de constipation : Aulus, Châtel-Guyon.

Si le malade est obèse : Brides.

Si le sujet est pléthorique : Bourbonne, Balaruc, Marienbad.

Si le malade est anémié, excité ou déprimé : Luxeuil, Pougues, Cransac, Chaudesaigues, Sylvanes, Carlsbad.

FORME PASSIVE (foie cardiaque).

*Repos au lit.*

Prescrire les *dérivatifs intestinaux*, les *purgatifs salins*, les *diurétiques* (théobromine).

Insister sur le *régime lacté absolu.*

Donner la *digitale*, le *vin diurétique de Trousseau*, le *strophantus*, la *caféine.*

Dans les cas de congestion intense, prescrire les pilules suivantes :

℞ Poudre de digitale.....  
— scille ...... } āā 5 cgr.  
Résine de scammonée.. }  
Calomel................... 1 —  
Excipient ............. Q. S.

Pour 1 pilule : 5 pilules par jour en dehors des repas pendant 3 jours.

Ou bien :

℞ Poudre de digitale.... )  
— scille...... } āā 5 cgr.  
Calomel............. )  
Extrait aqueux d'ergot de seigle.............. 10 —  
Excipient............. Q. S.

Pour 1 pilule : 5 pilules par jour pendant 3 jours (soins de la bouche).

Voy. *Asystolie, Insuffisances et Rétrécissements valvulaires.*

**En cas de douleurs :** appliquer des *sangsues* ou des *ventouses scarifiées* sur la région du foie et des *sangsues* à l'anus.

**Contre l'ascite:** *ponctionner,* si l'épanchement est abondant.

Voy. *Anasarque, Ascite.*

## C. DE LA MOELLE.

*Repos absolu. Révulsion* le long de la colonne vertébrale.

Prescrire l'*ergotine.*

Voy. *Ataxie locomotrice, Myélites, Paralysie infantile, Rhumatisme articulaire aigu.*

Dérivation intestinale, à l'aide de *purgatifs drastiques.*

Surveiller l'évacuation de la vessie, et, au besoin, pratiquer le *cathétérisme.*

## C. PULMONAIRE.

C. ACTIVE AIGUË OU FLUXION (*Maladie de Woillez*).

*Révulsion* sous toutes ses formes ; préférer l'application de *ventouses scarifiées* au nombre de 8 à 12, et les jours suivants, l'application de ventouses sèches ou de larges sinapismes.

Administrer des *dérivatifs intestinaux.*

Prescrire l'*ipéca*, comme expectorant, surtout dans les cas accompagnés d'hémoptysies.

℞ Ipéca............ 50 cgr. à 1 gr.  
Eau bouillante....... 150 —  
Faire infuser, filtrer et ajouter :  
Carbonate d'ammoniaque.. 2 —  
Sirop de guimauve ou diacode ................ 25 —

1 cuillerée à bouche toutes les heures ou toutes les 2 heures (Herzen).

℞ Ipéca ................. 50 cgr.  
Julep gommeux......... 150 gr.

1 cuillerée à soupe toutes les 2 heures (Huchard).

℞ Poudre de Dower....... 2 gr.
 —   de scille........ 50 cgr.
 Sulfate de quinine....... 1 gr. 50
Pour 10 cachets : 2 cachets par jour
(Herzen).

Chez les enfants, donner l'*ipéca* à dose vomitive, puis prescrire :

℞ Acétate d'ammoniaque... 1 à 2 gr.
 Benzoate de soude....... 2 —
 Oxymel scillitique....... 10 —
 Sirop de cerises........ 30 —
 Eau distillée........... 110 —
1 cuillerée à dessert toutes les heures
(Périer).

Ne pas appliquer de vésicatoire ; prescrire l'antipyrine, le pyramidon, la phénacétine à doses modérées.

**Si la congestion est intense :** recourir, chez les sujets jeunes et vigoureux, à la *saignée* : 250 à 350 gr.

Pratiquer également une saignée dans le coup de sang pulmonaire des ivrognes refroidis, ou des surmenés soumis au chaud et froid.

**Contre la dyspnée et surtout s'il y a menace d'asphyxie :** *saignée, excitants diffusibles.*

℞ Liqueur d'Hoffmann....... 2 gr.
 Acétate d'ammoniaque..... 8 —
 Teinture de cannelle...... 5 —
 Cognac ou rhum.......... 40 —
 Hydrolat de mélisse....... 60 —
 Sirop de menthe.......... 30 —
1 cuillerée toutes les heures (Huchard).

Pratiquer en outre des *injections de spartéine* :

℞ Sulfate de spartéine..... 50 cgr.
 Eau distillée et stérilisée.. 10 cc.
Injecter 2 à 3 seringues de Pravaz
dans les 24 heures.

Appliquer des *ventouses sèches* sur tout le thorax.

Voy. *Œdème aigu du poumon.*

**Au cours d'une maladie aiguë des bronches, du poumon ou de la plèvre :** traite-ment approprié de la maladie causale.

Si la congestion est très étendue, recourir à la *saignée.*

Insister sur la *révulsion* et employer les *enveloppements humides permanents du thorax,* ou les *enveloppements froids du thorax* ou la *balnéation tiède.*

Au cours d'une bronchite grave, donner l'*ipéca* combiné à l'*ergotine.*

Voy. *Bronchite aiguë, Bronchopneumonie, Pleurésies, Pneumonie.*

Combattre la dyspnée, à l'aide des *sirops d'éther* et de *morphine* associés, à parties égales.

**Au cours de la phtisie pulmonaire :** instituer le traitement de l'hémoptysie.

Voy. Phtisie ; *traitement symptomatique :* congestions et inflammations bronchopulmonaires intercurrentes.

**Au cours d'une maladie infectieuse fébrile :** rechercher et traiter la cause : parésie des vasomoteurs chez les malades plongés dans l'adynamie ou fortement intoxiqués, stase sanguine, due à de l'asthénie cardiaque ou au décubitus dorsal permanent, infection secondaire ou broncho-pneumonie secondaire.

*Antisepsie* de la bouche et de la cavité nasale ; *aération* de la chambre du malade.

Conseiller de *changer fréquemment le décubitus* du malade.

Administrer les *toniques,* les *excitants diffusibles,* les *toniques du cœur.*

Recourir à la *balnéation :* bains tièdes ou froids.

Voy. *Rougeole maligne*, *Variole*.

Concurremment avec les bains, recommander l'application de la *compresse froide* au niveau des foyers de congestion : tremper un morceau de toile ou une serviette pliée en plusieurs épaisseurs dans de l'eau froide, bien l'exprimer et l'appliquer sur la région où l'on veut agir. Recouvrir la compresse d'une serviette sèche pliée en quatre, pour préserver la chemise du malade et la laisser en place une demi-minute, puis la remplacer par une autre préparée comme la première. Deux compresses successives sont en général suffisantes (Fernet).

Au cours de l'**influenza** : *ipéca*, associé dans certains cas avec l'*ergotine*.

Au cours du **rhumatisme articulaire** : *tartre stibié*.

℞ Tartre stibié............ 20 cgr.
  Julep gommeux............ 120 gr.

  1 cuillerée toutes les heures. (Jaccoud).

Combattre l'action hyposthénique du tartre stibié à l'aide d'une potion cordiale.

Pendant un accès de **fièvre intermittente** : recourir à l'administration par voie hypodermique de sels de *quinine*, et à l'application d'un *vésicatoire*.



**Chez les cardiaques** : voy. *Artériosclérose*, *Asystolie*, *Insuffisances* et *Rétrécissements valvulaires*.

Si la congestion persiste en dehors d'un accès asystolique, recourir à l'application répé-

tée de *pointes de feu* et à l'administration de l'*iodure de potassium* à la dose de 50 cgr. par jour.

Pendant la grossesse, en cas d'**accidents gravido-cardiaques**, pratiquer la *saignée* (voy. *Asystolie pendant la grossesse*; *Insuffisance mitrale*).

**Chez les brightiques** : voy. *Anasarque*, *Œdème du poumon*.

*Purgatifs*, *diurétiques*, *lait*. *Toniques du cœur*.

CONGESTION RÉFLEXE.
Traiter la lésion de l'organe provocateur (affection gastro-intestinale, lithiase biliaire, affections nerveuses, hystérie).

Ne pas recourir à la médication locale.

Chez la femme, traiter les affections utérines et combattre les troubles de la menstruation ; employer la *kinésithérapie* de l'utérus et des annexes.

C. RÉNALE.
  C. AIGUË (primitive).
  Repos au lit : *régime lacté*.
  Appliquer des *ventouses scarifiées* sur la région lombaire.
  Prescrire le *sulfate de quinine*, à la dose de 1 gr. 50, en 3 fois, dans la journée (Dreyfus-Brisac).
  Si l'urine est sanguinolente, donner l'*ergotine*, le *tanin*, le *perchlorure de fer*, la *ferropyrine* ou le *chlorure de calcium* (voy. *Hématurie*).
  Après quelques jours, administrer un *purgatif salin*.

  C. PASSIVE (rein cardiaque).
  *Repos au lit ; régime lacté*

*exclusif* ou *régime maigre*: purées de légumes secs, légumes verts cuits, œufs, tapioca, riz ou racahout cuits au lait, pâtes alimentaires.

Pas de viande, de bouillon, de poisson, de charcuterie, de fromages frais.

Prescrire les *toniques du cœur* (digitale, strophantus, spartéine, caféine), associés à l'*ergotine* ou à la *strychnine*.

℞ Ergotine................... 2 gr.
  Sirop de digitale.......... 30 —
  Eau de fleurs d'oranger.... 10 —
  — tilleul............. 90 —
1 cuillerée à soupe toutes les heures (Debove).

Ordonner la *théobromine* à la dose de 2 gr. par jour, en cachets de 50 cgr.

Si le cœur est faible, préférer les *excitants*.

Traiter l'hydropisie.

Voy. *Anasarque, Artériosclérose, Asystolie, Insuffisance mitrale, Urémie*.

**C. UTÉRO-OVARIENNE.**

C. AIGUË.

Voy. *Endométrite aiguë, Métrite aiguë, Ovarites*.

*Scarifications du col, révulsifs* (petits vésicatoires, pointes de feu à l'hypogastre). *Pédiluves sinapisés, sinapismes* sur les cuisses. Application de la *vessie de glace* en permanence.

Combattre la constipation.

C. CHRONIQUE.

Voy. *Engorgement utérin*.

# CONJONCTIVITES

**C. BLENNORRAGIQUE.**

*Prophylaxie* : pratiquer, chez les parturientes, des injections antiseptiques vaginales avant et pendant l'accouchement.

Instiller, chez les nouveaunés, après un nettoyage soigneux des paupières, II à III gouttes dans chaque œil, d'une solution de *nitrate d'argent*, à 1 p. 50 (Crédé) ou mieux à 1 p. 100, et bien laver les yeux pendant les premiers jours avec une solution de *sublimé* à 1 p. 4 000.

Employer le *protargol* à 10 p. 100.

Instiller aussi quelques gouttes de *jus de citron*.

Voy. *Conjonctivite purulente*.

C. CATARRHALE.

Soustraire le malade à l'action des poussières irritantes, de la fumée, de l'éclairage artificiel, mais *ne pas faire de pansement occlusif*.

Conseiller le port de *verres fumés* ou *bleutés*, ou bien d'un *lambeau flottant noir* doublé à l'intérieur d'un tissu blanc qu'on change dès qu'il est maculé.

Isoler le malade.

**C. catarrhale aiguë.**

**Si l'écoulement est peu abondant** : laver 3 à 4 fois par jour l'intérieur des paupières avec une *solution froide de sublimé* ou d'*oxycyanure* d'hydrargyre.

℞ Sublimé............... 10 cgr.
  Eau distillée et stérilisée. 500 gr.
  Sans alcool (Trousseau).

℞ Oxycyanure d'hydrargyre. 20 cgr.
  Eau stérilisée et filtrée... 500 gr.

Faire en outre des lotions répétées à *l'eau boriquée* à 4 p. 100.

Appliquer sur les yeux, matin et soir, pendant 30 minutes, des *compresses froides ou chaudes*, imbibées d'eau boriquée ou de l'une ou de l'autre des solutions hydrargyriques précédemment indiquées et employées tièdes.

En cas de complications cornéennes, introduire le soir entre les paupières un peu de la pommade suivante :

℞ Argyrol.................... 1 gr.
Vaseline...............
Lanoline.............. } āā 5 —

(Péchin).

**Si l'écoulement est abondant** : cautériser, une fois par jour, la conjonctive palpébrale avec une solution de *nitrate d'argent* à 1 ou 2 p. 100 et sans s'astreindre à neutraliser par l'eau salée l'excédent du collyre, laver largement les paupières avec une solution d'acide borique.

Appliquer sur les yeux, 3 ou 4 fois par jour et pendant 20 minutes chaque fois, des compresses trempées dans une solution de *sublimé* à 1 p. 5 000 (préparée sans alcool), ou dans :

℞ Acide salicylique. 50 cgr. à 1 gr.
Borate de soude.. 10 —
Eau bouillie..... 1000 —

Rejeter complètement l'emploi de solutions phéniquées, même très diluées.

**C. catarrhale chronique.**

Compter surtout sur *l'hygiène* générale ; conseiller le séjour à la campagne.

Faire appliquer, matin et soir, des *compresses* trempées dans la solution suivante :

℞ Sulfate de zinc.... 1 gr.
Eau distillée....... 250 à 300 —

Instiller 1 ou 2 fois par jour quelques gouttes du *collyre au sulfate de zinc* (5 cgr. pour 15 gr. d'eau distillée) ou du collyre suivant, sans toutefois en prolonger l'emploi :

℞ Nitrate d'argent......... 10 cgr.
Eau distillée............ 30 gr.

Combattre l'état hypertrophique de la muqueuse par de légers attouchements avec le *crayon de sulfate de cuivre*; dans quelques cas, recourir même aux *scarifications* de la muqueuse (Trousseau).

CHEZ LES ENFANTS : insister sur le *traitement général* (huile de foie de morue, sirop d'iodure de fer, sirop iodotannique phosphaté, arsenic).

Agir localement par les *pommades mercurielles* :

℞ Précipité jaune........ 20 cgr.
Vaseline........... } āā 5 gr.
Lanoline.......... }

(Se servir non d'un pinceau, mais d'une tige en verre).

*Eaux minérales* chlorurées sodiques, arsenicales et sulfureuses.

*Traiter la rhinite concomitante* : cautérisations de la muqueuse nasale avec un tampon d'ouate hydrophile imbibé d'une solution de nitrate d'argent à 1,50 p. 100, onctions des narines, le soir, avec la pommade suivante :

℞ Menthol................ 50 cgr.
Acide borique.......... 2 gr.
Vaseline............. } āā 10 —
Lanoline............. }

**C. DIPHTÉRITIQUE.**

Traitement général de la diphtérie. Injections sous-cutanées de *sérum antidiphtérique* (voy. *Diphtérie*).

Lorsqu'un seul œil est pris, protéger l'autre (voy. *C. purulente*).

*Compresses* et *lavages antiseptiques tièdes* : eau boriquée, sublimé à 1 p. 5 000, oxycyanure d'hydrargyre à 1 p. 2 500, acide phénique à 1/2 p. 100.

S'abstenir de tout caustique, surtout de nitrate d'argent ; employer le *jus de citron*.

Après chaque lavage (4 fois par jour), instiller dans le sac conjonctival quelques gouttes de *sérum antidiphtérique*, puis placer un bandeau occlusif (Mongour) ; ou bien recouvrir l'œil de rondelles de ouate hydrophile imbibée de la *solution boratée chaude* suivante :

Borate de soude.......... 10 gr.
Eau stérilisée........... 1000 —

Dès le début, employer le collyre au *sulfate d'ésérine*, à 1 p. 100.

**Contre la tension douloureuse des paupières** : conseiller l'application de compresses trempées dans l'*eau glacée*, sans toutefois abuser de ce moyen (danger de nécrose).

Lutter contre la formation d'adhérences entre la conjonctive palpébrale et la conjonctive bulbaire par l'introduction sous les paupières de *pommade boriquée*.

**C. FOLLICULAIRE.**

Lorsque la conjonctivite ré-

sulte de l'action d'un collyre à l'atropine, en cesser l'emploi et le remplacer par des onctions avec une pommade belladonée (Delens).

Traiter les affections des voies lacrymales et les vices de réfraction, s'ils existent.

*Traitement général* approprié au cas ; *changement de climat*.

*Verres fumés.*

Lavages et compresses froides au *sublimé* à 1 p. 5 000 (solution sans alcool) ou à l'*oxycyanure d'hydrargyre* à 1 p. 3 000.

Attouchements répétés de la muqueuse des culs-de-sac avec une solution d'*acétate de plomb*, étendue de moitié d'eau, ou avec une solution de *sublimé* à 1 p. 1 000, ou encore avec le *crayon d'alun* ou de *sulfate de cuivre*, ou enfin avec une solution de *nitrate d'argent* à 1 p. 100.

**C. GRANULEUSE** (C. trachomateuse).

Isoler le malade.

*Traitement général reconstituant ; changement d'air, vie à la campagne.*

*Eviter les congestions.*

*Antisepsie rigoureuse* : employer pour les lotions oculaires du coton hydrophile, qui sera détruit dès qu'il aura servi une fois.

Varier le traitement suivant la forme de la conjonctivite : sèche ou sécrétante, diffuse ou localisée.

Ménager la muqueuse et renoncer aux méthodes qui la détruisent.

**Lorsqu'il n'y a pas de complications, pendant les pério-**

des de calme : *cautériser* la conjonctive palpébrale, tous les jours ou tous les 2 jours, après avoir préalablement retourné les paupières, avec un pinceau trempé dans :

℞ Sulfate de cuivre......... 1 gr.
    Glycérine neutre....... 10 —

Après un mois, substituer à ce collyre l'un des suivants :

℞ Eau de Vallée........... 10 gr.
    Sous-acétate de plomb.... 20 cgr.

Ne pas employer ce collyre, s'il y a desquamation épithéliale de la cornée.

℞ Tanin................... 1 gr.
    Glycérine neutre......... 10 —

Alterner l'emploi de ces collyres jusqu'à guérison complète (3 mois à 3 ans).

*Bien renverser la paupière supérieure*, employer pour cela au besoin la pince à torsion, et aborder le cul-de-sac supérieur dans toute son étendue, y compris les angles : l'interne et l'externe, qui sont les principaux foyers de granulations.

Dans l'intervalle des cautérisations, prescrire de fréquentes lotions et des applications de compresses imbibées d'une solution d'*oxycyanure de mercure* à 1 p. 5 000, ou de *sublimé* à 1 p. 3 000, ou d'*acide borique* à 4 p. 100.

**Lorsque les granulations sont peu nombreuses et nettement isolées :** substituer au glycérolé la cautérisation directe avec le *crayon au sulfate de cuivre.*

**En cas de poussée aiguë, lorsque la sécrétion est abondante :** préférer les cautérisations au nitrate d'argent à 2 ou 3 p. 100 (neutraliser l'excès de nitrate d'argent avec une solution de chlorure de sodium).

Employer aussi le *crayon de nitrate d'argent mitigé* ou le *crayon de sulfate de cuivre* ou l'*ichtyol pur* (lavage de la conjonctive avec une solution de sublimé à 1 p. 5 000, suivi d'instillation de quelques gouttes d'ichtyol ; puis second lavage à l'eau stérilisée), ou dilué à 20 p. 100, en collyre.

Recourir aux frictions vigoureuses de la muqueuse avec un tampon de coton hydrophile ou au *brossage de la conjonctive* avec une brosse à dents, imbibés, l'un ou l'autre d'une *solution de sublimé* à 1 p. 500 et même à 1 p. 100 (Hippel, Manolescu).

**Si les granulations sont volumineuses :** *scarifier*, *curetter* et *gratter* les granulations, puis pratiquer un brossage au sublimé (Darier), ou des injections sous-conjonctivales de cyanure d'hydrargyre (Cuénod).

*Exciser* avec des ciseaux, puis cautériser au *thermocautère* ou au *galvanocautère.*

**En cas de pannus intense :** pratiquer la *péritomie* au thermocautère.

Recourir à l'*électrolyse* directe péri et supracornéenne (2 à 3 milliampères).

**En cas d'ulcération ou de perforation de la cornée :** faire de *grands lavages oculaires* avec les deux solutions chaudes suivantes qu'on alternera :

℞ Permanganate de potasse   20 cgr.
    Eau distillée.......... 1000 —

(Employer tiède.)

℞ Borate de soude......... 10 gr.
  Acide salicylique........ 1 gr. 50
  Eau stérilisée......... 1000 —
                    (Péchin).

Employer le collyre à l'*ésérine*; recourir à la *cautérisation des ulcérations au galvanocautère* ou au *thermocautère*.

**En cas de déplacement des points lacrymaux et d'obstruction des canaux :** pratiquer le *cathétérisme*.

Recourir à des opérations spéciales pour les complications qui se produisent du côté de la conjonctive (xérosis; cicatrices vicieuses) ou des paupières (entropion, ectropion, trichiasis, blépharophimosis, déformation du cartilage tarse).

**C. HYPERÉMIQUE (C. simple, C. catarrhale).**

Interdire le séjour dans les lieux dont l'atmosphère est viciée par des poussières, par de la fumée de tabac.

Eviter l'action du vent, les frottements intempestifs, les congestions céphaliques.

Faire cesser tout travail à la lumière artificielle.

Conseiller le *repos de l'organe* et l'emploi de *verres fumés*.

Corriger les vices de réfraction ; arracher les cils déviés.

**C. hyperémique aiguë.**

Application sur les yeux de compresses imbibées d'une *solution boriquée tiède ou froide*, répétée 3 fois par jour, pendant 15 à 20 minutes chaque fois.

*Lavages* fréquents avec une solution d'acide borique ou de biborate de soude.

Instillations, matin et soir, d'une goutte de solution d'*adrénaline* à 1 p. 1000.

Faire usage de *solutions astringentes faibles*, mais ne jamais employer de collyre au nitrate d'argent ou au sous-acétate de plomb, ne jamais pratiquer de cautérisations.

℞ Sulfate de cuivre..... 5 à 10 cgr.
  Eau distillée......... 10 gr.
  Collyre.

℞ Sulfate de zinc........ 5 cgr.
  Eau distillée......... 15 gr.
  Collyre.

℞ Sulfate de zinc......... 20 cgr.
  Solution d'adrénaline à
    1 p. 1000............. 5 gr.
  Eau stérilisée......... 15 —

Instiller quelques gouttes de ce collyre, matin et soir (Péchin).

**C. hyperémique chronique.**
*Compresses* appliquées, pendant 20 minutes chaque fois, trempées dans l'une des solutions suivantes :

℞ Sublimé corrosif........ 10 cgr.
  Eau distillée........... 500 gr.
                    (Delens).

℞ Sulfate de zinc....... 2 gr.
  Eau distillée....... 500 à 600 —

*Lotions* boriquées ou boratées.

Ne jamais pratiquer de cautérisations au nitrate d'argent ; s'il existe des végétations, en pratiquer l'*excision* ou la *cautérisation au thermocautère*.

**C. PHLYCTÉNULAIRE.**

Traitement local des manifestations impétigineuses de la face et de la rhinite infectieuse, lorsqu'elles existent.

Rechercher les végétations adénoïdes et, si elles existent, en pratiquer l'ablation.

Proscrire la cautérisation des phlyctènes avec le crayon de nitrate d'argent.

Faire mettre sur les yeux, 2 fois par jour, des *compresses tièdes boriquées*, pendant 20 minutes chaque fois.

Au moment du coucher, déposer, avec un pinceau, dans le cul-de-sac conjonctival inférieur, gros comme un pois de la pommade suivante:

℞ Oxyde jaune d'hydrargyre
                50 cgr. à 1 gr.
Vaseline................ 10 —

Ne jamais prescrire d'iode ou d'iodures à l'intérieur pendant que l'on fait usage de cette pommade.

Ou bien, projeter entre les paupières une pincée de poudre de *calomel* à la vapeur.

### C. PURULENTE.

#### Chez l'adulte.

*Isoler* le malade et prévenir les personnes qui approchent le malade du danger de contagion. Soins minutieux de propreté ; *antisepsie rigoureuse;* conseiller au malade de se laver les mains avant et après chaque pansement; ne faire usage que du coton hydrophile et brûler le coton qui a servi aux pansements.

Si un seul œil est atteint : laver l'œil sain avec une solution d'oxycyanure d'hydrargyre à 1 p. 5 000, ou au nitrate d'argent à 1 p. 500 et instiller quelques gouttes d'une solution de nitrate d'argent à 1 p. 100 ou même à 1 p. 200 ; le protéger d'un *verre de montre* enchâssé dans du diachylon ou faire un *pansement occlusif antiseptique,* que l'on renouvelle tous les jours.

S'il n'existe pas de complications cornéennes, si la conjonctive ne présente qu'un épaississement modéré, avec coloration rouge pourpre foncé, sans trace d'infiltration diphtérique, avec sécrétion purulente modérée : recourir aux *cautérisations au nitrate d'argent,* au début, à 1/2 p. 100, puis à 1 ou 2 p. 100, faites avec circonspection et en suivant attentivement l'évolution de la maladie.

Pratiquer l'éversion complète des paupières, de façon à pouvoir atteindre les culs-de-sac ; si le spasme de l'orbiculaire rendait la manœuvre difficile, fendre d'un coup de ciseaux la commissure externe. Enlever avec un tampon de coton hydrophile le pus qui recouvre la conjonctive, puis promener sur toute la surface, et jusque dans les replis des culs-de-sac, un pinceau de blaireau imprégné de la solution de nitrate d'argent. Faire la cautérisation sans timidité et la prolonger jusqu'à ce que toute la muqueuse soit blanche ; neutraliser alors, avec un autre pinceau trempé dans l'eau salée à 1 p. 100, le surplus du caustique et laisser les paupières reprendre leur position naturelle.

Répéter les cautérisations toutes les 12 heures, ou toutes les 24 heures dans les cas légers.

Employer aussi le *protargol* à 5 p. 100 (Darier).

℞ Protargol.............. 1 gr.
  Chlorhydrate de cocaïne. 40 cgr.
  Eau distillée........... 20 gr.

Pour cautérisations (de Speyr).

Après chaque cautérisation, instillation au collyre de *sulfate d'ésérine* (0,5 p. 100) et application sur les paupières de *compresses* trempées dans une solution saturée d'acide borique ou d'aniodol à 1 p. 500.

```
℞ Sulfate d'ésérine.....  2 à 10 cgr.
  Eau distillée.........      10 —
                    (Galezowski).
```

Pendant le premier stade de la conjonctivite purulente, celui de l'infiltration conjonctivale progressive, avec état lisse et boursouflé de la conjonctive et sécrétion plutôt séreuse, préférer aux cautérisations les *grands lavages ou douches oculaires* à 25°, pratiqués toutes les 2 heures, avec une solution de *nitrate d'argent* à 1 p. 1 000, de *sublimé* (sans alcool) à 1 p. 5 000 (Trousseau) ou mieux d'*oxycyanure d'hydrargyre* à 1 p. 5 000, ou encore avec une solution de *permanganate de potasse* à 1 p. 5 000 (Kalt), en élevant le récipient à 40 ou 50 cm. de hauteur.

Faire faire aussi des *lotions antiseptiques* fréquentes avec du coton hydrophile imbibé d'eau boriquée ou de :

```
℞ Oxycyanure d'hydrargyre    20 cgr.
  Eau distillée stérilisée..  1000 —
```

```
℞ Acide salicylique.......      1 gr.
  Borate de soude........      10 —
  Eau bouillie...........    1000 —
```

(Couper avec moitié eau bouillie chaude au moment de s'en servir).

et faire appliquer des *compresses* trempées dans l'une de ces solutions glacées ou dans de l'*eau de chlore* à 5 p. 100, tiède.

**S'il se produit une infiltration diphtéritique de la conjonctive palpébrale :** éviter tout médicament caustique ou simplement astringent (nitrate d'argent, sulfate de cuivre ou zinc, tanin, sublimé à un titre supérieur à 1 p. 10 000, etc.).

Faire des *lavages antiseptiques* avec des solutions très faibles.

Appliquer des *pommades antiseptiques non irritantes* (acide borique à 3 p. 100 ; airol à 5 p. 100). *Esérine*, préventivement.

Ordonner l'application de *compresses glacées*, si la cornée est intacte, et celle de *compresses chaudes*, s'il existe des complications cornéennes.

**Contre les douleurs oculaires tensives et lancinantes :** appliquer quelques *sangsues* à la région temporale.

Si besoin, ordonner les *narcotiques* (morphine).

**En cas de complications cornéennes :** préférer les *lavages au permanganate de potasse*, continuer les *cautérisations* comme il vient d'être indiqué.

Instiller le *collyre à l'esérine* ou celui au *chlorhydrate de pilocarpine* à 2 p. 100, deux fois par jour.

Substituer aux applications de compresses glacées des *compresses trempées dans une solution boriquée chaude*.

**En cas d'abcès ou d'ulcération :** employer le collyre à l'*ésérine*, et s'ils s'étendent, les toucher au *galvanocautère*.

Chercher à améliorer la circulation et la nutrition des

tissus lésés à l'aide de *cautérisations linéaires* pratiquées avec un crayon de nitrate d'argent bien pointu, sur la partie la plus saillante de la muqueuse des culs-de-sac ectropionnée ; faire aussi des *scarifications* superficielles au moyen d'un instrument tranchant.

**En cas de perforation imminente :** rompre le fond de l'ulcère à l'aide du *galvanocautère*, continuer le collyre à l'*ésérine* et appliquer un *bandeau compressif*, que l'on renouvellera très fréquemment.

**S'il y a eu perforation :** s'en tenir au traitement cité plus haut ; de même en cas de complications cornéennes et en cas d'abcès ou d'ulcération, si la brèche cornéenne est très limitée et la hernie de l'iris peu saillante. Insister sur les lavages antiseptiques. Si la perforation est large, *réséquer* l'iris hernié ou le toucher avec le *galvanocautère ; extraire le cristallin* par une incision pratiquée à travers le point le plus saillant de la hernie. Instiller l'*ésérine* ; appliquer un *bandeau compressif.*

Toutefois si la perte de substance de la cornée est considérable et qu'une grande partie de l'iris se trouve à nu, mieux vaut alors *respecter la hernie.*

**En cas de chémosis très prononcé :** pratiquer de larges *scarifications* parallèlement au diamètre horizontal des paupières, après avoir fait une cautérisation.

Ou bien, instiller 2 à 3 fois par jour, I goutte de la solution d'*adrénaline* à 1 p. 1000.

**Lorsque par le traitement ci-dessus indiqué et rigoureusement suivi on est arrivé à arrêter les progrès de la conjonctivite purulente :** espacer de 24, puis de 48 heures, les cautérisations qui devront être renouvelées tant que persiste la sécrétion du pus, même en quantité minime.

En même temps, diminuer la proportion du nitrate d'argent, employer une solution à 1 p. 100.

**Plus tard, lorsque toute sécrétion purulente a disparu :** employer une solution de *sulfate de zinc* à 1 p. 500, en lotions.

**Si la conjonctivite passe à l'état chronique :** faire usage du *glycérolé de sulfate de cuivre* à 1 p. 10 ; se servir aussi du *crayon de sulfate de cuivre* (Delens).

**Après guérison, en cas de leucome adhérent :** pratiquer une *iridectomie.*

*Chez les nouveau-nés.*

Dans les formes légères ou bénignes, pratiquer des *lavages antiseptiques* avec des solutions faibles, répétés 4 fois par jour (eau boriquée à 4 p. 100, permanganate de chaux à 1 p. 4.000, oxycyanure de mercure à 1 p. 5.000, sublimé à 1 p. 10.000).

Appliquer une *pommade* à l'acide borique à 3 p. 100, ou à l'*oxyde jaune de mercure* à 2 p. 100, ou au *sous-nitrate de bismuth* à 4 p. 100.

S'il persiste une sécrétion muco-purulente légère, sans gonflement des paupières et sans altération notable de la conjonctive tarsale, autre qu'un léger épaississement hyperémique, faire des instillation quotidiennes ou biquotidiennes de *nitrate d'argent* à 1/2 ou à 1 p. 100.

Dans les cas graves, instituer le traitement indiqué chez l'adulte.

Dans tous les cas, couvrir les yeux du nouveau-né avec un *bandeau*, pour empêcher l'écoulement du pus sur le sein, et faire *laver* soigneusement, après chaque tétée, le mamelon de la nourrice et l'aréole avec de l'eau alcoolisée, de l'eau boriquée à 4 p. 100, ou avec une solution de naphtol.

# CONSTIPATION

*Chez un nouveau-né*, qui n'a pas rendu le méconium, introduire dans le rectum une *sonde de Nélaton* trempée dans la glycérine. Prescrire aussi un petit *suppositoire au beurre de cacao* ou au savon.

Donner, comme purgatifs, le *sirop de manne*, le *sirop de chicorée*, l'*huile d'amandes douces*, administrés à la dose de 1 à 2 cuillerées à café, le matin à jeun.

*Chez les enfants de quelques mois :* prescrire la *manne* (5 à 10 gr.), la *mannite* (10 à 20 cgr.), l'*extrait de tamar indien*, et au besoin le *calomel*, à la dose de 5 à 10 cgr., dans une cuillerée à café de lait.

℞ Manne........................ 5 gr.
  Eau de fenouil................ 25 —
  1 cuillerée à café tous les 1/4 d'heure.

℞ Mannite cristallisée.......... 5 gr.
  Eau distillée................. 100 —
  1 cuillerée à café toutes les heures (Monti).

℞ Extrait de tamar indien.... 10 gr.
  Sirop composé de manne.. 25 —
  Eau distillée............... 25 —
  2 cuillerées à café avant de téter, 1 fois par jour.

En même temps, *combattre la constipation chez la nourrice*, lorsqu'elle existe, à l'aide d'un régime approprié.

En cas de *fausse constipation des nourrissons par alimentation insuffisante*, ajouter un biberon de lait stérilisé à la ration alimentaire consommée au sein et ordonner concurremment un suppositoire au beurre de cacao, un lavement avec une cuillerée à café d'huile d'olive ou d'huile de ricin, administré avec une poire en caoutchouc (Variot).

*Chez les enfants de plus de un an :* donner l'*huile de ricin*, à la dose de 1 à 2 cuillerées à café, prises le matin à jeun, ou bien :

℞ Huile de ricin......... } āā 10 gr.
  Sirop de gomme....... }
  A prendre en une fois.

℞ Huile de ricin......... } āā 10 gr.
  Glycérine.............. }
  Essence de menthe..... II gouttes.
  A prendre en une fois.

la *rhubarbe*, aux doses suivantes :

De 1 à 3 ans.. 20 à 40 cgr.
De 3 à 5 — . 40 — 50 —
De 5 à 10 — . 50 — 75 —
De 10 à 15 — . 75 cgr. à 1 gr. 50

℞ Rhubarbe pulvérisée.... }
  Magnésie calcinée...... } āā 5 gr.
  Oléo-saccharure d'anis. }
  Une pincée, trois fois par jour (Wyeth).

Ordonner la *poudre de racine de scammonée* :

De 1 à 3 ans........ 5 à 15 cgr.
De 3 — 5 — ...... 20 — 30 —
De 5 — 10 — ...... 30 — 50 —
De 10 — 15 — ...... 50 — 75 —

Associer la scammonée au *calomel*, à la dose de 4 à 10 cgr.

℞ Calomel................. 10 cgr.
Scammonée ............ 30 —
Sucre de lait.......... 4 gr.

Pour 10 prises : une prise toutes les heures, jusqu'à effet (Sevestre).

Faire prendre le *jalap*, l'*eau-de-vie allemande*, à la dose de 1 gr., par année d'âge, associée à la même dose de sirop de nerprun :

℞ Poudre de jalap...... 5 à 10 cgr.
Calomel............. 2 à 5 —
Sucre vanillé........ 25 —

Pour 1 paquet : 2 à 4 paquets, suivant l'âge.

Employer le *séné* :

℞ Follicules de séné........ 4 gr.
Manne en larmes....... 30 —
Poudre de café torréfié... 10 —
Eau bouillante.......... 100 —

A prendre en 2 ou 3 fois (Sevestre).

Donner le *podophyllin* et la *cascara sagrada* :

℞ Podophyllin............. 5 cgr.
Alcool rectifié........... 5 gr.
Sirop de rhubarbe....... 95 —

1 à 2 cuillerées à café par jour, selon l'âge (Bouchut).

℞ Extrait hydroalcoolique de
cascara ....... 50 cgr. à 1 gr.
Sirop simple............ 50 —
Teinture de cannelle...... 2 —

1 à 2 cuillerées à café le soir, au coucher.

Employer les sels purgatifs suivants : *sulfate de soude, sulfate de magnésie, citrate de magnésie, tartrate de soude.*

℞ Sulfate de soude......... 10 gr.
Sirop de framboises....... 40 —
Eau...................... 60 —

A prendre en une ou deux fois selon l'âge.

℞ Citrate de magnésie....... 10 gr.
Sirop de séné............. 30 —
Eau...................... 70 —

A prendre en une fois, le matin à jeun.

℞ Tartrate de soude......... 10 gr.
Sirop de limon........... 30 —
Eau ..................... 70 —

A prendre en une ou deux fois, selon l'âge.

User toujours avec beaucoup de ménagements des purgatifs : préférer les *lavements tempérés*, de la contenance de 50 à 100 gr., donnés avec une poire en caoutchouc, munie d'une petite canule en os.

Employer la décoction de guimauve ou de graines de lin, l'eau savonneuse, l'eau tiède additionnée d'une cuillerée à café de glycérine.

Ne pas abuser des lavements : les remplacer par des *suppositoires à la glycérine* (suppositoires creux au beurre de cacao contenant 1 gr. de glycérine) ou par les *ovules en glycérine solidifiée.*

Recourir au *massage de l'abdomen* : s'enduire les mains de vaseline, puis commencer par soulever la peau du ventre sous forme de larges plis qu'on pince tout doucement entre les doigts. Ceci fait, pratiquer le pétrissage d'abord des muscles droits, puis des muscles transverses de l'abdomen ; ensuite exécuter avec la paume de la main des effleurages circulaires sur l'intestin grêle, dans l'espace compris entre l'ombilic et le pubis, et terminer par un pétrissage profond du côlon, en suivant cet intestin sur tout son trajet.

Avant la première séance, faire évacuer l'intestin au moyen d'un purgatif ou d'un lavement.

Lorsque l'abdomen est très dur et distendu, pratiquer, avant de commencer le massage proprement dit, un effleurage circulaire, pour assouplir les parois abdominales.

Faire des séances d'abord de 3 à 4 minutes, plus tard de 6 à 8 minutes de durée.

Continuer ce traitement pendant 4 à 6 semaines (Heubner).

Modifier le *régime*, conseiller les légumes, les fruits bien mûrs et les compotes.

Ne pas négliger de traiter les accidents qui résultent de la constipation ou qui l'entretiennent : hernie, invagination intestinale, fissure anale, etc.

**C. ACCIDENTELLE.**

Prescrire les *limonades purgatives* au citrate ou tartrate de magnésie, la *magnésie calcinée* (15 à 20 gr.), l'*huile de ricin* (20 à 40 gr.), le *sulfate de soude* ou de *magnésie* (20 à 30 gr.), l'*eau-de-vie allemande* (15 à 30 gr.), le *calomel* (50 à 80 cgr.), associé au jalap, à la scammonée ou à la gomme-gutte.

℞ Calomel............... 30 à 50 cgr.
  Résine de jalap..... 25 à 50 —

Pour 1 cachet : à prendre le matin à jeun (Herzen).

℞ Huile de ricin.......... 30 gr.
  Poudre de gomme arabique   8. —
  Eau de menthe........... 15 —
  — distillée ........... 60 —
  Sirop de sucre.......... 90 —

A prendre le matin à jeun.

℞ Émétique............... 5 cgr.
  Sulfate de magnésie.... 30 gr.
  Eau ................... 500 —
  Sirop de nerprun....... 30 —

A prendre en une fois (purgatif énergique).

Donner les *eaux purgatives naturelles* : Carabana, Rubinat, Pullna, Montmirail, Birmenstorf, Sedlitz, Villacabras.

**C. HABITUELLE.**

*Rechercher et traiter la cause* : atonie ou anesthésie intestinale des hystériques, vie sédentaire, diète carnée, douleur (hémorroïdes, fissure ou fistule anale, phlegmasie péri-utérine, péri-typhlite, cystite, hernie douloureuse), obstacle au passage des matières (tumeurs ou rétrécissements de l'intestin, brides péritonéales, invagination intestinale, kystes de l'ovaire, rétroversion de l'utérus), saturnisme, morphinomanie, abus des lavements, etc.

*Régime* : peu de viandes, préférer les viandes blanches.

Légumes verts, fruits crus mûrs (oranges, pommes, figues, raisins, prunes, pruneaux), fruits cuits ou compotes, miel, pains grossiers.

Peu de boissons alcooliques : *limonades, cidre, café*.

Faire boire un grand verre d'*eau froide* ou de *petit-lait*, le matin à jeun.

La mastication doit être aussi complète que possible ; le cas échéant, y remédier par le port d'un *râtelier* ou par l'usage d'un *masticateur*.

Conseiller les *promenades*, les *exercices* en plein air ; éviter les transpirations abondantes.

Prescrire une *cure de raisin* ou *de petit-lait*.

*Se présenter chaque jour à la même heure à la garde-robe*, après avoir pris ou non, au préalable, un *suppositoire glycériné* ou un *lavement glycériné* (3 à 4 cuillerées à soupe de glycérine, pour 1 litre d'eau), ou, si le cas l'exige, après avoir pris un *lavement abondant* au moyen d'une canule souple et longue et d'un irrigateur à élévation (1 1/2 à 2 litres d'eau simplement bouillie et refroidie à 37°, injectée sous faible pression, de façon à pouvoir être gardée aussi longtemps que possible ; employer aussi une infusion d'herbes aromatiques ou une infusion de camomille).

Dans certains cas, recourir aux lavements d'*huile d'olive tiède*, à la dose de 500 cmc., pris le soir avant de se coucher.

Faire prendre la *graine de lin* et la *semence de psyllium*, à la dose de 1 cuillerée à café, avant chaque repas.

Recourir au *massage intestinal* : placer le malade dans la position génu-pectorale. Se tenir à sa gauche : appliquer la main gauche au-dessus, et la main droite au-dessous de l'ombilic. Masser ainsi l'abdomen, en faisant alterner les mouvements transversaux avec les mouvements longitudinaux. Dans ces derniers, mouvoir la main gauche du rebord des côtes à l'ombilic, en même temps exécuter avec la main droite un mouvement en sens inverse, de la symphyse pubienne à l'ombilic. Après cinq minutes de ce massage, qui doit être énergique, coucher le malade sur le dos et pratiquer alors, dans cette situation, le massage de l'abdomen d'après le procédé usuel : effleurages circulaires, avec la paume de la main, dans l'espace compris entre l'ombilic et le pubis, puis pétrissage profond du côlon, en suivant cet intestin sur tout son trajet.

Séances quotidiennes, continuées pendant 4 à 6 semaines.

Recommander aux malades de continuer chez eux le massage, en se servant de la *boule anglaise*, du poids de 5 kgr. en moyenne, qu'ils promèneront chaque matin sur le ventre (de droite à gauche), pendant 5 minutes.

Recourir aussi à l'*électrothérapie* : courants faradiques ou galvaniques, électricité statique (bain électrique).

Conseiller l'*hydrothérapie* : douches sur le ventre, douches périnéales, anales ou rectales.

Chez la femme, traiter les déviations utérines (rétroversion), la paramétrite et les tumeurs de l'utérus (fibrome) ou de l'ovaire (kyste), lorsqu'elles existent.

*Cure thermale* aux eaux de Châtel-Guyon, Aulus, Capvern, Montmirail, Pullna, Birmenstorf, Carlsbad.

Administrer des pilules d'aloès (5 à 10 cgr.), de *cascara sagrada* (10 cgr. d'extrait), de *rhubarbe* (10 cgr. d'extrait), de *podophyllin* (3 cgr.), d'*évo-nymine* (5 cgr.).

℞ Aloès...............⎫
   Rhubarbe............⎬ āā 5 cgr.
   Savon amygdalin.....⎭

Pour 1 pilule : 1 à 3 pilules au repas du soir (Dujardin-Beaumetz).

℞ Podophyllin...............  3 cgr.
   Extrait de jusquiame......  2 —
   Savon médicinal..........  Q. S.

Pour 1 pilule, prise le soir au coucher (Lyon).

℞ Extrait de cascara........ 10 cgr.
   Podophyllin...............  2 —
   Extrait de jusquiame.....  2 —

Pour 1 pilule : 1 à 2 pilules par jour (Herzen).

℞ Aloès................⎫
   Extrait de rhubarbe...⎬ āā 5 gr.
   —  de coloquinte..⎫
   —  de noix vomique⎬ āā 1 —
   Huile de croton........... 1 goutte.

Pour 100 pilules : 1 pilule matin et soir (Herzen).

℞ Podophyllin.......... 1 gr.
   Aloès................ 5 —
   Gomme-gutte....... 2 — 50 cgr.

Pour 50 pilules : 1 à 2 pilules par jour.

℞ Aloès................ 1 gr.
   Résine de scammonée..⎫
   —  de jalap.......⎬ āā 50 cgr.
   Calomel..............⎭
   Extrait de belladone..⎫
   —  de jusquiame .⎬ āā 25 —

Savon amygdalin......  Q. S.
Pour 50 pilules : 3 à 4 par jour (Ball).

Alterner l'emploi des pilules avec celui des *poudres laxatives* :

℞ Magnésie hydratée........ 20 gr.
   Crème de tartre........⎫
   Soufre sublimé.......⎬ āā 10 —

Une cuillerée à café ou à dessert au coucher.

ou bien :

℞ Feuilles de séné pulv..⎫
   Poudre de réglisse....⎬ āā 20 gr.
   Magnésie hydratée....⎫
   Crème de tartre.......⎬ āā 15 —
   Soufre sublimé........⎭

Une cuillerée à café ou à dessert au coucher.

Dans la **constipation spasmodique**, ne pas donner de purgatifs et surtout pas les purgatifs drastiques ; recourir aux calmants, ordonner la *belladone* sous forme de pilules de 1 cgr. d'extrait de belladone, et donner, le matin à jeun, une pilule, puis deux et jusqu'à quatre et cinq pilules, par jour. Voy. *Entérite muco-membraneuse.*

## CONTRACTURES

*Rechercher et combattre la maladie causale* : apoplexie, lésions des centres moteurs, myélites, arthropathie, hystérie, ergotisme, troubles gastro-intestinaux.

Voy. *Crampes, Hémiplégie, Tétanie, Tétanos, Torticolis.*

## CONVULSIONS

Voy. *Éclampsie, Empoisonnements, Encéphalopathies, Épilepsie, Hémorragie cérébrale, Hystérie, Méningites, Myélites, Syphilis du cerveau, Tétanie, Urémie.*

C. CHEZ LES ENFANTS.

**Au moment de l'attaque :** *desserrer les vêtements* ; placer l'enfant au *grand air* près de la fenêtre. *Aspersion d'eau* *froide* à la figure et sur la poitrine.

Donner immédiatement un *lavement d'eau de savon*, ou *d'eau salée*, ou un *lavement glycériné* (1 cuillerée à café de glycérine pour 100 gr. d'eau tiède).

Pratiquer des *flagellations*, faire prendre un *bain sinapisé*.

**Après l'attaque :** *combattre la cause* (indigestion, constipation, helminthiase, dentition, végétations adénoïdes, auto-intoxication, dilatation d'estomac, gastro-entérite aiguë ou chronique, affections aiguës fébriles, état septicémique, affections des méninges et du myélencéphale, coqueluche, cyanose congénitale, otites, nervosisme, hydrocéphalie, syphilis héréditaire, syphilis cérébrale, impaludisme, urémie, athrepsie, rachitisme, corps étrangers du conduit auditif, des fosses nasales, de la vessie ; intoxication médicamenteuse : opium, acide phénique, iodoforme, alcool, chlorate de potasse, etc. ; asphyxie par oxyde de carbone).

*Silence, obscurité.*

*Bains tièdes* à 36°, quotidiens, d'une durée de 15 à 20 minutes.

Insister sur le *régime lacté* (lait coupé d'eau de Vals ou d'eau de tilleul) ou sur l'*allaitement*, selon l'âge du malade.

*Veiller à ce que la nourrice n'abuse pas de boissons alcooliques.*

Prescrire une *potion calmante :*

℞ Bromure de potassium..    1 gr.
    Musc...................   20 cgr.

Hydrolat de tilleul ... ⎞
   — de fleurs d'o- ⎰ āā 50 gr.
   ranger............ ⎭
Sirop simple..........   20 —

1 cuillerée à café tous les quarts d'heure.

℞ Bromure de potassium....   2 gr.
   Sirop de fleurs d'oranger..   30 —
    — de codéine.........   5 —
   Hydrolat de tilleul........   100 —

Une cuillerée à café, toutes les heures (Herzen).

Ou mieux, ordonner le *chloral* à doses fractionnées, prises tous les quarts d'heure ou toutes les demi-heures :

Nouveau-nés........   de 3 à 5 cgr.
Nourrissons ........   de 5 à 15 —
De 2 à 6 ans.......   20 à 30 —

Ce médicament est contre-indiqué dans les cas de cyanose avec asphyxie.

**Si les convulsions persistent :** appliquer la *vessie de glace* sur la tête ; faire des *enveloppements sinapisés des jambes.*

Donner un *lavement antispasmodique.*

℞ Hydrate de chloral..   30 à 50 cgr.
   Musc..............   20 —
   Camphre..........   1 gr.
   Jaune d'œuf.......   N° 1
   Eau...............   100 gr.

Pour 1 lavement.

Appliquer à la nuque un *vésicatoire*, grand comme une pièce de 5 francs, que l'on laissera en place pendant 3 heures et que l'on remplacera par un cataplasme, ou mieux des *sangsues* derrière la tête.

**C. PENDANT L'ACCOUCHEMENT.**

Terminer l'accouchement aussi promptement que possible.

Voy. *Éclampsie.*

# COQUELUCHE

**FORME ORDINAIRE.**

TRAITEMENT HYGIÉNIQUE :
empêcher l'enfant de sortir
par les temps froids et humides ; lui faire porter des *vêtements chauds* ; recommander
au contraire, si le temps est
beau, que le malade passe
toute la journée au grand
air, ou qu'il fasse du moins
de fréquentes *promenades*.

Faire *ventiler* largement la
chambre à coucher du malade
et interdire que celui-ci y séjourne pendant la journée.

Ordonner des *bains chauds*
de 34° à 38°, de la durée de 15
à 20 minutes, pris 1, 2 et
même 3 fois par jour.

Donner une *alimentation
substantielle* sous un petit volume ; conseiller de faire des
repas fréquents, mais peu copieux.

Faire prendre dans la journée, à 2 ou 3 reprises, des
boissons chaudes, des *tisanes*
de violettes, de capillaire, de
fleurs pectorales édulcorées
avec du sirop de tolu.

Entretenir soigneusement
la liberté du ventre (huile de
ricin, calomel).

Réaliser la désinfection du
naso-pharynx à l'aide d'instillations dans le nez, *d'huile
résorcinée* à 1 p. 50, ou *d'huile
mentholée* à 10 p. 100.

℞ Menthol...................... 30 cgr.
   Aristol....................... 1 gr.
   Huile d'amandes douces
     stérilisée............... 25 —

Instiller, matin et soir, XV gouttes
dans chaque narine, le malade restant
la tête renversée en arrière pendant
tout le temps de l'opération et pendant
quelques minutes après celle-ci (Herzen).

TRAITEMENT MÉDICAMEN-
TEUX :

Administrer la *belladone*,
*l'aconit*, *l'antipyrine*, la *quinine* ou *l'euquinine*, certains
*opiacés*, la *péronine*, les *bromures*, le *bromoforme*, le *fluoroforme*, *l'orthoformiate d'éthyle*, *l'antispasmine*, la *valériane*
et *l'ipécacuanha*, contre l'encombrement bronchique et
les congestions pulmonaires.

Ordonner la *belladone* en
fractionnant et en augmentant petit à petit les doses,
mais en allant *jusqu'aux limites de la tolérance*.

Donner dans la *journée* et
par *année d'âge* :

℞ Teinture.......... IV à X gouttes.

ou :

   Extrait........... 5 milligr.

ou :

   Sirop............ 2 gr. 50

Prescrire pour commencer
I goutte toutes les 3 heures
(dans la journée IV gouttes)
par année d'âge ; chez un *enfant de 4 ans*, donner :

℞ Teinture de belladone XXIV gouttes.
   Sirop de fleurs d'oranger. 60 gr.

1 cuillerée à dessert (soit IV gouttes)
toutes les 3 heures, la journée et si besoin
la nuit (Gillet).

Augmenter de II à IV gouttes, pousser ainsi jusqu'à
faire prendre à un enfant de
4 ans XX gouttes, XXX et
même XL gouttes, toutes les
3 heures et même beaucoup
plus, jusqu'à LXXX gouttes
de teinture (Codex 1908) :
XX gouttes par année d'âge.

**Chez les enfants âgés de moins de 1 an :**

℞ Sirop de belladone....... 50 gr.
 — de tolu............ 150 —

1/2 cuillerée à café, matin et soir, puis augmenter d'une demi-cuillerée à midi.

℞ Extrait de belladone...... 2 cgr.
 Sirop de tolu............ 100 cc.

3 à 5 cuillerées à café par jour, pour les enfants âgés de 1 an (Herzen).

**Chez les enfants âgés de plus de 1 an :**

℞ Sirop de belladone........ 50 gr.
 — de tolu............. 100 —

1 cuillerée à café matin et soir.

Cesser d'administrer ce mélange, quand on voit les pommettes rougir, les yeux devenir brillants, les pupilles se dilater.

**Chez les enfants âgés de plus de 2 ans :**

℞ Sirop de belladone.... }
 — de tolu......... } ãã 30 gr.
 — de codéine...... }

1 cuillerée à café, matin et soir (enfants de 2 1/2 à 5 ans) (J. Simon).

℞ Sirop de belladone.....
 — d'opium......... }
 — d'éther.......... } ãã 20 gr.
 — de fleurs d'oranger }

2 à 4 cuillerées à café par jour, selon l'âge de l'enfant (Descroizilles).

Administrer la belladone en fractionnant les doses, mais en allant jusqu'aux limites de la tolérance.

*Associer la belladone à l'aconit :*

℞ Teinture de belladone.. }
 Alcoolature de racines } ãã 5 gr.
 d'aconit........... }

X gouttes, matin et soir (J. Simon).

℞ Teinture de belladone.. }
 — d'aconit..... } ãã 2 gr.
 — de droséra.. }
 — de myrrhe..... 10 —

X gouttes, après chaque quinte, dans un peu de lait (5 à 10 fois par jour) (Monin).

Employer la *morphine* par la voie sous-cutanée, à la dose de un quart de centigramme de chlorhydrate de morphine au-dessous de 1 an, à un tiers au-dessus de 1 an. Pratiquer une seule injection chaque jour, pendant 3 jours, puis suspendre pendant 3 jours et reprendre pendant 3 jours, et ainsi de suite aussi long-temps qu'il est nécessaire pendant 40 jours et plus s'il le faut (examiner préalablement l'urine et s'abstenir en cas d'albuminurie).

Si l'injection paraît bien supportée le premier jour, aller, si besoin, jusqu'à un demi-centigramme, et chez les enfants plus âgés jusqu'à trois quarts de centigramme, lorsqu'on a tâté la susceptibilité individuelle des petits sujets par les doses moindres.

Donner la *péronine* comme suit :

℞ Péronine.... 2, 3, 4, 5, etc., cgr.
 Potion gommeuse. 50 cc.

(Autant de centigr. que l'enfant a d'années ; chaque cuillerée à café renferme alors 2, 3, 4, 5, etc., mgr. de péronine.) Dose : 3 cuillerées à café par jour (Eberson).

Prescrire les *bromures* comme suit :

℞ Bromure de potassium. }
 — d'ammonium. } ãã 2 gr.
 — de sodium... }
 Sirop de chloral........ }
 Eau distillée.......... } ãã 60 —

De 1 cuillerée à café à 1 cuillerée à bouche, matin et soir, dans du lait chaud (enfants de 5 à 10 ans) (Dujardin-Beaumetz).

Employer l'*orthoformiate d'éthyle* à la dose de V à VI gouttes par année d'âge et utiliser l'*antispasmine*, comme suit :

℞ Antispasmine............... 2 gr.
  Eau distillée............... 900 —
  Elixir pectoral............. 98 —
Doses, pour enfants, 3 fois par jour :
A 1 an...... 1 à 2 cuillerées à café.
De 2 à 3 ans. 2 à 3   —   —
De 5 à 6 ans. 1 à 1 1/2 cuillerée à bouche.

(Demme et Stoss).

Faire prendre le *bichlorhydrate de quinine* ou l'*euquinine*, à raison de 2 fois en décigrammes le nombre d'années de l'enfant et, si celui-ci a moins d'un an, 2 fois autant de centigrammes qu'il a de mois. Ne jamais dépasser la dose totale de 1 gr. 50 cgr.

*L'antipyrine et le bromoforme sont les médicaments les plus utiles.*

Donner l'*antipyrine*, à la dose de 20 cgr., à un enfant de 2 ans ; augmenter de 10 cgr. par année d'âge ; dans les cas intenses, doubler la dose.

Préférer les doses fortes et non fractionnées, répétées 3 fois par jour :

De 2 à 3 ans... ............. 25 cgr.
De 3 à 6 ans ............... 50 —
De 6 à 10 ans............... 75 —
De 10 à 15 ans.............. 1 gr.

℞ Antipyrine......... 2 à 5 gr.
  Sirop de belladone. 20 à 50 —
  Eau de tilleul... 280 à 350 —
4 cuillerées par jour (Grasset).

Ordonner, *de préférence à tous les autres médicaments*, le *bromoforme*, qui diminue notablement le nombre, l'intensité et la durée des quintes de toux. Administrer ce médicament dans une émulsion huileuse et le faire prendre à doses fractionnées et répétées : au-dessous de 1 an, I goutte de bromoforme toutes les 4 heures ; de 1 an à 3 ans, I goutte toutes les 2 heures ; au-dessus de 3 ans, I goutte toutes les heures ou II gouttes toutes les 2 heures. Après 2 ou 3 jours de traitement, voir comment l'enfant réagit vis-à-vis du médicament et juger si la dose est suffisante ou si au contraire elle doit être augmentée :

℞ Bromoforme............. L gouttes.
  Huile d'amandes douces... 15 gr.
  Gomme arabique........... 15 —
  Eau de laurier-cerise..... 5 —
  — distillée.. Q. S. p. f. 125 cc.
1 cuillerée à café renferme II gouttes de bromoforme.

*Doses :*

A 15 mois. 2 cuill. 1/2 à café par jour.
A 3 ans...   6 cuillerées   —
A 5 ans...  10   —   —
A 10 ans..   5   — à soupe p. jour.
(Marfan).

Chez les **adolescents**, donner jusqu'à XXX gouttes par jour, et chez les **adultes**, jusqu'à L gouttes.

Employer aussi le *soluté officinal de bromoforme*, qui renferme un dixième de bromoforme en poids et en volume (1 gr., ou 1 c. c., ou LX gouttes de ce soluté contiennent 10 centigr. de bromoforme), à la dose de 50 cgr. à 3 gr. par jour chez les enfants et à celle de 2 gr. à 10 gr., par jour, chez l'adulte.

℞ Soluté offic. de bromoforme .7 gr. 50
  Elixir de Garus........ 10 —
  Sirop de tolu........ )
  — de térébenthine. } āā, 25 —
  — d'ipéca composé. )
  — de codéine........ 15 —
Par cuillerées à café : donner en 24 heures autant de cuillerées à café que l'enfant a d'années d'âge (Herzen).

Essayer l'application d'une *pommade à l'antitussine* à 5 p. 100 :

℞ Antitussine............. 5 gr.
Lanoline ............... 85 —
Vaseline ............... 10 —

Pour onctions, sur la poitrine et sur la région interscapulaire.

**Pendant la convalescence :** conseiller les *bains sulfureux*, un *changement d'air*, la vie à la *campagne* ou un séjour à la *montagne* à altitudes moyennes, pendant 4 à 6 semaines.

Donner le *sirop iodotannique* ou de *raifort iodé*, l'*huile de foie de morue*, le *fer*, l'*arsenic*, le *cacodylate de soude*.

Envoyer le malade à *La Bourboule*, au *Mont-Dore* ou à *Cauterets*.

N'envoyer l'enfant à l'école que 3 semaines après la cessation complète des quintes caractéristiques.

Voy. *Adénopathie trachéo-bronchique.*

**FORME GRAVE**

*Séjour au lit.*

Insister sur le *traitement hygiénique* et ordonner les *bains chauds* à 38° et à 40°, répétés 2 à 4 fois dans les 24 heures.

Administrer le *bromoforme* et, si nécessaire, associer aux médications qui précèdent (belladone, antipyrine, aconit et bromoforme à hautes doses) les *narcotiques* (chloral, sirop de codéine ou de chloral ; sirop de morphine, narcéine, héroïne, dionine, dans la seconde enfance).

℞ Bromoforme.... 1 gr. à 1 gr. 50
Chlorhydrate de codéine. 3 cgr.
Alcool à 90°........... 40 gr.
Eau de laurier-cerise... 5 —

℞ Sirop de tolu........ ⎫ ãã Q. S. p.
— d'ipéca composé ⎭ 150 cc.

3 à 6 cuillerées à café par jour, selon l'âge de l'enfant (Herzen).

Entretenir des *vapeurs médicamenteuses* dans la chambre de l'enfant :

℞ Acide phénique........ 3 gr.
Thymol ............... 5 —
Alcool pur ............ 50 —
Alcoolat de lavande...... 20 —
Eau distillée........... 1000 —

A faire évaporer dans une bouillotte, pendant la journée (Herzen).

Pratiquer des *pulvérisations médicamenteuses* directes dans la gorge du malade avec une solution de *phénosalyl* à 1 p. 100, ou bien avec :

℞ Thymol............... 10 gr.
Alcool ............... 250 —
Eau ................. 750 —

Pour pulvérisations, 3 à 4 fois par jour (Bouchut).

Recourir aux *inhalations médicamenteuses* :

℞ Essence de térébenthine.... 1 gr.
Chloroforme............... 3 —
Éther sulfurique........... 6 —

(Wilde).

Pratiquer des *badigeonnages à la cocaïne*, du pharynx et de l'isthme du gosier, 2 à 4 fois par jour, avec une solution aqueuse à 1 p. 20, associés aux *insufflations nasales de mélanges antiseptiques*, répétés 2 fois par jour.

℞ Benjoin pulvérisé..... ⎫ ãã 10 gr.
Salicylate de bismuth.. ⎭
Sulfate de quinine....... 2 —

(Moizart).

℞ Antipyrine pulvérisée.. ⎫ ãã 1 gr.
Chlorhydrate de quinine ⎭
Acide borique........... 2 —
Sous-nitrate de bismuth.. 5 —

**Contre les vomissements :** veiller à ce que l'enfant n'absorbe *pas trop de médicaments*.

*Réduire* également l'alimentation, la limiter pendant quelques jours à l'emploi du laitage, des œufs, de la somatose (2 cuillerées à café par jour, délayées dans du lait).

Faire prendre les *repas immédiatement après le vomissement*, en donnant 1/2 à I goutte de *laudanum*, directement avant le repas (Trousseau).

Prescrire une *infusion de café*, à prendre par cuillerées à dessert.

Chez les très jeunes enfants donner l'*élixir parégorique*, à la dose de I à V gouttes, ou encore :

2 Acide chlorhydrique..... 2 gr.
3 Sirop de sucre............ 200 —
Alcoolature de citron........ 2 —
I cuillerée à café après la quinte.

Recourir à l'administration du *bromoforme*, de préférence à tout autre médicament anticoquelucheux (Herzen).

**Contre la fièvre :** employer la *quinine* en potion ou en suppositoires, à la dose de 25 à 60 cgr. par jour.

2 Chlorhydrate de quinine.. 2 gr.
Eau distillée............ 100 —
2 à 6 cuillerées à café par jour, dans un peu de sirop.

Ou mieux, bains chauds à 34° et 36°, toutes les 3 heures, de 10 minutes de durée.

**En cas d'insomnie :** hydrate de *chloral* en potion ou en lavements, *paraldéhyde*, *uréthane*.

2 Sulfonal.............. 30 cgr.
Pour un cachet : 2 à 3 cachets dans la soirée ; avaler une gorgée de tisane chaude après chaque prise.

Recourir à l'administration du *bromoforme*, de préférence à tout autre médicament anticoquelucheux et à tout hypnotique.

**En cas de fréquence et de faiblesse du pouls :** donner la *digitale*, sous forme de sirop : 5 à 12 gr. par jour ; teinture : V à XV gouttes dans les 24 heures, pendant 3 à 4 jours.

**En cas d'abattement :** *toniques, café, cognac* à la dose de 5 à 25 gr. par jour, selon l'âge de l'enfant.

Si on administre le bromoforme, en diminuer la dose quotidienne.

**En cas d'encombrement bronchique, de dyspnée :** *vomitif* ; prescrire l'*ipéca*, à la dose de 30 cgr. à 1 an, à celle de 1 gr. à 2 ans. Répéter l'administration du vomitif une fois par semaine ou tous les 4 jours, dans les formes intenses, s'il n'existe pas de dépression.

**En cas d'agitation :** *bains tièdes prolongés* (32° à 34°, 1/2 heure de durée) répétés 2 à 4 fois par jour. *Enveloppement humide, maillot*.

Administrer le *bromoforme* de préférence à tout médicament anticoquelucheux.

**En cas de convulsions avec fièvre :** plonger l'enfant, 5 à 10 minutes, dans un *bain à* 25° *ou* 30°, plusieurs fois par jour.

Faire respirer une cuillerée à café du mélange suivant versée sur un mouchoir :

2 Chloroforme............. 15 gr.
Ether sulfurique.......... 30 —

**En cas de délire :** prescrire le *musc* en potion :

℞ Teinture de musc..... X gouttes.
Sirop de fleurs d'oran-
ger................ 20 gr.
Eau distillée......... 40 —

Par cuillerées à café ou à dessert (Comby).

℣ **En cas de syncope, de crise spasmodique,** *flagellation* avec un linge mouillé d'eau froide ; *exciter la pituitaire* avec les barbes d'une plume ; exercer des *tractions rythmées de la langue,* pratiquer la *respiration artificielle.*

**En cas d'épistaxis répétées et abondantes :** *sinapismes* aux jambes ou *bains de pieds sinapisés.*

Faire des *irrigations nasales* avec de l'eau très chaude ou des *insufflations* dans les narines de poudres astringentes au tanin, à l'alun, au ratanhia.

**En cas d'ulcération sublinguale :** attouchements avec une solution de *nitrate d'argent* à 1 p. 30 avec un pinceau trempé dans le collutoire suivant :

℞ Acide borique.......... 3 gr.
Chlorhydrate de cocaïne. 20 cgr.
Glycérine............. 20 gr.

Pour badigeonnages, répétés 2 fois par jour (ne pas employer le borax avec la cocaïne en collutoire, en raison de l'incompatibilité).

**En cas d'exagération de la bronchite ou de bronchopneumonie :** voy. ces mots.

**Dans les formes graves,** si tous les médicaments échouent : avoir recours au *changement d'air*, qui seul, parfois, permet d'espérer la guérison.

**Pendant la convalescence :** traiter la bronchite chronique, l'anémie, l'adénopathie bronchique.

Cure au *Mont-Dore*, en cas de persistance de la bronchite ; à la *Bourboule*, en cas d'asthénie et d'anémie.

## CORNAGE

*Rechercher et traiter la maladie causale :* sténoses laryngées ou sténoses trachéales (sténoses cicatricielles, cancer ou tuberculose du larynx, compression du larynx ou de la trachée par une tumeur, par le thymus hypertrophié chez l'enfant), corps étrangers du larynx ou des bronches, compression des bronches (adénopathie trachéobronchique, anévrysme de l'aorte, tumeur du médiastin, cancer des bronches et du poumon).

## CORONARITE
Voy. *Angine de poitrine.*

## CORPS ÉTRANGERS

**C. É. DE L'ESTOMAC.**
Administrer un *vomitif*, si le corps étranger est petit, sans aspérités, et qu'il peut

être rejeté facilement ; ou mieux encore favoriser le passage dans l'intestin, à la condition toutefois que la nature, le volume et la forme des corps étrangers ne s'opposent pas à cette évolution naturelle. Dans ce but, chercher à enrober les corps étrangers dans les matières alimentaires ; donner des *purées de pommes de terre*, des *bouillies épaisses*, du *riz*, des *panades*.

*S'abstenir* absolument de *purgatifs*.

**Si le corps étranger est volumineux**, cause ou peut causer des accidents graves (corps étrangers pointus), pratiquer la *gastrotomie*.

**C. É. DES FOSSES NASALES.**

Rejeter l'emploi des pinces et des crochets.

Essayer de chasser le corps étranger d'arrière en avant, en faisant une *irrigation forte* par le côté sain ; tenir bouché l'orifice antérieur du côté malade, pour accroître la pression, puis le déboucher brusquement.

Provoquer les éternuements, à l'aide du *tabac à priser* ou mieux, placer le malade devant soi bien verticalement et introduire dans la fosse nasale un *stylet de trousse absolument droit et mousse*, de façon que son extrémité glisse constamment sur le plancher des fosses nasales ; aller assez loin, puis exécuter doucement le mouvement de levier du premier genre, prenant la partie inférieure de l'orifice externe des fosses nasales comme appui

et le corps tombera au dehors.

**Si ces moyens échouent**, éclairer les fosses nasales avec le spéculum nasal et le miroir frontal déplacer le corps étranger avec un stylet recourbé et le saisir avec une *pince à griffes* ou *à mors recourbés*.

Après extraction, aseptiser le foyer et arrêter l'hémorragie par un tamponnement à la gaze salolée.

**C. É. DE L'ŒIL**

**Conjonctive.** — Lorsque le corps étranger (grain de sable, particules de charbon, petit insecte) est logé dans le cul-de-sac conjonctival supérieur, recourir au *retournement de la paupière supérieure* : faire regarder le malade en bas, saisir le rebord ciliaire entre le pouce et l'index gauche et attirer la paupière en bas, pour la déplisser. Appliquer alors un stylet sur le milieu de la surface externe de la paupière supérieure et presser légèrement pour faire basculer le cartilage tarse ; relever à ce moment le bord ciliaire, afin de mettre à nu la surface conjonctivale de la paupière supérieure.

En cas de spasme intense des paupières, faire précéder cette manœuvre de l'instillation, entre les paupières, de V à VI gouttes d'une solution de cocaïne à 1 p. 50.

Pratiquer l'ablation du corps étranger à l'aide d'un petit tampon de coton hydrophile.

Si le corps étranger est implanté sous la conjonctive,

l'extraire à l'aide d'une *pince* après avoir pratiqué, si le cas l'exige, une petite incision à l'aide d'un bistouri.

**Cornée.** — Pratiquer l'anesthésie locale cocaïnique, puis exécuter *l'ablation* immédiate du corps étranger à l'aide de l'aiguille spéciale à corps étrangers de la cornée, ou, si l'on n'a pas cet instrument sous la main, à l'aide de la pointe d'un bistouri fin. Chercher à insinuer la pointe de l'instrument choisi entre le corps étranger et la cornée pour le faire sauter hors de la logette qu'il occupe.

Le corps étranger retiré, appliquer, sur l'œil malade, un pansement aseptique simple que l'on laissera en place pendant 24 heures.

### C. É. DE L'ŒSOPHAGE.

Extraire, avec une *pince adaptée*, avec le *crochet de Kirmisson* ou avec le *panier de de Graefe*, les corps étrangers assez réguliers.

Si possible, contrôler l'extraction par les voies naturelles, par la radioscopie ou mieux par *l'œsophagoscopie* (Guisez) qui permet d'agir sous le contrôle de la vue.

Pratiquer la *pharyngotomie rétro-thyroïdienne* ou *l'œsophagotomie externe*, lorsque les corps étrangers ne peuvent pas être extraits par la bouche, lorsqu'ils sont très irréguliers, durs et à bords tranchants, et lorsqu'ils occupent la région cervicale ou la partie tout à fait supérieure de la région thoracique.

**Si le corps étranger ne dépasse pas la première pièce du sternum :** on peut encore avoir avantage à aller le saisir par la plaie œsophagienne, au moyen de longues pinces.

**Si le corps étranger est fixé près du cardia :** essayer, lorsque celui-ci est dur et lisse, de le pousser, à l'aide d'une sonde, dans l'estomac ; dans le cas contraire, pratiquer la *gastrotomie*.

### C. É. DE L'OREILLE.

Faire des *injections abondantes d'eau tiède savonneuse* avec une pompe suffisamment puissante.

Prendre garde d'enclaver le corps étranger, en l'enfonçant avec le bout de la seringue.

**Si l'on échoue**, *seringuer* plus fort et plus longtemps et, si le corps se déplace, persister avec ce moyen. Si le corps ne se déplace pas, suspendre le seringage ; prescrire des *bains d'alcool absolu* fréquents dans le conduit pour rétracter un peu ses parois et *recommencer à seringuer le lendemain*.

**En cas de complications locales :** commencer toujours par *seringuer* et si l'injection échoue, procéder séance tenante à l'enlèvement du corps étranger à l'aide d'un *petit crochet mousse coudé à angle droit*, ou d'un *crochet piquant*, ou d'un *levier* spécial, ou d'un *extracteur à double crochet*.

Ne jamais employer la pince (Lermoyez).

Traiter l'otite externe traumatique par l'instillation de glycérine phéniquée à 1 p. 20, par les bains d'alcool boriqué à 1 p. 20.

Si l'on échoue, *décoller le pavillon* en arrière, *sectionner le conduit auditif externe* à son insertion osseuse et aller cueillir directement le corps du délit. Suture de la plaie, tamponnement du conduit à la gaze iodoformée ; pansement aseptique.

**b** En cas de **corps étrangers vivants** (insectes) : remplir à pleins bords l'oreille *d'huile d'olives* et après la mort de l'insecte recourir à la même technique d'extraction que pour les corps étrangers inertes (Lermoyez).

**c** En cas de **bouchons cérumineux** : verser de *l'eau tiède savonneuse*, ou de *l'huile*, ou de la *vaseline liquide*, ou de la *glycérine* dans l'oreille et boucher avec un bourdonnet de ouate, faire garder ce pansement une journée et une nuit.

Employer aussi le mélange suivant :

    Bicarbonate de soude.....     1 gr.
    Glycérine...............  }
    Eau distillée..........   }  āā 10 —

Après avoir ainsi imbibé le cérumen, pratiquer avec une grande pompe ou un fort irrigateur une *irrigation tiède*, jusqu'à ce que tout le bouchon soit entraîné au dehors.

Essuyer ensuite le conduit et le badigeonner avec de la *teinture d'iode* étendue de trois fois son volume d'alcool à 90°, ou avec :

    Glycérine..............    30 gr.
    Coaltar saponiné.......     4 —

(Ménière).

Tenir l'oreille fermée avec du coton pendant 2 jours.

**C. É. DU RECTUM.**

Recourir à l'*extraction par la voie naturelle* au moyen des doigts, de pinces à mors cannelés ou de pinces de Museux.

Dans certains cas, essayer de passer le doigt en crochet au-dessus du corps étranger, afin de l'abaisser.

Fragmenter certains corps étrangers avant de les extraire, si leur fragmentation ne fait courir aucun danger aux parois du rectum (pomme de terre).

**Si le corps étranger est très volumineux, ou s'il est enclavé** dans la concavité sacrée, pratiquer la *périnéotomie postérieure*, complétée, le cas échéant, par une *résection du coccyx*.

**C. É. SOUS-CUTANÉS.**

Pratiquer l'anesthésie de la région à la cocaïne, puis une *incision cutanée*, suivie de la recherche du corps étranger et de son extraction.

**En cas de corps long et étroit** (aiguille), faire une *incision absolument perpendiculaire* au corps étranger.

**C. É. DE L'URÈTRE.**

Pratiquer l'extraction par le méat, en le débridant, au besoin, à l'aide de la *pince articulée*.

**Si l'on échoue,** faire une *boutonnière*, en suturant la plaie urétrale.

**C. É. DU VAGIN.**

**Si le corps étranger est**

**petit**, le retirer à l'aide d'une *pince à pansements vaginaux.*

**S'il est gros et lisse**, employer une *pince à faux germe.*

**Si le corps étranger a des extrémités pointues ou des crêtes vives**, protéger les parois du vagin avec un *spéculum* ou des *valves.*

**Si le corps étranger est incrusté et devenu rigide**, le *briser* avant d'en pratiquer l'extraction.

Traiter la vaginite concomitante.

### C. É. DE LA VESSIE.

**Chez l'homme :** *taille hypogastrique.*

**Chez la femme :** dilatation de l'urètre, suivie d'*extraction* du corps étranger, s'il est petit et lisse. Pratiquer la *taille vaginale* quand il est volumineux.

### C. É. DES VOIES AÉRIENNES.

Si le corps étranger s'est arrêté dans le larynx, l'*extraire* en s'aidant du miroir et d'une *pince laryngienne* de Fauvel.

**Si l'on échoue :** *pharyngotomie sus-hyoïdienne*, pour les corps sus-glottiques ; *thyrotomie*, pour ceux fixés plus profondément.

**En cas d'accidents asphyxiques :** *trachéotomie* (voy. pour la technique opératoire : *Croup*).

# CORPS FIBREUX

Voy. *Fibromes utérins.*

# CORS ET DURILLONS

Ramollir l'épiderme par un *bain* ; *enlever par grattage* ou *couche par couche*, avec *le bistouri*, des lamelles épidermiques sans intéresser le derme.

Ou bien mettre sur le cor pendant plusieurs jours de suite le *collodion* suivant :

℞ Acide salicylique...... } āā 2 gr.
— lactique........ }

Collodion élastique...... 8 gr.
Pour applications avec le pinceau.

puis prendre un bain de pieds dans lequel on détache la masse.

Recourir enfin à l'*énucléation* du cor entier et de sa racine, au moyen d'une fine spatule.

# CORYZAS

### C. AIGU.

Défendre au malade de sortir, si le temps est froid et humide.

Favoriser la sudation en conseillant au malade de se *coucher* et de boire, à deux ou trois reprises dans la journée, des *tisanes chaudes* (violettes, guimauve, tilleul), des *grogs* au rhum ou au kirsch. Ordonner les *bains de pieds* sinapisés.

**Au début** : prescrire le *benzoate de soude* (6 à 10 gr., chez l'adulte ; 3 à 5 gr. chez l'enfant), pendant 3 à 4 jours, associé à l'*aconit*, pour calmer les douleurs frontales.

℞ Benzoate de soude..... 6 à 10 gr.
Teinture de racines
  d'aconit............. 1 —
Eau de laurier-cerise... 3 —
Sirop de tolu.........
  — de codéine ...... } āā 30 —
Eau distillée........... 60 —

A prendre en 4 fois, dans les 24 heures, entre les repas (Ruault).

Ou bien :

℞ Aconitine cristallisée.... 1 mgr.
Bromhydrate de quinine.. 50 cgr.
Extrait de réglisse....... Q. S.

Pour 10 pilules : une pilule toutes les heure et demie à 2 heures (Huchard).

Ordonner des *inhalations de vapeurs d'eau de Cologne* ou avec le mélange suivant :

℞ Menthol................. 3 gr.
Alcool .................. 60 —

Une cuillerée à café dans une tasse d'eau chaude, pour inhalations 3 à 4 fois par jour.

Ou faire inspirer, plusieurs fois par jour, quelques gouttes du mélange suivant, versé sur un mouchoir ou sur du papier buvard.

℞ Acide phénique........
Ammoniaque ......... } āā 5 gr.
Alcool à 90°........... 10 —
Eau.................... 15 —

Ou bien conseiller les instillations dans les narines d'*huile de vaseline camphrée* ou *mentholée* à 5 p. 100, ou *goménolée* à 10 p. 100. Prescrire des *poudres antiseptiques à priser* :

℞ Menthol................. 20 cgr.
Chlorhydrate de cocaïne.. 10 —
Acide borique pulvérisé... 10 gr.

℞ Chlorhydrate de cocaïne.. 20 cgr.
Menthol................. 30 —
Salol pulvérisé.......... 5 gr.
Acide borique pulvérisé... 15 —
                (Lermoyez).

℞ Salicylate de naphtyle... 30 gr.
  —      de phényle..... 15 —
Menthol................. 4 —
Chlorhydrate de cocaïne. 50 cgr.
Acide borique..... 50 gr. 50 —

(Poudre contre le coryza du Codex.)

Conseiller au malade de faire des *irrigations des fosses nasales* à l'aide du siphon de Weber avec de l'eau boriquée tiède ou simplement d'*aspirer*, matin et soir, le liquide :

℞ Bicarbonate de soude..... 5 gr.
Eau oxygénée............ 250 —
  — distillée............ 750 —

**Contre la céphalalgie et la douleur frontale** : *pyramidon*, 1 gr. 50 par jour ; *antipyrine*, 2 à 3 gr. par jour ; ou *phénacétine* ou *exalgine* ; *sels de quinine*, 20 à 25 cgr., 3 fois par jour.

℞ Sulfate neutre d'atropine 1/2 mgr.
Pyramidon............. 25 cgr.
Bichlorhydrate de quinine 20 —

Pour 1 cachet : 3 cachets par jour.

Faire priser une *poudre composée à la morphine* :

℞ Chlorhydrate de morphine. 5 cgr.
Salicylate de bismuth. }
Acide borique pulvérisé } āā 1 gr.

A priser dans les 24 heures (Herzen).

Ordonner des *pulvérisations intra-nasales* pratiquées toutes les trois heures, avec le mélange suivant :

℞ Chlorhydrate de cocaïne }
Menthol.............. } āā 5 gr.
Huile de vaseline....... 100 —
                (Pugnat).

**En cas d'excoriations aux lèvres ou aux narines :**

℞ Salol pulvérisé........ ⎰ āā 1 gr.
Xéroforme.......... ⎱
Vaseline.............    20 —
(Herzen).

*Chez les enfants au-dessous de 1 an :* enduire plusieurs fois par jour la face externe des narines avec du *beurre de cacao* ou avec de la *pommade camphrée.* Rétablir la respiration par le nez, en instillant dans chaque narine I goutte, 3 à 4 fois par jour, de la solution suivante :

℞ Chlorhydrate de cocaïne..  2 gr.
Glycérine............ ⎰ āā 50 —
Eau distillée......... ⎱
(Naegeli-Akerblom).

Ou bien employer l'*huile camphrée* ou l'*huile mentholée,* à 2 p. 100 :

℞ Menthol................. 15 cgr.
Huile de vaseline stérilisée.  10 gr.
Instiller III à IV gouttes dans chaque narine, 3 à 4 fois par jour.

Pratiquer des *lavages* des fosses nasales avec une solution de bicarbonate de soude à 5 p. 1000 que l'on injecte à l'aide d'une seringue en verre.
Voy. *Rhinites infectieuses.*
Après guérison, ordonner, chez les enfants au-dessus de cinq ans, *de faire chaque matin un grand lavage froid de tout le corps,* avec de l'eau à la température de la chambre et suivi d'une énergique friction avec une serviette sèche et grossière dans le but d'aguerrir le malade contre les refroidissements.

**C. CHRONIQUE.**

Voy. *Catarrhe naso-pharyngien chronique.*
TRAITEMENT GÉNÉRAL:
*Rechercher la cause et combattre :* scrofule, lymphatisme, syphilis.
Traiter les végétations adénoïdes, l'hypertrophie des cornets, la pharyngite granuleuse, l'hypertrophie des amygdales.
Défendre le tabac, l'alcool, le séjour dans une atmosphère viciée.
Eviter les refroidissements, porter de la flanelle sur le corps.
TRAITEMENT LOCAL:
Prescrire les *aspirations* d'eau salée chaude ou d'eau salée et iodée, ou bien ordonner des *irrigations abondantes et légèrement antiseptiques* (douche de Weber) ou de préférence, à la fois *alcalines et antiseptiques,* répétées 2 à 3 fois par jour et données à la température de 25° à 30°.

℞ Acide salicylique........    5 gr.
Chlorure de sodium......   50 —
Bicarbonate de soude.....  100 —
2 cuillerées à café par litre d'eau.

Employer aussi, pour les lavages, une solution de *phosphate de soude* à 1 p. 500 ou de *chlorure de sodium* à 7 p. 1000.
Une fois les fosses nasales nettoyées, agir sur la muqueuse par des *astringents* ou des *caustiques* pulvérulents en insufflations.

℞ Nitrate d'argent..  10 cgr. à 1 gr.
Poudre d'amidon..       10 —
Augmenter progressivement la dose de nitrate d'argent.
Insuffler cette poudre tous les deux ou trois jours alternativement dans chaque narine. Faire 10 à 12 insufflations.

℞ Acide borique.......... } āā 10 gr.
  Talc de Venise........ }
  Sulfate de zinc......... 2 —
℞ Menthol............... 60 cgr.

Pour insufflations répétées 3 fois par jour (Gomby).

℞ Bétol............... } āā 10 gr.
  Sous-nitrate de bismuth. }
  Protargol............... 2 à 4 gr.
                        (Herzen).

Recourir aussi aux badigeonnages avec une *solution de nitrate d'argent*, variant de 2 p. 100 à 1 p. 10, ou de *protargol* à 10 ou 20 p. 100; et, si l'on veut exercer une action caustique énergique, employer le *nitrate d'argent pur*,

l'*acide chromique* ou le *chlorure de zinc*.

℞ Iode métallique.......... 20 cgr.
  Iodure de potassium...... 2 gr.
  Menthol............... 20 cgr.
  Glycérine............... 20 gr.

Pour badigeonnages de la muqueuse nasale, tous les deux jours (Hédon).

Voy. *Rhinites, Ozène*.

## C. SPASMODIQUE

Traiter l'arthritisme et l'herpétisme.

Voy. *Asthme des foins*.

## C. VASO-MOTEUR.

Voy. *Hydrorrhée nasale*.

# COUP DE SOLEIL
## *Insolation.*

**CAS LÉGERS.**

Éloigner le malade du soleil et le mettre à l'ombre; puis le dévêtir, lui faire sur le visage et sur la tête des *affusions froides*; appliquer aussi sur la tête des *compresses glacées*.

Prescrire une *infusion froide de café*.

**CAS GRAVES.**

Déshabiller le malade et recourir à la *réfrigération*: frictions énergiques avec de l'eau froide sur le corps, affusions d'eau froide, frictions avec de la glace.

Pratiquer en même temps des injections de *caféine* et *d'éther*, alternativement.

Si le malade a repris connaissance, administrer l'*éther*, la *liqueur d'Hoffmann*, et la *liqueur ammoniacale anisée*, en potion.

℞ Liqueur ammoniacale
   anisée............ VI gouttes.
  Ether sulfurique.... X    —
  Eau sucrée........ 20 gr.

A prendre en 2 ou 3 fois avec 5 minutes d'intervalle (Herzen).

**Dans la forme anémique :**

℞ Sulfate de strychnine..... 1 cgr.
   —    d'atropine........ 3 mgr.
  Trinitrine............... 5 —
  Eau distillée et stérilisée..
                        Q. S. p. 5 cc.

Injecter 1 cc.

**Dans la forme apoplectique :**

℞ Teinture de strophantus. 30 cgr.
  Alcoolature de racines
     d'aconit............ X gouttes.
  Trinitrine............... 5 mgr.
  Eau distillée et stérilisée.
                        Q. S. p. 5 cc.

Injecter 1 cc.; répéter, au besoin, l'injection au bout de 2 heures.

Recourir à la *saignée*, chez les sujets vigoureux et pléthoriques.

Pratiquer la *ponction lom-*

*baire* du canal rachidien (Dopter).

**En cas de convulsions :** *révulsion cutanée* (sinapismes à la nuque, sur la poitrine, aux extrémités) ; *émissions sanguines* (sangsues aux tempes et derrière les oreilles) ; *saignée*, si le sujet est jeune et vigoureux.

Administrer un *lavement purgatif* et mettre le *sac de glace* sur la tête

Ne pas prescrire l'opium, ni le chloral.

**En cas de coma persistant :** pratiquer des injections d'*éther camphré*, appliquer un *vésicatoire* à la nuque.

℞ Camphre................. 1 gr.
    Éther sulfurique......... 10 cc.

Injecter 3 à 5 seringues de Pravaz par jour.

Recourir à la *ponction lombaire* (Dopter).

**En cas d'asphyxie :** pratiquer avec persévérance la *respiration artificielle*, ou les *tractions rythmées de la langue.*

Employer les inhalations d'*oxygène.*

**Pendant la convalescence :** recommander au malade d'éviter toute fatigue physique ou intellectuelle pendant plusieurs semaines.

# COUPEROSE

Voy. *Acné rosacée.*

# COWPÉRITES (BLENNORRAGIQUES)

**C. AIGUË.**

Voy. *Abcès de la glande de Cowper.*

**C. CHRONIQUE.**

*Massages digitaux* sur un gros béniqué introduit dans l'urètre. *Lavages antiseptiques* de l'urètre. Traitement hygiénique de la blennorragie.

# COXALGIES

**C. HYSTÉRIQUE.**

Éviter les moyens violents, les révulsifs énergiques, l'extension continue, les appareils inamovibles.

Préférer les *frictions*, le *massage*, les *douches locales.*

**En cas d'attitude vicieuse persistante :** appliquer un *appareil à extension continue* avec un poids de 2 à 10 kilos, selon l'âge du malade et le degré de l'attitude vicieuse.

**Dans les cas invétérés :** *ténotomie, redressement* forcé en narcose.

**Dans les cas qui se prolongent :** faire une *opération simulée* (anesthésie générale, incision cutanée, suture, pansement aseptique) (S. Duplay).

Dans tous les cas, insister sur le *traitement hygiénique* et *psychothérapique* de l'hystérie ; recourir à *l'électricité* sous ses différentes formes.

C. TUBERCULEUSE.

TRAITEMENT GÉNÉRAL HYGIÉNIQUE, DIÉTÉTIQUE ET MÉDICAMENTEUX : voy. *Mal de Pott, Phtisie.*

TRAITEMENT LOCAL :

*Immobilisation au lit*, combinée à l'*extension continue* à l'aide de poids (2 à 5 kilos, suivant l'âge) lorsque le repos au lit ne calme pas les douleurs ; puis, *grand appareil plâtré* après réduction de l'attitude vicieuse.

Recourir aux *injections de chlorure de zinc*, comme moyen adjuvant.

Ne pas recourir à l'application de vésicatoires, ni à celle de pointes de feu ou de teinture d'iode.

Ne pas recourir à la résection de la hanche : elle donne de mauvais résultats thérapeutiques et de plus mauvais résultats au point de vue de la marche (Chaput).

**En cas d'amélioration** : recourir à l'application d'un *appareil de marche*, composé d'une attelle métallique fixée à l'aide de bandes plâtrées (appareil de Frœlich ou appareil analogue).

**En cas d'attitudes vicieuses** : pratiquer l'*extension continue* jusqu'à redressement de l'attitude vicieuse, suivie d'immobilisation de l'articulation à l'aide d'un appareil ambulatoire.

Si l'attitude vicieuse n'est pas corrigée par l'extension continue, quand elle est ancienne, pratiquer le *redressement sans narcose générale* par étapes avec une série de plâtres, à raison d'un nouveau plâtre tous les 15 jours.

**En cas d'abcès** : pratiquer, si l'abcès n'est pas encore ouvert, l'*immobilisation en extension et abduction* dans un appareil plâtré, et si l'immobilisation n'est pas suffisante pour que l'abcès se résorbe et surtout s'il grossit, faire des injections d'*éther* ou de *glycérine* ou d'*huile* ou de *crésol iodoformés* ; recourir à ce moyen même après avoir appliqué un appareil plâtré dans lequel on aura ménagé une fenêtre au niveau de l'abcès.

Voy. *Abcès froids, Mal de Pott.*

Remplacer l'appareil plâtré après une période de temps, variable suivant les cas, par un appareil de marche.

Si l'abcès est ouvert, appliquer un *appareil plâtré* immobilisant l'article dans la position où il se trouve ; pratiquer des *injections modificatrices*, pour chercher à tarir les fistules. Si cela ne suffit pas, faire des *grattages*, des *tunnellisations* des os, et même des *résections atypiques* qui favoriseront le drainage de l'articulation (S. Duplay).

**En cas de fièvre intense** : pratiquer la *résection de nécessité*, la résection n'étant qu'un moyen pour mieux évacuer le pus.

INDICATIONS DE LA RÉSECTION DE LA HANCHE :

1º Nécrose et séparation de la tête fémorale en totalité ;

2º Présence d'un séquestre, soit dans le col, soit dans la cavité cotyloïde ;

3º Carie étendue du fémur ou du bassin, donnant naissance à une suppuration prolongée, et à la formation de trajets fistuleux ;

4° Abcès intrapelviens, consécutifs à une lésion de la cavité cotyloïde ;

5° Affection étendue et très ancienne de la synoviale, ulcération des cartilages articulaires, avec suppuration persistante ;

6° Luxation de la tête du fémur dans la fosse iliaque externe avec trajets fistuleux.

**S'il y a des fusées à distance** : se résigner, dans les cas graves, à *désarticuler la hanche*.

Recourir de préférence au *traitement idéal de la coxalgie par les injections articulaires précoces* qui a pour but d'empêcher la destruction des extrémités osseuses et de détruire la fongosité avant qu'elle n'ait détruit l'os.

Ne pas attendre l'arrivée spontanée des abcès, ce serait s'exposer à arriver trop tard ; pratiquer les injections intra-articulaires quelques semaines ou quelques mois après le début cliniquement constaté de la coxalgie.

Mettre d'abord le malade au repos, à l'extension ou dans un plâtre bivalve de manière à pouvoir l'enlever aisément à chaque injection, et à le remettre aussitôt après. Puis après 2 ou 3 jours de repos commencer les injections; injecter les mêmes liquides, aux mêmes doses et aux mêmes intervalles que s'il s'agissait d'un abcès froid vulgaire (solution d'iodoforme dans l'huile, la glycérine ou l'éther à 8 p. 100, ou bien du naphtol camphré à 15 p. 100). Voy. *Abcès froid, Adénites scrofulo-tuberculeuses.*

Renouveler l'injection toutes les semaines, jusqu'au chiffre de 9 à 10 injections ; après quoi faire pendant 2 à 3 mois, une compression ouatée de la région articulaire (avec l'extension continue ou avec le plâtre). Cette période écoulée, attendre encore 4 ou 5 mois avant de lever le malade (à ce moment il est guéri) (Calot).

*Technique des injections :* se guider sur les deux points de repère suivants : 1° l'horizontale passant par les épines pubiennes ; 2° l'artère fémorale qu'on sent battre au pli de l'aine.

Avec une aiguille de Collin n° 2, à très court biseau, ou d'un fin trocart, piquer à 2 centimètres en dehors de l'artère et à 3 centimètres au-dessous de l'horizontale des épines pubiennes chez l'adulte (chez l'enfant, piquer à 1 cent. 1/2 en dehors de l'artère et à 2 cent. au-dessous de l'horizontale).

Piquer droit d'avant en arrière jusqu'à ce qu'on sente la résistance de l'os, qu'on atteint vers le milieu de la face antérieure du col, à 4 ou 5 centimètres de profondeur.

Pour faciliter la pénétration du liquide, mettre la jambe en légère flexion (30° à 35° avec abduction et rotation externe de 15° à 20° (dans cette attitude, la capsule antérieure se relâche, se détache de l'os et s'embroche d'elle-même sur l'aiguille).

Pousser l'injection doucement, puis, une fois terminée, mettre un tampon sur l'orifice cutané et laisser retomber la cuisse lentement (Calot).

# CRAMPES
## Voy. *Contractures*.

**C. D'ESTOMAC.**

Voy. *Dyspepsies, Gastralgie, Ulcère de l'estomac*.

**C. DE LA GROSSESSE.**

Rechercher et traiter l'albuminurie gravidique, si elle existe.

**Au moment des crampes :** *masser* les muscles contracturés ; étendre fortement la jambe, le pied, les orteils si la crampe siège dans les fléchisseurs ; la fléchir si elle siège dans les extenseurs (Tarnier).

Frictions avec le *liniment ammoniacal camphré*, ou bien avec :

℞ Ammoniaque liquide...    3 gr.
Huile d'amandes douces.
Baume de Fioravanti..  } āā 30 —
Alcool camphré.......

(Herzen).

**Pour prévenir le retour des crampes :** faire porter une *ceinture abdominale* ; combattre la constipation ; prescrire les *bromures* (2 à 3 gr. par jour).

℞ Bromure de potassium..  6 gr.
Sirop d'éther....
  — de fleurs d'oran-  } āā 40 —
ger............
Teinture de musc...  XXgouttes.
Eau distillée.....  120 gr.

3 cuillerées à soupe par jour.

**C. PROFESSIONNELLES** (*C. des écrivains, des pianistes, des télégraphistes, des dactylographes, des tailleurs, des couturières*) :

**En cas de crampes des écrivains :** rechercher et traiter l'arthritisme, la goutte, l'alcoolisme, le tabagisme, l'hystérie ou la neurasthénie.

Recourir à l'*électrisation statique*.

Organiser avant tout un *traitement psychothérapique* : rééduquer la volonté, rendre confiance aux malades, leur certifier la guérison.

LOCALEMENT : *abstention complète* de toute écriture pendant plusieurs semaines.

*Electrothérapie* : courants galvaniques le long des muscles et des nerfs atteints, tous les jours, pendant 10 à 20 minutes, 5 à 10 milliampères.

*Massage* : séances quotidiennes pendant 4 à 6 semaines.

Pratiquer des injections sous-cutanées de *strychnine*.

Recourir à la *méthode de Schott*, qui comprend la gymnastique rationnelle des doigts et le massage : la gymnastique consiste en mouvements passifs, que le malade exécute et en mouvements actifs, qu'une autre personne arrête. Le massage porte sur les nerfs et sur les muscles (Norström).

Conseiller au malade d'apprendre à écrire de la main gauche, ou, s'il veut continuer à écrire de la main droite, lui faire employer un appareil spécial : porte-plume en forme de massue, appareil à

3 anneaux reliés, anneau de caoutchouc, pour maintenir 2 ou 3 doigts réunis, appareil à boule simple de Velpeau, appareil de Duchenne (de Boulogne), et lui prescrire d'*écrire lentement* d'une *écriture grosse et ronde.*

# CRANIOTABES

[= *Craniomalacie.*

TRAITEMENT GÉNÉRAL : *allaitement naturel* ; si l'allaitement artificiel est inévitable, le réglementer et donner du *bon lait,* bouilli et stérilisé ; prescrire le *lait phosphaté.*

Combattre les troubles digestifs (diarrhée, vomissements).

Si les enfants sont nés avant terme, les mettre dans la *couveuse* de Tarnier, les *gaver.*

Prescrire les *bains salés* quotidiens de 10 à 15 minutes de durée, suivant la tolérance des enfants (1 kgr. de sel par bain).

Sorties fréquentes ; vie à la *campagne.*

TRAITEMENT LOCAL : éviter les coups, les pressions sur le crâne ; faire usage d'*oreillers mous* ; dans les cas extrêmes, faire porter aux enfants des *casques rigides* moulés sur le crâne (en fil de fer, carton, cuir bouilli, celluloïd) (Comby).

# CRÊTES DE COQ

Voy. *Condylomes, Végétations vénériennes ou spontanées.*

# CREVASSES

**C. DES MAINS.**

Éviter l'action du froid et de l'eau froide ; protéger les mains à l'aide de *gants* ; appliquer, matin et soir, la *pommade* suivante :

℞ Menthol................... 1 gr.
  Salol..................... 2 —
  Huile d'olive ............. 10 —
  Lanoline.................. 30 —

ou bien employer la *glycérine* ou le *cold-cream.*

Prescrire aussi le *liniment* suivant :

℞ Beurre de cacao......... 7 gr.
  Huile d'amandes douces.. 5 —

Oxyde de zinc.......... } āā 10 cgr.
Borate de soude.... }
Essence de bergamote. VIIIgouttes.
A appliquer le soir.

**C. DU SEIN.**

Empêcher le traumatisme de la succion, employer la *téterelle biaspiratrice* de Auvard : dans certains cas, faire cesser complètement l'allaitement et donner à l'enfant une nourrice.

*Lavages,* après chaque tétée, avec une solution légèrement antiseptique (aniodol 1 p. 1 000, aseptol à 1 p. 500, acide borique à 4 p. 100, sublimé à 1 p. 5 000), ou avec de l'eau *oxygénée* à 12 volumes dédoublée avec de l'eau bouillie (pas toxique); ou bien appliquer sur le sein, surtout en cas de lymphangite, des *compresses* imbibées d'une solution antiseptique faible :

℞ Phénosalyl............ 2 gr. 50
 Eau distillée........... 500 —

Recourir aux onctions avec la *pommade* suivante :

℞ Mentol...............  } āā 50 cgr.
 Stovaïne.............. }
 Salol pulvérisé....... } āā 1 gr.
 Huile d'olive stérilisée. }
 Lanoline............... 50 —

**Contre les douleurs** : application de compresses trempées dans une *solution de* stovaïne à 1 ou 2 p. 100 ; ou badigeonnages des crevasses avec une *solution éthérée d'orthoforme* :

℞ Orthoforme............. 1 gr.
 Ether sulfurique......... Q. S.
 Huile d'amandes douces... 15 cc.
                    (Blondel).

et, 2 heures après cette application, mettre l'enfant au sein après un lavage préalable à l'eau boriquée ou mieux à l'eau alcoolisée, pour éviter l'empoisonnement du nourrisson (Maygrier, Blondel).

Dans les **cas invétérés**, pratiquer des badigeonnages au *glycérolé de tanin*, ou des cautérisations au *nitrate d'argent* en crayon ou en solution à 1 p. 30.

## CRISES GASTRIQUES

Voy. *Gastralgie.*

## CRISES NERVEUSES

Voy. *Hystérie, Nervosisme.*

## CROISSANCE (TROUBLES DE)

Voy. *Achondroplasie, Enfants débiles, arriérés ou retardataires.*

TRAITEMENT HYGIÉNIQUE : prescrire le *repos* et le *sommeil prolongés.*
Ordonner des *promenades, quotidiennes*, les *exercices de gymnastique suédoise*, la *gymnastique* et la *rééducation respiratoires*. Pratiquer l'*aération continue*, même pendant la nuit.
Envoyer les enfants à la *campagne*, au grand air, mais ne pas leur imposer de marches et de fatigues ; les envoyer aussi à la *mer*, excepté s'ils sont irritables et nerveux.
*Bains salés* ou *sulfureux* ; *douche froide*, si elle est supportée ; chez les jeunes arthritiques, préférer l'*hydrothérapie tiède ; frictions sèches* au gant de crin.
Recourir à l'*électricité statique* et à la *faradisation* des muscles qui entourent le cartilage inférieur du fémur.
*Cure aux eaux* de la Bour-

boule, Saint-Nectaire, Forges-les-Bains, Salies-de-Béarn, Salins-les-Bains ; *séjour à la montagne* (altitude 800 à 1 200 mètres).

En cas de syphilis héréditaire : recourir au *traitement spécifique mixte et aux toniques.*

℞ Biiodure de mercure.　30 à 60 mgr.
　Iodure de potassium..　　　10 gr.
　Sirop d'écorces d'o-
　　ranges amères,　Q. S. p. 150 cc.
　3 cuillerées à café par jour (Herzen).

En cas d'hérédo-paludisme : ordonner l'*extrait de quinquina*, l'*arsenic* ou le *cacodylate de soude.*

Combattre le lymphatisme, lorsqu'il existe (voy. *Scrofule*).

Veiller au bon fonctionnement des organes digestifs.

RÉGIME : lait, lait de poule, œufs, crèmes, poissons, cervelles, ris de veau, viandes rôties (ne pas abuser des viandes chez les fils d'arthritiques), légumes verts, épinards, purées de lentilles, de haricots, décoctions de céréales : mettre, dans 4 litres d'eau, 2 cuillerées à soupe de blé, d'orge, d'avoine, de seigle, de maïs et de son ; faire bouillir le tout, pendant 3 heures, jusqu'à réduction de 1 litre de décoction. Laisser refroidir et passer à travers un tamis fin.

Administrer cette décoction, aux repas et entre ceux-ci, coupée ou non avec du lait, sucrée ou non sucrée, ou encore aromatisée avec un peu de kirsch, d'anisette, d'eau de fleurs d'oranger, etc. (Springer).

Défendre l'alcool, peu de vin, pas de café.

En cas de céphalalgie : retirer l'enfant du collège et le mettre au *repos le plus complet.*

Rechercher et traiter l'hypertrophie de l'amygdale pharyngée, si elle existe.

**Contre l'anémie** : *préparations ferrugineuses* et *arsenicales* ; sirop d'iodure de fer.

Eaux d'Orezza, de Spa, de Bussang, de Renlaigue.

Prescrire les modificateurs de la nutrition, tels que les *préparations phosphatées*, et avoir recours aux agents qui stimulent le système nerveux, comme la *strychnine* :

℞ Sulfate de strychnine.　1 à　2 cgr.
　Phosphate de soude..　5 à 10 gr.
　Eau distillée........　　100 —
　2 à 3 cuillerées à café, par jour (Le Gendre).

Donner les *glycérophosphates*, le sirop iodo-tannique phosphaté, le *sirop de Fellow's* aux hypophosphites ou la *lécithine* sous forme de pilules à 5 cgr., prises 3 à 4 par jour.

**En cas de palpitations**, prescrire :

℞ Iodure de potassium......　5 gr.
　Bromure de potassium....　10 —
　Sirop d'écorces d'oranges
　　amères................　300 —
　1 à 2 cuillerées par jour, selon l'âge (Comby).

**En cas de douleurs osseuses, d'arthralgie** : prescrire le *repos*, les *bains tièdes*, l'application pendant la nuit de compresses imbibées d'une solution saline renfermant des eaux mères, des sels d'eaux mères et du chlorure de sodium.

**En cas de scoliose** : conseiller la *gymnastique suédoise*, le *massage.*

Si la scoliose est produite par des inégalités de croissance des membres inférieurs, effacer la cause primitive de l'affection par le *port d'une chaussure corrective* ; faire fabriquer les chaussures sur mesure, en faisant placer à l'intérieur non une simple talonnette, mais une semelle de liège soutenant bien toute la plante et s'amincissant seulement d'une façon progressive dans son tiers antérieur.

Voy. *Scolioses*.


# CROUP
## *Diphtérie du larynx.*

TRAITEMENT GÉNÉRAL hygiénique et médicamenteux de la diphtérie.

Injections de *sérum anti-diphtérique Roux* (Voy. *Diphtérie*).

En outre avoir recours aux *médicaments antispasmodiques* (les accidents relevant du spasme glottique plus que de l'obstruction par la fausse membrane) ; ordonner les *bromures*, l'*antipyrine*, la *codéine* et la *morphine* par la voie sous-cutanée à la dose de 1/4 à 1/2 cgr., chez l'enfant, suivant l'âge du petit malade (Lepage).

℞ Pyramidon .............. 30 cgr.
Bromure de sodium. ...... 1 gr.
Sirop de codéine. ........ 15 —
Julep gommeux. .......... 45 —

A prendre la moitié de la potion en 24 heures ; enfant de 5 à 6 ans (Marfan).

S'abstenir de la médication vomitive qui augmente la prostration des malades.

**Contre le tirage sus et sous-sternal continu et progressif :** pratiquer le *tubage*, chez les enfants très jeunes, et la *trachéotomie* chez les malades âgés de plus de 2 ans.

TUBAGE.

*Instruments :* ouvre-bou-che ; introducteur ou applicateur, qui sert à porter le tube dans le larynx ; série graduée des tubes, avec leurs mandrins.

*Manuel opératoire :* enrouler l'enfant dans un drap, les bras étant allongés le long du corps, et le faire maintenir par un aide entre ses jambes.

Placer l'ouvre-bouche et le faire tenir par un second aide, qui en même temps immobilisera la tête de l'enfant.

Rechercher avec l'index gauche les points de repère (épiglotte, orifice glottique) ; une fois ceux-ci trouvés, saisir, de la main droite, l'introducteur et le porter dans l'orifice glottique, en suivant le bord externe de l'index gauche et placer le tube. Tenir toujours le manche de l'instrument exactement sur la ligne médiane.

Si la glotte est fermée, par contracture des cordes vocales, l'obturer, pendant quelques instants, avec l'index gauche, et introduire le tube au moment où l'enfant fait une forte inspiration.

S'assurer que le tube est engagé (le doigt ne doit plus sentir le tube qu'à travers une sorte de pont tendu entre les deux cartilages aryténoïdes), le fixer avec l'ongle de l'index gauche et libérer le mandrin en élevant le levier de l'applicateur, retirer enfin l'applicateur.

En cas de faux engagement intercrico-thyroïdien, recourir à la manœuvre suivante : le tube étant engagé dans le larynx à 1 ou 2 centimètres, sans pouvoir pénétrer plus loin, retirer la main gauche du pharynx, tout en tenant fixé le tube dans la position où il se trouve par la main droite armée de l'applicateur. Exercer alors avec le pouce gauche, la main étant appliquée dans une position analogue à celle de l'énucléation, une pression sur l'espace intercrico-thyroïdien (Escat).

En cas de faux engagement ventriculaire droit ou gauche, maintenir le tube engagé et, de la main gauche, saisir le larynx entre le pouce et l'index, comme dans la crico-trachéotomie, mais en sens inverse, le poignet tourné vers le sternum. Imprimer alors au conduit laryngo-trachéal des mouvements de latéralité (Escat).

En cas d'obturation du tube par une fausse membrane, tirer sur le fil dont est muni le tube et le retirer ; puis, si la membrane a été ramenée avec le tube, recommencer l'intubation ; dans le cas contraire, injecter dans la trachée 3 centimètres cubes d'huile mentholée à 3 ou 5 p. 100, pour faciliter le détachement des fausses membranes.

*Soins consécutifs* : maintenir dans la chambre une atmosphère saturée de vapeur d'eau ; pratiquer deux fois par jour des lavages de la bouche avec une solution de *liqueur de Labarraque* à 5 p. 100, ou bien, dans les cas graves, avec :

℞ Chloral...................... 10 gr.
Eau distillée............. 1000 —

Pour irrigations de la gorge et des fosses nasales (Sevestre).

Ne jamais perdre de vue l'enfant qui rejette ou expectore souvent le tube ou qui peut asphyxier, si une fausse membrane l'obstrue.

Laisser le tube en place, pendant trois jours en moyenne, si l'on a recours en même temps à la sérumthérapie ; dans le cas contraire, ne le retirer que lorsque la fièvre est tombée et que la respiration est devenue normale.

**TRACHÉOTOMIE.**

*Chez l'enfant* : Préparatifs : choisir une table solide, sans roulettes (table de cuisine), assez grande pour y coucher l'enfant ; y déposer comme matelas une série de draps pliés jusqu'à la hauteur convenable et recouverts d'une toile imperméable et d'une alèze : comme traversin, se servir d'une bûche ou d'une bouteille roulée dans un drap.

Instruments : bistouris droit et boutonné, dilatateur à deux branches, canule (modèle Lüer), écarteurs, sonde cannelée, pince à fausse membrane, plumes avec leurs barbes, plaques d'amadou.

Se servir, suivant l'âge de

l'enfant, d'une canule d'un calibre plus ou moins grand.

N° 00 jusqu'à 6 mois.
— 0 de 6 mois à 2 ans.
— 1 de 2 ans à 4 ans.
— 2 de 4 ans à 6 ans.
— 3 de 6 ans à 15 ans et au-dessus.

Avoir soin de se munir de deux numéros voisins.

Avoir deux aides : l'un doit tenir le corps de l'enfant enroulé dans un drap ou dans des couvertures ; l'autre doit maintenir fixée la tête. Avec le chloroforme, un seul aide peut suffire.

*Antisepsie* du champ opératoire et des instruments.

Pratiquer l'*anesthésie générale au chloroforme*, sans la pousser jusqu'à la résolution musculaire complète.(La chloroformisation est contre-indiquée dans les cas d'asphyxie et d'intoxication très avancée, et lorsqu'il existe de la broncho-pneumonie).

PROCÉDÉS OPÉRATOIRES :

1° *Procédé lent ou procédé de Trousseau* (consistant à inciser lentement, couche par couche, les tissus jusqu'à la trachée, en pratiquant une hémostase minutieuse).

2° *Procédé rapide ou procédé de Saint-Germain* (permettant d'arriver dans la trachée d'un seul coup de bistouri).

3° *Procédé mixte*, celui que l'on emploie habituellement.

*Manuel opératoire* : coucher l'enfant sur la table d'opération, la tête rejetée en arrière, la nuque reposant sur le traversin. Palper successivement les divers points de la région antérieure du cou, afin de reconnaître les saillies et les dépressions qui s'y rencontrent (rebord de l'os hyoïde, membrane thyro-hyoïdienne, bord supérieur proéminent du cartilage thyroïde, sillon crico-thyroïdien, saillie arrondie du cricoïde, enfin dépression sous-cricoïdienne). Commencer l'opération quand on a dans les doigts les divers points de repère. Fixer à ce moment le larynx, en le saisissant de la main gauche par ses faces latérales au niveau du cartilage thyroïde, comme si on voulait l'énucléer. Chercher avec l'index de la même main le cartilage cricoïde et appliquer l'ongle au niveau de son bord inférieur. A ce moment, prendre le bistouri et faire exactement sur la ligne médiane, à partir de l'ongle de l'index, une incision de 3 centimètres d'étendue, intéressant toute l'épaisseur de la peau. Arriver rapidement sur la trachée, au moyen d'une ou deux incisions semblables, sans se préoccuper de l'hémorragie, et, avec le bistouri tenu perpendiculairement, la ponctionner et l'inciser d'un seul coup, de façon à avoir une incision trachéale exactement parallèle à l'incision cutanée et assez longue pour admettre le doigt (1 1/2 à 2 centimètres). Remplacer le bistouri, dans l'ouverture trachéale, par l'index gauche et introduire la canule de la main droite, en glissant son extrémité le long de l'index.

Si l'introduction en est difficile, se servir du dilatateur et glisser la canule entre les branches écartées de l'instrument.

Une fois la canule introduite, laisser l'enfant se réveiller, nouer les cordons, nettoyer soigneusement les alentours de la plaie et appliquer au-devant du cou une couverture de tarlatane destinée à tamiser l'air.

En cas de mort apparente, terminer l'opération le plus rapidement possible et pratiquer la respiration artificielle ou les tractions rythmées de la langue.

*Soins consécutifs* : donner à boire à l'enfant du cognac étendu d'eau, des vins généreux, du café.

Veiller à ce que la chambre soit fréquemment aérée et à ce que l'atmosphère y soit entretenue en état d'humidité. Faire évaporer ou pulvériser près du malade la solution suivante :

℞ Acide thymique............. 5 gr.
  — phénique................. 20 —
  Alcool....................... 100 —
  Eau distillée................ 875 —
                 (Hutinel).

Changer fréquemment la cravate de tarlatane, placée au-devant du cou.

Nettoyer la canule interne toutes les trois heures ; enlever immédiatement les fausses membranes qui obstruent la canule.

Enlever la canule externe, au bout de vingt-quatre heures, après avoir préparé une seconde canule, qui pourra être introduite immédiatement si l'enfant suffoque.

Faire pénétrer la canule, après nettoyage, dans un orifice percé au milieu de plusieurs doubles de gaze salolée, recouverte de taffetas gommé, destiné au pansement de la plaie, et à la protection de la partie antérieure du cou.

A chaque pansement suivant, laisser l'enfant sans canule, d'abord pendant quelques minutes seulement, puis progressivement pendant un laps de temps plus long.

Retirer complètement la canule du 6e au 12e jour.

En cas de *diphtérie de la plaie*, enlever les fausses membranes et badigeonner la plaie avec du jus de citron, ou avec le naphtol camphré, et pratiquer des injections de sérum antidiphtérique.

**Chez l'adulte :**

Antisepsie du champ opératoire et des instruments.

Choisir une *canule* du n° 3 ou 4.

Prendre les points de repère et exécuter l'opération, comme il a été dit plus haut.

Couper aux ciseaux et cautériser au crayon de nitrate d'argent les bourgeons, qui, après un certain temps, forment une collerette autour de l'orifice.

# CYANOSES

**C. CONGÉNITALE** (*maladie bleue, rétrécissement de l'artère pulmonaire avec communication des deux cœurs*).

Rechercher et traiter la syphilis héréditaire.

Traitement purement palliatif. Insister sur le *repos*,

éviter les fatigues et les émotions ; défendre au malade les jeux en plein air.

Faire des *massages*, des *frictions* sèches et stimulantes.

Conseiller le séjour dans le Midi, surtout en hiver ; faire porter de la flanelle.

Relever l'énergie du cœur par la *digitale*, prise pendant 4 jours consécutifs, toutes les 3 à 4 semaines.

℞ Teinture de digitale ...  ⎱ āā 5 gr.
     —    scille.......  ⎰

X gouttes par jour, en 2 à 3 fois, pour un enfant de 5 à 6 ans (Comby).

**Pendant les paroxysmes :** faire inhaler l'*oxygène*, appliquer des *ventouses sèches* ; essayer les *bains d'air comprimé*.

Prescrire les toniques, l'huile de foie de morue, le fer, le quinquina.

**C. ENTÉROGÈNE.**

Traitement approprié au cas : purgatifs, régime lacté,

antiseptiques intestinaux, grands lavages de l'intestin.

**C. DES NOUVEAU-NÉS.**

Voy. *Asphyxie des nouveau-nés.*

Dans le cas de cyanose simple avec hypothermie, placer le nouveau-né dans une *couveuse* ; à son défaut, ordonner les *bains chauds prolongés* à 37°, d'après la méthode de Winckel ; pratiquer des *frictions excitantes* et donner les *stimulants diffusibles.*

Voy. *Faiblesse congénitale, Sclérème.*

**C. SYMPTOMATIQUE** (affections cardiaques et pulmonaires).

Voy. *Asystolie, Bronchite capillaire, Broncho-pneumonie, Congestion pulmonaire, Corps étrangers des voies aériennes, Croup, Dilatation du myocarde, Œdème pulmonaire, Péricardite, Pleurésies, Pneumonie, Pneumothorax.*

# CYSTITES

**C. AIGUË.**

**Au début :** repos au lit. *Régime lacté*, pendant quelques jours : additionner le lait de 2 gr. de bicarbonate de soude par litre.

Éviter les mets épicés, le café, les liqueurs, le vin pur ; donner du *thé très léger, coupé de lait*, des *tisanes* rafraîchissantes. Ordonner l'*eau d'Évian.*

Prescrire les *alcalins* (bicarbonate de soude, 3 à 8 gr. par jour ; eaux alcalines de Vichy, de Vals, le *salol* (4 gr. par

jour), l'*acide benzoïque*, le *benzoate de soude* ou *de lithine.*

℞ Benzoate de soude.  ⎱ āā 30 à 40 cgr
  Borate de soude..  ⎰
Pour 1 cachet : 4 à 6 cachets par jour.

℞ Salol...............  ⎱ āā 50 cgr.
  Bicarbonate de soude.  ⎰
  Magnésie anglaise....   25 —
Pour 1 cachet : 4 à 8 cachets par jour.

Ne pas pratiquer de lavages vésicaux pendant la période aiguë du début de la cystite aiguë.

Combattre la constipation : *laxatifs doux, lavements émollients*.

Faire prendre des *grands bains chauds*.

**En cas de fièvre** : *antithermiques* (sels de quinine, antipyrine, pyramidon, acétophénine, phénacétine) associés au *salol*.

**Contre la douleur** : *grands bains tièdes* et *fomentations chaudes* à l'hypogastre et au périnée.

Donner les *bromures alcalins* ou mieux prescrire le *chloral* à petites doses souvent répétées.

Prescrire des *lavements laudanisés* (XXV gouttes de laudanum de Sydenham pour 50 gr. d'eau tiède) ou *chloralés* (2 à 3 gr. de chloral pour 1 lavement composé d'un verre de lait et d'un jaune d'œuf, pour émulsionner).

℞ Extrait thébaïque........ 1 gr.
   — de belladone...... 30 cgr.
   Eau distillée............. 100 gr.

Injecter dans le rectum, 3 fois par jour, 1 cuillerée à café de cette solution additionnée d'une cuillerée à café d'eau chaude (Herzen).

Ordonner aussi des *suppositoires calmants* à la dionine (3 cgr.), ou bien les suivants :

℞ Extrait thébaïque........... 5 cgr.
   — de belladone........ 1 —
   Beurre de cacao.......... 4 gr.

Pour 1 suppositoire : 2 à 3 dans les 24 heures.

Quand la douleur ne cède pas aux antiphlogistiques et aux calmants, faire une *injection de morphine*, ou bien recourir aux *instillations de nitrate d'argent*, si la période suraiguë est passée. Cette méthode est applicable aux cas les plus aigus et surtout à ceux qui s'accompagnent de petites hémorragies à la fin de la miction. Faire uriner le malade avant l'opération. Eviter tout lavage vésical boriqué ou autre, avant et après l'instillation. Choisir un instillateur n° 13 ou 14, et instiller XXX gouttes de nitrate d'argent à 1 p. 100. Au bout de quelques jours, employer les solutions à 1 p. 60, à 1 p. 40, et à 1 p. 20.

Répéter ces instillations tous les 2, 3 ou 4 jours.

**Contre la rétention d'urine** : *cathétérisme* répété 3 à 4 fois par jour ; évacuer lentement et incomplètement la vessie.

**Contre le ténesme (dysurie)** : appliquer des *sangsues* à l'anus ; recourir aux *lavements calmants*, ou bien prescrire le *camphre*, le *bromure de camphre*, l'*opium*, la *jusquiame* et la *belladone*.

℞ Camphre pulvérisé...... 10 cgr.
   Extrait d'opium......
   — de jusquiame. } āā 1 —
   — de belladone.. 5 mgr.

Pour 1 pilule : 6 pilules par jour (Herzen).

℞ Camphre................. 50 cgr.
   Elixir parégorique...... 3 gr.
   Gomme pulvérisée...... 5 —
   Potion gommeuse....... 125 —

Par cuillerée à bouche toutes les heures.

**Après la période aiguë du début** : faire des *lavages vésicaux légèrement antiseptiques* (contre-indiqués dans la première période des cystites aiguës), pratiqués tous les 2 jours, tous les jours ou même plusieurs fois par jour.

Technique des lavages vésicaux : se servir de préférence d'une *sonde en gomme*, à large lumière, munie de deux yeux latéraux, ou, à son défaut, d'une sonde en caoutchouc rouge. Rejeter l'emploi des sondes métalliques et des sondes à double courant. Injecter le liquide à l'aide d'une *seringue à anneaux* de 150 à 200 gr. (ou, à défaut de seringue, au moyen du *bock*).

Introduire la sonde dans la vessie et évacuer le contenu vésical ; cela fait, ramener la sonde dans l'urètre prostatique où l'un des yeux doit être engagé de façon à assurer le lavage de l'arrière-canal ; vers la fin de l'opération, repousser la sonde dans la vessie. Introduire alors l'embout de la seringue dans la sonde, et *pousser l'injection par petits coups*, c'est-à-dire par fractions de 50 à 80 gr., *assez vivement, mais sans violence*.

Retirer la seringue et laisser s'écouler le liquide, *sans l'aider par des pressions sur l'hypogastre* ; avant que la vessie soit complètement vide, renouveler l'injection avec les mêmes précautions et ainsi de suite, jusqu'à ce que le liquide ressorte limpide ; 2 ou 3 seringues suffisent généralement.

Après le lavage vésical, faire un lavage de l'urètre, en retirant la sonde.

Employer les *solutions d'acide borique* à 4 p. 100, de *sublimé* à 1 p. 10 000, de *permanganate de potasse* à 1 p. 4 000 ou 6 000 suivant les cas.

℞ Acide borique.............. 50 gr.
Biborate de soude........... 5 —
Eau distillée bouillante... 945 —

(Desnos).

Donner les *balsamiques* ou *l'urotropine* à la dose de 2 gr. par jour en cachets de 30 à 50 cgr. chacun (voy. *Cystite chronique*).

**En cas de pyurie abondante** : lavages avec des solutions d'*acide phénique* à 1 p. 200, de *sublimé* à 1 p. 5.000, de *permanganate de potasse* à 1 p. 4 000 ou 1 p. 1 000, de *chinosol* à 1 p. 1.000.

**La pyurie terminée** : faire encore quelques *lavages astringents*, pour modifier la muqueuse vésicale, avec des solutions d'alun, de *sulfophénate de zinc* ou de *nitrate d'argent* à 1 p. 1 000 et 1 p. 500.

Recourir aux *instillations de nitrate d'argent* (à 1 et jusqu'à 5 p. 100).

Voy. *Cystite chronique*.

**Lorsque les symptômes généraux et locaux de l'infection urinaire continuent**, malgré les lavages : placer la *sonde à demeure*, laissée en place de 5 à 10 et même 15 jours, ou mieux, jusqu'à cessation complète de toute élévation thermique pendant 3 jours (Guyon).

**C. BLENNORRAGIQUE.**

Instituer le *traitement de la cystite aiguë*.

Ordonner les *balsamiques* ou *l'urotropine* (2 gr. par jour, en cachets).

Pratiquer les lavages avec des solutions de *permanganate de potasse* ou de *sublimé corrosif* (voy. *Blennorragie*) ou encore d'*eau oxygénée* au 1/5 (à 2 vol. O).

Recourir aux *instillations argentiques*, pratiquées à l'aide de la seringue de Guyon et de la sonde : XV à XX gouttes d'une solution de nitrate d'argent à 1 p. 50.

**En cas d'hématurie** : *repos au lit, régime lacté absolu ; salol associé au benzoate de soude* (ãã 50 cgr.), capsules de *santal*.

Bains généraux tièdes.

Pas de lavages.

## C. CANTHARIDIENNE.

Pour la prévenir, saupoudrer de camphre les vésicatoires cantharidiens, ou mieux employer la vésication ammoniacale.

Une fois la cystite déclarée, prescrire les *boissons alcalines* abondantes et le *camphre*, à l'intérieur.

℞ Camphre............ 10 cgr.
 Extrait thébaïque.... } ãã 1 —
  — de jusquiame. }
 Pour 1 pilule : 5 à 6 pilules par jour (Herzen).

## C. CHRONIQUE.

Rechercher et traiter la cause.

**En cas de calcul vésical:** *lithotritie.*

**En cas de rétrécissement :** *urétrotomie,* suivie de *dilatation progressive* avec les sondes Béniqué.

**En cas de rétention d'urine partielle** (hypertrophie prostatique) : *sondages évacuateurs,* pratiqués plusieurs fois par jour.

**En cas de corps étrangers, de papillomes, de tumeurs :** *intervention chirurgicale.*

Dans tous les cas, prescrire les *balsamiques* (copahu, santal, térébenthine), ou les *désinfectants internes* (salol, urotropine, 2 à 3 gr. par jour, en cachets; helmitol, 2 gr. par jour).

℞ Térébenthine de Venise. } ãã 10 cgr.
 Extrait de quinquina.. }
 Magnésie calcinée.....  Q. S.
 Pour 1 pilule : 6 à 10 pilules par jour (Guyon).

℞ Baume de copahu...... } ãã 2 gr.
 Térébenthine de Venise. }
 Magnésie calcinée......  Q. S.
 Pour 30 pilules : 3 à 6 pilules, 3 fois par jour.

Pratiquer des *lavages vésicaux antiseptiques,* répétés tous les jours ou tous les 2 jours, avec des solutions d'acide borique à 4 p. 100, de permanganate de potasse à 1 p. 4 000 ou à 1 p. 2 000, de permanganate de chaux à 1 p. 5 000, au sublimé à 1 p. 10 000 ou à 1 p. 3 000, au biiodure de mercure à 1 p. 20 000, à 1 p. 10 000, au nitrate d'argent à 1 p. 1 000 et jusqu'à 1 p. 300, au protargol à 1 p. 200.

℞ Biiodure de mercure.....  5 cgr.
 Alcool...................  25 gr.
 Eau distillée.............  975 —
    (Desnos).

Les injections vésicales sont indiquées quand l'urine stagne et se décompose dans la vessie.

Les lavages seront courts, si la muqueuse est sensible, et lorsqu'elle supporte mal les médicaments ci-dessus indiqués, pratiquer un lavage boriqué :

℞ Acide borique..........  50 gr.
 Biborate de soude.......  5 —
 Eau distillée...........  1 litre.

puis injecter dans la vessie et y abandonner une petite quantité d'*iodoforme* ou de *dermatol*, tenu en suspension dans un liquide mucilagineux.

Ne jamais terminer un lavage, sans laisser dans la vessie une petite quantité de liquide antiseptique (Desnos).

2 Iodoforme pulvérisé....... 12 gr.
Glycérine................ 40 —
Eau distillée............. 80 —
Gomme adragante. Q. S. p. émuls.

Injecter 5 cc. de cette émulsion additionnés de 100 cc. d'eau boriquée tiède (Herzen).

**En cas d'urétro-cystite** (dans la blennorragie chronique) : recourir aux *instillations de nitrate d'argent* : XXV à XXX gouttes d'une solution à 1 p. 50, déposées au niveau du col vésical et dans la région prostatique de l'urètre (voy. *Blennorragie chronique*).

**En cas de cystite douloureuse** : pas de lavages.

*Instillations de nitrate d'argent* et mise au repos de la vessie par une *sonde à demeure*.

Intérieurement : *antispasmodiques* (antipyrine, bromures, bromure de camphre, à la dose de 1 gr. 50 par jour ; valériane, codéine, morphine).

Si le drainage est insuffisant, pratiquer, **chez l'homme**, la *taille hypogastrique* ou la *taille périnéale* et, **chez la femme**, la *dilatation forcée de l'urètre*, suivie ou non du curettage vésical, la *taille vésico-vaginale*, ou la *taille hypogastrique*.

À côté de ce traitement local, *ne pas oublier l'état diathésique du sujet* ; agir sur l'élément strumeux, par les *médications sulfurées arsenicales*, sur l'élément goutteux par les *eaux minérales* appropriées, par la *saliformine*, le *lycétol* et le *sidonal* ; combattre l'état névropathique du sujet par les *bromures alcalins* : on aura ainsi raison de cystites jusqu'alors rebelles à toute médication locale.

Chez la femme, rechercher et traiter les affections qui produisent un état congestif de la vessie (constipation, tumeurs pelviennes, prolapsus génital, cystocèle, hémorroïdes).

EAUX THERMALES DANS LES MALADIES DE LA VESSIE ET DE L'URÈTRE.

1º *Affections anciennes de la vessie chez les anémiés* : Cransac (ferrugineuses).

2º *Algies vésicales et urétrales*, d'origine spinale avec gravelle urique ou phosphatique : Evian.

3º *Atonie de la vessie et des organes uropoiétiques* : Forges, Evian, Orezza, Bussang.

En cas de *constipation* : Evian, Cransac, Vittel, Contrexéville, Châtel-Guyon (source Gubler).

En cas de *goutte* : Martigny, la Preste, Vichy, Vals.

En cas de *dépression* : Cauterets.

4º *Blennorrée* : chez les constipés : Aulus, Pougues, Vichy, Vals, la Preste ; chez les anémiés : Vals (Dominique), Cransac, Orezza, Forges.

5º *Catarrhe vésical* : Martigny-les-Bains.

Catarrhe avec cystite du

col et épreintes : Evian, Bagnères-de-Bigorre.

Catarrhe avec gravelle phosphatique : la Preste.

Catarrhe avec gravelle urique : Wildungen, Saint-Boès. Catarrhe léger et récent : Pougues.

Catarrhe lié à l'arthritisme : Capvern.

Catarrhe lié à l'herpétisme : La Porretta, Saint-Sauveur.

Catarrhe muqueux ou muco-purulent : Contrexéville.

Catarrhe chez les névropathes : Evian, Vals.

Catarrhe chez les rhumatisants, les goutteux, les sanguins, les congestionnés : Aulus.

6º *Cystite chronique du col* : Evian.

7º. *Emission rare d'urine* chez les constipés, les congestionnés, les hypocondriaques : Châtel-Guyon, Aulus, Vittel.

8º *Hématurie* : Cransac, Forges-les-Eaux, Spa, Orezza, Aulus, Châtel-Guyon, Rubinat, Birmenstorf, Pullna, Montmirail.

9º *Hypertrophie et induration des parois vésicales* : Saint-Amand.

10º *Névroses et névralgies rhumatismales du col de la vessie et de l'urètre* : Néris, Evian.

11º *Paralysie et parésie de la vessie* : Boues de Dax, de Saint-Amand, Forges, Evian, Capvern, Wildungen.

12º *Paralysie de la vessie avec atrophie musculaire* : Acqui et ses boues.

13º *Rétrécissements de l'urètre, rétrécissements inflammatoires* : Martigny.

En cas de cystite subaiguë ou chronique : Contrexéville, la Preste, Soultzmatt.

14º *Stagnation d'urine* : Soultzmatt.

15º *Troubles des nerfs moteurs ou sensitifs de la vessie* : Saint-Amand.

16º *Calculs phosphatiques* : Saint-Léger.

17º *Calculs uriques et oxaliques* : Vals, Vichy, Saint-Alban, Pougues, Vic, Evian, Capvern, Contrexéville.

S'il y a coliques néphrétiques : la Preste, Moligt, Olette, Contrexéville, Martigny, Vittel.

### C. GRAVIDIQUE.

Rechercher la blennorragie et, si elle existe, instituer le traitement de la cystite blennorragique.

Dans les autres cas, ordonner des *bains de siège* et des *bains généraux* chauds et prolongés.

Faire porter une *ceinture abdominale.*

Au besoin, prescrire les *balsamiques* (si les reins sont sains).

Exceptionnellement recourir aux *lavages vésicaux* (permanganate de potasse 1 p. 2 000, protargol 5 p. 1 000).

Voy. *Cystite aiguë* et *Cystite chronique.*

### C. TUBERCULEUSE.

*Traitement général de la phtisie* (voy. *Phtisie*).

| ℞ | Créosote................... | 5 cgr. |
| --- | --- | --- |
| | Iodoforme ................ | 1 — |
| | Arséniate de soude......... | 1 mgr. |
| | Cynoglosse ................ | 5 cgr. |
| | Poudre de benjoin.......... | Q. S. |

Pour 1 pilule : 4 pilules par jour, 2 pilules au déjeuner, 2 au dîner (Guyon).

*Lavages vésicaux*, avec une solution de sublimé corrosif à 1 p. 2 000, répétés 3 fois par semaine, ou bien avec une so-solution phéniquée à 6 p. 100 : tous les 2 jours au début, à des intervalles plus longs quand la guérison se dessine, on injecte dans la vessie 50 cc. d'une solution héniqué e chaude à 6 p. 100, après avoir évacué tout le pus que pouvait contenir l'organe ; la solution est laissée 3 ou 4 minutes, puis rejetée, et l'on recommence jusqu'à ce que le liquide ressorte clair, c'est-à-dire 3 ou 4 fois de suite. A la fin de la séance, il faut avoir soin d'introduire dans le rectum un suppositoire contenant 0 gr. 02 cgr. de morphine, pour prévenir les douleurs qui, sans cette précaution, se manifesteraient dans les 2 ou 3 heures consécutives (Rovsing).

Ne pas pratiquer le curettage ou la résection totale de la muqueuse vésicale.

Préférer les *instillations de sublimé*, à titre variant de 1 p. 10 000 à 1 p. 2 000, à la dose de XX à XL gouttes.

Ces instillations calment les douleurs et diminuent la fréquence des mictions, tout en agissant comme bactéricides. Les employer dès le début.

Eviter les instillations au nitrate d'argent (Guyon).

Pratiquer aussi des instillations *d'huile gaïacolée* à 5 p. 100 qui agit à la fois comme anesthésique et comme antiseptique, ou *d'huile goménolée* à 20 p. 100, après avoir préalablement vidé la vessie par un cathétérisme.

Ou bien pratiquer des *injections intravésicales d'huile iodoformée* à 5 et 10 p. 100, *à demeure* ; 10 cc. chaque fois.

**Contre la douleur :** recourir en plus des topiques de la vessie à l'application sur l'hypogastre ou le périnée de *cataplasmes* ou plutôt de *compresses* imbibées de décoction de guimauve, recouvertes d'un imperméable.

Ordonner des *bains de siège* ou des *bains généraux chauds*. Dans les formes congestives, recourir à la *révulsion* (teinture d'iode, pulvérisations de chlorure de méthyle ou d'éthyle, pointes de feu sur l'hypogastre).

Administrer les *calmants* par la voie rectale (suppositoires contenant 2 à 3 cgr. de belladone, de cocaïne, d'extrait thébaïque ou de dionine).

℞ Antipyrine............  1 gr. 50
　Laudanum de Sydenham..............  XII gouttes.
　Décoction de guimauve.  100 gr.

Pour 1 lavement à garder, introduit après évacuation du rectum.

Pratiquer des injections de *morphine*.

**Combattre la purulence des urines et les douleurs vésicales,** au moyen des *lavages*, des *instillations*, et de l'usage interne du *salol* ou du *gaïacol*, associés à la *codéine* :

℞ Chlorhydrate d'héroïne...  3 mgr.
　Extrait de chanvre indien.  5 —
　Carbonate de gaïacol.....  15 cgr.

Pour 1 pilule : 6 pilules par jour (Herzen).

**Contre la fermentation ammoniacale,** donner *l'urotropine* en cachets de 30 cgr., pris 4 fois par jour.

Dans les formes douloureuses de la cystite tuberculeuse, intervenir chez l'homme par la *cystotomie hypogastrique*, sans toucher à la muqueuse vésicale, en se contentant de drainer la vessie et en gardant la fistule pendant longtemps (une année) et par la création d'une *fistule* sur la paroi antérieure du vagin, chez la femme.

## CYSTOCÈLE

Voy. *Incontinence d'urine, Prolapsus de l'utérus.*

## DACRYOADÉNITES

### D. AIGUË

*Lotions antiseptiques* tièdes, fréquemment renouvelées.

Pendant la nuit, *cataplasmes* de farine de lin, ou *pansement* avec une couche de coton hydrophile, imprégné d'une solution boriquée à 4 p. 100 et recouvert d'un morceau de taffetas imperméable.

**En cas de suppuration :** donner issue au pus à l'aide du bistouri.

### D. CHRONIQUE.

Emploi des *iodures alcalins* et de l'*arsenic* (les iodures congestionnent les yeux et sont par conséquent contre-indiqués, quand il existe une inflammation oculaire).

*Massage* de la glande.

**En cas de syphilis :** traitement général antisyphilitique (injections de biiodure de mercure, 2 centigr.).

## DACRYOCYSTITES

### D. AIGUË.

**En cas de dacryocystite muqueuse,** recourir, si le sac n'est pas dilaté, à l'*incision des conduits lacrymaux* avec la sonde de Weber n° 2 ; si l'affection est rebelle, pratiquer l'*expression* du sac avec le doigt, répétée 5 à 6 fois par jour, suivie de lavages boriqués, ou encore avoir recours à l'*électrolyse* des voies lacrymales ou à l'injection dans le sac d'une *solution d'iode dans l'huile de vaseline* à 1 p. 10.

**Dans les autres cas,** ordonner les émollients, les *cataplasmes* et les lotions fréquentes à l'eau boriquée.

**En cas de suppuration :** *incision,* au point où proémine l'abcès ; si les points lacrymaux peuvent être trouvés et si le patient est assez docile, introduire le couteau de Weber dans le point lacrymal, *sectionner la canal, débrider le ligament palpébral interne ;* exprimer le contenu du sac, puis pratiquer des *injections antiseptiques* (sublimé 1 p. 3 000, chlorure de zinc 1 p. 200, phénosalyl 4 p. 1 000).

**Dans l'intervalle :** *compres-*

*ses* à l'acide borique (4 p. 100), au sublimé (1 p. 5 000).

**Après la période aiguë :** *cathétérisme du canal nasal.*

**D. CHRONIQUE.**

*Traitement général* approprié au cas (scrofule, anémie, syphilis).

Combattre la rhinite ou la conjonctivite, lorsqu'elles existent.

*Cathétérisme* du canal nasal avec les sondes de Bowman, précédé de la dilatation du point lacrymal inférieur, pratiquée avec le stylet conique dilatateur de Trousseau ou de l'incision pratiquée avec le couteau de Weber.

Recourir (après chaque cathétérisme) aux *injections modificatrices* de sulfate de zinc à 1 p. 200, de *nitrate d'argent* à 1 p. 100, de *protargol* à 5 ou 10 p. 100.

Dans les cas légers, employer le *sublimé* à 1 p. 3 000.

**Dans les cas rebelles** aux traitements ordinaires, pratiquer le *curettage* du sac lacrymal et du canal lacrymo-nasal avec une petite curette, courbe, tranchante et fenêtrée.

En cas de forte dilatation du sac lacrymal : *résection partielle* de la paroi antérieure.

# DARTRES

Voy. *Eczéma, Pityriasis, Séborrhée.*

# DÉBILITÉ CONGÉNITALE

Voy. *Faiblesse congénitale.*

# DÉCHIRURES

**D. DU COL UTÉRIN.**

**D. récente** (après accouchement).

Voy. *Hémorragies de la délivrance.*

**D. ancienne peu étendue :** cautérisations au *thermocautère*, suivies d'un pansement à la gaze salolée.

*Antisepsie vaginale.*

**D. ancienne étendue :** recourir à la *trachélorraphie* ou opération d'Emmet.

Si la malade ne consent pas à se laisser opérer, recourir au traitement suivant, applicable surtout dans les cas où,

avec une lacération très étendue, l'orifice utérin est largement ouvert : appliquer chaque jour dans la cavité du col un *crayon* ainsi préparé :

℞ Aristol...................... 5 gr.
   Gomme arabique........... 40 —

Pour faire 10 crayons semblables mesurant chacun 5 cm. de longueur (Lutaud).

Maintenir en place le crayon introduit, à l'aide d'un tampon de ouate. Enlever ce pansement, au bout de 24 heures et diriger sur le col, pendant que le spéculum est en place, de façon à bien déterger les parties malades, l'injection suivante :

℞ Acide salicylique......... 4 gr.
   Alcoolat de lavande....... 30 —
   Eau distillée............. 450 —

2 cuillerées à soupe pour 1 litre d'eau (Lutaud).

Voy. *Antisepsie vaginale.*

**D. compliquée d'érosion ou d'ulcération peu étendue** : en obtenir la cicatrisation par de simples cautérisations au *thermocautère*, puis pratiquer l'*opération d'Emmet* (trachélorraphie).

**En cas d'ulcération étendue**, recourir à l'*opération de Schrœder* ou excision de la muqueuse (Pozzi).

Voy. *Erosions du col, Ulcérations du col.*

### D. DU PÉRINÉE.

**D. récente et simple** : faire immédiatement après la délivrance une série de *sutures* à la soie ou au crin de Florence, le long du vagin et du périnée. Enlever les fils au bout de 8 jours.

Si la déchirure s'est produite à la suite d'une intervention obstétricale ayant nécessité l'anesthésie générale, laisser la malade endormie et passer les fils périnéaux de suite après l'extraction du fœtus et après avoir fait une injection vaginale antiseptique ; appliquer sur ces fils des pinces à forcipressure, mais ne les serrer qu'une fois la délivrance effectuée.

**D. compliquée** : faire *trois ordres de sutures.* Une suture continue au catgut réunissant les deux lèvres de la paroi recto-anale ; des sutures à points interrompus à la soie ou au crin de Florence, pour accoler les bords de la paroi vaginale, et des sutures analogues sur le périnée.

Si les tissus sont œdématiés remettre la périnéorraphie à plus tard.

**D. centrale** : *faire du côté du vagin et du côté du périnée une série de sutures* à la soie, en ayant soin de prendre une épaisseur de tissu suffisante pour éviter la formation d'un cloaque entre les sutures superficielles et les sutures profondes (Auvard).

Pendant l'accouchement, *couper d'un coup de ciseaux le pont de tissus* qui sépare la plaie de la commissure postérieure de la vulve, pour éviter la rupture de l'anus, puis, après l'accouchement, suturer comme il vient d'être indiqué.

**D. ancienne** : pratiquer la *périnéorraphie.*

### D. DU TYMPAN.

Eviter toute intervention intempestive ; ne pas toucher à la rupture du tympan, et pratiquer uniquement l'antisepsie du conduit auditif externe à l'aide d'*instillations de solutions antiseptiques* (sublimé 1 p. 4 000, lysol 1 p. 200), suivies de l'application d'un tampon de coton hydrophile aseptique obturant le conduit.

**En cas de complications** : voy. *Otite moyenne aiguë.*

### D. DE L'UTÉRUS.

Voy. *Rupture de l'utérus.*

### D. DU VAGIN (récente).

**Pendant l'accouchement,**

en cas de rupture du cul-de-sac vaginal postérieur : *extraction immédiate* du fœtus par les voies naturelles, *suture de la plaie* et principalement du péritoine, sans quoi tamponnement et drainage.

**Après la délivrance :**

Pratiquer une *injection chaude* (45° à 50°) et porter sur la plaie hémorragipare quelques *bourdonnets de coton aseptique* (tamponnement local).

Eviter l'emploi local du perchlorure de fer.

Si l'on peut nettement distinguer un vaisseau qui saigne, jeter une *pince hémostatique* sur le vaisseau et *suturer* la déchirure.

# DÉCOLLEMENT PRÉMATURÉ DU PLACENTA

## (normalement inséré).

Hâter et terminer rapidement l'accouchement ; **chez les primipares :** *dilater le col* à l'aide d'un ballon de caoutchouc de Barnes, puis *rompre les membranes*, et, si la mère est en danger, appliquer le *forceps*.

**Chez les multipares :** pratiquer la *dilatation manuelle* rapide du col, ou bien introduire dans celui-ci un ballon de Barnes ; une fois le col dilaté, faire la *version interne podalique* suivie de l'*extraction du fœtus* et de la *délivrance artificielle*.

*Ergotine* par voie hypodermique, *injection intra-utérine chaude*.

# DÉGÉNÉRESCENCE

**D. GRAISSEUSE DE L'AORTE, DU MYOCARDE, ADIPOSE CARDIAQUE**

*S'efforcer à réduire la surcharge graisseuse du cœur et relever l'énergie du myocarde.*

**Contre la surcharge graisseuse :** soumettre le malade au *régime de l'obésité*, réduction des liquides : aux repas, 1 verre d'eau de Vichy ou de Vals rougie ou de thé non sucré ; entre les repas, 1 verre de lait. Suppression des graisses, des féculents et des sucres. Conseiller la croûte de pain (100 à 200 gr., en deux repas), les œufs, le poisson, la viande dégraissée (160 à 300 gr.), les légumes verts, les fruits. Pas de confitures, ni d'alcool.

*Massage, douches froides* ou *hydrothérapie tiède*.

Eviter les efforts violents, mais ordonner des *exercices physiques méthodiques et réguliers qui soient proportionnés aux forces du myocarde*.

*Promenade quotidienne* sans fatigue. Permettre l'équitation, la bicyclette, le patinage, la danse, si ces exercices sont bien supportés ; sans cela, conseiller le jeu du billard, les travaux de jardinage.

Défendre de jouer des instruments à vent.

**Si le myocarde n'est pas trop dégénéré :** conseiller la *cure de terrain*, ou bien instituer un *traitement méthodique par marches régulièrement graduées* et par l'*exercice du mur* qui consiste à appliquer aussi exactement que possible toute la partie postérieure du corps contre une surface verticale, puis de lever lentement les bras au-dessus de la tête en leur faisant décrire un demi-cercle d'avant en arrière ; continuer l'exercice pendant 3 minutes, puis augmenter progressivement jusqu'à 10 minutes par séance (Barié).

Prescrire la *gymnastique suédoise*.

Limiter les heures de *sommeil* (6 à 8 heures au plus) ; ne pas faire de sieste après le repas.

Combattre la constipation ; faire usage des *eaux salines purgatives* (Carabana, Villacabras, Vittel, Rubinat).

Pendant 15 jours par mois, faire prendre au malade, surtout dans le cas de **sclérose concomitante,** 1 gr. d'*iodure de sodium* par jour, en 2 fois, au repas.

℞ Iodure de sodium..... 10 à 15 gr.  
   Eau distillée............. 300 —

1 cuillerée à bouche, à la fin des deux principaux repas, dans un peu d'eau.

Conseiller l'usage des *alcalins*, des *eaux de Vichy* ou de *Vals*, aux repas.

**En cas de brachycardie, de débilitation cardiaque, d'arythmie :** prescrire les *toniques du myocarde*.

℞ Caféine................... 75 cgr.  
   Benzoate de soude........ 1 gr.  
   Eau de tilleul............ 90 —  
   Sirop de cinq racines.... 30 —

Par cuillerées à bouche, toutes les heures. (Barié).

S'il faut agir plus énergiquement, donner le *sulfate de spartéine*, à la dose de 10 cgr. par jour.

℞ Sulfate de spartéine....... 10 cgr.  
   Sirop de tolu............ 20 gr.  
   Eau de tilleul............ 60 —

Par cuillerées à bouche dans la journée (Barié).

℞ Sulfate de spartéine.. 50 cgr.  
   Extrait de quinquina. 2 gr. 50 —  
   — de noix vomique........... 25 —

Pour 25 pilules : 4 à 5 pilules, dans les 24 heures (Herzen).

Ne pas prescrire de médicaments qui augmentent la pression artérielle (digitale).

**En cas de dilatation cardiaque, asthme cardiaque et d'accidents subasystoliques :** Voy. *Asystolie, Dilatation du myocarde*.

**En cas d'angine de poitrine :** *trinitrine, tétranitrol, nitrite d'amyle, morphine* avec précaution.

Voy. *Angine de poitrine*.

Cures thermales à *Brides, Vichy, Châtel-Guyon, Marienbad, Carlsbad, Ems*.

### D. GRAISSEUSE AIGUË DU CŒUR DANS L'INTOXICATION AIGUË PAR LE PHOSPHORE.

Même traitement que pour le collapsus cardiaque : inhalations d'*oxygène*, injections de *caféine*, d'*éther*, d'*huile camphrée*.

### STÉATOSE CARDIAQUE.

Lutter contre la cause (anémie, cachexie, tuberculose, etc.).

*Régime sobre, mais tonique.* Exercices modérés, abstention de tout effort, séjour à la campagne.

Usage des *iodures.*

**Contre l'asthénie cardiaque :** *Toniques du cœur.*

| | | |
|---|---|---|
| ♃ Sulfate de strychnine. | 5 à 10 mgr. | |
| — de spartéine.. | 20 cgr. | |
| Eau de mélisse..... | 20 gr. | |
| — distillée......... | 80 — | |

Sirop des 5 racines.. } āā 25 gr.
— d'éther......... }
2 à 4 cuillerées à bouche dans les 24 heures (Herzen).

### D. GRAISSEUSE DU FOIE.

*Rechercher la cause et la combattre* (suppurations prolongées, tuberculose, alcoolisme, etc.).

*Régime alimentaire de la cirrhose hépatique ; opothérapie hépatique.*

Voy. *Cirrhoses, Ictères.*

# DÉLIRES

Voy. *Agitation.*

*Rechercher et combattre la cause :* troubles vasculaires, lésions de nutrition, altérations du sang, variation de la température organique, affections de l'encéphale et de ses enveloppes, etc.

### D. DES AUTO-INTOXICATIONS ET DES EMPOISONNEMENTS.

Prescrire les *diurétiques,* le *régime lacté ;* donner un *purgatif.*

Pratiquer des injections de *sérum artificiel* et de *caféine.*

Recourir, au besoin, à la *saignée.*

Voy. *Empoisonnements, Urémie.*

### D. AU COURS DES CARDIOPATHIES

Instituer le traitement des affections valvulaires non compensées.

Voy. *Asystolie, Insuffisance mitrale.*

### D. DE LA CONVALESCENCE.

*Repos au grand air, à la campagne ; hydrothérapie ; ali-* mentation substantielle ; toniques.

En cas de délire d'inanition, *opium.*

### D. FÉBRILE.

Voy. *D. des pyrexies.*

### D. MANIAQUE.

Voy. *Agitation.*

### D. MÉLANCOLIQUE.

Voy. *Mélancolie.*

### D. DES NÉVROSÉS.

**Chez les hystériques :** *compression des ovaires, hypnotisme.*

En cas de délire hallucinatoire provoqué par hallucinations de la vue, placer un *bandeau* sur les yeux.

**Chez les choréiques :** *chloral, sulfonal, uréthane,* à hautes doses.

**Chez les épileptiques :** *bromures,* à hautes doses.

### D. AU COURS DE LA PARALYSIE GÉNÉRALE.

Recourir, contre le délire congestif, à l'*ergotine* en injections sous-cutanées, aux *révulsifs* appliqués à la nuque, et, au besoin, aux *émissions sanguines locales* (sangsues aux apophyses mastoïdes).

**D. PUERPÉRAL.**

Voy. *Folie puerpérale.*

**D. DES PYREXIES.**

*Assurer l'alimentation* du malade et *surveiller spécialement l'effet des médicaments employés.*

Faire *couper les cheveux* et faire mettre le *sac de glace* sur la tête (interposer une flanelle entre le sac et le cuir chevelu).

Administrer un *purgatif* (huile de ricin, calomel associé à la résine de scammonée ou de jalap, eau-de-vie allemande).

Favoriser l'élimination des toxines par l'administration de *tisanes diurétiques*, par l'absorption abondante d'*eau* et de *limonades*, par la *diète lactée*, par les *diurétiques* (caféine, théobromine, scille) et par le *lavage de l'organisme*, pratiqué à l'aide d'injections de sérum artificiel (eau salée à 7 p. 1.000), à la dose de 1 à 2 litres par jour.

Recourir à la *saignée*, seule ou associée aux injections de sérum artificiel.

**Contre le délire fébrile simple** : recourir de préférence à la *balnéation froide*, chez les sujets jeunes et vigoureux (premier bain à 28° et progressivement abaissé à 25° et 20°; les suivants à 20° et 18°), et à la *balnéation tiède*, chez les enfants et les vieillards.

Voy. *Broncho-pneumonie, Coqueluche, Fièvre typhoïde, Grippe, Pneumonie, Rougeole.*

Être sobre d'antipyrétiques, d'antispasmodiques et d'hypnotiques.

Chez les alcooliques: administrer simultanément l'*alcool* et l'*opium*, à hautes doses.

Voy. *Alcoolisme chronique.*

**Chez les paludéens**, en cas de délire au cours d'un accès de fièvre intermittente : donner la *quinine*, soit par la voie stomacale, soit en injections sous-cutanées, à la dose de 1 gr. d'emblée.

Voy. *Fièvres intermittentes.*

**En cas d'agitation continuelle accompagnée d'insomnie** (psychoses infectieuses): Insister sur le *traitement général hygiénique* et *diététique* précédemment indiqué ; prescrire les *calmants* (bromures, valériane, de préférence en lavements) et les *hypnotiques* (chloral, uréthane, paraldéhyde, opium, ou mieux jusquiame et chanvre indien) *à doses faibles.*

| | |
|---|---|
| Uréthane | 3 gr. |
| Antipyrine | 2 — |
| Bromure de potassium | 80 cgr. |
| Extrait de jusquiame | 10 — |
| Sirop de digitale | 30 gr. |
| Eau de tilleul | 90 — |

1 cuillerée à bouche toutes les 3 heures; le restant en une seule fois, le soir, entre 8 et 10 heures.

| | | |
|---|---|---|
| ♃ | Bromure de potassium | 1 gr. |
| | Hydrate de chloral | 2 — |
| | Eau de laurier-cerise | 5 — |
| | Eau de tilleul | 100 — |
| | Sirop de codéine | 20 — |

A prendre en 3 fois, dans du lait chaud, le soir (Herzen).

*Chez les enfants.*

Prescrire la potion suivante :

℞ Bromure de sodium...... 1 gr.
Hydrate de chloral....... 50 cgr.
Extrait alcoolique de jus-
   quiame.............. 2 —
Extrait alcoolique de chan-
   vre indien........... 2 —
Eau distillée........... 60 —
Sirop de fleurs d'oranger. 20 —

1 cuillerée à café toutes les heures (Herzen).

Quand il y a collapsus, recourir à la *médication stimulante* (caféine, alcool, teinture de cannelle, acétate d'ammoniaque).

## D. POST-OPÉRATOIRE ET TRAUMA-TIQUE (*Psychoses post-opératoires*).

Rechercher la cause et agir en conséquence (sénilité, auto-intoxication, inanition, alcoolisme, névropathie, anémie, intoxication médicamenteuse, urémie, septicémie, psychose).

## D. URÉMIQUE.

Voy. *D. des auto-intoxications ou des empoisonnements, urémie.*

## DELIRIUM TREMENS.

Voy. *Alcoolisme chronique.*

# DÉLIVRANCE

Voy. *Accouchement, Hémorragies de la délivrance, Rétention du placenta.*

# DÉMANGEAISONS

Voy. *Prurit.*

# DENGUE

**Contre l'embarras gastrique :** *laxatifs, purgatif* ou *vomitif,* au début.

**Contre la fièvre et les douleurs articulaires :** *affusions froides,* au besoin *bains froids ; antipyrine, pyramidon, phénacétine, exalgine, sulfate de quinine, salipyrine.*

℞ Bromhydrate de quinine.. 15 cgr.
Phénacétine............. 30 —

Pour 1 cachet : 3 cachets par jour (Herzen).

**En cas de douleurs très fortes :** *chloral, morphine.*

**Au moment de la desquamation :** *grands bains savonneux.*

**Pendant la convalescence :** *amers, quinquina, fer, arsenic,* surtout *cacodylate de soude* en injections sous-cutanées.

# DENTITION (ACCIDENTS DE LA)

**CHEZ L'ENFANT.**

Ne pas confondre les accidents de la dentition et ceux de la suralimentation : *régler* tout d'abord *l'alimentation du nourrisson.*

Faire mâcher à l'enfant une *racine de guimauve.*

Ne pas faire trop hâtivement des scarifications des gencives.

Surveiller l'alimentation, ne pas faire le sevrage (voy. *Allaitement*).

**En cas d'agitation et d'insomnie :** faire des *frictions sur les gencives* avec un des sirops suivants :

℞ Stovaïne .............. 10 cgr.
  Teinture de safran..... X gouttes.
  Sirop simple..., ...... 20 gr.
  Pour frictions sur les gencives, plusieurs fois par jour (Herzen).

Donner les *bromures*, à la dose de 30, 40 et 50 cgr. par jour, et le *chloral* avec prudence.

Ordonner des *bains tièdes*, répétés matin et soir.

**En cas de méningisme :** *bromure de potassium*, à la dose de 30 cgr. à 1 gr. par jour ; au besoin, *chloral*, 25 à 50 cgr.

*Bains tièdes prolongés* à 32°.

℞ Chloral.............. 50 cgr.
  Bromure de potassium. 1 gr. 50 —
  Eau distillée........ 50 cc.
  Sirop de fleurs d'oranger.............. 25 cc.
  1 cuillerée à café toutes les heures.
                      (Herzen).

**Si gingivite :** *antisepsie buccale ; badigeonnages cocaïnés.*

**Si stomatite ulcéreuse :** voy. *Stomatites.*

**CHEZ L'ADULTE.**

**En cas d'accidents de dent de sagesse :** mettre le malade à la chambre ; le forcer à se *brosser les dents*, à se *savonner les dents et la muqueuse gingivale* avec une brosse douce.

Recommander des *bains de bouche fréquents*, toutes les heures, avec une solution antiseptique :

℞ Formol.................. 1 gr.
  Eau distillée............ 1 litre.
                      (Sauvez).

℞ Hydrate de chloral....... 5 gr.
  Eau de menthe.......... 100 —
  Eau distillée........... 400 —
                      (Sauvez).

Obliger le malade à prendre des *aliments liquides.*

En outre, *nettoyer le mieux possible la cavité buccale* avec des tampons d'ouate hydrophile montés sur des pinces et imbibés d'eau oxygénée, puis faire, sous le capuchon de la gencive, soit au moyen d'un instrument spécial, soit simplement avec une seringue de Pravaz armée d'une aiguille mousse, des *lavages profonds et répétés* avec de l'eau oxygénée à 12 volumes.

Si les accidents s'amendent, faire ensuite des injections fines sous le capuchon, avec une solution de *chlorure de zinc* au dixième.

Dans le cas contraire, lorsque la bouche aura été rendue moins septique, que le capuchon de la gencive aura été lésé, *s'attaquer au capuchon* dans les cas où celui-ci bride la dent en évolution. Ne pas faire une simple incision d'arrière en avant avec le bistouri ; employer une pointe recourbée et assez fine de thermocautère, délimiter un lambeau de gencive en V à sommet postérieur et détruire ce lambeau tout entier. Quand on pourra, faire cette résection avec un bistouri, ce qui évitera l'escarre produite par le thermocautère.

Ne pratiquer *l'extraction de la 2e grosse molaire ou de la 1re grosse molaire* que lorsque ces dents ne peuvent être conservées et, après s'être assuré de l'intégrité de la dent de sagesse, recourir de préférence à *l'extraction de la dent de sagesse supérieure* et, lorsque l'antisepsie générale de la bouche, que les lavages locaux faits soigneusement, que l'excision du capuchon et, au besoin, l'extraction d'une des dents voisines ou antagonistes n'amènent pas la cessation des accidents, procéder à *l'extraction de la dent de sagesse dont l'évolution produit les accidents.*

*Technique de l'extraction :* commencer par vaincre la constriction des mâchoires, soit au moyen de coins de bois introduits entre les dents et de volume progressivement croissant, soit au moyen d'un ouvre-bouche sous anesthésie générale s'il est nécessaire.

Se souvenir que, le plus souvent, la dent de sagesse a deux racines, réunies et recourbées, suivant la branche montante du maxillaire.

Le plus souvent aussi la constriction des mâchoires s'oppose à l'introduction et au placement convenable du davier ; utiliser alors la *langue de carpe*, qui peut être employée dans tous les cas.

Se placer en face du malade ; s'il s'agit du côté gauche, introduire l'index et le médius de la main gauche, dans la bouche ; appuyer la pulpe de l'index sur la dent, celle du médius sur la langue ; replier les deux autres doigts, appliquer le pouce sous la mâchoire.

Tenir la langue de carpe à pleine main, de la main droite, et enfoncer comme un coin la lame de l'instrument dans l'interstice des deuxième et troisième grosses molaires, en poussant cette lame en dedans et en bas, l'index servant de guide.

Lorsque la lame est fixée, serrée entre les deux dents, placer la pulpe de l'index droit sur le bord antérieur de la branche montante, pour maintenir, et pousser en arrière la lame de l'instrument, en abaissant le manche de celui-ci. La dent une fois luxée d'avant en arrière et de bas en haut, pratiquer l'extraction proprement dite avec un davier quelconque (davier à prémolaires supérieures). Pour le côté droit, la main droite agit d'une manière analogue ; la main gauche fixe le maxillaire et empêche toute échappée.

Engager toujours la lame du côté du vestibule de la bouche et ne jamais la placer en dedans pour ne pas risquer une échappée du côté interne, où se trouvent les piliers du voile, l'amygdale et les gros vaisseaux (Sauvez).

## DERMALGIE

Traiter l'hystérie ou la neurasthénie.

Donner le *valérianate* ou le *bromhydrate de quinine*, les préparations de *valériane*, la *jusquiame*, les *bromures*, le *bromure de camphre*.

Administrer l'*antipyrine*, le *pyramidon*, l'*exalgine*, la *phénacétine*.

℞ Bromhydrate de quinine... 15 cgr.
Extrait de jusquiame..... 5 —
— de valériane....... 10 —
Pour 1 pilule : 1 pilule par jour, puis progressivement 2, 3 et 4.

## DERMATITES

**D. CONTUSIFORME.**
Voy. *Érythème noueux*.

**D. HERPÉTIFORME** (D. polymorphe prurigineuse chronique à poussées successives).

*Traitement général hygiénique et diététique de l'arthritisme et de l'herpétisme* (voy. ces paragraphes).

Combattre la dyspepsie et le nervosisme.

Prescrire les *toniques du système nerveux* (strychnine, arsenic, cacodylate de soude, phosphates, kola, coca).

**En cas de fièvre :** bromhydrate et valérianate de quinine.

LOCALEMENT :

Contre les douleurs et le prurit : *ouvrir les bulles* avec une aiguille purifiée, puis faire des *lotions à l'acide phénique, au sublimé*, à l'acide *cyanhydrique*, à la *cocaïne*.

Conseiller les *bains prolongés*, pratiquer des onctions avec le *liniment oléo-calcaire additionné d'un peu d'acide phénique*, ou avec des *pommades faibles au goudron*.

℞ Goudron............. 10 gr.
Camphre............. 5 —
Vaseline........... } āā 50 —
Lanoline........... }
(Balzer).

Essayer, au besoin, des cautérisations des surfaces à vif avec des solutions de *nitrate d'argent*.

Si le derme est irrité : pansement avec des *poudres sèches* (Brocq).

## DERMATONEUROSES

Voy. *Lichen, Prurigo, Prurit, Strophulus*.

## DERMATOSES

**D. ALIMENTAIRES OU PAR INTOXICATION.**
Voy. *Acné, Érythèmes, Urticaire*.

**D. MÉDICAMENTEUSES.**
Voy. *Éruptions bromiques et iodiques*.

# DÉVIATIONS

**D. DE LA COLONNE VERTÉBRALE.**
Voy. *Scolioses.*

**D. DE L'ORIFICE UTÉRIN** (pendant l'accouchement).
Voy. *Dystocies.*

**D. DE L'UTÉRUS.**
Voy. *Antéflexion, Rétroflexion, Rétroversion* et *Prolapsus de l'utérus.*

# DIABÈTE

**D. AZOTURIQUE** (azoturie avec polyurie.

*Régime azoté*, sans supprimer les féculents.

Dans les cas un peu intenses : *repos absolu* et *prolongé au lit.*

*Administrer les médicaments antidéperditeurs* : bromhydrate ou valérianate de quinine, arsenic, cacodylate de soude, valériane, coca.

Donner 10 à 30 cgr. d'*extrait de valériane*, dans les 24 heures.

Prescrire les *opiacés*, surtout la codéine, à la dose de 10 à 20 cgr. par jour, associée à la *strychnine.*

Pas d'alcalins, pas d'iodure de potassium, excepté dans les cas de syphilis (Bouchard).

℞ Codéine .............. 1 cgr.
Strychnine ............ 1/2 mgr.
Poudre de valériane..... 10 cgr.
Sirop de quinquina...... Q. S.
Pour 1 pilule : 3 à 10 pilules dans les 24 heures.

Donner aussi les *médicaments reconstituants* : quinquina, fer, kola :

℞ Extrait alcoolique de kola. 15 cgr.
Poudre de kola.......... Q. S.
Pour 1 pilule : 10 à 15 pilules par jour.

Recourir à l'*hydrothérapie* en se bornant aux applications du drap mouillé, pratiquées le matin, au sortir du lit, avec repos au lit pendant un temps plus ou moins long, jusqu'à plusieurs heures après l'opération.

Se garder de dire au malade d'aller prendre des douches sans autre indication. Employer les douches seulement quand le malade aura gagné assez de force pour les supporter avec avantage, en suivant les mêmes règles, en prenant toutes les précautions qui auront présidé à l'application du drap mouillé, c'est-à-dire en les combinant avec un repos plus ou moins absolu, suivant l'état du sujet (Glatz).

**En cas de neurasthénie azoturique :** recourir à la cure de Weir-Mitchell, par la *suralimentation* et le *repos absolu.*

**D. BRONZÉ.**
Voy. *Cirrhose hépatique hypertrophique pigmentaire.*

**D. PHOSPHATURIQUE.**
Combattre la cause (dyscrasie acide, infection).

RÉGIME : aliments riches en phosphates, céréales, poissons, œufs.

Prescrire les *médicaments nervins*, administrer les *glycérophosphates*, en cachets ou en sirop.

℞ Glycérophosphate de chaux. 30 cgr.
— de soude .... 10 —
— de potasse... 10 —
— de magnésie. 10 —
— de fer....... 5 —
Poudre de fève Saint-Ignace 2 —

Pour 1 cachet, 2 cachets par jour (A. Robin).

℞ Glycérophosphate de chaux. 30 cgr.
Poudre de noix vomique... 3 —
— de coca.......... 50 —

Pour 1 cachet, 3 cachets par jour.

Recourir à l'*hydrothérapie* en applications diverses et à l'*électrothérapie* (bain statique, courants de haute fréquence).

## D. SUCRÉ.

### Diabète arthritique.

*Suppression absolue* du sucre et des mets, fruits et racines sucrés (raisins, melons, figues, dattes, betteraves, navets, carottes).

*Diminution aussi complète que possible*, et même suppression, au moins au début, des aliments féculents (pain, pâtes, haricots, lentilles, pois, pommes de terre).

Remplacer le sucre par la *crystallose* ou la *saccharine* en tablettes comprimées de 5 cgr. chacune, sans dépasser la dose de 3 à 4 comprimés par 24 heures.

RÉGIME ALIMENTAIRE *à suivre avec rigueur :* se nourrir exclusivement d'œufs, de viandes de toutes sortes, volailles, gibier non faisandé, poissons de tous genres, fromage frais.

Éviter le régime carné exclusif pour prévenir le coma.

Permettre tous les légumes verts (épinards, laitue, artichauts, haricots verts, cardons, choux, céleri, etc.), sauf les betteraves, les carottes, les navets et les raves.

Manger de tous les fruits, sauf les fruits doux : raisin, figues, dattes, melon.

Insister sur les aliments gras (sauf s'il existe des produits acétoniques dans les urines), tels que sardines à l'huile, thon à l'huile, hareng saur à l'huile, lard, beurre, graisse d'oie, gras de jambon, charcuterie, choucroute garnie, caviar, foie gras et recommander les fruits huileux: olives, amandes, pistaches, noix, noisettes.

Prendre surtout des soupes aux choux, du bouillon aux œufs pochés, des soupes maigres, de la soupe à l'oignon.

Tous les potages doivent être pris sans pain et sans pâtes alimentaires.

Manger 50 grammes de mie de pain, du pain de gluten, de soja, ou bien encore à chaque repas 100 gr. de pommes de terre cuites à l'eau.

*Boissons :* permettre aux diabétiques de boire, même en abondance, de l'eau fraîche, des eaux alcalines, de l'infusion de graines de lin, de genièvre, du thé léger, du café, du maté, du kola, sucrés à la saccharine, et de la décoction de quinquina à 15 gr. par litre (ébullition de 15 à 20 minutes) ou de la décoction de céréales.

Peu de vin de Bourgogne ou de Bordeaux: pas de vins sucrés, ni de champagne, ni de liqueurs. Permettre la bière et le cidre, à doses modérées.

Donner du *lait coupé avec de l'eau de chaux*.

Ne pas se laisser hypnotiser par le taux glycosurique et ne pas borner son rôle de thérapeute à abaisser dans ses plus strictes limites la quantité de sucre urinaire.

*Ne jamais imposer un régime draconien;* sous son influence la glycosurie peut diminuer ou disparaître, mais le diabète, bien supporté jusque-là, s'aggrave, l'albuminurie naguère absente apparaît, l'amaigrissement et la cachexie surviennent. *Ménager les diabétiques* et en général ne pas défendre absolument les aliments farineux : les sauces, le pain, les pommes de terre (Dieulafoy).

HYGIÈNE STIMULATRICE DE LA NUTRITION : *exercices physiques* journaliers. Insister surtout sur les promenades à pied en plein air ; conseiller la gymnastique, l'escrime, le patinage, l'équitation, le canotage. Tous les exercices du corps sont favorables, mais ils doivent être faits avec modération, sans surmenage, les sueurs profuses étant défavorables aux diabétiques.

Faire prendre trois *bains tièdes* par semaine, suivis de frictions énergiques et de *massage* ; en été, bains de mer ou de rivière très courts, à condition que la réaction se fasse.

*Bains salés, bains sulfureux, hydrothérapie tiède*: prescrire les douches chaudes et froides en pluie (de 35° à 40° et poussées jusqu'à 45° et plus si le malade supporte facilement l'eau très chaude); durée de la douche chaude, 2 à 4 minutes, la faire suivre d'une douche fraîche (22° à 18°) ou même froide (14° à 10°) très courte, de 10 à 15 secondes.

*Electrothérapie* (courants de haute fréquence).

HYGIÈNE GÉNÉRALE : usage de la flanelle, les refroidissements étant funestes aux diabétiques.

Éviter le surmenage, les passions et les émotions violentes ; habitudes journalières sagement ordonnées.

Peu ou pas de travaux intellectuels.

Défendre les bains chauds, les bains de vapeur, le hammam.

Pendant l'hiver, séjour dans les *climats chauds* et les *stations méridionales ; climats tempérés* en général.

TRAITEMENT MÉDICAMENTEUX.

Prescrire les *alcalins* pour combattre la glycosurie et surtout pour prévenir l'intoxication acide ; prendre avant les deux principaux repas, dans un verre d'eau de Vichy (Hauterive) ou de Vals (Saint-Jean), une des doses suivantes :

℞ Carbonate de lithine....... 10 gr.
En 30 doses (Dujardin-Beaumetz).

Ou bien un verre d'eau de Vichy (Hauterive) additionnée d'un gramme de benzoate de lithine par litre.

Faire boire aux repas et dans la journée de l'*eau bouil-*

*lie additionnée de bicarbonate de soude*, 2 à 4 gr. par litre.

Pratiquer la *médication alternante* continuée pendant plusieurs mois: recourir, pendant 6 à 10 et 15 jours chaque mois, à l'administration de l'*antipyrine*, à la dose de 1, 2 ou 3 gr. par jour, excepté dans les cas où il existe de l'albuminurie (plus de 1 gr.).

℞ Antipyrine............ 10 à 20 gr.
  Bicarbonate de soude. 20 —

Pour 20 cachets : 3 à 4 cachets par jour, avec 4 heures d'intervalle.

Associer les alcalins et l'antipyrine aux *opiacés* (extrait thébaïque ou mieux codéine en cas d'usage prolongé) :

℞ Extrait thébaïque.... 10 à 15 cgr.
  Antipyrine.......... 6 à 10 gr.
  Bicarbonate de soude. 5 —
  Eau distillée........ 250 —
  Saccharine.......... 20 cgr.

3 cuillerées à bouche par jour, dans un peu d'eau (Herzen).

℞ Codéine............. 1 cgr.
  Antipyrine.......... } āā 1 gr.
  Bicarbonate de soude.. }
  Acide tartrique...... 50 cgr.
  Saccharine.......... 1 —

Pour 1 paquet, en prendre trois par jour, en dehors des repas, dans un demi-verre à bordeaux d'eau d'Évian (Robin).

Continuer l'emploi de l'antipyrine pendant une ou deux semaines, si le sucre s'abaisse rapidement, si la diminution de la polyurie ne s'accompagne pas d'une densité sensiblement plus grande de l'urine, s'il ne survient pas d'accidents digestifs avec affaiblissement général et s'il n'apparaît pas d'albumine dans les urines : dans le cas contraire, cesser l'administration de ce médicament.

Suspendre aussi son emploi, s'il survient de l'oppression, des éruptions cutanées et une certaine tension de la face.

Après 10 à 15 jours, interrompre l'usage de l'antipyrine, pendant 15 à 20 jours, puis reprendre une autre série, recourir, pendant ce laps de temps, à la *médication arsenicale* associée à l'emploi de la *quinine*, à l'administration des *opiacés*, de la *belladone*, des *bromures*.

Ordonner, comme deuxième étape, pendant les 10 jours qui suivent l'administration de l'antipyrine (ou du pyramidon, ou de l'aspirine) un cachet de 40 à 60 centigr. de *bichlorhydrate de quinine*, à prendre à jeun, 10 minutes avant le premier déjeuner (A. Robin); ou bien :

℞ Bromhydrate de quinine.. 20 cgr.
  Extrait de quinquina..... 50 —

Pour 1 cachet : prendre un cachet à chaque repas (Grasset).

En même temps, donner l'*arséniate de soude*, l'*acide arsénieux*, le *cacodylate de soude* (5 cgr. par jour, en potion).

℞ Arséniate de soude... 5 à 10 cgr.
  Eau distillée......... 300 cc.

1 cuillerée à soupe à chaque repas (pendant 10 jours).

ou :

℞ Arséniate de soude.... 3 à 4 cgr.
  Eau distillée.......... 80 gr.

1 cuillerée à café à chaque repas pendant 10 à 15 jours (Dieulafoy).

ou :

℞ Permanganate de potasse. 50 cgr.
  Arséniate de soude....... 25 mgr.
  Eau distillée.... Q. S. p. 10 cc.

X à XX gouttes à chaque repas.

ou :

℞ Arséniate de soude... 2 mgr. 1/2
Carbonate de lithine.. 20 cgr.
Codéine............. 1 —
Poudre thériacale.... 25 —
Extrait de quinquina.. 25 —

Pour 1 cachet : un cachet au milieu du déjeuner et du dîner (A. Robin).

Enfin, pendant les 8 à 10 jours suivants, faire prendre 1 gr. de *bromure de sodium* avant les repas et une pilule toutes les 6 heures.

℞ Extrait de belladone..... 5 mgr.
— thébaïque........ 1 cgr.
— de valériane...... 10 —
Poudre de quinquina..... Q. S.

Pour 1 pilule : prendre 4 pilules par jour, puis 6 pilules, puis 8 pilules, en augmentant de 2 pilules tous les 2 jours; puis diminuer progressivement de 2 pilules tous les 2 jours. Prendre ces pilules toutes les 6 heures, toutes les 4 heures, toutes les 3 heures, suivant le nombre (A. Robin).

ou bien prescrire les pilules suivantes (sans faire usage du bromure) :

℞ Extrait thébaïque........ 25 mgr.
— de belladone...... 1 cgr.
— de valériane..... 5 —
Poudre de quinquina..... Q. S.

Pour 1 pilule : 2 pilules par jour (Grasset).

*Après cette troisième étape, ordonner 5 à 8 jours de repos; puis recommencer la même série et continuer ainsi de suite pendant plusieurs mois.*
**Si les digestions sont difficiles** : prescrire :

℞ Bicarbonate de soude... ⎫
Magnésie hydratée..... ⎬ āā 6 gr.
Craie préparée.......... ⎭ 4 —

Pour 12 paquets : un paquet après les repas dans un peu d'eau (A. Robin).

**En cas de symptômes d'auto-intoxication et d'insuffisance hépatique** (diminution de la sécrétion urinaire et de l'élimination de l'urée, haleine dégageant l'odeur de pomme-reinette) : prescrire les cachets suivants :

℞ Antipyrine........... ⎫ āā 50 cgr.
Benzoate de lithine... ⎭

Pour 1 cachet : 3 cachets par jour; matin, midi et soir, dans un verre d'eau alcaline (Lemoine).

Voy. *En cas d'accidents acétoniques.*
**Lorsqu'il n'y a plus de sucre dans l'urine** : administrer les *alcalins.*

℞ Benzoate de lithine... ⎫ āā 50 cgr.
Carbonate de lithine.. ⎭

Pour 1 cachet : 2 cachets par jour; un le matin, avant le premier repas, le second vers cinq ou six heures du soir avec un verre d'eau alcaline (Lemoine).

**Dans tous les cas** : instituer l'*antisepsie intestinale* (salol, benzonaphtol, bétol, après les repas) ; combattre la constipation par les *laxatifs* (rhubarbe, aloès, calomel); et par les *lavements frais.*
Prescrire aussi l'*antisepsie de la bouche* :

℞ Acide borique............. 25 gr.
— phénique.......... 1 —
Thymol................. 25 cgr.
Eau distillée........... 1 litre.
Ajouter :
Teinture d'anis........ 10 gr.
Essence de menthe.... X gouttes.
Alcool................. 100 gr.
Cochenille........ Q. S. p. colorer.

Étendre de moitié d'eau pour l'usage.
Se rincer la bouche, en se frottant doucement les gencives, après les repas (Dujardin-Beaumetz).

Voy. *Antisepsie buccale, Gingivite, Stomatites.*
*Chez la femme.*
Femme à marier : *pas de mariage.*
Femme mariée : *pas de grossesse.*

Femme accouchée : *pas d'allaitement.*

Recourir à l'OPOTHÉRAPIE HÉPATIQUE dans le diabète par anhépatie dans lequel les fonctions du foie sont insuffisantes et s'il existe de la diminution de l'urée, de l'urobilinurie, etc. ; repousser cette médication dans le diabète par hyperhépatie avec fonctionnement exagéré du foie et essayer l'*opothérapie pancréatique.*

EAUX MINÉRALES.

Diabétiques gras, diabétiques hépatiques avec congestions répétées du foie, diabétiques atteints de goutte ou de gravelle : *Vichy, Vals,* tant qu'il n'existe pas d'azoturie et de phosphaturie, ni de signes d'épuisement nerveux, de la tuberculose pulmonaire, de l'artériosclérose ou une cardiopathie.

Diabétiques excités, anémiés : *Évian.*

Diabétiques anémiés, déprimés : *Capvern.*

Diabétiques lymphatiques et scrofuleux : *La Bourboule.*

**Cas graves.**

**En cas de sommeil agité :** donner toujours l'antipyrine, mais à la dose de 1 gr. 50 cent. en trois prises ou à celle de 2 gr. en deux prises, et faire prendre, une heure avant le coucher, du *bromure de potassium* associé au *phosphate de soude,* en qualité de tonique du système nerveux.

℞ Bromure de potassium.... 40 gr.
 Phosphate de soude...... 10 —
 Eau distillée............ 300 —

1 cuillerée à soupe, dans un bol d'une infusion non sucrée, une heure avant le coucher pendant un mois environ (Lemoine).

**Contre l'insomnie :** donner le *sulfonal,* le *trional,* le *véronal,* l'*uréthane.*

℞ Sulfonal.................. 1 gr.

Pour 1 cachet : 2 cachets à une demi-heure d'intervalle, pris 2 heures avant l'heure du coucher.

**Contre la polyphagie, la polydypsie et la polyurie intenses :** prescrire l'*opium* ou mieux la *codéine,* 3 à 6 cgr. par jour.

℞ Extrait thébaïque......... 1 cgr.
 — de valériane...... 5 —
 Poudre de valériane....... Q. S.

Pour 1 pilule : 5 à 10 pilules, dans les 24 heures.

Associer les alcalins, l'antipyrine et les opiacés de la façon indiquée précédemment à : Traitement médicamenteux.

**Contre les douleurs névralgiques :** recourir à l'*antipyrine,* au *pyramidon,* à l'*aspirine* et à la *médication opiacée.*

℞ Antipyrine............ } aū 50 cgr.
 Bromure de potassium. }
 Chlorhydrate de cocaïne.... 1 —
 Valérianate de caféine..... 2 —

Pour 1 cachet, à prendre au moment de l'accès.

**En cas de congestion hépatique :** prescrire les *alcalins;* faire prendre le *sel de Seignette* aux doses de 5 gr. dans un peu d'eau de Seltz, 10 minutes avant le déjeuner et le dîner ; diminuer la quantité des aliments gras, des graisses.

Administrer l'*iodure de sodium,* à la dose de 1 à 2 gr. par jour.

**En cas de prostration des forces et d'azoturie :** défendre les exercices musculaires, et ne pas donner les alcalins.

Insister sur les *aliments azotés* : œufs, fromages, viandes, poissons ; faire prendre des *aliments gras*. Permettre les *farineux*, le *pain*, les *pommes de terre*, les *sauces* et le *vin* (vins de Bourgogne et de Bordeaux), défendre les liqueurs.

Conseiller le *repos*.

Administrer l'*arsenic*, le *cacodylate de soude*, la *valériane*, et les *valérianates de quinine* ou de *fer*, l'*opium* ou mieux la *codéine*, la *strychnine*, les *phosphates*, le *kola* et la *coca*.

Donner tous ces médicaments à hautes doses.

Ordonner l'*huile de foie de morue* et la *glycérine*.

℞ Glycérine................ 40 gr.  
   Rhum ou cognac....... 10 —  
   Essence de menthe...... I goutte.  
À prendre en 3 ou 4 fois, dans la journée.

℞ Glycérine pure....... 20 à 30 gr.  
   Eau distillée.......... 64 —  
   Acide citrique ou tar-  
   trique ............... 1 à 2 —  
Faire dissoudre. A prendre dans la journée (Schultzen).

Ou bien pratiquer des *injections sous-cutanées d'huile*, à la dose de 30 à 200 gr. par jour ; ou encore se servir pour l'alimentation sous-cutanée de la formule suivante :

℞ Huile stérilisée........... 100 gr.  
   Chlorure de sodium...... 5 —  
   Iodure de sodium........ 2 —  
Injecter 3 fois par jour 5 cc. (pratiquer chaque fois un massage prolongé).

**En cas d'accidents acétoniques** (haleine d'odeur acétonique, réaction rouge rubis de l'urine au contact du perchlorure de fer) ; interdire le régime exclusif carné et les corps gras ; ordonner un *régime mixte* : lait, œufs, crèmes, viandes blanches, pain, légumes verts, beurre, pommes de terre.

Administrer le *bicarbonate de soude*, à la dose de 12 à 15 et 20 gr. par jour.

Pratiquer, en même temps, des injections de *sérum artificiel*, à la dose de 50 à 100 gr. par jour, en une ou deux fois.

Instituer l'*antisepsie intestinale* (benzonaphtol, bétol, salicylate de magnésie) et prescrire des *laxatifs* et des *lavements*.

Au besoin, inhalations d'oxygène.

**En cas d'oligurie** : *eaux minérales diurétiques* (Evian, Vichy-Célestins) ou *infusion de genièvre*.

℞ Baies de genièvre...... 20 gr.  
   Faire infuser dans :  
   Eau bouillante.......... 1000 —  
A prendre par demi-verres.

Pratiquer des injections sous-cutanées de *caféine* et de *sérum artificiel* à petites doses (10 à 30 gr. par jour).

**En cas de diarrhée** : réduction des aliments, *diète képhirienne mitigée*, pas de lait.

**En cas de dyspepsie intense, de néphrite, de troubles cardiaques, de myocardite ou d'œdèmes** : essayer le *régime lacté* ; si la quantité de sucre dans les urines augmente, cesser ce régime.

Injections hypodermiques de *caféine*, matin et soir.

**En cas de diabétides génitales** : éviter le contact des urines avec les téguments et faire des *lotions avec une solution de bicarbonate de soude* *ou de borate de soude* et poudrer ensuite avec la poudre suivante :

| ℞ Talc................ | 60 gr. |
| Sous-nitrate de bismuth............ | ⟩ āā 10 — |
| Oxyde de zinc........ | |
| Borate de soude...... | 2 — |

(Brocq).

**En cas de mal perforant :** *Intervention chirurgicale,* sans trop tarder.

**En cas de coma :** voy. *Coma diabétique.*

**D. NERVEUX.**

*Hygiène générale des névropathes :* repos de l'esprit, distractions. Éviter toute émotion, toute excitation nerveuse.

Séjour à la *campagne.*

*Hydrothérapie* tiède ou froide.

Prescrire les *bromures,* l'*antipyrine,* le *pyramidon,* la *valériane,* les *valérianates de quinine,* d'*ammoniaque* ou *de zinc,* l'*opium,* la *codéine,* la *jusquiame,* la *belladone.*

| ℞ Antipyrine........... | 10 gr. |
| Bromure de sodium...... | 20 — |
| Eau distillée.......... | 300 — |

1 à 4 cuillerées à bouche par jour; progressivement; puis redescendre (Grasset).

Donner en même temps les toniques et les reconstituants: *quinquina, fer, arsenic, cacodylate de soude, phosphates, glycérophosphates, phosphure de zinc, lécithine, strychnine, kola, coca, huile de foie de morue.*

Administrer tous ces médicaments à hautes doses.

*Régime:* œufs, poissons, fromage, mets gras, mets salés (conserves, salaisons, olives conservées, charcuterie), légumes verts (choux et chicorée), en cas de déperdition de potasse.

Ne pas donner les *alcalins* en cas d'épuisement nerveux avec dépression générale.

**D. PANCRÉATIQUE.**

Exercices musculaires avec modération.

Permettre le *vin* comme tonique.

Ne pas donner les alcalins, les bromures, l'antipyrine, qui dépriment et affaiblissent encore le malade.

**En cas de syphilis :** traitement antisyphilitique mixte.

*Régime azoté ;* régime du diabète en général.

Prescrire les *antidéperditeurs* (arsenic, cacodylate de soude, valériane, codéine), les *toniques généraux* et les *toniques du système nerveux* (quinquina, kola, coca, phosphates, strychnine, huile de foie de morue, glycérine).

Recourir à l'*opothérapie pancréatique :* pancréas frais et cru, mangé en sandwichs.

**D. SYPHILITIQUE.**

Instituer le *traitement spécifique mixte :* frictions mercurielles avec onguent napolitain, ou injections de biodure de mercure, à la dose de 2 à 3 cgr. par jour, pendant 15 à 20 jours chaque mois, 2 ou 3 mois de suite; iodure de potassium à doses moyennes, de 2 à 3 gr. par jour; ne jamais atteindre les doses de 6, 8 et 10 gr. par jour.

Recourir aux injections d'*atoxyl :* 30 cgr. tous les 3 jours, pendant 3 semaines.

# DIARRHÉES DES ADULTES

**D. AIGUË** (*D. ab ingestis*, *D. estivale*).

**Formes légères:** *diminution de l'alimentation* ou même *diète lactée* ; administration de *poudres inertes* (sous-nitrate de bismuth, craie préparée, talc ou salicylate de bismuth) associées aux *opiacés* (poudre d'opium 5 à 10 cgr., extrait thébaïque 5 à 10 cgr., laudanum 1 à 3 gr., élixir parégorique 5 à 20 gr. par jour).

℞ Sous-nitrate de bismuth. ⎫
· Craie préparée........ ⎬ āā 50 cgr.
·· Opium brut pulvérisé. ⎭ 1 —

Pour 1 cachet : 6 à 10 dans les 24 heures.

**Formes intenses :** *Diète hydrique* pendant 24 ou 48 heures : eau bouillie et filtrée, eau minérale indifférente, thé léger additionné d'un peu de rhum ou de cognac, limonade lactique par petites quantités.

Permettre aussi comme boisson la *tisane de riz*, la *décoction blanche de Sydenham* (au phosphate tricalcique) ou l'*eau albumineuse* :

℞ Eau bouillie............ 1 litre
· Blancs d'œufs.......... No 4
· Eau de fleurs d'oranger... 10 gr.
· Sirop de coings........ 100 —

Donner avant tout traitement un *léger purgatif salin* (15 à 20 gr. de sulfate de soude ou de magnésie), ou :

℞ Salol................ 3 gr.
· Huile de ricin........ 30 —

℞ Salacétol............ 2 gr.
· Huile de ricin........ 30 —

À prendre en une fois (Bourget).

Ou bien, administrer, surtout dans les formes graves, à jeun (puis diète hydrique), le *calomel*, à la dose de 40 à 60 cgr.

Donner ensuite l'*acide lactique*, à hautes doses.

℞ Acide lactique........ 10 à 15 gr.
· Eau bouillie.......... 900 —
· Sirop de limons...... 100 —
· Alcoolature de limons. Q. S.

À prendre par demi-verres, dans la journée (Hayem).

Ajouter à cette limonade 1 à 2 gr. de laudanum, ou 3 à 5 gr. d'élixir parégorique.

Conseiller l'application de *flanelles chaudes* ou de *cataplasmes chauds* sur le ventre.

Après 24 à 36 heures, selon les cas, prescrire la *diète lactée* (d'abord lait coupé d'eau pure ou d'eau de chaux, puis lait pur) ; permettre, après 4 à 6 jours, les *potages*, les *œufs*, le *riz*, la *viande crue hachée*, les *purées* et donner l'*alcool*.

Administrer les *constipants* et les *antiseptiques intestinaux*, faire usage des *lavements astringents*.

Faire prendre le *silicate de magnésie* (talc), à la dose de 200 à 400 gr. par jour, dans du lait ou émulsionné dans de l'eau de riz (Debove).

℞ Opium en poudre........ 2 cgr.
· Benzonaphtol.......... 15 —
· Sous-nitrate de bismuth.. 50 —

Pour 1 cachet : 1 cachet toutes les heures (Herzen).

℞ Tanin.................... 25 cgr.
   Poudre de ratanhia....... 50 —
     —   d'opium brut..... 2 —

Pour 1 cachet : 5 par jour (Lemoine).

℞ Sous-nitrate de bismuth... 1 gr.
   Dermatol................. 30 cgr.
   Poudre d'opium.......... 2 —

Pour 1 cachet : 6 à 8 cachets dans les 24 heures (Herzen).

℞ Tannalbine............... 50 cgr.
   Salicylate de bismuth.... 30 —
   Poudre d'opium......... 1 —

Pour 1 cachet : 6 à 10 cachets par jour.

℞ Tannigène................ 50 cgr.
   Benzonaphtol............ 20 —
   Poudre d'opium......... 1 —

Pour 1 cachet : 6 à 10, par jour (Herzen).

Voy. *Antisepsie intestinale.*
Prescrire les potions suivantes :

℞ Laudanum de Sydenham... 2 gr.
   Sous-nitrate de bismuth.... 10 —
   Sirop de ratanhia......... 30 —
   Eau distillée de menthe.... 10 —
   Julep gommeux... Q. S. p. 150 cc.

Par cuillerées à bouche dans la journée. (Agiter avant de s'en servir) (Herzen).

℞ Extrait de ratanhia....... 5 gr.
   Salicylate de bismuth...... 2 —
   Sirop diacode........... 30 —
    —  de gomme.......... 20 —
   Hydrolat de mélisse....... 60 —

1 cuillerée à bouche, toutes les heures (Lemoine).

℞ Tanin.................... 2 gr.
   Extrait de ratanhia.... 4 —
   Elixir parégorique..... 5 à 10 —
   Sirop de cachou..... 30 —
   Infusion de camomille. 250 —

Par cuillerées toutes les heures (Herzen).

**En cas de vomissements, d'adynamie, de refroidissement des extrémités : voy.** *Choléra.*

**D. fétide infectieuse.**
Insister sur l'emploi des *antiseptiques intestinaux,* de l'*acide lactique.*

℞ Salol................   }
   Salicylate de bismuth.. }  āā 15 gr.

Pour 30 cachets : 6 à 8 par jour.

℞ Salicylate de bismuth..... 60 cgr.
   Benzonaphtol.......... 40 —

Pour 1 cachet : 6 par jour (Lemoine).

Ordonner le *bleu de méthylène,* à la dose de 50 cgr. par jour, en cachets de 15 à 20 cgr. chacun (Combemale).

Voy. *Antisepsie intestinale.*

Pratiquer des *lavages intestinaux* simples (eau bouillie) ou médicamenteux (permanganate de potasse à 1 p. 2 000 nitrate d'argent à 1 p. 1 000).

Donner les *toniques.*

Contre la fièvre : *quinine.*

**D. palustre.**
Administrer la *quinine associée aux astringents* ou à la *poudre de Dower* :

℞ Chlorhydrate de quinine... 30 cgr.
   Tanin................... 15 —
   Poudre d'opium.......... 1 —

Pour 1 cachet : 5 à 6 par jour (Herzen).

En cas d'accès pernicieux avec accidents chlolériformes, pratiquer des *injections hypodermiques* ou *intra-veineuses de quinine.*

Essayer le *bleu de méthylène* à la dose de 50 cgr. par jour, en cachets de 15 à 20 cgr. chacun.

Rechercher et traiter la dysenterie, lorsqu'elle existe comme complication.

**D. CHRONIQUE.**
*Rechercher et traiter la cause:* infection intestinale, usage de mauvais aliments ou de mau-

vaise eau, grandes chaleurs, hypochlorhydrie, affections inflammatoires ou ulcéreuses de l'intestin, idiosyncrasies (lait, fruits, viandes faisandées, gibier), paludisme, affections du foie (lithiase biliaire), affections des reins (insuffisance rénale), maladie dyscrasique (goutte), etc.

RÉGIME : lait bouilli ou pasteurisé (2 à 3 litres par jour, par tasses toutes les heures), viande crue râpée et képhir.

Lorsqu'il se produit une amélioration, permettre le riz, les bouillies au lait, et au gruau de blé ou d'avoine, au maizena, à l'arrow-root, au tapioca, les purées de féculents, les poudres de viande (salvatose), la somatose et le tropon, les œufs peu cuits ou crus.

Plus tard, donner des consommés et en dernier lieu des viandes très cuites râpées.

Supprimer le vin rouge ; faire prendre la tisane de roses de Provins et la décoction de myrtilles (faire bouillir 200 gr. de baies sèches dans 500 à 1 000 gr. d'eau, jusqu'à évaporation d'un tiers du liquide ; laisser refroidir et passer).

Boire 2 à 3 verres, par jour, de cette décoction.

Conseiller l'eau de Vichy.

Faire porter une *ceinture de flanelle*.

*Changement de climat.*

TRAITEMENT MÉDICAMENTEUX :

Prescrire les *poudres inertes*, les *astringents*, les *antiseptiques intestinaux*, les *opiacés*.

℞ Craie préparée ...... ⎱ āā 30 gr.
Phosphate de chaux... ⎰
Salicylate de bismuth.... 15 —
3 cuillerées à café, par jour.

℞ Salicylate de bismuth. ⎱
Magnésie............... ⎰ āā 10 gr.
Carbonate de chaux.... ⎰
Phosphate de chaux... ⎰
3 à 4 cuillerées à café, par jour.

Donner le *silicate de magnésie* (talc), aux doses de 200 gr. et plus, à prendre dans du lait.

℞ Tanin............... 10 cgr.
Extrait de ratanhia....... 5 —
Cachou en poudre...... ⎱ Q. S.
Miel................. ⎰
Pour 1 pilule : 5 à 6 pilules par jour (Debove).

℞ Alun............... ⎱
Cachou............... ⎰ āā 10 cgr.
Extrait de ratanhia... ⎰
Pour 1 pilule : 6 à 12 pilules par jour.

℞ Tanin............... ⎱ āā 10 cgr.
Extrait de ratanhia... ⎰
— thébaïque....... 1 —
Pour 1 pilule : 8 à 10 pilules par jour.

Employer aussi le *tannigène*, la *tannalbine*, le *tannoforme* et le *dermatol* (sous-gallate de bismuth) seul à la dose de 3 à 4 gr. par jour, ou associé aux astringents et aux antiseptiques intestinaux.

℞ Dermatol............... 30 cgr.
Bétol................. 25 —
Poudre d'opium....... 1 à 2 —
Pour 1 cachet : 5 à 8 cachets par jour (Herzen).

Recourir au *nitrate d'argent*, au *protargol* ou à l'*argentamine* en potion à 1/2 p. 100, prise par cuillerées à café ou à soupe.

℞ Nitrate d'argent........... 25 cgr.
Extrait d'opium........... 50 —
— et poudre de gentiane............. Q. S.
Pour 50 pilules : 4 à 8 pilules par jour.

℞ Nitrate d'argent.......... 2 cgr.
  Extrait de belladone...... 1 —
  — d'opium............... 2 —

Pour 1 pilule : 2 à 3 pilules par jour.

℞ Protargol............... 5 cgr.
  Extrait de belladone... }
  — d'opium............. } ãã 1, —

Pour 1 pilule : 4 à 5 pilules dans les 24 heures.

**Chez les femmes enceintes** : donner les médicaments usuels (sous-nitrate de bismuth, salol, astringents divers, lavements laudanisés). Prescrire le *nitrate d'argent*, à la dose de 2 cgr. par jour, une pilule matin et soir (Charpentier).

Administrer les *médicaments nervins* : bromure de potassium, antipyrine.

**Chez les arthritiques, les herpétiques et les goutteux** : recommander au malade d'éviter les refroidissements ; prescrire les *alcalins* ; surveiller le *régime alimentaire* : interdire le lait pur ; ne permettre le lait qu'associé aux potages et aux farineux. Peu de viandes et seulement à midi ; des pâtes, des farineux, des œufs, des fruits bien cuits.

Ordonner la médication acide : X à XX gouttes d'*acide chlorhydrique officinal* au commencement des repas, dans un verre d'eau sucrée, ou une forte cuillerée à soupe de *sucs gastriques naturels* (gastérine, dyspepsine) dans un verre d'eau.

Après une dizaine de jours, faire prendre à jeun une cuillerée à café de sulfate de soude associé au bicarbonate de soude et au sel ordinaire :

℞ Sulfate de soude...... }
  Bicarbonate de soude. } ãã 30 gr.
  Chlorure de sodium ... 15 —
                (Huchard).

et après les repas un cachet de *tannigène* ou de *tannalbine* (à 1 gr.).

Ordonner aussi le *sulfate de soude* ou le *sel de Seignette* purs, à raison d'une cuillerée à café au lever pendant 15 à 20 jours consécutifs.

Si la médication acide ne réussit pas et dans les cas où la langue est rouge vif et l'estomac douloureux, s'adresser aux bols suivants :

℞ Sous-nitrate de bismuth. }
  Diascordium............ } ãã 4 gr.

Pour 16 bols : en prendre 2 à 3 avant chaque repas ; alterner avec la médication sulfato-tannique (Huchard).

**Chez les paludéens** : associer le *sulfate de quinine* aux *antiseptiques intestinaux*, aux *astringents* et à la *poudre de Dower*.

℞ Salicylate de bismuth.. }
  Tanin................. } ãã 30 cgr.
  Sulfate de quinine...... 15 —

Pour 1 cachet : 4 à 6 par jour (Herzen).

℞ Bétol................. }
  Phosphate de chaux.. }
  Salicylate de bismuth. } ãã 25 cgr.
  Sulfate de quinine..... 15 —
  Charbon de peuplier... Q. S.

Pour 1 grand cachet : 4 par jour (Herzen).

℞ Bétol................ 30 cgr.
  Poudre de Dower..... 20 —
  Sulfate de quinine..... 25 —

Pour 1 cachet : 3 à 4 par jour (Herzen).

Rechercher et traiter la dysenterie lorsqu'elle existe comme complication.

**En cas de diarrhée matutinale** (névropathes hyperchlorhydriques) : faire prendre le soir de la viande grillée ou rôtie plutôt que des légumes ; avant de souper, un paquet de 2 à 4 gr. de *bicarbonate de soude* et le soir, en se couchant, du *phosphate de chaux gélatineux* en suspension dans du lait (10 gr.) ou dans un sirop :

℞ Phosphate de chaux gélatineux.................. 100 gr.
   Sirop simple.............. 900 —
   Alcoolat de citron........... 5 —

  1 verre à bordeaux le soir (Lemoine).

**En cas de diarrhée consécutive aux repas** (hyperchlorhydriques, dilatés, névropathes) **ou de diarrhée prandiale des biliaires :** surveiller l'alimentation, régler les repas et conseiller l'usage des *opiacés* au début ou à la fin des repas (laudanum de Sydenham, VI à VIII gouttes ; gouttes noires anglaises, III gouttes).

℞ Teinture thébaïque.....⎫
  — de belladone... ⎬ āā 5 gr.

  VIII gouttes, avant les repas (Linossier).

Recommander le repos après les repas (Lemoine).

Chez les sujets appartenant à la famille biliaire, régulariser la sécrétion et l'excrétion biliaire, en prescrivant 20 minutes avant chacun des 3 repas, pendant 2 à 3 semaines consécutives, 100 gr. d'eau de *Vichy-Célestins* chauffée au bain-marie vers 45°, additionnée d'une cuillerée à soupe de :

℞ Sulfate de soude cristallisé. 40 gr.
  Eau distillée.............. 300 —
               (Linossier).

Cures thermales à *Vichy*.

**En cas de diarrhée fétide :** insister sur l'emploi des *antiseptiques intestinaux* (salicylate de bismuth, bétol, benzonaphtol, 2 à 3 gr., salol 3 à 4 gr., xéroforme 2 à 4 gr., en cachets de 25 à 30 cgr., chez les adultes).

Donner le *charbon pulvérisé*, le *charbon naphtolé* et employer les *ferments lactiques* en conseillant concurremment l'ingestion de matières sucrées et de féculents.

Voy. *Antisepsie intestinale.*

Conseiller les *irrigations intestinales* à 38° ou 40°.

**En cas de coliques douloureuses et de météorisme :** *cataplasmes chauds sur l'abdomen* ; pendant la nuit, *compresse échauffante.* Faire prendre de grands *bains chauds prolongés* (35° à 37°).

Prescrire les *opiacés* (laudanum, par la voie stomacale ou rectale ; extrait thébaïque en pilules ; élixir parégorique).

Voy. *Coliques intestinales.*

**En cas d'entérite du gros intestin :** recourir aux *grandes irrigations intestinales antiseptiques* (permanganate de potasse 1 p. 2 000 à 4 000, nitrate d'argent 1 p. 1 000), aux *lavements de tanin et de ratanhia* et aux *lavements d'ipéca :* faire bouillir 10 gr. d'ipéca concassé dans 250 gr. d'eau, pendant une minute et administrer cette infusion en lavement, après avoir ajouté V à XV gouttes de laudanum (Dujardin-Beaumetz).

Voy. *Dysentérie chronique, Entérite muco-membraneuse.*

**En cas de diarrhée chronique accompagnant l'hypochlorhydrie :** employer les

16.

*eupeptiques*, la *pepsine*, la *pancréatine*, la *dextrine*, l'*acide chlorhydrique* ou la *gastérine* de Frémont (30 à 150 cc. aux repas).

2f Phosphate de chaux....... 30 gr.
  Salicylate de bismuth........ 20 —
  Sulfate de quinine........ 10 —
  Pepsine................. 20 —
  Pancréatine............. 25 —
  Charbon de peuplier....... Q. S.

Pour 1 grand cachet : 3 cachets par jour, aux repas (Herzen).

EAUX THERMALES : Plombières, Bourbon-Lancy, Luxeuil, Cauterets (Mauhourat), Bagnères-de-Bigorre, Celles, Evian.

## D. LIENTÉRIQUE.

Administrer la *pancréatine*

2f Bicarbonate de soude........ 8 gr.
  Pancréatine................ 6 —
  Pepsine.................... 4 —
  Diastase................... 2 —

Pour 20 cachets : 1 cachet au milieu de chaque repas.

**Chez les hypochlorhydriques** avec hypoacidité extrême du contenu stomacal : donner l'*acide chlorhydrique*, faire prendre, après chacun des deux principaux repas, XV gouttes d'acide chlorhydrique officinal, puis, au bout d'une demi-heure, en faire ingérer encore XV gouttes.

## D. NERVEUSES.

**Chez les neurasthéniques, les névropathes :** *Hygiène stricte* de l'état nerveux.

Prescrire les *opiacés*, la *belladone* et l'*atropine* (1/2 à 1 mgr. par jour).

Faire prendre la *décoction de myrtilles* : faire bouillir 20 gr. de baies sèches dans 500 à 1 000 gr. d'eau, jusqu'à évaporation d'un tiers du liquide, puis laisser refroidir et passer ; prendre 2 ou 3 verres dans la journée.

Voy. *D. chronique matutinale* et *D. chronique consécutive aux repas*.

Défendre le vin rouge, les mets épicés.

Recourir à l'*hydrothérapie générale* (douches froides ou chaudes) et aux *douches rectales chaudes* à 40° et 48°.

Conseiller l'*électrothérapie générale* et la *galvanisation* de l'abdomen.

**Chez les tabétiques** et les **basedowiens :** donner l'*atropine*, à la dose de 1/2 à 1 mgr. par jour.

## D DES PAYS CHAUDS.

Hygiène diététique rigoureuse : ne permettre au malade de boire que de l'*eau bouillie et filtrée*.

Faire prendre le *lait* et les *peptones ;* donner les *alcalins* (eau de Vichy-Hauterive, bicarbonate de soude, 2 à 6 gr. par litre de lait ou d'eau bouillie).

Prescrire les *poudres inertes*, les *astringents* et les *antiseptiques intestinaux ;* employer le *calomel* à petites doses ; 1 cgr. de calomel toutes les 2 heures (6 cgr. par jour) pendant plusieurs jours.

Administrer des *lavements astringents* :

2f Tanin................. 3 à 5 gr.
  Décoction de ratanhia... 500 —
Pour un lavement.

Ou pratiquer de *grandes ir-*

*rigations intestinales* à 38° ou 40° :

℞ Acide thymique......... 1 gr.
Biborate de soude. ..... 20 —
Eau bouillie............. 2 litres.

Pour une irrigation donnée à 38° avec un irrigateur à élévation (Herzen).

### D. SYPHILITIQUE TERTIAIRE.

Être très prudent en prescrivant le mercure qui pourrait empirer l'état entéritique ; au besoin, recourir aux *injections hypodermiques de sels de mercure* (biiodure de mercure, 1 cgr. par jour, pendant 15 jours, suivis de un mois de repos, puis nouvelle série d'injections).

Administrer l'*iodure de potassium* par la voie stomacale ou par la voie rectale.

*Lait, lait d'anesse* ; cure tonique et reconstituante.

### D. DES TUBERCULEUX.

*Traitement général* hygiénique de la phtisie.

Commencer par corriger l'erreur de régime et par *réduire la suralimentation*.

Ne pas prescrire le régime lacté absolu. Faire prendre le *képhir* et permettre les viandes blanches râpées, les gelées de viande, les œufs, le jambon, le riz, les pâtes et les purées de féculents.

Administrer la *pancréatine*, qui émulsionne et dédouble les corps gras, associée à la *maltine*, à la *dextrine* et à la *pepsine* :

℞ Pancréatine............. 50 cgr.
Maltine.............. }
Dextrine............. } āā 30 —
Bicarbonate de soude... 25 —

Pour 1 cachet pris au milieu du repas (Herzen).

Attaquer directement la diarrhée par le *bleu de méthylène*, la *poudre de talc* à hautes doses (100 à 200 gr.) émulsionnée dans de l'eau de riz, les *opiacés*, le *bismuth*, les *tanniques* :

℞ Bleu de méthylène...... 10 cgr.
Lactose ................ 20 —

Pour 1 cachet : 3 à 4 cachets par jour (Rénon).

℞ Salicylate de bismuth. }
Benzonaphtol ......... } āā 30 cgr.
Résorcine bisublimée... 50 —

Pour 1 cachet : 2 cachets, aux repas.

**S'il existe de l'hypochlorhydrie :** employer l'*acide chlorhydrique*.

**En cas d'entérite ulcéreuse :** voy. *Entérites*.

# DIARRHÉES DE L'ENFANT

### D. AIGUË (enfants de 2 à 15 ans).

*Régime lacté*, et, si le cas est grave, *diète hydrique* pendant 24 à 36 heures. Après quelques jours, permettre les *bouillies au lait, préparées avec des farines alimentaires* (gruau de blé ou d'avoine, maizena, arrow-root, farine lactée). Faire boire de l'*eau de riz*.

Donner les *poudres inertes*, de préférence le *sous-nitrate de bismuth*, à la dose de 2 à 5 gr. en 24 heures, ou la *bismutose* à celle de 4 à 5 gr. par jour.

Prescrire les *astringents* (tanin, ratanhia, tannigène, tannalgine, dermatol) et les *antiseptiques intestinaux* (benzonaphtol, 1 à 2 gr. par jour).

Au besoin, recourir aux *préparations opiacées*.

Administrer le *laudanum de Sydenham*, à la dose de :

|  |  |  |
|---|---|---|
| Jusqu'à 6 mois | 1/2 goutte. |  |
| De 6 mois à 1 an | I — |  |
| De 1 an à 2 ans | III — |  |
| A 2 ans | IV — |  |
| A 3 ans | VI — |  |

Répartir l'ingestion de ces doses sur toute la journée (1 cuillerée à café, d'heure en heure, d'une potion de 60 à 80 cc.).

Voy. *Coliques intestinales*.

Pour un lavement, rester plutôt en deçà des doses indiquées, à cause de l'impossibilité du fractionnement, ne pas dépasser II à III gouttes.

Prescrire l'*élixir parégorique* (10 fois moins actif que le laudanum), à la dose de :

De 1 à 3 ans (24 heures), VI à XXX gouttes.

Faire usage du *sirop diacode* à la dose de :

|  |  |  |
|---|---|---|
| A 1 an | 2 gr. |  |
| A 2 ans | 3 à 4 — |  |
| A 3 ans | 5 à 6 — |  |

en répartissant ces doses sur toute la journée (Comby).

℞ Sous-nitrate de bismuth.. 2 gr.
Laudanum de Sydenham III gouttes.
Cognac.................. 10 gr.
Sirop de ratanhia.. } āā 20 —
— coings ...
Julep gommeux....... 40 —

1 cuillerée à café, de 1/2 heure en 1/2 heure (agiter avant de s'en servir).

℞ Extrait de ratanhia... 1 gr.
Elixir parégorique.... X gouttes.
Eau de riz............ 40 gr.
Sirop de coings...... 30 —

1 cuillerée à café, toutes les heures.

℞ Tanin................ 50 cgr.
Laudanum de Sydenham V gouttes.
Eau distillée......... 80 gr.
Sirop simple......... 20 —

1 cuillerée à café, toutes les heures (Herzen).

℞ Tannigène, tannalbine ou tannoforme............ 20 cgr.

Pour 1 prise : 4 par jour.

**Contre les douleurs intestinales** : applications de *cataplasmes chauds* sur l'abdomen ; onctions avec le liniment suivant :

℞ Chloroforme........... 10 gr.
Huile de jusquiame....... 100 —

Voy. *Coliques intestinales*.

**En cas de diarrhée fétide** : insister avec les *antiseptiques intestinaux* et donner le *calomel* à dose purgative (15 à 40 cgr.).

Faire usage du *salicylate de bismuth*, aux doses quotidiennes suivantes :

|  |  |  |
|---|---|---|
| De 6 à 15 mois | 10 à 50 cgr. |  |
| De 15 mois à 3 ans | 50 cgr. à 1 gr. |  |
| De 3 ans à 5 ans | 1 gr. à 2 gr. |  |
| De 5 ans à 10 ans | 2 — 3 — |  |

(Marfan.)

℞ Benzonaphtol....... } āā 15 cgr.
Salicylate de bismuth.

Pour 1 prise : une toutes les 2 ou 3 heures (Herzen).

Au besoin, *diète hydrique* continuée pendant 36 heures.

**D. D'ORIGINE ALIMENTAIRE.**

**Chez les enfants nourris exclusivement au sein.**

Peu ou pas de médicaments.

Rechercher la cause (suralimentation) et y remédier, en prescrivant 7 ou 8 *tétées dans les 24 heures*, dont 6 dans la journée et 2 dans la nuit.

*Régler le régime de la nourrice*, qui devra éviter les mets indigestes et les spiritueux.

Si malgré la réglementation des tétées, le lait est mal digéré, faire prendre à l'enfant, à l'aide d'une petite cuiller, quelques gouttes d'*eau de chaux*, d'*eau de Vichy* (Hauterive), de *Vals* (Saint-Jean) (Comby).

Si la nourrice est réglée et si l'enfant a de la diarrhée persistante, *changer de nourrice*.]

**D. SIMPLE OU LIENTÉRIQUE** des enfants soumis à l'allaitement artificiel ou mixte, alimentés prématurément.

*Régler l'allaitement* artificiel ou mixte, selon les indications données à ces paragraphes.

Faciliter les digestions, en donnant de l'*eau de chaux* aux doses quotidiennes suivantes :

De 0 à 15 mois . . . . . . . . . 5 à 10 gr.
De 15 mois à 3 ans . . . . . 15 à 25 —
De 3 ans à 5 ans . . . . . . . 25 à 30 —
De 5 ans à 10 ans . . . . . . 30 à 60 —

ou en faisant prendre de l'*eau de Vichy*, mêlée au lait dans la proportion de 2 à 3 cuillerées à café par jour ; ou bien en prescrivant 1 cuillerée d'*eau de Vals* (Saint-Jean), avant et après chaque repas. Préférer l'administration de la *dextrine*, à la dose de 1/2 cuillerée à café, 2 à 3 fois par jour ; délayer une demi-cuillerée à café de dextrine dans du lait chaud (pur ou coupé d'eau, selon le cas), et ajouter le tout à la quantité de lait que doit prendre l'enfant (200 à 300 gr.) (Herzen).

Beaucoup d'enfants ne supportent le meilleur lait de vache que si on le mélange avec 1/2 ou 1/3 de *bouillon* préparé sans sel et dégraissé.

En cas de **diarrhée abon**dante : prescrire les *poudres inertes* (sous-nitrate de bismuth), les *astringents* (tannigène, tannalbine, dermatol) et les *antiseptiques intestinaux* (benzonaphtol, salicylate de bismuth).

Voy. *D. aiguë.*

**D. DU SEVRAGE.**

Ne sevrer l'enfant qu'à l'âge de 12 à 14 mois ; procéder au sevrage avec méthode, le préparer pendant des semaines et des mois, et de préférence pendant la saison printanière et automnale.

Remplacer les tétées supprimées par le lait stérilisé, les laitages, les *petites soupes préparées avec des farines lactées ou de la farine d'avoine, du maizena, du tapioca, du sagou.* Prescrire du *lait de poule*, des *œufs à la coque*, du *bouillon bien dégraissé*.

Repas très réguliers. Ne pas laisser prendre les mets en trop grande quantité.

Comme boisson, *lait allongé d'eau de Vichy* (Hauterive). 2 cuillerées à café par verre, ou bien faire boire de l'eau de Vals pendant 4 à 5 jours, puis celle d'Alet.

Ne pas donner de vin, de cidre, de bière, ou autre boisson fermentée.

Défendre les viandes, les féculents, les légumes (Comby).

Voy. *Allaitement naturel.*

**D. DE DENTITION.**

Surveiller et régler l'allaitement ; prescrire l'*eau de Vichy* avant et après les tétées, à la dose de 1/2 cuillerée à café.

Voy. *D. simple lientérique,* *Dentition.*

## D. VERTE INFECTIEUSE.

Voy. *D. cholériforme.*

## D. CHOLÉRIFORME (CHOLÉRA IN-FANTILE).

**Dès le début,** prescrire la *diète hydrique :* donner de l'eau filtrée et bouillie, refroidie, à la dose de 1 litre à 1 litre et demi par jour, prise par gorgées ou administrée à l'aide d'une cuiller, ou bien ordonner l'eau d'Alet ou l'eau d'Evian ou la solution saline suivante :

℞ Chlorure de sodium.... } āā 5 gr.
Bicarbonate de soude.. }

Pour 1 paquet à dissoudre dans 1 litre d'eau bouillie et filtrée que l'on fera prendre au nourrisson dans les 24 heures (Heim et John).

Ne pas additionner l'eau d'alcool, de bouillon, de sucre, de thé, ni de blanc d'œuf.

Continuer la diète hydrique pendant 24 heures au moins.

A ce moment, s'il s'est produit une amélioration, permettre *l'eau albumineuse,* l'*eau de riz,* la *décoction d'orge,* ou mieux ordonner le *bouillon de légumes* ou la *décoction de légumineuses et de céréales* et laisser l'enfant prendre le *sein,* toutes les 4 heures pendant 2 à 4 minutes, ou bien lui donner également, toutes les 4 heures, 20 *gr. de lait stérilisé coupé avec 40 gr. d'eau filtrée et bouillie* (Marfan).

℞ Carottes....................... 60 gr.
Pommes de terre........... 40 —
Navets...................... 15 —

Pois secs................... 6 gr.
Haricots secs.............. 6 —
Sel marin.................. 5 —
Eau de source.... Q. S. p. 1 litre.

Faire bouillir 4 heures et passer (préparer ce bouillon de légumes chaque jour).

℞ Blé.............. }
Orge perlé......... } āā 30 gr.
Maïs concassé...... } ou
Haricots décortiqués } une cuillerée
Pois décortiqués.... } à
Lentilles décortiquées } soupe.

Faire bouillir dans 3 litres d'eau pendant 3 heures (jusqu'à réduction au tiers) ; ajouter 5 gr. de sel marin (Comby).

Laver à l'eau boriquée le biberon, la cuiller ou le verre qui servent à donner le lait.

Si au bout de 24 heures de diète hydrique, il ne s'est pas produit d'amélioration, *prolonger cette diète pendant 10, 12 ou 24 heures encore,* ou mieux recourir à l'emploi du bouillon de légumes, puis au bouillon de poulet ou de jarret de veau.

Ne pas prescrire l'acide lactique, ni le calomel, ni les antiseptiques intestinaux, ni de potions au bismuth, au ratanhia, à l'élixir parégorique ; ne pas donner l'alcool (Marfan).

Pratiquer, également, dès le début, la *balnéation chaude :* bains à 35° ou 36°, d'une durée de 5 à 10 minutes, donnés 2 à 4 fois par jour (Marfan).

Dans la forme pyrétique, préférer les *bains à 28° et 30°,* de 5 minutes de durée, renouvelés toutes les 3 ou 4 heures, si la température atteint 39°.

Recourir en outre aux *injections sous-cutanées de sérum artificiel,* pratiquées sous la peau de l'abdomen ou des cuisses, à la dose de 30 cc., répétées 2 à 3 fois dans les

24 heures, pendant 3 à 4 jours consécutifs.

℞ Sulfate de soude........ 10 gr.
 Chlorure de sodium..... 5 —
 Eau distillée stérilisée... 1 litre.
(Hayem).

Toutefois donner à l'enfant le second jour ou même plus tard un *purgatif* : soit *huile de ricin* mélangée à parties égales avec du sirop de gomme et à là dose de 1 cuillerée à café à 6 mois, 2 à un an; soit *calomel* à la dose de 5 mgr. à 1 cgr. à 6 mois, 2 cgr. à 1 an, en faisant prendre la dose en 5 fois à une heure d'intervalle dans la matinée,

℞ Calomel.............. 1 à 2 cgr.
 Lactose.............. 1 gr.
 En 5 paquets semblables.

Débarrasser aussi l'estomac et l'intestin des produits septiques, à l'aide du *lavage de l'estomac* et des *irrigations intestinales* pratiquées à l'eau bouillie additionnée de biborate de soude à 10 p. 1 000.

Coucher le malade légèrement penché sur le côté droit, de façon à ce que le cæcum soit en position déclive, introduire dans le rectum une sonde en caoutchouc (n° 25 de la filière Charrière) et enfoncer jusqu'à 15 cm. environ. Faire alors pénétrer la solution choisie à l'aide d'un irrigateur d'Esmarch, que l'on élève au-dessus du plan du lit. Au début, retirer la sonde, pour évacuer les matières fécales, puis introduire à nouveau et obturer hermétiquement l'anus, pour empêcher le reflux du liquide.

Employer 1 litre à 1 litre 1/2 de solution, à 38° ou 40°.

℞ Naphtol β.............. 1 gr.
 Biborate de soude....... 10 —
 Eau bouillie............ 1 litre.
Pour une irrigation (Bonnaire).

**Contre les fermentations anormales de l'intestin,** employer *l'acide lactique* :

℞ Acide lactique .......... 1 gr.
 Sirop de menthe......... 10 —
 Eau distillée..... Q. S. p. 100 cc.
A prendre dans les 24 heures par cuillerées à café toutes les heures, pour un enfant de 1 an ; dose moitié moindre à 6 mois et double à 2 ans (pour chaque élément de la potion) (P. Londe).

**Contre les vomissements :** *diète hydrique, lavage d'estomac* ; donner tous les aliments et toutes les boissons *glacés*, essayer la *potion de Rivière*.

℞ Tannate d'orexine........ 5 cgr.
 Salicylate de bismuth..... 15 —
Pour 1 paquet : un toutes les 2 heures (Herzen).

**En cas d'algidité :** *bains chauds sinapisés* à 38° (50 à 100 gr. de farine de moutarde, répétés 3 à 4 fois par jour, suivis de friction et d'enveloppement dans une couverture. *Bains de vin chaud. Boules d'eau chaude.*
Administrer les *excitants diffusibles* (cognac ou rhum à la dose de 5 à 25 gr. par jour, sels d'ammoniaque, teinture de cannelle, liqueur d'Hoffmann) :

℞ Cognac ou rhum..... 10 à 30 gr.
 Teinture de cannelle.. 6 —
 Eau distillée......... 60 —
 Sirop simple......... 25 —
1 cuillerée à café, d'heure en heure.

℞ Acétate d'ammoniaque.......  2 gr.
  Eau de chaux..............  30 —
  — distillée.............  50 —
  Sirop de coings..........  30 —

1 cuillerée à café, d'heure en heure (Comby).

℞ Ammoniaque..............  10 gr.
  Huile camphrée..........  80 —

Pour frictions.

**En cas de collapsus :** relever les forces et stimuler l'organisme à l'aide des *injections de sérum artificiel à faibles doses* (20 à 60 gr. par jour), soit 5 cc. par kilogr.

Employer le *sérum artificiel caféiné* suivant :

℞ Eau (non distillée) stérilisée...............  300 gr.
  Chlorure de sodium....  2 — 50
  Citrate ou benzoate de caféine..............  75 cgr.

Faire 3 injections par jour avec cette solution ; injecter chaque fois 5 à 20 gr. (Marfan).

Prescrire :

℞ Éther sulfurique.......  } āā 2 gr.
  Teinture de valériane.. }

II gouttes plusieurs fois de suite, à quelques minutes d'intervalle, dans une cuillerée à café d'eau bouillie (Comby).

Pratiquer des injections sous-cutanées de *caféine* (5 cgr. à 1 an), d'*éther*, d'*huile camphrée* à 1 p. 10 (1/4 de cc. à 1 an).

**En cas de convulsions :** *bains tièdes* ou *chauds* (28° à 36°), avec *affusion froide sur la tête*, pendant la durée du bain.

**Lorsque les symptômes cholériformes ont disparu :** reprendre l'alimentation lactée, graduellement, avec lenteur et avec prudence.

**Contre la diarrhée persistante :** prescrire le *sous-nitrate*

*de bismuth* ou le *tannigène*, à la dose de 15 à 25 cgr., répétée 4 à 6 fois par jour, ou bien :

℞ Benzonaphtol.............  1 gr.
  Sous-nitrate de bismuth....  2 —
  Teinture de colombo.......  5 —
  — de cachou..........  10 —
  Julep gommeux............  80 —

5 à 6 cuillerées à café par jour (Marfan).

℞ Sous-nitrate de bismuth...  15 cgr.
  Dermatol................  10 —

Pour 1 prise ; 6 prises par jour (Herzen).

Au besoin, ordonner le *protargol* :

℞ Protargol...............  10 cgr.
  Eau...................  60 gr.

Prendre 1 cuillerée à café toutes les 2 heures (Herzen).

**En cas de rechute :** reprendre la *diète hydrique* et donner le *calomel* à faibles doses (Marfan).

**Pendant la convalescence :** prescrire comme reconstituant :

℞ Biphosphate de chaux....  10 gr.
  Eau distillée...........  300 —

1 cuillerée à café, à dessert ou à soupe, selon l'âge, 3 fois par jour (Grasset).

Surveiller attentivement l'alimentation (voy. *Allaitement*).

Conseiller *jusqu'à neuf mois* exclusivement le lait. A partir de 9 mois, permettre les potages légers, les bouillies au lait préparées avec des farines lactées, de la farine d'avoine, de riz, de maizena, de froment, d'arrow-root.

*A 12 mois*, faire prendre les potages gras ou maigres au tapioca, au sagou, au pain, et donner un œuf chaque jour.

Continuer à faire boire à l'enfant environ 1 litre de lait par jour.

*A* 1 *an et demi*, permettre les viandes blanches, le poisson d'eau douce.

Donner, comme boisson, de l'eau pure.

*A* 2 *ans*, faire manger à l'enfant des soupes, des potages, des œufs, du pain bien cuit, des légumes cuits, des fruits très murs.

Permettre, comme boisson, l'eau rougie.

### D. CHRONIQUE.

Donner du *lait stérilisé*, pur ou coupé d'eau bouillie, suivant l'âge de l'enfant.

Prescrire le *képhir*.

Chez les enfants plus âgés, éviter les aliments indigestes, les légumes grossiers, les crudités, les sauces épicées, la charcuterie et les boissons irritantes (vin, bière, cidre) ; ne permettre que 3 ou 4 repas par jour : rationner l'enfant, ne pas laisser prendre les mets en trop grande quantité ; ne rien donner entre les repas et faire manger les aliments suivants : laitages, crèmes, purées de légumes secs, potages au pain grillé, au tapioca, à la semoule, aux œufs. Œufs à la coque, viande crue finement hachée, riz.

Comme boisson : lait coupé d'eau de Vichy, eau de riz, édulcorée avec le sirop de coings, ou lait coupé d'infusion de glands de chêne torréfiés et moulus.

Défendre le vin, le café.

Prescrire les *toniques* et les *amers*.

HERZEN, 6e édition.

℞ Lactate de fer........ 2 à 5 cgr.
Sous-nitrate de bismuth 10 à 20 —
Pour 1 prise : 2 à 3 prises par jour.

℞ Teinture de mars tartarisée. 10 gr.
V à X gouttes, pendant le repas, dans un peu d'eau édulcorée, avec du sirop de framboises.

Donner aussi la *pepsine*, à la dose de 25 cgr., après chaque repas, associée à l'*acide chlorhydrique*.

Vie au grand air, promenades, séjour à la *campagne*.

Administrer le *calomel*, avant d'instituer tout autre traitement médicamenteux, à la dose de 5 cgr., répétée 3 à 4 fois par jour, pendant un jour seulement.

Puis faire usage des *alcalins*, des *astringents* et des *antiseptiques intestinaux*.

℞ Eau de chaux............ 40 gr.
Sirop de cachou....... } āā 20 —
— ratanhia.... }
Par cuillerées à café, toutes les 2 heures.

℞ Bétol ou benzonaphtol.... 20 cgr.
Sucre en poudre......... 1 gr.
Pour 1 paquet : prendre un paquet semblable toutes les 2 heures (Comby)

℞ Benzonaphtol......... } āā 15 cgr.
Dermatol............ }
Sucre en poudre....... 30 —
Pour 1 paquet : 5 à 6 par jour (Herzen).

℞ Dermatol.......... } āā 1 à 2 gr.
Benzonaphtol...... }
Teinture de ratanhia... 10 —
Julep gommeux....... 100 —
1 cuillerée à café ou à dessert toutes les 2 heures (Herzen).

℞ Alun ou tanin...........: 60 cgr.
Eau de tilleul........... 60 gr.
Sirop de sucre.......... 30 —
— diacode........... 10 —
Par cuillerées à café, en 2 ou 3 jours.

Employer le *tannigène* mélangé à du sucre, aux doses quotidiennes suivantes :

17

De 0 à 2 ans... 15 cgr. à 1 gr.
De 2 à 5 ans... 75 — à 1 — 50
De 5 à 10 ans.. 1 gr. à 2 —
(Marfan).

Prescrire encore le *nitrate d'argent* ou le *protargol* :

℞ Nitrate d'argent.......... 1 cgr.
Eau distillée............. 60 gr.
Sirop simple............. 30 —

Donner par cuillerées à café la moitié de cette potion chez les enfants de 1 à 2 ans et la totalité chez les enfants de 2 à 5 ans (Marfan).

℞ Protargol................ 3 cgr.
Eau distillée............. 40 gr.
Sirop de fleurs d'oranger.. 25 —

Par cuillerées à café, dans la journée (Herzen).

***Chez les enfants de 5 à 15 ans :*** ne pas insister sur le régime lacté et la viande crue.

Conseiller les potages très cuits, épais et dégraissés, les purées de légumes secs, le riz, le macaroni, les pâtes, les œufs à la coque, les viandes très cuites et tendres.

Avant chaque repas, administrer une petite dose d'*opium* (III à IV gouttes de laudanum de Sydenham).

Après les repas, donner l'*acide chlorhydrique* :

℞ Acide chlorhydrique offi-
cinal.................. 50 cgr.
Eau distillée............ 200 gr.
Sirop de limons......... 50 —

Une à plusieurs cuillerées à café après les repas.

Prescrire le *phosphate de chaux* :

℞ Phosphate de chaux... ) āā 20 gr.
Craie préparée........ )
Salicylate de bismuth.... 10 —

Une pincée, 3 fois par jour.

Essayer les *ferments lactiques* combinés à un régime hydrocarboné végétarien plus ou moins strict.

Donner tous les matins, pendant un certain temps, une légère dose d'*eau laxative* ou de *sulfate de soude ou de magnésie* (Hutinel).

Cure thermale aux eaux de *Plombières* et de *Carlsbad*.

# DIATHÈSES

Voy. *Arthritisme, Goutte, Hémophilie, Herpétisme, Rhumatisme chronique, Scrofule.*

# DILATATIONS

**D. BRONCHIQUE.**

Rechercher si la dilatation bronchique n'est pas compliquée de tuberculose pulmonaire, et dans le cas où les crachats contiendraient des bacilles de Koch, instituer le traitement de la phtisie pulmonaire.

Dans les autres cas :

HYGIÈNE GÉNÉRALE DES CATARRHEUX : éviter les refroidissements, soigner le moindre rhume. Habiter une maison sèche et bien abritée du vent. Porter de la flanelle.

Éviter toutes les substances qui peuvent fatiguer le cœur : alcool, tabac.

Vie à la campagne, à proximité, si possible, d'une forêt de sapins. En hiver, séjour au bord de la Méditerranée.

TRAITEMENT MÉDICAMENTEUX : mêmes indications thérapeutiques que pour la bronchite chronique et pour l'emphysème pulmonaire.

Contre le catarrhe bronchique : *balsamiques* (térébenthine, terpine, goudron, créosote, gaïacol, tolu, eucalyptus) et les *expectorants* (kermès 10 cgr. par jour, polygala en infusion à 8 p. 1000, 2 ou 3 tasses par jour).

℞ Goudron ............... |
· Créosote ............... |
·· Poudre d'eucalyptus ... } āā 5 cgr.
· — de benjoin ..... |

Pour 1 pilule : 6 à 10 pilules par jour (Debove).

℞ Terpine ... ............. 10 cgr.
· Extrait de polygala ....... 5 —
·· — thébaïque ......... 1 —

Pour 1 pilule : 6 pilules par jour (Herzen).

Voy. *Bronchite aiguë* et *Bronchite chronique.*

℞ Racine de polygala ........ 3 gr.
· Eau bouillante ........... 160 —
· Infuser, passer et ajouter :
Kermès ............... 15 cgr.
Sirop de tolu ......... }
· — de codéine ...... } āā 20 gr.

A prendre par cuillerées (Herzen).

Employer les *eaux sulfureuses* en inhalations ou en boisson.

Contre la toux : éviter autant que possible les narcotiques ; calmer la toux avec des *inhalations d'eau bouillante additionnée de teinture de benjoin ou d'eucalyptus, d'essence de térébenthine* (20 gr. pour 1 litre d'eau bouillante).

Prescrire la *codéine*, l'*héroïne*, la *dionine*, la *jusquiame*, la *poudre de Dower*.

En cas d'accidents inflammatoires : *révulsifs* (teinture d'iode, pointes de feu, vésicatoires, cautères).

Voy. *Bronchite aiguë, Broncho-pneumonie.*

En cas de défaillance du cœur : *digitale, caféine.*

En cas de fétidité : *inhalations antiseptiques* (voy. *Bronchite fétide*).

Ou bien *injections intralaryngiennes antiseptiques* :

℞ Eucalyptol ............... 5 gr.
· Huile d'olives stérilisée ... 100 —
(Mendel).

℞ Gaïacol cristallisé ....... 2 parties.
Menthol ............... 10 —
Huile d'olives stérilisée 80 —

Injecter dans le larynx, 2 fois par jour, 4 grammes de cette solution (Grainger-Stewart).

Chez un syphilitique : recourir au *traitement spécifique mixte* : protoiodure de mercure 6 à 10 cgr. par jour, en pilules, ou biiodure de mercure, 1 à 2 cgr. par jour en injections intra-musculaires profondes, pendant 15 à 20 jours, 2 à 3 mois de suite ; en même temps, iodure de potassium, 2 à 4 gr. par jour.

TRAITEMENT CHIRURGICAL : pratiquer la *pneumotomie*, dans le cas de dilatation ampullaire unique : à contenu putride, à siège superficiel, accessible et précis (déterminé par la ponction exploratrice) et dans les cas où il existe des phénomènes généraux graves ou des accidents septicémiques ; enfin dans les cas où il n'existe ni tuberculose, ni gangrène évidente du poumon, ni emphysème très prononcé du côté opposé (voy. *Gangrène pulmonaire*).

**D. CARDIAQUE.**
Voy. *D. du myocarde.*

**D. DU COLON** (congénitale).
*Hygiène alimentaire sévère* (aliments nutritifs sous le volume le plus réduit).
**Contre la distension du côlon et la constipation :** *grands lavages de l'intestin.* Pas de purgatifs.
En cas d'urgence : *ponction intestinale.*
**Contre la parésie intestinale :** *lavements électriques* ; *strychnine, ésérine.*
**En cas de complications graves :** recourir, selon le cas, à la *colostomie,* à l'*entéro-anastomose* ou à la *résection intestinale.*

**D. DE L'ESTOMAC.**
**D. atonique, par insuffisance de contraction des parois de l'estomac.**
*Chez les adultes.*
INDICATIONS THÉRAPEUTIQUES : distendre l'estomac le moins possible, le moins souvent possible et le moins longtemps possible (Bouchard). Activer la digestion, empêcher et combattre les fermentations, calmer les douleurs.
Stimuler l'état général.
RÉGIME : permettre seulement 2 *repas*, séparés par un intervalle de 9 heures, si le cas est grave.
*Le plus souvent, permettre* 3 *repas,* avec un intervalle de 4 à 5 heures entre le premier et le second (7 heures du matin et midi), et de 8 heures entre le second et le troisième (midi et 8 heures du soir).
*Réduire la quantité quotidienne des liquides à* 800 *ou* 1 000 *grammes.* Conseiller de boire un grand verre aux deux principaux repas, un autre au premier repas, et, faire boire les arthritiques entre les repas et à distance des repas (matin au réveil, 10 heures, 4 heures de l'après-midi, le soir au coucher).
Défendre le vin rouge, boire du *vin blanc* coupé d'eau d'Alet, de Vals, ou du *thé très léger avec du lait.* Défendre les eaux minérales gazeuses.
*Interdire* les potages liquides, les ragoûts, les sauces grasses, la viande de porc, la charcuterie, le gibier faisandé les homards, les poissons de mer, les mets épicés, les fritures, les féculents (pommes de terre), les crudités (salades, radis, artichauts), les pâtisseries, les fruits crus et la mie de pain.
*Permettre* les œufs à la coque ou sur le plat, les viandes grillées, de préférence des viandes froides et très cuites ; le poisson d'eau douce bouilli, des potages épais de riz, d'orge, de gruau, de purées de lentilles et de haricots ; des fromages frais, des compotes de fruits.
Manger seulement la croûte du pain et du pain grillé.
Comme fruits frais, permettre les fraises, les pêches, les bananes, les figues et les raisins (Bouchard).

Lorsque la viande et les farineux ne sont pas digérés, et surtout lorsqu'il y a des phénomènes douloureux, insister sur le *régime lacté* sans dépasser 2 litres et demi de lait par jour, en 10 doses de 250 grammes chacune.

Arriver par transitions insensibles au *régime mixte* ; ajouter successivement au lait un potage au riz, à l'orge, à l'avoine, au gruau, puis un œuf, du poisson bouilli, de la volaille froide, de la purée de lentilles ou de haricots et en venir lentement au régime ordinaire de la dilatation de l'estomac (Mathieu).

Ne pas négliger de prescrire de temps en temps chez les dilatés, obèses, atteints d'insuffisance rénale, des *périodes de régime déchloruré.*

**S'il existe un état neurasthénique prononcé avec amaigrissement** : conseiller l'*isolement* et *suralimenter* le malade sans tenir compte de ses troubles digestifs, même si l'ectasie et l'atonie gastrique sont très prononcées (Soupault).

Ordonner les poudres de viande, la viande crue, les œufs crus et le lait.

Au besoin, recourir à l'emploi de la sonde œsophagienne : *tubo-gavage* après tubage évacuateur ; commencer par 60 gr. de poudre de viande délayée dans 300 cc. de lait ; augmenter progressivement jusqu'à 100 gr. de poudre pour 500 cc. de lait.

Voy. *Neurasthénie abdominale.*

Traitement général et hygiénique : *Repos physi-* que plus ou moins sévère ; conseiller les *promenades* quotidiennes, une occupation manuelle ; toutefois, dans les cas graves et prolongés, lorsque les symptômes locaux sont accusés, exiger le *repos au lit* pendant plusieurs jours et même, pour obtenir un repos moral aussi complet que possible, l'*isolement* dans un établissement spécial.

Ordonner, chez la femme, la suppression du corset et le port d'une *ceinture hypogastrique spéciale.*

Si l'état général est mauvais, prescrire les *toniques* : kola, quinquina, phosphates, glycérophosphates, lécithine et de préférence le *cacodylate de soude* et la *strychnine*, par voie hypodermique.

Recourir à l'*électricité* (courants continus), au *massage* suédois vibratoire de l'épigastre, à l'*hydrothérapie* en l'adaptant au mode de réaction individuelle, proposé à chaque malade (douches tièdes, douches écossaises, drap mouillé suivi de friction).

Traitement médicamenteux : **Stimuler la digestion** à l'aide des *amers*, de la *noix vomique*, pris avant les repas, et de l'*acide chlorhydrique*, utile surtout dans les cas où la digestion n'est pas terminée 4 à 6 heures après le repas :

℞ Acide chlorhydrique fumant pur............. 4 gr.
Eau distillée................ 1000 —

1 verre à la fin du repas, en plusieurs fois.

Dans la plupart des cas d'atonie gastrique avec dys-

pepsie et lenteur des digestions, recourir de préférence
à l'emploi méthodique et si-
multané des *alcalins à petite
dose*, pris avant le repas (1 à
2 gr. de bicarbonate de soude)
et de l'*acide chlorhydrique*,
pris à doses fractionnées, res-
pectivement une heure, deux
heures et même trois heures
après les repas.

Recourir aussi à l'administration des *ferments digestifs* :
pepsine, pancréatine et papaïne ; donner les pepsines
au titre de 200, 400 et plus, à
la dose de 1 gr. à 1 gr. 50
après chaque repas, ou encore
prescrire la *peptone*, à la dose
de 10 gr. par repas.

Dans les cas très graves,
avec altération de l'état général et avec hypochlorhydrie, recourir à l'emploi de
la *gastérine* de Frémont, à
la dose de 30 à 150 cc. prise
dans du bouillon, de la bière
ou du vin.

Administrer les médica-
ments excito-moteurs : *strychnine*, à la dose de 3 mgr.
par jour.

℞ Sulfate de strychnine....    5 cgr.
  Eau........................   150 cc.

1 cuillerée à café, après les repas
(Grasset).

**Combattre la constipation :**
*cascara sagrada, rhubarbe, po-
dophyllin*, ou bien *sels de
soude* ou *huile de ricin* (1 cuillerée à dessert 2 fois par semaine).

℞ Phosphate de soude........   5 gr.
  Sulfate de soude...........   4 —
  Bicarbonate de soude.......   3 —

Pour 1 paquet à dissoudre dans une
bouteille et à prendre tous les deux
jours par verre à boire le matin à jeun
(Soupault).

Donner des *lavements*.
**Contre les fermentations
stomacales et intestinales :**
instituer l'*antisepsie intestinale* (voy. ce mot).

℞ Naphtol...................    20 cgr.
  Benzonaphtol..............    30 —

Pour 1 cachet : 1 cachet à chacun des
repas (Grasset).

℞ Bétol.....................  ⎫
  Salicylate de bismuth..  ⎬  āā 20 gr.
  Magnésie................  ⎭

Pour 30 cachets : 1 cachet à chaque
repas (Bouchard).

℞ Fluorure d'ammonium....    1 gr.
  Eau distillée.............   300 —

1 cuillerée à bouche après chaque repas, ou une cuillerée à café, si le malade ne fait que de petits repas (A. Robin).

Ne pas oublier les *purgatifs*
répétés, donnés à faible dose
(huile de ricin, calomel, sulfate de soude ou de magné-
sie) et les *lavages de l'intestin*.

Ordonner aussi des *lavages
de l'estomac*, pratiqués avec
modératon (4, 5 ou 6 lavages
de 2 à 4 litres d'eau bouillie, le
matin à jeun à 1 ou 2 jours
d'intervalle), puis remplacés
par le *tubage évacuateur simple* répété tous les matins à
jeun, particulièrement lorsque l'estomac ne contient
qu'une quantité modérée de
liquide plus ou moins acide
avec peu de détritus alimentaires.

**En cas de douleurs, de gas-
tralgie :** conseiller le *repos horizontal* après les repas, l'application du *maillot humide*.

Prescrire l'*opium*, l'*eau chloroformée* et *mentholée*, la *cocaïne*, le *chanvre indien*, la
*jusquiame*, la *belladone* et
recourir aux *révulsifs* appliqués à l'épigastre.

Si la douleur se déclare dès l'ingestion alimentaire, prescrire les médicaments, de préférence à l'état liquide et environ un quart d'heure avant le repas ; les prescrire au contraire, à la fin du repas, sous forme de poudres ou de pilules, chez les malades qui ne souffrent que quelque temps après être sortis de table.

Chez les sujets nerveux, agités, irritables, présentant des stigmates nerveux accentués et accusant des douleurs d'estomac en dehors des repas, ordonner le *valérianate d'ammoniaque* et les *bromures* alternativement.

Au besoin, associer à ces médicaments le *chloral*.

℞ Bromure de calcium...... 15 gr.
  Hydrate de chloral...... 5 —
  Codéine................ 20 cgr.
  Eau de laurier-cerise.... 20 gr.
  — distillée............ 100 —
  Sirop simple.... Q.S. p. 150 cc.

S'il y a hyperchlorhydrie, donner les *alcalins* pour neutraliser les acides : bicarbonate de soude, craie préparée, magnésie calcinée.

**En cas de gastralgie intense** : *repos au lit* pendant plusieurs jours ; pratiquer le *lavage de l'estomac* avec :

℞ Sous-nitrate de bismuth 30 à 40 gr.
  Eau distillée............ 1 litre.
      (Dujardin-Beaumetz).

℞ Eau de Vichy.... 1 litre.
  Eau chloroformée
    saturée......... 2 à 3 cuillerées.
      (Debove).

**Dans les cas très prononcés, lorsqu'il persiste des résidus alimentaires six ou sept heures après les repas** : *Eloigner* les *repas*, ne permettre que deux repas par jour, à intervalle de 9 heures et recourir au *lavage de l'estomac* pratiqué à l'aide du tube de Faucher, avec de l'eau de Vichy, ou l'une des solutions suivantes :

℞ Bicarbonate de soude.... 4 gr.
  Eau................... 1 litre.

℞ Sulfate de magnésie..... 10 gr.
  Eau................... 1 litre.

℞ Acide borique.......... 20 gr.
  Eau................... 1 litre.

℞ Naphtol β.............. 1 gr.
  Eau .................. 1 litre.

℞ Permanganate de potasse. 20 cgr.
  Eau................... 1 litre.

TRAITEMENT CHIRURGICAL: lorsqu'il existe de l'entéroptose et de la dislocation verticale de l'estomac, pratiquer la *gastropexie*, après échec des moyens orthopédiques (ceinture hypogastrique haute, allant du pubis au-dessus de l'ombilic, garnie d'ouate et capitonnée selon les indications à remplir) (Soupault).

CURE THERMALE aux eaux de Vals, Vichy, Condillac, Pougues, Saint-Nectaire, Alet, Luxeuil, Plombières, Châtel-Guyon, Carlsbad, Marienbad, Kissingen.

*Chez les enfants.*
Prescrire *quatre repas*, si l'enfant est âgé de moins de 10 ans ; au-dessus de cet âge, *trois repas*. Le repas du matin (7 ou 8 heures) et celui de l'après-midi (4 heures) seront très légers ; une soupe ou potage *épais*, un œuf à la coque, une marmelade de fruits, avec une petite quantité de pain grillé.

Les deux autres repas (11 heures et 7 heures) seront plus substantiels : donner du pain grillé, des potages *épais* au pain, au tapioca, au riz, au sagou, des bouillies de racabout, d'arrow-root, des œufs à la coque ou sur le plat, brouillés, pochés, et tous les aliments indiqués pour l'adulte.

Faire boire un grand verre (200 grammes) de vin blanc, étendu de 3/4 ou 4/5 d'eau, à chacun des deux principaux repas.

Interdire tous les aliments défendus chez l'adulte et toute ingestion de liquides en dehors des repas : ne rien donner à manger entre ceux-ci.

Prescrire, pendant 8 à 15 jours, avant les repas :

℞ Poudre de noix vomique.. 1 cgr.
  Craie préparée.............. 20 —
  Bicarbonate de soude....... 20 —
  Sucre en poudre............. 1 gr.

Pour 1 paquet : un paquet avant les 2 principaux repas dans une cuillerée) de lait ou d'eau (enfants de 1 à 8 ans (Comby).

Après les repas, faire prendre :

℞ Acide chlorhydrique... IV gouttes.
  Pepsine soluble........... 2 gr.
  Glycérine anglaise....... 20 —
  Sirop de limons... ) aa 30 —
  Eau distillée....... )

1 cuillerée à dessert, 1/2 heure après les 2 principaux repas (d'Espine et Picot).

Stimuler les contractions stomacales par la *strychnine* :

℞ Sulfate de strychnine..... 1 cgr.
  Eau distillée............. 20 gr.

X gouttes, après les repas, dans de l'eau sucrée.

Instituer l'*antisepsie intestinale* :

℞ Salol, bétol ou benzo-
   naphtol............... 10 à 20 cgr.
Sucre en poudre..... 50 —

Pour 1 paquet : 1 paquet à la fin des repas.

Combattre la constipation ou la diarrhée.

**S'il existe des phénomènes gastro-intestinaux avec acétonurie** : recourir aux *évacuants* : magnésie associée à la rhubarbe, citrate de magnésie, sulfate de soude ou de magnésie, calomel à la dose quotidienne de 10 à 15 cgr. pendant 2 à 3 jours de suite. Prescrire la potion antifermentescible suivante :

℞ Hyposulfite de soude.. 20 à 50 cgr.
  Eau glycérinée........ 100 gr.
  Sirop de fleurs d'oran-
   ger................ 10 —

À prendre dans la journée par cuillerées à dessert (Vergely).

**Dans les cas graves** : pratiquer le *lavage de l'estomac*.

Conseiller les promenades, les exercices et les jeux en plein air, le séjour à la montagne.

**D. HYPERTONIQUE D'ORIGINE PYLORIQUE.**

Rechercher et *traiter la cause* (sténose de cause intrinsèque ou extrinsèque du pylore, spasme du pylore).

Conseiller dans tous les types de la maladie, d'abord le traitement médical.

TRAITEMENT MÉDICAL. *Indications thérapeutiques* : combattre l'irritation locale de l'estomac et l'excitabilité du système nerveux général.

Assurer le *repos de l'estomac* et ordonner un *régime alimentaire* semblable à celui formulé pour la dilatation atonique, ou bien prescrire le régime azoté de la dyspepsie gastrique hypersthénique.

Conseiller l'application de la *compresse échauffante de Priessnitz* ; repousser l'emploi des révulsifs (pointes de feu, vésicatoires).

*Traitement médicamenteux :*
**Contre l'hyperacidité et l'hypersécrétion du suc gastrique ou les douleurs :** donner les *alcalins*, pour neutraliser l'hyperchlorhydrie et saturer les acides du suc gastrique.

℞ Bicarbonate de soude. ⎫
  Craie préparée....... ⎬ āā 50 cgr.
  Sous-nitrate de bismuth ⎭
  Magnésie calcinée...... 25 —

Pour 1 cachet : prendre un cachet toutes les 2 heures, toutes les 3 heures, ou toutes les 4 heures, selon l'intensité des phénomènes subjectifs (Soupault).

Faire boire, comme eau de table, de l'*eau de Vichy*, de *Vals* ou de *Pougues*.

Ou bien employer le sous-nitrate de bismuth, sous forme de *lait de bismuth* : faire prendre aux malades, soit par la bouche, soit par la sonde, 15 à 20 gr. par jour de sous-nitrate de bismuth délayés dans 250 gr. d'eau et en 2 ou 3 fois par jour. Faire prendre cette potion au lit et conseiller aux malades de se coucher dans différentes positions.

Prescrire en même temps l'*eau de Carlsbad*, ou la solution artificielle suivante :

℞ Eau distillée............. 1 litre.
  Sulfate de soude. 2 gr. 50 à 3 gr.
  Bicarbonate de soude....... 2 —
  Chlorure de sodium........ 1 —

Prendre 250 gr. de cette solution d'abord, puis augmenter de 50 gr. par jour jusqu'à atteindre 500 gr. ; boire cette eau le matin à jeun, en 3 fois, par por-

tions égales, à vingt minutes d'intervalle. Faire tiédir à 40°. Durée de la cure 25 à 30 jours (Hayem).

Ou bien :

℞ Sulfate de soude...... 4 à 6 gr.
  Eau de Vichy(Célestins) 1 bouteille.

Prendre un verre à boire de cette eau tiède au bain-marie, tous les matins pendant un mois (Hayem).

Ou encore :

℞ Phosphate de soude........ 5 gr.
  Bicarbonate de soude....... 4 —
  Sulfate de soude.......... 3 —

Pour 1 paquet, à dissoudre dans une bouteille d'eau d'Évian ; boire un grand verre de cette solution le matin à jeun, pendant 10 à 15 jours par mois (Soupault).

Voy. *Dyspepsies irritatives, hypersthéniques.*
**Contre les fermentations stomacales :** employer les *antiseptiques internes* et le *charbon végétal* (Voy. à *Dilatation de l'estomac atonique*).

℞ Bétol.................. ⎫ āā 50 cgr.
  Salicylate de magnésie. ⎭

Pour 1 cachet : 3 cachets par jour (Soupault).

**En cas de grande dilatation avec stase :** faire un *lavage d'estomac* tous les 2 jours, le matin à jeun, sans chercher à nettoyer complètement l'estomac.

Pour parer aux inconvénients du lavage (affaiblissement, amaigrissement, urémie, tétanie), faire une injection de sérum artificiel de 250 gr. et un lavement médicamenteux biquotidien de 200 gr. de ce même sérum (Soupault) et pratiquer, après 5 ou 6 lavages, le *tubage évacuateur simple*.

En dehors de la stase, ne pas pratiquer de lavages de

l'estomac qui peuvent aller à l'encontre du but qu'on se propose en excitant davantage la sécrétion gastrique.

**Contre la constipation et les fermentations intestinales :** éviter l'usage trop répété des purgatifs, préférer l'emploi des *lavements* et surtout des *grands lavages de l'intestin*.

Repousser le *massage* et l'*électrisation* appliqués localement.

**Dans tous les cas :** instituer un *traitement général* ; ordonner le *repos* physique et moral ; dans les cas graves, exiger le *repos au lit* pendant plusieurs jours.

Combattre l'état d'excitabilité du système nerveux à l'aide du *bromure de calcium* à la dose de 2 à 3 gr. par jour, du *bromure de camphre*, de la *valériane*, de la *belladone*, de la *codéine* ou de la *dionine* (4 cgr. par jour), associés aux alcalins.

Conseiller l'*hydrothérapie tiède* ou les *grands bains prolongés* à 37° ou 38°, pris tous les jours ou tous les 2 jours.

**Lorsque le traitement médical donne des résultats insuffisants :** recourir, dans toutes les formes de dilatation d'origine pylorique, au TRAITEMENT CHIRURGICAL.

Pratiquer, selon le cas, la *gastro-entérostomie* ou la *pylorectomie*.

Voy. *Cancer de l'estomac,* *Gastrosucorrhée, Ulcère de l'estomac.*

**D. DU MYOCARDE.**

Régler l'hygiène, défendre les exercices violents, l'alcool et le tabac ; combattre la constipation et la dyspepsie.

**En cas d'accidents subasystoliques :** insister sur la *diète lactée*, les *laxatifs* et le *repos*, surtout s'il s'agit de dilatation d'origine gastrique.

**En cas d'altération du myocarde et d'obstacle permanent de déplétion du cœur :** *repos absolu*, réduction des liquides ; soutenir l'énergie du muscle cardiaque avec la *digitale*, la *spartéine* et la *caféine*, données avec modération.

Ne pas ordonner la digitale dans les grandes dilatations du cœur avec rythme couplé ou imperméabilité du rein ; dans ces cas, recourir à la médication déplétive par les *émissions sanguines locales*, aux *diurétiques* directs, aux *laxatifs* et à l'*évacuation chirurgicale* des œdèmes.

**Contre la cyanose, la stase veineuse, l'encombrement cardiaque, la dyspnée très marquée :** applications de *ventouses scarifiées*, inhalations d'*oxygène*, *purgatifs* (calomel), *saignée* de 200 gr. au plus, répétée au besoin.

Voy. *Asystolie, Dégénérescence graisseuse du myocarde, Insuffisances et Rétrécissements valvulaires.*

# DIPHTÉRIE

**D. A BACILLES DE LŒFFLER** (*Angine diphtérique vulgaire ou normale*).

INDICATIONS THÉRAPEUTIQUES :

Tonifier et stimuler l'organisme.

Enlever les fausses membranes qui recèlent le microbe spécifique.

Chercher à détruire non seulement sur la surface sous-jacente, mais sur les régions voisines, les bacilles spécifiques.

S'opposer aux effets des toxines spécifiques déjà absorbées, combattre l'intoxication et l'infection généralisée.

TRAITEMENT GÉNÉRAL.

*Isoler* le malade 3 à 4 semaines, dans une chambre vaste et bien aérée, pas trop chauffée (16 à 18°). Pratiquer souvent la *ventilation* de la pièce, en protégeant le malade contre le refroidissement ; pendant la bonne saison, laisser la fenêtre ouverte pendant la plus grande partie de la journée.

*Propreté rigoureuse* de la chambre, qui devra être débarrassée des tentures, tableaux, meubles en étoffe, livres, en général de tout ce qui peut retenir la poussière.

Chercher à enrayer la diffusoin de la maladie par des *injections préventives de sérum antidiphtérique*, pratiquées à tous les membres de la famille du malade et à toutes les personnes habitant la maison du malade.

*Alimenter le malade le plus possible* à l'aide du lait, du bouillon, des potages, du jus de viande, des œufs, des purées de viande et de lentilles ou de haricots, des crèmes.

Faire boire de la *limonade de jus de citron*.

Donner des *vins généreux* : Malaga, Banyuls, Xérès, Madère, ou de l'*eau-de-vie* (20 à 60 gr., selon l'âge du malade).

Faire des *vaporisations* dans la chambre, avec une casserole ou une bassine en fer battu, contenant 2 litres d'eau : faire bouillir et ajouter toutes les 2 à 3 heures une cuiller à soupe de l'un des mélanges suivants :

℞ Acide phénique............ 250 gr.
— salicylique........... 50 —
Alcool.................... 1000 —
(Renon).

℞ Acide phénique.......... 280 gr.
— salicylique.......... 56 —
— benzoïque.......... 112 —
Alcool rectifié.......... 468 —
(Hutinel).

Examiner les urines du malade, et si elles deviennent foncées, cesser la vaporisation, ventiler et remplacer les mélanges précédents par le suivant :

℞ Essence de thym....... 10 gr.
Alcool ................ 250 —
Eau.................... 750 —
A faire évaporer dans la journée.

Administrer les *toniques* et *les excitants diffusibles* :

℞ Extrait de quinquina...... 2 gr.
Cognac.............. 20 —
Eau de menthe.......  } āā 40 —
Sirop de gomme.....  }
1 cuillerée à soupe, toutes les 2 heures (enfants de 2 à 3 ans) (Comby).

℞ Acétate d'ammoniaque.. 3 à 6 gr.
Teinture de cannelle... 1 à 2 —
Eau de mélisse......... 90 cc.
Sirop de quinquina..... 30 —
1 cuillerée toutes les 2 heures (Grasset).

Faciliter l'**élimination des toxines** à l'aide de purgatifs doux, répétés tous les 2 ou 3 jours, et de *lavements* d'eau bouillie donnés à la température de 20°, tous les jours, matin et soir (30 cc. à 1 litre, selon l'âge du malade) (Herzen).

Dans le même but, ordonner les *diurétiques* à petites doses: caféine, diurétine, théobromine, scille.

℞ Caféine .................. 50 cgr.
   Benzoate de soude......... 2 —
   Oxymel scillitique .... )
   Sirop des 5 racines.. ) āā 15 gr.
   Décoction de chiendent.... 100 —

  A prendre dans la journée (enfants) (Comby).

**Contre la fièvre** : employer la *quinine*, ou mieux recourir, pendant le jour, à la *balnéation tiède* (3 à 6 bains à la température de 30°, de 28°, ou de 25° et de 10 minutes de durée) et, pendant la nuit, à l'*enveloppement humide* laissé en place pendant 4 à 8 heures : tremper un drap de coton dans de l'eau à 25° et envelopper le malade des aisselles jusqu'aux cuisses, de façon à ce que les deux côtés du drap se recouvrent d'au moins 4 doigts à la partie antérieure du corps, puis appliquer par-dessus un drap de flanelle et fixer le tout à l'aide de quelques épingles de sûreté. Lorsqu'on retire l'enveloppement, pratiquer une lotion rapide avec de l'eau à 25°.

**Contre la constipation** : ordonner les *purgatifs* (calomel, scammonée, jalap).

**En cas de myocardite** : injections sous-cutanées de *caféine* et d'*éther*.

**En cas de broncho-pneumonie** : *ventouses sèches, balnéation tiède ; stimulants diffusi-*

*bles* ; inhalations d'oxygène.

Injections de *sérum antistreptococcique* de Marmorek.

Ne pas appliquer de vésicatoire.

**En cas de vomissements incoercibles** : glace, champagne, inhalations d'oxygène.

**En cas d'anurie, d'intoxication grave, de collapsus** : injections sous-cutanées de *sérum artificiel* (20 à 200 gr.), répétées 2 à 3 fois dans les 24 heures et associées à des injections de *caféine*.

SÉRUMTHÉRAPIE.

Pratiquer des injections de *sérum antidiphtérique*, qui, administré en quantité suffisante, guérit la maladie déclarée, si toutefois elle n'est pas arrivée à une période trop avancée avec empoisonnement diphtérique prononcé.

Injecter une *dose variant de* 10 *cc.* à 30 *cc.*, suivant l'âge du malade et la gravité du cas.

Faire les injections en n'importe quel point du corps, de préférence dans la région du flanc, à la région externe des cuisses ou au niveau de l'angle inférieur de l'omoplate, dans le dos.

En général, ne pratiquer qu'une seule injection.

Prévenir les éruptions post-sérothérapiques par l'emploi du *chlorure de calcium*, à la dose de 50 cgr. à 2 gr., par jour :

℞ Chlorure de calcium .... 5 gr.
   Eau distillée............. 150 —
  3 à 4 cuillerées à café par jour (enfants).

***Chez les enfants :*** pratiquer

une première injection de 5 à 10 cc., s'il s'agit d'une **diphtérie bénigne prise au début**; pratiquer, 24 heures plus tard, une seconde injection de 5 à 10 cc., et, le troisième jour, en faire une troisième de 5 cc.

Ne pas malaxer la peau pour hâter la résorption du sérum injecté.

Ne pas pratiquer une seconde injection trop rapprochée de la première (fièvre possible, d'où erreur de thérapeutique).

En général, les fausses membranes se détachent dans les 24 ou 36 heures qui suivent la première injection, si la dose injectée était suffisante.

Ne considérer la maladie comme terminée que lorsque la température rectale du matin est inférieure à 38°.

Dans les cas de **diphtérie datant de plusieurs jours**, ou de **diphtérie hypertoxique**, rapprocher les injections et en augmenter la dose ; faire une première injection de 20 cc., suivie d'une seconde et d'une troisième injection, à 12, à 18 ou 24 heures d'intervalle, de 15 cc.

Se rappeler toutefois que la forme septique n'appelle pas nécessairement une forte dose de sérum ; dans ces cas, il est absolument indispensable de stimuler les réactions vitales par le traitement général.

*Chez l'adulte :* injecter une dose initiale de 20 cc., si le cas est bénin ; exceptionnellement, injecter jusqu'à 30 cc., dans les cas graves, particulièrement dans ceux où l'on est obligé de pratiquer une trachéotomie.

Renouveler l'injection, 24 heures après, à la dose de 15 cc. et en faire une troisième de 10 cc.

*La sérumthérapie doit toujours être associée au traitement général et à un traitement local.*

Si, après une injection de sérum, il survient de la fièvre, rechercher et traiter la complication surajoutée qui la produit (complication pulmonaire, rénale, etc.).

TRAITEMENT LOCAL :

**Si l'on a eu recours à la sérumthérapie :** instituer un *traitement local simplifié*, et ne pas appliquer sur les fausses membranes des topiques caustiques ou irritants, qui, par leur action caustique locale, contrarieraient celle de l'antitoxine.

Ordonner les *pastilles de sérum* de Louis Martin.

Pratiquer des *pulvérisations et des irrigations légèrement antiseptiques*, toutes les 3 ou 4 heures, avec de l'eau boriquée à 3 p. 100, ou bien avec :

℞ Liqueur de Labarraque... 50 gr.
Eau distillée............. 1 litre.

(Roux).

Faire des attouchements des fausses membranes à *l'eau oxygénée* ou 2 *badigeonnages* par jour avec de la glycérine salicylée à 1 p. 20, ou bien avec :

℞ Résorcine................. 2 gr.
ou :
Phénosalyl................ 1 —
Glycérine................. 30 —

(Herzen).

Faire prendre des *bains chauds* à 35°, renouvelés toutes les 4 heures.

**Si l'on n'a pas eu recours à la sérumthérapie** : pratiquer *l'ablation des fausses membranes*, au moyen de tampons de molleton fixés à l'extrémité de tiges d'osier ou de pinces à forcipressure.

Avoir toujours plusieurs tampons à sa disposition (6 à 8).

Se servir aussi de tampons serrés de coton hydrophile ou de petits morceaux d'éponge.

Abaisser la langue et éclairer le pharynx, pour appliquer un de ces tampons secs sur la surface de la fausse membrane, l'enlever en imprimant au tampon un mouvement de rotation sur lui-même.

Brûler les tampons ou les écouvillons, à mesure qu'on les retire de la gorge.

Continuer l'opération jusqu'à ce que la gorge soit bien nettoyée ; s'efforcer de produire le moins possible de lésions.

Une fois l'exsudat enlevé, procéder à *l'application du topique*, avec un tampon de coton hydrophile monté sur une pince à forcipressure.

℞ Naphtol β.................. 10 gr.
    Camphre................... 20 —
    Glycérine................. 30 —
                 (Comby).

℞ Naphtol β................. 10 gr.
    Sulforicinate de soude..... 90 —

Employer le *phénol sulforiciné* à 10 p. 100 chez l'enfant, à 20 p. 100 chez l'adulte.

℞ Acide phénique........... 10 gr.
    Sulforicinate de soude..... 90 —

Éviter les pratiques violentes (cautérisations énergiques), qui sont toujours plus nuisibles qu'utiles.

*Répéter l'ablation des fausses membranes et l'application du topique, toutes les 3 ou 4 heures*, selon que les fausses membranes se reproduisent plus ou moins vite. A moins de cas très graves, ne les pratiquer qu'une ou deux fois la nuit.

*Faire des irrigations de la gorge toutes les 2 à 4 heures*, un quart d'heure après l'application du topique, à l'aide d'un flacon de verre à deux tubulures, dont une inférieure, pouvant être élevé à l'aide d'une partie fixée au plafond ou le long du mur, à une hauteur de 2 mètres 50 centimètres environ. La tubulure inférieure porte un tube de caoutchouc de longueur suffisante, terminé par une longue canule mousse à robinet, pouvant donner un jet liquide de 2 1/2 à 3 millimètres (Ruault).

Employer les solutions suivantes :

Acide phénique...    à 1/2 p. 100
   —    salicylique. à 1 ou 2 p. 1000
   —    borique....    à 3 p. 100
   —    citrique....    à 1 p. 100
   —    lactique....    à 1 p. 100
Eau de Vichy.
Eau de chaux médicinale.
Eau oxygénée à 12 vol.   à 1 p. 4
Formol.................... à 1 p. 1000
Résorcine................. à 2 p. 100
Hydrate de chloral.... à 1 p. 100
Permanganate de
   potasse...............à 1/4 p. 1000
Liqueur de Labarraque   à 5 p. 100

La quantité de liquide pour chaque irrigation doit être de

1 1/2 à 2 litres, à la température de 38° a 40°.

Chez les enfants indociles : remplacer les irrigations par les pulvérisations à bout portant avec l'appareil de Lucas-Championnière ou avec un pulvérisateur à main.

Chez les adultes : Conseiller en outre les gargarismes répétés toutes les heures, avec de l'eau oxygénée à 12 volumes, à la dose de 2 ou 3 cuillerées à bouche pour un verre d'eau.

2 Trichlorure d'iode........ 1 gr.
  Eau distillée............. 1 litre.
                      (Herzen).

Voy. Angine érythémateuse et Antisepsie buccale.

La triple opération de l'ablation des fausses membranes, de l'application du topique et des irrigations doit être continuée pendant toute la durée de la maladie et même pendant 4 ou 6 jours après la disparition de l'exsudat (Gaucher).

En cas de diphtérie nasale : Voy. Rhinite diphtérique.

Contre l'engorgement ganglionnaire : prescrire la pommade iodo-iodurée.

Voy. Adénite chronique simple.

En cas d'engorgement douloureux :

2 Extrait de belladone......... 1 gr.
  — de jusquiame....... 2 —
  — de ciguë........... 2 —
  Iode pur................... 30 cgr.
  Iodure de potassium....... 3 gr.
  Axonge.................... 30 —
  Pour onctions, 2 fois par jour (Herzen).

Pratiquer aussi des injections antiseptiques et intra-ganglionnaires de solution phéniquée à 1 1/2 p. 100, de sublimé à 1 p. 1 000 ou de trichlorure d'iode à 3 p. 100, à la dose d'une demi-seringue de Pravaz à la fois.

En cas de néphrite : recourir à la balnéation chaude (bains de 34° à 38°, de 15 minutes de durée, donnés matin et soir) et aux enveloppements humides de tout le corps avec enveloppement dans une couverture de laine et application de boules d'eau chaude, de la durée de 45 à 60 minutes (Herzen).

Régime lacté absolu, tisanes diurétiques, eaux minérales diurétiques (Evian, Vichy-Célestins).

Une fois la formation de l'exsudat terminée et l'application du topique devenue superflue : pratiquer pendant quelques jours des badigeonnages avec :

2 Teinture d'iode......... ⎰ āā 15 gr.
  Glycérine............. ⎱
  Pour badigeonnages avec un pinceau, répétés deux à trois fois par jour.

En cas de diphtérie laryngée : voy. Croup.

En cas d'asphyxie : pratiquer le tubage du larynx. Cette méthode reste surtout applicable aux hôpitaux plus qu'à la pratique de la ville ; elle exige un personnel spécial, qui ne perde pas de vue le malade qui souvent rejette ou expectore le tube.

Voy. Croup : tubage.

Après insuccès du tubage, en cas d'asphyxie avancée et d'excès de densité des membranes, pratiquer la trachéotomie.

Voy. Croup : trachéotomie.

**Après guérison**, s'il existe de l'hypertrophie de l'amygdale laryngée, en pratiquer l'*ablation*.

**DIPHTÉRIE ASSOCIÉE** (infection mixte ou surajoutée), **D. MALIGNE.**

Traitement général : Voy. *D. à bacilles de Lœffler.*

**Au début :** utiliser le *sérum antidiphtérique*, dont l'action n'est en rien entravée du fait de l'association microbienne et dont les indications restent les mêmes que s'il s'agissait d'une diphtérie vulgaire à bacilles de Lœffler.

Dans la plupart des cas, à cause de la gravité plus grande de l'affection, *employer des quantités plus considérables de sérum* (Méry).

Une fois que les fausses membranes ont perdu le caractère des pseudo-membranes diphtéritiques pour prendre celui des fausses membranes streptococciques, instituer le traitement qui suit.

**En cas de streptodiphtérie** (membranes à aspect grisâtre, mollasses, reposant sur un fond ulcéreux, saignant facilement) : ne pas insister sur l'emploi du sérum antidiphtérique, qui ne peut rien sur les fausses membranes streptococciques.

Abandonner le traitement de l'affection primitive (diphtérie par bacilles de Lœffler, emploi du sérum), pour combattre l'infection surajoutée par l'emploi du *sérum antistreptococcique*, du *collargol* (en frictions, en lavements ou mieux en injections intraveineuses) et l'*antisepsie buccale.*

Injecter le *sérum antistreptococcique de Marmorek*, à la dose de 20 à 30 cc., toutes les 12 ou 24 heures, selon la gravité des symptômes et jusqu'à disparition complète de ceux-ci.

Ne pas recourir concurremment à l'emploi du sérum antidiphtérique et du sérum antistreptococcique ou du collargol.

Se servir de tous les *antiseptiques locaux*, mais à des concentrations légères pour ne pas léser la muqueuse (Roux, Martin, Barbier).

Conseiller les *gargarismes* avec de l'eau oxygénée à 12 volumes (2 ou 3 cuillerées à bouche pour un verre d'eau), ou avec une solution de trichlorure d'iode, à 1 p. 1 000, répétés toutes les heures ou toutes les 2 heures.

Recourir à l'emploi de la *teinture d'iode*, en applications locales, sous forme de glycéré iodé (teinture d'iode et glycérine $\overline{a\overline{a}}$ 15 gr).

Relever les forces, l'état général et le cœur (caféine) par les moyens appropriés, insister avec la *balnéation tiède* et les injections de *sérum artificiel, caféine* (250 à 500 cc. par jour).

# DIPLOPIE

*Traitement étiologique* : rhumatisme, syphilis, hystérie.

**En cas de paralysie musculaire récente :** *bains salés* ou

*sulfureux. Électricité, Hydro-*
*thérapie.*

*Strychnine,* en injections
sous-cutanées de 1 à 5 milligr.
par jour.

**Contre le vertige** : occlusion

d'un œil, *porter devant l'œil*
*malade un verre opaque.*

**En cas de paralysie an-**
**cienne** : *ténotomie, avancement*
*capsulaire* (Trousseau).


## DIPSOMANIE

Voy. *Alcoolisme chronique.*


## DISJONCTION DES SYMPHYSES PELVIENNES

Voy. *Relâchement des symphyses.*


## DOTHIÉNENTÉRIE

Voy. *Fièvre typhoïde.*


## DOULEURS

Rechercher et traiter la
maladie primordiale.

Voy. *Accouchement, Acro-*
*mégalie, Angines, Angine de*
*poitrine, Antéversion de l'uté-*
*rus, Aortites, Appendicites,*
*Ataxie locomotrice, Blennor-*
*ragie, Cancer du col utérin,*
*Cancer de l'estomac, Céphalées,*
*Coliques, Croissance, Cystites,*
*Dysménorrhée, Dyspepsies, Fi-*
*bromes utérins, Fièvre puer-*
*pérale, Gastralgies, Glaucome,*
*Goutte, Grippe, Hémorroïdes,*
*Hystérie, Iritis, Laryngites,*
*Lumbago, Myalgies, Myéli-*
*tes, Myocardites, Neurasthé-*
*nie, Névralgies, Névrites, Pé-*
*ritonites, Phtisie, Pleurésies,*
*Pneumonie, Rhumatisme ar-*
*ticulaire, Syphilis, Typhlite,*
*Ulcère de l'estomac, Varices,*
*Zona.*


## DRAGONNEAU

Voy. *Filaire de Médine.*


## DURILLONS FORCÉS

*Inciser* les durillons, lorsqu'ils sont douloureux depuis
3 jours.

*Inciser* sans retard s'il
existe du gonflement et surtout s'il est apparu sur le dos
de la main une rougeur correspondant au durillon a la
paume.

# DYSENTERIE

**D. AMIBIENNE AIGUË.**

*Repos au lit.*

*Régime lacté* : lait froid, coupé avec de l'eau de chaux ou de l'eau de Pougues, pris par petites doses souvent répétées.

Lorsque le lait n'est pas supporté, recourir à l'*eau albumineuse*, à l'*eau de riz*, au *riz gommé*.

Si le cas n'est pas grave, permettre les *œufs*, la *bouillie de riz*, le *bouillon dégraissé*, les *potages*, la *gelée de viande*, la *poudre de viande*, la *viande crue hachée*.

Dès le début, administrer des *purgatifs répétés* : sulfate de soude 25 gr., le lendemain 20 gr., puis 15, 10 et 5 gr. en continuant cette dernière dose pendant 5 à 6 jours, et prescrire l'*ipéca* selon la méthode brésilienne : prendre 8 gr. d'ipéca concassé, les faire infuser dans 200 gr. d'eau, filtrer et administrer le tout par cuillerées à bouche le premier jour ; le deuxième jour, reprendre les 8 gr. d'ipéca qui ont servi et les faire infuser de nouveau dans 200 gr. d'eau, décanter une deuxième fois, prendre cette infusion le deuxième jour ; le troisième jour, toujours sur les mêmes 8 gr., verser 200 gr. d'eau bouillante, ne pas décanter, mélanger la racine d'ipéca avec le liquide, et prendre le tout par cuillerées à bouche.

Préférer les formules suivantes :

℞ Poudre d'ipéca............ 4 gr.
　Faire bouillir 5 minutes dans :
　Eau bouillante.............. 300 —
　　Filtrer et ajouter :
　Sirop d'opium........ } ãã 30 —
　Hydrolat de cannelle.. }
　1 cuillerée à bouche toutes les heures (Délioux de Savignac).

℞ Ipéca ................ 4 à 6 gr.
　　Faire infuser dans :
　Eau chaude................. 100 cc.
　　Passer et ajouter :
　Sirop diacode ........... 30 gr.
　1 cuillerée toutes les 2 heures (Grasset). (En cas de vomissements ou pour les prévenir, associer l'ipéca au *menthol*.)

Après avoir administré l'ipéca pendant 3 à 4 jours, prescrire, surtout dans la forme bilieuse, le *calomel*, soit à doses massives, soit à doses fractionnées :

℞ Calomel................ 50 à 75 cgr.
　Sucre en poudre.......... 1 gr.
　Pour 1 paquet à prendre un jour seulement.

℞ Calomel................. 36 cgr.
　Sucre en poudre........ 3 gr.
　Pour 12 prises, à prendre dans la journée et donner le soir une pilule d'*extrait d'opium* à 3 cgr. Continuer pendant 3 jours. Soins de la bouche (Herzen).

Ne pas donner d'opium au début, avant modification des selles par les purgatifs.

**Si, après ce traitement, la bile n'a pas reparu** dans les matières fécales, *recommencer l'administration des purgatifs* (sulfate de soude, huile de ricin) *et de l'ipéca*.

Prescrire l'*ipéca associé au sulfate de soude* :

℞ Racine d'ipéca........ 1 gr. 50
　Eau bouillante........ 200 —
　　Infuser, filtrer et ajouter :
　Sulfate de soude....... 20 —

Sirop d'opium............... 30 gr.
1 cuillerée à bouche toutes les
2 heures.

Ou bien donner les *pilules
de Segond* pendant 3 à 4 jours
de suite :

Ipéca en poudre.............. 40 cgr.
Calomel..................... 20 —
Extrait d'opium............. 5 —
Sirop de nerprun........... Q. S.
Pour 6 pilules, à prendre dans la
journée.

Recourir enfin au *traitement
par l'huile de ricin* : 1er jour,
donner 40 gr. d'huile ; 2e jour,
30 gr., et 20 gr. chacun des
jours suivants, jusqu'à ce
que les matières fécales soient
redevenues normales.

Insister sur le *traitement
local* (grands lavages de l'intestin) qui est la médication
de choix : employer des solutions boriquées, naphtolées,
salicylées, chloralées à 5 ou
10 p. 100, ou phéniquées à
1 p. 100. De préférence recourir aux *lavements au permanganate de potasse* à 50 cgr.
p. 1 000, à la température de
42° à 45°, répétés d'abord
toutes les 12 heures, puis tous
les jours ou tous les 2 jours,
en diminuant la quantité de
permanganate de potasse jusqu'à 30 cgr. ou 20 cgr. p.
1 000 (Gastinel).

Ou encore, donner l'*ipéca
en lavements* : 3 gr. en infusion.

Pendant toute la durée du
traitement, instituer l'*antisepsie intestinale* (salol, salophène, salicylate de bismuth,
bétol, benzonaphtol) et, une
fois la période de début passée,
ordonner les *astringents* et
surtout les *poudres inertes*

(sous-nitrate de bismuth 6 gr.,
dermatol).

Voy. *Antisepsie intestinale,
Diarrhées de l'adulte.*

**Contre la fièvre** : ordonner
le *tannate de quinine* à haute
dose.

**Cas graves :**

*Entretenir la chaleur du
corps* par tous les moyens
possibles (couvertures, boissons chaudes, thé alcoolisé,
frictions au gant de crin,
frictions chaudes, boules d'eau
chaude, cataplasmes chauds
sur le ventre, bains chauds
prolongés).

Ordonner les *stimulants*,
pratiquer des injections d'*éther*
et de *caféine.*

Administrer les *astringents*
et les *poudres inertes* (tanin,
ratanhia, talc, bismuth). Voy.
*Diarrhée aiguë* et *chronique.*

**En cas d'hémorragie intes-
tinale** : donner un lavement
avec une cuillerée à bouche
de *perchlorure de fer* pour
1 litre d'eau (voy. *Hémorragie
intestinale*) ; prescrire l'*ergotine*, le *chlorure de calcium* ;
faire des applications de
*glace* sur l'abdomen. Au besoin, pratiquer des injections
sous-cutanées ou intra-veineuses de *sérum artificiel.*

**En cas de vomissements** :
boissons glacées, potion de
Rivière, menthol, *lavages de
l'estomac.*

**En cas de délire, d'agita-
tion** : *calmants, antispasmodiques* (musc).

**D. AMIBIENNE CHRONIQUE.**

*Repos, diète lactée* rigoureusement suivie (le régime est
plus important que le traitement pharmaceutique), *an-*

*tisepsie intestinale* (benzonaphtol).

Ne cesser le traitement et
ne reprendre l'alimentation
habituelle qu'avec beaucoup
de prudence ; passer graduellement du régime lacté intégral au régime lacté mitigé
par adjonctions de bouillon
dégraissé, de peptones, de
riz, de poudres de viande
(salvatose), de poudres ou farines alimentaires préparées
avec du lait sous forme de
bouillies (somatose, tropon,
farines de gruau, de blé ou
d'avoine, de maïzena, de sagou, d'arrow-root) ; puis,
permettre la viande crue.

S'opposer aux velléités du
malade d'alimentation par
trop prématurée et bien recommander au malade de ne
commettre ni le moindre
écart de régime, ni la moindre
imprudence.

Conseiller le *rapatriement.*

Ordonner des *lavements astringents* et *antiseptiques*, en
particulier des lavements au
*nitrate d'argent* à 1 p. 500 et
même à 1 p. 250.

℞ Extrait de Saturne..... 3 à 5 gr.
   Eau...................... 250 —
  Pour un lavement (Courtois-Suffit).

℞ Nitrate d'argent...... 20 à 30 cgr.
   Eau distillée........ 200 gr.
   Pour 1 lavement (adultes) (Trousseau).

℞ Nitrate d'argent...... 5 à 10 cgr.
   Eau distillée........ 120 gr.
   Pour 1 lavement (enfants).

℞ Alun................. 8 à 12 gr.
   Extrait de valériane.... 4 —
   Laudanum de Sydenham. 1 —
   Amidon............... 30 —
   Décoction de guimauve. 500 —
  Pour 2 lavements.

℞ Protargol........ 1 gr. 50 à 3 gr.
   Eau................... 300 —

Pour un lavement, répété tous les
2 ou 3 jours (Herzen).

℞ Teinture d'iode...... XX gouttes.
   Iodure de potassium.. 50 cgr.
   Eau................... 250 gr.
  Pour 1 lavement, pris tous les jours
(Delboux).

Conseiller les *lavements créo-
sotés* de 200 à 500 grammes,
renfermant 1 à 2 p. 100 de
créosote préalablement dissoute dans de l'huile d'amandes douces ou dans de l'huile
d'arachides, le tout émulsionné dans un jaune d'œuf.

Pratiquer aussi des *irrigations* faites à l'eau bouillie
tiède, puis avec du *nitrate
d'argent* à 1 p. 1 000 (Le Dantec), ou avec de l'*argentamine* à 1 p. 2 000 (Herzen),
ou avec de l'*itrol* à 1 p. 4 000
(Herzen), ou au *permanganate
de potasse* à 1 p. 4 000, ou à
l'*eau naphtolée* à 1 p. 1 000.

Donner les *astringents* (tanin, ratanhia, dermatol), associés à l'*opium*, au besoin
(voy. *Diarrhée aiguë* et *chronique*).

**Contre** le ténesme, les
**épreintes :** lavements *d'eau
chaude*, à 45° ou 48°, à la dose
de 1 litre, gardés le plus longtemps possible (Tripier).

*Lavements laudanisés* (XX
gouttes de laudanum pour
60 gr. d'eau tiède), ou lavements à la *cocaïne* (3 à 5 cgr.
pour 60 gr. d'eau tiède).

Prescrire des *suppositoires
calmants et astringents :*

℞ Extrait d'opium ou dionine.. 2 cgr.
   — de ratanhia......... 2 gr.
   Beurre de cacao.......... 5 —
  Pour un suppositoire : 2 à 3 par jour.

Au besoin, pratiquer une
injection de *morphine* (1 cgr.)

**En cas de rhumatisme dysentérique** : même traitement que pour *Arthrite blennorragique*.

**En cas d'abcès du foie** : Voy. *Hépatite suppurée*.

**Lorsque la dysenterie est terminée, contre la diarrhée persistante** : employer les *astringents* et les *antiseptiques intestinaux associés à la poudre de Dower*.

Bétol...................... 20 cgr.
Tanin ............... | ãã 10 —
Poudre de Dower..... |
Pour 1 cachet : 6 à 8 cachets par jour (Herzen).

Conseiller une cure thermale aux *eaux de Plombières* et à celles de *Vichy, en bains*, par leur absorption à l'intérieur demande de grands ménagements.

**BACILLAIRE.**

*Repos au lit.*

*Alimentation lactée exclusive*, laisser boire le malade à satiété de l'eau de riz.

Ordonner le *sulfate de soude* à petites doses pendant plusieurs jours (20 gr., 15 gr., 10 gr.) pris le matin à jeun, et faire prendre concurremment avec chaque bol de lait du *sous-nitrate de bismuth*, du *dermatol* à hautes doses, associés au *benzonaphtol*, au *benzoate de bismuth* ou au *salicylate de bismuth*.

Donner aussi l'*opium* et recourir aux *applications chaudes* sur l'abdomen.

Voy. *Diarrhée aiguë*.

Pratiquer des injections de *sérum antidysentérique* à doses variables, suivant la gravité du cas, l'âge du sujet et le moment de l'intervention.

Dans les *dysenteries d'in-* *tensité moyenne*, prises au début, injecter 20 cc. de sérum et répéter l'injection, si besoin, après 24 heures.

Dans les *dysenteries graves*, injecter d'emblée 40 à 60 cc. de sérum et réitérer cette dose le lendemain ; puis, si les troubles intestinaux ne sont pas suffisamment apaisés, poursuivre l'emploi du sérum à doses décroissantes jusqu'à ce que le nombre des selles s'abaisse à quelques unités.

Dans les *formes les plus graves*, recourir d'emblée à des doses massives, 80, 90, 100 cc. répartis en deux injections au cours de la journée, jusqu'à ce que les troubles intestinaux s'amendent. Continuer ensuite l'emploi du sérum à doses décroissantes.

Chez les enfants, les doses indiquées ci-dessus seront réduites de moitié (Vaillard et Dopter).

Pour éviter ou pour atténuer les accidents sériques (urticaire, érythème polymorphe, arthralgies, myalgies), faire ingérer aux malades de 2 à 3 gr. de chlorure de calcium, le jour de l'injection et les 2 jours suivants (Netter).

*Désinfection* méticuleuse des déjections des malades et des convalescents, ainsi que des latrines, au chlorure de chaux.

Pratiquer des injections préventives de sérum antidysentérique aux personnes qui vivent avec le malade, ou bien leur prescrire des pilules de créosote (30 à 50 cgr. par jour).

# DYSIDROSE

## (Cheiro-pompholyx).

Prescrire les *toniques* : combattre l'arthritisme à l'aide des *alcalins*, de l'*arsenic* ; donner des *tisanes diurétiques*.

Percer les *grosses vésicules* avec une aiguille aseptique et en faire sortir le liquide qu'elles contiennent.

Faire prendre des *bains locaux* avec de l'eau d'amidon, 2 fois par jour.

**En cas de vives démangeaisons** : additionner les bains de *vinaigre* ou d'*eau blanche*.

Après les bains, appliquer sur les parties malades de la pommade à l'oxyde de zinc ou mieux :

℞ Acétate de plomb........... 2 gr.
  Oxyde de zinc............. 3 —
  Vaseline................. 30 —

**En cas d'inflammation intense** : *enveloppements humides* avec de la gaze pliée en 8 ou 12 doubles, imbibée d'eau d'amidon boriquée et recouverte de taffetas imperméable.

Ou bien panser avec du liniment oléo-calcaire légèrement boriqué et de la ouate (Brocq).

# DYSKINÉSIES PROFESSIONNELLES

Voy. *Crampes professionnelles.*

# DYSMÉNORRHÉE

**D. CONGESTIVE** (sanguine ou pléthorique).

Combattre la constipation habituelle.

**Au moment où doivent apparaître les règles** : *repos au lit* ; donner les *laxatifs*, prescrire les *lavements évacuateurs*.

Administrer le mélange suivant :

℞ Acétate d'ammoniaque
    liquide à 1 p. 5....... 15 cc.
  Teinture de piscidia
    erythrina.........
  Teinture de viburnum    āā 10 gr.
    prunifolium......
  Teinture d'hamamelis
    virginica.........

3 à 4 cuillerées à café, chacune dans un quart de verre d'eau sucrée, et faire boire en abondance des infusions chaudes (Herzen).

Ou bien :

℞ Acétate d'ammoniaque .... 4 gr.
  Sirop de quinquina....... 45 —
  Infusion de camomille.... 150 —
  À prendre en deux fois, l'avant-veille et la veille du jour où doivent venir les règles.

**Contre la douleur** : prescrire l'*opium*, la *jusquiame*, le *chloral* en potion ou en lavement ; essayer les *analgésiques* (voy. D. *nerveuse*).

**Dans les cas graves** : recourir aux *scarifications du col*.

**D. DES JEUNES FILLES CHLOROTIQUES.**

*Traitement général* de la chlorose (cacodylate de fer, par voie hypodermique).

Faire prendre *pendant les six jours qui précèdent l'apparition des règles* :

℞ Teinture de viburnum prunifolium (teinture au demi). 10 gr.

X à XX gouttes, 4 à 5 fois par jour
(Auvard).

Ou bien :

℞ Teinture de piscidia
  erythrina.......... } āā 10 gr.
  Teinture de viburnum
  prunifolium........ }

XX gouttes, 5 fois par jour (Huchard).

**Au moment des règles :** *repos au lit :* application de serviettes chaudes ou de *cata-
plasmes* sur le ventre, prescrire l'*antipyrine*, l'*exalgine*,
la *phénacétine*, le *pyramidon*.

Ou bien :

℞ Teinture de viburnum
  prunifolium...... } āā 10 gr.
  Teinture de chanvre
  indien............ }

XV gouttes, 4 à 5 fois par jour (Herzen).

Favoriser l'écoulement sanguin, lorsqu'il est peu abondant, par des *bains de pieds
très chauds*, des *sinapismes*
appliqués sur la face interne
des cuisses.

**Chez les fillettes de 12 à 16
ans,** lorsque la menstruation
est défectueuse :

℞ Sommités d'armoise..
  Racine de valériane...
  Absinthe........... } āā 10 gr.
  Feuille d'ambroisie du
  Mexique...........
  Safran.............. 50 cgr.

Prendre 4 gr. de cette tisane et les
faire infuser dans un litre d'eau bouillante, sucrer et donner 3 à 4 tasses par
jour.

Ou bien :

℞ Huile essentielle de
  rue............. } āā V gouttes.
  Huile essentielle de
  sabine .........

Eau de fleurs d'oranger. 10 gr.
Sirop de safran......... 20 —
Eau distillée d'armoise. 100 —

A prendre par cuillerées, dans la
journée.

**En cas d'insuffisance ova-
rienne** (bouffées de chaleur
souvent accompagnées de
sueur, caractère irritable,
amaigrissement, diminution
de la mémoire, cauchemars,
asthénie neuro-musculaire),
chez les malades anémiées et
mal réglées : prescrire l'*ovarine*, en cachets de 20 cgr.
chacun, à la dose de 2 cachets par jour, pendant longtemps.

**D. MÉCANIQUE.**

Voy. *Antéflexion et Antéversion, Atrésie et Sténose du
col, Prolapsus de l'utérus, Rétroflexion et Rétroversion.*

**D. MEMBRANEUSE** (métrite exfoliatrice).

*Curettage* suivi d'injections
intra-utérines *iodées* (Pozzi).

**D. NERVEUSE.**

*Traitement général* de l'hystérie ou de la neurasthénie.

Ordonner l'*hydrothérapie tiède*, les *bains de Barèges* (2 par
semaine), les *frictions cutanées.*

Recourir à l'*électricité statique.*

℞ Valérianate de zinc....... 5 cgr.
  Extrait de jusquiame...... 2 —
  — de belladone...... 1 —

Pour 1 pilule : 3 à 4 par jour (Herzen).

℞ Bromure de potassium.
  — de sodium ... } āā 10 gr.
  — d'ammonium. }
  Eau distillée......... 300 —

Prendre 2 cuillerées à soupe (matin et
soir), ou bien une et demie à deux

cuillerées le soir au coucher, continuer pendant 10 à 15 jours par mois, en commençant 8 jours avant l'apparition des règles (Auvard).

Ou encore :

℞ Camphre monobromé }
Valérianate de quinine. } āā 10 cgr.
Extrait de jusquiame...... 2 —
— de chanvre indien.. 2 —

Pour 1 pilule : 4 à 5 pilules par jour pendant plusieurs jours (commencer l'administration quelques jours avant l'apparition des règles) (Herzen).

Voy. *Hystérie, Neurasthénie.*

**Au moment des règles :** prescrire la potion suivante :

℞ Acétate d'ammoniaque liquide à 1 p. 5 .... 30 cc.
Teinture de piscidia erythrina ........ }
Teinture de viburnum prunifolium....... } āā 20 gr.
Teinture de valériane...... 20 —
Teinture d'asa fœtida ou d'anémone pulsatile........ 10 —

2 à 5 cuillerées à café, chacune dans un quart de verre d'eau sucrée (faire boire de l'infusion chaude de tilleul ou de camomille).

Calmer la douleur en prescrivant les *narcotiques* et les *analgésiques*, en potion ou en lavements, après avoir administré préalablement un lavement évacuateur (laudanum, chloral, camphre, musc, teinture de belladone, teinture d'asa fœtida).

℞ Laudanum de Sydenham......... XX gouttes.
Camphre pulvérisé.. 25 cgr.
Jaune d'œuf......... Nº 1
Eau distillée....... 200 gr.
Pour un lavement (Lutaud).

℞ Hydrate de chloral..... 2 à 4 gr.
Jaune d'œuf.......... Nº 1
Eau tiède........... 150 gr.
Pour un lavement.

℞ Hydrate de chloral.. 2 gr.
Camphre........... 50 cgr.

Teinture de musc.... XX gouttes.
Jaune d'œuf........ Nº 1
Eau tiède.......... 250 gr.
Pour un lavement.

℞ Asa fœtida............. 3 gr.
Teinture de belladone.......... }
Laudanum de Sydenham....... } āā XX gouttes.
Jaune d'œuf........... Nº 1
Décoction de guimauve.. 120 gr.
Pour 1 lavement (Herzen).

Prescrire les *analgésiques* (antipyrine 3 gr. par jour, en cachets de 1 gr. chacun, pyramidon 1 gr. 50 cgr. en 3 cachets, phénacétine, 1 gr. à 1 gr. 50, en 3 cachets).

℞ Exalgine ............... 75 cgr.
Alcool à 90° ........... 5 gr.
Sirop d'opium........... 45 —
Eau distillée............ 20 —
A prendre en 3 fois dans la journée.

Donner aussi les *antispasmodiques* :

℞ Liqueur d'Hoffmann.... }
Teinture de valériane... }
— de chanvre indien. } āā 5 gr.
Laudanum de Sydenham. }
XX gouttes toutes les 2 heures, dans de l'eau sucrée (Herzen).

℞ Valérianate d'ammoniaque......... 1 à 2 gr.
Teinture de chanvre indien........... XXV gouttes.
Eau de tilleul........ 120 gr.
Sirop d'éther....... }
— de menthe.. } āā 20 —
1 cuillerée toutes les heures (Herzen).

℞ Camphre monobromé..... 1 gr.
Dionine................ 3 cgr.
Pour 5 pilules : à prendre dans les 24 heures (Herzen).

Ou bien :

℞ Teinture de chanvre indien............... 1 gr. 50
Hydrolat de laurier-cerise................. 10 —
Hydrolat de tilleul.... 100 —
Sirop d'opium..... }
— d'éther...... } āā 20 —
Par cuillerées à soupe toutes les heures (De Sinéty).

Si cela ne suffit pas : injection de *morphine*, ou les pilules suivantes :

⨖ Chlorhydrate d'héroïne.....  3 mgr.
Extrait de chanvre indien...  1 cgr.

Pour 1 pilule : 4 à 6 pilules par jour (Herzen).

**En cas de vomissements :** préférer les *suppositoires* calmants :

⨖ Dionine ................  3 cgr.
Beurre de cacao.........  Q. S.

Pour 1 suppositoire : 2 par jour.

⨖ Chlorhydrate de morphine.  5 mgr.
Extrait de jusquiame.....  5 cgr.
—        belladone.......  2 —
Beurre de cacao........  Q. S.

Pour 1 suppositoire : 2 par jour.

Ou bien, administrer des *lavements calmants et antispasmodiques* :

⨖ Asa fœtida...........  4 gr.
Jaune d'œuf..........  No 1
Teinture de chanvre indien..............  1 à 2 gr.
Infusion de racine de valériane à 20 p. 100...  250 —

Pour 1 lavement : 2 par jour (Herzen).

**En cas d'échec des médications précédentes :** provoquer *l'anesthésie des zones génitales de la pituitaire* (tubercule de la cloison et cornet inférieur) avec de la cocaïne (Fliess, Chrobak).

Dans les cas rebelles, essayer la *suggestion hypnotique*.

**Contre les contractions spasmodiques du col,** pratiquer des injections hypodermiques de *sulfate d'atropine,* à la dose de V à X gouttes d'une solution au 1000ᵉ.

**D. OVARIENNE.**

*Cataplasmes chauds* et lau-

danisés sur l'hypogastre. *Injections* vaginales et rectales chaudes, à 45° ou 50°. *Pédiluves sinapisés* et *sinapismes* à la partie interne des cuisses.

Traitement médicamenteux pour calmer la **douleur** (voy. D. nerveuse).

Combattre la **constipation** : purgatifs drastiques.

**Si les ovaires sont malades :** pratiquer l'*oophorectomie*.

Recourir à cette opération dans les circonstances suivantes : 1° douleurs atroces ou troubles nerveux graves, à l'exclusion des psychoses, que l'opération ne calme jamais, mais aggrave parfois ; 2° point de départ nettement ovarien des accidents ; 3° insuccès de tous les autres modes de traitement sérieusement essayés, y compris la suggestion ; 4° ménopause éloignée (lorsque la ménopause est proche il vaut mieux attendre) (Labadie-Lagrave et Legueu).

**En cas d'adhérences péri-ovariennes :** pratiquer le *massage gynécologique*.

**En cas d'hystérie :** *castration simulée* (?).

**D. UTÉRINE.**

Traiter l'endométrite, la métrite par le *curettage*, et les *cautérisations intra-utérines* à la créosote au 1/3 (voy. *Métrites*).

Rechercher et traiter les polypes intra-utérins.

**En cas de ménorragies :** *curettage*.

**En cas de sténose du col, de déviations ou de flexions de l'utérus :** recourir au *traitement mécanique* (dilatation de l'utérus pratiquée chaque mois à l'aide d'une tige de laminaire, redressement de l'utérus, pessaires, ceinture hypogastrique).

Voy. *Antéflexion et Rétroversion de l'utérus, Sténose du col utérin.*

**En cas d'empâtement périutérin :** *massage* gynécologique ; *injections* chaudes vaginales et rectales, à 45° ou 50°, applications de tampons d'*ichtyol.*

### DYSPEPSIES

**D. APPENDICULAIRE.**

Voy. *Appendicite aiguë simple :* pendant la convalescence. *Appendicite chronique, Péricolite.*

**D. GASTRIQUES ATONIQUES OU HYPOSTHÉNIQUES** (*Hypochlorhydrie, dyspepsie nervo-motrice atonique, dyspepsie des chlorotiques*).

Traiter la chlorose, la tuberculose pulmonaire, la neurasthénie ; défendre le surmenage intellectuel et la sédentarité.

Administrer les *toniques* appropriés au cas (fer, arsenic, cacodylate, quinquina, glycérophosphate, kola, strychnine).

Ordonner les *promenades* quotidiennes, les *exercices* en plein air, la gymnastique, la bicyclette, l'équitation, le canotage. Séjour à la *campagne* ou à la *montagne.*

Conseiller dans la plupart des cas l'*hydrothérapie,* mais à la condition expresse de l'adapter au mode de réaction

℞ Ichtyol.................. )  
Iodure de potassium. } āā 15 gr.  
Extrait de jusquiame...    60 cgr.  
Glycérine ...............   150 gr  

Pour pansements vaginaux quotidiens, un tampon tous les soirs (Herzen).

**Calmer les douleurs** par l'*opium,* la *jusquiame,* la *belladone,* le *pyramidon, l'exalgine* (voy. *D. nerveuse*).

**Dans les cas graves :** pratiquer des *scarifications du col* de l'utérus au moment où doivent apparaître les règles.

## DE L'ADULTE

individuelle propre à chaque malade : la douche, et surtout la *douche tiède de très courte durée,* est la forme d'hydrothérapie qui convient en général le mieux à ce genre de malades ; faire prendre aussi des *douches écossaises* ; ordonner dans certains cas les *bains salins.*

Combattre l'anorexie et la constipation.

℞ Quassine amorphe........    5 cgr.  
Bicarbonate de soude.....    50 —  

Pour 1 cachet, à prendre avant chaque repas (Camperdon).

℞ Teinture de noix vomique..    5 gr.  
Gouttes amères de Baumé )  
Teinture de gentiane... } āā 10 —  
— de rhubarbe... )  
Eau distillée de laurier- } āā 20 —  
cerise.............. )  
Eau de menthe.. Q. S. p. 100 cc.  

1 cuillerée à café à chaque repas (Grasset).

Voy. *Anorexie.*

*Régime mixte* : alimentation tonique, lait, viandes grillées ou rôties, volailles, légumes verts, mets épicés, œufs, charcuterie, purée de lentilles, fruits cuits.

Interdire le café, le thé, les liqueurs, la bière.

Permettre les vins blancs ou rouges coupés d'eau de Pougues, de Bussang ou de Condillac.

Régulariser et exciter la sécrétion du suc gastrique, en prescrivant les *alcalins* et tout spécialement le bicarbonate de soude, à faible dose ou à dose moyenne (50 cgr. à 2 gr.), pris une demi-heure et même 1 heure avant le repas.

℞ Bicarbonate de soude.... } āā 10 gr.
Phosphate neutre de soude }

Pour 60 cachets : 2 par jour avant les repas (Huchard).

Prescrire dans le même but les *substances peptogènes* : bouillon, potage au pain grillé, pris une demi-heure avant le repas (Hérzen).

Administrer les *eupeptiques* (peptones, pepsine, élixir de pepsine du Codex à 20 p. 1 000, maltine) et l'*acide chlorhydrique*, pris pendant le repas ou à la fin du repas.

℞ Pepsine soluble.......... 1 gr.

Pour 1 cachet, à prendre à la fin du repas.

℞ Pepsine.............. 30 cgr.
Maltine............... 15 —
Magnésie calcinée....... 20 —

Pour 1 cachet, à prendre au repas.

Associer aussi la *pancréatine* à la pepsine et à la maltine.

℞ Pancréatine........ }
Maltine............. } āā 10 cgr.
Pepsine............. 50 —

Pour 1 cachet, pris au milieu du repas.

Donner simultanément aux alcalins et aux eupeptiques, l'*acide chlorhydrique*, à la dose de 1 à 3 et 4 grammes par jour : faire prendre après chacun des 2 principaux repas d'abord XV gouttes d'acide officinal, puis, au bout d'une demi-heure, faire ingérer encore XV gouttes ; dans certains cas, donner une troisième dose de XV gouttes, après un nouvel intervalle de 30 minutes.

Ou bien prescrire :

℞ Acide chlorhydrique fumant pur............. 4 gr.
Eau distillée.......... 1000 —
1 verre à la fin des repas (Bouchard).

℞ Acide chlorhydrique...... 2 gr.
Eau distillée........... 200 —
1 cuillerée à bouche dans un quart de verre d'eau sucrée, 2 à 3 fois par jour (Hayem).

℞ Pepsine soluble.......... 5 gr.
Acide chlorhydrique...... 2 —
Teinture d'oranges........ 10 —
Eau distillée........... 200 —
1 cuillerée à soupe après les repas dans un peu d'eau (Herzen).

℞ Pepsine extractive (Codex titre 50)............ 20 gr.
Acide chlorhydrique...... 6 —
Sirop de sucre.......... 400 —
Vin de malaga blanc. Q. S. p. 1 litre.
(*Elixir chlorhydro-pepsique simple* : formule Coirre).

℞ Pepsine (Codex titre 50).. 20 gr.
Diastase (Codex titre 50).. 5 —
Pancréatine (Codex titre 50) 20 —
Eau distillée............ 100 —
Sirop simple............ 400 —
Alcool à 80°............ 60 —
Vin de malaga blanc. Q. S. p. 1 litre.
(*Elixir tridigestif* : formule Tisy), 3 cuillerées à bouche par jour.

Employer également l'*acide phosphorique* :

℞ Acide phosphorique officinal 10 gr.
Phosphate acide de soude.. 20 —
Eau distillée........... 200 cc.
Une à quatre cuillerées à café, dans le verre de boisson de midi et du soir (eau, eau et vin ou bière), pendant le repas (Martinet).

Ordonner aussi la *gastérine de Frémont* (suc gastrique de chien à estomac isolé), prise à chacun des 3 repas, à la dose de 30 à 150 cc.

Stimuler les contractions gastro-intestinales par les *excito-moteurs* : strychnine, à la dose de 3 à 5 mgr. par jour, aux repas.

Cure thermale aux *eaux de Châtel-Guyon*, s'il existe de la constipation chronique ; Forges, Plombières, Luxeuil.

**En cas de dilatation de l'estomac** : pratiquer des *lavages de l'estomac* avec une solution de chlorure de sodium à 1 p. 100.

Voy. *Dilatation de l'estomac.*

**Chez les neurasthéniques** : recourir au *régime alimentaire de la dilatation* ; prescrire la *noix vomique*, la *rhubarbe* à doses plus ou moins fortes.

Frictions au *drap mouillé*, pratiquées le matin au sortir du lit ; puis *douches en jet brisé de* 22° à 14° et 10°, de 15 secondes de durée ; le soir, *douche chaude sur le ventre* (de 32° à 40° et 42°) ou bien *douches chaudes* et *froides sur l'estomac*, suivies *d'une douche froide très courte*, sur tout le corps.

*Massage abdominal* (stomacal et intestinal).

*Galvanisation et faradisation de l'estomac* avec le pinceau métallique.

Voy. *Neurasthénie.*

Application de *compresses humides* chaudes ou froides, sur la région épigastrique immédiatement après les repas, pour combattre les symptômes dyspeptiques.

**D. DOULOUREUSE.**

Voy. *D. irritative, Entéralgie, Gastralgie.*

**D. FLATULENTE.**

(*D. par perversion des fermentations gastriques.*)

*Régime* : défendre les farineux, les pâtes alimentaires, les féculents, les pâtisseries. Permettre le pain en petite quantité.

Pas de viandes conservées, salées, marinées ou fumées, sauf le maigre de jambon ; pas de sauces, pas de graisses. Ni gibier, ni coquillages, sauf les huîtres.

Interdire les crudités (salades, radis), les choux, les betteraves, les raves, les navets.

Pas de fromages.

Défendre les boissons gazeuses ; pas de vin, pas de bière, pas de liqueurs.

Boire de l'*eau pure* : 250 à 300 gr. à chaque repas (A. Robin).

Conseiller les *promenades* et les *exercices*, après les repas.

Combattre la constipation. (Eau d'Hunyadi-Janos, etc.)

Prescrire les *amers*, avant les repas.

℞ Teinture de quinquina. )
— de gentiane... } āā 10 gr.
— de badiane.... )
— de noix vomique.    ō —
XX à XXX gouttes progressivement avant les repas (Herzen).

Administrer, après les repas, les *absorbants* (craie préparée, charbon de Belloc, carbonate de magnésie), associés aux *antiseptiques intestinaux.*

℞ Bétol.................. )
Charbon de Belloc.... } āā 25 cgr.
Carbonate de magnésie )
Craie préparée....... )
Pour 1 cachet, pris à la fin du repas (Herzen).

Prescrire aussi la *pepsine*, la *maltine*, et la *pancréatine*.

℞ Pepsine.............
Pancréatine ..........
Bicarbonate de soude.  } āā 20 cgr.
Magnésie calcinée....

Pour 1 cachet, à prendre à la fin de chaque repas (Herzen).

**Chez les névropathes et les hypocondriaques atteints de météorisme, de gonflement gastro-intestinal :** recourir au *massage électrique*, à la *faradisation* et à la *galvanisation*.

Combattre l'atonie intestinale.

Voy. *Neurasthénie abdominale.*

**D. GASTRIQUES IRRITATIVES OU HYPERSTHÉNIQUES** (*Hyperchlorhydrie, Dyspepsie avec gastralgie, Vomissements*, etc.).

**Hyperchlorhydrie aiguë** (par crises).

Défendre toute ingestion exagérée d'aliments ou de liquides.

Interdire le vin, les liqueurs, le tabac.

Conseiller au malade de ne faire que *trois repas par jour*.

Même *régime alimentaire* que pour l'hyperchlorhydrie permanente.

Donner, pour calmer la douleur et saturer l'acide en excès, le *bicarbonate de soude*, soit seul, soit associé à la *craie*, à la *magnésie*, au *sous-nitrate de bismuth*.

℞ Magnésie calcinée.. 1 gr. 50 cgr.
Sous-nitrate de bismuth ................ 60 —
Carbonate de chaux précipité......... 80 —
Bicarbonate de soude 1 gr. 50 cgr.
Chlorhydrate de morphine ............ 2 mgr.
Lactose ............ 50 cgr.

Pour un paquet, à prendre en une seule fois dans un peu d'eau au moment de l'accès (A. Robin).

*Repos intellectuel*, vie à la campagne ; *hygiène sévère*, *hydrothérapie*.

**Hyperchlorhydrie permanente.**

Modifier l'état général (nervosisme) par l'*électricité statique* et à *hautes tensions* surtout et à l'aide de l'*hydrothérapie* sous la forme de douches tièdes ou de grands bains chauds prolongés pris le soir avant dîner (pas d'hydrothérapie froide) et combattre les phénomènes nerveux d'excitation par l'emploi modéré des *antispasmodiques* (bromures, plus spécialement bromure de calcium, bromure de camphre, valériane, belladone).

Défendre le travail intellectuel prolongé et les émotions ; ordonner des *promenades* et des *distractions* quotidiennes. Vie à la *campagne*.

Interdire le tabac.

RÉGIME (régler d'une façon minutieuse tous les détails de l'alimentation pour arriver à diminuer les causes d'irritation gastrique locale).

Faire 3 repas par jour et ne rien prendre dans leur intervalle. Manger lentement et mâcher avec soin. Ne pas absorber d'aliments trop chauds ou trop froids.

Prescrire un *régime azoté, alcalinisé* : viandes, œufs, fromages frais ; peu de féculents, purée de lentilles, légumes verts cuits, fruits cuits, compotes.

Manger peu de pain, seulement la croûte ou des biscuits.

Recommander au malade de s'abstenir de manger du sel (régime hypochloruré).

Défendre la charcuterie, les viandes conservées ou marinées, le gibier faisandé, les pâtés, les sauces, les fritures, les mets épicés, la moutarde, le poivre, le vinaigre, les cornichons, les salades, les crudités, les fromages fermentés, les fruits peu mûrs, les pâtisseries, les bonbons, l'alcool sous toutes ses formes et le café après les repas.

Limiter la quantité des boissons à 1 1/2 ou 2 verres par repas, et boire de préférence de l'*eau ordinaire pure* ou additionnée d'un peu de vin blanc de Bordeaux, ou du *lait pur* ou coupé d'eau de Vichy, ou du *thé léger pur* ou coupé de lait. *Eaux* de Vichy, de Vals, d'Alet.

S'abstenir complètement d'apéritifs et de vins médicamenteux.

Dans les cas graves : recourir à la *diète lactée* ou au *gavage* avec de la poudre de viande délayée dans un liquide fortement alcalinisé.

TRAITEMENT MÉDICAMENTEUX :

*Saturer l'excès de sécrétion acide par l'emploi des alcalins.*

Administrer dans les cas ordinaires, le *bicarbonate de soude*, 2 à 3 heures après les repas, à la dose de 50 cgr. à 1 et 2 gr., associé à la *magnésie calcinée*, au *carbonate de magnésie*, à la *craie préparée*, aux *saccharates alcalins*, au *sous-nitrate de bismuth*.

℞ Bicarbonate de soude.. )
  Sous-nitrate de bismuth } āā 10 gr.
  Magnésie calcinée..... )

Pour 20 paquets : 1, 2, 3 paquets espacés, 2 à 3 heures après le repas (avant le moment où éclate la douleur).

℞ Bicarbonate de soude.. )
  Craie préparée........ } āā 10 gr.
  Magnésie anglaise..... )

Pour 30 paquets : 1, 2, 3 paquets, 2 heures après le repas (Dujardin-Beaumetz).

℞ Bicarbonate de soude.. )
  Magnésie............. }
  Phosphate neutre de { āā 30 gr.
  soude............. )

3 à 6 cuillerées à café par jour (Huchard).

℞ Magnésie calcinée..... )
  Bicarbonate de soude.. } āā 20 gr.
  Carbonate de chaux... )
  Poudre de belladone....   30 cgr.

1 cuillerée à café, 2 heures après les repas (Rosenheim).

S'il y a constipation, préférer :

℞ Bicarbonate de soude......  10 gr.
  Magnésie calcinée.........  25 —

1 à 2 cuillerées à café, au moment des douleurs (Mathieu).

Si, malgré le régime et le traitement alcalin intensif, les crises persistent, ordonner pour calmer l'hyperesthésie de la muqueuse gastrique les *pansements au bismuth* :

℞ Sous-nitrate de bismuth..  20 gr.
  Eau ...................  200 —

A prendre en 2 fois dans les 24 heures, en ayant soin de brasser le contenu stomacal (à cette dose le bismuth ne provoque pas de constipation) (Hayem).

Dans la plupart des cas, prescrire aussi l'emploi de l'*eau artificielle* suivante :

℞ Bicarbonate de soude.....   2 gr.
  Sulfate de soude...... } āā 5 —
  Phosphate de soude... )
Pour 1 litre d'eau.

Prendre 4 prises par jour de 100 cc. chaque, à distance des repas, pendant une quinzaine de jours.

Ordonner enfin l'*atropine* :

℞ Sulfate d'atropine........  5 cgr.
  Eau distillée.............  20 gr.

Prendre progressivement V, X et XX gouttes par jour, avant les repas.

Ou bien :

℞ Sulfate d'atropine.......  1 cgr.
  Eau distillée...........  100 —

Commencer par XX gouttes, 5 fois par jour, puis augmenter progressivement 6, 7 et jusqu'à 15 fois dans les 24 heures.

Recourir, si la dyspepsie hypersthénique se complique de gastrite, à la *douche de l'estomac*, pratiquée avec une solution de nitrate d'argent, à dose faible, 1 p. 1 000 ; pratiquer d'abord un lavage à l'eau simple, puis au nitrate ; enfin, de nouveau à l'eau, jusqu'à ce que le liquide retiré de l'estomac ressorte tout à fait clair (ce lavage diminue l'hyperacidité et l'hypersécrétion, combat la faiblesse musculaire et atténue les douleurs hyperesthésiques).

**Contre les douleurs et les gastralgies** : défendre le surmenage physique ou moral, faire prendre aux repas du *bromure de calcium* en solution, à la dose de 1 gr., ou de l'*extrait gras de cannabis indica*, à la dose de 1 cgr., en pilule, ou encore donner les *opiacés*, au moment des crises douloureuses.

℞ Chlorhydrate de morphine 3 à 5 mgr.
  Sous-nitrate de bismuth.    1 gr.

Pour 1 paquet, à prendre avant le repas.

Ou bien prescrire les *gouttes blanches* :

℞ Chlorhydrate de morphine.  5 cgr.
  Eau de laurier-cerise.....  10 gr.

V à X gouttes sur un morceau de sucre ou dans de l'eau, avant les repas (Gallard).

Administrer aussi l'*eau chloroformée* :

℞ Eau chloroformée saturée.  150 gr.
  — de fleurs d'oranger...   50 —
  — distillée.............  100 —

1 cuillerée à café ou à bouche, avant les repas, ou bien 1 cuillerée à dessert de 1/4 d'heure en 1/4 d'heure, jusqu'à disparition de la douleur (De Beurmann).

℞ Eau chloroformée saturée..  80 gr.
  — de fleurs d'oranger....  20 —
  Sirop d'opium............  50 —

Par cuillerée à café de 1/4 d'heure en 1/4 d'heure, jusqu'à effet.

**En cas de douleurs intenses** : *repos au lit*, application permanente de la *compresse humide, échauffante*.

Ordonner le *phosphate de caséine*, la *morphine*, la *jusquiame*, la *belladone* ou la *dionine*, à la dose de 4 cgr. par jour.

℞ Chlorhydrate de morphine   3 mgr.
  Extrait de jusquiame.....  15 —
  — de belladone ....    5 —
  Baume de tolu............  Q. S.

Pour 1 pilule : 4 à 6 pilules par jour.

℞ Dionine .............  5 mgr. à 1 cgr.
  Bicarbonate de soude 50 cgr. à 1 gr.

Pour 1 paquet : 4 à 6 par jour.

**En cas de gastralgies vives avec vomissements** : prescrire la *cocaïne*.

Voy. *Gastralgie, Vomissements.*

Pratiquer au besoin le *lavage de l'estomac*.

**En cas d'hypersécrétion avec stase** : pratiquer une *évacuation quotidienne ou biquotidienne avec la sonde, mais sans lavage* du contenu de l'estomac, suivie d'un gavage à la poudre de viande (60 à 100 gr.) délayée dans 300 à 400 gr. (Mathieu, Laboulais).

En même temps, soumettre le malade au *régime lacté absolu* ou au *régime mixte* d'œufs, de lait et de potages, suivant la gravité du cas.

Donner les *alcalins* à haute dose.

EAUX THERMALES de Vichy, Vals, Pougues, Saint-Alban, Alet, Carlsbad ; en cas de constipation, Châtel-Guyon.

**Hypersécrétion continue ou maladie de Reichmann :** Voy. *Gastrosuccorrhée*.

### D. INTESTINALE.

**D. hépatique** (*hépatisme des pays chauds*).

*Régime de la congestion du foie* : régime mixte, légumes verts, fruits, compotes.

Défendre les mets épicés, l'abus de viandes, les viandes en conserve, les fromages faits, l'alcool sous toutes ses formes.

Conseiller les *eaux alcalines* (Vichy, Vals, Alet) et l'*eau d'Evian* et recourir à l'emploi des *ferments lactiques*, en conseillant concurremment l'ingestion de matières sucrées et de féculents.

Ordonner les promenades quotidiennes, les exercices musculaires, l'équitation, le canotage.

Combattre la constipation et activer les fonctions du foie, en prescrivant le *calomel* (2 cgr.), le *podophyllin*, l'*évonymin*, le *cascara sagrada*, la *rhubarbe*, en pilules, ou bien le *sel de Carlsbad*, à la dose de une cuillerée à café, pris dans un grand verre d'eau

tiède le matin à jeun, pendant 15 à 20 jours consécutifs.

℞ Calomel.................. 10 cgr.
  Extrait de noix vomique.. 10 —
    — de rhubarbe...... 1 gr.
  Poudre de rhubarbe...... Q. S.

Pour 10 pilules : 1 pilule le matin, pendant 10 jours consécutifs.

Ou bien, *pilules d'aloès et de gomme-gutta* du Codex (pilules écossaises d'Anderson) :

℞ Aloès pulvérisé...... }
  Gomme-gutte...... } ãã 1 gr.
  Essence d'anis........ 10 cgr.
  Miel blanc............ Q. S.

Pour 10 pilules : 1 à 2 pilules par jour.

Voy. *Congestion du foie*.

**Dans les cas graves :** cure aux *eaux de Vichy* ; cure de *raisin*, cure de *petit-lait*.

**D. intestinale à forme gazeuse** (**D. flatulente**).

Voy. *D. flatulente*, *Flatulence*.

Chez les névropathes et les hystériques : voy. *Neurasthénie abdominale*, *Tympanite*.

*Cure aux eaux thermales* de Luxeuil, Plombières, Bourbon-Lancy, Bagnères-de-Bigorre, Lamalou, Saint-Sauveur.

### D. NERVEUSES.

Ne jamais annoncer d'emblée au malade dont la santé morale est plus ou moins chancelante (névropathe, dyspeptique) qu'il est atteint d'une dilatation de l'estomac, d'atonie avec entéroptose, pour ne pas exagérer ses craintes et contribuer au développement de l'idée fixe. Procéder avec ménagement et éviter de rendre pusillanime le malade par des prescriptions trop compliquées et trop sévères.

Chercher par contre à combattre les idées fixes, à tranquilliser le malade et à substituer aux autosuggestions maladives l'inébranlable conviction de la santé. Apprendre à connaître la personnalité mentale du malade, scruter sa vie intime, rechercher les causes morales qui ont fait naître le nervosisme. Chez les pusillanimes qui sont défiants, insister et renouveler l'influence psychothérapique, leur marteler en tête, dans quelques consultations, l'idée directrice.

Soumettre les malades atteints de dyspepsie nerveuse à la *suralimentation*, précédée d'une diète lactée préparatoire de quelques jours.

Dans les cas graves ou rebelles, recourir au *repos au lit*, à l'*isolement*, à l'*électrothérapie* (galvanisation, une électrode sur l'épigastre, une autre sur la colonne vertébrale, intervertir fréquemment le courant), au *massage* et à l'*hydrothérapie*.

Voy. *Bâillements, Boulimie, Dyspepsie atonique, Dyspepsie irritative, Éructations nerveuses, Flatulence, Hyperesthésie simple de la muqueuse de l'estomac, Mérycisme, Neurasthénie abdominale, Tympanite, Vomissements.*

# DYSPEPSIES DES ENFANTS

**D. DES NOURRISSONS.**

*Chez l'enfant au sein :*

*Surveiller l'allaitement :* 7 à 8 tétées dans les 24 heures, par intervalles de 2 à 3 heures, de 10 minutes de durée, au lieu de 15 à 20.

Donner avant chaque tétée une pincée de *pegnine* délayée dans une cuillerée à café de lait de la nourrice, ou bien faire prendre après chaque tétée, 1/4 de cuillerée à café d'*eau de Vichy*, de *Vals*, ou d'*eau de chaux*, dans un peu de lait de la nourrice.

*Surveiller en même temps le régime de la nourrice*, qui devra ne pas abuser des boissons alcooliques et éviter les mets indigestes.

*Combattre la constipation* de l'enfant et de la nourrice.

Si les troubles digestifs persistent, après que l'allaitement aura été réglé et que la ration aura été réduite, ne pas trop se hâter de changer la nourrice, surtout quand c'est la mère qui nourrit et, combattre cette intolérance, souvent partielle, par une sorte d'*allaitement mixte*, en remplaçant quelques tétées par un nombre équivalent de biberons (lait stérilisé, lait Backhaus, lait d'ânesse, lait Mondia, lait Le Pelletier).

Si cette double modification (ration réduite, allaitement mixte) n'amène aucune amélioration et que l'enfant présente une véritable intolérance lactée, *supprimer partiellement le lait*: remplacer 3, 4, 5 tétées par des quantités égales de *bouillon de légumes*.

Continuer ce régime pendant quelques jours, puis remettre l'enfant au sein, mais dans les cas où l'allaitement ne peut pas être repris intégralement, remplacer le bouillon de légumes par un aliment de valeur nutritive supérieure, tel par exemple que la *bouillie de malt*.

Lorsqu'il existe des vomissements fréquents et répétés, ou lorsqu'il s'agit d'enfants très jeunes, *modifier la réglementation des repas* : ou bien donner moins souvent à l'enfant, ou bien lui donner moins à la fois (lait du sein et bouillon de légumes). Puis retourner insensiblement à l'allaitement.

En cas d'insuccès, *continuer l'allaitement mixte ou artificiel* si l'enfant avait paru s'en accommoder au cours des précédents essais ; sinon *changer la nourrice* et enfin, dans le cas d'intolérance lactée primitive, *renoncer à l'allaitement* pour recourir au *régime mixte hydrocarboné* : suivant l'âge et le développement de l'enfant, avoir recours soit à la bouillie de malt seule, soit à l'emploi combiné de la bouillie de malt et du lait caillé (bouillie de malt 2/3, lait caillé 1/3).

Au bout de quelques semaines essayer de revenir à l'allaitement (Terrien).

*Chez l'enfant nourri artificiellement :*

*Régler l'allaitement artificiel* d'après les indications données à ce paragraphe ; diminuer la quantité d'aliments ingérés, régler les repas (4 repas par jour, si l'enfant est âgé de moins de 10 mois).

Prescrire les *eupeptiques* :

℞ Acide chlorhydrique.. II gouttes.
Pepsine soluble...... 1 gr.
Sirop de fleurs d'oranger.............. 20 —
Eau distillée........ 30 —

1/2 cuillerée à café, après les repas, 2 fois par jour.

Si les troubles digestifs persistent, *suspendre complètement l'usage du lait* pendant quelques jours et donner à l'enfant chaque jour 6 à 7 repas de bouillie au bouillon de légumes, ou de la décoction de céréales et de légumineuses :

℞ Carottes................. 60 gr.
Pommes de terre.......... 40 —
Navets.................. 15 —
Pois secs................ 6 —
Haricots secs............. 6 —
Sel marin............... 5 —
Eau de source.... Q. S. p. 1 litre.

Faire bouillir 4 heures et passer.

℞ Blé ................ ⎞ āā 30 gr.
Orge perlé.......... ⎟ ou
Maïs concassé...... ⎬ une cuillerée
Haricots décortiqués. ⎟ à
Pois décortiqués.... ⎟ soupe.
Lentilles décortiquées ⎠

Faire bouillir pendant 3 heures dans 3 litres d'eau jusqu'à réduction au 1/3 ; ajouter 5 gr. de sel. Ne pas conserver plus de 24 heures. Faire des bouillies avec une cuillerée à café ou à soupe de farine pour 100 à 250 gr. de bouillon (Comby).

Puis, après ces quelques jours de régime préparatoire, s'efforcer de réalimenter l'enfant soit par l'*allaitement au sein*, surtout lorsqu'il s'agit d'enfants très jeunes ou déjà atteints d'athrepsie, soit par l'*allaitement artificiel modifié*, lorsque l'enfant ne supporte pas l'allaitement au sein ou lorsque, pour une raison quelconque, il est impossible d'y recourir, soit de préférence par le *régime mixte hydro-carboné* (Terrien).

ALLAITEMENT ARTIFICIEL MODIFIÉ :

1° *Modifications dans les quantités.*

Dans certains cas (type floride), rationner l'enfant et bien régler l'allaitement; dans les formes plus sérieuses (gastro-intestinales, cachectiques, donner un régime réduit : l'enfant a pris trop de lait, lui en donner maintenant trop peu. Calculer la quantité de lait à donner d'après le poids de l'enfant ; mais ne continuer ce régime réduit que quelques jours, pour augmenter ensuite la quantité de lait.

Le régime lacté étant généralement mal toléré dans ces cas, recourir à l'un des procédés suivants.

2° *Modifications dans la réglementation des repas.*

Pour faire tolérer le lait, avoir recours à la méthode des repas espacés, à la méthode des petits repas alternés, à la méthode des petits repas répétés, et si les troubles digestifs persistent et s'aggravent, changer le lait ou le supprimer pour le remplacer par le régime mixte hydro-carboné.

3° *Changement de lait.*

Choisir entre les différents laits naturels, les laits peptonisés, les laits fermentés (fermentation lactique).

*Laits naturels* : le lait de certaines vaches (vaches trop récemment vêlées, ou au contraire trop ancien, vaches nourries de pulpes fermentées) peut être indigeste pour l'en-fant ; aussi, dans certains cas tout en conservant le lait de vache, en changer la provenance ou bien remplacer le lait primitivement employé par un des nombreux laits stérilisés du commerce par du lait cru, par du lait d'ânesse.

*Laits peptonisés* (lait Backhaus) ou *homogénisés* (lait Le Pelletier) : particulièrement indiqués lorsque les troubles digestifs sont à prédominance gastrique.

Utiliser dans ces cas soit le *lab-lacto-ferment de Mialhe*, soit la *pegnine de Rogier* (ces deux préparations sont incontestablement supérieures aux diverses pepsines en paillettes, pancréatine, etc., habituellement employées).

Employer le lab-lacto-ferment en faisant dissoudre une demi-mesure dans une cuillerée d'eau froide ; après dissolution, ajouter cette cuillerée à un biberon de lait tiède immédiatement avant de le donner à l'enfant. Si l'addition du lab-ferment détermine une certaine coagulation du lait, agiter fortement le biberon avant de le donner à l'enfant.

Procéder de même avec la pegnine ; ajouter une bonne pincée de pegnine directement au lait au moment où, après avoir bouilli, il est revenu à 40°, c'est-à-dire lorsqu'il est encore tiède ; agiter assez fortement pour dissoudre le caillot.

N'employer qu'un lait très frais (la très légère acidité qui résulte d'un début de fermentation arrêterait l'activité de ces ferments).

*Laits fermentés* : recourir dans les mêmes conditions au képhir n° 2 ou au lait caillé maigre. Celui-ci présente des avantages manifestes à condition d'être donné à petites doses et associé à de fortes proportions d'amidon ; le maltosage préalable permet de le donner à haute dose et ainsi, le lait caillé peut devenir un excellent adjuvant du régime hydrocarboné ; il sera donné concurremment avec la bouillie de malt pour constituer le régime mixte hydrocarboné.

RÉGIME MIXTE HYDRO-CARBONÉ :

Ne pas considérer ce régime comme un pis-aller, lorsque l'allaitement au sein est irréalisable ou a été mal toléré, ou lorsque l'allaitement artificiel modifié n'a donné aucun résultat. Recourir d'emblée au régime mixte hydrocarboné, sans perdre un temps précieux en tâtonnements variés, dans les dyspepsies à type anémique, intestinal pur ou même à type cachectique.

Suivant l'âge et le développement de l'enfant ce régime sera constitué soit par la *bouillie de malt seule,* soit par l'emploi combiné de *la bouillie de malt et du lait caillé.*

Au-dessous de 5 mois ou de 5 kilos, ne pas donner la bouillie de malt pure ; la couper d'un peu de lait caillé.

Lorsque l'enfant a plus de 5 mois ou pèse plus de 5 kilos, l'addition de lait caillé n'est plus nécessaire ; y avoir recours pendant quelques jours pour rendre la transition moins brutale et arriver rapi-dement à l'emploi de la bouillie de malt pure.

Sauf exception, lorsqu'on aura recours à l'emploi combiné de la bouillie de malt et du lait caillé, on devra associer ces deux produits dans les proportions de deux tiers de bouillie de malt pour un tiers de lait caillé (Terrien).

### D. DE LA DENTITION.

Voy. *Diarrhée de l'enfant.*

1° **D. atonique** (avec défaut d'acide) : combattre la chloro-anémie, le lymphatisme ; conseiller les *promenades,* les exercices et les jeux en plein air ; la vie à la *campagne,* à la montagne et l'*hydrothérapie* tiède ou froide.

Administrer les *toniques* ; donner, avant les repas, les *amers* (teinture de noix vomique, X à XV gouttes par jour) et après les repas, l'*acide chlorhydrique* et la *pepsine,* à la dose de 50 cgr. à 1 gr.

Voy. *Anorexie.*

℞ Acide chlorhydrique offici-
nal.......................... 2 gr.
Eau distillée.............. 200 —
Sirop de limons.......... 50 —

1 ou plusieurs cuillerées à café, après les repas.

℞ Acide chlorhydrique dilué. 10 gr.
Biphosphate de chaux.... 5 —
Eau....................... 500 —

1 cuillerée à dessert ou à bouche après les repas, dans un demi-verre d'eau (Bourget).

Employer aussi la *papaïne* à la dose de 10 à 15 cgr.,après les repas.

**En cas de fermentations anormales** : utiliser le *régime* et prescrire les *antiseptiques* (solution faible d'acide chlorhydrique, eau chloroformée).

℞ Eau chloroformée.... } āā 125 gr.
  Sirop de menthe..... }

1 cuillerée à dessert ou à bouche, après les repas (Gillet).

2° **D. irritative** (avec excès d'acide).

*Hygiène générale sévère*, promenades, exercices physiques, bains.

Combattre le nervosisme, éviter le surmenage scolaire.

*Régime azoté* (voy. *D. irritative de l'adulte*) ; bannir les mets épicés, les aliments gras et sucrés ; défendre complètement les boissons alcooliques. Éviter les vins toniques et digestifs.

Conseiller les *eaux alcalines*.

Prescrire les *alcalins* (bicarbonate de soude, carbonate de magnésie, magnésie calcinée, craie préparée, carbonate de bismuth).

℞ Bicarbonate de soude..... 25 cgr.
  Eau distillée............ 50 gr.
  Sirop de fleurs d'oranger... 10 —

1 cuillerée à café, toutes les 2 heures.

℞ Bicarbonate de soude .... 2 gr.
  Teinture de rhubarbe...... 6 —
  Sirop de chicorée......... 20 —
  Infusion de colombo........ 60 —

Par cuillerées à café (Descroizilles).

**En cas de gastralgie** : don-

ner les *préparations opiacées*, l'*élixir parégorique*, la *codéine*, la *dionine*, la *morphine*, la *jusquiame* et la *belladone*.

℞ Magnésie calcinée....... 1 gr.
  Craie préparée.......... 50 cgr.
  Opium brut............. 5 mgr.

Pour 1 paquet : 2 à 4 dans les 24 heures (Herzen).

℞ Bicarbonate de soude. } āā 25 cgr.
  Sous-nitrate de bismuth }
  Dionine............... 3 mgr.

(Herzen).

℞ Bicarbonate de soude. 1 gr.
  Eau distillée........... 60 —
  Elixir parégorique ... XV gouttes.
  Sirop de fleurs d'oran-
   ger............... 15 gr.

Par cuillerées à café, toutes les 2 heures (Herzen).

℞ Chlorhydrate de morphine. 5 cgr.
  Sucre......... 10 gr.
  Eau distillée..... Q. S. p. 50 cc.

1 ou 2 cuillerées à café, par jour (enfants de 12 à 15 ans).

Voy. *Gastralgie*.

**En cas de vomissements :** conseiller, surtout s'il s'agit d'hyperchlorhydrie paroxystique, d'*avaler de l'eau chaude additionnée d'une petite quantité de bicarbonate de soude*.

Si les vomissements persistent, administrer un *lavement de chloral* et de *bromure de potassium* prescrits à dose appropriée à l'âge du sujet.

Voy. *Vomissements*.

## DYSPHAGIE

Rechercher et traiter la maladie causale.

Voy. *Abcès rétro-pharyngiens, Anévrysme de l'aorte,*

*Angine érythémateuse, Angine tuberculeuse, Laryngites, Paralysie du voile du palais, Rétrécissement de l'œsophage.*

## DYSPNÉE

*Rechercher et traiter la cause :* voir aux différents articles

des maladies de l'appareil *respiratoire*, des maladies des

*reins* et du *cœur* où ce symptôme fait habituellement partie du tableau morbide.

**Chez les convalescents, les chlorotiques et les cachectiques** : donner les *toniques* et les *préparations martiales* ou les préparations *arsenicales* ; ordonner le séjour à la *campagne* et le *repos relatif*.

**Chez les hystériques** : employer l'*hydrothérapie* ; prescrire le *bromure* et le *valérianate d'ammoniaque*.

Voy. *Polypnée*.

### D. PAR INTOXICATION ALIMENTAIRE CHRONIQUE (ptomaïnique).

Combattre la constipation. *Régime lacté* (au moins le soir).

Défendre l'abus des viandes, le gibier, les mollusques, la charcuterie, les fromages vieux.

Conseiller le lait, les œufs, les purées de lentilles, de haricots, les compotes de fruits.

Faire boire des *eaux alcalines* et *diurétiques* (Vichy, Vals, Alet, Évian).

Instituer l'*antisepsie intestinale* :

℞ Benzonaphtol............ 50 cgr.
　Pour 1 cachet : 1 cachet à chacun des 3 repas.

Ou bien recourir à l'administration des *ferments lactiques* combinée à un régime hydro-carboné végétarien plus ou moins strict.

**Chez les artério-scléreux :** prescrire le *traitement général*, hygiénique, diététique et médicamenteux de l'artériosclérose. Ne pas donner la digitale ; employer la préparation antidyspnéique et diurétique suivante :

℞ Teinture de grindelia robusta　30 gr.
　　— 　　de convallaria.....　10 —
　　— 　　de scille..........　5 —
　XV gouttes, 3 fois par jour (Huchard).

Ordonner la *théobromine* ; employer le *sérum de Trunecek*.

Voy. *Artériosclérose, Néphrite chronique*.

**Dans les cas graves** : *régime lacté absolu* ; *purgatif énergique. Diurétiques, Antisepsie intestinale rigoureuse* (benzonaphtol, 3 à 4 gr. par jour ; salicylate de bismuth).

### D. PENDANT LA GROSSESSE.

**En cas d'affection cardiaque ou pulmonaire :** voy. *Asystolie, Insuffisances et Rétrécissements valvulaires pendant la grossesse, Phtisie, Pleurésie, Pneumonie.*

**En cas de toxémie avec albuminurie gravidique :** ordonner le *traitement préventif de l'éclampsie* (régime lacté absolu, laxatifs répétés, bains chauds à 34° ou 38°, eaux minérales diurétiques, ventouses scarifiées à la région lombaire).

Dans les cas graves : voy. *Éclampsie*.

**En cas d'hydramnios ou de grossesse compliquée d'ascite ou de kyste de l'ovaire :** voy. ces paragraphes.

# DYSTOCIES

### D. FŒTALE.

**En cas d'excès de volume** de la tête fœtale (*hydrocéphalie*), avoir pour objet d'évacuer le liquide intracranien, que le fœtus soit mort ou vivant (la vie de l'enfant est quantité négligeable dans le cas particulier), dès qu'il y aura possibilité de le faire : S'il s'agit d'une présentation du sommet, *ponctionner le crâne* avant la dilatation complète à l'aide d'un long trocart de calibre moyen que l'on plongera dans la tête de l'hydrocéphale, à travers une de ses larges sutures ; puis attendre la terminaison spontanée de l'accouchement ; si elle n'a pas lieu, recourir à l'*extraction avec le basiotribe*.

Si la tête hydrocéphale vient dernière, ne pas faire de tractions violentes. Pratiquer une incision de la peau sur la colonne vertébrale, longitudinalement ou transversalement ; sectionner ensuite la colonne vertébrale entre deux vertèbres pour ouvrir le canal rachidien, faire bâiller la plaie et pousser dans le canal médullaire une sonde urétrale en gomme armée d'un mandrin jusque dans le crâne ; évacuer ainsi le liquide céphalique (van Huevel, Tarnier).

**En cas d'excès de volume du tronc fœtal** ; s'il s'agit d'un excès de volume des **épaules**, arrêtant la tête dans l'excavation ou à la vulve, appliquer le *forceps* et amener la tête au dehors de la vulve. Puis recourir à la *manœuvre de Jacquemier* : abaisser successivement les deux bras en commençant par l'antérieur ; extraire le fœtus.

Si la tête est hors de la vulve, faire des tractions soutenues, mais prudentes, en dégageant un ou deux bras avant le tronc.

En cas de tête dernière, abaisser les bras s'ils sont levés.

S'il s'agit d'un **excès de volume de l'abdomen** (ascite), *ponctionner* avec un trocart long, courbe et fin, introduit sur une main guide avec les précautions d'usage, et attendre la terminaison spontanée, ou bien extraire avec le *forceps*.

**En cas de procidence des membres** : voy. *Présentations*.

**En cas de gémellité : fœtus en 99**, *repousser la tête la moins engagée*, pour permettre la descente de celle qui l'est davantage.

**Fœtus en 66**, *ne tirer que sur un pied*, de manière à éviter, en prenant deux pieds, d'agir sur les deux fœtus à la fois.

**Fœtus en 69 ou 96** : si le premier fœtus se présente par le sommet, *attendre la terminaison spontanée de l'accouchement*.

Si, par contre, le premier fœtus se présente par le siège, tenter successivement : 1° de *repousser la tête du second fœtus*, de manière à permettre l'extraction du premier ; 2° une application de *forceps sur la tête du second fœtus* ; 3° la *craniotomie sur la tête du second fœtus*, au cas seulement où il serait supposé mort ; 4° si le second enfant est vivant, comme l'existence du premier est très compromise par la situation dans laquelle il vient de rester un certain temps, avoir recours soit à la *craniotomie*, soit à la *décapita-*

*tion du premier enfant*, qui permettra d'extraire le second vivant (Auvard).

**Fœtus antéro-postérieurs**, *intervenir comme dans le cas de fœtus en* 99.

**Fœtus en T**, extraire le second fœtus par la *version interne*, de suite après la naissance du premier enfant.

**Fœtus en T renversé** : si le premier fœtus se présente transversalement et obstrue complètement l'accès du détroit supérieur, l'extraire par la *version*, ou au besoin par l'*embryotomie*, excepté dans le cas où le fœtus serait facilement accessible, auquel cas on pourrait essayer de l'extraire le premier avant de tenter l'embryotomie (Auvard).

Si le second fœtus, insinué entre le premier et l'utérus, se présente le premier et par le sommet, tenter de *libérer l'épaule*, si l'introduction de la main est possible et extraire par le *forceps*. Ou bien faire soit la *craniotomie* de la tête qui se présente, ou la *décollation* de l'autre fœtus et extraire par la version interne l'enfant resté dans l'utérus.

**Fœtus en hamac**, extraire successivement les deux fœtus par la *version interne* (Auvard).

**D. FUNICULAIRE ET ANNEXIELLE.**

**En cas de circulaire du cordon** (brièveté relative du cordon) : *desserrer* les circulaires, pour les faire passer par-dessus la tête ou pour permettre aux épaules de les traverser.

Si les circulaires sont très serrés, *couper le cordon* entre deux pinces ou ligatures, puis extraire le tronc.

Si la tête est dans l'excavation ou plus haut (circulaires ou cordon congénitalement trop court, soit brièveté absolue du cordon), appliquer le *forceps*.

**En cas de résistance des membranes** : ouvrir la poche des eaux avec l'ongle ou avec une tige pointue dans l'intervalle de deux contractions utérines.

**D. MATERNELLE.**

Voy. *D. périutérine* et *D. utérine*.

**D. PÉRIUTÉRINE** (tumeur de l'ovaire).

**Pendant la grossesse** : *ovariotomie*, la pratiquer de préférence pendant les trois premiers mois. Opérer surtout dans les cas de petite tumeur des ovaires.

**Pendant l'accouchement** : intervenir seulement dans le cas de tumeur prævia (kyste de l'ovaire) par la *ponction évacuatrice* du kyste, par la voie vaginale ou en pratiquant une *incision* vaginale sur la ligne médiane jusque sur la tumeur, suturer les lèvres de l'incision vaginale à la poche kystique, puis inciser et évacuer le kyste. L'accouchement terminé, irrigation antiseptique faible, tamponnement à la gaze iodoformée de la poche incisée.

**D. UTÉRINE.**

**En cas de déviation de l'orifice utérin** : *introduire l'index recourbé en crochet dans* *l'orifice utérin*, ramener vers le centre de la filière génitale le segment inférieur par des tractions douces exécutées au moment des contractions utérines.

Voy. *Antéversion de l'utérus gravide.*

**En cas de rigidité du col :** recourir aux *calmants généraux et locaux* ; s'il s'agit d'un spasme du col : *bains généraux* prolongés, lavements chauds, injections vaginales chaudes légèrement antiseptiques. *Lavements laudanisés* (XXV à XXX gouttes) ou *lavements de chloral*.

Inhalations de *chloroforme*.

Ne pas rompre les membranes.

Voy. *Spasme du col utérin.*

**S'il s'agit d'une rigidité anatomique :** appliquer dans le col l'*écarteur de Tarnier* ou mieux un *ballon dilatable gonflé de liquide* (ballon de Champetier), laissé en place pendant 2 à 6 heures.

Dans les cas de rigidité très intense, pratiquer deux incisions sur les parties latéro-inférieures du col, prolongées jusqu'à l'insertion vaginale. Préférer les *incisions multiples mais petites* (1 centimètre), pratiquées sur les parties latérales du col.

**En cas de rigidité pathologique :** *extirper la tumeur* (fibrome), ou pratiquer l'*opération césarienne.*

S'il existe un épithéliome du col, employer les moyens doux : introduction du *ballon dilatable* ; si le col étant trop résistant, il est impossible d'obtenir une dilatation suffisante pour terminer l'accou-

chement, pratiquer l'*opération césarienne*, quand l'enfant est vivant, ou l'*embryotomie*, lorsqu'il est mort.

Voy. *Cancer du col* et *Fibromes utérins pendant l'accouchement.*

**En cas d'inertie utérine :** voy. *Accouchement, Hémorragies de la délivrance.*

**En cas de rétraction de l'anneau de Bandl** (présentation du siège) : *endormir la parturiente*, puis, si la main peut être introduite dans la cavité utérine, et si le fœtus avec ses cuisses relevées est déjà engagé dans l'anneau, chercher *à saisir un pied à l'aide de la manœuvre de Pinard* (porter la cuisse en abduction, afin de faire tomber le pied) ou bien ramener le pied vers le dos du fœtus, en contournant la paroi utérine.

Si ces manœuvres échouent et lorsque le siège est situé au-dessous du rétrécissement, appliquer un *lacs* ou un *crochet* sur l'aine ou un lacs et un *forceps* simultanément. Pratiquer des tractions très modérées.

Ne jamais pratiquer la dilatation forcée à l'aide de dilatateurs métalliques, ni les incisions du col. Si la rétraction ne se produit ou ne devient gênante qu'au moment du passage de la tête dernière, chercher à extraire l'extrémité céphalique à l'aide de la *manœuvre de Mauriceau*, mais si les tractions sont insuffisantes, recourir au *forceps*, si l'enfant est vivant, et à la *décollation* et à la *céphalotripsie* si celui-ci est mort.

Dans certains cas (présentation du sommet, présentation du siège avec siège non abordable, femme non infectée et enfant vivant), pratiquer l'*opération césarienne.*

**D. VULVO-VAGINO-PÉRINÉALE** (résistance du périnée).

**En cas d'étroitesse ou de rigidité de l'orifice vulvo-vaginal :** *épisiotomie* (incisions pratiquées en bas et latéralement), application du *forceps.*

**Pendant le travail :** faire prendre de *grands bains chauds prolongés* et répétés à plusieurs reprises.

Placer dans le vagin un *pessaire à air de Gariel,* gonflé de liquide.

Voy. *Sténose du vagin, Thrombus de la vulve et du vagin.*

# DYSTROPHIES MUSCULAIRES

Voy. *Atrophies musculaires.*

# DYSURIE

Voy. *Antéflexion de l'utérus, Cellulite pelvienne, Cystites, Hypertrophie de la prostate, Rétroversion de l'utérus gravide, Spasme de la vessie.*

# ÉCHINOCOCCOSE

Voy. *Kystes hydatiques du foie et du poumon.*

# ÉCLAMPSIE

**É. GRAVIDIQUE.**

TRAITEMENT GÉNÉRAL ET SYMPTOMATIQUE.

**En cas d'albuminurie accompagnée de troubles de la vue, de douleurs épigastriques, de céphalalgie, d'insomnie, d'œdèmes :** prescrire le *régime lacté absolu* (3 à 4 litres de lait par jour) et s'occuper avant tout de vider l'intestin à l'aide de *lavements purgatifs,* de *grands lavages de l'intestin* (avec 10 litres d'eau bouillie) et de *purgatifs salins* répétés tous les 2 ou 3 jours.

Faire prendre des *bains chauds.*

Si l'albuminurie est légère permettre un peu de viande une fois par jour ; des potages ou des bouillies au lait, des crèmes, des purées de lentilles, de haricots, de pommes de terre (voy. *Néphrites*).

**Si l'albuminurie augmente et s'il existe de l'agitation :** instituer la *diète hydrique* (Bar) : eau lactosée à 50 cgr. p. 1.000 ; administrer un *purgatif drastique* (eau-de-vie allemande, 20 gr.), pratiquer une *saignée* de 300 gr. Conseiller les inhalations d'*oxygène* (voy. *Urémie*).

Donner le *chloral,* à la dose

de 6 gr. par jour, et se tenir prêt à pratiquer l'accouchement artificiel.

Ne pas recourir aux inhalations de chloroforme.

**Pendant l'attaque convulsive** : éloïgner du mur le lit de la malade, empêcher les morsures de la langue en plaçant une *compresse entre les mâchoires*, et si la malade porte un dentier, avoir soin de l'extraire, de crainte qu'il soit dégluti au cours de la crise.

Ne pas faire inhaler de chloroforme.

Si l'accès se prolonge, pratiquer des injections de *morphine*.

**Entre les accès** : traitement rationnel des auto-intoxications, surtout de l'hépatotoxémie.

*Régime lacté absolu*, *saignée* de 300 gr., *bains chauds prolongés* (35° à 38°), *enveloppements chauds humides*.

Continuer l'administration de *lavements évacuateurs* et de *purgatifs salins* ou *drastiques*, donner les *sudorifiques* et les *diurétiques*.

℞ Huile de croton........    I goutte.
    — de ricin........    25 gr.

À prendre en une fois, tous les 2 jours (Tarnier)..

℞ Calomel..........    60 cgr.
    Résine de jalap..........    40 —

Pour 1 paquet : prendre un paquet semblable tous les 3 jours (Herzen).

℞ Chlorhydrate de pilocarpine    5 cgr.
    Eau de laurier-cerise......    10 gr.

Injecter 1 à 2 seringues de Pravaz, par jour.

Pratiquer, au début, une *saignée* de 300 à 600 gr. et recourir aux injections sous-cutanées de *sérum artificiel glucosé* (300 gr., 2 à 3 fois par jour), aux *lavages intestinaux*

*abondants* avec de l'eau bouillie et aux inhalations d'*oxygène*.

Administrer en outre le *chloral*, soit seul à la dose de 8 à 12 gr., dans les 24 heures, de préférence en lavements donnés à l'aide d'une longue sonde, soit associé au *bromure de potassium*.

℞ Hydrate de chloral......    2 à 4 gr.
    Lait..................    150 —
    Jaune d'œuf............    N° 1.

Pour un lavement, répété assez souvent pour maintenir la malade dans le calme.

℞ Eau distillée..........    150 gr.
    Hydrate de chloral......    8 —
    Bromure de potassium....    4 —

1 cuillerée à soupe toutes les 1/2 heures ou toutes les heures dans un demi-verre d'eau ou de lait ; faire précéder l'emploi du chloral d'un lavage de l'estomac (Herzen).

Employer aussi l'*hydrate d'amylène* soit en potion, soit en lavements, à la dose de 4 gr. à la fois et de 8, 10 et 12 gr. dans les 24 heures.

℞ Hydrate d'amylène......    3 à 5 gr.
    Gomme arabique..........    Q. S.
    Eau distillée..........    60 —

Pour 1 lavement (Herzen).

Recourir au *traitement par la morphine* : débuter par une injection sous-cutanée de 2 cgr. de chlorhydrate de morphine, puis continuer à injecter ce médicament à la dose de 1 cgr., répétée toutes les 2, 3 ou 4 heures, selon le besoin ; ne pas craindre d'atteindre la dose de 5, 6, 8 et 10 cgr. de chlorhydrate de morphine dans les 24 heures.

**En cas de coma** : pratiquer une *saignée* de 300 à 500 gr., *suivie ou non d'injection intraveineuse de sérum artificiel glucosé*.

Préférer l'*injection sous-*

utanée de sérum glucosé, faite
l'emblée, à la dose de 1/2
itre.

TRAITEMENT OBSTÉTRICAL.
La période convulsive de
'éclampsie une fois déclarée,
le pas s'attarder avec l'em-
loi des médicaments anes-
hésiques et hypnotiques
chloral, chloroforme, mor-
hine) qui ne peuvent que
ontribuer par eux-mêmes à
ntoxiquer encore davantage
'organisme et *recourir d'em-
lée au traitement obstétrical*
évacuation rapide de l'uté-
us), qui est le meilleur trai-
ement de l'éclampsie, celle-ci
levant être envisagée comme
'intolérance de la mère pour
on produit de conception.

**En cas de col incomplète-
nent dilaté et résistant.:**
*Expectation* (multipares),
urveillance attentive, car la
lilatation se fait quelquefois
rès vite.

*Hâter* (primipares), *au be-
oin, la dilatation* à l'aide du
amponnement vaginal, du
allon dilatateur de caout-
houc avec traction, de la pé-
iétration douce des doigts
lans la cavité du col (dilata-
ion unimanuelle du col), et
a dilatation complète obte-
lue, procéder comme ci-des-
ous à : *Si le col est dilaté.*

Si l'état de la mère est
rave, *ponctionner* les mem-
ranes avant la dilatation

complète du col et pratiquer
l'*accouchement forcé* ou la *craniotomie*, ou bien l'*hystéroto-
mie vaginale antérieure*.

Ne pas pratiquer la dilatation
à l'aide de dilatateurs métalliques (dilatateur de Bossi).

**Si le col est dilaté :** rompre
la poche des eaux, terminer
l'accouchement par le *forceps*,
en cas de présentation du
sommet, et par l'*extraction
manuelle*, en cas de présentation du siège (accouchement
méthodiquement rapide).

Éviter autant que possible
la *version*, indiquée dans les
cas de présentation du tronc.

**En cas de rigidité spasmo-
dique ou anatomique du col :**
recourir aux *incisions multiples de l'orifice externe* et, en
cas d'échec, pratiquer, pour
délivrer plus vite la malade,
l'*opération césarienne* (voie
vaginale ou voie abdominale).

Rejeter les incisions cervicales profondes.

**En cas de pelviviciation
prononcée :** *opération césarienne.*

**En cas de mort de la mère :**
pratiquer, si l'enfant est vivant, l'*accouchement forcé* par
les voies naturelles, quand le
col est perméable ; dans le cas
contraire, faire l'*opération césarienne post mortem*.

**É. INFANTILE.**
Voy. *Convulsions.*

# ECTASIES

**. DE L'AORTE.**
Voy. *Anévrysme de l'aorte,
Aortites, Artériosclérose.*

**E. GASTRIQUE.**
Voy. *Dilatation de l'estomac,
Neurasthénie* (abdominale).

# ECTHYMA

## E. SIMPLE SUPERFICIEL.

**En cas de phtiriase ou de gale :** commencer par détruire les parasites.

**Dans les autres cas :** faire tomber les croûtes avec des *bains d'amidon*, des *cataplasmes de fécule* ou des *compresses salicylées* à 1 p. 1 000, recouvertes de taffetas gommé.

Puis, quand les lésions sont peu nombreuses, pansement occlusif avec l'*emplâtre de Vigo* ou l'*emplâtre rouge de Vidal*.

Si l'emplâtre rouge est mal supporté, panser avec des *poudres sèches :* xéroforme, iodoforme, iodol, salol, dermatol, aristol, amyloforme, sous-carbonate de fer, sanoforme.

Grande *propreté*, changer souvent de linge et de vêtements.

Chez les enfants, donner les *toniques :* huile de foie de morue, sirop d'iodure de fer, sirop iodotannique, arsenic.

## E. PROFOND ET ULCÉREUX.

*Repos horizontal.*

Administrer les *toniques*, alimentation reconstituante.

Traiter les varices.

Recourir aux *pansements humides aseptiques* pour déterger les lésions et calmer l'inflammation.

Lotionner avec des *solutions antiseptiques légères :* acide borique 3 p. 100, acide phénique 1/2 p. 100, sublimé 1 p. 5 000 ou *solution sulfatée faible* (eau d'Alibour).

Panser ensuite à sec avec de la poudre d'*iodoforme* ou l'un de ses succédanés.

**En cas d'ulcérations atoniques :** employer le *nitrate d'argent* ; faire des lotions avec le *vin aromatique*, l'*alcool camphré*, panser avec des compresses imbibées de *vin camphré* ou avec de l'*onguent styrax* pur ou mélangé à de l'iodoforme ou à l'aristol (Brocq).

# ECTOPIE RÉNALE

Voy. *Rein mobile.*

# ECTROPION DES LÈVRES DU COL UTÉRIN

*Traiter l'endométrite, la métrite et les déchirures du col* (voy. ces articles).

**Dans les cas légers :** pratiquer des *cautérisations fréquentes* à la teinture d'iode, à la créosote au tiers, avec la solution normale de perchlorure de fer, ou avec une solution de nitrate d'argent à 1 p. 30.

Prescrire en même temps une *antisepsie vaginale rigoureuse* (injections quotidiennes avec des solutions antiseptiques chaudes : voy. *Antisepsie gynécologique*).

19.

Faire suivre les cautérisations d'*insufflations médicamenteuses* : salol, aristol, iodol, dermatol, xéroforme, iodoforme.

℞ Dermatol........... } āā 10 gr.
  Acide borique pulvérisé }

(Herzen).

℞ Salol pulvérisé........ } āā 15 gr.
  Xéroforme........... }

(Herzen).

Employer les substances kératoplastiques, telles que le *thiol* ou mieux *l'amyloforme* ou le *tannoforme* :

℞ Amyloforme ou tanno-
    forme............ }
  Sous-nitrate de bismuth } āā 10 gr.
  Oxyde de zinc........ }
  Pour insufflations (Herzen).

Terminer le pansement par le tamponnement à la gaze salolée.

Pratiquer des *scarifications du col* avec le scarificateur de Doléris, répétées 1 à 2 fois par semaine.

**Dans les cas intenses** : recourir aux *injections interstitielles dans le col* avec :

℞ Créosote de hêtre..... }
  Glycérine à 30°...... } āā 10 gr.
  Alcool ............ }

Traiter un jour une lèvre, le lendemain l'autre lèvre ; 4 à 5 piqûres sur chaque lèvre, en injectant quelques gouttes chaque fois (Auvard).

Pratiquer *l'opération de Schrœder* (excision de la muqueuse hypertrophique).

*Voy. Antisepsie vagino-utérine, Déchirures, Érosions, Hypertrophie du col utérin, Lacérations et Ulcérations du col, Métrite chronique.*

## ECZÉMAS

E. AIGU.

TRAITEMENT GÉNÉRAL HYGIÉNIQUE.

*Régime* : interdire l'usage du café, de l'alcool, des liqueurs, de la charcuterie, des poissons de mer, des crustacés, du gibier faisandé, des fromages vieux et fermentés, des aliments épicés et des crudités.

Recommander le *lait* comme boisson aux repas et entre les repas.

Prescrire, au début, un *purgatif salin*, puis donner des *laxatifs doux* (rhubarbe, magnésie, podophylle, calomel).

Supprimer tous les médicaments internes qui peuvent produire des éruptions.

Administrer le *bicarbonate de soude* (6 gr. dans 1 litre d'eau, 2 à 4 verres par jour) ou le *benzoate de lithine* (1 gr. en 4 cachets).

℞ Bicarbonate de soude.  10 à 15 gr.
  Sirop simple.........    250 —
  1 cuillerée à soupe tous les matins à jeun dans une tasse de tisane amère, fumeterre, chicorée, pensée (Gaucher).

Conseiller l'usage des *eaux minérales alcalines* : Vichy, Vals, Royat, ou les *eaux diurétiques* : Vittel, Contrexéville, Martigny.

Chez les neuro-arthritiques avec eczéma intense prurigineux et compliqué d'urticaire, prescrire le *régime lacté*, pendant la phase aiguë de l'affection ; donner des *laxatifs* et de la *quinine*, à la dose de 60 à 75 cgr. par jour, pendant trois jours de suite.

Combattre aussi le prurit par l'*aconit* ou l'*aconitine cristallisée*, à la dose de 1 mgr. au maximum, dans les 24 heures.

℞ Extrait de racines d'aconit.     1 cgr.
Poudre de feuilles d'aconit.     3 —
Bromhydrate de quinine..   15 —

Pour 1 pilule : 4 pilules dans les 24 heures (Herzen).

TRAITEMENT LOCAL.

Ne pas instituer un traitement local actif : la médication la plus simple est la meilleure.

**Au début, pendant la vésiculation et le suintement :** saupoudrer les parties malades de *poudres inertes dessiccatives* (amidon, oxyde de zinc, talc, sous-nitrate de bismuth).

Ne pas employer les poudres végétales qui sont fermentescibles.

Pas de bains, pas de pommades, pas de cataplasmes.

℞ Talc........................     90 gr.
Oxyde de zinc.............   10 —

℞ Talc........................     60 gr.
Oxyde de zinc.............   20 —
Sous-nitrate de bismuth...   30 —

(Herzen).

Quand l'eczéma est très étendu et enflammé, préférer l'emploi des *corps gras frais* : cold-cream, liniment oléo-calcaire, cérat sans eau, glycérolé d'amidon à la glycérine neutre ou mieux axonge fraîche ou benzoïnée ; mais pas de vaseline.

Ordonner, quelle que soit la médication employée, de faire 2 fois par jour des *lotions d'eau bouillie* ou d'infusions anodines.

Dans tous les cas, recourir aux *enveloppements humides* : recouvrir strictement les surfaces malades de compresses de tarlatane, désempesées et aseptisées, imbibées d'eau de camomille, d'eau d'amidon ou simplement d'eau bouillie ; ne jamais ajouter d'antiseptiques.

Si les parties malades sont très irritées, appliquer des *cataplasmes de fécule* à peine tièdes.

En cas d'eczéma généralisé, ordonner des *bains d'eau de tilleul, de camomille, d'amidon* (500 gr.), ou de *son* (1 kilo), répétés tous les 2 ou 3 jours ; poudrer ensuite les parties avec de la poudre d'amidon.

Lorsque la congestion de la peau est éteinte, que la surface de la peau est rouge, œdémateuse et légèrement suintante, la kératiniser avec l'*acide picrique* : badigeonner la surface malade, après l'avoir bien détergée à l'aide d'une pulvérisation boriquée avec un pinceau de ouate, imbibé d'une solution d'acide picrique à 1 p. 100, puis recouvrir de ouate sèche. Renouveler ce pansement tous les 2 jours, pendant 8 jours (Gaucher).

**Quand les croûtes sont formées :** prescrire les *cataplasmes de fécule* ou d'*amidon*, ou les *pansements humides d'eau boriquée*, et les *pulvérisations d'eau bouillie*, d'eau boriquée à 3 p. 100 ou de solution de sublimé à 1 p. 10 000, répétées matin et soir.

Ne jamais donner l'arsenic dans les eczémas qui présentent le moindre phénomène inflammatoire.

**Pendant la chute des croûtes** : appliquer des *pommades* renfermant une grande quantité de poudre (oxyde de zinc, dermatol, sous-nitrate de bismuth) :

℞ Oxyde de zinc............ 10 gr.
　Vaseline ................. 30 —

℞ Sous-nitrate de bismuth ou
　　dermatol................ 5 gr.
　Axonge fraîche........... 30 —

Ou encore prescrire le *glycérolé d'amidon* à la glycérine neutre.

**S'il existe des démangeaisons** : additionner ces pommades de 30 à 40 cgr. de *menthol*.

Prescrire les *bains d'amidon* (1 kgr. par bain).

**En cas de vives démangeaisons** : donner intérieurement la *quinine*, la *teinture de belladone* (X à XII gouttes), l'*acide phénique*.

℞ Acide phénique cristallisé..... 3 gr.
　Glycérine........... Q. S. p. diss.
　Sirop d'écorces d'oranges
　　amères....... Q. S. p. 400 cc.
　Prendre 2 à 4 cuillerées par jour (chez les enfants, réduire la dose d'acide phénique à 1 gr.).

Prescrire des pommades à l'*acide tartrique*, à l'*acide phénique*, au *menthol*, à la *cocaïne*.

℞ Acide tartrique............... 1 gr.
　Vaseline.................... 20 —
　　　　　　　　　　　　(Vidal).

℞ Chlorhydrate de cocaïne.. 50 cgr.
　Acide tartrique........... 2 gr.
　Vaseline .................. 20 —
　Lanoline .................. 10 —

Voy. *E. avec démangeaisons, Prurit.*

**En cas d'eczéma craquelé** :

℞ Sous-acétate de plomb. ⎫ āā 8 gr.
　Glycérine ........... ⎬
　Axonge............... ⎭ 30 —
　　　　　　　　　　(Gaucher).

**S'il y a tendance à la chronicité** :

℞ Acide salicylique......... 2 gr.
　Oxyde de zinc......... ⎫ āā 25 —
　Amidon.............. ⎬
　Vaseline ............ ⎭ 50 —
　　　　　　　　　　(Besnier).

**Chez les nourrissons** : *Surveiller tout d'abord l'hygiène alimentaire* de la femme qui allaite (nourriture mixte, pas de café, pas d'alcool, pas de bière), lui prescrire des *laxatifs*.

*Régler ensuite l'alimentation du nourrisson* ; éviter la suralimentation, donner des *alcalins*, des *laxatifs* (calomel) et des *antiseptiques* (benzonaphtol). Conseiller une *cure d'air*. Au besoin, *changer de nourrice*.

### E. CHRONIQUE.

TRAITEMENT GÉNÉRAL *hygiénique et diététique de l'état général* (régime alimentaire approprié au cas, hygiène générale).

Veiller au bon fonctionnement de l'intestin et insister sur l'emploi des *laxatifs* (podophylline, évonymine, rhubarbe, soufre précipité, magnésie calcinée).

℞ Fleur de soufre....... ⎫
　Crème de tartre...... ⎬ āā 15 gr.
　Magnésie calcinée..... ⎪
　Poudre de rhubarbe... ⎭
　1 cuillerée à café, tous les matins, dans un peu d'eau (Herzen).

Prescrire l'*antisepsie intes-*

*dinale* (salol, bétol, benzona-phtol) et les *ferments lacti-ques* (concurremment, inges-tion de matières sucrées et de féculents) ; si besoin, pra-tiquer des *irrigations du gros intestin.*

**En cas d'arthritisme :** *trai-tement diététique* (régime lac-to-végétarien) et *hygiénique* de l'arthritisme ; *alcalins* (voy. *Arthritisme* et *Eczéma aigu*).

Si l'eczéma est irritable, donner :

℞ Benzoate de soude........ 2 gr.
Bicarbonate de soude..... 10 —
Sirop de fumeterre... } āā 200 —
Eau distillée........ }

2 à 4 cuillerées à soupe, par jour, 20 jours par mois (Brocq).

*Médication thyroïdienne :* tablettes de thyroïdine de 20 cgr., commencer par 1/2 tablette, augmenter progres-sivement la dose et la porter à 2 et 3 tablettes par jour, en surveillant les effets du traitement (Herzen).

*Cures thermales :* Vichy, Vals, Pougues, Bagnères-de-Bigorre.

**En cas de goutte :** Insister sur le *régime alimentaire* ap-proprié ; *benzoate de lithine* (1 gr. en 4 cachets), *salicylate de soude, pipérazine, lycétol* (1 gr. 50 en 3 cachets) ; *tisanes et eaux diurétiques.* Voy. *Goutte.*

℞ Chlorhydrate de quinine. 10 cgr.
Extrait de colchique.. }
Poudre de feuilles de } āā 1 —
digitale.......... }
Extrait de gentiane et gly-
cérine............ Q. S.

Pour 1 pilule : 2 pilules par jour aux repas, pendant 8 jours par mois (Brocq).

*Cures thermales* : Vittel, Contrexéville, Royat, Aulus.

**En cas d'herpétisme :** voy. *Herpétisme.*

Si l'eczéma est torpide, or-donner l'*arsenic* sous forme de liqueur de Fowler et de Pearson, ou :

℞ Arséniate de soude... 5 à 10 cgr.
Eau distillée.......... 300 gr.

1 cuillerée à bouche aux repas pen-dant 20 jours chaque mois.

Injections hypodermiques de *cacodylate de soude* (5 cgr. par jour) ou d'*arrhénal.*

**En cas de rhumatisme chronique :** voy. *Rhumatisme chronique.*

*Iodure de potassium,* ou bien *médication thyroïdienne* (Herzen).

**En cas de scrofule :** voy. *Scrofule.*

*Huile de foie de morue* avec précaution, l'huile pouvant provoquer des poussées nou-velles ; *sirop d'iodure de fer, sirop iodotannique, sirop an-tiscorbutique* ou bien :

℞ Liqueur de Pearson....... 10 gr.
Biphosphate de chaux.... 15 —
Sirop iodotannique....... 300 —

2 cuillerées à dessert ou à soupe par jour (Gaucher).

*Cures thermales* : Ax, Uria-ge, Luchon, pour les lym-phatiques torpides ; Saint-Gervais ; Molitg, les Fuma-des, pour les lymphatiques irritables.

LOCALEMENT : faire tom-ber les croûtes et bien déter-ger la surface eczémateuse à l'aide de *lotions émollientes,* de *pulvérisations* et d'*enve-loppements humides* ou avec la toile caoutchoutée, puis recourir aux *applications ex-citantes* ou aux *médicaments réducteurs.*

Employer *l'huile de cade vraie*, extraite par distillation des troncs de genévrier, pure ou incorporée à un excipient en proportions variables, selon l'état de la peau et la persistance des lésions :

Huile de cade vraie... ⎱ āā 15 gr
— d'amandes douces ⎰

(Huile de cade mitigée.)

℞ Huile de cade pure et vraie. 3 gr
Vaseline................. 30 —

(Pommade cadique *faible*.)

℞ Huile de cade vraie... 10 à 15 gr.
Vaseline............ 30 —

(Pommade cadique *forte*.)

℞ Huile de cade.............. 10 gr.
Oxyde de zinc............ 15 —
Vaseline................. 20 —

(Gaucher).

℞ Huile de cade............. 10 gr.
Glycérolé d'amidon........ 30 —

(Gaucher).

Recourir aussi à l'emploi en pommades du *sous-acétate de plomb* à 1 p. 10, de la *résorcine* à 1 p. 20, du *soufre* à 1 ou 2 p. 10, de l'*ichtyol* à 1 p. 10, de l'*acide salicylique* à 1 p. 20 ou 1 p. 50, du *calomel* à 1 p. 30, du *naphtol* à 1 p. 50.

Utiliser encore, dans les cas rebelles, le *sublimé* dissous dans 100 ou 200 parties d'eau, en lotions quotidiennes ou biquotidiennes (le sublimé constitue le meilleur médicament de l'eczéma chronique invétéré, après l'huile de cade) (Gaucher) :

℞ Sublimé............ 25 à 50 cgr.
Alcool.............. 5 gr.
Eau............... 45 —

(Interrompre ces lotions tous les 2 ou 3 jours et les remplacer par des cataplasmes d'amidon ou des compresses émollientes.)

ou le *bleu de méthylène* en badigeonnages à 1 p. 500 ou 1 p. 250 (surtout dans les eczémas nummulaires des membres) ou enfin le *nitrate d'argent*, également en badigeonnages à 1 p. 10 (Alibert).

**E. SÉBORRHÉIQUE DES PLIS ARTICULAIRES ET DU THORAX.**

*Lotions* avec une solution boriquée ; en cas de prurit, avec une *solution phéniquée*.

*Savonnages*, plus ou moins énergiques (savon au goudron), puis application des *pommades* suivantes :

℞ Calomel.................. 2 à 4 gr.
Oxyde de zinc......... 10 —
Vaseline.............. 100 —

℞ Oxyde jaune d'hydrargyre 1 gr.
Huile de cade........... 1 à 3 —
Vaseline............... 20 —

Poudrer par-dessus avec une poudre minérale inerte, recouvrir avec de la toile fine (Brocq).

**E. SÉBORRHÉIQUE DES RÉGIONS VELUES.**

Employer le *savon*, l'*eau de Panama*, l'*éther*, l'*alcool*, les pommades au *soufre*, à la *résorcine*, à l'*ichtyol*, à l'*acide salicylique*.

℞ Soufre ou résorcine...... 5 gr.
Oxyde de zinc.......... 10 —
Vaseline............... 100 —

(Besnier).

℞ Ichtyol............... ⎫
Résorcine............ ⎬ āā 1 gr.
Soufre............... ⎭
Huile de cade.......... 3 —
Vaseline............. 10 —
Lanoline............. 20 —

(Sabouraud).

*Bains sulfureux* (80 gr. de polysulfure) tous les 2 jours, pendant 1 ou 2 mois.

**E. SÉBORRHÉIQUE DE LA TÊTE.**

Mettre, tous les soirs, sur la tête, la *pommade soufrée*, à 15 p. 100. Le lendemain matin, préparer une *solution d'ammoniaque* (1 cuillerée à café pour 3 cuillerées d'eau), et se nettoyer le cuir chevelu avec une petite éponge trempée dans cette solution et exprimée (Besnier).

**E. SQUAMEUX PSORIASIFORME.**

Prescrire des *pommades au goudron* (20 p. 100), à l'*huile de cade*, à l'*acide chrysophanique* (4 p. 100).

℞ Huile de cade..........
Soufre précipité.......  } āā 10 gr.
Savon vert...........

Cesser l'application des pommades à l'huile de cade ou à l'acide chrysophanique, dès qu'il se produit une vive irritation.

**E. IMPÉTIGINEUX.**

Lotionner les parties malades avec de l'*eau de feuilles de noyer* et une *solution boriquée*.

Faire tomber les croûtes avec des *cataplasmes* ou des *enveloppements* de tarlatane, imbibés de décoction de camomille boriquée et recouverts de taffetas gommé.

Lorsque les **croûtes sont tombées :** employer :

℞ Huile de cade..........  1 à 5 gr.
Savon noir.. Q. S. p. émulsionner.
Vaseline..............  30 gr.

℞ Précipité jaune..........  1 gr.
Huile de cade..........  15 —
Glycérolé d'amidon......  30 —
(Vidal).

**Quand l'éruption est sèche :**

℞ Précipité jaune..........  1 gr.
Cérat sans eau..........  20 —
(Vidal).

**Dans les cas rebelles, atoniques, avec infiltration profonde des téguments :** employer le *nitrate d'argent* en solution à 1 p. 20, ou le *bleu de méthylène* en badigeonnages à 1 p. 250, ou :

℞ Huile de cade..........  5 gr.
Glycérolé d'amidon........  30 —
(Vidal).

**E. IMPÉTIGINEUX DE LA FACE. — E. DES PAUPIÈRES.**

℞ Précipité jaune...  50 cgr. à 1 gr.
Vaseline........  20 —
(Brocq).

**E. DE L'ANUS.**

℞ Nitrate d'argent.......  5 à 10 gr.
Eau distillée.........  100 —

Pour badigeonnages tous les 2 ou 3 jours (Besnier).

**E. DE LA VULVE.**

Voy. *Prurit vulvaire*.

**E. AVEC DÉMANGEAISONS.**

Prescrire le *chloral* en lotions :

℞ Hydrate de chloral.........  10 gr.
Glycérine ..............  100 —
Eau.................  900 —

Ou bien : l'*acide phénique*.

℞ Phénol synthétique.........  1 gr.
Glycérine..............  20 —
Eau .................  80 —
Pour lotions.

℞ Acide phénique..........  1 gr.
— salicylique..........  2 —
— tartrique...........  3 —
Glycérolé d'amidon........  54 —
(Brocq).

Employer aussi la *lotion de Gowland* :

℞ Sublimé.............. }
.. Chlorhydrate d'ammo- } āā 10 cgr.
nium............ }
Eau de laurier-cerise...    10 gr.
— distillée..........    240 —

Ou bien :

℞ Chlorhydrate de morphine.  20 cgr.
— de cocaïne...  50 —
Oxyde de zinc...........  2 gr.
Vaseline..............  20 —

Additionner, au besoin, cette pommade de 1 gr. d'acide salicylique (Brocq).

Badigeonnages avec une *solution de cocaïne* à 2 p. 100 (si la surface est excoriée), ou de *nitrate d'argent* à 5 p. 100.

Pommades à l'*acide phénique* et au *menthol* associé au *gaïacol pur synthétique*.

℞ Tanin............... }
Acide phénique...... } āā 1 gr.
Glycérine............ }
Eau.............. } āā 15 —

℞ Ichtyol...........  10 gr.
Menthol..........  1 —
Dermatol..........  5 —
Vaseline..........  50 —

Deux ou trois applications par jour.

℞ Menthol cristallisé.... }
Gaïacol pur synthétique } āā 30 cgr.
Vaseline blonde........  30 gr.
Oxyde de zinc........  6 —
Paraffine............  1 —

(Gaucher).

Voy. *Eczéma aigu* (en cas de démangeaisons), *Lichen, Prurit, Strophulus.*

**E. TRÈS ÉTENDU** (diathésique).

Instituer le traitement général hygiénique et diététique de la diathèse en cause et ne procéder qu'avec lenteur à la cure locale : *ne pas supprimer trop rapidement un exutoire étendu.*

# ÉLÉPHANTIASIS ENDÉMIQUE

**Au début :** instituer le traitement de toute lymphangite; en cas de fièvre, donner la quinine.

**Une fois l'éléphantiasis confirmé :** soulager le malade et diminuer la tension par des *mouchetures* et des *scarifications* rigoureusement aseptiques, répétées à plusieurs reprises, pour faire diminuer les masses éléphantiasiques. Pratiquer aux membres la *compression méthodique* avec la bande de caoutchouc. Placer le membre dans l'*élévation.*

INTERVENTIONS CHIRURGICALES :

Ne pas lier l'artère principale d'un membre, préférer l'*amputation.*

Aux parties génitales, chez l'homme : extirpation du scrotum ou *oschéotomie* ; chez la femme, *ablation des lèvres* de la vulve au bistouri.

# EMBARRAS GASTRIQUE

*Repos au lit.*

Assurer l'évacuation de l'estomac et de l'intestin par les *vomitifs* (ipéca 1 gr. 50, ou ipéca 2 gr., tartre stibié 5 cgr., en 3 paquets) et les *purgatifs salins* (sulfate de soude 20 gr. pendant 2 ou 3 jours de suite).

*Régime lacté, bouillon dé-*

*graissé, potages, œufs, pain grillé.*

*Boissons acidulées* (limonade au jus de citron, limonade à l'acide chlorhydrique à 1 p. 1.000, 1 à 3 verres par jour) ou *boissons amères.*

*Antisepsie intestinale* (benzonaphtol, bétol, salol, naphtol, ichtyoforme 3 à 4 gr. par jour).

**En cas de langue recouverte d'un enduit blanchâtre et de sensation de pesanteur à l'épigastre :** prescrire, chez les enfants :

℞ Poudre d'ipéca...... 30 à 50 cgr.
  Sirop d'ipéca........ 30 gr.
1 cuillerée à café de 1/4 d'heure en 1/4 d'heure, jusqu'à effet vomitif.

℞ Poudre d'ipéca........ 50 cgr.
  Sirop d'ipéca........ } āā 15 gr.
  — de violettes.... }
  Hydrolat de menthe.... 70 —
À prendre en 2 fois à jeun (Dauchez).

Pratiquer le *lavage de l'estomac,* surtout chez les dilatés.

**Si les vomissements se sont déjà produits ou si le contenu stomacal a déjà passé dans l'intestin :** donner un *purgatif* (calomel, 40 à 80 cgr., sulfate de soude, 15 à 30 gr.).

℞ Calomel............... 2 à 3 cgr.
  Poudre de jalap....... 5 —
  Sucre en poudre...... 25 —
Pour 1 prise : 1 toutes les heures, jusqu'à effet (4 à 5 prises, selon l'âge de l'enfant) (Herzen).

Voy. *Constipation.*

Dans les cas où les symptômes de l'embarras gastrique sont très accusés (état bilieux,

fièvre), donner un *vomitif le premier jour et une purge saline le lendemain.*

**Contre la fièvre :** donner la *quinine* (20 à 50 cgr., chez l'enfant ; 75 cgr. à 1 gr., chez l'adulte), ou le *pyramidon.*

Pratiquer des *lotions froides* suivies d'*enveloppements.*

**Si l'appétit reste languissant :** prescrire les *alcalins* à petites doses, pris avant le repas sous forme d'eau *alcaline naturelle* (Vichy, Vals) ; donner aussi les *amers* (quinquina, gentiane, quassine, colombo, noix vomique, orexine).

℞ Orexine basique........ 10 cgr.
  Extrait de rhubarbe.... 5 —
  — noix vomique 1 à 2 —
Pour 1 pilule : 2 par jour, avant les repas (Herzen).

Voy. *Anorexie, Dyspepsie atonique.*

Séjour à la *campagne.*

**En cas de constipation :** faire prendre des *lavements évacuateurs,* surtout s'il existe de l'encombrement intestinal chronique : ordonner la *rhubarbe,* le *podophyllin,* l'*évonymine.*

℞ Racine de rhubarbe concassée.............. 5 gr.
  Faire infuser dans :
  Eau bouillante........ 180 —
  Ajouter :
  Résorcine............. 2 —
  Bicarbonate de soude... 3 —
  Sirop de menthe.. Q. S. p. 200 cc.
1 cuillerée à bouche toutes les deux heures.

Voy. *Constipation.*

# EMBOLIES

DE L'ARTÈRE CENTRALE. — *Paracentèses répétées* de la

chambre antérieure ; instillations d'*atropine.*

Traitement dérivatif ; éviter toutes sortes d'excès.

**E. DU CERVEAU.**

Voy. *Hémorragie cérébrale, Ramollissement cérébral.*

Traiter l'endocardite ; tempérer et régulariser les contractions du myocarde, de manière à empêcher, s'il est possible, toute migration nouvelle ; employer pour cela la *digitale* à doses moyennes (ne pas considérer cette indication comme invariable, la digitale étant un médicament dont l'emploi exige une grand circonspection).

**E. DES MEMBRES.**

Mobiliser le caillot obturateur et le refouler le plus possible vers la périphérie à l'aide du *pétrissage* des artères du membre. Ensuite, *enveloppement* complet du membre dans de la ouate.

Combattre les douleurs par les injections de *morphine.*

Traiter l'endocardite.

**En cas de gangrène :** Voy. *Gangrène par artériosclérose.*

**E. PULMONAIRE** (infarctus hémorragique du poumon).

Traiter l'endocardite ou la thrombose veineuse causale (voy. *Hémorroïdes, Phlegmatia alba dolens*).

**Contre la dyspnée** et la **toux :** *ventouses scarifiées* et injections de *morphine.*

**En cas d'accidents asphyxiques graves :** *révulsion énergique* ; application de *compresses bouillantes* au devant du cœur (marteau de Mayor).

En outre, injections d'*huile camphrée* à 1 p. 10, répétées toutes les 10 minutes tant que la dyspnée reste intense et le pouls petit.

Inhalations d'*oxygène.*

**En cas d'hémoptysie abondante :** mettre en œuvre les *traitements hygiénique* et *médicamenteux* habituels de l'hémoptysie.

Administrer à l'intérieur la *térébenthine,* pour prévenir la suppuration ou la gangrène de l'infarctus (perles de térébenthine à 20 cgr., 8 à 15 par jour, terpinol, eucalyptol, gaïacol).

**Contre l'asthénie cardiaque :** prescrire la *digitale,* la *caféine,* recourir, au besoin, à la saignée (voy. *Asystolie*).

Voy. *Apoplexie pulmonaire.*

# EMBRYOCARDIE

Voy. *Asystolie, Fièvre typhoïde :* en cas de myocardite, de pouls rapide et d'affaiblissement du cœur, *Grippe :* forme cardiaque, *Myocardite aiguë.*

Donner la *caféine* pour relever la force contractile du cœur et l'*ergot de seigle* pour relever celle des vaisseaux.

# EMPHYSÈME PULMONAIRE

HYGIÈNE : Porter des *vêtements de laine,* se tenir en garde contre les variations brusques de la température.

Éviter de sortir par les grands froids, par les temps

de brouillards, de pluie froide ou de bise.

Soigner le moindre rhume, défendre le tabac.

En cas de bronchites interminables, *faire garder strictement la chambre*, dès que la température s'abaisse au-dessous d'un certain degré, variable avec la susceptibilité de chaque malade ; ou bien conseiller le séjour, pendant l'hiver, dans un *climat tempéré* où l'atmosphère soit peu agitée et pas trop sèche.

En été, séjour à la *campagne*, de préférence dans les forêts de pins.

Voy. *Bronchite chronique* : Hygiène des catarrheux.

Abandonner les professions pénibles et les exercices du corps qui exigent de grands efforts.

Combattre la constipation et la dyspepsie flatulente ; en cas de dyspepsie flatulente, avec crises pseudo-asthmatiques, faire prendre :

℞ Teinture d'iode............ 10 gr.

V à VI gouttes dans un peu d'eau rougie et sucrée, après les repas (Marfan).

Chez les emphysémateux âgés, prescrire le traitement général hygiénique et diététique de l'artériosclérose et surveiller le cœur et le rein.

TRAITEMENT MÉDICAMENTEUX :

Traiter l'arthritisme, lorsqu'il existe, par l'*arsenic*, l'*iodure de potassium* et les *alcalins* (eaux de Vichy, de Vals, d'Alet).

Prescrire :

℞ Benzoate de soude........ 5 gr.
Bicarbonate de soude..... 10 —

Sirop de salsepareille. } āā 200 gr.
Eau distillée.........

3 cuillerées à bouche par jour (Herzen).

Donner l'*arsenic* et l'*iodure de potassium* alternativement, chacun pendant 15 jours chaque mois, ou bien associés :

℞ Arséniate de soude...... 10 cgr.
Iodure de potassium..... 10 gr.
Eau distillée........... 300 —

1 cuillerée à soupe, au commencement ou à la fin des 2 principaux repas, dans un peu d'eau et de vin, pendant 20 jours chaque mois.

Voy. *Arthritisme*.

**Combattre la bronchite chronique** : par l'*iodure de potassium*, les *balsamiques* (goudron, benjoin, térébenthine, terpine, créosote, eucalyptol).

℞ Sirop de tolu.........  )
— de térébenthine.. } āā P. E.
— d'ipéca..........  )

2 à 3 cuillerées par jour.

Voy. *Bronchite chronique*, *Bronchite des artérioscléreux* et *des emphysémateux*.

Conseiller les *sulfureux* et les *eaux sulfureuses*.

Donner les *expectorants* (kermès, polygala, ipéca, gomme-ammoniaque).

℞ Racine de polygala...... 10 gr.
Eau chaude............ 200 —
Faire infuser, passer, ajouter :
Kermès ................ 15 cgr.
Sirop de codéine........ 30 gr.

Par cuillerées à bouche, toutes les 2 heures (Herzen).

℞ Liqueur ammoniacale anisée )
Teinture de jusquiame.... } āā 5 gr.
— d'opium......... )
— de stramonium.. )

XX gouttes, 5 fois par jour (Herzen).

Au besoin, ordonner les *inhalations médicamenteuses*

(essence de térébenthine, teinture de benjoin et d'eucalyptus, eucalyptol, menthol, eau de goudron).

Si la bronchite chronique est due à de la stase veineuse, à de la congestion passive par insuffisance du cœur droit : ordonner la *digitale*, en macération ou en infusion.

℞ Poudre fraîche de feuilles de digitale...... 40 à 60 cgr.
Eau bouillante pour infusion ............... 150 gr.

Faire infuser une demi-heure, filtrer, ajouter :

Sirop des cinq racines. 50 gr.

A prendre en 4 ou 5 prises réparties dans les 24 heures.

Voy. *Asystolie*, *Insuffisance mitrale*.

**En cas de bronchite aiguë :** *révulsion* (cataplasmes sinapisés) ; combattre la toux et la dyspnée avec l'*opium*, la *poudre de Dower*, la *jusquiame*, la *belladone*, le *chloral*, l'*héroïne*, à la dose de 5 mgr., 3 à 4 fois par jour.

℞ Sirop de morphine......
— de chloral......
Eau de tilleul......
} āā 40 gr.

1 cuillerée à bouche toutes les heures (Dieulafoy).

Voy. *Bronchite aiguë*.

**En cas d'encombrement bronchique :** recourir à la médication vomitive : 1 gr. 50 à 2 gr. d'*ipéca*.

**En cas d'accès d'asthme :** pratiquer une injection de *morphine*, recourir aux inhalations d'*oxygène*, de *pyridine*, de *nitrite d'amyle*, d'*éther*.

Prescrire le *datura*, la *lobélie enflée*, le *papier nitré*, les *cigarettes antiasthmatiques* ou bien le *bromoforme*, à la dose de 40 cgr. à 1 gr. par jour.

℞ Bromoforme.............
Teinture de jusquiame.
— lobélie.....
— grindelia...
} āā 5 cc.

XV gouttes, plusieurs fois par jour, dans un peu d'eau sucrée (Herzen).

Voy. *Asthme*.

**En cas de congestion pulmonaire :** recourir aux *ventouses sèches* ou *scarifiées*, aux *vésicatoires*.

**En cas de dilatation du cœur droit avec stases viscérales :** administrer la *digitale*, le *strophantus* et la *caféine*.

AÉROTHÉRAPIE : ne pas prescrire le bain d'air comprimé ; recourir à la *pneumothérapie* : faire inspirer dans l'air comprimé et expirer dans l'air raréfié ou l'air libre. Se servir des appareils de Waldenburg et de Dupont. (Ce traitement est contre-indiqué chez les vieux emphysémateux avec lésions cardiaques ou artérielles.)

CURES THERMALES aux eaux du *Mont-Dore* ; conseiller aux arthritiques une cure à *Royat*.

# EMPOISONNEMENTS

INDICATIONS THÉRAPEUTIQUES :

1° Évacuer le poison, à moins qu'il ne puisse être immédiatement neutralisé par le contre-poison ; 2° une fois le poison reconnu, administrer le contre-poison ; 3° donner à l'empoisonné les soins médicaux que réclame son état.

**1° ÉVACUATION DU POISON.**

Donner 5 cgr. d'*émétique* dissous dans un demi-verre d'eau ; répéter cette dose 3 ou 4 fois, à quelques minutes d'intervalle ; faire boire beaucoup d'eau tiède, et favoriser le vomissement par la *titillation de la luette*.

Ou mieux, ordonner l'*ipéca* à la dose de 1 gr. 50 en 3 paquets, pris coup sur coup.

℞ Poudre d'ipéca............ 2 gr.
  Tartre stibié............. 5 cgr.
  Sucre en poudre........... 1 gr.
  Pour 2 prises, à prendre à 5 minutes d'intervalle (adultes) (Herzen).

℞ Tartre stibié......... 5 à 10 cgr.
  Sirop d'ipéca.......... 25 gr.
  1 cuillerée à café toutes les 5 minutes jusqu'à effet (enfants de 4 à 10 ans).

Employer aussi le *sulfate de cuivre*, à la dose de 20 cgr., dissous dans 2 cuillerées d'eau ; réitérer cette dose.

Ou encore pratiquer des injections de *chlorhydrate d'apomorphine* :

℞ Chlorhydrate d'apomorphine 5 cgr.
  Eau distillée de laurier-cerise 10 gr.
  Injecter une seringue de Pravaz, et cinq à dix minutes après une seconde seringue, ou bien injecter deux seringues d'emblée. (L'apomorphine est contre-indiquée chez les vieillards et chez les sujets affaiblis, à cause du danger de collapsus.)

Lorsqu'on ne peut faire vomir le malade, introduire la *sonde œsophagienne* et pratiquer le *lavage de l'estomac* avec 5, 10 et même 20 litres d'eau tiède, en versant de 1 à 2 litres de liquide chaque fois, de façon à déplisser complè-tement la muqueuse stomacale. Chez les enfants, employer une sonde en caoutchouc rouge, *sonde Nélaton*, du n° 12 ou 14 ; adapter un petit entonnoir en verre au pavillon de la sonde.

**En cas de poison insoluble,** ayant déjà franchi l'estomac : préférer un *éméto-cathartique* :

℞ Tartre stibié................. 20 cgr.
  Sulfate de soude.......... 60 gr.
  Eau distillée............. 1 litre.
  A prendre par grands verres ; un verre toutes les 3 ou 4 minutes.

En même temps, faire de *grands lavages de l'estomac* à l'aide d'une longue canule.

Dans les empoisonnements par les substances végétales nuisibles, administrer de *fortes solutions de sel marin*, qui agissent comme éméto-cathartique :

℞ Sel marin.............. 50 gr.
  Eau................... 1 litre.
  A prendre rapidement par grands verres.

Ou bien faire ingérer du *charbon de bois* pilé à la hâte ou du noir animal à la dose de quelques cuillerées.

Ces moyens sont précieux, car on a toujours du sel ou du charbon sous la main, et l'on ne saurait administrer trop tôt un évacuant ou un médicament qui absorbe et retient la substance toxique.

**Quand le poison a été pris sous forme de lavement et qu'il est parvenu dans le gros intestin :** avoir recours aux *lavements évacuateurs et purgatifs*.

Prescrire le séné et le sulfate de soude :

℞ Séné........................ 20 gr.
  Sulfate de soude......... 50 —
  Eau ...................... 300 —

Faire bouillir légèrement le séné avec l'eau, ajouter le sulfate de soude, passer, exprimer.

Préférer ce lavement aux drastiques les plus énergiques, dont l'action est plus lente.

### 2° ADMINISTRATION DU CONTRE-POISON.

Donner la préférence à un *contrepoison d'une complète innocuité* et que l'on puisse se procurer immédiatement partout.

*Administrer le contrepoison en quantité beaucoup supérieure* à celle qui est strictement nécessaire pour opérer la neutralisation chimique du poison.

Prescrire, comme contrepoison des poisons organiques, le *tanin* ou l'*iode*:

℞ Tanin................... 10 gr.
  Eau distillée............ 200 —
  Sirop de gomme........ 50 —
  A prendre en plusieurs fois.

℞ Iode................ 10 à 20 cgr.
  Iodure de potassium. 20 à 40 gr.
  Eau distillée......... 400 —
  Sirop de gomme....... 100 —
  3 cuillerées à bouche toutes les 5 minutes.

Dans la plupart des cas, *insister, après l'administration du contrepoison, sur la médication évacuante.*

**Quand le poison a traversé l'estomac et a pénétré dans l'intestin grêle :** préférer un *contrepoison insoluble,* à un contrepoison soluble, dont l'effet pourrait se limiter à l'estomac.

### 3° TRAITEMENT GÉNÉRAL ET SYMPTOMATIQUE :

**Ranimer la circulation** en réchauffant la peau à l'aide de *couvertures chaudes,* de *frictions sèches,* de *boules d'eau chaude,* de *sinapismes* promenés sur divers points; quelquefois il est utile de pratiquer une *saignée* (150 à 200 gr.).

℞ Ammoniaque.............. 5 gr.
  Ether acétique........... 20 —
  Baume de Fioravanti...... 40 —
  Alcool camphré.......... 80 —
Pour frictions (Herzen).

Application de *compresses très chaudes sur la région précordiale.* Pratiquer des injections d'*éther,* d'*huile camphrée* et de *caféine,* alternativement. Voy. *Collapsus.*

**Faciliter la respiration** par l'introduction d'un air pur en quantité suffisante, par des *pressions alternatives sur les parois du thorax,* par des *tractions rythmées* de la langue, par des *insufflations d'air,* par des *commotions galvaniques* convenablement employées, par des *inhalations d'oxygène.*

**Augmenter l'activité des organes sécréteurs** par les *diurétiques,* et les *injections intra-veineuses de sérum artificiel,* dans le cas d'empoisonnement par les antimoniaux et les arsenicaux, qui sont éliminés par les reins; à l'aide des *cholagogues,* dans les cas d'empoisonnement par des poisons minéraux.

Dans quelques cas, pour **diminuer la quantité du poison,** pratiquer la *saignée suivie d'injection intraveineuse* *de solution saline* (7 p. 1 000), pour diluer la quantité restante de poison et pour en faciliter l'élimination par les reins.

Quand le poison est absorbé et ne peut être facilement et promptement éliminé de l'économie, si l'on ne peut le poursuivre dans le sang avec le contrepoison, il faut avoir recours à des *remèdes* ou *agents dynamiques dont l'action n'est point nuisible et peut se substituer à l'action dynamique fâcheuse du poison.* C'est ainsi que le café agit dans les cas d'empoisonnement par l'opium.

**Contre l'œsophagite :** administrer de l'*eau vinaigrée,* de la *limonade citrique,* s'il y a eu ingestion d'une base caustique.

Si l'œsophagite est occasionnée par un acide, donner de l'*eau de chaux,* de la *magnésie,* de l'*eau de savon.*

Contre la douleur : *chlorhydrate de cocaïne* à la dose de 2 à 4 cgr. en potion prise par cuillerées à café. Injections de *morphine.*

Pratiquer à temps le *cathétérisme* pour empêcher les rétrécissements secondaires.

**Contre la gastrite aiguë :** prescrire la *glace,* à l'intérieur; pratiquer des *lavages d'estomac très froids.*

*Régime lacté.*

**En cas de douleurs et de vomissements incessants :** pratiquer le *lavage de l'estomac avec de l'eau cocaïnisée,* à 10 cgr. par litre. Appliquer la *glace* extérieurement et faire prendre continuellement au malade des petits morceaux de glace.

**En cas d'hémorragies gastriques :** donner le *tanin* ou le *perchlorure de fer* en potion, ou bien recourir au *lavage de l'estomac avec de l'eau légèrement perchlorurée.*

**En cas d'anurie** (sublimé, arsenic) : ne pas donner de diurétiques médicamenteux ; prescrire la *diète hydrique,* puis ensuite la *diète lactée* et pratiquer des injections sous-cutanées de *sérum artificiel,* à la dose de 500, 1 000 et 1 500 cc. par jour, à la condition qu'il ne se produise aucun œdème.

**EMPOISONNEMENT PAR :**

**Acétanilide :** vomitifs, inhalations d'oxygène, stimulants, respiration artificielle, saignée.

**Acétate de plomb :** voy. *Plomb.*

**Acides :** alcalins, magnésie (50 à 100 gr.), eau de savon, eau de chaux, eau albumineuse, huile, lait.

**Aconit :** vider l'estomac, vomitifs ou mieux pompe stomacale, stimulants : injections d'éther, inhalations de nitrite d'amyle, respiration artificielle pendant 2, 3 et 4 heures, si nécessaire.

**Aconitine :** voy. *Aconit.*

**Alcalis, Ammoniaque :** vider l'estomac, lavages de l'estomac avec acide acétique, 10 gr. pour un litre d'eau. Faire prendre du vinaigre dilué dans de l'eau (1 partie pour 4), de l'acide citrique ou tartrique, du jus de citron, des limonades acides.

℞ Acide chlorhydrique ou sulfurique.......... XX à XXX gouttes.
Eau .......... 300 gr.

A boire en trois fois avec 5 minutes d'intervalle.

℞ Acide tartrique............ 10 gr.
 Eau..................... 1 litre.

Prendre 2 grands verres 5 minutes l'un après l'autre ; puis, toutes les 5 minutes, prendre une cuillerée à café d'huile d'amandes douces, avec 5 cuillerées à bouche de limonade tartrique.

Lait ; eau albumineuse.

En cas de dyspnée par œdème de la glotte : trachéotomie.

**Alcool** : vider l'estomac, ipéca 30 à 50 cgr., pour ne pas provoquer le collapsus : ou bien émétique, 5 cgr. dans un demi-verre d'eau.

Café fort et chaud, additionné de XV gouttes d'ammoniaque. Affusions froides.

Au besoin : stimulants, inhalations de nitrite d'amyle.

Voy. *Alcoolisme aigu.*

**Alun** : vomitifs, lait, magnésie, boissons mucilagineuses.

**Ammoniaque** : voy. *Alcalis.*

**Aniline** : air frais, stimulants, respiration artificielle, inhalation d'oxygène ; saignée.

**Antimoine, Émétique, Tartre stibié** : vider l'estomac. Astringents : acide tannique, acide gallique, café fort, thé vert fort :

℞ Acide tannique.......... 1 gr.
 Eau distillée............ 200 —
 Sirop de coings.......... 50 —

2 cuillerées, puis une cuillerée toutes les 5 minutes.

Émollients : blancs d'œufs, tisane d'orge, lait.

Chercher à faciliter l'élimination du tartre stibié par les reins, en faisant prendre la limonade tartrique.

℞ Acide tartrique...... 6 à 8 gr.
 Ou : Crème de tartre soluble 15 —
 Eau ................... 500 —
 Sucre................. 50 —

A boire par verres.

S'il y a collapsus : caféine, éther. Réchauffer le malade.

**Arsenic, Acide arsénieux** : vider l'estomac (pompe stomacale et lavage de l'estomac ou vomitifs : ipéca, apomorphine, sulfate de cuivre) ; pas d'émétique. Eau chaude ou eau salée en grande quantité. Hydrate de sesquioxyde de fer ou hydrate ferrique.

℞ Hydrate de sesquioxyde de
 fer ................... 15 gr.
 Eau ................... 500 —

1 verre toutes les 3 et 4 minutes (agiter).

Ou bien fer dialysé, à la dose de 30 gr., souvent répétée.

Si on ne peut pas se procurer ces contrepoisons, donner la magnésie à hautes doses, 30, 40, 60 gr.

℞ Magnésie hydratée....... 30 gr.
 Eau................... 400 —

A prendre en 2 fois.

Huile d'olives et eau de chaux, à parties égales, à doses considérables.

℞ Huile d'olives....... } āā 500 gr.
 Eau de chaux....... }

A prendre par verres à bordeaux, toutes les 5 minutes.

℞ Magnésie calcinée....... 30 gr.
 Eau de chaux........... 150 —
 — distillée............ 200 —
 Sirop de fleurs d'oranger.. 50 —

A prendre par verres à bordeaux, toutes les 5 minutes.

Administrer enfin un purgatif énergique, en donnant la préférence au sulfate de soude, à la dose de 30 gr. et des lavements.

Stimulants : couvertures chaudes, boules d'eau chaude aux extrémités. Boissons mucilagineuses (tisane de graines de lin).

**Arum maculatum** : vomitif, café très fort.

**Atropine** : voy. *Belladone*.

**Azotique** (**Acide**) : voy. *Nitrique (acide)*.

**Baryum ou Baryte** : vider l'estomac. Sulfate de soude 30 gr., acide sulfurique dilué, à la dose de 2 gr. dans de l'eau. Stimulants.

**Belladone** : vider l'estomac. Lavages de l'estomac avec une solution d'acide tannique

$2\!\!\!\!\!\!\!$ Acide tannique.......... 10 gr.
    Eau.................. 1 litre.

Stimulants : alcools, vins généreux, café fort. Sinapismes aux jambes.

Sudorifiques : Jaborandi (5 à 7 gr. de teinture) par la bouche ou par le rectum ; pilocarpine, 2 cgr., en injection hypodermique (éviter ou compenser par les stimulants l'action dépressive sur le cœur).

$2\!\!\!\!\!\!\!$ Feuilles de jaborandi..... 5 gr.
    Faire infuser dans :
    Eau bouillante.......... 200 —
    A prendre en une ou deux fois.

$2\!\!\!\!\!\!\!$ Teinture de jaborandi..... 5 gr.
    Eau distillée........... 150 —
    Jaune d'œuf............ Nº 1.
    Pour 1 lavement.

Si l'on est dans l'impossibilité de se procurer la pilocarpine, injecter la physostigmine.

La morphine est indiquée pendant le stade d'excitation ; elle est nuisible dans le stade suivant de dépression : injecter 2, 3 et 5 cgr. de chlorhydrate de morphine.

Respiration artificielle. Courants interrompus dans les membres.

**Benzine** : vider l'estomac. Stimulants, teinture de belladone, XXX gouttes, respiration artificielle, courants interrompus sur la poitrine et sur la région du cœur.

**Bichromate de potasse** : vider l'estomac. Eau de chaux, ou mieux carbonate de magnésie ou de chaux dans du lait (30 gr.).

$2\!\!\!\!\!\!\!$ Limaille de fer........... 5 gr.
    Pour 1 prise : 1 toutes les 5 minutes.

Blancs d'œufs, tisanes épaisses d'orge, de gruau.

**Brucine** : voy. *Strychnine*.

**Bryone** : vider l'estomac. Stimulants.

**Caféine** : vider l'estomac. Acétate et carbonate d'ammoniaque. Stimulants. Injecter 1 cgr. de chlorhydrate de morphine, associé à 1 mgr. de sulfate d'atropine.

**Calabar** : vider l'estomac. Teinture de belladone en potion ou lavement, à la dose de XV à XX gouttes, ou bien injection de sulfate d'atropine (1 mgr.), répétée, au besoin.

Si l'on ne peut se procurer ces médicaments : administrer le chloral, à la dose de 1 gr. toutes les heures, en potion ou en lavements.

Dans les cas graves, injection de strychnine, 1 1/2 mgr. d'emblée, répétée, au besoin.

Stimulants. Respiration artificielle.

**Camphre** : vider l'estomac. Stimulants. Inhalations d'éther. Si le camphre a été pris sous la forme solide, ne pas

donner de liqueurs spiritueu-
ses par la bouche.

**Cantharides** : vider l'estomac à l'aide de vomitifs, de
préférence l'apomorphine.
Purgatifs non huileux. Huile
sous aucune forme. Sulfate
de soude ou de magnésie, 25
à 30 gr. Manne 50 gr., dans
une tasse de lait. Prescrire le
camphre et l'opium ; injections de morphine.

| ♃ Camphre pulvérisé... | 3 gr. |
| Gomme pulvérisée ... | 15 — |
| Potion gommeuse.... | 200 — |
| Elixir parégorique.... | 10 à 15 — |

1 cuillerée à soupe, toutes les 10 minutes.

Boissons émollientes : décoction de lin, d'orge, eau
albumineuse.

Applications chaudes sur le
ventre.

**Carbonique (Acide), Oxyde
de carbone** : grand air, respiration artificielle, inhalations
d'oxygène, ammoniaque sous
les narines, stimulants, injections d'éther et injection d'un
demi-litre de café fort et
chaud dans le rectum, lotions
d'eau froide sur la tête et la
poitrine, saignée, transfusion
de sang.

Voy. *Asphyxie par acide
carbonique* ou *par oxyde de
carbone.*

**Caustiques, Potasse, Soude** :
eau mélangée de vinaigre,
d'acide acétique ou d'acide
citrique, eau albumineuse,
lait, huile d'olives.

| ♃ Acide chlorhydrique ou | |
| sulfurique.. | XX à XXX gouttes. |
| Eau .............. | 300 gr. |

A prendre en 3 fois, avec 5 minutes
d'intervalle.

**Champignons** : vider l'estomac, purgatifs.

| ♃ Huile de ricin........ | 30 à 40 gr. |
| Huile de croton....... | 1 goutte. |

Administrer quelques cuillerées de *charbon de bois* pilé
ou de noir animal.

Éther ; pour combattre
l'arrêt du cœur, teinture de
belladone, XXX gouttes, ou
injection de sulfate neutre
d'atropine, 2 mgr. en 2 fois,
à demi-heure d'intervalle.

Prescrire à la période al-
gide :

| ♃ Acétate d'ammonia- | |
| que.............. | 8 à 10 gr |
| Teinture de bella- | |
| done............ | XXX gouttes. |
| Liqueur d'Hoffmann. | 10 gr. |
| Eau chloroformée...... } | ãa 50 — |
| Hydrolat de mélisse... } | |
| Sirop de cannelle....... | 30 — |

1 cuillerée à bouche de demi-heure
en demi-heure.

Inhalations d'oxygène.

**Chloral** : vider l'estomac ;
stimulants ; injection de un
demi-litre de café fort et
chaud dans le rectum.

Réveiller le malade de
toutes les manières ; injections
hypodermiques de caféine et
de strychnine (2 à 3 mgr., en
3 fois). De temps en temps, inhalations de nitrite d'amyle.
Respiration artificielle.

**Chlorate de potasse** : vider
l'estomac, purgatifs, boissons
émollientes.

**Chlore** : air frais, inhalations d'ammoniaque ou d'hy-
drogène sulfuré.

**Chlorhydrique (Acide)** : eau
savonneuse en grandes quantités : bicarbonate de soude
ou de potasse : magnésie,
50 gr. eau de chaux ; huile
d'olives ; lait, eau albumineuse.

Ne pas pratiquer le lavage
de l'estomac.

**Chloroforme** : si le chloroforme a été inhalé, tirer la langue avec une pince et débarrasser la bouche des mucosités qu'elle contient, puis pratiquer des tractions rythmées de la langue selon la méthode de Laborde.

Mettre la tête dans une position déclive. Ouvrir portes et fenêtres. Inhalations d'oxygène. Respiration artificielle. Électrisation du nerf phrénique, un pôle au creux de l'estomac, l'autre sur le larynx. Massage de la région précordiale : piqûre du cœur avec une aiguille. Marteau de Mayor. Inhalations de nitrite d'amyle.

Si le chloroforme a été ingéré : vider l'estomac. Lavage de l'estomac à l'eau de Vichy ou avec une solution de carbonate de soude. Huile d'olives ou huile d'amandes douces en grandes quantités, après avoir fait absorber un litre d'eau contenant 15 à 20 gr. de carbonate de soude. Lait coupé d'eau de chaux.

Stimulants : café fort et chaud en lavements ; injections de caféine ; inhalations de nitrite d'amyle.

**Chromique (Acide)** : carbonate de magnésie ou de chaux dans du lait. Eau albumineuse. Tisane d'orge, de graine de lin.

Voy. *Bichromate de potasse*.

**Ciguë, Cicutine** : vider l'estomac. Astringents.

℞ Acide tannique............ 3 gr.
   Eau distillée............ 130 —
   Sirop de coings.......... 20 —
   A prendre en 3 fois.

Infusion de café, de thé vert. Stimulants. Injection de sulfate d'atropine, 1 mgr. Respiration artificielle.

**Cocaïne** : vider l'estomac. Astringents. Stimulants : alcool, caféine, éther. Inhalations de nitrite d'amyle.

℞ Nitrite d'amyle.........} āā 5 gr.
   Alcool à 90°.........}
   Pour inhalations.

Respiration artificielle.

**Colchique** : injections sous-cutanées d'éther ; inhalations de nitrite d'amyle. Astringents. Thé fort, eau albumineuse.

**Coloquinte** : vider l'estomac. Esprit de camphre, X gouttes tous les 1/4 d'heure, dans du lait. Laudanum, X gouttes toutes les 5 à 10 minutes (jusqu'à XXX gouttes dans de l'eau-de-vie et de l'eau ; ou bien lavement laudanisé). Boissons émollientes. Stimulants.

**Crayons de couleur** : vider l'estomac. Fer dialysé à grandes doses, dans de l'eau.

**Créosote** : voy. *Phénique (acide)*.

**Croton** : vider l'estomac. Boissons émollientes ; eau albumineuse. Esprit de camphre X gouttes, toutes les 5 à 10 minutes. Laudanum, XXX gouttes, ou injection de morphine. Stimulants.

**Cuivre** : vider l'estomac. Magnésie calcinée 20 gr., ou limaille de fer et soufre.

℞ Limaille de fer........... 15 gr.
   Soufre sublimé et lavé.... 8 —
   Pour 15 cachets : 1 toutes les 10 minutes.

Blancs d'œufs ; boissons émollientes.

Injection hypodermique de morphine, ou XXV gouttes de laudanum par voie stomacale.

**Curare** : respiration artificielle continuée, pendant 5, 10, 20 heures. Stimulants.

**Cyanhydrique (Acide), Acide prussique** : sulfate de fer (vitriol vert) et eau, à hautes doses, 30 gr. à la fois. Vider l'estomac. Stimulants : alcool, éther, ammoniaque (2 gr. dans de l'eau), sel volatil. Injections sous-cutanées d'éther. Lotions froides sur la tête et la colonne vertébrale. Injections d'atropine 1 mgr., ou teinture de belladone à l'intérieur, XXX gouttes dans de l'eau. Respiration artificielle. Electrisation. Inhalations d'oxygène.

**Datura, Daturine** : voy. *Stramonium*.

**Digitale, digitaline** : vider l'estomac. Astringents : acide tannique ou acide gallique 3 à 4 gr., dans de l'eau chaude. Stimulants. Aconit :

℞ Alcoolature de racines
    d'aconit......... XXX gouttes.
Liqueur d'Hoffmann. 2 gr.
Eau............... 250 —

A prendre en 3 fois, avec 5 à 10 minutes d'intervalle.

Ou bien, injection sous-cutanée d'aconitine 1/4 de mgr., répétée 2 à 3 fois.

Faire garder la position couchée, même après que tous les symptômes ont disparu.

**Duboisine** : voy. *Belladone*.

**Eau forte** : voy. *Nitrique (acide)*.

**Émétique** : voy. *Antimoine*.

**Ergot de seigle** : vider l'estomac. Purgatifs : huile de ricin, 30 gr. et huile de cro-

ton I goutte ; sulfate de soude 30 gr. Astringents (tanin, 4 à 6 gr.). Stimulants, alcool, éther :

℞ Ether sulfurique......... 2 gr.
    Eau distillée............ 150 —
    Sirop simple............ 30 —

Par cuillerées à bouche, toutes les 15 à 30 minutes.

Inhalations de nitrite d'amyle.

**Ésérine** : voy. *Calabar*.

**Essence de Mirbane** : voy. *Nitrobenzine*.

**Éther** : grand air. Flagellations. Ammoniaque sous les narines. Lotions d'eau froide. Respiration artificielle. Tractions rythmées de la langue. Marteau de Mayor. Inhalations de nitrite d'amyle. Trachéotomie.

**Fève de Saint-Ignace** : voy. *Strychnine*.

**Fowler (Liqueur de)** : voy. *Arsenic*.

**Gaz d'éclairage** : grand air. Ammoniaque sous les narines. Stimulants : 1/2 litre de café chaud par le rectum. Respiration artificielle. Inhalations d'oxygène. Ablutions froides sur la tête et la poitrine. Saignée.

**Gelsemium sempervirens** : vider l'estomac. Stimulants. Injection de sulfate d'atropine 1 mgr., répétée, au besoin, au bout d'une demi-heure. Ou bien, teinture de belladone XXV gouttes, en 2 fois. Respiration artificielle.

**Hydrochlorhydrique (Acide)** : voy. *Chlorhydrique (acide)*.

**Hyoscyamine** : voy. *Jusquiame*.

**Iode** : vider l'estomac. Amidon et eau en grandes quantités :

℞ Amidon ..................... 50 gr.
Eau ...................... 150 —
A prendre par cuillerées.

Arrow-root, gruau, blancs d'œufs. Magnésie calcinée. Inhalations de nitrite d'amyle. **Iodoforme** : excitants, bains. Alcalins :

℞ Carbonate de potasse..... 15 gr.
Eau................... 200 —
1 cuillerée à bouche toutes les 2 heures. Atropine (2 mgr. dans les 24 heures).

**Iodures** : limonade sulfurique, ensuite eau amidonnée.

**Jaborandi, Pilocarpine** : vider l'estomac. Astringents. Injections hypodermiques d'atropine à 1 mgr., ou teinture de belladone, XXX gouttes.
**Jusquiame, Hyoscyamine** : vider l'estomac. Stimulants alcooliques, ammoniaque, café fort. Sinapismes. Pilocarpine en injections sous-cutanées à 1 cgr., répétées 2, 3 et 4 fois selon le besoin, ou bien 7 gr. de teinture de jaborandi en lavement.
**Kairine** : voy. *Résorcine*.
**Laurier-cerise** (eau de) : voy. *Cyanhydrique (acide)*.
**Mercure (sels de)** : voy. *Sublimé*.
**Morphine** : vider l'estomac, de préférence par le lavage d'estomac ; ipéca, 2 gr., apomorphine, 5 mgr. Tenir le malade debout et l'empêcher de dormir par tous les moyens ; l'interpeller, l'empêcher de se coucher, le frapper avec une serviette mouillée, le stimuler de toutes les façons : électricité aux membres, piqûres,

brûlures, ammoniaque sous le nez.
Astringents.

℞ Permanganate de potasse,. 40 cgr.
Eau distillée................ 30 gr.
X gouttes plusieurs fois de suite à de courts intervalles.

℞ Permanganate de potasse,. 10 cgr.
Eau distillée................ 100 gr.
1 cuillerée à café toutes les 5 minutes, en buvant après chaque dose de grandes quantités d'eau de Seltz (Schwartz).

Injections sous-cutanées d'une solution de permanganate de potasse à 1 ou 2 p. 100, 1 à 2 seringues de Pravaz.
Stimulants : 1/2 litre de café chaud par la bouche ou à défaut en lavement. Caféine, éther camphré, strychnine en injections hypodermiques.
Injection de sulfate d'atropine : 3 mgr. d'atropine sont l'antidote de 6 cgr. de morphine, ne pas donner de trop fortes doses d'atropine ; se contenter d'injecter 2 mgr. au début, puis injecter 1 à 2 mgr. après une demi-heure, 1 ou 2 heures. Injecter jusqu'à 5 et 6 milligr, mais ne jamais dépasser la dose de 1 centigr. d'atropine. Se guider sur l'état de la pupille : tant que le myosis morphinique persiste, renouveler les injections d'atropine, mais le mydriasis une fois obtenu, cesser l'administration de l'atropine. Tenir aussi compte de l'état du pouls et cesser les injections d'atropine si la tachycardie devient inquiétante.
Injection de teinture de belladone, 2 gr. en une fois.

20.

Inhalations de nitrite d'amyle.

Respiration artificielle continuée pendant plusieurs heures, s'il est nécessaire ; inhalations d'oxygène.

Voy. *Morphinomanie*.

**Muscarine** : voy. *Champignons*.

**Nicotine** : voy. *Tabac*.

**Nitrate d'argent** : laver l'estomac avec une solution de chlorure de sodium à 3 p. 100, et faire boire de l'eau salée dans la proportion de 1 cuillerée à café de sel pour un grand verre d'eau (8 à 10 gr. de sel pour 200 à 250 gr.). Administrer un éméto-carthartique.

Tisanes émollientes, tisane d'orge, blancs d'œufs.

**Nitrate de potasse (Salpêtre)** : vider l'estomac. Boissons mucilagineuses. Blancs d'œufs, tisane de graines de lin, huile d'olives. Stimulants. Inhalations de nitrite d'amyle. Injection hypodermique de 1 mgr. de sulfate d'atropine, en cas de faiblesse cardiaque.

**Nitrique (Acide). Acide azotique. Eau forte** : eau savonneuse en grande quantité. Bicarbonate de soude ou de potasse, carbonate d'ammoniaque ou de soude, dissous dans de l'eau. Magnésie, eau de chaux.

℞ Magnésie calcinée . . . 20 à 30 gr.
Eau . . . . . . . . . . . . . 250 —

A prendre en une fois.

Lait coupé d'eau de chaux. Huile. Blancs d'œufs.

Tisane de graines de lin, tisane de gomme.

Au besoin, trachéotomie.

**Nitrite d'amyle** : air frais. Vider l'estomac. Respiration artificielle. Injections d'ergotine. Faire garder la position couchée pendant longtemps.

**Nitrite de sodium** : voy. *Nitrite d'amyle*.

**Nitrobenzine, Essence de Mirbane** : vider l'estomac. Stimulants. Ammoniaque sous les narines : Injection de sulfate d'atropine à 1 mgr., ou teinture de belladone, XXV à XXX gouttes. Respiration artificielle.

**Nitroglycérine** : faire rester le malade couché. Appliquer le sac de glace sur la tête. Ergot de seigle, 3 gr., ou injections d'ergotine. Injection hypodermique de sulfate d'atropine à 1 mgr., ou teinture de belladone, XX gouttes, par la bouche. Injections d'éther.

**Noix vomique** : voy. *Strychnine*.

**Opium** : voy. *Morphine*.

**Oxalique (Acide)** : chaux, craie préparée, blanc d'Espagne ou magnésie, donnés à hautes doses. Solution de sucrate de chaux. Eau de chaux. Huile de ricin, 30 gr.

Éviter l'administration de bicarbonate de soude ou de potasse, de carbonate de soude ou de potasse ou d'ammoniaque.

Boissons émollientes, blancs d'œufs.

**Oxyde de carbone** : voy. *Carbonique (acide)*.

**Paraldéhyde** : voy. *Chloral*.

**Perchlorure de fer** : vider l'estomac. Astringents. Boissons émollientes, blancs d'œufs. Huile d'amandes douces. Stimulants.

**Pétrole :** vider l'estomac. Stimulants.

**Phénique (Acide), Phénol, Phénate de soude.**

℞ Sulfate de soude........ 30 gr.
Eau....................... 750 —

Par grands verres, toutes les 5 minutes.

Lavages stomacaux avec une solution de sulfate de soude, 10 à 20 gr. par litre d'eau.

Sucrate de chaux. Eau albumineuse. Huile d'amandes douces :

℞ Huile d'amandes douces.... 20 gr.
Poudre de gomme arabique. 10 —
Faire une émulsion avec :
Eau distillée............. 200 —
Sirop simple.............. 100 —

2 cuillerées à bouche toutes les 5 à 10 minutes.

Stimulants. Saignée. Respiration artificielle.

**Phosphore :** vomitifs (sulfate de cuivre) ou lavage de l'estomac d'abord à l'eau tiède, puis avec une solution de permanganate de potasse à 1 p. 5.000 (5, 10 et 20 litres), terminer par un second lavage à l'eau tiède.

℞ Sulfate de cuivre......... 50 cgr.
Eau distillée............. 50 gr.

A prendre en 4 fois avec 1/4 d'heure d'intervalle.

En même temps, grands lavages de l'intestin à l'aide d'une longue canule, avec une solution de permanganate à 1 p. 10.000.

Recourir également à l'usage interne du permanganate de potasse en solution aqueuse à 1 p. 1 000, administrée à la dose de 2 cuillerées à bouche toutes les 2 heures.

℞ Permanganate de potasse. 1 gr.
Eau....................... 300 —

A boire, en 2 ou 3 fois.

Ou bien, essence de térébenthine (6 à 8 gr. en capsules ou en mixture).

℞ Essence de térébenthine. 15 gr.
Gomme arabique pulvérisée 8 —
Eau....................... 180 —
Faire une émulsion, ajouter :
Sirop de térébenthine..... 25 —

2 cuillerées à bouche, tous les 1/4 d'heure.

Purgatif : 25 gr. de sulfate de magnésie.

**Physostigmine :** voy. *Calabar.*

**Picrotoxine :** vider l'estomac. Chloral, 1 gr. 50 dans de l'eau ; donner une seconde dose de 60 cgr. au bout d'un quart d'heure, si besoin. Bromures à hautes doses.

**Pilocarpine :** voy. *Jaborandi.*

**Plomb :** vider l'estomac ; lavages stomacaux avec une solution d'acide sulfurique, à 1 ou 2 p. 1 000, ou de sulfate de zinc à 3 ou 4 p. 1 000. Acide sulfurique, 2 gr. dilués dans de l'eau, sulfate de soude ou de magnésie.

℞ Acide sulfurique.......... 2 gr.
Sulfate de soude....... } āā 40 —
— de magnésie... }
Eau distillée............. 1 litre.

Par grands verres, tous les quarts d'heure.

Ou bien : soufre et miel.

℞ Soufre............... } āā 20 gr.
Miel................. }

A prendre en 3 ou 4 fois, en l'espace de 2 heures.

Eau albumineuse. Lait.
Voy. *Colique de plomb, Saturnisme.*

**Potasse** : voy. *Caustiques.*

**Précipité blanc** ou **Précipité rouge** : voy. *Sublimé.*

**Protoxyde d'azote** : voy. *Éther.*

**Prussique (Acide)** : voy. *Cyanhydrique (acide).*

**Résorcine** : vider l'estomac. Lavages stomacaux avec une solution de soude. Blancs d'œufs. Stimulants. Inhalations de nitrite d'amyle. Injection sous-cutanée de sulfate d'atropine à 1 mgr.

**Rue, Sabine** : purgatifs : huile de ricin. Eau albumineuse. Émollients.

**Salpêtre** : voy. *Nitrate de potasse.*

**Santonine** : vider l'estomac, Purgatifs. Boissons stimulantes. Inhalations de chloroforme.

**Sel d'oseille** : voy. *Oxalique (acide).*

**Soude** : voy. *Caustiques.*

**Stramonium** : voy. *Belladone.* Ne pas administrer de physostigmine.

**Strychnine** : vider l'estomac de préférence à l'aide de la pompe stomacale.

S'il y a déjà des accidents tétaniques et du trismus, injections d'apomorphine. Purgatifs huileux.

Astringents. Bromures, opium et chloral. Inhalations de chloroforme.

Respiration artificielle. Inhalations de nitrite d'amyle.

℞ Chloral.................. 4 gr.
  Bromure de potassium ... 10 —
  Eau..................... 100 —
  A prendre en une fois, dans un verre de lait.

Puis administrer de nouvelles doses de chloral et de bromure de potassium, jus-qu'à concurrence de 10, 15 et 20 gr. de chloral et de 20, 25 et 30 gr. de bromure.

℞ Opium brut.............. 50 cgr.
  Sucre en poudre......... 3 gr.
  Pour 10 prises : prendre 3 prises avec 20 à 30 minutes d'intervalle, et les autres, selon le cas, toutes les 1 ou 3 heures.

Lavements calmants de chloral ou de laudanum :

℞ Laudanum..... XL à LX gouttes.
  Eau tiède........ 60 à 100 gr.
  Pour 1 lavement.

Curare en injection hypodermique, 1 à 1 1/2 mgr.

**Sublimé corrosif** : vider l'estomac. Eau albumineuse (10 à 15 blancs d'œufs par litre), en quantité illimitée, mais en ayant soin de provoquer le vomissement toutes les cinq minutes. Donner aussi de l'eau sulfureuse, de la magnésie calcinée (30 gr. dans 300 gr. d'eau). Lait. Farine et eau. Bouillie de gruau. Tisane d'orge. Stimulants.

Chlorate de potasse.

En cas d'intoxication mercurielle consécutive à des injections mercurielles insolubles (huile grise, calomel, biiodure d'hydrargyre) et lorsqu'il existe un ou plusieurs nodules dans la région où ont été pratiquées les injections, recourir à l'ablation de ces nodules.

Donner de l'iodure de potassium et du benzoate d'ammoniaque qui solubilisent les sels mercuriels et facilitent leur élimination :

℞ Benzoate d'ammoniaque... 5 gr.
  Iodure de potassium...... 20 —
  Eau distillée............ 300 —
  2 à 3 cuillerées à soupe par jour.

**Sulfate de cuivre :** voy. *Cuivre.*

**Sulfate de zinc :** voy. *Zinc.*

**Sulfurique (Acide) :** eau de chaux, de savon, lait de chaux. Magnésie, bicarbonate de soude ou de potasse. Lessive de soude délayée dans l'eau. Lait coupé d'eau de chaux.

Huile d'olive ou d'amandes douces. Blancs d'œufs. Tisane de graine de lin.

℞ Magnésie calcinée.. : 25 à 30 gr.
Eau............... 250 —
A prendre en une fois.

**Tabac :** vider l'estomac. Astringents : acide tannique ou acide gallique, 4 gr. ; infusion de thé très forte, café non torréfié. Poudre de noix vomique, 30, 50, 60 cgr., ou injection hypodermique de 2 mgr. de sulfate de strychnine.

**Tartre stibié :** voy. *Antimoine.*

**Tartrique (Acide) :** voy. *Oxalique (acide).*

**Térébenthine :** vider l'estomac. Sulfate de magnésie, 30 gr. dans de l'eau. Lait, blancs d'œufs et eau, tisane d'orge.

**Vératrine :** vider l'estomac. Stimulants. Café chaud en lavements, 1/2 litre.

**Vert-de-gris :** voy. *Cuivre.*

**Vitriol blanc :** voy. *Zinc.*

**Zinc (Sels de) :** vider l'estomac. Carbonate de soude ou de potasse en grandes quantités, dissous dans de l'eau chaude. Lessive de soude commune bien délayée. Astringents : acide tannique, 4 gr., thé fort. Huile de ricin, 30 gr. Lait, blancs d'œufs avec de l'eau tiède. Lavement de gruau.

# EMPOISONNEMENT URINEUX

Voy. *Abcès urineux, Fièvre urineuse, Infiltration urineuse.*

# EMPYÈMES

**E DES SINUS MAXILLAIRES.**

*Donner issue au pus par la bouche :* arracher la première ou la seconde molaire supérieure. Introduire dans l'alvéole dentaire un perforateur de petit volume, pousser de bas en haut pour pénétrer dans le sinus, puis introduire par l'orifice ainsi fait, un second et un troisième perforateur de dimensions supérieures au premier. Laver et curetter la cavité, tamponner à la gaze iodoformée. Répéter le pansement tous les jours, pendant 13 jours ; maintenir l'orifice buccal béant ; placer un drain métallique.

Ou bien ouvrir le sinus par *la fosse canine ;* ou encore, intervenir par *la cavité nasale :* opération de Claoué, résection large de la partie inférieure de la paroi nasale du sinus.

Enfin recourir à l'opération de Caldwell-Luc : ouverture du sinus par la fosse canine avec création d'un hiatus naso-maxillaire et réunion immédiate de la plaie buccale.

Voy. *Sinusites.*

**E. THORACIQUE.**

Voy. *Pleurésie purulente.*

**En cas d'empyème pulsatile :** si l'état général du malade est encore relativement bon, s'il n'existe pas de tuberculose pulmonaire et si l'empyème pulsatile est consécutif à une pleurésie pneumococcique ou streptococcique,

ne pas temporiser et recourir d'emblée au traitement de choix : *thoracotomie avec large résection costale* (3 à 5 côtes).

Si l'empyème pulsatile est consécutif à une pleurésie tuberculeuse, et surtout s'il existe une tuberculose pulmonaire déjà étendue, lorsqu'enfin l'opération chirurgicale laisse peu d'espoir: conseiller les *ponctions aspiratrices répétées*, suivies d'injections modificatrices (teinture d'iode iodée, 50 à 100 gr.).

# ENCÉPHALITES

Même traitement que : *Méningites.*

Voy. *Hémiplégie spasmodique, Paralysie générale progressive.*

**Contre les difformités des membres,** consécutives aux encéphalopathies infantiles, recourir aux *appareils orthopédiques* et, dans certains cas, aux *interventions chirurgicales* (ténotomie et ablation de

l'astragale pour corriger l'équinisme, section de l'aponévrose plantaire pour faire disparaître le valgus).

**Contre les troubles psychiques :** recourir aux *méthodes pédagogiques* et à la *discipline intellectuelle* de Bourneville.

**En cas d'encéphalite suppurée :** pratiquer la *trépanation.*

# ENCÉPHALOPATHIE SATURNINE

Rechercher l'alcoolisme ou la néphrite.

*Régime lacté*, et même traitement que pour l'urémie.

**Contre le délire et les convulsions :** donner les *bromures alcalins* et l'*opium.*

Faire prendre des *bains tièdes prolongés*, administrer

les *purgatifs drastiques* (huile de ricin, 30 gr., et huile de croton, I goutte).

**En cas de coma :** pratiquer des *injections d'éther* et de caféine.

Voy. *Saturnisme chronique, Urémie.*

# ENDOCARDITES

**E. AIGUË.**

TRAITEMENT GÉNÉRAL de toutes les maladies infectieu-

ses aiguës : *repos au lit*, au besoin, *immobilisation prolongée* pour éviter le danger d'embolies ; *aération* de la chambre (16° à 18°) ; *lait, bouillon, toniques* (alcool, vins généreux, quinquina, kola, en potion).

℞ Extrait aqueux de quin-
quina............................ 4 gr.
 Alcoolat de cannelle........ 8 —
 Cognac......................... 30 —
 Sirop d'écorces d'oranges
 amères........................ 30 —
 Vin rouge..................... 120 —

1 cuillerée à soupe toutes les 2 heures.

Dans les cas d'endocardite maligne ou ulcéreuse, pratiquer des injections sous-cutanées de *sérum artificiel*, ou mieux combattre la septicémie par des injections intra-veineuses de *collargol* à 1 ou 2 pour 100, pratiquées dans la veine médiane céphalique ou dans une des grosses veines superficielles de la jambe, à la dose de 5, 10 centimètres cubes et répétées toutes les 24 à 36 heures jusqu'à défervescence.

En cas d'endocardite septique (streptococcémie), pratiquer des injections de *sérum antistreptococcique de Marmorek*, à la dose de 15 à 20 cc., répétée toutes les 24 heures. Au cours d'une fièvre typhoïde, recourir à la *sérothérapie antityphique* ; au cours d'une diphtérie, employer le *sérum antidiphtérique*.

TRAITEMENT LOCAL : recourir aux *ventouses scarifiées* et aux *vésicatoires* (les sinapismes et la teinture d'iode sont insuffisants).

Dans les cas subaigus et prolongés, appliquer des *pointes de feu* au nombre de 40 à 80, renouvelées toutes les semaines.

Faire des *embrocations et des onctions médicamenteuses calmantes*, sur la région précordiale :

℞ Baume tranquille............ 20 gr.
 Chloroforme................. 5 —

TRAITEMENT SYMPTOMATIQUE :

**Au début, contre l'éréthisme cardiaque (douleurs précordiales, tachycardie) :** prescrire la *digitale* à doses modérées, *associée à l'aconit* :

℞ Teinture de digitale.......... 6 gr.
 — de racines d'aconit. 4 —

XII gouttes, 3 à 4 fois par jour.

**Tonifier le myocarde, régulariser le rythme cardiaque, s'opposer à l'ectasie aiguë du cœur et l'asthénie cardio-vasculaire** par l'emploi des sels de *quinine* aux doses de 50 cgr. à 1 gr. et de la *digitale* à doses modérées, continué pendant 3 à 4 jours.

℞ Teinture de digitale.......... 10 gr.

*Adultes* : XL à LX gouttes par jour, en 3 fois. *Enfants* : X gouttes par jour, de 3 à 5 ans ; XV gouttes de 10 à 15 ans.

℞ Feuilles de digitale..... 50 à 75 cgr
 Eau chaude............... 150 —
 Infuser une demi-heure, ajouter :
 Sirop des cinq racines. 30 —

Par cuillerées à soupe dans la journée (adultes) (Herzen).

℞ Feuilles de digitale.. 10 à 20 cgr.
 Eau chaude...... 100 —
 Infuser, passer, ajouter :
 Sirop de groseille.. 20 —

Par cuillerées à soupe de 2 en 2 heures (enfants) (Comby).

Après avoir administré la digitale et avoir dû en suspendre l'usage, s'il y a indication à continuer l'emploi des cardiotoniques, donner la *caféine* par la bouche ou par la voie hypodermique, le *strophantus*, le *convallaria maïalis*, ou l'*adonis vernalis*.

℞ Caféine.............. } āā 1 gr.
   Benzoate de soude......
   Sirop des cinq racines..    30 —
   Eau distillée.........    70 —

  1 cuillerée à soupe, matin et soir (enfants) (Comby).

℞ Extrait de muguet....... 2 gr.
   Sirop de digitale....... 20 —
    — d'écorces d'oranges
      amères............. 60 —

  3 cuillerées à café, par jour (enfants) (Comby).

℞ Extrait de strophantus.... 1 mgr.
   Excipient............... Q. S.

  Pour 1 pilule : 2 à 3 dans les 24 heures (adultes).

℞ Teinture de semences de
   strophantus.......... 10 gr.

  XV à XXX gouttes par jour en 3 fois (adultes).

**Contre la fièvre :** administrer la *quinine* (80 cgr. à 1 gr.), surtout en cas de paludisme ; l'*antipyrine* (1 à 2 gr.), le *pyramidon* (1 gr. par jour), ou mieux la *phénacétine* (1 gr.) et le *salicylate de soude* (3 à 6 gr.), contre l'élément rhumatismal.

**Contre l'éréthisme nerveux :** prescrire les *bromures*, le *bromure de camphre*, la *valériane* et les *valérianates d'ammoniaque*, de *quinine*, de zinc. Appliquer la *vessie de glace* à la région précordiale.

℞ Bromure de sodium...... 20 gr.
   Eau.................... 300 —

  3 à 4 cuillerées à bouche par jour, dans du lait.

**En cas d'insomnie :** donner le *sulfonal* (75 cgr. à 1 gr. 50), ou le *trional* (1 gr.), ou mieux encore le *paraldéhyde*, l'*uréthane* (2 gr.) ou l'*hédonal* (1 gr.).

**En cas de dyspnée et d'angoisse douloureuse :** pratiquer une injection hypodermique de *morphine* de 1/2 à 1 cgr., au maximum. *Vessie de glace* en permanence à la région précordiale.

**Après la période aiguë :** continuer pendant plusieurs mois la *révulsion précordiale* et faire prendre, comme résolutif, l'*iodure de potassium*, à la dose de 80 cgr., en 2 fois, pendant 20 jours tous les mois. Donner, pendant les autres 10 jours de chaque mois, la *caféine*, le *muguet* :

℞ Caféine ........... } āā 3 gr.
   Benzoate de soude....
   Eau..............    200 —
   Sirop des cinq racines.    50 —

  2 à 3 cuillerées à bouche par jour (Herzen).

℞ Extrait de muguet..... 3 à 5 gr.
   Eau distillée.......... 250 —
   Sirop d'écorces d'oranges
    amères.............. 50 —

  2 à 3 cuillerées par jour (Herzen).

**Pendant la convalescence :** éviter pendant longtemps le travail musculaire, les marches, les exercices violents. *Repos relatif prolongé.*

*Médication par l'exercice :* mouvements passifs, puis mouvements actifs de plus en plus généralisés.

Vie au *grand air*, à la campagne.

Éviter les causes occasionnelles du rhumatisme.

Voy. *Insuffisance mitrale* (*Hygiène*).

Prescrire les *toniques* (arsenic, cacodylate de soude, arrhénal, fer), l'*huile de foie de morue*, le *sirop d'iodure de fer*, le *sirop iodotannique phosphaté*.

Quelques mois après le début d'une endocardite simple, plastique, conseiller pour activer la résolution des lésions encore jeunes, une cure thermale à *Royat, Néris, Salins-Moutiers.*

**E. CHRONIQUE.**

Voy. *Insuffisance* et *Rétrécissement de l'aorte et de la mitrale.*

Cure thermale aux eaux de *Bourbon-Lancy.*

**En cas d'endocardite congénitale** : rechercher et combattre la syphilis héréditaire.

Voy. *Cyanose congénitale.*

# ENDOMÉTRITES

**E. AIGUË.**

*Repos au lit.*

**Contre les douleurs :**

Grands *cataplasmes* chauds sur le bas-ventre. *Onctions médicamenteuses calmantes :*

℞ Extrait de belladone...            2 gr.
 — d'opium......  }
 — de jusquiame... } āā  4 —
 Vaseline ................        40 —
 Lanoline..............          20 —
                        (Herzen).

**Contre la fièvre** : *quinine, antipyrine, pyramidon, phénacétine, acétopyrine.*

℞ Chlorhydrate de quinine..   15 cgr.
 Phénacétine................  25 —

Pour 1 cachet : 2 à 3 cachets par jour (Herzen).

**En cas d'insomnie, d'agitation** : *bromures, chloral.*

℞ Bromure de potassium......   2 gr.
 Hydrate de chloral........    4 —
 Sirop de fleurs d'oranger.   30 —
 Hydrolat de tilleul........  120 —

1 cuillerée à soupe toutes les heures (Herzen).

**En cas de vomissements :** donner des *boissons gazeuses froides* ou *glacées, glace* par petits morceaux ; *potion de Rivière* ; *menthol,* en potion.

TRAITEMENT LOCAL.

Voy. *E. aiguë gonorrhéique* ou *E. aiguë puerpérale.*

**E. AIGUË GONORRHÉIQUE.**

Injections chaudes à 45° ou 50°, 2 fois par jour, avec des solutions de *permanganate de potasse* à 1 p. 1 000, *d'aniodol* à 1 p. 2 000, de *sublimé* à 1 p. 5 000, *d'acide phénique* à 2 p. 100.

Voy. *Vaginite aiguë.*

Pratiquer des *cautérisations intra-utérines* à la teinture d'iode.

**E. AIGUË PUERPÉRALE SEPTIQUE.**

Voy. *Fièvre puerpérale, Métrites.*

**E. CHRONIQUE.**

Voy. *Métrites.*

# ENFANTS DÉBILES, ARRIÉRÉS
# OU RETARDATAIRES

Voy. *Achondroplasie, Atrophie infantile, Croissance, Faiblesse congénitale, Myxœdème, Rachitisme.*

*Rechercher et combattre l'affection causale* : maladies du cerveau, du cœur, des poumons, des vaisseaux, des reins, du foie, de la rate, des glandes génitales, des mamelles, de la pituitaire, du corps thyroïde ; infections aiguës ou chroniques, syphilis, intoxications.

Tenir compte que, dans l'état actuel de la science, les altérations des organes à sécrétion interne restent de beaucoup au premier plan comme origine des dystrophies de développement et que la plupart des arrêts de la croissance et des troubles du développement sont d'origine dysthyroïdienne.

Recourir au *traitement thyroïdien* dans tous les cas de **dystrophie dysthyroïdienne,** chez les retardés avec obésité ou avec myxœdème ou avec sénilisme et dans le cas d'infantilisme crétinoïde.

Essayer le traitement thyroïdien, même quand le point de départ de l'arrêt de croissance est ailleurs que dans une lésion du corps thyroïde (dystrophie totale primitive de l'organisme); dans ce cas, l'appliquer soit seul, soit associé à des thérapeutiques variant selon les cas et en particulier au traitement mercuriel chez les hérédo-syphilitiques.

Faire prendre le corps thyroïde à l'état de nature, fraîchement recueilli sur les animaux de boucherie (glande du cornet); à la dose de 20 à 30 cgr. à 7 ou 8 ans et à celle de 30 à 40 cgr. vers 15 à 16 ans.

Préférer l'emploi des préparations thyroïdiennes et les donner aux mêmes doses que l'organe frais.

Lorsque le traitement thyroïdien doit être continué pendant longtemps, administrer pendant toute sa durée la liqueur de Fowler à doses moyennes (IV à VI gouttes par jour).

**En cas de dystrophies dysorchidiennes, d'infantilisme eunuchoïde** : prescrire les *préparations orchitiques.*

**En cas de dystrophie ovarienne** : donner les *préparations ovariques.*

# ENGELURES

TRAITEMENT LOCAL.

Baigner les mains, matin et soir, dans une *décoction de feuilles de noyer,* ou d'euca-*lyptus,* ou dans de *l'eau blanche.*

Frictionner ensuite avec de *l'alcool camphré,* de l'*eau de*

Cologne, du *baume de Fioravanti* ou du *vin aromatique*, et
poudrer avec :

℞ Salicylate de bismuth...... 10 gr.
Amidon................... 90 —
(Besnier).

Employer aussi les pom-
mades à l'*acide phénique* (2
p. 100), à l'*extrait de Saturne*
(10 p. 100), au *camphre* (1 p.
100), au *menthol* (5 à 8 p. 100).

℞ Acide tannique........ 2 gr.
Glycérine.............. } āā 50 —
Alcool camphré....... }
Pour frictions.

℞ Acide phénique......... 50 cgr.
Menthol................ 2 gr.
Vaseline............... 20 —
Lanoline............... 10 —
Pour onctions : 2 à 3 fois par jour
(Herzen).

Ou encore appliquer 2 fois
par jour sur les engelures une
solution d'*acide picrique* à 1
p. 100.

**En cas d'engelures ulcé-**
rées : *lavages astringents, lotions et pansements antiseptiques.*

℞ Salol pulvérisé........ }
Baume du Pérou....... } āā 5 gr.
Vaseline.............. 30 —
Pommade pour pansements (Herzen).

℞ Salol pulvérisé......... }
Xéroforme............. } āā 10 gr.
Poudre pour pansements (Herzen).

TRAITEMENT GÉNÉRAL.
Prescrire les *toniques* : fer,
quinquina, huile de foie de
morue, sirop d'iodure de fer,
glycérophosphates, cacodylates.

Combattre l'arthritisme.
Ordonner les pilules sui-
vantes :

℞ Sulfate de quinine........ 1 gr.
Extrait aqueux d'ergot de
seigle............... 50 cgr.
Poudre de digitale....... 10 —
— de racines de bella-
done.......... 5 —
Pour 40 pilules : 3 pilules par jour,
pendant 4 à 6 semaines (Brocq).

Conseiller les *bains salés,*
les *bains de mer*, l'*hydrothérapie froide* suivie de *frictions
sèches.*

# ENGORGEMENTS
Voy. *Congestions.*

**E. GANGLIONNAIRES.**
Voy. *Adénites chroniques,
Adénites externes scrofulo-tu-
berculeuses.*

**E. DU FOIE.**
Voy. *Cirrhoses, Congestion
du foie.*

**E. DES MAMELLES CHEZ LE NOU-
VEAU-NÉ.**
Voy. *Abcès du sein.*

**E. DE LA RATE.**
Voy. *Hypertrophie de la*
rate, *Paludisme chronique.*

**E. UTÉRIN PASSIF.**
Traiter les hémorroïdes, le
cystocèle ou le rectocèle, lorsqu'ils existent.
Combattre la constipation,
ne pas donner l'aloès.
Conseiller l'*exercice*, la *marche*, la *bicyclette*, la *gymnastique suédoise* et la *gymnastique passive dérivatrice.*
Défendre la danse et l'équitation.

Prescrire l'*ergotine* à petites doses, associée au *sulfate de quinine*.

Contre la pléthore abdominale et la congestion pelvienne, donner le *capsicum annuum*, l'*hamamelis virginica*.

℞ Extrait fluide d'hydrastis canadensis. . . . . . \
Extrait fluide d'hamamelis virginica. . . . . } āā 10 gr.
Extrait fluide de viburnum prunifolium. . . /
Elixir de Garus. . . . . . 200 —

2 à 3 cuillerées par jour (Herzen).

℞ Extrait sec d'hamamelis. . . 10 cgr.
— d'ergot de seigle. . . 5 —

Pour 1 pilule : 2 pilules par jour (Herzen).

**En cas de métrorragies :** prescrire l'*hydrastis canadensis* ou bien la *stypticine* par voie stomacale, à la dose de 40 à 50 cgr. par jour, en 5 à 10 doses, ou par voie hypodermique, en se servant d'une solution à 2 p. 100, dont on injecte 2 fois par jour, 2 cc.

**Dans tous les cas :** appliquer tous les 2 ou 3 jours sur les lèvres du col un tampon de coton hydrophile imbibé du mélange suivant :

℞ Teinture d'iode. . . . . . . . 20 gr.
Acide tannique. . . . . . . . . 40 —
Glycérine neutre à 30°. . . . 150 —

(De Kervilly).

**S'il existe de la subinvolution utérine :** recourir à l'*électrothérapie* (voy. *Accouchement :* en cas de subinvolution).

CURE THERMALE aux *eaux chlorurées sodiques* : Salies-de-Béarn, Bourbonne, Lamotte, Wiesbaden.

Voy. *Métrite chronique*.

# ENGOURDISSEMENTS

Voy. *Acroparesthésies, Artériosclérose, Ataxie locomotrice, Névrites*.

# ENROUEMENT

(Aphonie catarrhale).

Voy. *Laryngites aiguë ou chronique*.

# ENTÉRALGIE

Voy. *Coliques intestinales*.

# ENTÉRITES

(*Entéro-colites*)

**E. AIGUË.**

Voy. *Diarrhée aiguë*.

**E. CHRONIQUE.**

Voy. *Diarrhée chronique*.

**E. MUCO-MEMBRANEUSE.**

TRAITEMENT GÉNÉRAL.

Rechercher avant tout traitement la cause première de l'affection : neuro-arthritis me, neurasthénie, altérations du tube digestif (depuis la simple irritation de la muqueuse jusqu'aux lésions toxiques, infectieuses ou néoplasiques les plus étendues), affections des différents organes de l'abdomen (ptoses viscérales, maladies de l'estomac, du foie, du rein, de l'appendice, de l'utérus, etc.).

Chez la femme, rechercher si la maladie n'est pas causée par une déviation utérine et, dans le cas où celle-ci existerait, commencer par le traitement mécanique ou chirurgical (pessaire, hystéropexie) de la déviation utérine.

Traiter les hémorroïdes ; rechercher la lithiase intestinale.

Dans tous les cas, s'efforcer d'avoir prise sur le patient et de s'en faire obéir sans discussion ; recourir pour cela à l'*isolement* et, au besoin, au *séjour dans une maison de santé.*

*Promenades* quotidiennes, *bicyclette* ; *changement d'air*, repos à la *campagne, gymnastique suédoise, massage,* électrisation statique.

Pas de préoccupations, ni d'émotions, ni de fatigues physiques.

*Toniques* (glycérophosphates, arsenic, cacodylate de soude, kola) ; proscrire les préparations ferrugineuses et celles à base d'alcool.

*Hydrothérapie :* grands bains chauds prolongés, frictions au drap mouillé faites le matin au sortir du lit ; maillot, demi-bains à 32°, suivis d'affusions à 24° et 22° ; douches chaudes ou froides (éviter que le jet soit dirigé sur l'abdomen).

Séjour aux *eaux thermales* de *Luchon, Plombières* (nerveux excitables, neuro-arthritiques sujets aux douleurs, hypersthéniques gastriques et gastro-intestinaux), *Châtel-Guyon* (déprimés, torpides, ralentis de la digestion, de la circulation sanguine et lymphatique, intoxiqués, congestionnés sous-diaphragmatiques, hyposthéniques gastriques et gastro-intestinaux), *Vichy* (dyspeptiques, entéro-colite muco-membraneuse liée à une affection du foie, à de la lithiase biliaire ou rénale), *Carlsbad, Vittel* (dyspeptiques, malades atteints de lithiase rénale et biliaire), etc.

*Électrothérapie :* recourir au traitement par l'électricité dans tous les cas où les moyens ordinaires sont restés inefficaces.

Employer le courant galvanique de la façon suivante : faire passer d'une fosse iliaque à l'autre au moyen de deux électrodes soigneusement imbibées d'eau tiède, un courant continu, mais d'intensité constamment variable. Faire usage d'une batterie de piles (de 24 éléments au moins), tourner pour cela la manivelle du collecteur jusqu'à ce que le galvanomètre, parti de 0, marque la limite maxima endurable. Redescendre ensuite aussitôt vers 0, en tournant la manette en sens inverse. Une fois le galvanomètre à 0, renverser le courant, et recommencer l'ascension vers le maximum supportable et ainsi de suite.

Durée de chaque séance, 20 minutes ; faire de 3 à 4 séances par semaine et 20 à 30 séances en tout, suivant les cas. (Zimmern).

RÉGIME : laitages, potages au lait, aux pâtes, bouillies (crèmes de riz, arrow-root, farine d'orge ou d'avoine, farine lactée, etc.) ; œufs, sous toutes les formes ; viandes grillées ou rôties, blanches ou noires, coupées ou même hachées ; jus de viande, beefsteak, etc.; cervelles, ris de veau ; poissons légers et à chair tendre, bouillis et non frits (sole, merlan, brochet, truite).

Défendre tous les aliments susceptibles de laisser des résidus abondants, d'irriter la muqueuse gastro-intestinale, ou de donner une prise facile aux fermentations (potages épicés, ragoûts, viandes faisandées, charcuterie, toutes les sauces, les œufs cuits durs, le gibier, les salades, les choux, les tomates, l'oseille, le vin, les liqueurs, le café, etc.).

Permettre les légumes en petite quantité et toujours préparées sous forme de purées (purées de légumes secs ou purées de légumes verts, au jus ou au lait ; purée de pommes de terre).

Conseiller encore au malade les fruits cuits (compotes, etc.) et recommander comme dessert, des crèmes, flans, crèmes renversées.

Très peu de pain, grillé ou rassis, ou des biscottes.

Proscrire absolument le vin ; conseiller les boissons chaudes prises au cours ou à la fin des repas, ou bien l'eau pure ou additionnée d'extrait de malt, ou encore pour quelques personnes, une bière légère, coupée d'une eau alcaline faiblement minéralisée.

**Pendant la durée des crises paroxystiques :** *Régime lacté absolu.*

**En cas d'hyperchlorhydrie :** *alcalins* à hautes doses ou à doses réfractées.

**En cas d'hypochlorhydrie :** prescrire l'*acide chlorhydrique* ; donner les *antiseptiques intestinaux*, pour combattre les fermentations. Assurer surtout l'évacuation des matières qui fermentent dans le tube digestif.

**En cas d'entéroptose :** faire porter une ceinture de flanelle modérément serrée, placée de façon à relever le ventre, ou une *ceinture hypogastrique* de Glénard.

**Contre la constipation :** éviter l'emploi des purgatifs drastiques et du massage, et défendre les lavements évacuateurs p s quotidiennement.

Chez les *unig*des peu constipés, presc _e le *sulfate de soude ou de magnésie*, à la dose de 4 à 8 grammes, tous les matins et si ces substances salines provoquent des évacuations trop aqueuses, donner, le soir, 5 cgr. d'aloès (Glénard). Se servir aussi des diverses *eaux minérales purgatives*, à prédominance magnésienne, à la dose quotidienne d'un verre à bordeaux avant le premier déjeuner (Lancereaux).

Prescrire :

℞ Fleur de soufre....... } āā 10 gr.
Magnésie calcinée.....

Pour 20 paquets : un paquet, le matin à jeun, et immédiatement après un verre d'eau de Châtel-Guyon (Potain).

Ou bien :

℞ Soufre lavé........ } āā 10 gr.
Crème de tartre....
Follicules de séné..... 5 —
Cardamome pulvérisée. 2 gr. 50
Sirop de nerprun...... Q. S.
                        pour 1 électuaire.
1 cuillerée à café matin et soir (Ewald).

℞ Sulfate de soude...... } āā 20 gr.
 — de magnésie...
Magnésie calcinée.... } āā 10 —
Crème de tartre.......

1 à 2 cuillerées à café, le matin, dans un verre d'eau tiède (Herzen).

Conseiller, dans quelques cas, les légumes verts, les fruits cuits, le pain de Graham, les pruneaux le matin à jeun, l'ingestion d'une orange amère ou d'un verre d'eau froide le matin au réveil (voy. *Régime*).

Dans la majorité des cas accompagnés de constipation opiniâtre, employer, pour la combattre, des moyens qui n'augmentent ni l'irritation sécrétoire, ni les phénomènes douloureux, ni la tendance au spasme (huile de ricin, belladone, grands lavages). Prescrire de préférence l'*huile de ricin*, prise le matin au lever, tous les jours ou tous les deux jours, à la dose d'une ou deux cuillerées à café.

Donner la *belladone* en pilules :

℞ Huile de ricin........ } āā 25 cc.
Sirop de belladone.... 

2 cuillerées à café le matin à jeun (Lyon).

℞ Extrait de belladone... } āā 1 cgr.
Poudre de belladone...

Pour 1 pilule à prendre tous les soirs (Potain).

Pratiquer de *grandes irrigations intestinales* (entéroclyse de Cantani) lorsqu'il existe une coprostase intense et qu'il est nécessaire de vider l'intestin, mais ne pas abuser des grands lavages de l'intestin qui entretiennent et augmentent le spasme et aggravent la colite mucomembraneuse : se servir soit d'une sonde œsophagienne, soit tout simplement de la longue canule en gomme et d'un irrigateur-bock de la capacité de 2 litres. Coucher le malade sur le dos en résolution, élever l'irrigateur audessus du plan du lit. Faire faire en général 2 lavages : le premier, de 1 litre à 1 litre et demi, doit être rendu immédiatement : le deuxième, de 1/2 à 3/4 de litre, doit être gardé quelques minutes, autant que le malade est capable de le supporter sans souffrir (faire coucher, à ce moment, le malade sur le côté droit).

Se servir, pour ces irrigations, soit d'eau bouillie simple, soit d'eau additionnée de bicarbonate de soude, à une température variant de 38° à 48° ; lorsque l'élément spasmodique est très prononcé, se contenter de solutions à 38° ou 40° ; mais quand il n'y a pas de spasme, préférer les solutions à 45° et même 48° (de Langenhagen).

Dans certains cas opiniâtres, recourir aux *grands lavements huileux* (Fleiner) : faire passer 400 à 500 grammes d'huile dans l'intestin à l'aide d'un irrigateur ou du bock à injection, après avoir adapté à l'extrémité du tuyau de caoutchouc une canule vaginale ou une sonde œsophagienne. Faire coucher le malade sur le dos, élever le bassin avec un coussin. Recommander au malade de s'incliner d'abord à gauche pour faire pénétrer l'huile dans l'S iliaque, puis à droite pour favoriser son passage dans le cæcum. Donner chaque jour un lavement, jusqu'à ce que l'intestin soit bien nettoyé (généralement 3, 4 ou 5 lavements suffisent) ; puis les administrer à l'intervalle de quelques jours, par 250 à 300 gr. pour chaque lavement.

Cesser ces lavements quand les selles sont devenues bilieuses.

**Contre l'inflammation catarrhale de la muqueuse :** Pratiquer des *irrigations intestinales antiseptiques* ou *astringentes*. Additionner de 5 gr. de *biborate de soude* par litre l'eau bouillie, ou bien ajouter, en outre du biborate, une cuillerée à bouche du mélange suivant :

℞ Alcool camphré........ } āā P. E.
Teinture de benjoin.... }
(Bouchard).

Employer l'*ichtyol*, à la dose de une à deux cuillerées à café par litre d'eau (Bourget).

Prescrire les lavements astringents avec une solution de *tanin* de 1/2 à 1 p. 100 (Glatz) ou au *nitrate d'argent* à 1 p.

5 000, en augmentant progressivement jusqu'au 1 p 1 000 (Charrin).

**Contre les fermentations intestinales et l'auto-intoxication :** pratiquer les grands *lavages de l'intestin*, administrer les *antiseptiques internes* (bétol, benzonaphtol) et les *antiflatulents*.

℞ Acide thymique........ 1 gr.
Biborate de soude....... 20 —
Eau bouillie............ 2 litres.
Pour une irrigation à 38° (Herzen).

℞ Phosphate de soude....... 50 cgr.
Salicylate de bismuth.... 20 —
Charbon de peuplier...... 20 —
Rhubarbe en poudre..... 10 —
Pour 1 cachet : 1 après chaque repas (Lutaud).

Ordonner la *lactobacilline* à la dose de 4 à 10 comprimés à 30 cgr. par jour, pris après les repas, en ingérant simultanément un aliment sucré.

**Contre les douleurs :** *Lavements chauds*, *bains*, ou mieux application permanente sur le ventre de *compresses échauffantes* (recouvertes de taffetas gommé et de flanelle).

Prescrire la *belladone* et surtout le *chanvre indien* : mais éviter l'opium et la morphine.

℞ Extrait gras de cannabis indica...... 10 à 15 mgr.
Pour 1 pilule : 1 avant chaque repas.

Essayer, au moment des douleurs, le *menthol*.

℞ Menthol................ 15 cgr.
Alcool................ Q. S.
Eau distillée.......... 180 gr.
Par cuillerées à bouche (Lutaud).

Si les douleurs sont intenses, recourir à la *jusquiame*, à la *codéine*, à la *dionine* ou à la *morphine*.

℞ Extrait de belladone..   5 mgr.
   — de chanvre in-
     dien........ } āā 2 cgr.
   — de jusquiame. )
Poudre de valériane..   Q. S.

Pour 1 pilule : 5 à 6 pilules par jour (Herzen).

℞ Extrait de jusquiame. )
   — de belladone.. } āā 2 cgr.
   — de chanvre in-
     dien ....... )
Menthol..............   5 —
Alcool de menthe........   5 gr.
Eau chloroformée........   50 —
Julep gommeux........   100 —

1 cuillerée à soupe toutes les heures ou toutes les deux heures (Enriquez et Grenet).

Pratiquer, en cas de douleurs très intenses, une injection de *morphine*.

Employer, comme sédatifs, les *bromures* de *strontium* et de *calcium* (2 à 3 gr.) :

℞ Bromure de calcium.......   30 gr.
Eau distillée............   300 —

1 cuillerée à dessert de cette solution avec deux fois son volume d'eau, au début de chaque repas (G. Sée).

Ne pas donner les bromures de sodium et de potassium à cause de leur action irritante sur les voies digestives.

**En cas de poussée dysentériforme :** Lavages avec une solution faible de *nitrate d'argent* ou *d'argentamine* (1 p. 3 000).

**En cas d'hémorragies :** ordonner les préparations d'*hamamelis* et les *grands lavements* à 45° (Mathieu).

Traitement chirurgical. Dans les cas d'entérocolite muco-membraneuse rebelle aux médications usuelles, accompagnés de douleurs violentes, de constipation opiniâtre, d'altération de l'état général, de crises aiguës simulant l'occlusion intestinale ou

l'appendicite, essayer la *dilatation forcée du sphincter anal* et, en cas d'échec, pratiquer l'*entéro-anastomose iléosigmoïdienne* (exclusion unilatérale du gros intestin).

Repousser la typhlostomie.

**E. SABLEUSE.**
Voy. *Lithiase intestinale.*

**E. ULCÉREUSE (TUBERCULEUSE).**
*Traitement général* hygiénique de la phtisie.

*Régime* : lait, œufs, viande saignante râpée, képhir, boissons albumineuses.

Éviter les médicaments qui irritent l'intestin (créosote, iodoforme).

Conseiller l'application de *grands cataplasmes chauds* et *laudanisés* sur l'abdomen et faire faire des onctions calmantes avec :

℞ Chloroforme.........   10 gr.
Huile de jusquiame.... )
   — camphrée....... } āā 25 —
Baume tranquille...... )
                (Herzen).

Ordonner le *sous-nitrate de bismuth* à haute dose (10 à 20 gr. par jour) ou la *poudre de talc* (40 gr. par jour).

Prescrire l'*opium* et les *préparations opiacées* (extrait thébaïque, laudanum, élixir parégorique, eau de chaux légèrement morphinée) :

℞ Chlorhydrate de morphine.   3 cgr.
Eau de chaux..........   500 cc.

1 cuillerée à soupe dans chaque tasse de lait.

Et employer les *antiseptiques intestinaux* (bétol, benzonaphtol, salol, salicylate de bismuth, ichtyoforme).

℞ Benzonaphtol................ 30 cgr.
  Sous-nitrate de bismuth... 50 —
  Poudre d'opium.......... 1 —
  Pour 1 cachet : 5 à 6 cachets par jour (Herzen).

Donner les *astringents* : acétate de plomb, dermatol (sous-gallate de bismuth, 2 gr. par jour), tanin (2 gr.), ratanhia (3 à 5 gr.), tannoforme (1 à 2 gr.).

Administrer le *nitrate d'argent*, à la dose de 5 cgr., en pilules de 1 cgr. chacune (Peter).

Essayer le *protargol*, à la dose de 20 à 25 cgr. dans les 24 heures, en pilules.

℞ Nitrate d'argent.......... 1 cgr.
  Extrait de belladone.... 5 mgr.
  — d'opium........ 1 à 2 cgr.
  Pour 1 pilule : 5 pilules dans les 24 heures.

Recourir à l'*acide lactique*, à la dose de 10 à 15 gr. pajour, en potion ou en limonade.

℞ Acide lactique............ 5 gr.
  Eau distillée............ 100 —
  Sirop simple ou diacode... Q. S.
               p. 150 cc.
  1 cuillerée à bouche toutes les 3 heures, dans un peu d'eau (Herzen).

**En cas d'ulcérations dans le gros intestin** : pratiquer de *grandes irrigations intestinales* légèrement antiseptiques (ichtyol, 1 à 2 cuillerées à café pour 1 litre d'eau) ; ou bien administrer des *lavements au nitrate d'argent* :

℞ Nitrate d'argent.... 5 à 10 cgr.
  Eau distillée......... 150 gr.
  Pour un lavement.

Voy. *Diarrhée des tuberculeux*.

# ENTÉROPTOSE

Voy. *Chute du rectum, Dilatation de l'estomac, Entérite muco-membraneuse, Prolapsus de l'utérus, Rein mobile*.

# ENTÉRORRAGIE

Voy. *Hémorragie intestinale*.

# ENTORSE

**E. récente** (sans fracture). Pratiquer le *massage* associé à la *compression ouatée*, à l'*immobilisation* pendant les premiers jours après l'accident, et à la *balnéation chaude* à 45° ou 50° (Reclus).

**E. ancienne.** *Massage* et *mobilisation*.

**E. compliquée de poussées phlegmasiques** (arthrite aiguë).

*Immobilisation* et *compression ouatée*.

Règles principales du massage : 1º Exercer les pressions avec les mains enduites d'un corps gras ou de talc, dans une direction unique, celle de la circulation veineuse.

2º Commencer par des pressions très légères, en augmenter progressivement la force.

Se guider sur l'absence ou le peu de douleur provoquée par les manœuvres, pour augmenter la force et passer de l'effleurement de la peau à des pressions véritablement fortes qui permettront de pétrir et de malaxer les régions les plus profondes.

3º Continuer la séance de massage aussi longtemps qu'il sera nécessaire pour obtenir la disparition de la douleur, ou tout au moins son atténuation.

4º Faire une ou plusieurs séances par jour, suivant l'intensité de la douleur où la gravité de l'entorse.

Voy. *Arthrite traumatique.*

# ENVIES

Voy. *Angiomes.*

# ÉPHÉLIDES

Eviter d'administrer l'arsenic et le nitrate d'argent.

Ne pas appliquer extérieurement de la teinture d'iode, des vésicatoires, des pointes de feu.

Fuir le grand air et les rayons solaires. Conseiller les chapeaux à larges bords, les voilettes épaisses, les gants.

Traiter la chloro-anémie, la dyspepsie, la scrofule, les affections utérines.

LOCALEMENT : frictionner, matin et soir, les parties malades avec une *solution de sublimé* à 1 p. 500 (Brocq).

| | |
|---|---|
| ℞ Sublimé | 1 gr. |
| Alcoolat de lavande | 150 — |
| Eau | 350 — |

Appliquer, pendant la nuit, de l'*emplâtre de Vigo* ou de l'*emplâtre hydrargyrique de Unna* ; ou bien appliquer sur les taches de rousseur, le soir, une couche de la mixture suivante et laisser sécher sur place :

| | |
|---|---|
| ℞ Sublimé | 7 gr. |
| Eau distillée | 1 litre. |

| | |
|---|---|
| Blancs d'œufs | } nº 4 |
| Suc de citron | } |
| Sucre blanc | 50 gr. |
| | (Hardy). |

Ou encore prescrire l'une des pommades suivantes :

| | |
|---|---|
| ℞ Précipité blanc d'hydrargyre | } āā 1 gr. |
| Sous-nitrate de bismuth | } |
| Cold-cream | 20 — |

| | |
|---|---|
| ℞ Précipité blanc | } āā 4 gr. |
| Sous-nitrate de bismuth | } |
| Glycérolé d'amidon | 15 — |
| | (Touvenaint). |

Pendant le jour, appliquer sur les parties malades un fard quelconque, ou bien une des pommades suivantes :

| | |
|---|---|
| ℞ Acide salicylique | 25 à 30 cgr. |
| Oxyde de zinc | } āā 3 gr. |
| Poudre de lycopode | } |
| Vaseline | } āā 10 — |
| Lanoline | } |
| Essence de violettes. | Q. S. p. aromatiser. |
| | (Brocq). |

| | |
|---|---|
| ℞ Oxyde de zinc | 30 cgr. |
| — jaune de mercure | 1 gr. 25 |
| Huile de ricin | } āā 30 — |
| Beurre de cacao | } |
| Essence de roses | X gouttes. |

**Si la peau est très irritée :** cesser les frictions au sublimé et l'application des pommades ou des emplâtres à base de mercure, et appliquer uniquement l'une des pommades précédentes (Brocq).

**Dès que l'inflammation a disparu :** reprendre l'emploi des solutions ou des pommades mercurielles et continuer le traitement jusqu'à disparition des pigmentations.

**Si les préparations mercurielles sont insuffisantes :** recourir à l'*eau oxygénée* et à l'*acide phénique* à 1 p. 10 ou à 1 p. 5 (Brocq).

Voy. *Chloasma utérin.*

# ÉPHIDROSE

Voy. *Hyperidrose localisée.*

# ÉPIDIDYMITE BLENNORRAGIQUE

Voy. *Orchite blennorragique.*

# ÉPILEPSIES

**É. ESSENTIELLE.**

TRAITEMENT HYGIÉNIQUE : vie à la *campagne*, éviter avec soin les lieux où plusieurs personnes sont réunies, comme les cafés, les concerts, les spectacles. *Exercices fréquents,* mais sans fatigue : éviter les jeux violents, les sorties au soleil, la fatigue intellectuelle. Déconseiller le mariage ; rapports sexuels avec sobriété. Supprimer, dans les limites du possible, toute cause d'irritation mécanique ou chimique au voisinage d'un réseau sensitif périphérique (corps étrangers, vers intestinaux, affections de l'oreille, des fosses nasales, de l'utérus ou des ovaires, dents cariées, durillons, cicatrices veineuses).

Défendre l'allaitement aux accouchées.

Ne pas envoyer à l'école les jeunes enfants ou les adolescents épileptiques ; recourir à l'*instruction privée au sein de la famille.* Éviter les émotions ; *vie calme et régulière.* Combattre la constipation. *Ne pas dormir trop,* ne pas dormir pendant le jour.

Au moment de l'attaque : desserrer les vêtements du malade et le placer sur un matelas ou des coussins. Ne rien placer entre les dents du malade.

RÉGIME : alimentation presque exclusivement herbacée, *régime lacto-végétarien.* Défendre l'alcool sous toutes ses formes (vin, bière, liqueurs, vins médicinaux) et *mettre le malade à l'eau.*

Ni thé, ni café, conseiller les *tisanes chaudes,* du *maté chaud* ou des *eaux minérales diurétiques.*

Défendre le tabac.

TRAITEMENT PALLIATIF : *La médication bromurée est*

*le seul traitement réellement efficace de l'épilepsie.*

Le *bromure de potassium* est le médicament le plus actif, mais il vaut mieux employer les trois bromures associés. Ne jamais prescrire le bromure de sodium seul ; cet agent est beaucoup moins actif que le bromure de potassium ou qu'une potion contenant les trois bromures à parties égales.

Recourir, pendant toute la durée de la période d'activité de l'épilepsie, à la *méthode d'administration continue* du bromure et réserver la méthode d'administration interrompue, à l'époque où l'on veut supprimer le médicament ou aux états psychiques qui se montrent pendant la guérison.

*Donner le bromure à doses croissantes*, jusqu'à ce que l'on ait trouvé la *dose suffisante* pour supprimer les accès (légère mydriase, pupilles paresseuses : réaction lumineuse et réaction accommodative ; suppression du réflexe pharyngien).

Administrer, par exemple, par jour 5 gr. de bromure la *première semaine*, 6 gr. par jour la *seconde semaine*, et 7 gr. la *troisième* ; si, à ce moment, le malade présente un peu d'obnubilation intellectuelle, une tendance au sommeil, sans être obligé de cesser ses occupations, on connaît la dose suffisante et vraiment efficace ; si la dose de 7 à 8 gr. rend le malade apathique, somnolent, si sa langue est saburrale, son appétit nul et son intestin comme paralysé,

diminuer la dose de bromure et n'administrer que 4 gr. par jour.

Augmenter, après un certain laps de temps, la dose de bromure de 1 ou 2 gr. : l'organisme s'habitue au médicament et la dose qui était suffisante au début du traitement devient insuffisante après quelques mois.

Préférer ce mode d'administration continue, *méthode progressive*, et rejeter la méthode constante, qui consiste à donner 2, 3 ou 4 gr. de bromure par jour, ainsi que la méthode oscillante (Grasset), d'après laquelle on fait prendre au malade 2 gr. de bromure pendant 5 jours, 4 gr. pendant 5 autres jours, et ainsi de suite jusqu'à 10 gr., en diminuant ensuite de 2 gr. tous les jours pour reprendre une nouvelle série.

Favoriser l'efficacité de la médication bromurée par la *diminution ou la suppression du sel* de l'alimentation. N'user toutefois de cette méthode qu'avec la plus extrême prudence, car elle peut s'accompagner, au bout de quelques jours, d'un état nerveux grave, avec excitation, tentative de suicide et même de mort ; rechlorurer les malades dès l'apparition des troubles mentaux (dépression mélancolique, hallucinations, confusion mentale) et diminuer la dose de bromure; en faire prendre 1 gr. à 1 gr.50 et sans jamais dépasser 3 à 4 gr. pendant la déchloruration.

℞ Bromure de potassium.... 20 gr.
Eau....................... 300 —

3 à 5 cuillerées par jour, dans du lait (1 cuillerée à soupe contient 1 gr. de sel).

℞ Bromure de potassium... 20 gr.
— de sodium..... 10 —
— d'ammonium.... 10 —
Eau...................... 300 —

3 à 5 cuillerées par jour (1 cuillerée à soupe contient 1 gr. de bromure de potassium et 50 cgr. de chacun des deux autres bromures).

℞ Bromure de potassium... 30 gr.
— de sodium...... 15 —
— d'ammonium ... 15 —
Eau distillée............ 1 litre.

6 à 10 cuillerées par jour (Ball). (1 cuillerée à soupe contient 1 gr. de bromure).

**Doses du bromure de potassium chez les enfants :**

A 1 an........... 50 cgr. par jour.
De 2 à 3 ans. 1 à 2 gr. —
De 4 à 5 ans. 2 à 3 — —
De 6 à 10 ans. 3 à 4 — —
De 10 à 15 ans. 4 à 5 — —

Ne jamais oublier de faire prendre le bromure dans de grands verres de *lait* et de mettre en œuvre l'*antisepsie intestinale* et les *bains antiseptiques*, pour s'opposer à l'intoxication bromique. Préférer le *salol* aux autres antiseptiques intestinaux, et faire prendre autant de cachets à 10 cgr. chacun que le malade prend de grammes de bromure (Gilles de la Tourette).

Prescrire aussi :

℞ Salol................. ⎱
  Benzonaphtol....... ⎰ āā 20 cgr.

Pour 1 cachet : 3 à 5 par jour (Herzen).

Donner aussi de temps en temps un *purgatif salin* (20 à 30 gr. de sulfate de soude).

*Durée du traitement :* une fois la dose qui suffit à la cessation des crises établie, la

continuer pendant 1 an à 1 an 1/2 et la diminuer peu à peu, de façon que la durée totale du traitement soit de 2 ans à 2 ans 1/2, et même 3 ans. Pendant ce laps de temps, le bromure sera pris *sans aucune interruption* (Gilles de la Tourette).

Ne pas employer les médicaments proposés comme succédanés des bromures (bromaline, bromipine) et ne pas associer ceux-ci à d'autres médicaments (atropine, adonis vernalis, chloral, piscidia erythrina).

Combattre l'influence dépressive du bromure de potassium sur la nutrition par l'*arsenic*, donné séparément ou associé au bromure :

℞ Bromure de potassium... 50 gr.
  Arséniate de soude...... 15 cgr.
  Eau distillée............ 1 litre.

(1 cuillerée à soupe contient 1 gr. de bromure) (Pitres).

Ou mieux injections de *cacodylate de soude* pendant 10 jours, suivis de 10 jours de repos, puis d'une nouvelle série d'injections ; ou encore injections de la solution suivante :

℞ Phosphate de soude.... ⎫
  Sulfate de soude....... ⎪ āā 1 gr.
  Chlorure de sodium.... ⎬
  Acide phénique neigeux. ⎪
  Eau stérilisée......... ⎭ 100 —

Injecter progressivement de 2 à 10 cc. par jour (De Fleury).

**Dans les cas rebelles au bromure à hautes doses** (12 à 15 gr. par jour) : ordonner le *borate de soude* aux doses de 1 à 4, 6 et 8 gr. par jour, ou mieux prescrire le *bromure de potassium* à doses croissante et décroissante, de 6, 7, 8 gr., associé au *borate de soude* à doses croissante et décroissante inverse ou croisée, de 3, 2 gr. par jour, pris pendant une semaine à chacune des doses indiquées (Gilles de la Tourette).

2 Borate de soude................ 10 gr.
  Glycérine.................... 10 —
  Sirop d'écorces d'oranges
    amères................... 200 —

1, 2 à 3 cuillerées par jour, associé au bromure et de la façon indiquée (1 cuillerée à soupe contient 1 gr. du médicament).

*Règle générale* : Le borate de soude réussit mieux dans les épilepsies symptomatiques ; le bromure de potassium réussit mieux dans l'épilepsie-névrose. Mais, dans ce dernier cas encore, il ne faut employer le borax que quand le bromure a échoué (Mairet).

**Chez les sujets guéris de leurs crises** : mais devenus coléreux, irascibles, et présentant par intervalles de l'excitation nerveuse, administrer le bromure, à la dose de 3 à 4 gr. par jour, pendant ces périodes et durant 15 à 20 jours.

**En cas d'accès nocturnes** : faire prendre les 2/3 *de la dose quotidienne le soir*, le reste le matin.

**Si les accès ont lieu dans la journée** (vers midi) : faire prendre *les 2/3 de la dose quotidienne le matin*, le reste le soir.

**Pendant la grossesse** : continuer le *traitement bromuré à hautes doses* (Gilles de la Tourette).

Dans le cas d'épilepsie s'aggravant pendant la grossesse, malgré un traitement hygiénique, diététique et médicamenteux rigoureux (fuir la ville, vie à la campagne, régime lacté absolu, laxatifs répétés, injections de sérum artificiel, bromures administrés d'une façon continue), *interrompre la grossesse.*

**En cas d'état de mal épileptique:** *Repos au lit,* dans l'obscurité et le silence. *Alimenter le plus possible* le malade : lait, œufs, crèmes, peptones, somatose, tropon.

S'il existe des convulsions cloniques empêchant le malade de boire et de manger, recourir à l'emploi de la *sonde œsophagienne.*

Ordonner le *bromure de potassium* (voie gastrique et voie rectale) ou mieux l'*hydrate d'amylène* par voie rectale, à la dose de 3 gr., 3 fois par jour, ou par voie sous-cutanée (injections intramusculaires), à la dose de 2 à 3 gr., répétée 2 à 3 fois dans les 24 heures.

Pratiquer des injections de *sérum artificiel* (sous-cutanées ou intraveineuses après saignée préalable) et de *caféine.*

**En cas d'agitation** : voy. *Agitation.*

**É. CONGESTIVE** (pléthorique).
*Hygiène* et *régime* de l'épilepsie essentielle.

*Émissions sanguines,* saignée. Pilules d'*aloès. Ergotine.*

**É. JACKSONIENNE.**

**Chez un syphilitique** (gomme) : *traitement spécifique intense* (injections quotidiennes de biiodure de mercure, à la dose de 2 à 4 cgr. pendant 15, 20 et 30 jours consécutifs ; en même temps, iodure de potassium à la dose de 3 à 6 gr. par jour).

**Dans les autres cas** (abcès, kyste, traumatisme cranien, tumeur, méningite tuberculeuse en plaques) : intervention chirurgicale ; *trépanation* suivie de redressement de la voûte cranienne, d'ablation d'un corps étranger, de libération de la dure-mère adhérente ; *craniotomie*, *hémicraniotomie*.

### É. MENSTRUELLE.

*Hygiène* et *régime* de l'épilepsie essentielle.

*Purgation drastique* (eau-de-vie allemande, 20 gr.), avant l'apparition des règles. *Bains de pieds sinapisés* et *scarifications du col* ou *sangsues* à l'anus, à l'approche des règles.

Emploi du *bromure de potassium*, pendant 15 jours tous les mois ; commencer à l'administrer 10 jours avant l'apparition présumée des règles et continuer à le donner pendant toute la durée de celles-ci (3 à 6 gr. par jour).

### E. D'ORIGINE NERVEUSE PÉRIPHÉRIQUE (plaies, compression d'un nerf).

*Intervention chirurgicale.*

### É. RÉFLEXE (vermineuse, affections de la cavité nasale, pointe de hernie nouvelle, affection utérine, etc.).

Traitement approprié au cas.

### É. SÉNILE.

Combattre l'artériosclérose.

Surveiller avec grand soin l'état du rein (régime lacté, théobromine).

Conseiller une *continence absolue* ; défendre les *boissons alcooliques* et les *fatigues*.

Administrer la *spartéine*, le *strophantus* ou la *caféine*, pour fortifier l'action du cœur et diminuer l'anémie cérébrale.

Prescrire le *bromure de potassium*.

### É. SYPHILITIQUE.

**En cas d'épilepsie partielle due à une lésion cérébrale locale :**

*Traitement spécifique intense* : 6 à 10 gr. d'onguent mercuriel en frictions, et 4 à 8 gr. d'iodure de potassium par la bouche ou par le rectum, pendant 20 jours.

Après quelques semaines de traitement mixte, recourir à la méthode des traitements alternés de Fournier (injections profondes de biiodure de mercure, 2 à 4 cgr. pendant 15 à 20 jours ; repos de 4 semaines, puis nouvelle série d'injections, et ainsi de suite ; injections de calomel 5 ou 10 cgr., ou injections d'huile grise à 8 cgr., répétées toutes les semaines).

**En cas d'épilepsie parasyphilitique** : recourir au *traitement bromuré* de l'épilepsie essentielle.

### É. TOXIQUE.

Traiter l'alcoolisme, l'absinthisme, le tabagisme, le saturnisme, l'urémie, l'acétonémie, etc.

# ÉPISTAXIS

**É. LÉGÈRE.**

*Déboutonner* et *dégrafer* les vêtements qui serrent le cou et la poitrine ; faire garder au malade la *position verticale* et lui conseiller de faire des *inspirations profondes.*

Recommander de *plonger la main* correspondante à la narine qui saigne, *dans de l'eau chaude.*

*Comprimer les ailes du nez* contre la cloison nasale quand l'épistaxis se produit à l'union de la cloison et de la sous-cloison.

Introduire dans la narine et l'y maintenir un tampon de ouate hydrophile imbibée d'une solution d'*antipyrine* à 1 p. 10, ou de *ferropyrine* à 1 p. 20, ou d'*eau hémostatique de Pagliari* ou d'*eau oxygénée* à 12 volumes, ou bien introduire dans le nez une *vessie de baudruche* montée et fixée sur une sonde urétrale, que l'on remplit d'eau à travers la sonde, en ayant soin ensuite d'obturer celle-ci.

Ne pas recourir à l'application de perchlorure de fer, ni aux insufflations astringentes.

Toucher la muqueuse saignante avec un tampon imbibé d'une solution d'*adrénaline* à 1 p. 1 000 (se souvenir que ce médicament amène des hémorragies par vaso-dilatation secondaire) et laisser en place un tampon imprégné d'une solution à 1 p. 5 000 ou à 1 p. 10 000.

Appliquer sur la nuque ou sur la région interscapulaire une éponge ou des *compresses de tarlatane imbibées d'eau très chaude ou froide.*

**É. GRAVE.**

Pratiquer d'emblée le *tamponnement antérieur* à l'aide d'une bandelette de gaze stérilisée longue et étroite, ou bien à l'aide de petits bourdonnets de ouate ou de gaze aseptique, attachés à un fil, les uns à la suite des autres, espacés entre eux de 2 cm. et imbibés d'une solution hémostatique (eau oxygénée à 7 ou 8 volumes, solution d'antipyrine 1 p. 10).

Commencer par débarrasser la fosse nasale qui saigne des caillots à l'aide d'une irrigation chaude ou froide, ou simplement en faisant moucher le malade, puis introduire, à l'aide d'un stylet, le premier bourdonnet, entre la cloison et le méat inférieur ; introduire ensuite d'autres bourdonnets jusqu'à remplir la partie antérieure du nez.

Laisser le tamponnement en place pendant 36 à 48 heures.

En même temps, pratiquer quelques injections hypodermiques d'*ergotine* ou donner la potion suivante :

| ℞ Eau de Rabel........ | } | aa | 1 gr. |
| Perchlorure de fer... | | | |
| Eau................ | | | 120 — |
| Sirop d'opium....... | | | 25 — |

Par cuillerées (Dieulafoy).

**En cas d'érosion ou d'ectasie variqueuse d'un petit vais-**

**seau** (à la partie antérieure et inférieure de la cloison) ; cautériser l'érosion ou la tache vasculaire avec la *pointe fine du thermocautère* ou avec le *crayon de nitrate d'argent*, ou bien avec l'*acide chromique* fixé au bout d'un stylet : recueillir sur l'extrémité du stylet 2 ou 3 cristaux d'acide chromique ; porter alors dans la flamme d'une lampe à alcool le corps du stylet à environ 1 cm., 1/2 ou 2 cm. de l'extrémité supportant les cristaux ; laisser fondre les cristaux, retirer ensuite le stylet du feu, en le faisant rouler entre les doigts, afin qu'il se forme une petite perle d'acide chromique adhérente à l'extrémité du stylet et cautériser.

Se servir aussi du *galvanocautère*.

**Si le sang provient de la partie postérieure des fosses nasales :** pratiquer le *tamponnement antérieur et postérieur*.

Employer la *sonde de Belloc* ou une simple *sonde urétrale en caoutchouc*, *deux fils cirés* de 50 cm., une *pince de trousse ordinaire* et un *tampon* (tampon postérieur) de ouate ou de gaze aseptique de la grosseur et de la forme d'une petite noix ; noué à sa partie médiane avec les deux fils, dont on laisse pendre les quatre bouts. *Cocaïner* le nez avec une solution à 1 p. 40. Introduire alors, par la narine qui saigne, la sonde en gomme jusqu'à ce qu'elle vienne apparaître dans le pharynx buccal, la saisir avec la pince et la tirer hors de la bouche.

Passer et attacher dans l'œillet de la sonde les deux chefs de l'un des fils, puis retirer la sonde par le nez jusqu'à ce que le tampon vienne buter contre l'orifice postérieur des fosses nasales, sans le franchir.

Fixer les chefs de l'autre fil, qui reste dans la bouche, au coin des lèvres ou contre la joue correspondante à l'aide d'une plaque de diachylon.

Détacher la sonde, écarter les deux fils nasaux et, dans leur écartement, bourrer les tampons antérieurs ; par-dessus nouer les deux bouts du fil, de façon à enserrer et à lier ensemble les tampons antérieurs et le tampon postérieur.

Laisser ce tamponnement en place pendant 24 heures (Lubet-Barbon).

**Contre les symptômes d'anémie aiguë :** voy. *Anémie aiguë, Syncope.*


### É. A RÉPÉTITION.

Combattre la chloro-anémie, la débilité générale, l'hypertension artérielle, l'impaludisme chronique ; régler la menstruation.

Rechercher les végétations adénoïdes et les traiter chirurgicalement, lorsqu'elles existent.

Défendre les fatigues, les marches prolongées, les boissons alcooliques, le travail intellectuel prolongé ; éviter le soleil.

Faire *priser* plusieurs fois par jour le mélange suivant :

℞ Antipyrine pulvérisée..... 50 cgr.
Tanin..................... 1 —
Sucre en poudre........ 10 —
(Rendu).

Employer l'*adrénaline* (voy. *É. légère*), excepté dans le cas d'hypertension artérielle.

Prescrire la *quinine* et l'*ergotine* à petites doses.

℞ Bromhydrate de quinine.. 15 cgr.
Ergotine................. 10 —
Excipient............... Q. S.
Pour 1 pilule : 4 pilules par jour (chez les enfants, 2 à 3 pilules).

**En cas d'ectasie variqueuse d'un vaisseau** dans la partie antéro-inférieure de la cloison : toucher le point qui saigne avec une perle de *nitrate d'argent* fondu au bout d'un stylet.

Respecter les épistaxis légères des **cardiaques**, des **artérioscléreux**, des **brightiques**, des **hémorroïdaires**, des **femmes aménorrhéiques** et des **malades atteints de congestion cérébrale** ; instituer dans tous ces cas un traitement général contre la maladie causale, en ayant soin de ne jamais employer la digitale, l'ergot de seigle et surtout l'adrénaline, chez les hypertendus.

**Chez les cirrhotiques :** appliquer des *sangsues* ou un *vésicatoire* sur la région hépatique (Verneuil).

**Chez les goutteux :** prescrire le traitement hygiénique, diététique et médicamenteux de la goutte, et, en cas d'épistaxis persistante, *provoquer la fluxion goutteuse vers les articulations* (pédiluves chauds, vésicatoires).

**Au cours des maladies infectieuses :** combattre l'auto-intoxication ; éviter les antithermiques toxiques (antipyrine, antifébrine, etc.) ; recourir à la *balnéation froide ou tiède* ; donner le *sulfate de quinine*, associé à l'*ergotine* et à la *digitale*. Pratiquer au besoin une *saignée* et faire des injections de *sérum artificiel*.

℞ Sulfate de quinine........ 20 cgr.
Poudre d'ergot de seigle... 15 —
— de digitale........ 5 —
Pour 1 cachet : 4 à 5 par jour (Herzen).

Faire prendre des *boissons en abondance*, particulièrement des *boissons acides* (limonade sulfurique) :

℞ Acide sulfurique au 10°... 20 gr.
Eau distillée............ 875 —
Sirop de sucre.......... 125 —
(Limonade sulfurique du Codex).

℞ Acide sulfurique dilué au 10°............... 4 gr.
Hydrolat de laitue........ 180 —
Sirop diacode............ 30 —
1 cuillerée à bouche, toutes les heures.

Recourir à l'emploi de la *gélatine* par voie gastrique ou par voie sous-cutanée.

Donner enfin le *chlorure de calcium* à la dose de 2 à 3 gr. par jour, en potion.

# ÉPITHÉLIOMA CUTANÉ
*Cancer épithélial.*

**É. SUPERFICIEL NON ULCÉRÉ** (forme papillaire).
Recourir à la *cautérisation*, pratiquée à l'aide du thermocautère : carboniser complètement la lésion en enfonçant

profondément et à plusieurs reprises la lame du thermocautère dans le tissu morbide (Gaucher).

Lavages et pansements antiseptiques.

Ne pas employer le galvanocautère qui est insuffisant.

**É. ULCÉRÉ.**

**Si l'épithélioma est peu étendu** : intervenir par la *cautérisation* (thermocautère), ou par le *raclage* ou rugination faite avec la curette tranchante de Vidal, après avoir insensibilisé la surface au chlorure d'éthyle ou par des injections dans le derme d'une solution de cocaïne à 1 p. 100 (3 à 5 seringues). Pratiquer l'hémostase avec du coton hydrophile, puis recouvrir la plaie de *chlorate de potasse* pulvérisé, et appliquer un simple pansement aseptique.

Laver la plaie, matin et soir, avec une solution concentrée de chlorate de potasse, puis la recouvrir d'une couche de chlorate de potasse pulvérisé et panser à la ouate sèche.

Après 2 à 3 jours de ce traitement, continuer les lavages avec une solution de chlorate de potasse sur la plaie, que l'on recouvrira d'une poudre antiseptique (salol, aristol, dermatol, iodol, xéroforme, sanoforme, amyloforme) (Brocq).

Employer aussi la *pommade au chlorate de potasse* :

2 Chlorate de potasse.... 1 à 2 gr.
Vaseline............... 20 —

(Gaucher).

Si l'on veut recourir au traitement par les *caustiques*

seuls, faire usage de l'*acide lactique* et de l'*acide salicylique* :

2 Acide lactique........ 60 parties.
— salicylique ..... 30 —
A appliquer tous les jours.

Ou bien, instituer le traitement par le *bleu de méthylène, suivi de cautérisation à l'acide chromique* : déterger l'ulcération au moyen de pulvérisations légèrement antiseptiques, puis teindre toutes les parties ulcérées avec la solution suivante :

2 Bleu de méthylène..... 1 gr.
Alcool.............. ⎱ āā 10 —
Glycérine.......... ⎰

Toucher ensuite toutes les parties teintes en bleu, avec un stylet d'acier trempé dans:

2 Acide chromique........ 2 gr.
Eau distillée........... 10 —

Puis panser avec des compresses imbibées de solution de sublimé à 1 p. 1 000.

Employer de préférence les caustiques suivants : *pâte de Vienne* (mélange à parties égales de potasse caustique et de chaux vive ; pour employer la pâte de Vienne, commencer par la dissoudre dans une petite quantité d'alcool, puis l'appliquer ainsi sur la partie malade, en ayant soin de limiter l'action du caustique au moyen d'un morceau de sparadrap à trous), *caustique de Filhos, potasse caustique, chlorure de zinc* à 20 et 10 p. 100, ou sous forme de pâte de Canquoin au cinquième, au quart, au tiers.

Préférer l'emploi de l'*arsenic*, qui est plus actif, que tous les caustiques ci-dessus mentionnés :

♃ Acide arsénieux....... 2 parties.
Sulfure de mercure...  6  —
Éponge calcinée......  12  —

Déterger l'ulcération à l'aide de cataplasmes ou de pulvérisations, et après avoir avivé la surface avec un peu d'ammoniaque, la recouvrir avec une petite quantité de cette poudre délayée dans de l'eau, de manière à former une pâte (Manec). (Ce moyen est très douloureux et même dangereux, n'y avoir recours que dans certains cas d'étendue moyenne).

Recourir à la *méthode de Cerny et de Trunecek* (de Prague) : nettoyer et absterger le foyer néoplasique, au besoin cruenter l'ulcération cancéreuse sur une petite étendue, puis badigeonner toute la surface du cancer avec la mixture arsenicale suivante, en ayant soin, au préalable, d'agiter le flacon :

♃ Acide arsénieux........... 1 gr.
Alcool éthylique........ }
Eau distillée.......... } āā 75 —

Laisser évaporer à l'air libre, puis panser à plat ou mieux laisser l'ulcère sans pansement.

Répéter les badigeonnages tous les jours une fois.

Au cours de la médication, plus l'escarre devient épaisse, plus le topique doit être énergique ; employer une solution à 1 p. 100 et même 1 p. 80.

♃ Acide arsénieux....... 1 gr.
Alcool éthylique....... }
Eau distillée.......... } āā 40 —

Poursuivre le traitement, tant qu'après l'application du topique il se forme une croûte de couleur foncée, résistante et adhérente.

Cesser le traitement, lorsque apparaît une croûtelle jaunâtre, mince et facile à détacher (Cerny et Trunecek).

Pour diminuer la douleur causée par les badigeonnages d'acide arsénieux, incorporer à la solution arsenicale 1 gr. d'*orthoforme* (Badal et Ginestous) et pour favoriser la pénétration du caustique, faire préalablement à son application dans le tissu épithéliomateux des tranchées au moyen du galvanocautère (Darier).

Enfin pratiquer l'*extirpation* du néoplasme ou recourir à la *radiothérapie* ; essayer enfin la *radiumthérapie*.

**Si l'épithélioma est très étendu :** insensibiliser la surface ulcérée avec une solution de cocaïne à 1 p. 20, puis faire, tous les jours 2 fois, des *lavages avec une solution concentrée de chlorate de potasse*, suivis *d'applications de chlorate de potasse en poudre, ou de ouate hydrophile imbibée d'une solution concentrée de cet agent.*

Quand le chlorate de potasse a suffisamment agi, appliquer une poudre antiseptique (salol, dermatol, aristol, iodol), ou bien la pommade suivante :

♃ Résorcine............. 1 gr.
Chlorate de potasse.... 4 —
Vaseline............. }
Lanoline............. } āā 10 —
(Brocq).

Cautériser ultérieurement à l'aide du chlorate de potasse les points qui ne sont pas encore cicatrisés, ou bien les volatiliser au *thermocautère* ou au *galvanocautère* (Brocq).

Employer aussi le *carbure de calcium* : le déposer, en nature, sur l'ulcération (destruction des végétations molles et saignantes, action hémostatique).

## ÉRECTIONS DOULOUREUSES

℞ Donner les *bromures*, l'*antipyrine*, le *camphre*, le *camphre monobromé*, l'*opium*, la *belladone*.

Pratiquer des injections de *cocaïne* à 2 p. 100 dans l'urètre.

Voy. *Blennorragie.*

℞ Bromure de camphre... } āā 4 gr.
Extrait de valériane.... }
Poudre de valériane.... Q. S.
Pour 20 pilules : 6 pilules par jour.

℞ Camphre pulvérisé... 10 cgr.
Extrait d'opium... } āā 1 —
— de jusquiame. }
Pour 1 pilule : 4 à 6 pilules par jour (Herzen).

℞ Camphre............... 50 cgr.
Extrait d'opium......... 5 —
Jaune d'œuf............. n° 1.
Eau tiède.............. 200 gr.
Pour 1 lavement (Ricord).

Voy. *Satyriasis.*

## ÉROSIONS DU COL UTÉRIN

Appliquer des topiques modifiant légèrement les surfaces malades, tels que la *teinture d'iode* et les solutions de *nitrate d'argent* à 1/30.

℞ Teinture d'iode........... 20 gr.
Chlorhydrate de morphine... 1 —
(Lutaud).

℞ Iode pur................ 50 cgr.
Teinture d'iode....... }
— de noix de galle } āā 10 gr.
Appliquer sur le col avec un pinceau ; tamponner ensuite avec de la ouate. Répéter les applications tous les 2 jours.

Ou bien employer le mélange suivant :

℞ Glycérine.............. 100 gr.
Sulfate de zinc......... 2 —
Essence de wintergreen. X gouttes
Imbiber un tampon de ce mélange et l'appliquer sur le col (Lutaud).

Insufflations de *poudres astringentes* (tanin, tannoforme, alun, dermatol, ichtalbine), *antiseptiques* (acide borique, iodoforme, aristol, iodol) ou *kératoplastiques* (iodoforme, thiol, amyloforme).

℞ Tannoforme............. 10 gr.
Sous-nitrate de bismuth... 20 —
(Herzen).

Voy. *Ectropion des lèvres du col.*

**Lorsque le col est volumineux, rouge et tuméfié :** recourir à l'*ignipuncture* : introduire 2 ou 3 pointes de feu à 1 centimètre de profondeur sur chacune des lèvres du col. Employer un spéculum de Fergusson pour ne pas s'exposer à brûler les parois vaginales. Faire suivre l'ignipuncture d'une abondante injection froide et d'un tamponnement à la gaze iodoformée.

Traiter les petites plaies résultant de la chute des escarres ci-dessus (Lutaud).

Voy. *Déchirures du col, Ectropion des lèvres du col, Hypertrophie du col, Ulcérations du col.*

# ÉROSIONS, EXULCÉRATIONS STOMACALES

Voy. *Exulcération simple de l'estomac, Hématémèse.
Ulcère de l'estomac.*

# ÉRUCTATIONS NERVEUSES

Traitement général de l'hystérie ; *bromure de potassium,
hydrothérapie.*

# ÉRUPTIONS

**É. MÉDICAMENTEUSES** (de cause interne).

Supprimer l'agent toxique. *Régime lacté intégral* ; *alcalins* à hautes doses. *Purgatifs salins* répétés et *tisanes diurétiques. Antisepsie intestinale. Bains calmants, lotions émollientes et antiprurigineuses*; puis *bains savonneux*, 2 à 3 par semaine. *Pulvérisations boriquées ou phéniquées* locales, matin et soir, pendant une demi-heure. *Cataplasmes d'amidon* froids ou *pansements humides*, s'il s'est formé des croûtes adhérentes.

**É. PRURIGINEUSES INFANTILES.**
Voy. *Strophulus.*

# ÉRYSIPÈLE

**É. DE LA FACE.**

TRAITEMENT GÉNÉRAL.

Isoler le malade dans une *chambre bien aérée* et maintenue à une température uniforme (16° à 18°).

*Repos au lit, purgatifs, toniques* (alcool), *stimulants diffusibles, antithermiques*, de préférence quinine, pyramidon, phénacétine, lactophénine en cachets de 50 cgr., 3 à 4 gr. par jour.

*Alimentation liquide* : lait, bouillon, eau vineuse, limonades en grande quantité.

**En cas de délire avec hyperthermie** : recourir aux *bains tièdes* ou *froids*, en s'inspirant de l'état général, de l'état du cœur et de la diurèse.

Donner l'*alcool* et l'*opium* à hautes doses, si l'alcoolisme est en cause.

Ordonner les *bromures* et le *chloral*.

**En cas d'intoxication grave** administrer, matin et soir, un *lavement abondant* d'eau bouillie; pratiquer des *injections sous-cutanées de sérum artificiel* ; prescrire les *diurétiques* et la *caféine* et recourir à l'emploi du *collargol* en frictions :

℞ Argent colloïdal............ 15 gr.
  Lanoline................. 20 —
  Vaseline................. 80 —

Pour chaque friction, prendre 3 gr. de pommade (Netter).

ou en injections intraveineuses (3 à 5 cc. chaque fois d'une solution à 1 p. 100).

SÉROTHÉRAPIE par le *sérum antistreptococcique de Marmorek* : injecter 20 centimètres cubes de sérum, toutes les 12 ou 24 heures, selon la gravité des symptômes, jusqu'à disparition complète de tous les symptômes pathologiques.

TRAITEMENT LOCAL.

*Saupoudrer* les parties atteintes avec :

℞ Benzoate de bismuth.. ⎱ āā 20 gr.
Poudre d'amidon...... ⎰
(Grasset).

Ou bien recourir à l'une des médications suivantes :

*Compresses* imbibées d'une solution d'acide phénique à 1 ou 2 p. 100, de sublimé à 1 p. 10 000, d'ichtyol à 1 p. 10, ou simplement compresses imbibées d'une infusion émolliente (fleurs de sureau, racines de guimauve, têtes de pavots) et fréquemment renouvelées.

*Pulvérisations* avec une solution d'acide phénique à 3 p. 100, de phénosalyl à 2 p. 100, de sublimé à 1 p. 500, ou bien avec :

℞ Sublimé............ ⎱ āā 1 gr.
Acide tartrique........ ⎰
Alcool à 90°........... 5 cc.
Ether......... Q. S. p. f. 50 —

Pour pulvérisations faites avec un pulvérisateur à main, 2 à 3 fois par jour ; ne pas redouter la vésication, chercher au contraire à l'obtenir (Talamon).

*Badigeonnages* sur les tissus malades et les tissus environnants avec de la *teinture d'iode* (2 à 3 fois par jour), ou avec l'un des mélanges suivants :

℞ Gaïacol synthétique cristallisé.................... 1 gr.
Menthol................ 1 —
Huile camphrée.......... 30 cc.

En badigeonnages, toutes les 2 heures (Desesquelle).

℞ Ichtyol............... ⎱
Glycérine ............ ⎰ āā 20 gr.
Eau................... ⎰
Pour badigeonnages.

Recourir au *traitement compressif* :

℞ Traumaticine......... ⎱ āā 20 gr.
Ichtyol................ ⎰
(Juhel-Rénoy).

Pratiquer des badigeonnages 3 à 4 fois par jour au niveau du bourrelet, en empiétant sur la peau saine.

Employer aussi le *collodion iodoformé* ou au *sublimé*.

*Injections* dans l'épaisseur de la plaque ou mieux au niveau du bourrelet avec une solution d'acide phénique à 3 p. 100 ; injecter 4 à 5 seringues de Pravaz par jour et pratiquer les injections à 5 ou 6 centimètres l'une de l'autre (Hueter).

Recourir aussi aux injections intradermiques faites au niveau de la plaque avec une solution d'actol à 1/2 p. 100, de sublimé ou une solution iodo-iodurée ou de trichlorure d'iode.

*Pommades* :

℞ Ichtyol............... ⎱ āā 10 gr.
Onguent napolitain.... ⎰
Vaseline. ............ 20 —

Pour onctions, matin et soir (Herzen).

℞ Acide phénique........ 1 gr.
Ichtyol................ ⎱ āā 10 —
Essence de térébenthine ⎰
Lanoline ............. 20 —

℞ Sublimé............... 40 cgr.
Axonge.............. 30 gr.

Ou bien encore, appliquer sur la plaque érysipélateuse du *sérum antistreptococcique mélangé à la lanoline* (Chantemesse).

**En cas d'érysipèle à répétition :** examiner et explorer les voies lacrymales, les fosses nasales et le naso-pharynx (végétations adénoïdes) et instituer le traitement approprié au cas.

Chez le nouveau-né : *Collargol* en frictions ; *bains de sublimé* à 1 p. 20.000.

Badigeonner 2 fois par jour la plaque érysipélateuse (région ombilicale) avec :

4 Ichtyol.............. }
Lanoline.............. } āā 10 gr.
Eau.............. }

(Radcliffe).

É. DES MEMBRES (É. chirurgical).

*Désinfection* du foyer originel : débrider largement la plaie, gratter, cautériser au chlorure de zinc à 1 p. 10.

Appliquer ensuite sur le membre malade des *compresses* imbibées d'une solution antiseptique (acide phénique à 2 p. 100, lysol à 1 p. 100, phénosalyl à 2 p. 100) et recouvertes de taffetas imperméable et faire des *pulvérisations antiseptiques*, renouvelées 3 ou 4 fois par jour, pendant une heure environ.

Pratiquer des *badigeonnages*, 1 ou 2 fois par jour, avec une solution aqueuse d'ichtyol au tiers ou mieux au *collargol*, faits immédiatement en dehors du bourrelet sur la peau saine.

Recourir à la *balnéation antiseptique* et, dans les formes graves et gangreneuses, pratiquer, sur le bourrelet, des *scarifications multiples* ou des *pointes de feu* intracutanées avec la pointe du thermocautère.

# ÉRYTHÈMES

**É. POLYMORPHE.**

Traiter l'état général (arthritisme, lymphatisme).

Régime alimentaire sévère ; antisepsie intestinale.

Combattre la fièvre par la *quinine.*

**En cas de formation de vésicules et de bulles :**

4 Sulfate de quinine... }
Ergotine............. } āā 10 cgr.
Extrait de belladone.. } 1 mgr.
Pour 1 pilule ; 4 à 8 pilules par jour (Brocq).

**S'il n'y a pas de fièvre et pas de vésicules :** prescrire *l'iodure de potassium* (1 à 3 gr. par jour) (Brocq).

Contre l'érythème congestif de la ménopause : donner *l'ichtyol* (1 pilule de 15 cgr. à la fin de chaque repas), associé au *sulfate de quinine* (5 à 10 cgr.).

**En cas d'érythème polymorphe de cause morale** (femmes névropathes au moment des règles) : donner *l'iodure de potassium*, à la dose de 1 gr. 50 à 2 gr. par jour.

Localement :

Appliquer une *pommade à l'oxyde de zinc* et au *sous-nitrate de bismuth*, puis poudrer avec une *poudre inerte :*

℞ Oxyde de zinc............. 5 gr.
— Talc................... 10 —
— Amidon................ 20 —

**En cas de douleurs :** lotions avec l'*eau blanche* ou avec une *solution d'acide phénique* à 1 p. 100.

Pommades à l'*acide phénique* (2 p. 100) et au *menthol* (4 p. 100).

℞ Acide phénique........ ⎫ āā 50 cgr.
— — salicylique....... ⎭
— Vaseline.............. 50 gr.

Employer aussi le *glycérolé tartrique*.

**En cas d'éruption vésiculo-bulleuse douloureuse :** *Ouvrir les bulles* avec une aiguille aseptisée ; puis lotions anti-prurigineuses à l'*acide phénique*, au *sublimé*, à la *cocaïne*.

Pratiquer, au besoin, la cautérisation des surfaces à vif avec le *nitrate d'argent* en solution (Brocq).

**É. syphilitique polymorphe.** Traitement général de la syphilis.

Poudrer avec de l'*oxyde de zinc*, du *sous-nitrate de bismuth*, du *talc*, du *calomel* :

℞ Poudre de lycopode.... 50 gr.
— Acide salicylique....... ⎫ āā 1 —
— Calomel............... ⎭
(Maurin).

**É. INDURÉ DES JEUNES FILLES SCROFULEUSES.**

Prescrire l'*huile de foie de morue*, le *sirop d'iodure de fer*.

*Repos absolu* au lit, pendant quelques semaines ; défendre les occupations obligeant à rester debout.

LOCALEMENT : pratiquer la *compression ouatée* ou *élastique* des jambes. Appliquer de l'*emplâtre de Vigo* ou de l'*emplâtre rouge de Vidal*.

Recourir au *massage* et aux *douches chaudes*, particulièrement aux *douches sulfureuses*.

Pratiquer des *cautérisations profondes* avec la pointe fine du *galvanocautère*.

**É. INFANTILE.**

Surveiller et régler l'allaitement.

*Soins de propreté très rigoureux*, changer les linges de l'enfant chaque fois qu'ils sont souillés par les urines ou les matières fécales ; *laver* à l'eau tiède, à la décoction de feuilles de noyer, bien essuyer et *poudrer* à la poudre de talc, de lycopode, d'oxyde de zinc.

Ne pas abuser des lavages et procéder avec douceur, pour ne pas irriter la peau.

Employer les *bains de son*, d'*amidon*, de *feuilles de noyer*.

Insister surtout sur l'emploi des *poudres absorbantes* et *antiseptiques*.

℞ Acide borique........ ⎫ āā 5 gr.
— Alun................. ⎭
— Craie préparée........ 40 —
— Poudre d'amidon...... 100 —
(Comby).

℞ Tannoforme........... 10 gr.
— Oxyde de zinc......... 20 —
— Talc................. 100 —
(Herzen).

**En cas d'intertrigo :** isoler les parties malades avec des bourdonnets de coton hydrophile (voy. *Intertrigo*).

**S'il n'y a pas de suintement :** enduire les parties malades avec une *pommade inerte* :

℞ Salol ou acide borique. ⎫
— Oxyde de zinc ou sous- ⎬ āā 2 à 3 gr.
  nitrate de bismuth. ⎭
— Vaseline............. 30 —

**É. NOUEUX.**

*Repos au lit. Purgatif :* huile de ricin.

**Contre la fièvre :** *antipyrine, pyramidon, salicylate de soude, aspirine, salipyrine, quinine.*

**S'il n'y a pas de fièvre :** donner, l'*iodure de potassium* (1 à 3 gr. par jour), prescrire les *alcalins.*

Chez les syphilitiques (période secondaire et tertiaire), instituer le *traitement antisyphilitique mixte.*

Chez les paludéens, prescrire la *quinine.*

Localement : Enduire les parties malades avec le *baume tranquille,* ou le liniment suivant :

℞ Laudanum de Sydenham... 5 gr.
Chloroforme.............. 10 —
Huile de jusquiame..... 
— camphrée .......  ⟩ āā 25 —
Baume tranquille...... 

(Herzen).

Ou bien appliquer, 2 fois par jour, la pommade suivante :

℞ Acide salicylique ....... 
Lanoline.............. ⟩ āā 10 gr.
Essence de térébenthine. 
Axonge............... 80 —

(Bourget).

Faire des *lotions résolutives* avec :

℞ Chlorure d'ammonium.... 10 gr.
Eau................... 500 —
Teinture d'arnica...... 30 —

# ÉRYTHRASMA

Badigeonnages répétés avec de la *teinture d'iode,* jusqu'à desquamation complète des téguments, puis savonnages quotidiens avec du *savon au soufre,* à l'*acide salicylique,* à la *résorcine,* à l'*ichtyol,* au *naphtol.*

Après les savonnages, poudrer avec le *sous-nitrate de bismuth,* ou avec :

℞ Soufre.......... 1 à 10 gr.
Talc........... 100 —

(Besnier).

Conseiller aussi les lotions de *sublimé* à 1 p. 500, et employer les *pommades à base de soufre,* de *résorcine,* de *turbith minéral, d'oxyde jaune de mercure.*

℞ Soufre............. 
Acide salicylique.. ⟩ āā 1 gr.
Vaseline......... 30 —

(Herzen).

℞ Turbith minéral... 
Soufre........... ⟩ āā 1 gr.
Vaseline......... 30 —

Continuer le traitement pendant longtemps, pour éviter les récidives.

**En cas de récidives :** reprendre les applications iodées, et si la teinture d'iode pure est mal supportée, la dédoubler avec de l'alcool à 66° (Brocq).

# ÉRYTHRÉMIE OU ÉRYTHROCYTÉMIE

Voy. *Polycythémie splénomégalique.*

# ÉRYTHRODERMIES EXFOLIANTES GÉNÉRALISÉES

**FORME AIGUË.**

Supprimer la cause.

Traiter l'état infectieux ou toxique.

Appliquer sur la peau des *poudres inertes* ou des *pommades anodines*.

**FORME CHRONIQUE.**

Alimentation reconstituante, *suralimentation*.

*Toniques* (arsenic, fer, huile de foie de morue).

Ordonner des *pommades calmantes additionnées de menthol* (1 p. 100) ou d'*acide phénique* (1 p. 150).

Conseiller les *bains prolongés* (3 ou 4 heures par jour) *additionnés d'amidon* ou de *gélatine* (500 gr.).

# ÉRYTHROMÉLALGIE

*Traiter l'état général :* arsenic, fer, huile de foie de morue et avant tout, hydrothérapie et cures thermales.

Rechercher et traiter l'hystérie.

*Localement :* applications froides, pour calmer la douleur.

# ESTHIOMÈNE DE LA VULVE

Traitement général antituberculeux.

Localement : Prescrire des soins minutieux de propreté, des attouchements à la *teinture d'iode*, des pansements à la *résorcine*.

℞ Résorcine .................. 5 gr.
Glycérine .................. 50 —
Pour badigeonnages.

℞ Résorcine ..................  } āā 2 gr.
Chlorate de potasse ... }
Vaseline .................. 20 —
Lanoline .................. 10 —

(Herzen).

Voy. *Cancer vulvaire et vaginal.*

Recourir aux *excisions* au thermocautère et au bistouri.

# ÉTAT DE MAL CHORÉIQUE, ÉPILEPTIQUE OU HYSTÉRIQUE

Voy. *Chorées, Épilepsie, Hystérie.*

# ÉTRANGLEMENT INTERNE DE L'INTESTIN

Voy. *Invagination intestinale, Occlusion intestinale.*

## EXANTHÈME MENSTRUEL

Prendre pendant 3 jours avant l'apparition des règles, 1/2 à 1 1/2 mgr. de *sulfate* *d'atropine*, en 4 ou 6 fois, dans les 24 heures.
Purgation.

## EXCÈS DE VOLUME DU FŒTUS

Voy. *Dystocies fœtales.*

## EXCITABILITÉ NERVEUSE

Voy. *Nervosisme.*

## EXCORIATIONS DU MAMELON

Voy. *Crevasses du sein.*

## EXOPHTALMIE

Recourir au *traitement causal* de la lésion génératrice : lésions des parois orbitaires (tumeur, gomme), lésions des cavités voisines de l'orbite, lésions du contenu orbitaire (gomme), goitre exophtalmique.

Si la cornée est insuffisamment recouverte : appliquer le *bandeau compressif* en permanence.
Pratiquer la *suture des paupières*, la *tarsorraphie* partielle ou totale (Panas).

## EXSTASE

Combattre l'anémie, l'insuffisance d'alimentation et de sommeil.

Défendre toute surexcitation et la vie ascétique.
Traiter l'hystérie.

## EXULCÉRATION SIMPLE DE L'ESTOMAC

Repos complet, *diète rigoureusement absolue*, pendant plusieurs jours ; ne pas même permettre l'ingestion de quelques cuillerées d'eau ou de lait.

Donner des *lavements nutritifs* (lait, peptone, œufs, lactose) et pratiquer des *injections de sérum artificiel*, abondantes et répétées, additionnées de 10 cgr. de benzoate de caféine par litre.

Si le traitement médical ne suffit pas, si les grandes hématémèses se répètent coup sur coup, si les syncopes deviennent menaçantes : recourir d'urgence à l'*intervention chirurgicale* (suture du territoire saignant (Dieulafoy).

Voy. *Ulcère de l'estomac.*

## FAIBLESSE CONGÉNITALE
### Voy. *Atrophie infantile.*

(Voy. pour poids et taille du nouveau-né à la naissance et pour croissance normale du nourrisson, à : *Nouveauné*).

*Couveuse* chez les prématurés de moins de 1 500 gr. Elever les enfants nés à terme, *à l'air libre dans une pièce chaude (32°) et bien ventilée.*

Laisser séjourner les enfants dans la couveuse pendant 3 à 4 semaines à la température constante de 32°. S'ils s'engourdissent, et si leur poids ne progresse plus, quoique l'allaitement ait été rigoureusement surveillé, abaisser la température à 27° ou même à 25°.

Alimenter l'enfant avec du *lait de femme*, à défaut de celui-ci, avec du *lait d'ânesse* et au pis-aller, avec du lait de vache coupé d'eau bouillie sucrée.

Si la mère veut et peut allaiter son enfant, lui conseiller de prendre chez soi temporairement une nourrice avec son enfant. Cette nourrice fournira son lait à l'enfant débile, qui sera gavé s'il est nécessaire ou nourri au verre jusqu'au moment où il pourra téter. En même temps elle nourrira son propre enfant, ce qui excitera chez elle la sécrétion lactée. Quant à la mère du débile, elle met à son sein l'enfant de la nourrice et entretient ainsi son lait jusqu'au jour où l'enfant né débile est capable de téter vigoureusement.

Pour la quantité de lait, s'en tenir à la règle suivante : retrancher le dernier chiffre du poids, multiplier par 2, et faire du chiffre ainsi obtenu et 20, 30 ou 40 grammes de lait de femme en plus, la ration journalière de lait, en grammes (Budin).

*Procéder* au *gavage* de la manière suivante : verser le lait avec une cuiller dans le nez, l'enfant étant couché sur le dos, la tête légèrement inclinée en bas. Ou bien se servir d'une seringue pour injecter le lait dans le nez ; injecter goutte à goutte. Ou encore employer l'appareil spécial composé d'une capsule de verre graduée jusqu'à 15 cc. et d'une sonde œsophagienne : mouiller la sonde, puis l'introduire jusqu'à la base de la langue et lorsque l'enfant, par des mouvements instinctifs, l'aura fait pénétrer jusqu'à l'entrée de l'œsophage, pousser l'instrument et en cesser l'introduction lorsque 15 centimètres, bouche y compris, auront été introduits.

Éviter la suralimentation.

Lorsque l'enfant est devenu assez fort pour téter, alterner le gavage avec l'allaitement au sein et faciliter ce dernier par l'emploi de la *téterelle biaspiratrice* de Budin.

Si le débile ne digère pas bien, lui faire prendre avant la tétée une pincée de *pepsine* sous forme de paillettes, dissoute dans une petite cuillerée à sel d'eau.

*Bains prolongés* à 37°, d'après la méthode de Winkel ; *bains sinapisés* (200 gr. de moutarde pour 20 à 30 litres d'eau).

Injections sous-cutanées de *sérum marin* (plasma de Quinton), pratiquées tous les 2 ou 3 jours, à la dose de 5 à 10 cc.

**Contre les accès de cyanose:** enlever l'enfant de la couveuse, le déshabiller et le *frictionner*. Exercer des *pressions rythmiques* sur la cage thoracique. S'il y a des mucosités dans la bouche, les retirer avec un petit tampon ou avec le petit doigt.

Au besoin, *tenir l'enfant les jambes en l'air et la tête en bas* et recourir à l'*insufflation*.

Puis donner un *bain chaud*, ou un *bain excitant*, et prescrire 20 centigrammes de *bromure de potassium* par jour (Budin).

*Inhalations d'oxygène.*

# FAUSSE COUCHE

Voy. *Avortement.*

# FAUX CROUP

Voy. *Laryngite striduleuse.*

# FAVUS

**F. DU CORPS.**

*Énucléer avec soin les godets* ; s'ils sont nombreux, les ramollir par un bain savonneux ou avec :

| 2f Savon noir | } āā 20 gr. |
| Axonge | |
| (Brocq). | |

| 2f Soufre | } āā 20 gr. |
| Savon noir | |

| 2f Huile de cade | } āā 20 gr. |
| Savon noir | |
| (Brocq). | |

Puis laver énergiquement la partie malade.

Faire ensuite quelques *applications de parasiticides*, surtout de *teinture d'iode*.

**F. DU CUIR CHEVELU.**

Couper les cheveux ras ; faire tomber les croûtes à l'aide de *cataplasmes de fécule* boriqués ou les ramollir avec de la *glycérine*, de l'*huile d'amandes douces*, de l'*huile d'olives*, pures ou additionnées d'acide phénique, d'acide salicylique, de baume du Pérou, avec parties égales de savon noir ou d'axonge (Brocq).

**Si les croûtes sont trop épaisses :** après avoir appliqué un corps gras, mettre la *calotte de caoutchouc* pendant la nuit. Le lendemain matin, savonner avec la *décoction de Panama* ou du *savon noir*.

Ou bien frictionner avec :

℞ Huile de cade............... 5 gr.
   Savon...................... 3 —
   Glycérolé d'amidon......... 30 —
(Brocq).

Puis appliquer des cataplasmes, enfin savonner au savon noir.

**Quand la tête est bien nettoyée :** *Épiler.*

S'il y a plusieurs points attaqués, disséminés et diffus, épiler toute l'étendue du cuir chevelu, au moins une première fois, et circonscrire, dans les épilations successives, le champ d'épilation suivant la configuration des parties atteintes. S'il n'y a qu'un seul point pris, on peut n'épiler que la région malade, dans un rayon de 2 centimètres autour d'elle (Brocq).

℞ Teinture d'iode........... 90 gr.
   Glycérine.................. 10 —
   Bichlorure d'hydrargyre... 20 cgr.
(Unna).

Ou bien appliquer de la *vaseline phéniquée* à 5 p. 100, ou *salicylée* à 5 p. 100, ou *résorcinée* à 10 et 15 p. 100, ou encore :

℞ Soufre précipité.......... 3 gr.
   Camphre.................... 1 —
   Axonge .................... 30 —
(Hardy).

℞ Turbith minéral........... 1 gr.
   Vaseline .................. 30 —
(Brocq).

℞ Sulfate de cuivre.   50 cgr. à 1 gr.
   Vaseline .................. 30 —

**Si les applications parasiticides produisent trop d'inflammation :** les remplacer momentanément par des *cataplasmes de fécule* ou des pommades calmantes, telles que la *vaseline boriquée*, ou encore par des *fomentations* ou avec la solution suivante :

℞ Salicylate de soude...... 20 gr.
   Bicarbonate de soude...... 10 —
   Eau bouillie.............. 1 litre.
(Besnier).

**Quand les cheveux ont repoussé** (au bout de 4 à 6 semaines) : *épiler à nouveau* et ainsi de suite jusqu'à disparition de la rougeur du cuir chevelu et de la desquamation. La **durée du traitement** varie entre 10 mois et 3 ans.

Ou bien instituer le *traitement de Quinquaud :*

1° *Raclage* avec une curette, pour enlever mécaniquement les champignons.

2° *Lotions* avec :

℞ Bichlorure de mercure... 1 gr.
   Biiodure de mercure.... 15 cgr.
   Alcool.................... 35 gr.
   Eau....................... 250 —

3° Au bout de 3 à 4 jours, *épilation.*

4° *Nouveau raclage* à la curette.

5° *Emplâtre* en permanence :

℞ Biiodure de mercure..... 15 cgr.
   Bichlorure de mercure... 1 gr.
   Emplâtre simple......... 250 —
(Quinquaud).

Si cet emplâtre est trop irritant, prescrire la *pommade iodée* suivante :

℞ Iode.................... 1 gr.
Iodure de potassium...... 10 —
Vaseline................. 100 —

Ou faire des badigeonnages à la :

℞ Teinture d'iode........... 10 gr.
Répétés tous les 2 ou 3 jours, suivant qu'ils produisent plus ou moins de dermite.

6º Faire des frictions à l'*essence de térébenthine*, chaque fois que l'on coupe les cheveux.

Recourir à la *radiothérapie* en faisant agir les rayons X sur toute la surface du cuir chevelu et réaliser l'antisepsie de la surface épilée par des applications de *teinture d'iode* (Sabouraud).

**F. UNGUÉAL.**
Essayer le traitement sui-vant : commencer par vapo-riser sur l'ongle, au moyen d'un pulvérisateur ordinaire, le liquide ci-dessous :

℞ Pyrogallol............... 1 gr.
Éther sulfurique......... 100 —
Cire jaune............... 20 —
(Leistikow).

Puis badigeonner l'ongle avec :

℞ Pyrogallol............... 1 gr. 50
Naphtol β............... 2 gr.
Précipité blanc ......... 1 —
Teinture de gaïac....... 30 —
(Leistikow).

**En cas d'échec :** enlever mécaniquement les dépôts jaunâtres partiels.
Si l'altération est diffuse, appliquer des *emplâtres hydrargyriques.*
*Enlever l'ongle* et envelopper le doigt avec des *compresses trempées dans du sublimé* (Brocq).

# FERMENTATIONS GASTRO-INTESTINALES

Voy. *Antisepsie intestinale, Cancer de l'estomac, Constipation, Dilatation de l'estomac, Dyspepsie flatulente, Entérite muco-membraneuse.*

# FÉTIDITÉ DES LOCHIES

Voy. *Endométrite puerpérale septique, Fièvre puerpérale, Vaginite aiguë.*

# FIBROMES UTÉRINS

Conseiller le TRAITEMENT CHIRURGICAL CURATIF dans le cas de grosse tumeur, chez une jeune femme, et y recourir avant que la malade soit anémiée et épuisée par les métrorragies. Intervenir aussi aux environs de la ménopause, en cas d'insuccès des moyens médicaux ; opérer enfin dans le cas de dégénérescence de la tumeur, d'accidents rénaux ou cardiaques, de suppurations annexielles ou d'autres complications graves.

**F. pédiculisés du museau de tanche et F. du corps :** voy. *Polypes.*

**F. sous-muqueux :** *Énucléation, extirpation* par torsion ou par morcellement (myomectomie vaginale).

**F. sous-séreux plus ou moins pédiculisés :** *Myomectomie abdominale.*

**F. interstitiels à noyau unique, énucléable :** *Hystérectomie partielle, hystérectomie supra-vaginale,* et, dans certains cas, *énucléation intrapéritonéale.*

**F. multiples :** Laparotomie suivie d'*hystérectomie sus-vaginale,* ou *hystérectomie vaginale* si les tumeurs sont petites et mobiles.

**F. intraligamentaires et pelviens :** décortication de la tumeur, suivie d'*énucléation,* ou bien *hystérectomie abdominale.*

**F. infectés, gangrenés, sphacélés :** en cas de fibrome sous-muqueux, pratiquer des *injections intra-utérines de sublimé* à 1 p. 2 000, faire suivre chaque injection d'une irrigation intra-utérine indifférente, capable d'assurer l'évacuation complète de l'antiseptique toxique, se servir d'eau stérilisée bouillie ou d'eau additionnée de sel marin (6 à 7 p. 1 000), ou bien employer la *solution iodo-iodurée* suivante :

| | |
|---|---|
| ♃ Iode...................... | 4 gr. |
| Iodure de potassium...... | 8 — |
| Eau distillée.............. | 150 — |

A verser dans 2 litres d'eau à 38° ; pour une irrigation intra-utérine répétée 2 à 3 fois dans les 24 heures.

Recourir à la *laparotomie, suivie de l'ablation de l'utérus.*

En cas de polypes fibreux : voy. *Polypes.*

Dans tous les cas, l'*apparition des phénomènes septicémiques est une indication formelle d'intervention.*

**F. COMPLIQUÉS DE GROSSESSE.**

**Pendant la grossesse :** dans bon nombre de cas, se borner à *surveiller la marche de la grossesse* et intervenir différemment selon la nature des accidents qui se présentent.

**En cas de suintement et d'hémorragies légères :** prescrire seulement le *repos absolu* et l'*hydrastinine.*

**En cas d'hémorragies abondantes** entraînant un état grave : voy. *Anémie aiguë.*

*Interrompre la grossesse* (avortement provoqué).

**En cas de crises douloureuses :** prescrire le *repos absolu,* ordonner l'*antipyrine* et les *opiacés,* soit par voie gastrique, soit par voie rectale. Si besoin, injections de *morphine.*

Si les crises sont très fréquentes, et si l'état général est mauvais, *interrompre la grossesse.*

**En cas de menaces d'avortement ou d'accouchement prématuré :** *repos absolu ;* administrer le *laudanum* par la voie rectale, pratiquer des injections de *morphine* (voy. *Avortement*).

**En cas de rétroversion gravidique :** pratiquer la *réduction manuelle.*

Voy. *Rétroversion de l'utérus.*

**En cas de sérieuse diminu-**

tion des diamètres, au septième mois et demi ou huitième mois, due à un fibrome mural ou vers le Douglas : pratiquer l'*accouchement prématuré*, avec ou sans application de forceps.

En cas de phénomènes d'incarcération : recourir à l'*avortement provoqué*, à l'*ablation du fibrome* (Dührssen), à l'*amputation utéro-ovarique*.

En cas d'accidents brusquement menaçants pour la mère, obligeant à interrompre la grossesse (accroissement rapide de la tumeur, gêne considérable, hémorragies graves, accidents rénaux ou cardiaques) et lorsque le col est inaccessible : pratiquer l'*opération césarienne* (Martin, Tuffier) qui peut être suivie ou non de l'*opération de Porro*.

En cas de dégénérescence de la tumeur fibreuse ou de suppuration : recourir à l'*amputation utéro-ovarienne* de Porro.

INDICATIONS THÉRAPEUTIQUES TIRÉES DU SIÈGE DE LA TUMEUR (pendant la grossesse).

F. sous-séreux pédiculé ou sessile du fond de l'utérus : *expectation* ; n'intervenir qu'en cas d'accidents (compressions douleurs, torsion du pédicule).

F. pédiculé siégeant franchement sur le milieu du fond de la matrice : *expectation* ; en cas d'accidents, pratiquer la *myomectomie*.

F. interstitiel à évolution abdominale : *expectation* ; en cas de compression, recourir à l'*avortement provoqué* ou à l'*accouchement prématuré*. En cas d'inflammation ou de fonte purulente de la tumeur, pratiquer l'*amputation supra-vaginale*.

F. pelvien : recourir à l'*expectation*, surtout s'il n'existe aucun phénomène sérieux de compression ; tenter la *myomotomie vaginale*, si la tumeur est facilement accessible par le vagin ; mais lorsque la tumeur occupe une situation rendant tout accouchement impossible, pratiquer l'*amputation utéro-ovarienne de Porro*.

Différer le plus possible l'intervention, même dans les cas les plus graves au point de vue de l'obstacle à l'accouchement et intervenir lorsque la grossesse est à terme, sans attendre le début du travail (Tuffier).

En résumé : *n'intervenir que quand les circonstances y obligent impérieusement, et si la grossesse suit un cours à peu près normal, attendre le moment du travail* (Maygrier).

PENDANT L'ACCOUCHEMENT.

Combattre l'irrégularité des contractions, l'inertie utérine et la rigidité du col (voy. ces différents paragraphes).

F. du segment inférieur (facilement accessible par la voie vaginale) ou du col : *expectation* ; en cas d'accidents ou lorsque le fibrome est refoulé en bas par la partie fœtale : *extirpation* de la tumeur par le vagin : suivant que la tumeur est plus ou moins pédiculée, recourir à la *torsion*, à la *ligature*, à l'*excision*, ou à l'*énucléation*, après incision au bistouri.

Lorsque le fibrome n'est

pas situé de façon à opposer un obstacle à la sortie du fœtus et qu'il détermine simplement par sa présence de **l'inertie utérine** : surveiller attentivement l'état de la mère et de l'enfant, *activer au besoin la marche de la dilatation* par des irrigations vaginales chaudes, et, quand celle-ci sera complète, terminer l'accouchement artificiellement (forceps ou version), s'il y a lieu (Maygrier).

**F. occupant l'excavation et gênant plus ou moins le passage du fœtus** : *expectation* tant qu'aucun danger (rupture imminente de l'utérus, rupture prématurée de la poche des eaux, procidence du cordon ou des membres, présentation de l'épaule) ne menace ni la mère ni l'enfant (l'ascension de la tumeur peut avoir lieu et permettre un accouchement spontané).

Si après une certaine attente la tumeur reste immobile, pratiquer le *refoulement manuel* : introduire la main tout entière dans le vagin et appuyer sur la tumeur dans l'intervalle des contractions pour la repousser en haut au-dessus du détroit supérieur. Placer, au besoin, la femme dans le décubitus latéral ou la situation génu-pectorale, ou bien la laisser couchée sur le dos, la mettre en travers du lit et administrer du chloroforme.

Au besoin procéder aussi à cette réduction par le rectum.

Si le refoulement échoue : terminer l'accouchement, toutes les fois qu'il y aura un passage suffisant et que la présentation fœtale et la dilatation du col le justifieront, par le *forceps* ou par la *version*.

Lorsqu'on a le choix entre ces deux opérations : préférer le forceps (Maygrier).

Dans le cas de rétrécissement léger ne justifiant pas l'opération césarienne, recourir aux *pelviotomies pubiennes* ou *ischio-pubiennes*.

Quand on ne peut recourir ni au forceps ni à la version, faute d'espace suffisant, et si l'enfant est mort : pratiquer *l'embryotomie* (craniotomie suivie de la cranioclasie ou de la basiotripsie). Si l'enfant est vivant : pratiquer la *section césarienne simple* ou conservatrice, ou bien la faire suivre de *l'amputation utéro-ovarique* (les résultats pour la mère sont analogues à ceux de l'embryotomie et cette opération la débarrasse de ses fibromes).

**En cas de fibrome et de bassin rétréci** : *opération césarienne* ou mieux *opération de Porro*.

**PENDANT LA DÉLIVRANCE.**

**En cas d'hémorragie** : voy. *Hémorragie de la délivrance*.

**En cas de rétention du placenta** : voy. *Rétention du placenta*.

**En cas d'inertie utérine** : se garder de l'emploi des préparations d'ergot de seigle, tant que l'utérus n'est pas entièrement vide.

Voy. *Hémorragie de la délivrance*.

**PENDANT LES SUITES DE COUCHES.**

*Antisepsie rigoureuse* (voy. *Antisepsie obstétricale*).

**Si la tumeur est accessible par le vagin** : en tenter l'*ablation*.

**En cas d'accidents septicémiques** : pratiquer la laparotomie, suivie de l'*ablation de l'utérus* fibromateux (Hégar, Freund, Oberdrecht).

TRAITEMENT PALLIATIF SYMPTOMATIQUE.

*Indications* : petite tumeur fibreuse, ne donnant pas d'accidents sérieux, ou femme aux environs de la ménopause, ou état général mauvais, contre-indiquant une intervention chirurgicale, ou refus d'opération.

*Régime fortifiant ; toniques*, ne pas donner les préparations martiales, qui pourraient rendre les métrorragies plus abondantes. *Arsenicaux ; cacodylate de soude, arrhénal, glycérophosphates, injections de citrate de fer soluble et d'arsenic.*

2 Citrate de fer ammoniacal
    soluble.............. 5 gr.
  Arséniate de soude... | āā 50 mgr.
  Sulfate de strychnine. |
  Eau stérilisée. Q. S. p. f. 10 cc.
Injecter progressivement de 1/2 à 1 seringue de Pravaz tous les jours (Contre-indiqué en cas d'hémorragies) (Herzen).

*Cure thermale* aux eaux de Salins, Salies-de-Béarn, Kreuznach, Biarritz, surtout dans le cas de fibrome douloureux.

Faire porter une *ceinture hypogastrique*, faite sur mesure et maintenue en place par des sous-cuisses ou des jarretelles ; conseiller le *repos absolu au lit*, pendant la durée des règles, pour éviter les hémorragies.

Défendre le port du corset, les fatigues, les longues marches, la danse, l'équitation.

Combattre la constipation (magnésie calcinée, rhubarbe, podophylline, lavements).

Recourir au *massage* de l'abdomen, combiné à la *gymnastique décongestionnante*, pour réduire le volume de l'abdomen et pour diminuer la stase sanguine.

**Contre la tumeur** : pratiquer des injections d'*ergotine*, répétées tous les jours, pendant deux mois, à la dose de 20 à 25 cgr. (Hildebrand).

2 Eau distillée.............. 20 gr.
  Hydrate de chloral......... 50 cgr.
  Ergotine................... 4 gr.
Injecter 1 seringue de Pravaz, tous les jours.

Recourir à l'*électrothérapie* ; l'électricité est souvent le meilleur palliatif. Conseiller l'électrothérapie dans les cas suivants : 1° petit ou moyen fibrome, ne dépassant pas l'ombilic ; 2° fibrome unique ou peu lobulé, interstitiel ou sous-muqueux, plutôt mou que dur ; 3° fibrome sans lésions des annexes ; 4° aux approches de la ménopause. *Faradisation* : employer l'appareil de Gaiffe, de Chardin ou de Trouvé ; appliquer un pôle sur le col, l'autre sur l'abdomen.

Cette méthode est longue et peu dangereuse ; elle peut provoquer l'expulsion d'un fibrome volumineux.

*Électrolyse* : souvent dangereuse.

*Méthode d'Apostoli* : courants intenses, 110 à 350 milliampères. Pôle positif, hystéromètre de platine, introduit et même enfoncé dans l'épaisseur du parenchyme

HERZEN, 6e édition.                    23

utérin, dans le col ou l'utérus. Pôle négatif, appliqué sur l'abdomen au moyen d'un gâteau de terre glaise, destiné à diffuser le courant.

Cette méthode est contre-indiquée toutes les fois qu'il existe un processus inflammatoire aigu ou subaigu de l'utérus, des annexes, du paramétrium.

Pratiquer la *castration*.

INDICATIONS DE LA CASTRATION. Cette opération est particulièrement indiquée dans les cas où les hémorragies constituent le phénomène dominant, celui contre lequel on veut lutter.

Elle est en général indiquée toutes les fois qu'elle doit être beaucoup moins grave que l'hystérectomie et que celle-ci n'est pas formellement indiquée par des phénomènes de compression.

La castration peut être préférée à toute autre intervention dans le cas de fibrome interstitiel à évolution abdominale, petit ou de moyen volume, dans celui de corps fibreux intra-ligamentaire et pelvien, au commencement de leur évolution, et lorsque la cavité utérine mesure de 11 à 14 centimètres.

L'état anémique des malades est encore une indication spéciale pour l'ablation des ovaires, de préférence à celle de l'utérus.

La castration est enfin indiquée quand l'ouverture du ventre a démontré les risques excessifs d'une hystérectomie préméditée, tout en indiquant la possibilité et l'utilité d'une extirpation des ovaires (Pozzi).

Réserver cette opération aux malades qui présentent des complications cardiaques et rénales, chez lesquelles il est impossible de pratiquer une opération de longue durée.

CONTRE-INDICATIONS : La castration est contre-indiquée dans les grosses tumeurs (danger d'œdème ou de mortification); dans les tumeurs, même moyennes occasionnant des accidents marqués de compression ; dans les tumeurs fibro-kystiques (bénignité relative de l'hystérectomie, marche galopante de ces tumeurs), et télangiectasiques (danger de thromboses) (Pozzi).

Cette opération est aussi contre-indiquée quand la cavité utérine mesure 18, 20 ou 23 cm. (Terrillon).

Enfin dans les fibromyomes sous-muqueux pédiculés de dimensions moyennes, dans les fibromyomes sous-séreux pédiculés, il faut renoncer à la castration, car nous avons contre ces tumeurs des procédés d'ablation, qui, sans être plus graves, donnent une guérison radicale (Pozzi).

**Contre les métrorragies :** *Repos absolu au lit ;* faire prendre des *injections vaginales abondantes et chaudes,* 45° à 50°, 3 fois par jour. Prescrire l'*hydrastis canadensis,* pendant 2 à 3 mois.

℞ Extrait fluide d'hydrastis canadensis.................. 20 gr.

XXV gouttes, 3 à 4 fois par jour.

℞ Teinture d'hydrastis canadensis..................... 10 gr.
Elixir de Garus.............. 100 —

2 à 3 cuillerées par jour.

℞ Chlorhydr. d'hydrastine ... 5 cgr.
  Ergotine ................ 10 —
  Poudre de monésia ...... 10 —
Pour 1 pilule : 3 à 4 par jour (Herzen).

Recourir, en cas d'hémorragie abondante, aux injections hypodermiques d'*ergotine* ou de *chlorhydrate d'hydrastinine* :

℞ Chlorhydrate d'hy-
    drastinine ......... 50 cgr.
  Eau stérilisée .... Q. S. p. f. 10 cc.
Injecter 2 seringues de Pravaz, par jour.

Pratiquer le *tamponnement vaginal* aseptique, ou, dans les cas graves, le *curettage*, suivi d'une injection intra-utérine chaude, donnée à l'aide de la sonde à double courant et de cautérisations au chlorure de zinc, pour combattre la métrite concomitante. Employer aussi le *perchlorure de fer* en injections intra-utérines.

Recourir encore à la *dilatation du col* (jusqu'à 18 millimètres), surtout dans le cas de tumeur médiocre et chez les femmes approchant de la ménopause, et à la *section bilatérale du col poussée assez loin pour lier les branches inférieures de l'artère utérine*, si le néoplasme occupe le segment inférieur de la matrice.

Pratiquer enfin la *castration* (voy. *Indications de la castration*).

Se rappeler que ces divers moyens ne sont que des palliatifs, aussi dans le cas que les pertes se renouvellent, recourir à une *opération radicale* (hystérectomie abdominale, rarement hystérectomie vaginale).

Si la malade est épuisée par des hémorragies répétées ou abondantes, la remonter à l'aide d'injections sous-cutanées de *sérum artificiel* (250 à 800 cc.).

Dans l'intervalle des hémorragies, pratiquer des *pansements décongestionnants* 2 à 3 fois par semaine avec un ou deux tampons de coton hydrophile, imbibés de glycérine salolée ou ichtyolée à 10 p. 100.

**En cas de douleurs** : *Repos, frictions lombaires* avec :

℞ Chloroforme ............. 10 gr.
  Alcool camphré ........... 40 —
  Baume de Fioravanti ...... 60 —

S'il y a douleurs abdominales : application de *compresses chaudes* ou de *cataplasmes laudanisés* sur l'abdomen.

Prescrire la *teinture de chanvre indien* et celle de *viburnum prunifolium*.

℞ Teinture d'hydrastis.
  — de chanvre indien ) 15 gr.
  — de viburnum      )
  prunifolium ........ ) āā 5 —
XXX gouttes, 4 fois par jour dans une petite tasse d'infusion chaude (Herzen).

Donner l'*antipyrine* ou l'*exalgine*, et l'*hydrastis canadensis* à la dose de XXV gouttes d'extrait fluide, 4 fois par jour, pour combattre les douleurs qui surviennent au moment des règles. Faire prendre ce médicament à partir du cinquième jour avant l'apparition des menstruations.

℞ Exalgine ............... 25 cgr.
  Dionine ................ 5 mgr.
Pour 1 cachet : 2 à 3 cachets dans les 24 heures (Herzen).

Employer, au besoin, les *suppositoires calmants* et la *morphine* par voie hypodermique.

℞ Extrait d'opium....... 3 à 5 cgr.
  Beurre de cacao....... Q. S.
  Pour 1 suppositoire : 1 à 2 par jour.

℞ Dionine................ 2 à 3 cgr.
  Beurre de cacao....... Q. S.
  Pour 1 suppositoire : 2 par jour.

Prescrire le *traitement thermal* : Salins, Salies-de-Béarn, Biarritz, Kreuznach.

En cas de douleurs persistantes : *intervenir.*

**En cas d'accidents septiques :** voy. *F. infectés, gangrenés, sphacélés* (à traitement chirurgical curatif).

**En cas de phénomènes de compression :** provoquer le déplacement de la tumeur si elle est enclavée dans le petit bassin, par certaines attitudes de la malade ou certaines manœuvres (Voy. *Pendant l'accouchement : fibrome occupant l'excavation*).

Conseiller et pratiquer de préférence une *intervention précoce.*

# FIÈVRES

**F. AMYGDALIENNE.**
 Voy. *Angines.*

**F. APHTEUSE.**
 Voy. *Aphtes, Stomatites.*

**F. BILIEUSE HÉMOGLOBINURIQUE.**
 Voy. *F. intermittente pernicieuse :* en cas d'ictère, d'hématurie ou d'hémoglobinurie.

**F. BILIOSEPTIQUE.**
 Voy. *F. intermittente hépatique.*

**F. DE CROISSANCE.**
 Voy. *Croissance.*

**F. DE DIGESTION,** chez les enfants de 3 à 10 ans.
 RÉGIME ALIMENTAIRE : interdire l'usage des vins et des mets excitants ou échauffants, sauces, épices, acidités, sucreries, pâtisseries, charcuterie, viandes faisandées.
 Ne pas donner la viande crue.

*Régime surtout végétarien :* pain grillé, panades, soupes épaisses, purées de légumes secs, œufs au lait, fruits cuits, etc. Donner une fois par jour seulement des viandes tendres, cervelle, ris de veau, côtelette d'agneau, poulet, pigeon, etc.

*Trois repas seulement :* le premier à 7 ou 8 heures du matin, le deuxième à 11 heures ou midi, le troisième à 6 ou 7 heures du soir, moins abondant.

Réduire le taux des *boissons* au minimum : 200 grammes de lait ou d'eau d'Évian, ou d'Alet, ou d'eau simple à chaque repas.

Combattre la constipation en ayant recours aux aliments laxatifs : épinards, oseille, chicorée cuite, pruneaux, marmelade de pommes.

Donner pendant plusieurs jours une petite dose de *magnésie* ou de *rhubarbe,* associée à quelques substances *antiseptiques* ou *eupeptiques* :

℞ Bicarbonate de soude..... 30 cgr.
  Magnésie calcinée......... 25 —
  Benzonaphtol............. 20 —
  Pepsine.................. 10 —
  Poudre de noix vomique. 2 à 3 —

Pour 1 paquet : 2 par jour, avant le repas, dans un peu de lait ou d'eau sucrée, pendant 8 à 10 jours consécutifs (Comby).

Ou bien :

℞ Bicarbonate de soude..... 20 cgr.
  Magnésie calcinée....  }
  Rhubarbe...........    }  āā 15 —
  Pancréatine............... 4 —
  Poudre de noix vomique... 2 —

Même mode d'administration (Comby).

**En cas de diarrhée :** remplacer, dans ces formules, la magnésie et la rhubarbe par le *salicylate de bismuth.*

**Si la langue est saburrale :** donner le *calomel* à doses fractionnées.

℞ Calomel................ 1 à 2 cgr.
  Sucre de lait.......... 50 —

Pour 1 paquet : 4 à 5 par jour (toutes les 2 heures); pendant 3 ou 4 jours consécutifs (Comby).

**F. ÉPHÉMÈRE,** chez les enfants.

**En cas de constipation :** *Purgation.* Veiller à ce que l'enfant aille régulièrement à la selle. Voy. *Constipation.*

**Contre la fièvre :** donner le *bromhydrate* ou le *chlorhydrate de quinine,* en suppositoires, à la dose de 10 cgr. pour un enfant de 1 an ; augmenter de 5 cgr. par année d'âge.

℞ Chlorhydrate de quinine. 10 à 25 cgr.
  Beurre de cacao....... 2 gr.

Pour un suppositoire (enfants de 1 à 5 ans).

*Diète légère ;* régime lacté, combiné à l'*antisepsie intestinale.*

**F. ÉRUPTIVES.**

INDICATIONS THÉRAPEUTIQUES GÉNÉRALES.: Tonifier et stimuler l'organisme, régulariser les fonctions nerveuses qui tiennent sous leur dépendance les moyens naturels de défense de l'organisme, modérer la fièvre, favoriser la diurèse, veiller au libre fonctionnement intestinal, entretenir la propreté de l'épiderme et des orifices naturels, afin de prévenir les infections secondaires, combattre les infections surajoutées lorsqu'elles se seront produites,

*Isoler* le malade dans une chambre séparée, vaste et aérée ; maintenir constamment la température à 16° ou 18°.

Faire aérer la chambre du malade plusieurs fois par jour.

Enlever les tapis, les tentures et les grands rideaux.

Choisir, autant que possible, les personnes appelées à donner des soins au malade parmi celles qui ont déjà eu la maladie dont est atteint le patient, ou, dans le cas contraire, pratiquer, en cas de variole, la revaccination de toutes les personnes qui seront en contact avec le malade ou avec des objets ayant été souillés par lui.

*Diète :* faire prendre toutes les deux heures un bol de lait ou de bouillon, additionnés de somatose ou de tropon, ou de jaunes d'œufs ou de jus de viande. Eau vineuse, eau panée, décoctions farineuses, lait de poule, limonade.

Ne pas priver du sein les nourrissons élevés au sein,

lorsqu'ils tombent malades ; réduire l'alimentation chez ceux élevés par l'allaitement artificiel et au besoin additionner le lait de substances médicamenteuses (lactose, eau de Vichy, etc.).

**Contre l'hyperthermie et les complications nerveuses graves** : Administrer les *antipyrétiques* : antifébrine, antipyrine, acétopyrine, pyramidon, phénacétine, quinine, euquinine, lactophénine, citrophène, etc.

Leur préférer l'*hydrothérapie* qui, bien graduée et bien pratiquée, offre moins d'inconvénients.

*Affusion froide* : indiquée quand l'hyperthermie est considérable, 40° à 41°, avec peau sèche, adynamie, délire, agitation violente faisant craindre des accidents convulsifs.

L'affusion froide abaisse médiocrement la température, ralentit le pouls, produit une détente des manifestations nerveuses et cérébrales, favorise l'éruption.

Pratiquer l'affusion froide, de la manière suivante : porter le malade nu dans une baignoire et lui jeter sur le corps 3 à 4 seaux d'eau froide, à la température de 18° à 22° chez l'adulte, de 22° à 25° chez l'adolescent, et de 25° à 30° chez les enfants. L'affusion doit durer de 1/4 de minute à 1 minute au maximum. Puis envelopper le malade dans un drap et une couverture, et le recoucher sans l'essuyer.

*Bain froid* : produit un abaissement de température, il aide au développement de l'éruption, provoque une légère transpiration et de la polyurie, calme les manifestations nerveuses : il est d'un grand secours dans l'hyperthermie persistante, avec tendance à l'adynamie, quand il n'existe pas de troubles circulatoires ou d'affaiblissement du pouls. Les complications pulmonaires, congestion, bronchopneumonie, loin de contre-indiquer son emploi, sont favorablement influencées par ce procédé.

La température du bain varie de 20° à 25° pour les enfants et de 18° à 25° pour les adultes.

Le bain doit être, quand il s'agit d'un enfant, d'autant plus court que le malade est plus jeune (4 à 10 minutes). En général, pour l'adulte, il faut prolonger l'immersion pendant 15 minutes.

Renouveler le bain, aussitôt que les accidents reparaissent ; donner 3 à 6 bains par jour ; quelquefois un toutes les 3 heures.

Remplacer le bain froid par le *bain tiède*, de 30° à 32°, surtout chez les enfants et les vieillards.

Lorsque la pratique des bains est irréalisable (refus de l'entourage, difficultés pratiques), substituer aux bains les *lotions* ou les *enveloppements froids*.

La lotion doit être accompagnée d'une friction assez forte pour augmenter son effet antithermique.

L'enveloppement dans le drap mouillé froid doit être renouvelé 4, 5 ou 6 fois de suite, chaque fois pendant une dizaine de minutes. L'action en est essentiellement calmante et légèrement antithermique ; 4 et 5 enveloppements successifs produisent des effets antipyrétiques comparables à ceux d'un bain froid de 10 minutes de durée, à la température de 20° à 22°.

Leurs indications sont assez étendues ; les recommander au début des complications qui suivent l'éruption de la broncho-pneumonie morbilleuse, par exemple.

Voy. *F. typhoïde* : balnéothérapie, drap mouillé.

**Contre l'intoxication générale et les infections secondaires** : prescrire une *diète liquide*, insister sur le *régime lacté*, faire usage des *tisanes* et des *boissons* prises en abondance pour favoriser l'élimination des *toxines*.

℞ Crème de tartre soluble. 5 à 10 gr..
  Eau bouillie................ 900 —
  Sirop de citron............. 100 —
  A boire par verres dans la journée
(Herzen).

Recourir à la *balnéation froide* ou *chaude*, qui régularise les fonctions nerveuses tenant sous leur dépendance les moyens naturels de défense de l'organisme, dégorge les centres, dérive les humeurs vers les extrémités et les viscères et ouvre les émonctoires ; chercher en outre à détruire les agents ordinaires des complications infectieuses secondaires, à diminuer leur nombre et leur virulence par une *antisepsie rigoureuse* et *appropriée au cas*. Faire l'antisepsie cutanée par les *bains au sublimé* dans la variole, au *savon de*

potasse, combinés aux onctions de *pommades salicylées*, *phéniquées* dans la variole et la scarlatine ; pratiquer, dans tous les cas, celle des cavités buccale, nasale et pharyngienne par les *gargarismes* (voy. *Antisepsie buccale*, *Angines*), les *irrigations* boriquées à 3 p. 100, *phéniquées* à 1/2 p. 100, *naphtolées* à 1 p. 100, les *badigeonnages des muqueuses*, les *instillations* dans les narines d'huile mentholée, goménolée ou résorcinée (voy. *Coryza aigu*).

Dans l'intervalle des lavages, humecter fréquemment la bouche soit avec de l'eau de Vichy, soit avec de la glycérine boriquée.

Voy. *Antisepsie*.

Augmenter l'activité des organes sécréteurs par les *diurétiques* et les *injections sous-cutanées* ou *intra-veineuses de sérum artificiel*.

Pratiquer des *irrigations intestinales abondantes*, matin et soir ; administrer les *laxatifs* et les *purgatifs*.

**Dans certains cas d'intoxication grave avec infection secondaire** (*strepto* ou *staphylococcies*) : recourir à la *sérothérapie* par le sérum antistreptococcique de Marmorek, injecté à la dose de 20 cc., une ou deux fois dans les 24 heures, selon la gravité des symptômes, ou à l'emploi des *métaux colloïdaux* (collargol et électrargol) : pratiquer des frictions avec la pommade de collargol à 15 p. 100 ou des injections intraveineuses de ce même médicament à la dose de 5 à 10 cgr.

Voy. *Rougeole*, *Rubéole*,

*Scarlatine, Typhus exanthématique, Variole.*

DÉSINFECTION DES OBJETS AYANT ÉTÉ EN CONTACT AVEC LE MALADE (linges, draps, couvertures, objets de toilette, etc.) :

**Pour les linges souillés :** employer une *solution de sulfate de cuivre* à 5 p. 100 ou de *sublimé corrosif* à 1 p. 1 000 et laisser tremper les linges pendant 2 heures dans la solution.

**Pour les linges non souillés :** faire usage d'une solution de *sulfate de cuivre* à 2 p. 100.

**Pour les cuillers, tasses, verres, etc. :** recourir à l'*ébullition prolongée* pendant une demi-heure, au *flambage* et aux *lavages* avec une solution antiseptique (sublimé, permanganate de potasse).

**Pour les habits, la literie, les couvertures, les tapis :** désinfection aux *étuves* (publiques) à vapeur sous pression, ou à leur défaut recourir à l'emploi de la solution de *sulfate de cuivre* à 5 p. 100 ou à celle de sublimé à 1 p. 1000 et à l'ébullition dans la *lessive de potasse*.

DÉSINFECTION DES LOCAUX CONTAMINÉS (chambre du malade et chambre de la garde-malade).

Recourir à la **désinfection par le soufre :** cuber exactement la pièce, en boucher aussi exactement que possible les ouvertures et les fentes, y laisser tous les objets meublants (tentures, literie) et brûler 40 à 50 *gr. de soufre par mètre cube*.

Fermer hermétiquement la pièce et ne l'ouvrir que 36 ou 48 heures après, puis pratiquer un lavage très complet de toutes les parties de la pièce, blanchir et repeindre.

Ou bien recourir à la **désinfection par le sublimé :** porter tous les objets meublants (literie, tentures et tapis) à l'étuve de vapeur sous pression, sèche ; laver la pièce avec des éponges, des linges ou des brosses imbibées d'une *solution de sublimé à 1 p. 1 000* ou de la solution suivante :

| | | |
|---|---|---|
| ♃ Chlorure de sodium...... | 1 | gr. |
| Sulfate de cuivre......... | 2 | — |
| Sublimé corrosif......... | 1 | — |
| Acide tartrique.......... | 5 | — |
| Eau distillée............ | 1 | litre. |

(Salomon).

Pulvériser la solution désinfectante à l'aide d'un pulvérisateur à main.

Fermer la pièce pendant la dessiccation ; puis faire une nouvelle pulvérisation avec une solution de carbonate de soude à 1 p. 100. Balayer et aérer.

Ou encore pratiquer la désinfection à l'aide des *vapeurs sèches de formaldéhyde* au moyen de l'appareil générateur de Trillat ou de celui de Bosc : porter tous les objets meublants à l'étuve, fermer hermétiquement la pièce et faire pénétrer dans celle-ci, par une très petite ouverture, le tuyau de l'appareil générateur. Laisser les vapeurs dans la pièce pendant 24 heures ; puis aérer longuement.

**F. GANGLIONNAIRE DES ENFANTS** (gonflement des ganglions

angulo-maxillaires accompagné de fièvre).

*Purgation. Diète légère.*

**Contre la fièvre:** *antipyrine, euquinine, ou quinine* en suppositoires, à la dose de 15 à 25 cgr., de 1 à 5 ans.

**Contre la douleur:** *compresses humides* recouvertes de toile imperméable, *onctions* calmantes avec :

℞ Baume tranquille......    20 gr.
  Chloroforme........   }
  Laudanum .........    } āā  2 —
                          (Comby).

**Contre l'engorgement ganglionnaire,** pour activer la résolution : pommade à l'*ichtyol* à 10 ou 20 p. 100, badigeonnages à la *teinture d'iode.*

℞ Iode.............       2 cgr.
  Iodure de potassium......  2 gr.
  Vaseline ............    20 —

Pratiquer une onction le soir au coucher, puis appliquer une couche de ouate.

℞ Iodure de potassium ou de
    plomb................   4 gr.
  Camphre...............   1 —
  Chlorhydrate d'ammoniaque   4 —
  Axonge................   30 —

Pour onctions : 2 fois par jour.

**F. DES FOINS.**

Voy. *Asthme des foins.*

**F. INTERMITTENTES.**

**Paludisme aigu.**

**Contre l'accès. Pendant le frisson,** mettre le malade au lit, bien le couvrir et le réchauffer par des *boissons chaudes et stimulantes* (grogs, thé au rhum), et à l'aide de *boules d'eau chaude.*

Si le malade est très agité, administrer l'*opium* ou pratiquer une injection de *morphine* (1/2 à 1 cgr.).

En cas de vomissements, donner un vomitif, ou bien, prescrire la *potion de Rivière,* le *menthol,* l'*eau chloroformée,* la *cocaïne,* le *validol.*

℞ Menthol.............    2 gr.
  Chloroforme........    3 —
  Alcool...........   }
  Teinture aromatique...  } āā 15 —

XX à XL gouttes, plusieurs fois de suite avec 1/4, 1/2 ou 1 heure d'intervalle (Herzen).

Si les vomissements persistent, recourir à la *révulsion* au creux de l'estomac et à la médication quinique par voie hypodermique.

**Pendant la stade de chaleur :** *purgatif,* de préférence huile de ricin.

Refroidir le malade avec des *boissons* et des *lotions froides.*

En cas de céphalalgie intense, donner l'*antipyrine* (75 cgr.), la *phénacétine* (50 cgr.), ou la *migrainine* (1 gr.).

**Pendant le stade de sueur :** essuyer le malade avec des serviettes chaudes ; éviter les refroidissements.

Si le pouls est faible, prescrire l'*alcool* (cognac, rhum), les *excitants diffusibles.*

En cas de douleurs vives dans la région de la rate et du foie, décongestionner ces organes et calmer les douleurs par l'application de *ventouses scarifiées* sur ces régions.

RÈGLES DE L'ADMINISTRATION DE LA QUININE. Varier le mode et la voie d'administration de la quinine, suivant la forme de fièvre intermittente que l'on a à traiter.

Donner la quinine par la *voie stomacale,* dans le cas de

fièvre intermittente ordinaire recourir à l'administration de la quinine par la *voie hypodermique* dans la fièvre pernicieuse.

Préférer cependant, chez tous les malades atteints de paludisme aigu ou chronique, l'administration de la quinine par la voie hypodermique, l'absorption étant infiniment plus rapide et plus absolue par cette voie que par toute autre voie.

Prescrire de préférence *par la bouche le chlorhydrate de quinine* et *par la voie hypodermique le bichlorhydrate de quinine* (soluble dans l'eau pure).

DOSES DE QUININE.

*Chez l'adulte* : 1 à 3 gr. par jour, selon le cas ; *chez les enfants* : 20 à 60 cgr., selon l'âge.

Ne pas employer les nombreux médicaments proposés comme succédanés de la quinine (quinidine, quinoïdine, quinoléine, cinchonine, cinchonidine, chlorhydrate de phénocolle, bleu de méthylène) qui tous ont des effets thérapeutiques très inférieurs à celle-là.

Chez les enfants, prescrire l'*euquinine*, qui présente l'avantage de ne pas être amère, aux mêmes doses que les sels de quinine.

Si la quinine produit de la diarrhée, faire prendre avec chaque dose quelques gouttes de *laudanum*, ou bien prescrire l'*extrait d'opium*, le *ratanhia* (2 à 5 gr.) ou l'*acide tannique* (50 cgr.

**F. intermittente ordinaire** (quotidienne, tierce, quarte).

*Administrer la quinine pendant les rémissions*, soit après la terminaison d'un accès, soit 5 à 6 heures avant l'apparition d'un nouvel accès : donner la dose totale de quinine (75 cgr. à 2 gr., selon l'âge en trois fois, 5 heures, 3 heures et 1 heure avant que l'accès se déclare (méthode italienne).

Ou bien, instituer un *traitement continu* par la quinine, donnée à doses décroissantes, qui a l'avantage de s'appliquer à tous les types intermittents (quotidienne, tierce, quarte, etc.). Administrer pendant quelques jours 1 gr. 50 de quinine, diminuer ensuite la dose à 75 cgr., puis ne faire prendre que 50 cgr.

Dans certains cas, associer la quinine à l'opium à hautes doses. Utiliser aussi pour cette méthode de traitement la voie hypodermique.

Ou encore recourir à la méthode de *traitements successifs* : prescrire, pendant 3 jours, 1 gr. à 1 gr. 50 de chlorhydrate de quinine, en 4 à 6 prises, cesser pendant les 3 jours suivants, puis reprendre de nouveau la médication pendant trois autres jours, et ainsi de suite pendant 3 ou 4 semaines. Si la fièvre reparaît pendant la durée du traitement, prolonger la durée de celui-ci (Laveran).

Dans certains cas (fièvre quarte), il est indispensable de faire prendre la quinine à la dose de 1 gr. à 1 gr. 50, 5 ou 6 heures avant le moment où devra se déclarer l'accès.

*Potions :*

℞ Sulfate de quinine... 75 cgr.
  Acide tannique...... 10 —
       sulfurique..... II gouttes.
  Sirop de coings..... 40 gr.
  Eau distillée........ 100 —
  A prendre en 1 ou 2 fois.

℞ Chlorhydrate de
     quinine..... 75 cgr. à 1 gr.
  Cognac........... 15 à 20 —
  Eau distillée...... 100 —
  Sirop diacode..... 30 —
  A prendre en 2 fois, 6 heures et
3 heures avant l'apparition de l'accès
(Herzen).

℞ Chlorhydrate de quinine.. 1 gr.
  Antipyrine........... 80 cgr.
  Eau.............. 45 cc.
  A prendre en 3 fois, de 2 en 2 heures
(Grasset).

*Cachets :*

℞ Sulfate ou chlorhydrate
     de quinine........ 25 à 50 cgr.
  Pour 1 cachet : 3 à 4 cachets par jour.

℞ Bromhydrate de quinine. )
  Extrait alcoolique de } āā 1 gr.
     quinquina.......... )
  Pour 3 cachets (Grasset).

*Pilules :*

℞ Sulfate de quinine....... 10 cgr.
  Acide citrique pulvérisé... 20 —
  Miel.............. 5 —
  Amidon............. Q. S.
  Pour 1 pilule : 5 à 10 pilules par jour.

℞ Sulfate de quinine....... 10 cgr.
  Acide tartrique.......... 2 —
  Conserve de roses........ Q. S.
  Pour 1 pilule : 5 à 10 pilules par jour.

**En cas de diarrhée :**

℞ Sulfate de quinine....... 10 cgr.
  Extrait d'opium........ 5 mgr.
  Conserve de roses....... Q. S.
  Pour 1 pilule : 5 à 10 pilules par jour.

**En cas de constipation :**

℞ Sulfate de quinine....... 10 cgr.
  Aloès des Barbades....... 2 —
  Excipient.............. Q. S.
  Pour 1 pilule : 5 à 10 pilules par jour.

*Lavements :*

℞ Sulfate de quinine.. 1 à 2 gr.
  Eau de Rabel...... X gouttes.
  Laudanum de Sy-
     denham......... XV —
  Eau tiède........ 150 gr.
  Pour 1 lavement.

**ou mieux :**

℞ Bichlorhydrate de
     quinine....... 50 à 75 cgr.
  Laudanum de Sy-
     denham........ X gouttes.
  Infusion de camo-
     mille tiède.... 100 gr.
  Pour 1 lavement.

*Suppositoires :*

℞ Chlorhydrate de qui-
     nine......... 50 cgr. à 2 gr.
  Beurre de cacao..... 6 —
  Pour 1 suppositoire : 1 à 2 par jour.

*Injections hypodermiques :*

℞ Sulfate de quinine....... 1 gr.
  Acide tartrique......... 50 cgr.
  Eau distillée......... 10 gr.
  Injecter 3 à 6 cc. par jour (Vinson).

℞ Bichlorhydrate de quinine.. 5 gr.
  Eau stérilisée... Q. S. p. f. 10 cc.
  Injecter 2 à 5 cc. par jour (de Beur-
mann et Villejean).

℞ Bromhydrate de quinine.... 2 gr.
  Ether sulfurique...... 8 —
  Alcool............. 2 —
  Injecter 2 à 5 cc. par jour (Klein).

℞ Bichlorhydrate de quinine.... 3 gr.
  Eau stérilisée........... 6 —
  Injecter 2 à 3 cc. par 24 heures (Le-
manski et Drouillard).

℞ Monochlorhydrate de quinine. 3 gr.
  Antipyrine...... 1 gr. 50 à 2 —
  Eau distillée............ 6 —
  1 seringue contient 30 cgr. de sel de
quinine ; injecter 1 à 4 cc. par jour (cette
solution précipite des cristaux à la température ordinaire, la chauffer avant de
s'en servir (Laveran).

*Injections intraveineuses :*

℞ Chlorhydrate de quinine.. 1 gr.
  Chlorure de sodium..... 75 mgr.

Eau distillée............ 10 gr.

Injecter dans une petite veine de l'avant-bras, à l'aide d'une seringue de la capacité de 5 cc. 30, 40, 60 et même 80 cgr. de quinine (fièvres pernicieuses) (Bacelli).

**F. intermittente continue.**

Injecter 1 gr. 60 à 2 gr. de chlorhydrate de quinine par jour, soit 80 cgr. à 1 gr. *matin et soir*, jusqu'à apyrexie.

Puis administrer la quinine encore pendant 2 à 3 semaines, à doses décroissantes : 1 gr. pendant 3 jours, 75 cgr. pendant 8 jours, enfin 60 cgr. pendant 10 jours.

**F. intermittente rémittente.**

Donner la quinine à la dose de 1 gr. à 1 gr. 50 par jour, en choisissant, autant que possible, le *moment de la rémission*.

**F. intermittente pernicieuse.**

*Se presser, intervenir rapidement* : administrer la *quinine à hautes doses*, 2, 3 et 4 gr. par jour, par la *voie hypodermique* (voy. ci-dessus pour les formules) et faire en outre le *traitement symptomatique des divers accidents* : délire, algidité, adynamie, etc.

℞ Chlorhydrate de quinine.. 1 gr.
  Antipyrine............... 80 cgr
  Eau distillée............. 5 cc..

Pour une injection (quatre piqûres) (Grasset).

Au besoin recourir aux *injections intraveineuses de quinine*.

Faire des cures quiniques successives, de plusieurs jours chacune, espacées de quelques jours de repos.

Après les 7 ou 8 premiers jours de traitement, lorsque la fièvre n'est ni éteinte, ni diminuée, suspendre la médication ; on peut ainsi, dans quelques cas, voir les accès fébriles cesser immédiatement.

Dès que la fièvre aura cessé, reprendre le traitement de la fièvre palustre ordinaire indiqué plus haut et le continuer pendant des semaines et des mois.

**En cas de vomissements :** *glace, champagne frappé, menthol, potion de Rivière* additionnée de 1 cgr. de morphine.

*Révulsifs* au creux épigastrique.

Voy. *Vomissements*.

**En cas de diarrhée :** mettre en œuvre les *médications habituelles* (poudres inertes, astringents, préparations opiacées, antisepsie intestinale).

Voy. *Diarrhée*.

Si la diarrhée est profuse, faire prendre des *boissons chaudes alcoolisées* et donner des *bains chauds* à 38°.

**En cas d'algidité :** injecter d'emblée 1 gr. de *quinine*.

℞ Bromhydrate de quinine.. 1 gr.
  Acide tartrique.......... 55 cgr.
  Eau stérilisée. Q. S. p. f. 4 cc.

Pour une injection (quatre piqûres) (Grasset).

Donner des *boissons chaudes* (thé au rhum), réchauffer le malade par tous les moyens (couvertures, boules d'eau chaude), pratiquer des *frictions alcoolisées*, et administrer les *excitants diffusibles* (acétate d'ammoniaque, éther, liqueur d'Hoffmann, camphre) (Laveran).

℞ Acétate d'ammoniaque..... 5 g
  Teinture de cannelle........ 10 —

Eau de tilleul............ } āā 45 cc.
— de mélisse .......
Sirop de fleurs d'oranger... 50 —

1 cuillerée toutes les demi-heures, dans une infusion chaude de tilleul (Grasset).

℞ Camphre................. 1 gr.
Sirop d'éther............. 40 —
Cognac ou rhum.......... 60 —
Sirop d'oranges amères.... 30 —
Eau.................... 70 —

1 cuillerée à soupe, toutes les 10 minutes (Klein).

*Injections* d'*éther*, de *musc*, de *caféine*.

*Bains chauds*, à 40°, donnés toutes les 2 heures.

Répéter les injections de quinine, 3 fois par jour, de façon à administrer 2 à 3 gr. du médicament dans les 24 heures.

Une fois l'accès terminé, faire usage de la potion suivante :

℞ Chlorhydrate de quinine.. 4 gr.
Extrait mou de quinquina. 2 —
Cognac................. 80 —
Sirop simple............ 60 —
Eau.................... 100 —

3 verres à liqueur, le premier jour après l'accès, et 2 cuillerées à soupe, les jours suivants (Klein).

**En cas de sueurs profuses :** prémunir le malade contre l'impression du froid et l'essuyer fréquemment avec des serviettes chauffées.

Donner des *boissons fraîches* (pas glacées), de préférence de l'eau vineuse ou de l'eau additionnée de rhum ou de cognac, du thé légèrement alcoolisé.

S'il y a des vomissements, administrer des *lavements d'eau*, et, dans certains cas, recourir aux *injections sous-cutanées de sérum artificiel*.

**En cas d'état soporeux ou** de coma : prescrire les *émissions sanguines* (sangsues aux apophyses mastoïdes), et chez les individus jeunes et vigoureux recourir à la *saignée* (200 gr.).

Appliquer des *sinapismes* sur le corps ; pratiquer alternativement des injections de *caféine* et d'*éther*.

Appliquer la *vessie de glace* ou des *compresses froides* sur la tête. Administrer un *lavement purgatif*.

Injecter la *quinine* à la dose de 2 à 4 gr. dans les 24 heures.

℞ Bromhydrate de quinine.... 4 gr.
Éther sulfurique........ } āā 8 cc.
Rhum.................. 

Injecter 2, 3 ou 4 gr. de quinine par jour, selon le cas (Herzen).

**En cas de délire :** recourir aux injections de *quinine* (2 à 4 gr.), donner en plus l'*opium* le *chloral*, l'*hydrate d'amylène*, l'*uréthane*, les *bromures alcalins*.

Appliquer des *sangsues* aux apophyses mastoïdes et la *vessie de glace* sur la tête.

Administrer des *purgatifs* répétés (Laveran).

**En cas d'hyperthermie considérable :** injecter la *quinine*, à la dose de 1 gr., répétée 3 à 4 fois dans les 24 heures.

Refroidir le malade à l'aide des *boissons fraîches*, des *lotions froides*, des *lavements froids*, et, dans certains cas, de la *balnéation froide*, 25° à 28°.

**En cas de convulsion :** administrer le *bromure de potassium* à hautes doses, associé au *chloral*.

Appliquer la *vessie de glace* sur la tête et faire prendre un *purgatif énergique*.

Injecter de 2 à 4 gr. de *quinine* par jour (Laveran).

**En cas d'état syncopal ou de collapsus** : voy. *Collapsus, Syncope.*

**En cas d'ictère** : donner l'*ipéca* à la dose de 1 gr. 50 ; administrer de *grands lavements froids* et prescrire le *sulfate de soude* ou le *calomel* de la façon suivante, s'il n'y a pas d'albuminurie :

| | | |
|---|---|---|
| 1er jour, calomel.... | 30 | cgr. |
| 2e — — .... | 20 | — |
| 3e — — .... | 10 | — |

En 10 prises ingérées d'heure en heure (soins de la bouche).

Pratiquer des injections de *quinine*, à la dose de 2 à 3 gr. par jour, s'il n'y a pas d'anurie.

Une fois la fièvre tombée, prescrire la *rhubarbe.*

*Antisepsie intestinale ; régime* approprié au cas.

**En cas d'ictère, d'hématurie ou d'hémoglobinurie** : réchauffer le malade à tout prix ; prescrire le *régime lacté*. Appliquer des *ventouses scarifiées* à la région lombaire.

Donner la *quinine* avec beaucoup de prudence ; n'injecter que 1 à 2 gr. dans les 24 heures, et si la quinine semble produire de l'hémoglobinurie ou aggraver une hémoglobinurie déjà existante la remplacer par le *bleu de méthylène* à la dose de 1 gr. à 1 gr. 50, en cachets de 30 cgr., associé à la poudre de noix muscade.

Si l'hémoglobinurie persiste, supprimer le bleu de méthylène et administrer l'*ergotine* (Berthier).

Contre l'hémoglobinurie, le hoquet ou les vomissements,

donner la potion suivante au *chloroforme* :

| | | |
|---|---|---|
| ♃ Chloroforme............ | 4 à 6 gr. |
| Gomme pulvérisée...... | Q. S. |
| Eau sucrée........... | 250 gr. |

(Quennec).

Préférer l'emploi de la *cassia berreana* sous forme d'extrait fluide à la dose de LX gouttes, toutes les deux heures (point de quinine tant qu'il y a de l'hémoglobine ou de l'albumine dans les urines).

Injections sous-cutanées de *sérum artificiel.*

Une fois l'accès terminé, *chercher à faire tolérer la quinine par le malade* ; pour cela *commencer par administrer des doses très faibles de ce médicament* : 1 milligr. à la fois ; puis augmenter progressivement, mais interrompre l'emploi de la quinine, s'il se produit à nouveau un signe d'intolérance (albuminurie, élévation de la température, hématurie ou hémoglobinurie).

**En cas d'anurie** : ne pas administrer la quinine, ni le calomel.

Prescrire la *rhubarbe*, les *purgatifs*, les *diurétiques* et les *toniques cardiaques* (digitale et strophantus).

Au besoin, pratiquer une *saignée* (150 à 200 gr.).

**Paludisme larvé.**

Donner la *quinine* à doses moyennes pendant l'intermittence et à doses fortes pendant l'accès (par voie hypodermique) ; si la quinine échoue, recourir à l'*arsenic.*

Voy. *Gastralgie, Névralgie faciale.*

**Paludisme chronique** (ané-

mie et cachexie palustres).
Conseiller l'*émigration hors
des pays marécageux*, ou un
changement de climat ou,
mieux encore le *rapatriement*
dès que l'état du malade le
met à même de faire la tra-
versée dans de bonnes conditions ; recommander en outre
de faire un séjour à la *montagne*, à 1 000 et 1 500 mètres
d'altitude pendant 2 à 3 mois.

Prescrire l'*hydrothérapie*,
soit sous forme de douches
générales courtes et tièdes,
soit sous celle de douches locales contre les hyperémies
viscérales, sans toutefois doucher immédiatement la rate
et en administrant quelques
doses de quinine pendant la
cure hydrothérapique (Laveran).

*Toniques* (arsenic, cacodylate de soude, fer, strychnine);
*alimentation reconstituante*
(moelle osseuse, 60 à 100 gr.
par jour); vins chargés de
tanin et café (Laveran).

Ne pas donner de quinine ;
recourir à l'usage du *quinquina* et de l'*arsenic*.

Donner le *quinquina* à la
dose de 4 à 8 gr. de poudre,
dans du café, ou d'extrait,
sous forme d'électuaire.

℞ Poudre de quinquina  
  gris...................  
Poudre de quinquina  
  rouge.................. āā 60 cgr.  
Poudre de quinquina  
  jaune.................

Pour 1 paquet : 3 paquets par jour,
après les repas dans une tasse de café
(Herzen).

℞ Extrait de quinquina..... 20 gr.  
  Teinture de cannelle..... 15 —  
  — d'écorces d'oranges. 25 —  
  Vin de Lunel........... 450 —

A prendre par verre à liqueur, en 3,
4 ou 5 jours (Huchard).

Préférer l'*arsenic* ; *liqueur
de Fowler*, XII à XV gouttes
par jour, progressivement ;
*acide arsénieux*, 4 à 10 mgr.
progressivement, en pilules
de 2 mgr. ; *arséniate de soude*,
5 à 10 mgr. par jour.

℞ Sulfate de quinine...... 4 gr.  
  Tartrate ferro-potassique. 10 —  
  Acide arsénieux pur..... 1 cgr.  
  Eau................... 300 —  
               (Bacelli).

Recourir aux *injections hypodermiques d'arsenic* : employer la liqueur de Boudin
(1 gr. d'acide arsénieux pour
1 000 gr. d'eau) à la dose d'a-
bord de 1/2 cc., puis de 1, 2,
3 et 4 cc. par jour.

℞ Arséniate de soude.... 5 à 10 cgr.  
  Eau distillée, stérilisée. 10 gr.  
Injecter 1/4 de cc.

Ou bien pratiquer des *injections ferro-arsenicales* :

℞ Citrate de fer ammo-  
  niacal soluble...... 5 gr.  
  Arséniate de soude. 50 à 75 mgr.  
  Sulfate de strychnine. 50 —  
  Eau stérilisée. Q. S. p. f. 50 cc.  
Injecter de 1/2 à 1 seringue de Pravaz
tous les jours (Herzen).

Employer aussi le *cacodylate de soude* (3 à 10 cgr. par
jour), ou le *méthylarsinate disodique* (arrhénal), à la dose
de 5 à 6 cgr. par voie gastrique.

**Contre la congestion hépa-
tique** : *diète lactée, iodure de
potassium*, ou *calomel* à petites
doses (1 à 2 cgr.), associé à la
*rhubarbe*, au *cascara sagrada*,
à l'*aloès*.

Voy. *Congestion du foie,
Dyspepsie hépatique*.

**Contre l'hypertrophie splé-
nique** : conseiller au malade

d'éviter les refroidissements et de changer de climat.

Prescrire la *quinine* ou le *quinquina*, associés au *fer* et à l'*arsenic*.

℞ Sulfate de quinine. )
   Fer réduit par l'hy- } āā 2 gr. 50
     drogène........ )
   Acide arsénieux....... 50 mgr.
   Sulfate de strychnine... 25 —
   Extrait de quinquina.... Q. S.
 Pour 50 pilules : 6 à 8 pilules par jour (Herzen).

Insister avec les *arsenicaux*, surtout chez les vieux paludéens anémiques et cachectiques.

Administrer le *cacodylate de fer*, par voie hypodermique, à la dose de 5 à 10 cgr. par jour.

Recourir surtout, en cas de douleurs dans l'hypocondre, aux *révulsifs* sur la région splénique (teinture d'iode, ventouses sèches ou scarifiées), aux applications locales de *glace* ou aux *pulvérisations d'éther*, combinées aux *injections intra-spléniques* de liqueur de Fowler ou d'acide phénique.

Utiliser les *courants induits* (Botkin, Kelsch).

Essayer l'*opothérapie splénique*.

Si la rate est énorme et s'il existe des douleurs continues, pratiquer la *splénectomie* ou l'*exosplénopexie* de Jaboulay, dans le cas où il existe de nombreuses adhérences.

**Contre les gastralgies :** *sulfate de quinine* et *révulsifs* au creux épigastrique (voy. *Gastralgies*).

**Contre les sueurs nocturnes :** donner le *sulfate d'atropine*, à la dose de 1 mgr. pris en 2 fois, le soir.

Voy. *Sueurs des phtisiques*.

**Contre l'épistaxis :** *sulfate de quinine* associé à l'*ergotine*. Voy. *Épistaxis*.

**Contre les hémorragies intermittentes :** *sulfate de quinine* associé à l'*ergotine* et à la *digitale* (voy. *Hémorragies*).

CURES THERMALES.

En cas de troubles digestifs et d'hypertrophie du foie : *Vichy*, commencer le traitement avec prudence.

En cas d'anémie : *La Bourboule*.

**F. INTERMITTENTES CHEZ L'ENFANT.**

**Paludisme aigu.** Donner la *quinine* dans du miel, de la confiture, du café sucré ou du jus de réglisse, ou bien prescrire l'*euquinine*, qui n'a pas l'amertume de la quinine, dans du lait, des potages, du cacao.

Administrer aussi la quinine par la *voie rectale* en lavements ou en suppositoires, et par la *voie hypodermique* en injections.

DOSES DE SULFATE DE QUININE :

Quand le danger n'est pas pressant :

| | |
|---|---|
| Avant 1 an.......... | 10 à 15 cgr. |
| De 1 à 2 ans......... | 15 à 20 — |
| De 2 à 3 ans.......... | 20 à 25 — |
| De 3 à 4 ans.......... | 25 à 30 — |
| De 4 à 7 ans.......... | 30 à 40 — |
| De 7 à 12 ans......... | 40 à 75 — |
| De 12 à 20.......... | 75 cgr. à 1 gr. |

S'il y a urgence, *doubler la dose indiquée*.

Prescrire l'*euquinine* aux mêmes doses que la quinine.

*Potion :*

℞ Sulfate de quinine. 30 à 40 cgr.
  Eau............. 100 gr.

Acide sulfurique... I goutte
Sirop tartrique.... Q. S.
— de codéine... 5 à 10 gr.
(Enfants de 4 à 7 ans).

*Lavement :*

Bichlorhydrate de
quinine... 10 à 30 cgr.
Laudanum de Sy-
denham... 1/2 à I goutte.
Infusion de camo-
mille tiède... 30 à 60 gr.
Pour 1 lavement.

*Suppositoire :*

Chlorhydrate de qui-
nine... 10 à 30 cgr.
Beurre de cacao... 2 à 4 gr.
Pour 1 suppositoire.

*Injections hypodermiques :*

Bichlorhydrate de quinine. 1 à 2 gr.
Eau stérilisée... 10 cc.
Injecter 1/2 à 1 seringue de Pravaz,
2 ou 3 fois dans les 24 heures, selon
le cas et l'âge du petit malade.

Ne pas employer les *pommades quininées*, car elles sont inefficaces.

**Paludisme chronique.**

Donner le *quinquina* (extrait ou poudre, à la dose de 2 à 3 gr. par jour) ; contre l'anémie, prescrire le *fer*, l'*arsenic* et le *cacodylate de soude* ou de *fer* ou encore l'*arrhénal* à la dose moyenne de 25 cgr. par jour.

DOSES D'ARSÉNIATE DE SOUDE :

De 2 à 3 ans. 1/3 à 1/2 mgr. par jour
De 3 à 5 ans. 1/2 à 1 — —
De 5 à 10 ans. 1 à 1 1/2 — —
De 10 à 15 ans. 2 à 3 — —

Arséniate de soude... 15 cgr.
Sirop de quinquina... 300 —
1 à 3 cuillerées à café, suivant l'âge.

*Alimentation tonique, chan-*

gement de climat, bains de mer avec prudence, *cure d'altitude*.

Cure aux eaux thermales de *Vichy* ou de *La Bourboule*.

**F. INTERMITTENTE HÉPATIQUE**

(*Fièvre bilio-septique, Angiocholite aiguë*).

Le sulfate de quinine ne possède aucune action contre cette fièvre.

Prescrire la *diète lactée absolue* (lait écrémé) et même, dans les cas graves, la *diète hydrique*, pendant 24 à 36 heures.

Faire une application large et permanente, au niveau de la vésicule biliaire, de *vessies de glace* et si celles-ci ne sont pas tolérées, de *compresses chaudes humides*, fréquemment renouvelées et recouvertes de taffetas imperméable.

Donner, contre la fièvre et l'infection biliaire, le *salicylate de soude*, à la dose de 4 à 6 gr. par jour, soit par la voie stomacale, soit par la voie rectale sous forme de petits lavements aqueux, à cause de son action sur l'estomac.

Ordonner aussi la *salipyrine* à la dose de 4 gr., l'*aspirine* à la dose de 3 gr. par jour.

Dans certains cas (accès fébriles de longue durée), ordonner la *balnéation tiède* (30° à 32°, 10 minutes de durée).

Réaliser, en outre, dans les limites du possible, l'*antisepsie des voies biliaires* et l'*antisepsie intestinale* (calomel à doses minimes et quotidiennes, salicylate de bismuth, salol, salophène, salicylate de naphtol ou bétol) :

℞ Salol pulvérisé.......
  Salicylate de bismuth.
  —     de naphtol.   } āā 25 cgr.
  (bétol) ...........

Pour 1 cachet : 4 à 8 par jour (Herzen).

Aider à la diurèse soit par de *grands lavements quotidiens*, soit en joignant au lait l'action de l'*eau d'Évian* ou de *Vittel*.

Essayer l'iode comme antiseptique interne : teinture d'iode XX à XXV gouttes par jour, en potion, et si les accès fébriles sont très espacés, tenter pendant une période intercalaire la mépication par l'*huile d'olive* (voy. *Colique hépatique*).

**En cas d'insuccès du traitement médical**, c'est-à-dire lorsqu'il existe des accidents fébriles graves (fièvre rémittente ou continue) et que l'état général devient mauvais, lorsqu'il y a rétention biliaire, présence ou imminence de suppuration (cholécystite suppurée ou gangreneuse, phlegmon sous-hépatique), recourir au traitement chirurgical, pratiquer la *cholécystostomie* (incision de la vésicule biliaire avec suture à la paroi) ou la *cholécystectomie* (extirpation de la vésicule biliaire), complétées par le drainage du canal hépatique. Voy. *Lithiase biliaire*.

**F. JAUNE.** Traitement général des grandes pyrexies : *régime lacté exclusif* ; administrer un *purgatif* : calomel, huile de ricin, sulfate de soude.

Prescrire :

℞ Bichlorure de mercure.... 2 cgr.
  Bicarbonate de soude..... 10 gr.
  Eau bouillie............ 1 litre

A prendre par 5 gr. toutes les heures (Stenberg).

**Contre l'hyperthermie** : pratiquer des *lotions froides*, vinaigrées, des *enveloppements au drap mouillé*, ou mieux recourir à la *balnéation froide* comme pour un cas de fièvre typhoïde.

**Contre la douleur lombaire** : applications de *ventouses sèches*.

**En cas de vomissements** : prescrire les *boissons gazeuses et glacées*, la *glace* en petits fragments, le *menthol*, l'eau *chloroformée* à petites doses. Recourir aussi à l'*application de glace* sur la région épigastrique.

**En cas d'adynamie** : recourir aux *stimulants diffusibles* (acétate d'ammoniaque, teinture de cannelle, liqueur d'Hofmann).

**Contre l'anurie et les phénomènes urémiques** : *Purgatifs répétés ; tisanes diurétiques ; saignée* et *ventouses scarifiées* sur les lombes. Se méfier des applications de *sangsues* dont les plaies peuvent donner lieu à des hémorragies difficiles à arrêter.

**En cas de collapsus** : pratiquer des *injections de caféine*, d'éther, d'éther camphré (1 à 2 p. 10) ou de *sérum artificiel*.

**F. MÉDITERRANÉENNE** (F. de Malte).

Thérapeutique des symptômes *purgatifs légers répétés, lavements froids, bains* froids, *quinine* et *ichtyol* à la dose de 60 cgr. par jour (De Renzi).

*Alimenter les malades :* lait, bouillon, lait de poule, crèmes, gelées, jus de viande, potages au tapioca, au riz, au pain grillé; eau vineuse.

**F. NERVEUSE OU HYSTÉRIQUE.**
*Traitement général* de l'hystérie.
Recourir aux *lotions froides.*

**F. PALUSTRES.**
Voy. *F. intermittentes.*

**F. PARATYPHOÏDE.**
Même traitement que : *Fièvre typhoïde* (bains froids toutes les 3 heures, lorsque la température rectale dépasse 38°,5; chlorhydrate de quinine ou pyramidon à dose réfractée : 1 gr., en 10 cachets).

**F. PERNICIEUSE.**
Voy. *Fièvres intermittentes.*

**F. PUERPÉRALE.**
TRAITEMENT LOCAL.
Rechercher le point de départ de l'infection puerpérale (périnée, vulve, vagin, utérus), puis instituer un traitement rationnel.

En cas de plaies vulvo-vaginales infectées : faire une antisepsie *locale énergique*; ordonner, dans ce but, des injections vaginales antiseptiques, répétées matin et soir. Éviter les solutions antiseptiques fortes et l'emploi continu du même agent antiseptique. N'employer que des solutions antiseptiques faibles et prescrire en même temps 2 ou 3 antiseptiques (acide borique à 4 p. 100, aniodol à 1 p. 4 000, acide phénique à 1 p. 200, sublimé à 1 p. 5 000, permanganate de potasse à 1 p. 3 000), dont on alternera l'usage à chacune des injections. Introduire dans le vagin, après chaque injection vaginale, une mèche de gaze salolée ou iodoformée, et une fois les plaies détergées, le saupoudrer avec une poudre antiseptique en évitant d'employer l'iodoforme en trop grande quantité (salol, xéroforme, dermatol).

℞ Salol pulvérisé........ }
  Xéroforme............ } āā 15 gr.
(Herzen).

Pratiquer aussi des attouchements avec la *teinture d'iode*, ou la *glycérine créosotée*, ou une solution de *protargol* ou de *collargol* de 5 à 10 p. 100.
Voy. *Vaginites, Vulvites.*
Traiter l'état général : voy. *Traitement général.*
**En cas d'endométrite puerpérale** (infection utérine) : ne pas attendre pour intervenir l'apparition d'accidents infectieux graves : chez une accouchée de 2, 3 ou 4 jours, toute température atteignant 38° (sauf maladie intercurrente extragénitale) commande le traitement local intra-utérin : *explorer à fond la cavité utérine*, au besoin sous le chloroforme, après désinfection préalable du vagin et de la main de l'opérateur; puis recourir, selon les données de cette exploration, soit aux *injections intra-utérines* employées seules, soit

à ces mêmes injections combinées au *curage digital* (débris retenus dans la cavité utérine) suivi de l'écouvillonnage, ou au *curettage* instrumental de la cavité utérine.

Lorsque l'examen intra-utérin démontre que **les parois sont lisses, propres, qu'il n'y a pas de corps étrangers retenus**, *se contenter des injections intra-utérines légèrement antiseptiques* ; pratiquées à l'aide d'un récipient de la contenance de deux litres muni d'un tube en caoutchouc de 1 mètre 50 centimètres de long, auquel est adaptée une sonde intra-utérine (modèle Tarnier, Budin ou Doléris).

Pratique des injections intra-utérines : 1° Couper les poils et savonnage de la vulve ; 2° Savonnage et lavage du vagin avec une solution de sublimé à 1 p. 4 000 ; 3° Vider la vessie et le rectum ; 4° Élever le récipient à la hauteur de 50 à 60 centimètres au-dessus de l'orifice vulvaire et introduire la sonde intra-utérine, en faisant couler le liquide pendant l'introduction de celle-ci (si la vulve est douloureuse, appliquer entre les lèvres, avant l'introduction de la canule, un bourdonnet de ouate hydrophile stérilisée, imbibé d'une solution de chlorhydrate de cocaïne et le laisser en place pendant 5 à 10 minutes) ; 5° Faire passer 5 10 et même 20 litres d'*eau bouillie légèrement phéniquée* (1 p. 200), ou d'une solution boriquée à 3 p. 100 ou d'une solution d'aniodol à 1 p.

4 000, ou de permanganate de potasse à 1 p. 4 000 ou 2 000, ou de lysol à 1 p. 200, ou de chinosol à 1 p. 3 000, ou de formaline à 1 p. 5 000, ou de sublimé à 1 p. 5 000 ou 10 000, ou d'une solution iodo-iodurée (iode métallique 2 gr., iodure de potassium 4 gr., eau distillée et stérilisée 1 litre, Tarnier) ; 6° Injecter le liquide à la température de 38° à 40° ; 7° Pendant l'injection, empêcher l'air d'entrer dans la cavité utérine, en exerçant une légère pression sur le fond de l'utérus à travers la paroi abdominale ; 8° Ne pas gratter la surface interne de l'utérus infecté avec la canule intra-utérine (danger de frissons) ; 9° Répéter les injections matin et soir ; varier les antiseptiques ; se servir le matin d'une des solutions indiquées, le soir d'une autre pour éviter les accidents dus à la nature du liquide injecté, et ne jamais employer de solutions antiseptiques fortes, pour ne pas nuire à la malade ; 10° Dans le cas d'anémie, d'albuminurie, d'éclampsie ou de lésions récentes de la surface génitale, interdire l'emploi d'antiseptiques toxiques (acide phénique, lysol, sublimé, etc.) et n'employer que des solutions d'acide borique ou de permanganate de potasse à 1 p. 4 000 ou 2 000 ; 11° Continuer les injections jusqu'à la chute de la température, chute persistant au moins trois jours consécutifs.

Si, par l'exploration utérine, on trouve des **parois**

irrégulières ou des débris adhérents ou non de membranes de cotylédons, de caduque ou des caillots, faire le *curage digital suivi de l'écouvillonnage*.

Recourir aussi à cette intervention **lorsque après les trois ou quatre premières injections intra-utérines la fièvre continue à monter, lorsqu'un nouveau frisson apparaît et qu'il est indiqué d'intervenir plus énergiquement.**

MANUEL OPÉRATOIRE DU CURAGE DIGITAL SUIVI D'ÉCOUVILLONNAGE : Précautions antiseptiques ordinaires : couper les poils de la région, savonnage et lavage avec une solution antiseptique de la vulve et du vagin, puis injection intra-utérine chaude et abondante (éviter l'emploi d'antiseptiques toxiques : sels de mercure, acide phénique, lysol, sulfate de cuivre).

Endormir la malade, jusqu'à la résolution complète. Vider la vessie et le rectum et placer la malade dans la position obstétricale (en travers du lit, les jambes écartées et soutenues par deux aides). Recouvrir le lit d'une étoffe imperméable, qui descendra dans un grand récipient où elle conduira les liquides des injections.

Placer la main gauche sur la région hypogastrique pour maintenir l'utérus à travers la paroi abdominale antérieure, et l'abaisser autant que possible dans le petit bassin. Redresser avec la même main l'utérus, s'il se trouve en rétroversion ou en antéversion, ou en antéflexion exagérées. Introduire ensuite dans le vagin la main droite (tout entière) vaselinée sur sa face dorsale. Faire pénétrer un ou deux doigts (index et médius) dans l'utérus et détacher toutes les irrégularités (cotylédons, caillots) qui se trouvent sur la muqueuse utérine, soit en les décollant, soit en les effritant; enlever aussi les débris de la caduque épaissie, lorsqu'il y a eu, par exemple, un fœtus macéré, au moyen de pressions répétées exercées avec la main appliquée sur l'abdomen et avec l'extrémité de l'index et du médius ou avec leur bord radial. Continuer cette manœuvre jusqu'à ce que toutes les parties flottantes aient été détachées, puis les extraire de l'utérus soit avec les doigts recourbés en crochet, soit par l'expression abdomino-vaginale, suivant le procédé de Budin (pression sur l'utérus par l'abdomen avec la main placée sur l'hypogastre et contre-pression dans le cul-de-sac postérieur avec celle introduite dans le vagin), surtout en cas de caillots ou de cotylédons trop volumineux pour passer avec les doigts à travers le col. Faire ensuite une injection intra-utérine avec une solution de sublimé à 1 p. 4 000 et par une nouvelle exploration se rendre compte si le nettoyage a été parfait ou non ; dans ce dernier cas, procéder à un nouveau curage digital.

Compléter le curage, par l'écouvillonnage (Budin, Doléris), à l'aide de gros écouvillons en côtes de plumes (Budin), plongés dans une solution de sublimé. Passer dans l'utérus deux ou trois écouvillons, après avoir saisi le col avec des pinces de Museux ; imprimer à chaque écouvillon des mouvements de haut en bas, et de bas en haut et exercer des pressions sur les différentes parois de l'organe ; nettoyer ainsi successivement toutes les faces de l'utérus, en imprimant à l'écouvillon des mouvements de rotation sur lui-même ; puis passer un autre écouvillon trempé dans une solution de glycérine créosotée à 1 p. 3, et faire en même temps une irrigation vaginale, afin de limiter à l'utérus l'action caustique du médicament (Budin), ou bien pratiquer une cautérisation intra-utérine avec une solution de chlorure de zinc à 1 p. 20 ou encore injecter dans l'utérus, à l'aide de la seringue de Braun, 5 cc. d'alcool phéniqué à 10 p. 100.

Terminer l'opération en introduisant une mèche de gaze imbibée d'eau iodée à 4 p. 100, ou bien une ou deux bandes de gaze salolée ou iodoformée dans l'utérus, puis une autre dans la cavité vaginale ; appliquer un pansement vulvaire après lavage préalable des organes génitaux externes.

Laisser le pansement en place pendant 12 à 18 heures ; après quoi retirer la gaze et faire, en se servant de la sonde intra-utérine, une injection intra-utérine avec une solution de sublimé à 1 p.

4.000. Renouveler cette injection pendant 2 ou 3 jours si besoin ; puis ne plus faire que des injections vaginales (Budin).

Dans un hôpital ou une clinique, instituer le traitement par les *injections intra-utérines continues*, suivant la méthode de Pinard.

**Si l'infection persiste malgré les injections intra-utérines et malgré le curage digital et l'écouvillonnage,** pratiquer le *curettage* instrumental de l'utérus, mais ne jamais recourir d'emblée à cette intervention qui n'est que le complément, dans certains cas relativement rares, des injections et du curage.

Recourir au curettage alors que l'infection est encore localisée à l'utérus, avant le quatrième jour ; appliqué trop tard, au cinquième, au sixième jour, alors que l'infection est généralisée, le curettage n'a plus de raison d'être et devient inutile et même nuisible.

Pratiquer le curettage sans anesthésie, à la condition de maintenir horizontale la pince fixatrice du col sans la relever contre le pubis et de ne pas se servir de spéculum. Employer une curette mousse ou demi-tranchante.

Une fois le curettage terminé, donner une injection intra-utérine, légèrement antiseptique, à faible pression et à 45°.

Au besoin, faire en plus un badigeonnage de la cavité utérine, avec une mèche de ouate imbibée d'une solution phéniquée à 5 p. 100.

Terminer par le drainage de la cavité utérine avec des bandes de gaze iodoformée appliquées dans l'utérus; faire un tamponnement vaginal léger; mettre un sac de glace sur l'abdomen, et donner l'ergot de seigle.

Renouveler le pansement au bout de 36 à 48 heures, puis tous les 3 jours. Le 6e jour, supprimer le pansement intra-utérin. »

**En cas d'insuccès des moyens habituels** (injections intra-utérines, curage suivi d'écouvillonnage, curettage, injections de sérum antistrep-tococcique de Marmorek et de sérum artificiel), lorsque l'état général reste grave ; recourir à l'*hystérectomie abdominale*, mais seulement dans les cas où l'infection utérine est limitée et circonscrite à l'utérus (extraction du délivre putride, au moyen du curettage, irréalisable ou insuffisante), c'est-à-dire dans les cas exceptionnels où l'infection n'est pas généralisée et où les forces de la malade sont encore suffisantes pour lui permettre de supporter une telle intervention (Tuffier).

TRAITEMENT GÉNÉRAL (forme septicémique).

*Isoler* la malade dans une chambre vaste et aérée.

*Repos au lit* dans le décubitus dorsal.

*Alimentation liquide* : lait, bouillon, beef tea, somatose, eau vineuse, limonades, cognac, champagne.

Administrer, au début, un *purgatif* (huile de ricin).

Donner les *toniques* et les *stimulants* :

℞ Extrait aqueux de quinquina. 4 gr.
Alcoolat de cannelle......... 8 —
Cognac...................... ⎱
Sirop d'écorces d'oran- ⎰ āā 40 —
ges amères..........
Vin rouge............. 100 —
1 cuillerée à soupe, toutes les 2 heures.

℞ Acétate d'ammoniaque.... 10 gr.
Teinture de cannelle...... 5 —
Extrait de quinquina..... 2 —
Eau de mélisse.......... 120 —
Sirop d'écorces d'oranges
amères.............. 30 —
1 cuillerée à bouche toutes les heures.

Faire des injections sous-cutanées de *sérum artificiel* (300 à 500 cc.) matin et soir.

Recourir à l'emploi du *collargol*, administré de préférence par voie intraveineuse. Pratiquer les injections dans l'une quelconque des veines superficielles des membres supérieurs ou inférieurs, à l'aide d'une seringue de Roux de 10 à 20 centimètres cubes. Employer une solution de collargol à 1 ou 2 p. 100 et injecter en moyenne 10 centimètres cubes toutes les 24 à 36 heures, jusqu'à défervescence totale (Bonnaire).

SÉRUMTHÉRAPIE.

Dans les cas d'infection puerpérale à streptocoques purs, pratiquer des injections de *sérum antistreptococcique de Marmorek* (ou sérum polyvalent), à la dose de 15 à 20 cc., répétées toutes les 12 à 24 heures.

TRAITEMENT SYMPTOMATIQUE (forme septicémique et péritonéale) : Ne jamais administrer de médicaments trop actifs qui nuisent aux malades.

**Contre la fièvre** : prescrire la *quinine*, associée à la *phénacétine* :

℞ Chlorhydrate de quinine.. 15 cgr.
  Phénacétine............. 25 —
  Pour 1 cachet : 2 à 3 par jour (Herzen).

Pratiquer des injections hypodermiques de *bichlorhydrate de quinine* (25 cgr., 3 fois par jour).

Ou bien, recourir à la *balnéation* chaude, tiède ou froide, selon les cas, à la condition qu'il n'y ait pas de localisation dans le ligament large ou le péritoine.

**Contre la douleur** : recourir à l'*extrait d'opium*, à la dose de 1 cgr. ; pratiquer des *onctions calmantes* sur l'hypogastre ; appliquer la *vessie de glace* en permanence.

**En cas de vomissements** : glace, par petits fragments, *boissons gazeuses glacées, potion de Rivière, eau chloroformée, menthol, validol*.

Traiter la péritonite, si elle existe.

**Contre la soif** : *boissons abondantes*, s'il n'y a pas de vomissements ; dans le cas contraire, *injections sous-cutanées de sérum artificiel* (500 cc., matin et soir).

**En cas de péritonite aiguë** : pratiquer des *émissions sanguines locales* ; les ventouses scarifiées sont spécialement indiquées quand la douleur abdominale est diffuse et occupe toute la partie inférieure de l'abdomen. Les sangsues sont préférables quand la douleur est circonscrite ; en placer 8 à 10.

Appliquer la *vessie de glace en permanence*.

Combattre la douleur et immobiliser l'intestin par l'*opium* (extrait thébaïque, 10 à 12 cgr. par jour, en pilules

de 1 cgr. chacune). Pratiquer, au besoin, une *injection de morphine*.

En cas de tympanisme, faire des badigeonnages de *collodion*.

**En cas de péritonite purulente** : pratiquer la *laparotomie*, suivie de drainage abdominal.

**En cas de suppurations pelviennes** : voy. *Abcès pelviens, Cellulite pelvienne, Pelvipéritonite*.

**Pendant la convalescence** : faciliter la résorption des exsudats pelviens, en faisant appliquer un *vésicatoire* sur l'hypogastre, en prescrivant l'*iodure de potassium* à la dose de 1 à 2 gr. par jour, et en pratiquant des *pansements vaginaux* avec des tampons de coton hydrophile, imbibés du mélange suivant :

℞ Ichtyol............. 30 à 50 gr.
  Glycérine............. 100 —

Continuer l'*antisepsie vaginale* pendant longtemps.
Prescrire les *toniques*.

## F. RÉCURRENTE.

Voy. *Typhus récurrent*.

## F. TYPHOIDE.

INDICATIONS THÉRAPEUTIQUES : diminuer la désintégration organique, activer les actes nutritifs, solubiliser les déchets nutritifs pour favoriser leur élimination (A. Robin), éviter les complications des infections secondaires. Pour remplir ces indications recourir aux MÉDICATIONS suivantes : 1° hygiène et antisepsie générales ; 2° antisepsie buccale et nasale ; 3º antisepsie intestinale ; 4º médication tonique ; 5º régime ; 6º balnéothérapie.

**Hygiène et antisepsie générale :** chambre vaste et bien aérée ; température plutôt basse (15º à 16º). Placer le lit de façon à ce que le malade tourne la tête à la fenêtre ; si la chambre est blanchie à la chaux ou si le papier qui la tapisse est clair, mettre les rideaux aux fenêtres.

Propreté rigoureuse du corps : lotions vinaigrées répétées plusieurs fois par jour. Faire prendre à tous les typhiques, même à ceux qui ne sont pas traités d'après la méthode de Brand, deux bains par jour, à la température de 35º, de la durée de 15 à 30 minutes. A la sortie du bain, essuyer le malade avec des serviettes chaudes, lui faire endosser une chemise propre préalablement chauffée.

Changer les draps du lit autant que nécessaire.

Antisepsie buccale (voy. *Antisepsie buccale* et *antisepsie des fosses nasales* (Eichhorst).

**Antisepsie intestinale :** Au début, avant d'instituer tout autre traitement, administrer le *calomel à dose purgative* (30 à 80 cgr.), et répéter cette médication au bout de 2 ou 3 jours.

Ou bien prescrire le calomel à doses fractionnées :

℞ Calomel ......................... 5 cgr.
  Sucre en poudre ............. 25 —
  Pour 1 paquet : 1 paquet d'heure en heure, jusqu'à effet.

Ou encore faire prendre le



calomel à la dose de 40 cgr. en 20 pilules de 2 cgr., prises d'heure en heure (Bouchard).

Prescrire le *naphtol*, le *bétol*, le *benzonaphtol*, le *salol*, le *salacétol*, le *salicylate de bismuth*, le *calomel*, l'*acide lactique*, le *chloroforme*.

℞ Naphtol β finement pulvérisé ............... 15 gr.
  Salicylate de bismuth . 7 — 50
  Pour 30 cachets : 3 à 12 par 24 heures (Bouchard).

℞ Naphtol ..................... 10 cgr.
  Benzonaphtol ............. 20 —
  Pour 1 cachet : 8 à 10 cachets par jour (Grasset).

Voy. *Antisepsie intestinale.*
Prescrire l'*acide lactique*, à la dose de 10 ou 15 gr. pendant plusieurs jours (Hayem).

Employer le *chloroforme*, sous forme d'eau chloroformée à 1 p. 100, à la dose de 1 cuillerée à soupe toutes les heures environ, en diminuant progressivement les doses lorsqu'une amélioration survient (Werner).

Recourir à la *médication purgative* : faire prendre tous les 4 ou 5 jours, pendant les 2 premiers septénaires, le calomel à la dose de 40 cgr., ou le sulfate de magnésie ou de soude à celle de 20 grammes.

Ne pas répéter trop souvent l'administration de purgatifs qui congestionnent et irritent l'intestin, prédisposant ainsi aux hémorragies et aux perforations.

Assurer l'évacuation intestinale et l'élimination des toxines par de *simples lavements*.

**Médication tonique :** Donner du *vin de Bordeaux* (60

à 20 gr. par jour) coupé d'eau ; prescrire, chez les alcooliques, l'alcool à hautes doses (cognac, 60 à 100 gr. par jour) ; chez les vieillards et chez les individus affaiblis, faire prendre l'alcool sous forme de champagne coupé d'eau, de vin chaud, de punchs ou de grogs au rhum ou au cognac.

Administrer la *quinine* à petites doses (60 cgr. par jour) ou le *quinquina*, en potion, associé au *benzoate de soude* qui a pour effets de solubiliser les déchets toxiques :

℞ Extrait de quinquina.....    3 gr.
   Benzoate de soude........    2 —
   Rhum.......................    40 —
   Julep gommeux............    120 —
1 cuillerée à soupe toutes les 2 heures (A. Robin).

**Régime** : *Diète exclusivement liquide* : lait bouilli pur ou additionné de café, de thé ou à parties égales avec du bouillon, donné par bols toutes les heures, ou toutes les deux heures : bouillon de veau ou de poulet dégraissé ; eau vineuse ; décoctions de céréales ; limonades légèrement acides (citron, oranges, groseilles).

Ajouter au lait, 2 fois par jour, un jaune d'œuf ; additionner le bouillon également 2 fois par jour, de 1 cuillerée à café de somatose, et permettre la gelée ou le jus de viande (2 verres à bordeaux), ou une assiette de soupe farineuse.

Faire prendre les boissons et les aliments par petites quantités à la fois, mais à intervalles rapprochés et réguliers (toutes les 2 heures).

Tâcher de faire absorber au malade 4 à 5 litres de liquide par jour, soit pour soulager la soif, soit pour favoriser l'élimination des toxines (1 litre et demi à 2 litres à côté du lait et du bouillon).

Voy. *Méthode de Brand* (seconde partie : alimentation).

BALNÉOTHÉRAPIE.

**Bains tièdes progressivement refroidis** : donner, pendant toute la durée de la maladie, 8 bains par jour, à une température initiale de 2° inférieure à la température du malade ; refroidir insensiblement l'eau du bain jusqu'à 30°, jamais au-dessous. Laisser le malade encore 10 minutes dans le bain, puis le retirer (Bouchard).

Ou bien, prescrire des bains dont la température soit de 5° inférieure à celle du malade : refroidir l'eau du bain jusqu'à 20° dans l'espace d'une demi-heure ; laisser le malade dans l'eau jusqu'au moment où apparaît le frisson (Ziemmsen).

Préférer les **bains froids**, qui constituent le meilleur traitement de la fièvre typhoïde, s'il n'existe pas de complications viscérales. Recourir à la balnéation froide dès le début de la maladie, et même dans les cas où le diagnostic n'est que probable (voy. *Méthode de Brand*).

Donner le premier bain relativement tiède pour ne pas éveiller la révolte du sujet : 30° à 32° ; puis abaisser peu à peu le degré des bains ultérieurs à 25°, 22° et 20°, suivant que la diminution thermique post-balnéaire sera suffisamment accusée ou non

Lorsque les bains froids sont contre-indiqués (voy. Contre-indications des bains froids, méthode Brand, première partie), surtout chez les hyperintoxiqués, chez les cardiaques, chez les malades dont le foie et les reins sont gravement touchés, dans la fièvre typhoïde à forme hémorragique, chez les typhiques nerveux et surexcités, recourir aux **bains chauds** à 39° d'une durée de 12 à 15 minutes (Bosc).

Méthode de Brand :

**Première partie :** *hydrothérapie froide :* donner un bain à 20°, de 15 minutes de durée, toutes les fois que la température rectale, mesurée régulièrement toutes les 3 heures, atteint ou dépasse 39°. L'eau doit recouvrir complètement les épaules du malade.

Si l'eau n'est pas souillée par les déjections, ne la renouveler que tous les jours ou tous les 2 jours.

*Avant le bain :* mouiller la face et la poitrine avec de l'eau plus froide que celle de la baignoire. Si le patient présente quelque tendance aux lipothymies, lui faire prendre quelques gorgées de vin vieux, ou pratiquer au besoin une injection de caféine ou de spartéine.

*Pendant le bain :* le front et la tête sont entourés d'une serviette pour que l'eau des affusions descende vers la nuque. Pratiquer *trois affusions* (au début, au milieu et à la fin du bain) avec de l'eau plus froide que celle du bain, de 2 à 3 minutes de durée.

Faire des *frictions* sur le thorax et sur les membres (pas sur le ventre) pendant toute la durée de l'immersion.

Au milieu du bain, administrer au patient *un demi-verre d'eau froide.*

*Durée du bain :* 10 à 15 minutes.

Dans les cas ordinaires, *retirer le malade de l'eau, dès qu'apparaît le frisson* ; dans les formes graves avec hyperthermie, le laisser frissonner dans le bain pendant quelques minutes.

*Après le bain :* essuyer le malade légèrement, sauf sur l'abdomen, le remettre au lit, modérément couvert, excepté les jambes et les pieds (boule d'eau chaude).

Le frisson peut continuer sans inconvénient pendant quelques minutes.

Une demi-heure après le bain, prendre la température rectale du malade et l'alimenter.

*Dans l'intervalle des bains,* quand le malade ne dort pas ou lorsque le sommeil est agité, associer aux bains froids l'application, sur le thorax et l'abdomen, de *grandes compresses refroidies* dans l'eau à 10°, changées toutes les cinq minutes ou tous les quarts d'heure, suivant l'intensité de la fièvre, ou bien continuer la réfrigération à l'aide d'*enveloppements* successifs de 10 minutes avec le drap mouillé.

*Huit bains par 24 heures* est un maximum qu'il ne faut qu'exceptionnellement dépasser.

Ne pas cesser les bains brusquement au moment de la défervescence.

*Contre-indications des bains froids* : 1º fièvre typhoïde des vieillards ; 2º fièvre typhoïde des jeunes enfants ; 3º formes hypothermiques chez les surmenés auxquels l'on donnera des bains tièdes à 28º, avec affusions froides à 12º ; 4º pneumonie très étendue ou pneumonie de la convalescence ; 5º affaiblissement permanent du cœur ; 6º hémorragie intestinale ; 7º perforation, menaces de péritonite ; 8º sensibilité extrême ou répugnance invincible du malade contre la réfrigération ; 9º lipothymies, syncopes, accès d'oppression due à l'emphysème pulmonaire et complications de laryngo-typhus, exposant à la suffocation ; thrombose veineuse.

**Seconde partie** : *alimentation des malades*.

Brand a divisé la fièvre typhoïde en trois périodes : lutte contre la fièvre, rémission de la fièvre, défervescence.

**Pendant la 1ʳᵉ période,** *lutte contre la fièvre* : donner au malade, une demi-heure après le bain, 1 verre de liquide : bouillon dégraissé de bœuf, de veau, de poulet, lait, café au lait.

**Pendant la 2ᵉ période,** *rémission de la fièvre* : ajouter au régime précédent des potages sans pain, du jus de viande dégraissé, du chocolat à l'eau, 3 ou 4 œufs à peine cuits, sans pain, un peu de vin.

**Pendant la 3ᵉ période,** *défervescence* : permettre une petite quantité de blanc de poulet, de poissons maigres frits, dépouillés de leur peau et de leurs arêtes, de cervelles frites, des quenelles de viande blanche, de rosbif haché. S'abstenir de graisses.

*Boissons* : boissons fraîches ou froides, abondantes ; de l'eau pure, de l'eau vineuse, diverses limonades, additionnées ou non d'une petite quantité de liqueurs.

Dans les formes adynamiques ou compliquées, donner du vin vieux, des vins d'Espagne, du champagne, du rhum (Brand).

**Lotions** ou mieux **enveloppements froids dans le drap mouillé**, à substituer aux bains, lorsque la pratique des bains froids est irréalisable (refus de l'entourage, difficultés pratiques), envelopper le malade dans un drap imbibé d'eau froide à 10º, puis exprimé. Au bout de 10 minutes, renouveler l'enveloppement avec un second drap que l'on laissera appliqué pendant 10 autres minutes, pour être remplacé par un troisième drap mouillé, et ainsi de suite, jusqu'à faire successivement 5 à 6 enveloppements semblables (voy. *Fièvres éruptives*).

**Grands lavements froids** : les employer aussi systématiquement à la température de 15º à 20º, concurremment avec les bains, les lotions ou les enveloppements dans le drap mouillé, ou seuls lorsque ces moyens hydrothérapiques sont irréalisables : se servir d'un bock de la capacité de 2 litres ; accrocher celui-ci au pied du lit à une hauteur de 20 ou 30 cm. au-dessus du plan du lit : placer le malade dans le décubitus dorsal droit, la cuisse gauche fléchie, la droite allongée et la hanche reposant sur la partie pontée d'un bassin à écoulement. Puis, après avoir lavé la région anale avec du coton hydrophile, amorcer l'appareil et introduire dans le rectum, à la profondeur de 25 à 30 cm., la canule (grosse sonde urétrale molle) préalablement enduite de vaseline. Ajouter à l'eau devant servir à l'entéroclyse de la teinture d'iode, dans la proportion de 1 gr. de teinture pour 1 litre d'eau (Houdelekt). Le lavage doit durer 20 minutes, répéter l'administration de ces lavements toutes les 3 heures, chaque fois que la température atteint ou dépasse 39° ; cependant il convient de laisser reposer le malade la nuit. Si ces lavements sont mal supportés, les administrer lentement, en en interrompant l'écoulement pendant quelques instants. Au besoin, diminuer la quantité de l'eau et la réduire jusqu'à 1 litre.

SÉRUMTHÉRAPIE : injecter 10 à 14 cc. de sérum de Chantemesse dans le tissu sous-cutané de l'avant-bras ; après 8 à 10 jours, si l'apyrexie n'est pas complète, faire une seconde injection de 5 cc. si la fièvre est légère, ou de 10 cc. si l'hyperthermie est encore intense.

Concurremment avec la sérumthérapie, recourir aux bains froids ou chauds et aux affusions froides ; ces deux médications s'entr'aident et, employées simultanément, décuplent leurs effets propres (Chantemesse).

TRAITEMENT DES DIFFÉRENTES FORMES.

**Forme légère.**

*Hygiène* et *antisepsie générale.* *Alimentation liquide :* faire prendre régulièrement, toutes les 2 heures, un bol de lait bouilli aromatisé ou non, ou de bouillon, ou de décoction de céréales additionné de jus de viande. Faire boire en outre de la limonade acide, de l'eau vineuse.

*Antisepsie intestinale :* donner toutes les 2 heures, après chacun des petits repas, un cachet contenant :

℞ Benzonaphtol.............. 30 cgr.
 Pour 1 cachet : 10 à 12 cachets par jour (Herzen).

Ou bien :

℞ Salol......................
 Bétol...................... } āā 20 cgr.
 Salicylate de bismuth.... )
 Pour 1 cachet : 6 à 8 cachets par jour (Herzen).

Faire prendre tous les matins un *grand lavement froid* à 15° ou 20° (Herzen).

Administrer, tous les 3, 4 ou 5 jours, un purgatif : 15 gr. de sulfate de soude, ou mieux 30 à 50 cgr. de calomel.

*Balnéation :* recourir au bain tiède progressivement refroidi, suivant la méthode de Bouchard, répété 3 fois dans la journée (voy. *Balnéothérapie*).

**Forme moyenne.**

Prescrire le même *régime* et la même *antisepsie intestinale* que pour la forme précédente.

Insister sur la *balnéation* : faire prendre 6 bains tièdes, progressivement refroidis, par jour, ou mieux encore recourir à la balnéation froide : 4 à 6 bains froids par jour (voy. *Balnéothérapie*).

Dans les cas où on ne peut instituer ce mode de traitement, recourir à l'application du *drap mouillé* et à la pratique des *lotions tièdes* ou *froides* (voy. *Balnéothérapie*).

**Forme grave.**

Même *régime* et même *antisepsie intestinale*.

Insister sur l'*hygiène* et l'*antisepsie générale*.

Donner les *toniques* : alcool, quinquina ; tâcher de faire absorber au malade de 4 à 5 litres de liquide par jour, pour favoriser l'élimination des toxines.

*Balnéation* : recourir aux bains tièdes progressivement refroidis, selon la méthode de Bouchard, ou mieux aux bains froids de 26° à 18°, selon la méthode de Brand, s'il n'existe pas de complications viscérales (voy. *Balnéothérapie*).

Traiter en outre particulièrement chacune des complications qui pourrait se présenter (voy. ci-dessous).

Au besoin, pratiquer des injections de *sérum artificiel* à la dose de 300 à 600 gr. par jour.

En cas d'état désespéré du malade (forte fièvre sans tendance à décroître malgré la période très avancée de la maladie, fin de la 3ᵉ semaine ou 4ᵉ semaine, bruits cardiaques très assourdis, délire intense, etc.), pratiquer une saignée au bras de 300 cc. (Mamonoff).

**Pendant la grossesse.**

Instituer le traitement général hygiénique, médicamenteux et hydrothérapique (méthode de Brand), comme s'il n'existait pas de grossesse.

Ne pas recourir à l'avortement artificiel ou à l'accouchement prématuré provoqué, excepté en cas d'albuminurie grave.

Traiter l'avortement et l'accouchement prématuré, lorsqu'ils se produisent spontanément, selon les règles indiquées à ces paragraphes.

TRAITEMENT DES SYMPTOMES ET DES COMPLICATIONS.

**Contre la fièvre :** prescrire la *quinine*, à la dose quotidienne de 60 cgr. à 1 gr.

℞ Bichlorhydrate ou bromhydrate de quinine........ 30 cgr.

Pour 1 cachet : 2 cachets par jour, matin et soir (A. Robin).

Ou bien, recourir à l'administration de ce même médicament par voie hypodermique :

℞ Bichlorhydrate de quinine. 6 gr.
Chlorure de sodium...... 75 cgr.
Eau distillée stérilisée. Q. S. p. 100 cc.

Injecter 5 cc. de cette solution 2 à 3 fois par jour (Herzen).

Donner le *sulfate de thalline*, à la dose de 30 à 40 cgr. par jour, en prises de 10 cc. chacune, ingérées, à intervalles de 3 heures, ou mieux ordonner le *pyramidon* à la dose de 15 à 20 cgr. toutes les 2 heures, jour et nuit, ou la *cryogénine* (chaque fois que les bains froids sont contre-

indiqués) à la dose de 60 cgr.
à 1 gr. et 2 gr. par jour.

*Lotions vinaigrées*, répétées toutes les 3 heures.

Ne pas administrer les antithermiques nervins (antipyrine, acétopyrine, pyramidon, antifébrine, exalgine, cryogénine), ou tout au moins les associer aux excitants cardiaques pour éviter le collapsus.

**En cas de diarrhée** (plus de 4 selles par jour) : ne faire prendre au malade que l'*eau albumineuse*, la *décoction d'orge* ou *d'avoine*, un demi-litre de lait par jour, du *vieux vin rouge* et du *cognac* (50 cgr).

Défendre le bouillon concentré et les peptones et ne pas permettre le lait à des doses supérieures à 1/2 litre et même 1 litre, dans les 24 heures.

Donner le *bismuth* à hautes doses, associé au *dermatol*, au *tannoforme* ou encore l'*acide lactique*, à doses décroissantes, 15, 10 et 5 gr. par jour, en limonade additionnée de XV à XX gouttes de laudanum, en cas de coliques.

℞ Hydrate de magnésie. } āā 4 gr.
  Sous-nitrate de bismuth }
  Sirop diacode............ 30 —
  Eau distillée............. 120 —
1 cuillerée à soupe toutes les heures (diarrhée accompagnée de vomissements acides) (A. Robin).

Si la diarrhée est intense, administrer d'abord le *calomel* à dose purgative (30 à 50 cgr.), puis prescrire l'*opium* et les *préparations opiacées*, le *bétol*, le *benzonaphtol*, le *salicylate de bismuth*, associés au *charbon*.

Essayer l'*ichtoforme* à la dose de 3 à 5 gr. par jour.

℞ Benzonaphtol............. 20 cgr.
  Benzoate de soude........ 30 —
Pour 1 cachet : 8 à 10 cachets par jour (Grasset).

℞ Dermatol............. } āā 3 gr.
  Benzonaphtol........ }
  Extrait thébaïque...... 5 à 10 cgr.
  Julep gommeux...... 180 gr.
Par cuillerées à bouche dans la journée (Herzen).

**En cas de constipation** : administrer des *lavements froids*, prescrire le *calomel* (30 à 40 cgr.), ou le *sulfate de magnésie* ou de *soude* (15 à 20 gr.) ; et à la période des ulcérations, le *lait manné* (15 à 25 gr. de manne).

**En cas de météorisme** : appliquer sur le ventre des *compresses très froides*, fréquemment renouvelées, ou bien une *vessie de glace*.

Prescrire les *carminatifs* (infusion de menthe, d'anis, de cannelle, de cascarille, de fenouil) ; donner l'*éther* (V à X gouttes), ou la *liqueur d'Hoffmann* associée à la *liqueur ammoniacale anisée*, enfin le *menthol*.

℞ Liqueur ammoniacale anisée. 10 gr.
  — d'Hoffmann.........., 2 —
X gouttes, plusieurs fois par jour, dans une tasse d'infusion de thé ou de tilleul.

℞ Essence d'anis........ }
  — de menthe..... } āā 2 gr.
  — de fenouil..... }
  Liqueur d'Hoffmann.... 3 —
XV gouttes, plusieurs fois par jour, dans une tasse d'infusion d'écorce de cascarille à 5 p. 1000 (Herzen).

**En cas de météorisme avec putridité intestinale** : prescrire un *purgatif* (15 gr. de sulfate de soude, 30 à 40 cgr.

de calomel) ; insister avec les *antiseptiques intestinaux* (benzonaphtol, bétol).

℞ Chloroforme............. 1 gr.
  Eau distillée............. 150 —
A prendre, en 3 fois, dans la journée (Stepp).

Pratiquer, deux fois par jour, une *abondante irrigation intestinale*, avec de l'*eau naphtolée* ou *thymolée*.

℞ Acide thymique......... 1 gr.
  Biborate de soude....... 20 —
  Eau bouillie........... 2 litres.
Pour une irrigation à 38° (Herzen).

**En cas de vomissements** : Suppression de la cause, quand elle est possible (intoxication médicamenteuse, excitation réflexe partant du pharynx couvert de croûtelles noirâtres, complication pulmonaire ou cérébrale, rétention d'urine, dyspepsie antérieure, intolérance de l'estomac qui refuse l'absorption de grandes quantités de liquides).

Dans tous les cas, diminuer la quantité des aliments et les administrer par petite quantité à la fois et à des intervalles assez éloignés : une tasse ou une demi-tasse de lait (50 à 100 cc.) toutes les heures.

Prescrire l'*eau de Vichy laudanisée* : I à II gouttes de laudanum dans un verre à Bordeaux d'eau de Vichy, à prendre avant les prises de lait et de bouillon ; les *boissons gazeuses glacées*, la *potion de Rivière*, le *champagne frappé*, l'*eau chloroformée* et le *menthol* (20 à 50 cgr. en suspension dans un julep gommeux.

℞ Menthol................ )
  Chloroforme........... ) āā 1 gr.
  Alcool................ )
  Teinture aromatique.... ) āā 8 —
V à X gouttes, plusieurs fois de suite dans un peu d'eau glacée (Herzen).

Donner le *chlorhydrate de cocaïne*, à petites doses (2 cgr.).

Appliquer la *vessie de glace* ou un *sinapisme* au creux de l'estomac ou encore recourir à l'application sur le creux épigastrique de l'*emplâtre de thériaque belladoné* :

℞ Emplâtre adhésif....... 4 parties.
  Thériaque.......... )
  Extrait de belladone. ) āā 2 —
(A. Robin).

Essayer les inhalations d'*oxygène*.

A la fin de la période d'état, combattre la néphrite, si elle existe, et rechercher la perforation.

**En cas d'hémorragie intestinale** : si la fièvre est tombée au-dessous de 39°, proscrire les bains ; interrompre dans tous les cas l'administration des lavements.

Ordonner l'*immobilité absolue*. Donner la *glace*, à l'intérieur, par petits fragments et appliquer une grande *vessie de glace* sur l'abdomen.

*Réduire l'alimentation*, permettre seulement quelques gorgées de lait ou de bouillon glacés et de champagne frappé.

Faire prendre tous les jours deux *lavements d'eau bouillie* à 48°, à l'aide d'un bock maintenu à la hauteur de 40 cm. au-dessus du plan du lit, et additionnés de 4 gr. de chlorure de calcium cristallisé; prescrire en même temps ce médicament par la voie gastrique, à la dose de 2 gr. par jour, et en continuer l'usage encore pendant 5 à 6 jours après que le sang aura disparu des déjections (Mathieu) ; ou bien donner l'*ergotine* et le *chlorure de calcium*, tous deux en potion, pris alternativement toutes les heures ; ou mieux pratiquer des injections hypodermiques de ce même médicament, ou d'*ergotine* et faire prendre le chlorure de calcium en potion.

℞ Ergotine Bonjean............  4 gr.
　Acide gallique............  50 cgr.
　Sirop de térébenthine...  30 —
　Eau distillée............  120 —

1 cuillerée à soupe toutes les deux heures (A. Robin).

℞ Chlorure de calcium......  4 gr.
　Sirop d'opium ............  30 —
　Eau distillée............  120 —

1 cuillerée à soupe toutes les 2 heures, et alternativement avec la potion d'ergotine (A. Robin).

℞ Ergotine .............  2 gr. 50
　Eau stérilisée..........  10 —

Injecter 1 seringue, 2 à 3 fois dans la journée.

Ou encore administrer l'*eau de Rabel* en limonade glacée, ou le *perchlorure de fer* à faibles doses, ou la *ferropyrine*, ou les *poudres* inertes.

℞ Eau de Rabel............  2 gr.
　— distillée............  120 —
　Sirop de ratanhia.......  30 —

Par cuillerées (Dieulafoy).

℞ Perchlorure de fer......  2 gr.
　Eau de Rabel............  2 —
　Sirop d'opium...........  30 —
　Eau....................  120 —

Par cuillerées à bouche de 1/2 en 1/2 heure (garder cette potion dans la glace (Herzen).

℞ Benzonaphtol...........  5 gr.
　Salicylate de bismuth...  10 —

℞ Extrait thébaïque......  10 cgr.
　Sirop de ratanhia.......  30 gr.
　Julep gommeux..........  150 —

Par cuillerées (Le Gendre).

Ordonner aussi la *gélatine* en potion.

Immobiliser l'intestin en faisant prendre de l'*opium* (extrait thébaïque 10 cgr., en pilules de 1 cgr. prises toutes les heures).

Employer préventivement, pour éviter les entérorragies, le *chlorure de calcium* par la voie buccale, à la dose de 2 à 3 gr.

**En cas d'anémie aiguë :** position déclive ; *excitants* et *stimulants diffusibles*. Injections d'*éther* et de *caféine*, alternativement.

Recourir à l'*injection intraveineuse d'eau salée* (sérum artificiel), à la dose de 1/2 à 1 litre, à 38°.

℞ Chlorure de sodium.....  7 gr.
　Eau distillée stérilisée...  1000 —

**En cas de perforation intestinale certaine ou de péritonite :** *Supprimer les bains ;* prescrire *l'immobilité absolue.*

Appliquer des *vessies de glace* sur l'abdomen.

Faire prendre la *glace* par petits morceaux et ne permettre que *quelques gorgées de lait glacé* ou de *champagne frappé.*

Administrer l'*extrait d'opium,* par la voie stomacale, à la dose de 10 à 20 cgr., par 24 heures :

℞ Extrait d'opium.........  1 cgr.
　Excipient...............  Q. S.

Pour 1 pilule : une toutes les heures.

ou par la voie rectale :

℞. Poudre d'opium brut...... 10 cgr.
Beurre de cacao.............. 3 —

Pour 1 suppositoire : introduire 2 suppositoires par jour (A. Robin).

Ou bien pratiquer des *injections de morphine* (2 à 6 cgr. dans les 24 heures).

Recourir à l'*intervention chirurgicale*, qui constitue le seul traitement rationnel de la perforation typhoïdique : pratiquer la laparotomie médiane ou latérale (fosse iliaque droite), suivie de la suture de la perforation au moyen de fils de soie ; attendre pour intervenir que le shock primitif qui accompagne souvent les premiers signes de la perforation se soit dissipé (12 premières heures). Si le shock est insignifiant, utiliser le temps nécessaire aux préparatifs pour relever les forces du malade (injections d'éther, d'huile camphrée, de caféine, de sérum physiologique) et intervenir le plus tôt possible.

Terminer l'intervention par un grand lavage de la cavité abdominale avec la solution saline chaude et par un large drainage au moyen de gros tubes (Cazin).

Voy. *Péritonites*.

En attendant l'arrivée du chirurgien et **dans les cas où on hésite pour savoir s'il y a vraiment perforation,** employer les deux médications suivantes : 1° injection intramusculaire d'une solution stérilisée de *nucléinate de soude* à la dose de 5 centigr., renouvelée 2, 3 fois toutes les 24, ou 36 heures ; 2° *surchauffage intermittent de l'adbomen,* pratiqué à l'aide d'un appareil spécial ou réalisé par d'autres procédés (Chantemesse).

**En cas de congestion pulmonaire hypostatique :** conseiller la *balnéation froide* ou *tiède* et faire appliquer sur le thorax des *compresses froides* fréquemment renouvelées.

Si la balnéation est contreindiquée, faire appliquer journellement sur le thorax et à la racine des membres des *ventouses sèches,* au nombre de 60 à 80, et administrer les *toniques* et, suivant le cas, faire appliquer sur le thorax des *ventouses scarifiées* et surtout des *sangsues.*

Donner les *excitants diffusibles* : alcool, caféine, sels d'ammoniaque.

Ne pas prescrire de vésicatoire.

Voy. *Congestion pulmonaire.*

Donner la potion suivante :

℞. Ergotine ................. 2 gr.
Julep gommeux........... 120 cc.

1 cuillérée à bouche toutes les 2 heures (Grasset).

Défendre en même temps au malade de rester toujours couché dans le décubitus dorsal ; conseiller les changements fréquents de décubitus et même faire coucher le malade sur le ventre (Duguet).

**En cas de pleurésie :** *expectation* ou *thoracentèse,* si la pleurésie est séreuse.

*Thoracentèse* ou *pleurotomie,* si elle est purulente.

Voy. *Pleurésies typhoïdiques.*

**En cas d'angine typhoïdique :** prescrire des gargarismes biquotidiens avec :

℞ Naphtol β........ 20 cgr.
Perborate de soude...... 15 —
Eau de menthe........ 200 cc.
Eau distillée.... Q. S. p. 1 litre.
(A. Robin).

Après les gargarismes, badigeonnages avec le collutoire :

℞ Résorcine............. 1 gr.
Glycérine.......... 100 —
(A. Robin).

Pratiquer des lavages à l'eau boriquée à 3 p. 100, en cas de nécessité.

En cas de gingivite, de stomatite : prescrire une *antisepsie buccale rigoureuse* (gargarismes, collutoires et grandes irrigations).
Voy. *Antisepsie buccale*.
Chez les malades adynamiques, nettoyer les lèvres, les gencives, et les dents avec des tampons de ouate hydrophile imbibés d'eau de Vichy ou d'une solution antiseptique et prescrire le collutoire suivant :

℞ Borate de soude....... } āā 2 gr.
Résorcine............ }
Glycérine........... 30 —
(Herzen).

En cas de laryngo-typhus : badigeonner les ulcérations du voile du palais, des amygdales et du pharynx avec de la *glycérine phéniquée et cocaïnée*, et ordonner des *gargarismes antiseptiques* (voy. *Angine érythémateuse*).
Application de *glace* au-devant du larynx ; *pulvérisations antiseptiques* (acide phénique à 2 p. 100, phénosalyl à 1 p. 100, sublimé à 1 p. 2.000).
En cas de suffocation : *trachéotomie*.

**En cas de myocardite, de pouls rapide et d'affaiblissement du cœur** : donner les *stimulants*, l'*alcool* et la *digitale*, à petites doses.

℞ Poudre de feuilles de digitale............. 60 cgr.
Faire infuser dans :
Eau bouillante..... 150 gr.
Filtrer, ajouter :
Acétate de potasse...... 2 —
Ergotine Bonjean...... 4 —
Sirop des cinq racines..... 30 —
1 cuillerée à soupe toutes les 4 heures (A. Robin).

Au besoin, recourir à la *digitaline* (1 mgr.), mais ne prescrire la digitale qu'avec les plus grands ménagements (la digitale peut aggraver la myocardite typhique, et son action sur la contractilité ces fibres lisses, en particulier, des fibres intestinales, peut favoriser les perforations ; enfin la digitale et la toxine typhique semblent agir de façon identique sur le pneumogastrique).
Pratiquer de préférence des injections de *caféine* (50 à 75 cgr. par jour) et de *sulfate de spartéine* (10 cgr. par jour) alternativement.
Associer ces médicaments à la *strychnine* (2 à 3 mgr. dans les 24 heures).

℞ Sulfate de strychnine.... 1 cgr.
— de spartéine..... 50 —
Eau distillée........ 100 —
3 à 4 cuillerées à café par jour (Herzen).

Ou bien :

℞ Sulfate de spartéine..... 60 cgr.
— de strychnine..... 1 —
Eau stérilisée....... 20 gr.
Injecter 1 cc., 2 à 3 fois dans les 24 heures (Herzen).

*Réduire la quantité de bois-*

*sons* à 2 litres pour ne pas créer de la pléthore vasculaire et augmenter le travail du cœur.

Recourir aux *bains chauds* à 38° et, surtout contre la tachycardie, à l'application au-devant du cœur de la *compresse froide* : tremper un morceau de toile ou une serviette pliée en plusieurs épaisseurs dans de l'eau froide, bien l'exprimer et l'appliquer à la région précordiale. Recouvrir la compresse d'une serviette sèche pliée en quatre, pour préserver la chemise du malade, la laisser en place une demi-minute, puis la remplacer par une autre préparée comme la première. Deux ou trois compresses successives sont en général suffisantes (Fernet).

Ou encore ordonner l'*application continue de glace sur la région précordiale* (Deléarde et Louart).

**En cas de collapsus** : pratiquer des *frictions chaudes*, des *injections d'éther* et *d'huile camphrée* à 1 p. 10.

℞ Sulfate de strychnine.... 10 mgr.
Teinture de musc....... 20 gr.

Injecter 1/2 à 1 cc., 3 à 5 fois dans les 24 heures.

**En cas de céphalée et d'insomnie** : prescrire l'application de *compresses froides* ou de *vessie de glace* sur la tête.

Administrer le *bromure de potassium*, le *chloral*, l'*hydrate d'amylène*, la *paraldéhyde*, le *sirop de codéine*, à la dose de 40 gr. par jour.

Au début de la maladie, donner l'*antipyrine* à la dose de 2 gr. par jour, en cachets de 50 cgr.

Combattre la néphrite, si elle existe.

**En cas d'agitation, de délire** : faire *couper les cheveux*, faire mettre la *vessie de glace* sur la tête.

Prescrire le *bromure de potassium*, le *chloral*, le *sulfonal*, la *paraldéhyde*, l'*uréthane*, l'*hédonal*.

Ne donner l'*opium* qu'aux alcooliques, auxquels on fera prendre en outre l'*alcool* à hautes doses.

Voy. *Délire des pyrexies.*

Recourir à la *balnéation tiède* ou aux *bains progressivement refroidis.*

Combattre l'auto-intoxication, faciliter l'élimination des toxines et stimuler la diurèse, à l'aide des *boissons abondantes*, des *lavements*, des *injections sous-cutanées de sérum artificiel*, des *diurétiques*.

**Contre le délire tardif du 3e septénaire** dû à l'ischémie cérébrale : administrer l'*alcool associé à l'opium.*

℞ Extrait thébaïque......... 10 cgr.
Teinture de cannelle...... 2 —
Vin de Porto............ ⎫ āā 60 —
Eau.................... ⎭

Par cuillerées, toutes les 2 heures (Le Gendre).

**En cas de méningisme ou d'état comateux** : pratiquer la *ponction lombaire.*

**En cas d'adynamie** : *toniques, alcool* (rhum, vins généreux, champagne), *teinture de kola, de coca* et de *quinquina, excitants diffusibles, noix vomique* ou *strychnine* (3 à 4 mgr.) en injections hypodermiques, associée à la *spartéine* (10 cgr.), ou à la *ca-*

*féine* administrées également par voie hypodermique.

Pratiquer aussi des injections *d'éther* ou *d'huile camphrée* à 10 p. 100.

Recourir aux *bains progressivement refroidis* (température initiale du bain 32° à 34°, l'abaisser progressivement à 28°).

S'il existe des complications cérébro-spinales (forme ataxo-adynamique), pratiquer à la fin de chaque bain une *affusion froide* sur la tête; verser un arrosoir d'eau de très près.

Dans l'intervalle des bains, recourir aux *enveloppements froids*.

**En cas de néphrite aiguë :** recourir aux *bains chauds* à 38° et 39°.

Donner surtout le *lait*; recourir aux *émissions sanguines locales*.

Prescrire, comme antiseptique interne, le *benzonaphtol* (3 à 4 gr.), qui est un excellent antiseptique intestinal, qui ne présente pas les inconvénients des autres antiseptiques, et dont l'administration est surtout indiquée lorsque les reins son touchés (Gilbert).

Administrer les *purgatifs* : sulfate de soude ou de magnésie (15 à 20 gr.), calomel (30 à 50 cgr.); donner des *lavements à l'eau boratée, thymolée* ou *naphtolée*.

Prescrire les *diurétiques*, les *tisanes diurétiques*, et pratiquer des *injections de caféine*.

Dans certains cas, recourir aux *injections sous-cutanées de sérum artificiel*.



Voy. *Néphrite aiguë.*

**En cas d'escarres :** lavages répétés à *l'eau boriquée* à 4 p. 100 ou à *l'eau oxygénée*, et pansements antiseptiques quotidiens à l'*aristol*, au *dermatol*, à l'*iodol*, au *diiodoforme*, en poudre ou en pommades à 5 ou 10 p. 100.

$$\left. \begin{array}{l} \text{℞ Salol pulvérisé............} \\ \text{Xéroforme............} \end{array} \right\} \text{ā̄ 10 gr.}$$

(Herzen).

**En cas de complications osseuses (ostéomyélite typhoïdique) :** ne pas intervenir hâtivement, sauf dans les cas peu fréquents à évolution aiguë et où l'altération osseuse entretient la fièvre.

En général, *attendre* que le malade se soit tout à fait rétabli, qu'il ait achevé sa convalescence et repris le régime habituel.

Ordonner, en attendant, le *repos* et les *calmants*; puis, si l'on reconnaît que la lésion n'a pas de tendance à la résorption, recourir à l'*extirpation complète* du foyer inflammatoire (Achard).

En cas de cholécystite suppurée ou de cholécystite perforante : *intervention chirurgicale*. Choisir un mode opératoire qui soit à la fois rapide, simple, et qui remplisse suffisamment l'indication de *drainer* la vésicule biliaire, la *cholécystostomie*; réserver la *cholécystectomie* aux cas de perforation réalisée ou imminente (parois friables, nécrotiques ou ulcérées) (Quénu).

**Désinfecter les déjections et les linges mouillés** avec une solution de *sulfate de cuivre* à 50 p. 1000.

Voy. *Fièvres éruptives* : désinfection des objets souillés et des locaux contaminés.

Défendre aux personnes qui soignent le malade de manger dans la chambre du malade et leur recommander de se laver les mains plusieurs fois par jour, faisant usage de savon phéniqué ou de savon au sublimé.

**Pendant la convalescence :** *Hygiène générale rigoureuse.* Continuer à faire prendre au malade des *bains* : d'abord 2 bains tièdes, puis un seul bain tiède par jour, à partir du second septénaire.

Continuer l'antisepsie intestinale ; administrer le *benzonaphtol*, en cachets de 30 cgr., aux repas.

*Résister à la faim insatiable du malade* et se montrer d'autant plus prudent que la maladie aura été grave : diminuer progressivement la quantité de lait et augmenter graduellement celle des aliments.

Permettre, pendant les premiers jours après la défervescence complète (s'il n'y a pas d'albumine dans les urines, s'il n'existe pas de pyélite de la convalescence et si les décharges urinaires ont cessé), les bouillies à la farine de gruau au lait, au maizena, les potages à la sémoule ou au tapioca et un peu de gelée de viande. Prescrire la somatose ou le tropon, à la dose de 2 à 3 cuillerées à café, pris dans le lait ou le bouillon dégraissé.

Du 4e au 10e jour, donner en plus des œufs 100 à 150 gr. par jour de viande crue et hachée, prise dans les potages.

Défendre le pain.

Donner toujours 1 à 1 litre 1/2 de lait par jour.

Du 10e au 12e jour de défervescence complète, permettre la viande et le pain en petite quantité ; veiller attentivement à ce que le malade ne fasse pas de repas copieux pour éviter la rechute.

Faire manger au malade de la cervelle, du poisson de rivière bouilli, du jambon râpé, du blanc de poulet, des omelettes aux œufs et à la viande hachée, de la purée de pomme de terre ; lui donner une petite quantité de pruneaux cuits, ou de pommes ou de poires très cuites, débarrassées de leurs pépins.

Comme boisson : lait, eau bouillie, vins généreux.

En cas d'élévation de la température, supprimer les aliments solides et reprendre le régime approprié aux premiers jours de la défervescence.

Au 15e jour, donner des beefsteacks, de la viande de veau, des légumes cuits.

Conseiller les *sorties fréquentes*, le séjour à la *campagne* et un *repos intellectuel prolongé* (3 mois).

*Bains salins, hydrothérapie tiède, frictions stimulantes :*

$$\left. \begin{array}{l} \text{Alcoolat de lavande...} \\ \text{—\quad de romarin...} \end{array} \right\} \bar{a}\bar{a}\ 50\ \text{gr.}$$

Essence de thym..... 1 —

S'il y a de la faiblesse cardiaque, défendre les efforts et les fatigues musculaires, conseiller même le *repos au lit* et ordonner l'*alcool* et la *spartéine* associée à la *noix vomique* ou à la *strychnine*.

℞ Sulfate de spartéine...... 50 cgr.
 Extrait de noix vomique.. 30 —
 — de quinquina..... 2 gr.
 Pour 20 pilules : 2 à 4 par jour
(Herzen).

En cas de vomissements, traiter la dilatation aiguë de l'estomac.

En cas de prostration générale, continuer l'usage de la *strychnine*, administrée à hautes doses (6 à 10 mgr. par jour), pendant plusieurs semaines.

Donner enfin les *toniques* et les *reconstituants* : huile de foie de morue, glycérophosphates, arsenic, noix vomique, sirop de Fellow, cacodylate de soude, arrhénal, kola, coca.

℞ Biphosphate de chaux. 10 gr.
 Arséniate de soude... 5 à 10 cgr.
 Eau distillée....... 300 gr.
 1 cuillerée aux principaux repas
(Grasset).

℞ Méthylarsinate de soude. 30 cgr.
 Sulfate de strychnine... 2 —
 Extrait de kola..... ) 
 — de coca..... ) āā 2 gr.
 — de quinquina... 3 —
 Eau distillée........ 150 —
 Sirop d'écorces d'oranges
 amères.... Q. S. p. 300 cc.
 Prendre une cuillerée à soupe, un quart d'heure avant chacun des deux principaux repas (Herzen).

℞ Arrhénal................. 1 gr.
 Citrate de fer ammoniacal.. 10 —
 Vin de quinquina au )
 Malaga............. ) āā Q. S.
 Vin de kola au Malaga. ) p. 1 litre.
 1 verre à liqueur, aux repas (Herzen).

En cas de débilité grave, recourir aussi aux injections sous-cutanées d'*huile stérilisée*.

Combattre l'anorexie, lorsqu'elle existe, à l'aide de l'*orexine* (tannate ou chlorhydrate d'oréxine, 60 cgr. par jour en 2 fois).

**En cas de neurasthénie** post-typhoïdique : voy. *Neurasthénie*.

## F. TYPHOIDE CHEZ L'ENFANT.

Mêmes indications thérapeutiques que chez l'adulte.

Mêmes méthodes de traitement (sérumthérapie, balnéothérapie, médications symptomatiques).

*Isoler* le malade dans une chambre vaste et bien aérée.

Soins minutieux de propreté (yeux, bouche, nez, région anale, etc.).

L'emploi des *bains* peut être systématisé, chez les enfants qui ont dépassé 5 ou 6 ans. Donner au moins 4 bains de 28° à 25° en 24 heures ; dans les cas graves, chez des enfants âgés de 8 à 10 ans, réagissant bien et se réchauffant après le bain, 8 à 10 bains dans les 24 heures, d'une durée de 8 à 10 minutes, c'est-à-dire un bain chaque fois que la température rectale, prise toutes les 3 heures, dépasse 39°.

*Contre-indications des bains froids :* broncho-pneumonie, hémorragie ou perforation intestinale, complications cardiaques.

Lorsque les bains froids sont contre-indiqués, avoir recours à l'*enveloppement froid*, à l'*application de glace* sur le ventre et sur la région précordiale, et, dans les cas de complications du côté de l'appareil respiratoire, donner des *bains chauds* à 38° et 39° d'une durée de 10 à 15 minutes.

**Au début :**

℞ Calomel................. 5 cgr.
 Sucre en poudre......... 50 —

Pour 1 prise : 4 à 6 prises, selon l'âge de l'enfant, données avec une 1/2 heure d'intervalle.

Pendant toute la période fébrile, ordonner une *alimentation liquide* : lait, ou, s'il n'est pas digéré, koumys ou képhir. Décoction de céréales. Bouillon léger dégraissé. Boissons abondantes, eau bouillie, eau vineuse, limonades, tisanes.

Prescrire les *antiseptiques intestinaux*, de préférence le *benzonaphtol* (qui n'est pas toxique et qui est insipide) et le *dermatol* :

℞ Benzonaphtol......  
Dermatol.......... } āā 1 à 2 gr.  
Julep gommeux.... 100 —  
(Herzen).

**En cas de constipation** : *purgatif léger* (calomel, 20 à 40 cgr. ; sulfate de soude, 10 à 15 gr.), répété tous les 4 ou 5 jours pendant les deux premiers septénaires ; *lavements frais*.

**En cas de diarrhée** : *sousnitrate de bismuth*, à hautes doses ; *dermatol*, *élixir parégorique*.

Au besoin, *diète aqueuse* pendant 24 heures.

**Contre la fièvre** : si la température vespérale est inférieure à 39°, donner la *quinine* dans un peu de miel ou de confiture, à la dose de 40 à 50 cgr. par jour, en deux fois ou l'*euquinine* aux mêmes doses.

Ou bien ordonner le *pyramidon* à dose réfractée (10 cgr. toutes les 2 heures), ou encore :

℞ Sulfate de thalline...... 10 cgr.  
Julep gommeux........ 100 gr.

1 à 4 cuillerées à dessert, suivant l'âge Comby).

Si la température vespérale est supérieure à 39°, recourir aux *lotions froides vinaigrées*, toutes les 2 heures, aux *enveloppements dans le drap mouillé*, ou à la *balnéation tiède*, ou encore à l'*application continue de glace sur l'abdomen* employée, dans les cas graves, concurremment avec le pyramidon et la balnéothérapie tiède ou froide (Baumel et Gaujoux).

**En cas d'hémorragie, de perforation, ou de péritonite** : voy. *F. typhoïde de l'adulte*.

**En cas de dyspnée ou de cyanose** : appliquer des *cataplasmes sinapisés* ou des *ventouses sèches* sur le thorax.

Voy. *Bronchopneumonie*.

**En cas d'agitation, de délire** : recourir à la *balnéation tiède* ou *froide*.

Administrer le *bromure de potassium*, le *chloral*, l'*uréthane*, la *jusquiame*.

℞ Hydrate de chloral....... 50 cgr.  
Bromure de potassium.... 1 —  
Eau de tilleul........... 80 —  
Sirop de fleurs d'oranger. 20 —

A prendre par cuillerées à dessert de 1/2 heure en 1/2 heure (Herzen).

**En cas d'accidents méningitiques** : combattre l'intoxication générale par les purgatifs, les grands lavements, les boissons abondantes et la balnéation tiède.

Appliquer deux *sangsues* à une apophyse mastoïde.

Pratiquer la *ponction lombaire*.

Voy. *Méningisme*.

**En cas d'affaiblissement cardiaque et menace de col-**

lapsus : *alcool, digitale* (sirop
5 à 10 gr. ; teinture V à
X gouttes; infusion 5 à 10 cgr.
de poudre de feuilles), *caféine*
ou *spartéine* (4 à 7 cgr.).

Injections de *sérum caféiné :*

| | |
|---|---|
| ℞ Caféine | 2 gr. 50 |
| Benzoate de soude | 3 — |
| Eau distillée. Q. S. p. | 10 cc. |

Injecter 1/2 seringue de Pravaz, 2 fois
par jour.

Applications de *compresses
froides* ou *application continue de glace* à la région précordiale (Louart).

*Bains chauds.*

**En cas d'adynamie :** *infusion
de café, alcool, toniques, stimulants diffusibles, éther, huile camphrée.*

| | |
|---|---|
| ℞ Carbonate d'ammo- | |
| niaque | 20 à 30 cgr |
| Extrait de quinquina | 1 gr. |
| Vin de Malaga | 15 à 30 — |
| Eau-de-vie | 10 à 20 — |
| Julep gommeux | 100 — |

Par cuillerées à bouche, d'heure en
heure.

**Pendant la convalescence :**
*Toniques :* teinture de kola,
2 à 5 gr. par jour, selon l'âge ;
glycérosphosphates de chaux,
de soude, de magnésie, de potasse, de fer, 10 à 20 cgr. ;
noix vomique, arsenic, fer.

Voy. *Fièvre typhoïde, chez
l'adulte.*

**F. TYPHO-MALARIENNE.**

Faire prendre la *quinine*
pendant les rémissions.

Voy. *F. intermittentes.*

**F. URINEUSE.**

TRAITEMENT CHIRURGICAL
CAUSAL :

Ne pas intervenir, s'il est
possible, pendant la fièvre.

**En cas de rétention d'urine**
chez les prostatiques : *cathétérisme.*

**En cas de rétrécissement
de l'urètre :** *urétrotomie.*

**En cas d'infiltration d'u-
rine :** voy. *Abcès urineux.*

TRAITEMENT MÉDICAL
SYMPTOMATIQUE :

**F. urineuse aiguë** (accès
franc et intense).

**Dès l'apparition des fris-
sons et pendant la durée de
l'accès :** mettre le malade au
lit et le réchauffer au moyen
de couvertures, de *boules
d'eau chaude* ; administrer
dans le même but des *boissons
chaudes, stimulantes et alcoolisées* (1 à 1 litre 1/2 de thé
au rhum) (Guyon).

Éviter avec soin tout re-
froidissement.

Prescrire le *sulfate de quinine* à la dose de 20 cgr. répétée toutes les heures jusqu'à concurrence de 1 gr. au
plus, ou à celle de 1 gr. 50 cgr.
en 3 fois.

**Après l'accès :** prescrire un
*purgatif salin,* que l'on répétera au besoin.

Insister sur la *diète lactée :*
recourir à l'emploi des *amers*
(extrait aqueux de quinquina) et donner des *boissons*
abondantes.

Ne prescrire le jaborandi
ou la pilocarpine que chez les
malades jeunes et encore vigoureux.

**F. urineuse à accès répétés.**

**Contre les accès :** même
traitement que ci-dessus.

**Pendant l'intervalle des ac-
cès :** donner le *sulfate de quinine* (1 gr.) ou *l'extrait de
quinquina,* pris dans du café
noir, à la dose de 4 à 8 gr.

dans les 24 heures.

Recourir au *régime lacté* et aux *boissons* et aux *tisanes diurétiques*.

Conseiller les *lavements émollients* ou minoratifs (Guyon).

En cas de douleur rénale, appliquer des *ventouses sèches*, de larges cataplasmes recouverts de toile imperméable, maintenue par une large ceinture de flanelle.

**F. urineuse chronique, lente.**

Combattre surtout les troubles digestifs : *laxatifs* et *purgatifs* (pas de drastiques), *lavements* émollients.

Diète tonique et reconstituante, toniques (quinquina, kola).

Bains de vapeur, si le malade n'est pas trop âgé ou trop affaibli.

**F. URO-SEPTIQUE.**

Voy. *Abcès urineux, Cystites, Fièvre urineuse, Infiltration d'urine, Pyélites.*

## FILAIRE DE MÉDINE

Pratiquer une *petite incision* sur la tumeur formée par le ver ; saisir le dragonneau et l'enrouler autour d'un morceau de bois ou sur un rouleau de gaze antiseptique, en exerçant des tractions modérées, de façon à ne pas rompre le ver.

Recommencer l'extraction quelques jours après la première intervention, lorsqu'elle n'a pas pu être complète et totale dès les premières tractions.

Ou bien pratiquer des *injections de sublimé* autour de la tumeur produite par le dragonneau et une fois celui-ci mort, l'extraire par une petite incision (Blin, Emily).

## FILARIOSE

Essayer des traitements parasiticides par le *mercure*, l'*iode*, le *thymol* (50 cgr. toutes les 4 heures, puis 25 cgr. 3 fois par jour), l'*acide arsénieux*, l'*iodure de potassium*.

*Ponctionner* les liquides chyleux; *réséquer* les varices lymphatiques.

Voy. *Éléphantiasis endémique.*

## FISSURE A L'ANUS

Combattre la constipation par les *purgatifs* ou les *laxatifs légers*, et par les *lavements émollients*.

Avant d'aller à la garde-robe, faire prendre un *lavement d'huile d'olive* de 50 à 100 cc. chez l'adulte et de 10 à 20 cc. chez l'enfant et pratiquer une *onction* autour de l'anus avec une pommade à la *cocaïne* à 2 p. 100, ou à la *stovaïne* à 3 p. 100, ou à l'*orthoforme* à 10 p. 100.

℞ Chlorhydrate de cocaïne. 25 cgr.
Vaseline............ }
Lanoline............ } āā 10 gr.

Grands soins de propreté, *bains de siège.*

Prescrire des *pommades calmantes et cicatrisantes :*

℞ Extrait de belladone... }
Acétate de plomb...... } āā 5 gr.
Axonge............. 30 —
(Gallois).

℞ Onguent populéum....... 20 gr.
Acétate de plomb........ 3, —
Extrait de belladone....... 2 —
Huile d'amandes douces... Q. S.

Recourir à l'emploi des *suppositoires calmants* (cocaïne, 3 cgr. ; orthoforme, 80 cgr.) *et astringents :*

℞ Iodoforme............ 15 cgr.
Extrait thébaïque......... 4 —
Beurre de cacao......... Q. S.
Pour 1 suppositoire : 1 à 2 par jour.

℞ Extrait de belladone...... 1 cgr.
 — thébaïque......... 3 —
 — de ratanhia....... 1 gr.
Beurre de cacao......... 5 —
Pour 1 suppositoire : 1 à 2 par jour.

Préférer la cautérisation des surfaces malades avec le *crayon de nitrate d'argent mitigé* ou avec le *crayon de sulfate de cuivre.*

En même temps que le traitement local, instituer un *traitement général* pour combattre les accidents nerveux causés par la fissure anale (voy. *Nervosisme*).

**Si la guérison ne se produit pas,** et surtout s'il y a des douleurs intenses et continues (spasme anal et sphinctéralgie), pratiquer la *dilatation forcée* de l'anus en narcose : écarter fortement les deux pouces introduits dans le rectum, jusqu'au contact des ischions (Tillaux).

Dans certains cas rebelles, recourir à l'*excision large de la fissure* au bistouri, suivie de l'abaissement de la muqueuse sus-jacente, qu'on suture à la peau de la marge (Czerny).

S'il existe des hémorroïdes, en pratiquer l'ablation simultanée.

## FISTULES

**F. DENTAIRE.**

Voy. *Ostéo-périostite des maxillaires, Périostite alvéolo-dentaire.*

**F. THORACIQUE.**

Voy. *Pleurésies purulentes.*

## FLATULENCE

Voy. *Météorisme, Tympanisme.*

Traiter la dyspepsie, la dilatation d'estomac, les affections utéro-ovariennes et la neurasthénie abdominale lorsqu'elles existent.

Prescrire un *régime* approprié au cas (voy. *Dyspepsie flatulente*).

Combattre la constipation à l'aide de *purgatifs* ou de

*laxatifs légers*, ou de *lavements*.

Dans la majorité des cas, prescrire la *noix vomique*, à la dose de X à XXX gouttes de teinture par jour, et les *poudres absorbantes* : craie, charbon, sous-nitrate de bismuth, associées tantôt au bicarbonate de soude, tantôt à la magnésie, pour éviter la constipation.

℞ Charbon de Belloc. } āā 20 cgr.
Craie préparée..... }
Essence de menthe.    II gouttes·
Pour 1 dose : 6 par jour dans du lait (enfants) (Comby).

Donner les *carminatifs* : menthe, camomille, anis, fenouil, cascarille, cannelle.

℞ Essence d'anis............    X gouttes.
Liqueur d'Hoffmann.. XX —
Eau de menthe......    100 gr.
À prendre après les repas (Dujardin-Beaumetz).

Ordonner contre les fermentations intestinales les *antiseptiques intestinaux* et les *ferments lactiques* :

℞ Salol................    15 cgr.
Salicylate de bismuth.. } āā 10 —
— de magnésie. }
Craie préparée......    25 —
Pour 1 paquet : 4 à 6 paquets par jour, après les repas (Herzen).

Recourir au *massage* abdominal, à l'*électricité* et à l'*hydrothérapie*.

**En cas de diarrhée** : associer les *poudres absorbantes* au *salol*, ou au *benzonaphtol*, ou au *naphtol*, ou au *bétol*, ou à l'*ichtoforme*.

℞ Naphtol β......... )
Magnésie bicarbonatée.......... } āā 5 gr.
Poudre de charbon de peuplier...... )
Essence de menthe ou d'anis........    II gouttes.
Pour 15 cachets : 1 cachet au début de chaque repas (Huchard).

℞ Bicarbonate de soude.....    2 gr.
Craie lavée.............    1 —
Poudre de noix vomique..    20 cgr.
Pour 10 cachets : 1 cachet avant les repas (au besoin, ajouter 2 gr. de salol) (Huchard).

**En cas de douleur** : *onctions calmantes* chaudes : *préparations opiacées* (gouttes blanches de Gallard).
Voy. *Coliques intestinales, Entéralgie, Gastralgie.*
**Contre les crises douloureuses par distension gazeuse brusque** : donner l'*éther*, à la dose de XV à XX gouttes, dans de l'eau sucrée, ou bien prescrire le *carbonate d'ammoniaque*, à la dose de 1 à 2 gr., dans une potion cordiale ou dans du thé.
En même temps, *sinapiser* la région épigastrique et faire des *embrocations chaudes* (Rendu).

## FLUEURS BLANCHES

Voy. *Leucorrhée, Métrites, Vaginites chroniques.*

## FLUXION DENTAIRE

Voy. *Ostéopériostite maxillaire.*

## FOIE MOBILE

Voy. *Hépatoptose.*

# FOLIES

**F. MENSTRUELLE.**

*Purgatif drastique* (eau-de-vie allemande 20 à 30 gr.).

*Émissions sanguines*: sangsues à l'anus, aux cuisses, à la nuque ; scarifications du col utérin (100 à 150 gr. de sang).

*Sinapismes* aux cuisses, *bains de pieds sinapisés*, *vésicatoire* à la nuque.

Intérieurement, *bromure de potassium* d'une façon continue ou pendant les quinze à vingt jours qui précèdent l'apparition des règles, à la dose de 4 à 8 gr. par jour.

**Quand il s'agit d'une manie véritable,** à côté de l'*opium*, de la *morphine*, de l'*atropine*, administrer le *tartre stibié* à faible dose (Ball).

℞ Emétique............ 5 à 30 cgr.
Laudanum de Sydenham.... ........ XXX gouttes.

Eau................ 200 gr.
Sirop de fleurs d'o-
ranger............. 20 —

Par cuillerées, toutes les 1/2 heures.

**F. PALUDIQUE.**

Pendant l'accès de fièvre ou pendant la convalescence d'une attaque de fièvre intermittente, insister sur l'emploi de la *quinine*.

Voy. *Fièvres intermittentes.*

**F. PUERPÉRALE.**

**Pendant la grossesse :** traiter la folie comme si la femme n'était pas enceinte et laisser la grossesse arriver à son terme normal.

**Après l'accouchement :** défendre l'allaitement et appliquer à la folie la thérapeutique ordinaire (Auvard).

# FOLLICULITES ET PÉRIFOLLICULITES

*Traitement général* de la scrofule ou de l'arthritisme, du diabète, de l'albuminurie ou de l'hypophosphaturie (X, XX et même L gouttes d'acide phosphorique médicinal à 36,4 p. 100).

*Hygiène alimentaire sévère* (voy. *Eczéma chronique*), antisepsie intestinale, *levure de bière, ferments lactiques.*

*Couper* les poils ou les cheveux courts aux ciseaux.

*Nettoyer* avec soin la région atteinte avec de l'*eau savonneuse.*

*Badigeonner*, tous les 2 ou 3 jours, les régions voisines des plaques avec de la *teinture d'iode.*

*Lotionner* les plaques, tous les matins avec :

℞ Bichlorure de mercure... 15 cgr.
Biiodure de mercure...... 1 gr.
Alcool à 90°.............. 60 —
Eau...................... 500 —

Pour lotions (Quinquaud).

Employer aussi l'*eau oxygénée* à 12 volumes, étendue de 2 parties d'eau.

*Ouvrir* les pustules, *épiler* leur poil et cautériser avec une goutte de *teinture d'iode.*

## FOURMILLEMENTS

Rechercher et traiter la cause : voy. *Alcoolisme, Artériosclérose, Ataxie locomotrice, Néphrite interstitielle, Névrites.*

## FRAYEURS NOCTURNES

Voy. *Hystérie, Nervosisme, Terreurs nocturnes.*

## FULGURATION

Traitement symptomatique de l'état comateux dans lequel est plongé le malade : *frictions*, applications de *sinapismes, sangsues* aux apophyses mastoïdes, *lavement purgatif*, injections de *caféine, respiration artificielle*, injections de *sérum artificiel*.

*Repos absolu*, physique et intellectuel, *prolongé*.

## FURONCLE

*Régime lacto-végétarien. Purgation, antisepsie intestinale.*

*Antisepsie cutanée* : savonnages, bains locaux légèrement antiseptiques et lavages de la région malade avec le mélange suivant :

℞ Alcool à 90°............ 200 gr.
Ether sulfurique......... 100 —
(Herzen).

Essayer le *traitement abortif* par l'*hyperémie aspiratrice* (aspiration continuelle, sans douleur, avec une minime raréfaction d'air), ou bien conseiller de recouvrir le furoncle naissant de petits gâteaux d'ouate hydrophile imbibée d'*alcool camphré* on d'*alcool absolu saturé d'acide borique*.

Recommander de déposer sur le furoncle une goutte de *teinture d'iode*, ou bien prescrire le traitement abortif suivant :

℞ Iode métallique.......... 4 gr.
Acétone................ 10 —

Badigeonner une fois le furoncle ouvert ou fermé, et si la guérison ne se produit pas, faire un second badigeonnage 24 heures après le premier (Gallois).

Appliquer de l'*emplâtre mercuriel de Vigo* ; ou mieux prescrire une *pulvérisation*, matin et soir, avec une solution de phénosalyl à 2 p. 100, de sublimé à 1 p. 1000, ou d'eau boriquée s'il s'agit de la face, et appliquer ensuite des compresses imbibées des mêmes solutions ou d'*eau phéniquée* à 1 p. 100 ou d'*eau boriquée alcoolisée* (acide borique 40 gr., eau 900 gr., alcool 60 gr.), recouvertes de taffetas gommé.

*Cataplasmes chauds.*

Recourir à la *méthode oxy-génée* de Thiriar, ou mieux au *traitement par l'hyperémie* à l'aide de la ventouse : enlever seulement la croûte ou la pellicule qui recouvre le furoncle, afin que le pus puisse s'écouler sous l'influence de l'aspiration. Graisser les alentours du furoncle, puis appliquer la ventouse pendant 3/4 d'heure. Nettoyer ensuite à la benzine et mettre un pansement protecteur. Continuer ainsi jusqu'à guérison (3 à 4 jours).

N'*inciser* que lorsque la douleur est très vive ou que lorsqu'il s'est formé un petit abcès sous-furonculeux.

Dès que le bourbillon est éliminé, panser le furoncle avec :

℞ Soufre.............. } āā 10 gr.
   Camphre pulvérisé..... }
   Glycérine.  Q. S. p. pâte homogène.
                  (Broussé

## FURONCULOSE

*Rechercher la cause et la combattre* (catarrhe intestinal, dyspepsie, diabète, infection).

*Régime* approprié au cas (éviter les mets irritants et indigestes ou faisandés, la charcuterie, les boissons alcooliques, etc.) ; au besoin *régime lacté,* surtout chez les enfants.

*Purgatifs* répétés : huile de ricin ; calomel à la dose de 40 à 80 cgr. en une fois, ou à la dose de 10 cgr. pendant 6 jours consécutifs (soins de la bouche) ; ou encore :

℞ Soufre sublimé et lavé.. )
   Magnésie.............. )
   Crème de tartre....... } āā 10 gr.
   Rhubarbe............. )

Voy. *Furonculose.*

**F. DU CONDUIT AUDITIF EXTERNE.**
Voy. *Otite externe.*

**F. DES LÈVRES.**
Traverser la lèvre de part en part avec la *pointe du thermocautère.* Faire des pointes de feu assez rapprochées, pour que leur action se fasse sentir dans toute l'épaisseur des tissus. (Verneuil).

**F. DU NEZ.**
*Antisepsie locale, rigoureuse* : bains, lotions et nettoyages locaux avec une solution de sublimé à 1 p. 1000.

Pulvérisations phéniquées, 2 fois par jour.

Introduire et laisser dans la narine un tampon imbibé de liqueur de van Swieten et renouveler cette médication toutes les 2 ou 3 heures (Lubet-Barbon).

1 cuillerée à café tous les jours, ou tous les 2 jours, le matin à jeun (Herzen).

*Entéroclysmes.*
*Antisepsie intestinale:* ichtoforme, en cachets, entre les repas (2 à 4 gr.) ; salol, salacétol, benzonaphtol, calomel.

℞ Bicarbonate de soude. )
   Benzonaphtol.......... } āā 50 cgr.

   Pour 1 cachet, à prendre à chacun des repas (Grasset).

Chez les enfants, donner l'*ichtalbine,* à la dose de 30 cgr. par jour pendant la première année, puis à celle de 30 cgr. à 1 gr., de 2 à 10 ans, en trois prises.

Voy. *Abcès multiples* chez les nourrissons.

Recommander de prendre trois *grands bains savonneux* ou deux *bains sulfureux* par semaine.

*Asepsie* du linge de corps (chemises, flanelles, etc.).

Prescrire la *levure de bière*, à condition qu'elle soit fraîche et renouvelée chaque jour, et qu'elle ne détermine pas de troubles dyspeptiques (renvois, nausées, diarrhée) ; trois fois par jour aux repas, en prendre gros comme une noisette, délayée dans de la bière ou de l'eau gazeuse.

Faire prendre, à défaut de levure fraîche, la *levurine*, la *mycodermine*, ou autre extrait de levure, ou bien le *ferment de raisin*, ou encore les *ferments lactiques*.

LOCALEMENT : pulvérisations antiseptiques (acide phénique à 1 à 2 p. 100, acide borique à 4 p. 100, phénosalyl à 2 p. 100).

Une fois le furoncle constitué : *inciser*.

CURES THERMALES aux eaux sulfureuses de Luchon, Uriage, etc.

## GALACTOPHORITE

Voy. *Abcès du sein*.

## GALACTORRHÉE

*Régime sec.*

*Purgatifs* salins ou drastiques répétés.

*Bandage compressif* ouaté des seins.

Donner le *camphre* ou l'*atropine*.

℞ Camphre pulvérisé...... 20 cgr.

Pour 1 cachet : 3 cachets par jour pendant 3 jours.

℞ Atropine............... 3 mgr.
 Sulfate de magnésie..... 90 gr.
 Eau distillée........... 240 —

1 cuillerée à bouche toutes les 2 heures.

**En cas de douleurs :** *cataplasmes chauds* ou *onctions calmantes*.

℞ Chloroforme......... } āā 5 gr.
 Laudanum de Sydenham }
 Huile de jusquiame.... } āā 10 —
 — camphrée........ }

Pour onctions, suivies de compression ouatée (Herzen).

## GALE

**Chez l'adulte.**

TRAITEMENT DE LA GALE ou *la frotte*, telle qu'on la pratique à l'hôpital Saint-Louis :

1° *Friction générale d'une demi-heure avec le savon noir*, pour enlever la malpropreté qui recouvre le corps et rompre les sillons.

2° *Bain d'une demi-heure simple ou sulfureux* avec frictions à la brosse et savonnage pour ramollir l'épiderme et achever de détruire les sillons.

3° Friction générale, pendant une demi-heure, avec la *pommade d'Helmerich* sur toute la surface du corps :

℞ Soufre sublimé....... 200 gr.
Carbonate de potasse.. )
Eau distillée......... } āā 100 —
Huile d'amandes douces )
Axonge............. 700 —

Employer 100 gr. par friction (Helmerich).

Garder cette pommade jusqu'au lendemain ; enlever alors pommade et parasites tués par un bain savonneux. Contre les éruptions secondaires, donner quelques bains simples et faire appliquer la pommade suivante :

℞ Amidon.............. )
Oxyde de zinc........ } āā 0 gr.
Lanoline............. )
Vaseline............. } āā 20 —

Désinfecter les vêtements, les draps du patient, soit à l'étuve, soit par lessive ou immersion dans une solution légère de sublimé ou de formol.

Pratiquer au besoin une deuxième frotte, 3 semaines après la première.

Traiter au moindre soupçon tous les autres membres de la famille.

AUTRE TRAITEMENT RAPIDE.

1° Friction générale au savon noir d'une demi-heure ;

2° Bain tiède, avec frictions à la brosse d'une demi-heure ;

3° Friction générale avec une flanelle grossière imbibée du composé liquide suivant, que l'on laisse sécher sur la peau pendant un quart d'heure :

℞ Fleur de soufre........ 100 gr.
Chaux vive........... 200 —
Eau................. 1 000 —

(Sulfure de calcium liquide) : 100 gr. suffisent pour obtenir la guérison (Vleminckx).

4° Le lendemain, immersion et lavage de tout le corps dans un bain tiède (Vleminckx).

EN VILLE, prescrire la pommade plus parfumée suivante :

℞ Essence de lavande. )
— de cannelle. }
— de girofle... } āā 2 gr.
— de menthe.. )
Gomme adragante... 4 —
Carbonate de potasse. 30 —
Fleur de soufre...... 90 —
Glycérine .......... 190 —

(Bourguignon).

Ou bien employer, dans la clientèle privée, le traitement suivant :

1° Lotions sur tout le corps avec du savon de toilette (ou savon noir), suivies d'un bain de son.

2° Trois frictions avec la pommade suivante :

℞ Carbonate de potasse.... 50 gr.
Fleur de soufre......... 100 —
Glycérine.............. 200 —
Gomme adragante....... 1 —
Essence..... Q. S. p. aromatiser.

(Fournier).

3° Prendre un second bain, changer les linges de corps et de lit.

Les jours suivants, bains émollients : de son, d'amidon (Fournier), et si le malade souffre de prurit en dehors de toute récidive de gale, conseiller des lotions à l'acide phénique, à l'hydrate de chloral (voy. Eczéma avec démangeaisons), des bains émollients, des onctions au cold-cream. Traiter en même temps le nervosisme par les douches tièdes et les bromures.

Si la peau est délicate, ordonner le traitement par le baume du Pérou : après un bain général destiné à nettoyer et à ramollir l'épiderme, se frictionner le soir au moment du coucher, pendant 30 à 40 minutes sur tout le corps, à l'aide d'une brosse douce et 50 à 60 gr. de baume du Pérou ; garder le baume toute la nuit. Le lendemain matin, prendre un bain savonneux suivi de poudrage à l'amidon. Répéter cette médication pendant 6 à 8 jours (Jullien).

Ou bien se servir de la pommade suivante :

℞ Baume du Pérou pur..... 10 gr.
  Soufre précipité........... 20 —
  Axonge benzoïné......... 120 —
                    (Sabouraud).

Employer avec prudence les frictions sur tout le corps avec du *pétrole* pur ; il est plus prudent de couper le pétrole de un, deux et même trois volumes d'eau (bains savonneux, tous les matins).

CHEZ LES FEMMES ENCEINTES : pratiquer des *frictions* tous les soirs, pendant 4 à 6 jours, avec :

℞ Naphtol β........... 10 gr.
  Ether........ Q. S. p. dissoudre.
  Menthol.......... 50 cgr. à 1 gr.
  Vaseline.............. 100 —
                    (Besnier).

Ou bien *onctions* matin et soir avec :

℞ Styrax.............. 1 partie.
  Huile............. 2 parties.
                    (Vidal).

CHEZ LES ENFANTS DE MOINS DE 15 A 16 ANS : ne pas ordonner les traitements rapides indiqués pour l'adulte. *Bains tièdes, savonnages répétés.*

Faire des frictions 2 fois par jour avec l'une des *pommades* suivantes :

℞ Naphtol β............ 5 à 15 gr.
  Savon vert........... 50 —
  Craie préparée........ 10 —
  Axonge.............. 100 —

℞ Baume du Pérou..... 3 gr.
  Onguent styrax...... 7 —
  Vaseline............. ⟩ āā 40 —
  Lanoline............. ⟩
                    (Brocq).

Ou encore, *savonner* le corps tous les jours avec :

℞ Savon de Marseille........ 100 gr.
  Pétrole............... 30 —
  Alcool à 90°............ 50 —
  Cire................. 40 —
                    (C. Paul).

CHEZ LES NOUVEAU-NÉS : bains, savonnages ; faire des onctions, matin et soir, avec :

℞ Onguent styrax...... ⟩ āā 20 gr.
  Huile d'amandes douces ⟩

# GANGRÈNES

**G. PAR ARTÉRIOSCLÉROSE** (*artérite oblitérante*).

*Repos absolu* au lit, le membre dans l'extension et dans la position horizontale, ou légèrement élevée.

Activer, par tous les moyens possibles, le débit des artères thrombosées : *traitement dans la boîte à air chaud* (au début, 70°, 10 minutes), *bains de pieds* très chauds, 2 fois par jour, *enveloppements chauds*, *iodures alcalins*, à l'intérieur, à petites doses ; injections hypodermiques de *nitrite de soude* (Voy. *Artériosclérose*).

*Désinfection des parties malades* ; pansements antiseptiques suivis d'enveloppement ouaté, répétés tous les jours. Bains légèrement phéniqués (1 p. 100) ou lysolés (1/2 p. 100) à 50°, pour calmer les douleurs, aseptiser la région et limiter le sphacèle.

**En cas d'infection :** *pulvérisations phéniquées* à 3 p. 100, *pansements humides* avec des compresses de tarlatane imbibées d'une solution de sublimé à 1 p. 4 000, *lavages à l'eau oxygénée.*

*Attendre la séparation spontanée*, ne pratiquer l'amputation qu'après délimitation naturelle.

**En cas de douleurs vives :** *opium*, injections de *morphine* à 1/2 ou 1 cgr.

**G. BUCCALE.**
Voy. *Noma*, *Stomatite gangreneuse*.

**G. CUTANÉE.**
Relever les forces du malade par une *alimentation reconstituante* et par les *toniques*.

Séjour à la *campagne*, à la *montagne*, ou aux bords de la *mer*, selon les cas.

Aseptiser les foyers gangreneux par les *lavages avec des solutions antiseptiques faibles* (acide borique à 4 p. 100, acide phénique à 1 p. 100, lysol à 1/2 p. 100, chinosol à 1 p. 2 000, sublimé à 1 p. 4 000, eau oxygénée), par les *pulvérisations* et par les pansements faits avec des *poudres antiseptiques* (iodoforme, xéroforme, salol, aristol, amyloforme, iodol) et de la *gaze aseptique.*

Dans certains cas, recourir à la *balnéation antiseptique* et à la *cautérisation au thermo ou au galvanocautère.*

Voy. *Ulcères.*

**G. DIABÉTIQUE.**
*Traitement général* hygiénique et diététique du diabète.

Éviter les traumatismes. Soigner toute excoriation comme une diérèse ou une exérèse véritable.

*Antisepsie rigoureuse, pansements aseptiques*, proscrire les substances irritantes, avoir recours aux pommades au salol, aux solutions boriquées à 4 p. 100, naphtolées à 2 p. 1 000 ; au chinosol à 1 p. 2 000, à l'eau oxygénée à 12 volumes ; au biiodure de mercure à 1 p. 4 000.

**En cas d'inoculation septique :** *pulvérisations phéniquées, bains locaux, légèrement antiseptiques et chauds.*

**G. GAZEUSE** (*Septicémie gazeuse*).
*Incisions multiples et étendues* de préférence pratiquées au thermocautère. *Bains antiseptiques* à l'eau oxygénée.

Si la gangrène occupe un membre, *amputer* au-dessus.

**G. NERVEUSE.**
Voy. *Gangrène symétrique des extrémités.*

**G. PULMONAIRE.**
Rechercher la syphilis et si on a des raisons de croire à la

nature syphilitique de la pneumopathie, ne pas hésiter un instant à prescrire le *traitement spécifique antisyphilitique:* protoiodure de mercure, 6 à 8 cgr. par jour, en pilules ; ou biiodure de mercure, 1 à 2 cgr. en injections (solution aqueuse), continuées pendant 15 à 20 jours, suivies d'un repos de quelques semaines et d'une nouvelle série d'injections mercurielles; en même temps, iodure de potassium, 3 à 4 gr. par jour.

Dans tous les cas, soutenir les forces du malade par les *toniques*, l'*alcool*, le *quinquina*, le *kola*.

Favoriser l'expectoration.

Donner intérieurement les *balsamiques* : créosote, créosotal, gaïacol, essence de térébenthine, terpine, terpinol, alcoolature d'eucalyptus, eucalyptol (voy., pour les doses et les formules : *Bronchite aiguë et chronique, Dilatation bronchique, Phtisie pulmonaire*).

Administrer l'*iodoforme*, à la dose de 40 à 50 cgr. par jour.

℞ Créosote..............⎫
Iodoforme...............⎬ āā 5 gr.
Terpine.................⎭
Acide benzoïque........⎫
Térébenthine de mélèze.⎬ āā 2 —
Poudre de guimauve...⎭
Magnésie légère.......⎫ āā 6 —

Pour 100 pilules : 6 à 10 par jour (Legroux).

℞ Alcoolature d'eucalyptus.. 3 à 8 gr.
Julep diacodé ......... 200 —

Par cuillerées à bouche dans les 24 heures (Bucquoy).

℞ Teinture d'eucalyptus. ⎫
— de cannelle.. ⎬ āā 2 gr.
Sirop de fleurs d'oranger..............⎫
⎬ āā 25 —
Sirop de quinquina... ⎭

Hydrolat de tilleul... 100 gr

Par cuillerées d'heure en heure (enfants) (Comby).

Prescrire aussi l'*hyposulfite de soude* à haute dose, et la *liqueur de Labarraque* :

℞ Hyposulfite de soude. 4 à 8 gr.
Julep gommeux..... 150 à 250 —

Par cuillerées à bouche dans les 24 heures (contre-indiqué dans les cas d'hémoptysie) (Lancereaux).

℞ Liqueur de Labarraque... 4 gr.
Julep gommeux......... 200 —

Par cuillerées à bouche dans les 24 heures (Jaccoud).

Ordonner les *inhalations* avec des mélanges balsamiques et antiseptiques, répétées plusieurs fois dans la journée, chaque fois pendant 5 à 10 minutes :

℞ Créosote pure........ ⎫
Acide phénique........ ⎬ āā 10 gr.
Alcool à 90.......... 30 —
Teinture d'eucalyptus... 2 —
Eau.................. 1 000 —

Voy. *Bronchite fétide*.

Conseiller les *inhalations d'oxygène*.

Pratiquer des *pulvérisations* à la créosote à 1 ou 3 p. 100, à l'acide phénique à 1 p. 100, au thymol à 1/2 p. 100, à l'acide salicylique à 1 p. 1000.

Administrer, au besoin, les *balsamiques par voie hypodermique* :

℞ Eucalyptol ............. 20 gr.
Huile d'olives stérilisée.... 100 —

Injecter 2 à 3 cc. à la fois (Debove).

Voy. *Bronchite fétide, Dilatation bronchique, Phtisie pulmonaire*.

Recourir enfin à la *révulsion* (pointes de feu, ventouses sèches, vésicatoire).

Continuer ces différentes médications pendant longtemps.

**Contre les douleurs thoraciques** : *révulsion* (sinapismes, ventouses sèches).

**En cas de pleurésie gangreneuse** : *pleurotomie antiseptique* et *lavages antiseptiques*.

TRAITEMENT CHIRURGICAL. Pratiquer l'ouverture du foyer gangreneux ou *pneumotomie*, dans les cas où il existe un foyer unique, bien circonscrit et situé dans une zone abordable.

En cas de foyers multiples non justiciables de la pneumotomie, recourir aux *injections directes dans les foyers gangreneux* de substances antiseptiques (chlorure de zinc à 1 p. 30, gaïacol à 1 p. 15, huile stérilisée).

**G. SÉNILE.**

Voy. *Gangrène par artériosclérose.*

**G. SYMÉTRIQUE DES EXTRÉMITÉS** (*Maladie de Raynaud*).

*Traitement de la maladie causale* : artérite, artériosclérose, mal de Bright, syphilis, alcoolisme, saturnisme, impaludisme, ergotisme, diabète, hystérie, neurasthénie, maladie de Basedow, etc.

Relever l'état général ; éviter le froid.

Dans tous les cas : *soins hygiéniques* des parties malades, propreté, décapage des croûtes épidermiques par le savon et une brosse douce.

Ordonner en outre des *onctions glycérinées* et réchauffer les parties exposées à l'asphyxie et à la syncope par des *gants fourrés*, par des *lotions à l'eau très chaude additionnée de tonifiants légers* (tanin, alun, décoction de feuilles de noyer, eau de Cologne), ou à l'*eau sinapisée*, ou encore par des *frictions alcoolisées* ou *camphrées*.

Réveiller la contraction des petits vaisseaux à l'aide de *l'ergot de seigle* et de la *quinine*, des *bains d'oxygène*.

℞ Ergotine..............  } āā 5 cgr.
  Sulfate de quinine....  }
  Poudre de feuilles de
    digitale.................    5 mgr.
  Extrait de belladone....    1 —
Pour 1 pilule : 3 à 4 pilules par jour.

Recourir à l'*électrisation*, surtout chez les hystériques et les neurasthéniques, sous forme de courants continus, en plaçant le pôle positif à la nuque et le pôle négatif dans une cuvette d'eau salée où le malade plonge ses mains (Raynaud).

Essayer les *pulvérisations de chlorure de méthyle*, en pulvérisant le jet très finement et en le projetant obliquement d'un peu loin sur les parties atteintes ; cesser la pulvérisation dès qu'elle détermine une sorte d'onglée (Debove).

*Pansements humides* sur les escarres ; *ablation* des parties mortifiées.

**Au commencement de l'accès** : prescrire la *trinitrine*.

℞ Solution alcoolique de
    trinitrine à 1 p. 100.   XXX gouttes
  Eau distillée..........   300 gr.
3 à 5 cuillerées à bouche par jour.

*Bains locaux sinapisés.*
**Contre les douleurs** : con-

seiller les *onctions calmantes* ; au besoin prescrire les *calmants*, ou pratiquer des injections de *morphine*.

**Chez les hystériques** : recourir à la *suggestion indirecte* (pilules de bleu de méthylène, dire au malade que la coloration bleue de ses mains va passer dans ses urines), ou à la *suggestion hypnotique*.

**En cas de gangrène symétrique primitive ou idiopathique** : conseiller l'*intervention chirurgicale* (élongation des nerfs cubital et médian au-dessus du ligament radiocarpien et du nerf radial au bras) (de Bovis).

## GASTRALGIES

*Rechercher et combattre la maladie causale* (dyspepsie, dilatation d'estomac, ulcère rond de l'estomac, cancer, syphilis de l'estomac, hystérie, neurasthénie, chlorose, anémie, cholélithiase, impaludisme chronique ou larvé, maladie d'Addison, tabes à la période préataxique ou ataxique, paralysie générale, sclérose en plaques, adhérences péritonéales, hernie de la ligne blanche, affection des organes génitaux chez la femme).

(Voy. *Dyspepsies*, *Cancer de l'estomac*, *Ulcère simple de l'estomac*, *Gastrites*.)

*Supprimer les influences qui exagèrent ou entretiennent la douleur, indépendamment de la cause directe* (hygiène alimentaire défectueuse, intoxications, tabagisme, morphinomanie, médication intensive, surmenage cérébral et physique, émotions, etc.).

*Modifier l'état nerveux, cause ou conséquence de la gastropathie.*

**Contre la douleur** : *mettre l'estomac au repos* ; ordonner au malade de faire des *repas peu abondants et réguliers*, de boire *peu de liquides*, et, dans les cas intenses, prescrire le *régime lacté*, le *képhir*, le *koumys*.

Recourir, au besoin, au *lavage de l'estomac* avec 20 gr. de sous-nitrate de bismuth pour 1/2 litre d'eau.

Faire *appliquer localement* des compresses trempées dans de l'eau très chaude, ou des cataplasmes chauds, simples ou sinapisés, des pointes de feu et, au besoin, un vésicatoire.

Administrer la *magnésie calcinée*, le *sous-nitrate de bismuth*, la *craie préparée*, associés à l'*opium*, au *phosphate de codéine* ou à la *morphine*.

Donner la *belladone*, le *chloroforme*, l'*eau chloroformée*, la *cocaïne* ou la *stovaïne*.

℞ Bicarbonate de soude..... 1 gr.
   Magnésie calcinée........ 30 cgr.
   Sous-nitrate de bismuth.. 20 —

Pour 1 paquet : 3 à 4 paquets par jour (associer à ces paquets, lorsque la douleur est intense, 5 à 10 cgr. en 24 heures de poudre d'opium. 2 à 5 cgr. de codéine, 5 mgr. à 2 cgr. de chlorhydrate de morphine, 2 à 10 cgr. de poudre de racines de belladone).

℞ Magnésie hydratée..... 1 gr. 50
   Bicarbonate de soude... 1 —

Sous-nitrate de bismuth.  75 cgr.
Carbonate de chaux pré-
  cipité..............  20 —
Dionine........  5 mgr. à 1 —
Pour 1 paquet : 3 à 4 paquets par jour
au moment des douleurs (Herzen).

Donner les *gouttes blanches
de Gallard* :

♃ Chlorhydrate de morphine.  10 cgr.
  Eau de laurier-cerise......  5 gr.
II gouttes sur un morceau de sucre.

Ou :

♃ Chloroforme.............  10 gr.
III à VI gouttes, 2 à 3 fois par jour,
dans un demi-verre d'eau sucrée.

♃ Eau chloroformée......  150 gr.
  — de fleurs d'oranger...  50 —
  — distillée...........  100 —
1 cuillerée à café ou à dessert avant
les repas, ou bien 1 cuillerée à dessert
de 1/4 d'heure en 1/4 d'heure, jusqu'à
disparition de la douleur (De Beurmann).

♃ Eau chloroformée....   }
  — de menthe......   } ãã 60 gr.
  Teinture de belladone.  XXX gouttes.
1 cuillerée à soupe, tous les quarts
d'heure (Debove).

**Dans les cas intenses :** associer la *morphine* ou l'*héroïne*, ou la *dionine* (5 à
10 mgr., 2 à 3 fois par jour),
à la *belladone* ou à l'*extrait
de chanvre indien* et à la *jusquiame.*

♃ Chlorhydrate de morphine.  20 cgr.
  Extrait de belladone......  30 —
  Eau distillée de laurier-
    cerise..............  20 gr.
X à XII gouttes, 3 à 4 fois par jour
(Herzen).

♃ Chlorhydrate d'héroïne  )
  Extrait de chanvre in-  } ãã 5 mgr.
    dien..............  )
  Extrait de jusquiame..  2 cgr.
  Excipient............  Q. S.
Pour 1 pilule : 3 à 4 pilules dans les
24 heures (Herzen).

**G. intense avec vomisse-**

---

**ments :** prescrire la *cocaïne* à
la dose de 1 à 2 cgr. à la fois
et à celle de 5 à 10 cgr. par
jour, ou bien la *stovaïne* ;
donner aussi le *menthol* et
l'*eau chloroformée.*

♃ Chlorhydrate de cocaïne..  50 cgr.
  Eau distillée...........  300 —
1 cuillerée à bouche avant les repas,
ou 1 cuillerée à café toutes les 2 heures
(Dujardin-Beaumetz).

♃ Chlorhydrate de cocaïne..  25 cgr.
  —        de morphine.  5 —
  Extrait de belladone......  15 —
  Eau de laurier-cerise.....  15 gr.
XX gouttes après les repas (Ewald).

♃ Stovaïne............  10 cgr.
  Chlorhydrate de morphine.  5 —
  Teinture de belladone....  10 gr.
  Eau de laurier-cerise.....  20 —
XV gouttes, toutes les heures, dans
1 cuillerée à soupe de lait glacé (Herzen).

♃ Menthol..............  20 cgr.
  Chlorhydrate de cocaïne..  5 —
  Teinture de gentiane.....  5 gr.
  Eau chloroformée...  )
  — distillée........  } ãã 30 —
  Julep gommeux.....  )
1 cuillerée à bouche toutes les heures
(Herzen).

**G. associée à de la fermen-
tation stomacale :** *Régime alimentaire* approprié au cas ;
faire prendre le mélange suivant :

♃ Alcool rectifié.........  )
  Teinture d'iode........  } ãã 5 gr.
  Acide phénique........  )
V gouttes à chacun des 2 principaux
repas.

*Lavages de l'estomac* (voy.
*Dilatation de l'estomac*).
**G. des arthritiques des né-
vropathes :** Insister avec le
*traitement général* du nervosisme, de la neurasthénie.
Employer les *nervins* et les
*antispasmodiques.*

℞ Exalgine .............. 1 gr. 2
  Alcool à 90°............ 5 —
  Sirop d'écorces d'oranges 20 —
  Eau.................... 40 —

2 cuillerées par jour (1 cuillerée contient 30 cgr. d'exalgine) (Herzen).

℞ Antipyrine.......... 60 à 75 cgr.
  Bicarbonate de soude. 50 —
  Dionine............ 5 mgr. à 1 —

Pour 1 cachet : 3 cachets par jour (Herzen).

℞ Menthol.............. 1 gr.
  Bromure de strontium. 15 —
  Teinture de gentiane.. 10 —
  Eau chloroformée....  }
  — distillée.........  } āā 125 —
  Sirop d'écorces d'oranges amères.. Q. S. p. 300 cc.

1 cuillerée à bouche aux repas (Herzen).

Chez les neurasthéniques et les hystériques, donner les *perles d'éther amylvalérianique* (4 perles, 3 fois par jour ; ou bien 6 à 8 perles en une seule fois), les *perles d'éther*, la *valériane* et les *valérianates* associés au *chanvre indien* :

℞ Valérianate d'ammoniaque.......... 1 gr.
  Eau de tilleul...... 120 —
  Teinture de chanvre indien........  }
  .......... XX gouttes
  Sirop d'éther......  }
  — de menthe...  } āā 20 gr.

1 cuillerée à bouche toutes les heures au moment des crises spasmodiques (Herzen).

℞ Laudanum de Sydenham.... 1 gr.
  Teinture de valériane...  }
  — de castoréum..  } āā 5 —
  Eau de laurier-cerise...  }

XV à XX gouttes à la fois.

℞ Extrait gras de cannabis. 15 mgr.
  — de valériane..... 5 cgr.
  Poudre de valériane...... Q. S.

Pour 1 pilule : 1 pilule à chaque repas (Herzen).

Combattre encore la gastralgie nerveuse par l'application, sur la colonne vertébrale, d'une *grosse éponge imbibée d'eau aussi chaude* que le malade pourra la supporter, par des *lavements d'eau chaude* et, au besoin, par un *lavage d'estomac avec de l'eau très chaude.*

Recourir enfin à l'*électrothérapie* : galvanisation positive de l'épigastre ; appliquer la cathode à l'endroit du dos où s'irradient les crampes d'estomac. Terminer la séance de galvanisation par quelques inversions du courant, et par un massage du ventre avec le rouleau électrique, ou bien encore par la faradisation du corps avec le pinceau métallique.

Voy. *Neurasthénie abdominale.*

Dans les cas rebelles aux médications ci-dessus indiquées, recourir à la *suggestion hypnotique.*

**G. des paludéens.**

Administrer le *valérianate* ou le *bromhydrate de quinine* d'une façon continue, associé au *bismuth*, ou à la poudre de *Dower* :

℞ Valérianate de quinine.  }
  Sous-nitrate de bismuth  } āā 25 cgr.
  Carbonate de magnésie.  }
  Poudre de noix vomique. 2 —

Pour 1 cachet : 3 à 4 cachets par jour (Herzen).

℞ Bromhydrate de quinine. 20 à 25 cgr.
  Poudre de Dower....... 10 à 15 —
  Salicylate de magnésie.. 25 —

Pour 1 cachet : 3 à 4 cachets par jour (Herzen).

Si les accès gastralgiques se renouvellent à intervalles réguliers, faire prendre la quinine à la dose de 1 gr. 50, 5 ou 6 heures avant le moment où doit éclater le nouvel accès.

Voy. *Fièvres intermittentes.* Au besoin, *révulsifs* au creux de l'estomac.

**G. des tabétiques :** En cas de crises d'hyperchlorhydrie : *alcalins* à hautes doses.

Dans la variété flatulente, diminuer la quantité de bicarbonate de soude :

℞ Phosphate neutre de soude. 60 gr.
Bicarbonate de soude..... 30 —
Craie préparée.......... 10 —

1 cuillerée à café, 5 ou 6 fois par jour. Contre la constipation, prescrire un laxatif alcalin ; 2 ou 3 cuillerées à dessert ou à café de magnésie lourde (Huchard).

Donner l'*antipyrine*, l'*antifébrine*, l'*exalgine*, le *pyramidon* (voy. *Ataxie locomotrice*). Ou bien :

℞ Oxalate de cérium........ 10 cgr.
Extrait et poudre de gentiane.................. Q. S.

Pour 1 pilule : 1 à 2 pilules, 3 à 4 fois par jour.

Ou encore :

℞ Chloroforme.......... } āā 10 gr.
Teinture d'iode...... }

IV gouttes, 3 à 4 fois par jour (Huchard, Grasset).

Recourir aux *injections de morphine*, aux pulvérisations de *chlorure de méthyle* sur le creux épigastrique, à l'application de *pointes de feu* sur la colonne vertébrale.

Dans les cas rebelles, pratiquer la *ponction lombaire*. Voy. *Ataxie locomotrice.*

**GASTRALGIE CHEZ L'ENFANT.** Combattre l'arthritisme héréditaire (voy. *Arthritisme*). Régler les selles, traiter la dyspepsie et l'anémie.

**Contre la douleur :** donner le *laudanum de Sydenham*, à la dose de I à II gouttes, ou bien :

℞ Teinture de colombo... 10 gr.
— de belladone.. }
— d'aconit...... } āā 5 —
Elixir parégorique..... }

VIII à XII gouttes, avant les repas (J. Simon).

℞ Teinture de belladone... }
— de jusquiame... } āā 5 gr.

VI gouttes, dans de l'eau sucrée.

℞ Sirop d'éther........... 10 gr.
— de fleurs d'oranger... 20 —
— de codéine.......... 5 —

Par cuillerées à café de 1/2 en 1/2 heure, jusqu'à effet (Viellard).

℞ Sirop de belladone.... }
— de codéine...... } āā 5 gr.
Eau distillée......... 15 —
— de laurier-cerise.. 5 —

A prendre 1 *cuillerée à café* (Herzen).

Employer l'*eau chloroformée saturée* en potion, aux doses suivantes :

De 10 à 15 mois..... 1 à 3 gr.
De 15 mois à 3 ans. 3 à 5 —
De 3 à 5 ans...... 5 à 20 —
De 5 à 10 ans...... 20 à 40 —

Faire prendre aux repas une *eau alcaline* (Vals Carmen), conseiller une cure thermale aux eaux de *Bourbon-Lancy*.

Localement : application de *compresses trempées dans de l'eau chaude*, de *cataplasmes chauds* et, au besoin, de *cataplasmes sinapisés*.

# GASTRICISME

Voy. *Embarras gastrique.*

# GASTRITES

**G. AIGUË.**

Avant tout, *repos de l'organe.*

*Régime lacté* : faire prendre le lait froid ou glacé, et coupé d'eau de Vichy.

Défendre pendant longtemps les boissons alcooliques, et les mets épicés ou indigestes.

**Contre la douleur et les vomissements** : *Glace intus et extra* ou *cataplasmes* très chauds et fréquemment renouvelés ; *lavements laudanisés* (XV à XXV gouttes) ou au *chloral* (3 à 4 gr.) ; *opium* sous forme de piqûre de *morphine.*

Prescrire aussi le *menthol*, l'*eau chloroformée* et la *cocaïne.*

> ℞ Stovaïne.................. 10 cgr.
> Chlorhydrate de morphine. 5 —
> Teinture de belladone.... 10 gr.
> Eau de laurier-cerise..... 20 —

XX gouttes, toutes les heures dans un peu d'eau glacée. (Herzen).

> ℞ Chlorhydrate de morphine. 2 cgr.
> — de cocaïne.. 3 —
> Eau de chaux............ 100 —

1 cuillerée à café de cette solution dans une cuillerée à soupe de lait glacé, toutes les heures (Dieulafoy).

Voy. *Gastralgies*, *Vomissements.*

**Contre l'inflammation** : *Emissions sanguines* (ventouses scarifiées ou sangsues au creux de l'estomac).

**En cas de constipation** : *Lavements émollients ; magnésie, rhubarbe, cascara sagrada* :

> ℞ Magnésie calcinée........ 50 cgr.
> Rhubarbe.............. 25 —

Pour 1 cachet : 2 à 3 par jour (Herzen).

**En cas de vomissements et** d'éructations putrides avec diarrhée : donner le benzonaphtol, le salicylate de bismuth ou le naphtol β, l'*ichtoforme*, à la dose de 3 à 4 gr. par jour.

Au besoin, pratiquer le *lavage de l'estomac.*

**G. SURAIGUË DUE A L'INGESTION DE SUBSTANCES TOXIQUES.**

*Lavages de l'estomac* (voy. *Empoisonnements*).

*Régime lacté, eau albumineuse, décoction de céréales; eau de chaux cocaïnisée.*

Application à l'épigastre de *compresses d'eau froide* ou d'une *vessie de glace.*

Au besoin, donner pendant quelques jours des *lavements alimentaires* :

> ℞ Lait................. 200 cc.
> Jaune d'œuf......... N° I.
> Peptone liquide...... 30 cc.
> Laudanum de Sydenham............... V gouttes.
> Bicarbonate de soude. 1 gr.

Pour 1 lavement : donner 3 lavements par jour (Dujardin-Beaumetz).

Plus tard, permettre le *lait,* le *tropon,* la *somatose* et la poudre de viande délayée dans de l'eau alcalinisée.

Combattre le collapsus à l'aide d'injections de *caféine*, d'*éther*, d'*huile camphrée* et d'*applications chaudes.*

**G. CHRONIQUE.**

Rechercher et traiter les maladies du cœur, des poumons et du foie, lorsqu'elles existent ; ou bien combattre l'alcoolisme, l'urémie ou la goutte, lorsqu'ils sont en cause.

Dans les autres cas, ordonner des repas réguliers et peu abondants.

Proscrire l'alcool, les mets épicés, le gibier faisandé, les poissons de mer, les crustacés, les fruits verts, la salade et les amylacées.

Défendre l'usage du tabac.

Voy. *Dyspepsies*.

Au besoin, *régime lacté, képhir, koumys*.

Combattre la constipation par les *purgatifs salins* à petite dose, ou par l'emploi des *eaux purgatives naturelles* Carabana, Villacabras, Rubinat, Montmirail).

Donner aussi le *sel de Carlsbad*, à la dose de 1 cuillerée à café dans un verre d'eau tiède, pris tous les matins à jeun, pendant 2 ou 3 semaines, ou bien ordonner :

℞ Sulfate de soude........)
  Phosphate de soude.....} āā 5 gr.
  Bicarbonate de soude...)

Pour 1 paquet, à dissoudre dans 1 litre d'eau bouillie. Prendre 3 verres par jour de cette eau, deux heures après les repas.

Ne pratiquer le *lavage de l'estomac* que dans les cas tout à fait exceptionnels.

Activer les sécrétions gastriques, en prescrivant les amers, la *noix vomique*, la *rhubarbe*, le *condurango* (extrait fluide XXV à XXX gouttes, une demi-heure avant les repas ou une petite tasse de décoction d'écorce de condurango, préparée avec 4 gr. d'écorce en poudre) ou *orexine* :

℞ Orexine basique.......... 10 cgr.
  (ou tannate d'orexine).

Extrait de noix vomique.... 2 cgr.
— et poudre de gentiane................... Q. S.

Pour 1 pilule : 3 par jour, avant les repas (Herzen).

Voy. *Anorexie*.

Prescrire l'*acide chlorhydrique*, pris après les repas.

℞ Extrait fluide de condurango........ XXX gouttes
Acide chlorhydrique  XX  —
Sirop d'écorces d'oranges amères... 150 gr.

1 cuillerée à bouche après le repas Barié).

Ou bien employer la *papaïne*, à la dose de 30 à 50 cgr., en solution ou en sirop, prise à la fin des repas.

**Contre la douleur :** donner le *laudanum* (V à VI gouttes) au moment des repas, ou *l'opium en poudre* (1 à 2 cgr.), ou la *cocaïne* ; associer aussi l'opium à la *belladone*, ou bien prescrire la *dionine* (15 mgr., 3 fois par jour).

Voy. *Gastralgies*.

**Contre le catarrhe muqueux avec hyperchlorhydrie :** faire prendre chaque matin à jeun, par petites gorgées, 200 gr. d'eau à la température de 40°, contenant 1 à 2 gr. de *sulfate de soude*.

**Si le mucus est très abondant :** prescrire le *nitrate d'argent* :

℞ Nitrate d'argent..... 20 à 40 cgr.
  Eau distillée........ 120 gr.

3 cuillerées à bouche par jour (augmenter progressivement la concentration de la solution).

Si l'excès de mucus formé s'accompagne de *tendance* à l'hypersécrétion ou à la rétention, pratiquer le *lavage de* l'estomac avec des solutions alcalines.

**Contre l'atonie gastrique** : diminuer la quantité des liquides et faire prendre :

℞ Poudre de noix vomique.... 3 cgr.
Bicarbonate de soude. } ā̄ā 40 —
Poudre de rhubarbe.. }
Pour 1 prise : 2 par jour (Oser).

Recourir à l'*électrisation*, au *massage*, à l'*hydrothérapie*.

Traiter la gastrectasie, lorsqu'elle existe.

**En cas d'atonie avec diminution ou suppression du suc gastrique** : recourir au *lavage de l'estomac à l'eau chaude salée* ; se servir d'une sonde percée à son extrémité d'un certain nombre de petits trous. Employer pour chaque lavage ou douche, deux litres d'une solution salée à 6 p. 1.000 (une forte cuillerée à café pour 1 litre d'eau). Laver l'estomac le matin à jeun, l'eau ayant une température de 38° à 42°.

**Contre la flatulence** : donner le *charbon*, la *magnésie*, le *phosphate de soude*, associés aux *antiseptiques internes*.
Voy. *Antisepsie intestinale, Flatulence.*

**S'il y a des vomissements alimentaires, du ballonnement, de la sensation de pesanteur après les repas, de l'insomnie et de l'inappétence**: administrer l'*acide chlorhydrique* de la façon suivante : faire prendre, après chacun des deux principaux repas, d'abord XV gouttes d'acide chlorhydrique officinal, puis, au bout d'une demi-heure, faire ingérer encore XV gouttes. Dans certains cas, donner, après un nouvel intervalle d'une demi-heure, une troisième dose de XV gouttes.

**En cas d'ulcérations gastriques** : prescrire le *régime lacté absolu*, les *alcalins*, les *eaux minérales de Vichy, Vals, Alet.*
Voy. *Exulcération simple de l'estomac, Hématémèse, Ulcère de l'estomac.*

**G. HYPERTROPHIQUE STÉNOSANTE** (*Linite plastique à localisation pylorique* ou *Maladie fibroïde du pylore*).

Pratiquer la *gastro-entéro-anastomose* ou mieux la *résection* de l'antre pylorique altéré (pylorectomie).

# GASTRO-ENTÉRITES

Voy. *Diarrhée aiguë, Diarrhée cholériforme, Diarrhée chronique, Entérites, Gastrites.*

# GASTRORRAGIES

Voy. *Hématémèse.*

# GASTROSUCCORRHÉE

(*Hypersécrétion continue* ou *Maladie de Reichmann*).

**G. PRIMITIVE SANS STÉNOSE PYLORIQUE.**
Eviter le surmenage physique et intellectuel ; dans les cas graves : *repos au lit.*

Défendre l'alcool, le tabac

et tous les mets qui pourraient augmenter la production de l'acide chlorhydrique déjà en excès. Défendre les *amylacés* et les *matières grasses*.

Administrer tous les jours un *lavement tiède*.

RÉGIME : Au début, il est nécessaire de recourir au *régime lacté absolu* ; puis, donner la *poudre de viande* mélangée au lait (50 à 200 gr. par jour, progressivement), et passer avec prudence au régime de l'hyperchlorhydrie permanente.

Voy. *Dyspepsie irritative.*

Faire, le matin à jeun, un *lavage de l'estomac* avec de l'eau alcalinisée, ou mieux se contenter de pratiquer *deux cathétérismes par semaine non suivis de lavage* ; dans certains cas (amaigrissement, état cachectique), faire suivre le cathétérisme évacuateur de l'introduction par la sonde d'une certaine quantité de poudre de viande.

Administrer les *alcalins* (bicarbonate de soude, 15 à 30 gr.) et l'*atropine* à hautes doses (voy. *Dyspepsie irritative, Ulcère de l'estomac*).

℞ Craie...................... 50 gr.
Sirop de fleurs d'oranger. 100 —
Eau....................... 800 —

1 verre à madère toutes les heures (Debove).

℞ Sulfate d'atropine........ 1 cgr.
Eau distillée............. 100 gr.

Commencer par prendre XX gouttes, 5 fois par jour, puis augmenter progressivement 6, 7, et jusqu'à 15 et 20 fois dans les 24 heures.

℞ Sulfate neutre d'atropine.. 5 cgr.
Eau distillée............ 25 gr.

1 centim. cube contient 2 mgr. de sulfate d'atropine). Commencer par injecter 1/4 de c.c., puis 1/2 c.c. par jour, pour arriver, après quelque temps, à la dose de 1 centim. cube par jour.

Essayer encore, contre l'hypersécrétion, les *lavages de l'estomac* avec une solution de nitrate d'argent à 1 ou 2 p. 1 000 ; ou bien prescrire l'*ergotine* à petites doses.

**Contre la douleur** : donner les *alcalins* à hautes doses.

Au besoin, prescrire le *bromure de strontium* ou de *calcium* et la *cocaïne*.

**Contre la rétention et les vomissements** : recourir au *lavage de l'estomac*, pratiqué une à deux fois par jour, avec une solution de benzoate de soude à 5 p. 1 000 ou avec de l'eau pure ou de l'eau alcalinisée.

**Si l'état général devient mauvais** : conseiller l'*intervention chirurgicale*.

**G. PRIMITIVE AVEC STÉNOSE PYLORIQUE SPASMODIQUE.**

Instituer le traitement ci-dessus indiqué et, en cas d'échec, pratiquer la *pyloroplastie*.

**G. PRIMITIVE AVEC ULCÈRE ET STÉNOSE PYLORIQUE ANATOMIQUE.**

Pratiquer la *gastro-entérostomie postérieure* d'emblée.

**G. PAR RÉTENTION, CONSÉCUTIVE A UNE STÉNOSE PYLORIQUE.**

Pratiquer la *pylorectomie* ou mieux la *gastro-entérostomie*.

# GÉMELLITÉ

Voy. *Accouchement, Dystocies.*

# GERÇURES

**G. DES LÈVRES, DES NARINES.**

Appliquer plusieurs fois par jour le mélange suivant :

℞ Huile d'amandes douces... 125 gr.
Blanc de baleine.....
Cire blanche........ } āā 25 —
Racine d'orcanette. ..
Essence d'amandes amères. 4 —
(Monin).

Eviter les sorties par un temps froid et par le vent.

Employer pour la toilette de l'eau tiède.

Recourir aussi aux applications de *cold-cream*, de *glycérine* ou de *lanoline*.

**Contre les douleurs :** employer les *pommades à la cocaïne* ou à la *stovaïne* et à l'*orthoforme*.

℞ Orthoforme pulvérisé. 2 gr.
Résorcine............ 50 cgr.
Vaseline............ } āā 10 —
Lanoline...........

En cas de gerçures profondes : cautérisation avec le *crayon de nitrate d'argent mitigé* ou avec une solution de nitrate d'argent à 1 p. 5.

**G. DES MAINS.**

Se laver les mains avec de l'*eau tiède bouillie* et du *savon à la glycérine*.

Appliquer ensuite du *cold-cream*, de la *lanoline*, du *glycérolé d'amidon*, ou bien :

℞ Menthol............... 50 cgr.
Salol................... 2 gr.
Huile d'olives........... 10 —
Lanoline............... 20 —

Pour onctions, 2 fois par jour.

**G. DU SEIN.**

Voy. *Crevasses du sein*.

# GINGIVITES

**G. AIGUË.**

Nettoyage de la bouche, soins quotidiens de propreté.

Donner intérieurement le *chlorate de potasse*, à la dose de 1 à 3 gr. selon l'âge.

Prescrire des *badigeonnages* et des *gargarismes astringents* :

℞ Acide tannique........ 1 à 2 gr.
Teinture de noix de galle } āā 10 —
— de myrrhe... }

Pour badigeonnages, répétés de 2 à 4 fois par jour (Herzen).

℞ Borax................ 3 gr.
Tanin................ } āā 1 —
Extrait de ratanhia.... }
Glycérine............ 30 —
Pour badigeonnages.

℞ Nitrate d'argent...... 1 gr.
Eau distillée........ 30 à 10 —

Pour badigeonnages ou attouchements des parties malades.

**Contre la douleur :** badigeonnages avec une solution de *cocaïne* à 2 p. 100, ou interposer entre les muqueuses gingivale et bucco-labiale des petits tampons imbibés de :

℞ Antipyrine.......... 10 à 20 gr.
Chlorhydrate de cocaïne 2 —
Eau distillée........ 100 —

Voy. *Antisepsie buccale*.

**G. DES FEMMES ENCEINTES.**

Nettoyage de la bouche.

Conseiller en outre des badigeonnages sur les gencives avec une *solution d'iode*, ou avec du *glycérolé de tanin*.

Employer le *collutoire au chlorate de potasse* : 8 gr. pour 30 gr. de miel et 200 gr. d'eau.

Pratiquer des attouchements avec l'*acide chromique* à 1 p. 10 (la guérison ne se produit généralement qu'après l'accouchement).

Ou bien pratiquer des attouchements avec :

℞ Alcoolat de cochléaria.. } āā 15 gr.
  Hydrate de chloral.... }

(Pinard).

Faire quelques *légères scarifications* des parties malades, après application de cocaïne, et toucher la surface avec un petit tampon de coton imbibé du mélange suivant :

℞ Créosote de hêtre......  }
  Glycérine............. } āā P. E.
  Alcool............... }

(Auvard).

Renouveler cette médica-

# GLAUCOME

**G. AIGU.**

*Repos complet* du corps et de l'esprit ; *purgatifs* drastiques ; au besoin, *émissions sanguines*.

*Iridectomie*, aussitôt que possible.

Faire des instillations avec :

℞ Salicylate d'ésérine....... 3 cgr.
  Eau distillée............ 5 gr.

4 à 6 instillations par jour (Trousseau).

A L'INTÉRIEUR : sulfate ou bromhydrate de *quinine*, à hautes doses.

tion une ou deux fois par semaine.

**G. CHRONIQUE A FORME FONGUEUSE OU HYPERTROPHIQUE.**

Pratiquer des attouchements à l'*acide chromique pur* ou recourir à la *cautérisation ignée*.

*Antisepsie* de la cavité buccale ; recommander pour les soins des dents l'usage d'une *poudre astringente* :

℞ Poudre de tan.......  āā 15 gr.
  — de quinquina.
  Tanin................ 50 cgr.
  Essence de menthe.... X gouttes

(Sauvez).

Rechercher le diabète.

**G. COMPLIQUÉE DE PETITES TUMEURS DE NATURE SUSPECTE.**

Donner le *chlorate de potasse*, en potion, à la dose de 4 gr. par jour, pendant 3 mois de suite.

**G. ULCÉREUSE.**

Voy. *Scorbut, Stomatites.*

Contre la douleur : *antipyrine, pyramidon*.

Contre l'insomnie : *chloral*.

Ne jamais prescrire de collyre à l'atropine.

**G. CHRONIQUE.**

Régime approprié ; éviter les congestions de la tête.

*Iridectomie* ou collyre suivant :

℞ Chlorhydrate de pilocarpine. 5 cgr.
  Eau distillée............ 5 gr.

II gouttes, matin et soir.

INTÉRIEUREMENT : *iodure*

*de sodium* à faible dose (50 cgr. à 1 gr. par jour), pendant longtemps.

Dans certains cas, recourir à la *sympathectomie* ou à l'ex-tirpation *du ganglion ophtal-mique.*

**Contre l'accès de douleur:** traitement du glaucome aigu.

## GLOSSITES
Voy. *Leucoplasie buccale.*

**G. AIGUË.**

*Purgatifs salins* répétés.

*Gargarismes émollients. Gla-*ce autour du cou en permanence, dans un sac en caoutchouc recouvrant la partie antérieure et les parties latérales du cou.

*Sangsues* à la région sus-hyoïdienne.

**Contre l'œdème phlegmoneux:** pratiquer de *profondes incisions* prenant toute la longueur de la langue; faire une ou deux incisions, selon que la glossite est unilatérale ou bilatérale.

Pour la partie verticale de la langue (glossite basique), *débrider* avec le bistouri.

**En cas de foyer purulent:** *incision.*

**En cas de suffocation:** *trachéotomie.*

**G. CHRONIQUE DENTAIRE** (ulcère simple).

Limer, obturer ou extraire la dent irritante.

Défendre de chiquer, de fumer, de manger des aliments épicés.

Collutoires au *borax*, au *chlorate de potasse.*

Cautérisations à l'*acide chromique*:

℞ Acide chromique......... 60 cgr.
   Eau distillée............. 80 —
Pour attouchements des parties malades (Dubois).

Pratiquer l'*ablation* du mal dès que l'on se méfiera d'une transformation cancéreuse.

**G. SCLÉREUSE (GOMMEUSE) SYPHILITIQUE.**

*Traitement spécifique* mixte intense.

Cautériser légèrement les fissures au *nitrate d'argent,* y appliquer de la poudre d'*iodoforme* (voy. *Syphilis*).

**En cas de cavités gommeuses:** pratiquer des attouchements à la *teinture d'iode* (voy. *Syphilis gommeuse*).

**En cas d'ulcération persistante,** reposant sur une base scléreuse et rebelle au traitement spécifique: pratiquer l'*exérèse,* suivie de réunion immédiate.

## GLOSSODYNIE

Badigeonnages avec une solution de *cocaïne* à 5 p. 100.

*Cautérisations* avec le thermo ou le galvanocautère.

Intérieurement, administrer les *bromures alcalins,* le *bromure de camphre,* la *valériane.* Conseiller l'*hydrothérapie.*

# GLYCOSURIE
Voy. *Diabète.*

# GOITRES

### G. FIBREUX ANNULAIRE OU RÉTROSTERNAL.

Pratiquer la *thyroïdectomie* (Kocher).

### G. KYSTIQUE.

Ne pas recourir à la ponction simple, ni à la ponction suivie d'injection isolée, ni à l'incision du kyste.

Pratiquer l'*énucléation* de la tumeur (Kocher).

### G. MALIN (*carcinome, sarcome*).

Au début, pratiquer la *thyroïdectomie totale*, en administrant les préparations de thyroïdine pour prévenir les accidents de la cachexie strumiprive (Kocher, Lanz).

Si l'opération est contreindiquée, recourir au traitement palliatif : *trachéotomie*, en cas de gêne respiratoire ; *alimentation par la sonde*, si la tumeur rend impossible la déglutition.

### G. PARENCHYMATEUX (glandulaire, folliculaire, charnu ou mou).

*Emigration* hors des pays goitrogènes.

Emploi de l'*iode* et des *iodures alcalins*, intérieurement et extérieurement.

℞ Teinture d'iode.............. 10 gr.

III à X gouttes, progressivement après chacun des 2 principaux repas, dans un peu d'eau sucrée. Continuer pendant 2 à 3 mois.

℞ Iodure de potassium...... 20 gr.
   Eau distillée............. 300 —

1 cuillerée à bouche après les 2 principaux repas.

Ou bien administrer l'*iodoforme* sous forme de pilules :

℞ Iodoforme ............ 2 gr.
   Racine de guimauve pulvérisée ............ } āā Q. S.
   Miel blanc............ }

Pour 30 pilules : 2 pilules par jour (A. Reverdin).

Faire appliquer, en même temps, la *pommade iodo-iodurée* suivante :

℞ Iode.................. 1 gr.
   Iodure de potassium...... 10 —
   Axonge................ 100 —

Pour onctions, le soir au coucher.

Recourir à la *médication thyroïdienne :* injections hypodermiques d'extrait, ou ingestion de corps thyroïde en nature ou de préparations de thyroïdine.

Préférer l'ingestion de *tablettes de thyroïdine* à 20 cgr., commencer par 1/2 tablette, puis augmenter progressivement et *prudemment* jusqu'à 2 1/2 et 3 tablettes par jour.

Ne pas pratiquer d'injections parenchymateuses iodées ou autres ; cependant, si le goitre est très volumineux, essayer le traitement au moyen des *injections iodoformées*, pratiquées tous les 8 à 15 jours :

℞ Iodoforme.......... 1 gr.
　Huile d'olive stérilisée } ää 7 gr. 50
　Ether sulfurique.... }
　Injecter chaque fois 2 cc. de cette so-
lution (Garré).

CHEZ LA FEMME ENCEINTE, en cas de troubles respiratoires, de dyspnée croissante : recourir à l'*interruption prématurée de la grossesse* (opération sûrement préférable aux opérations d'urgence, telles que la trachéotomie, la laryngotomie, la thyroïdectomie ou l'exothyropexie) (Budin).

### G. SYPHILITIQUE.

*Traitement spécifique mixte; atoxyl.*

### G. VASCULAIRE.

Recourir aux *ligatures atro-phiantes*, pratiquer la ligature des deux artères thyroïdiennes supérieures et d'une artère thyroïdienne inférieure (Kocher).

### G. ENFLAMMÉ, STRUMITE.

Pratiquer l'*excision* ou l'*énucléation*, toutes les fois que l'une ou l'autre de ces opérations est indiquée, en dehors de l'infection surajoutée, à la condition qu'il s'agisse d'une infection au début ou d'une vieille collection enkystée.

A la période phlegmoneuse, éviter l'excision et se borner à une *incision*, de préférence au thermocautère, pour empêcher l'inoculation de la tranche (Roux).

# GOITRE EXOPHTALMIQUE

## (*Maladie de Basedow*).

*Repos intellectuel*, vie calme et réglée, à la *campagne* ou à la *montagne*, pas au bord de la mer ; au moment des paroxysmes, *alitement* (repos absolu au lit pendant des semaines).

Eviter toute excitation, toute émotion ou préoccupation et, au besoin, recourir à l'*isolement*.

*Régime* : prescrire, surtout chez les malades amaigris, une alimentation substantielle composée de viandes facilement digestibles, de pâtes, de légumes peu épicés.

Défendre le café, le thé, le tabac, les liqueurs. Pas de suralimentation.

Combattre le neuro-arthritisme (l'électricité statique est contre-indiquée par la diminution de la résistance électrique).

TRAITEMENT MÉDICAL.

OPOTHÉRAPIE : Ne pas recourir à la MÉDICATION THYROÏDIENNE, qui habituellement est nuisible dans la maladie de Basedow, tandis que, au contraire, elle est souvent utile dans le **goitre basedowifié** (diminue les accidents, surtout la dyspnée)(P. Marie).

Administrer, à petites doses, la *thyroprotéide de Notkine*, qui neutralise l'enzyme en excès produit par la glande altérée ; ou bien, **combattre** l'**hyperthyroïdisation** par l'emploi de *sérum d'animaux ayant subi l'ablation du corps thyroïde* (Ballet et Enriquez), ou mieux encore par celui de l'*hématoéthyroïdine* (sang total de mouton éthyroïdé additionné de glycérine, Hallion) prise à la dose de 3 cuillerées à café pendant une semaine, 3 cuillerées à entremets pendant la semaine suivante et 3 cuillerées à soupe pendant la troisième semaine, dans un peu d'eau avant les repas (Enriquez).

Essayer la *poudre totale d'hypophyse*, 10 cgr. matin et soir (Rénon et Delille) ; et dans les cas où le goitre exophtalmique semble lié à un trouble de la sécrétion ovarienne, soit par suite d'intervention chirurgicale, soit par suite de la ménopause, ordonner l'*ovarine* ou l'*ocréine*.

Conseiller l'HYDROTHÉRAPIE : douches froides en jet brisé très courtes, pendant des mois ; commencer par les douches tièdes, puis douche écossaise.

Le degré thermique auquel il convient de donner la douche dépend de la résistance du sujet ; ainsi chez les sujets épuisés, employer seulement les douches tièdes.

Recourir à l'ÉLECTRICITÉ, recommander les *courants continus* (galvanisation) appliqués de la nuque à la partie inférieure du tronc, sur les yeux, sur la région précordiale ; pratiquer la galvanisation du cordon cervical du grand sympathique ; séances de 5 minutes et plus (Joffroy et Achard).

Utiliser aussi la *faradisation* des carotides, des yeux et de la thyroïde (Vigouroux).

CURES THERMALES aux eaux de Néris, Saint-Sauveur, Divonne, Pougues, Gérardmer, Saint-Honoré, Châtel-Guyon.

**Contre les troubles généraux de la nutrition ou cachexie exophtalmique :** *Suralimentation progressive* ; préparations martiales, glycérophosphates de soude de chaux, de magnésie et de fer, par la voie stomacale ; injections sous-cutanées de *glycérophosphate de soude* (2 gr. 50 pour 10 cc. d'eau stérilisée, 1 cc. par jour) ou de *sérum artificiel* (30 à 100 cc.). Employer le *cacodylate de soude* par voie hypodermique, ou bien prescrire l'*arsenic à hautes doses* ; utiliser, dans ce cas, la voie rectale :

℞ Liqueur de Fowler.......... 4 gr.
. Eau distillée.............. 56 —

Injecter pendant 5 jours, matin et soir, 5 cc. de la solution ; pendant les 5 jours suivants, donner 3 injections par jour ; puis 4 pendant 5 autres jours. Interrompre alors durant 5 jours et reprendre comme précédemment. S'il se produit un peu d'irritation rectale ou de diarrhée, ajouter à la dose de 5 cc., I à II gouttes de laudanum (Vinay).

L'*électricité statique* est en général contre-indiquée ; elle sera au contraire tolérée et utile s'il y a complication d'anesthésie hystérique, de neurasthénie torpide ou de myxœdème (Vigouroux).

**Contre l'éréthisme circulatoire, les palpitations :** donner les *bromures* (3 à 4 gr.), l'*aconit*, le *veratrum viride*, l'*antipyrine* (1 à 3 gr. par jour, pendant 15 jours par mois), les *valérianates*.

℞ Teinture de veratrum viride. 10 gr.

X à XX gouttes, progressivement, en 4 fois dans la journée.

Prescrire aussi contre la vaso-dilatation des vaisseaux du cou et de la tête, le *sulfate* ou le *bromhydrate de quinine* à la dose quotidienne de 1 gr. à 1 gr. 50, pendant 15 à 20 jours par mois (Lancereaux, Huchard) et associer à la quinine l'*ergot de seigle* (vaso-constricteur puissant) à la dose de 30 à 50 cgr. par jour (Lancereaux).

℞ Extrait aqueux d'ergot de seigle.................. } āā 4 gr.
Bromhydrate de quinine. )

Pour 40 pilules : 6 à 8 par jour (Huchard).

Ou bien associer l'*ipéca* à la *digitale* et à l'*opium* (Dieulafoy) :

℞ Poudre d'ipéca........... 5 cgr.
— de feuilles de digitale 2 —
Extrait d'opium............ 3 mgr.

Pour 1 pilule : 2, 3 et 4 pilules par jour, suivant la susceptibilité du malade, pendant des mois (Dieulafoy).

Dans certains cas, ordonner le *salicylate de soude*, à la dose de 2 à 4 gr. par jour.

Proscrire l'emploi de l'*iode* et des *iodures alcalins*.

Recourir à la *galvanisation* de la moelle cervicale et allongée, et à celle du nerf sympathique au cou, avec des courants très faibles et de courte durée.

Pratiquer enfin des injections quotidiennes de *duboisine* :

℞ Sulfate de duboisine....... 1 cgr.
Eau de laurier-cerise..... 20 gr.

Injecter 1 à 2 cent. cubes, dans les 24 heures (Dujardin-Beaumetz).

Pendant les paroxysmes : *glace* à la région précordiale; prescrire la *digitale*, lorsque le pouls est très fréquent et arythmique, et lorsqu'il existe des symptômes d'asystolie :

℞ Poudre de feuilles de digitale...................... 15 cgr.
Eau bouillante............. 150 gr.
Sirop de belladone........ 20 —

1 cuillerée à soupe toutes les heures.

Recourir aussi, dans les cas ci-dessus mentionnés, à la *digitaline* à la dose de 1 à 1/2 mgr. ou mieux à celle de X gouttes par jour de la solution de digitaline cristallisée au millième pendant 5 jours.

Lorsque la tension artérielle est normale ou exagérée, ne pas administrer la digitale; employer la *teinture de strophantus* à la dose de X gouttes 3 fois par jour (Joffroy, Souques) ou l'*extrait de muguet* :

℞ Extrait de muguet....... 2 gr.
Eau distillée............. 150 —
Sirop d'écorces d'oranges amères................. 20 —

1 cuillerée à soupe toutes les heures (G. Sée).

**Contre l'angoisse extrême et la dyspnée** (pendant les paroxysmes) : application de *sangsues* au cou ; au besoin, *saignée*.

Ne jamais pratiquer la trachéotomie.

Application de *sachets de glace* au-devant du corps thyroïde, jusqu'à disparition de la crise.

**Contre les sueurs profuses** : prescrire la *belladone* :

℞ Extrait de belladone...... 30 cgr.
— de valériane........ 4 gr.

Pour 30 pilules : 3 à 6 pilules par jour.

Extrait de belladone.. )
— de stramonium } ãã 1 gr.
Camphre pulvérisé... )
Opium en poudre..... } ãã 50 cgr.
Pour 100 pilules : 5 à 10 pilules dans les 24 heures.

Administrer le *sulfate d'atropine*, en granules à 1/2 mgr. ; 1 à 2 granules de 2 en 2 heures.

**Contre le nervosisme et l'insomnie** : *valérianate d'ammoniaque, bromure de potassium* associé à la *belladone*, à la *jusquiame* ou au *chanvre indien* ou à l'*héroïne*.

Essayer le *chlorhydrate d'hyosciamine*, à la dose de 2 mgr. par jour :

Chlorhydrate d'hyosciamine. 5 cgr.
Excipient................. Q. S.
Pour 100 pilules : 3 à 4 pilules par jour.

Donner l'*antipyrine* : 1 gr., 2 fois par jour.

Prescrire le *sulfonal*, le *trional*, l'*uréthane*, l'*hédonal*, l'*hydrate d'amylène*, la *paraldéhyde* (2 à 3 gr.), ou le *bromidia*.

**En cas de douleurs névralgiques** : *antipyrine, pyramidon, aconit*.

**Contre le tremblement** : donner l'*antipyrine* (1 gr., 3 fois par jour), la *vératrine*.

Vératrine................. 5 mgr.
Poudre d'opium brut...... 1 cgr.
Pour 1 pilule, matin et soir.

Prescrire aussi l'*hyosciamine* (2 à 3 mgr. par jour).

**Contre l'anémie** : *préparations ferrugineuses, huile de foie de morue, sirop d'iodure de fer, arsenic, cacodylate de soude* ou *de fer, quinquina*.

Ne pas prescrire le fer, dans le cours des formes aiguës ; il augmente les poussées congestives.

Dans tous les cas, administrer le *phosphate de soude*, à la dose de 5 gr. par jour (Kocher).

**En cas de troubles gastriques** : *régime lacté*.

**Contre les élévations de température** : *antipyrine, pyramidon, quinine*.

TRAITEMENT CHIRURGICAL: Essayer le traitement par les injections modificatrices d'*éther iodoformé* à 20 p. 100 dans le parenchyme du corps thyroïde, pratiquées tous les 8 jours, à la dose de 1 cc. d'éther iodoformé chaque fois ; faire 20 à 30 injections (Pitres).

Voy. *Goitre parenchymateux*.

Recourir à la *thyroïdectomie partielle*.

Dans le cas de goitre pulsatile, préférer les *ligatures atrophiantes* des deux artères thyroïdiennes supérieures et d'une des artères thyroïdiennes inférieures (Kocher).

Pratiquer aussi la *résection du grand sympathique* (sympathicectomie), et exceptionnellement l'*exothyropexie*.

Déconseiller les interventions chirurgicales, y compris les injections médicamenteuses dans la glande thyroïde à cause des accidents graves qu'elles peuvent occasionner : hémorragies considérables, douleurs d'oreille, de la nuque, de l'épaule, fièvre, accidents septiques, dyspnée, mort subite.

# GOMMES

**G. SCROFULO - TUBERCULEUSES. ADÉNITE.**

Voy. *Abcès froid*, *Adénite chronique*, *Adénites scrofulo-tuberculeuses*.

**G. SYPHILITIQUES.**

Voy. *Syphilis* : traitement local, *Syphilis gommeuse*.

# GOURME

Voy. *Eczéma*, *Impétigo*, *Phtiriase*.

# GOUTTE

**G. AIGUË.**

Respecter l'accès de goutte, surtout chez les malades avancés en âge.

Régime : Au moment de l'accès de goutte aiguë, mettre le malade à la *diète hydrique* : 2 litres d'eau, ou bien à la *diète lacto-hydrique* ; donner des *boissons abondantes*, fraîches au besoin : tisanes de camomille, de tilleul, eau d'orge, infusion de queues de cerises, à 10 p. 100, de pariétaire à 2 p. 100.

Ajouter à l'eau du *carbonate de soude* ou de l'*acétate de potasse*, 2 gr. par litre (Bouchard).

Prescrire :

℞ Chiendent.................20 gr.
  Eau chaude............ 1 litre.
Ajouter :
  Sirop des cinq racines. 100 gr.
  Acétate de potasse..... 2 —

A prendre dans la journée.

Ou bien :

℞ Infusion des cinq racines
    à 60 p. 100........... 1 litre.
  Mellite scillitique........ 100 gr.
  Acétate de potasse...... 2 —

A boire dans les 24 heures.

Alterner avec :

Eau d'Evian ou de Vittel... 1 litre 1/2

et concurremment faire prendre :

℞ Benzoate de lithine....... 20 cgr.
  Pour 1 cachet : 3 cachets par jour.
                        Jaccoud).

ou :

℞ Carbonate de lithine...... 30 cgr.
  Pour 1 poudre : 2 à 3 poudres par jour.

Ajouter en une seule fois la dose de lithine à l'eau de Vittel et, boire par verrées. Continuer cette médication pendant 5 jours.

Ordonner en outre un *purgatif salin* (30 gr. de sulfate de soude) ou un verre d'une eau purgative naturelle ou encore 40 cgr. de *calomel* en 4 paquets de 10 cgr. à une heure d'intervalle, surtout lorsqu'il y a subictère des conjonctives, et donner le soir une pilule de 3 cgr. d'*extrait thébaïque* pour aider le sommeil.

Au bout de 24 heures, ordonner le *régime lacté* et le faire continuer tant que l'inflammation persiste.

Défendre le bouillon.

Ne pas pratiquer d'injections de morphine.

LOCALEMENT :

Mettre l'articulation atteinte dans le *repos complet*, la maintenir dans l'*immobilité absolue*; l'enduire d'un *liniment calmant* ou la badigeonner, 2 à 3 fois par jour, de *laudanum*, puis l'envelopper d'une feuille de ouate et d'une feuille de taffetas gommé.

Employer aussi le *salicylate de méthyle* pur : verser XL gouttes de ce médicament sur une feuille de ouate et l'appliquer sur le point malade, en ayant soin d'envelopper hermétiquement la partie malade avec une feuille de taffetas gommé bien souple ou de gutta-percha laminé :

⁴ Baume tranquille.......  
  Laudanum de Sydenham.  } āā 15 gr.  
  Chloroforme............  
                    (Grasset).

⁴ Chloroforme............  
  Salicylate de méthyle.. } āā 20 gr.  
  Huile camphrée........  
  Baume tranquille..... } āā 30 —  
                    (Herzen).

⁴ Extrait de jusquiame.. )  
   —    d'opium........ } āā 2 gr.  
   —    de belladone... )  
  Chloroforme............ 10 —  
  Baume tranquille........ 40 —

User simplement d'*applications chaudes* d'une solution sursaturée de borate de soude chauffée à ébullition, ou bien appliquer des *cataplasmes chauds*, si le malade peut en supporter le poids.

Éviter les applications froides, les sangsues et les vésicatoires.

Voy. *Arthrite goutteuse*.

*Dès le second jour*, s'il n'existe pas de goutte viscérale et si les urines ne renferment pas de grosses quantités d'albumine, administrer le *colchique* (Lecorché), non sous forme de teinture de semences, mais sous forme de *teinture de fleurs* (A. Robin) :

⁴ Teinture de fleurs de colchique............... 40 gr.  
  Teinture de fraxinus ornus................. 14 —  
   —    de digitale....... 12 —  
   —    de quinine....... 8 —  
   —    de belladone.... 6 —  
   —    de glycérhyzine. XV gouttes

Une cuillerée à café (CL gouttes) dans quatre cuillerées d'eau, une cuillerée à soupe toutes les heures; le second jour, diminuer la dose de XX gouttes, si cela va mieux, sinon répéter la dose d'une cuillerée à café qu'on continue jusqu'à cessation des douleurs et avec diminution progressive et quotidienne de XX gouttes, si un mieux réel est ressenti (A. Robin).

TRAITEMENT DES SYMPTOMES ET DES COMPLICATIONS :

**En cas de constipation :** *lavements*, pas de purgatifs.

**Si au cinquième jour la fièvre a subi une rémission notable,** si les douleurs ont diminué, si la fin de la crise est imminente, ne pas recourir à un autre traitement.; permettre le *lait*, 1 litre dans les 24 heures, et quelques *fruits cuits* (Bouchard).

**Si au contraire la fièvre et les douleurs persistent** avec la même intensité : prescrire l'*antipyrine* à la dose de 3 gr. par jour, en cachets de 50 cgr., ou le *pyramidon* à la dose de 1 gr. 50 par jour.

⁴ Bromhydrate de quinine.. 10 cgr.  
  Poudre de digitale....... 5 —

Pour 1 pilule : 4 à 6 par jour, selon l'intensité de la crise, et pendant 2 jours (Jaccoud).

Ou bien :

℞ Salicylate de soude......    10 gr.
　Eau.......... ............  150 —

4 cuillerées (3 gr.) dans les 24 heures ; aller jusqu'à 4 gr. (G. Sée).

Ne donner le salicylate de soude que si les reins ne sont pas malades ; l'administrer aux goutteux diabétiques avec gros foie.

Faire prendre aussi, surtout dans les formes prolongées, généralisées et atoniques, l'*aspirine* et la *salipyrine*.

**Contre les douleurs très vives** : *antipyrine* (2 à 4 gr.), *pyramidon* (1 gr. 50), *chloral* (2 à 3 gr. dans les 24 heures).

Si les douleurs empêchent le sommeil, prescrire pour la nuit le *véronal* à la dose de 50 cgr., ou le *trional* à celle de 60 cgr.

Ne jamais prescrire d'*opium*, ni de *morphine*.

**Si la température dépasse 40°** :

℞ Sulfate de quinine........   50 cgr.

Pour 1 cachet : prendre 2 cachets à une heure d'intervalle, dans la seconde partie du jour (2 heures de l'après-midi).

**En cas de vomissements** : faire sucer de la *glace*, prescrire le *menthol* et le *chloroforme*.

℞ Chloroforme............      1 gr.
　Menthol................      2 —
　Alcoolat de mélisse......   20 —

Prendre V à X gouttes dans une cuillerée à café d'eau glacée, plusieurs fois de suite (Herzen).

**En cas de hoquet** : prescrire l'*eau chloroformée glacée*.

Eau chloroformée saturée....  60 gr.
　— de menthe............     20 —
　— distillée............     40 —

Par cuillerées à dessert, de 1/4 en 1/4 d'heure.

**En cas de douleurs épigastriques** : appliquer des *cataplasmes très chauds et sinapisés* au creux de l'estomac.

**S'il y a des complications bronchiques** ou pleurales, des congestions ou des hémorragies pulmonaires, insister sur les *révulsifs thoraciques* (ventouses sèches et même scarifiées).

**A partir des** 6e, 8e, 10e et **12e jour, quand l'accès devient traînant**, commencer à prescrire le *colchique* (Bouchard, Dieulafoy, Le Gendre), sous forme de teinture de semences ou d'extrait (voy. la *formule de A. Robin*, précédemment indiquée).

℞ Teinture de colchique......  5 gr.

LX à C gouttes, en 2 ou 3 fois, par jour (1 gr. contient LIII gouttes).

℞ Teinture de semences de
　　colchique..............    2 gr.
　Teinture de digitale......   1 —
　　— de racines d'aconit.    50 cgr.
　Hydrolat de laitue........   80 gr.
　Sirop des cinq racines. Q. S. p. 100 cc.

Par cuillerées de 2 en 2 heures (Herzen).

Ou encore :

℞ Sulfate de quinine........  15 cgr.
　Extrait de digitale.......   2 —
　　— de semences de colchique..............     5 —

Pour 1 pilule : prendre 2 pilules par jour pour commencer, puis 3 pilules (Trousseau).

Ou enfin les *pilules de Lartigue* :

℞ Extrait de bulbes de colchique..............   5 cgr.
　Extrait de digitale......    5 mgr.
　Sulfate de quinine......     5 cgr.
　Poudre de digitale......     2 —
　　— de quinquina... Q. S.

Pour 1 pilule : 2 pilules par jour.

Ordonner aussi la *colchicine* en granules de 1 milligr. à la dose de 2 à 3 milligr. par jour.

℞ Colchicine............ 1 milligr.
— Extrait de digitale....... 2 cgr.
— de noix vomique 1 —
— de quinquina... 10 —

Pour une pilule : 2 à 3 pilules par jour (Herzen).

*Surveiller l'administration du colchique*, pour voir s'il ne survient ni diarrhée, ni vomissements, ni sueurs profuses ou diurèse abondante ; le *manier très prudemment*, c'est-à-dire *ne l'administrer que d'une manière passagère* pendant 4 à 8 jours et *n'en répéter l'emploi qu'après l'apparition d'un nouvel accès*.

S'il existe des troubles digestifs, administrer le colchique par la *voie rectale* :

℞ Eau d'amidon à 5 p. 100. 100 gr.
Teinture de semences de colchique........ 1 —
Laudanum de Sydenham................ X gouttes

Pour 1 lavement, répété 2 fois par jour.

Ou bien, après avoir appliqué le traitement indiqué précédemment, recourir à l'emploi de l'*urosine* ou à celui du *salicylate de soude* (2 à 3 gr.), en potion.

**Une fois la défervescence obtenue** : s'il existe de la constipation, donner un *purgatif salin* (sels neutres).

℞ Sulfate de soude...... 25 à 30 gr.

A prendre en une fois, dans un verre d'eau, le matin à jeun.

℞ Sel de Seignette........... 20 gr.

A prendre en une fois (A. Robin).

Administrer la *strychnine* contre l'atonie intestinale et comme tonique.

HERZEN, 6e édition.

**Lorsque les jointures restent tuméfiées et œdémateuses** : recourir au *massage* (à condition que toute douleur ait disparu).

**G. A RÉPÉTITIONS SUCCESSIVES.**

Même traitement que pour les accès traînants ; prescrire le *colchique associé à la quinine*.

℞ Bromhydrate de quinine. 10 cgr.
Poudre de digitale..... )
Extrait de semences de } āā 5 —
colchique............ )

Pour 1 pilule : 1 à 2 pilules par jour (Jaccoud).

Ne jamais prolonger l'emploi du colchique au delà de l'attaque.

Les *pilules de Becquerel*, de *Debout*, l'*eau médicinale de Husson*, la *liqueur de Laville*, les *pilules de Lartigue*, etc. sont des préparations d'un emploi nuisible et dangereux (Jaccoud).

**G. CHRONIQUE.**

Pendant les époques intercalaires aux accès aigus, insister avec le *traitement diététique et hygiénique*.

RÉGIME ALIMENTAIRE :

*Régime mixte, alimentation peu abondante.*

Conseiller les viandes blanches (agneau, veau, poulet). Préférer la viande bouillie à la viande rôtie (200 gr. de viande par jour, excepté chez les sujets affaiblis). Permettre les poissons légers (sole, merlan) et ceux d'eau douce, les cervelles, les laitages, les légumes en abondance, sauf l'oseille et les épinards.

Pâtes alimentaires, pain,

fruits bien mûrs, particulièrement fraises et raisins.

Défendre le gibier, les œufs,
les poissons de mer, les crustacés, les fromages trop avancés, les choux, les asperges,
les truffes, les champignons,
les épices, le vinaigre, le citron, les légumes et les fruits
acides.

Usage très modéré de vin :
boire du vin blanc (de la Moselle), du vin de Bordeaux,
pas de vin de Bourgogne ou
d'autres vins rouges. Pas de
vins mousseux, pas de bière,
excepté la bière française,
pas de cidre, pas de liqueurs.

Couper le vin avec des *eaux
alcalines* : Vichy, Vals, Alet,
Apollinaris.

De préférence, boire de
l'*eau*.

Chez le goutteux obèse, défendre les féculents, les aliments gras ; chez le goutteux
glycosurique, défendre les
matières sucrées, remplacer
le pain par la pomme de terre
(Bouchard).

Régularité dans les repas,
dans les garde-robes.

Donner le *lait* en quantité
modérée, comme alcalin et
diurétique : 1 litre pris dans
la journée, entre les repas.

HYGIÈNE :

Eviter le froid humide, rechercher les *climats chauds
et secs*, porter de la *flanelle*.

*Bains* tièdes et aromatiques 2 fois par semaine.

*Frictions, Massage, Hy-
drothérapie* tiède ou froide.
*Electrothérapie* : courants à
haute fréquence.

*Exercices musculaires*, surtout marche au grand air :
éviter avec soin une trop

grande fatigue et le surmenage.

TRAITEMENT MÉDICAMEN-
TEUX :

Prescrire les *sels de lithine* ;
préférer le *benzoate* ou l'*iodure de lithium* (Bouchard).

Alterner l'administration
de ces médicaments avec celle
de la *pipérazine*, ou du *sidonal* (3 à 6 gr.), ou de l'*urosine*,
ou du *lycétol* (1 à 3 gr.) ou de
*lysidine* (2 à 5 gr. par jour, en
dissolution dans l'eau gazeuse) ou mieux encore employer la *quinoformine* à la
dose de 2 à 4 gr. par jour
(A. Robin).

℞ Pipérazine................... 10 gr.
   Eau........................... 300 —

1 ou 2 cuillerées à chaque repas, dans
de l'eau de Seltz, pendant 10 jours consécutifs (Grasset).

℞ Lycétol..................... 50 cgr.
   Théobromine............... 30 —

Pour un cachet : 2 à 3 cachets par
jour pris avec un verre d'eau d'Evian
(Herzen).

Recourir à la *médication
alcaline* (bicarbonate de soude, carbonate de potasse) ;
donner les *alcalins aux doses
habituelles* (bicarbonate de
soude, 3 à 6 gr., par jour), s'en
abstenir chez les personnes
âgées et chez celles qui ont
une tendance à l'anémie.

℞ Bicarbonate de soude....... 2 gr.

Pour 1 paquet, à prendre dans un 1/2
litre de lait entre les repas, 2 fois par
jour.

## G. CHRONIQUE A POUSSÉES SUB-AIGUËS.

*Frictions excitantes* avec le
liniment de Rosen ; *massage*.

*Toniques* :

℞ Extrait fluide de kola...... 80 gr.
— de coca..... 120 —

1 cuillerée à café une ou deux fois par jour dans du lait (Huchard).

**Contre les crises subaiguës prolongées** : ordonner le *colchique* alternativement avec le *salicylate de lithine*.

℞ Salicylate de lithine....... 10 gr.
Eau distillée............. 300 —

2 à 3 cuillerées par jour aux repas.

Lait, laitages, purées de légumes secs, légumes verts cuits, œufs.

**En dehors des crises** : voy. *G. chronique*.

TRAITEMENT DES SYMPTO-MES ET DES COMPLICATIONS :

**En cas de raideurs articulaires et de concrétions tophacées** : administrer l'*iodure de potassium* ou de *sodium*, à la dose de 1 gr. par jour, en 2 fois, aux repas. Continuer cette médication pendant des mois et des années, avec interruption de 6 à 10 jours par mois.

Ou bien alterner l'emploi des iodures alcalins avec celui des *sels de lithine* (benzoate, carbonate, iodure et salicylate de lithine), ou de *pipérazine*, de l'*urotropine*, de la *lysidine*, de l'*urosine* ou de la *quinoformine*.

℞ Benzoate de lithine......... 20 cgr.
(Ou iodure de lithine..... 30 —)
Extrait de gentiane .... } āā Q. S.
Poudre de quassia...... }

Pour 1 pilule. Prendre 2 pilules au moment des 2 principaux repas, et 1 pilule, 2 fois par jour entre les repas (4 à 5 pilules par jour), en buvant chaque fois un demi-verre d'eau alcaline.

℞ Teinture de semences de
colchique.............. 2 à 3 gr.
Iodure de lithine....... 5 —
Sirop d'écorces d'oranges
amères............... 200 —

2 à 3 cuillerées par jour (Herzen).

**Contre le rhumatisme goutteux** : *salicylate de lithine*.

℞ Salicylate de soude........ 30 gr.
Nitrate de soude....... } āā 20 —
Iodure de potassium... }
Oxymel de colchique..... 100 —
Rob de bardane......... 100 —

1 cuillerée à bouche, matin et soir, dans un demi-verre d'eau alcaline, pendant 40 jours consécutifs (Baccelli).

**S'il y a tendance à l'anémie ou complication de diabète :**

℞ Extrait de quinquina... )
— de gentiane .... }
— de rhubarbe... } āā 5 gr.
Tartrate ferrico-potassique ............. )
Poudre de noix vomique.. 50 cgr.

Pour 100 pilules : 2 pilules, deux ou trois fois par jour au commencement des repas (Huchard).

℞ Carbonate de lithine..... 15 cgr.
Arséniate de soude...... 3 mgr.
Extrait de gentiane...... 5 cgr.

Pour 1 pilule : 2 à 3 dans les 24 heures (interrompre pendant 2 jours tous les 15 jours) (P. Vigier).

**S'il y a tendance à la néphrite** : *Régime lacté mitigé* et, au besoin, *régime diététique avec déchloruration*.

℞ Carbonate de lithine.... }
Benzoate de soude..... } āā 4 gr.
Extrait de stigmates de
maïs................. 8 —
Huile essentielle d'anis. IV gouttes

Pour 60 pilules : 2 pilules au début de chaque repas, pendant 20 jours chaque mois ; continuer le traitement pendant 1 à 3 ans (Huchard).

Pendant que l'on interrompt l'administration de la lithine et des alcalins, prescrire le *benzoate de soude* à la dose de 1 gr. 50 par jour :

℞ Benzoate de soude..... )
Phosphate neutre de } āā 30 cgr.
soude................. )

Pour 1 cachet : prendre 3 cachets par jour au moment des repas.

**Chez les malades pléthori-
ques** (pléthore abdominale),
**avec catarrhe intestinal et
constipation** : prescrire la *médication alcaline* et la *lithine*,
pendant *15 à 20 jours* ; après
un repos de 2 jours, faire
prendre tous les matins au
réveil, pendant *10 jours*, une
cuillerée à café de *sel de Carlsbad naturel* (cristallisé), préparé le soir dans un verre
d'eau chaude, et pris froid au
réveil. *Repos de 4 à 6 jours*,
puis recommencer l'administration de la lithine et ainsi
de suite (Jaccoud).

Administrer aussi le *soufre*,
la *crème de tartre*, la *rhubarbe*,
les *eaux purgatives naturelles*
(Carabana,Villacabras,Pullna,
Rubinat).

2/ Magnésie............
   Soufre sublimé.........
   Crème de tartre.......  āā 20 gr.
   Rhubarbe ...........

Prendre 1 cuillerée à café le matin à
jeun dans un verre d'eau (Herzen).

**Contre la congestion hépa-
tique** : *Régime lacté* ; *calomel*
à petites doses, pendant 10
à 12 jours ; *antisepsie intestinale* (voy. *Congestion hépatique*). Dans les cas où il
existe de la constipation opiniâtre, conseiller une cure
de *petit-lait* ou une cure de
*raisin*.

**En cas de troubles dyspep-
tiques** : prescrire les *amers*,
les *excito-moteurs* (strychnine),
les *eupeptiques* (voy. *Anorexie,
Dyspepsies*).

CURES AUX EAUX THERMÁ-
LES :

**G. aiguë** :
Si le sujet est sanguin,
bien conservé, avec congestion hépatique ou lithiase bi-

liaire : *Vichy* (Grande Grille).
Si le sujet est anémié exci-
té : *Royat* (Saint-Mart.).
Si le sujet est obèse, cons-
tipé avec dyspepsie flatu-
lente : *Carlsbad* (Sprudel).
Si le sujet est névropathe :
*Néris, Luxeuil, Pougues*.

**G. chronique.**
Si le sujet est en bon état :
*Vichy, Bourbonne, Wiesba-
den, Toeplitz*.
S'il y a anémie avec dépression, néphrite, accidents cardiaques : *Royat* (*Saint-Vic-
tor*), *Ems, Sylvanès, Luxeuil*,
et toutes les *eaux bicarbonatées, chlorurées, ferrugineuses*.
S'il y a des déterminations
articulaires sans état inflammatoire : *Boues de Dax et de
Saint-Amand*.
S'il y a cachexie : *Contrexéville, Vittel, Evian, Ragatz*.
S'il y a des concrétions tophacées : *Wiesbaden* (Hoch-
brunnen),*Baden-Baden*.

**G. SATURNINE.**
Le traitement de l'accès de
la goutte saturnine aiguë
n'offre pas d'indications particulières.
Dans l'intervalle des accès,
s'adresser à la fois à la goutte
et à l'intoxication saturnine.
Activer la nutrition par les
*bains chauds* et les *bains de
vapeur*.
Défendre les *bains sulfureux* : utiles dans le saturnisme, ils sont nuisibles dans la
goutte.
Administrer intérieure-
ment l'*iodure de potassium*
ou *de sodium*, à doses modérées.
Instituer une *médication
tonique* et *reconstituante*.

En cas de **néphrite satur-nine concomitante** : *régime lacté*.

**Contre l'anémie saturnine :**

℞ Iodure de potassium...... 1 gr.

Sirop d'iodure ferreux.... 30 gr.
Julep simple............. 100 —
2 cuillerées à bouche par jour.

Voy. *Encéphalopathie saturnine*.

# GRANULIE
Voy. *Phtisie*.

# GRAVELLES

**G. INTESTINALE.**
Voy. *Lithiase intestinale*.

**G. URIQUE.**
**En dehors de toute crise aiguë ou subaiguë.**
INDICATIONS THÉRAPEUTIQUES : diminuer l'acidité de l'urine, augmenter la quantité d'eau qu'elle renferme.
RÉGIME ET HYGIÈNE :
Même *régime alimentaire* et même *hygiène générale* que pour la goutte (voy. ce paragraphe).
Prescrire le *lait* pris aux repas et entre les repas, coupé d'une eau alcaline. Faire boire des *eaux minérales diurétiques* (Évian, Contrexéville, Vittel) et des *tisanes diurétiques* (queues de cerises, stigmates de maïs, arenaria rubra).
TRAITEMENT MÉDICAMENTEUX :
Recourir à la *médication alcaline* : eau de Vichy (Hauterive, Célestins), Vals (Saint-Jean) et Alet, aux repas.
Employer les *pastilles de Vichy* ou les *tablettes de bicarbonate de soude*, 5 à 20 par jour.
Administrer le *citrate*, l'acé-

tate ou le *carbonate de potasse*.

℞ Décoction de chiendent. 1 litre.
Acétate de potasse.... 2 à 4 gr.
Sirop des cinq racines. 50 —
Par petites tasses.

Donner la *poudre diurétique des voyageurs*.
Préférer le *carbonate* ou le *bicarbonate de soude* et les *sels de lithine* :

℞ Bicarbonate de soude. 2 à 3 gr.
Teinture de vanille..... 1 —
Sirop simple......... 60 —
Eau............... 1000 —

(Limonade alcaline française). A prendre dans les 24 heures. Remplacer selon le goût la teinture de vanille par celle de cannelle, par les alcoolats de citron ou d'orange, à la dose de 1 gr.

Donner le *carbonate de lithine*, à la dose de 75 cgr. à 1 gr., par jour :

℞ Carbonate de lithine..... 40 cgr.
Décoction de graine de lin. 500 gr.
Sirop de sucre........ 30 —
Par petites tasses (enfants).

℞ Carbonate de lithine...... 25 cgr.
Pour 1 paquet : prendre 4 paquets par jour, pendant 20 jours : 1 paquet à chacun des 2 principaux repas, et 1 paquet entre les repas dans un verre d'eau de Seltz artificielle ou d'eau gazeuse naturelle.

ou mieux le *benzoate de lithine*, pendant dix jours, pris

à chaque repas à la dose de 50 cgr. dans un verre à bordeaux d'eau de Vichy (Hauterive ou Saint-Yorre).

Prescrire enfin le *benzoate de soude*, à la dose de 30 à 50 cgr. par jour :

℞ Benzoate de soude........ 3 gr.
   Eau distillée............. 280 —
   Sirop des cinq racines.... 20 —
   3 à 4 cuillerées, par jour (1 cuillerée contient 15 cgr. de benzoate de soude). On peut ajouter à cette potion 6 gr. de bicarbonate de soude.

Alterner l'usage de ces médicaments avec celui de la *pipérazine*, prise pendant dix jours consécutifs, ou celui du *lycétol*, seul ou associé à la théobromine à petite dose (voy. *Goutte*).

Combattre la constipation.

Au printemps et à l'automne, faire prendre à domicile 25 *bouteilles d'eau de Vittel* (Grande Source) ou d'*Evian* : tous les matins une bouteille, entre les deux déjeuners, par demi-verre, de demi-heure en demi-heure, en se promenant dans l'intervalle.

EAUX THERMALES :

**S'il n'y a pas de goutte et si l'état général est bon** : Vichy, Vals, Le Boulou, Saint-Alban, Sail, Celles, Royat, Pougues, Contrexéville, Capvern et Vittel.

**En cas de dysurie** : La Preste, Olette, Mauhourat, Forges.

**En cas de goutte** : Martigny, Royat, Vichy (sanguins), Evian (excités), Aulus (constipés, sanguins), Carlsbad, Ischia, Castellamare de Stabia.

**Traitement de la crise dou-**loureuse : Voy. *Coliques néphrétiques*.

## G. ALCALINE, AMMONIACALE.

*Régime lacté.*

Eviter les alcalins et administrer les *acides* (chlorhydrique ou lactique) :

℞ Acide lactique.......... 10 gr.
   Eau distillée............. 1 litre
   A boire en 4 jours.

Administrer les *balsamiques* :

℞ Térébenthine de Venise. ⎰
   Extrait mou de quin- ⎱ āā 10 cgr.
   quina..............
   Pour 1 pilule : 3 pilules au déjeuner et au diner (Dujardin-Beaumetz).

℞ Térébenthine......... ⎰ āā 10 cgr.
   Acide benzoïque...... ⎱
   Pour 1 pilule : 6 à 8 par jour.

Donner les capsules d'*huile de Harlem*, à la dose de 2 capsules, au coucher, tous les 2 jours.

Instituer l'*antisepsie des voies génito-urinaires* (salol, urotropine).

Au besoin, pratiquer des *irrigations* et des *lavages antiseptiques de la vessie*. Voy. *Antisepsie urinaire, Cystites, Pyélites*.

EAUX THERMALES : LaPreste, Contrexéville, Pougues, Saint-Alban, Evian, Capvern, Ems.

**En cas de constipation** : Châtel-Guyon, Saint-Galmier.

**Si le sujet est vieux et débilité** : Cransac, Bussang, Orezza, Passy.

## G. OXALIQUE.

*Régime alimentaire mixte et réparateur.*

Repousser l'usage exclusif des légumes ; défendre les épinards, l'oseille, les tomates, les fruits acides, le pain de son.

Supprimer les boissons aromatiques, thé et café.

Défendre les vins mousseux, les bières pétillantes, les eaux gazeuses.

Prescrire les *diurétiques*, les *eaux minérales diurétiques* (1 litre d'eau de Contrexéville par verrées dans la journée) et les *tisanes diurétiques* (arenaria rubra 20 gr. p. 1.000 ; queues de cerises, chiendent, racine de caïnça, pariétaire).

Donner les *alcalins* pour neutraliser les acides :

℞ Bicarbonate de soude..... 50 cgr.
— de potasse..... 5 —
Carbonate de lithine..... 25 —

Pour 1 paquet : 2 ou 3 par jour dans un verre d'Eau d'Évian, de Vittel, de Contrexéville ou de Vichy (Célestins).

Combattre les fermentations intestinales (bétol, naphtol, benzonaphtol, ichtoforme).

# GRIPPE

**FORME FÉBRILE.**

*Repos au lit ; régime lacté ;* tisanes chaudes ; *purgation, laxatifs ; antisepsie générale* (frictions de collargol), *antisepsie bucco-rhino-pharyngée.*

**Cas légers ordinaires :** prescrire l'*antipyrine*, l'*acétopyrine*, l'*antifébrine*, l'*exalgine*, la *phénacétine.* Préférer l'emploi du *pyramidon* et de l'*aspirine* associés à la *quinine.*

℞ Antipyrine..... 75 cgr.
Bicarbonate de soude..... 25 —

Pour 1 cachet : 3 ou 4 cachets par jour (Chauffard).

℞ Acétanilide..... 3 gr.
Poudre de Dower... 1 — 75 cgr.

Pour 12 cachets : 3 cachets par jour (Graetzer).

℞ Exalgine..... 2 gr. 50 cgr.
Alcoolat de menthe. 10 —
Eau de tilleul..... 120 —
Sirop de fleurs d'oranger..... 30 —

1 cuillerée à soupe, matin et soir (Dujardin-Beaumetz).

℞ Exalgine pulvérisée..... 5 gr.
Alcool..... Q. S.

Teinture de zeste d'oranges. 5 gr.
Eau distillée tiède..... 120 —
Sirop d'écorces d'oranges amères..... 30 —

2 cuillerées à soupe par jour, à 6 ou 8 heures d'intervalle (1 cuillerée contient 50 cgr. d'exalgine) (Bardet).

℞ Phénacétine..... 30 cgr.
Salophène..... 50 —

Pour 1 cachet : 3 cachets par jour.

℞ Bromhydrate de quinine ⎫
Extrait alcoolique de ⎬ āā 25 cgr.
quinine..... ⎭

Pour 1 cachet : 4 cachets par jour (Grasset).

℞ Phénacétine ou pyramidon. 30 cgr.
Chlorhydrate de quinine.. 15 —

Pour 1 cachet : 3 cachets par jour (Herzen).

℞ Pyramidon..... 1 gr.
Acétate d'ammoniaque..... 5 —
Rhum..... 15 —
Sirop de fleurs d'oranger ⎫ āā 40 —
— de limon..... ⎭
Eau..... Q. S. pour 210 cc.

1 cuillerée à bouche toutes les deux heures.

℞ Pyramidon..... 1 gr. 50 cgr.
Acétate d'ammoniaque..... 5 gr.
Eau de laurier-cerise..... 5 —
Teinture de racines d'aconit..... 75 cgr.

℞ Sirop de codéine(.............  30 gr.
Eau distillée. ....  Q. S. p. 200 cc.

1 cuillerée à bouche toutes les heures
(Herzen).

Conseiller les *lavages anti-*
*septiques de la gorge* avec de
l'eau salicylée à 1 p. 200, employée sous forme de *lavages
de la bouche et des fosses nasales* ; en même temps instiller
dans chaque narine, matin et
soir, V gouttes du mélange
suivant :

℞ Menthol............. } āā 30 cgr.
Camphre............ }
Huile d'amandes douces... 10 cc.

(Herzen).

Faire prendre tous les matins un *lavement* d'eau bouillie
pure ou additionnée de chlorure de sodium à 7 p. 1 000.

Recommander, dès le dé-
but de la maladie, les *bains
tièdes,* comme susceptibles
parfois d'enrayer l'évolution
de l'infection (Manasseïne).

**En cas d'hyperthermie con-
sidérable et persistante :** recourir à la *balnéation tiède* ou
*froide* (25° à 30°).

Si besoin, injections de *sérum artificiel* (150 à 300 cc.)
matin et soir.

**En cas d'hémorragies :** ordonner l'*ergotine* (2 à 3 gr. en
potion), la *gélatine* (5 à 8 gr.
en potion) ou le *chlorure de
calcium cristallisé* (4 à 6 gr.
en potion). Voy. pour les formules : *Purpura hémorragique, Variole.*

Voy. aussi *Epistaxis à répétition*, au cours des maladies infectieuses.

## FORME RESPIRATOIRE.

**Contre le catarrhe naso-
pharyngien,** prescrire :

℞ Essence de badiane..,   XX gouttes.
Menthol............. }
Salol............... } āā 4 gr.
Alcool à 90°........   100 —

1 cuillerée à café dans un verre à bordeaux d'eau très chaude, pour inhalations et gargarismes quatre fois par
jour (Martinel).

Voy. *Coryza aigu.*
**Au début contre la trachéo-
bronchite et la toux quinteuse :** administrer l'*aconit,*
la *codéine,* l'*héroïne,* la *jusquiame,* le *bromoforme.*

℞ Teinture d'aconit.....   L gouttes.
Eau de laurier-cerise.   30 cc.
Sirop de codéine.....   50 gr.
Sirop de tolu. Q. S. p. 250 cc.

4 à 5 cuillerées par jour, dans du lait
chaud (Herzen).

℞ Chlorhydrate d'ammoniaque.  2 gr.
Teinture de jusquiame......  4 —
Alcoolat de mélisse.... }
Sirop diacodé......... } āā 20 —
Julep gommeux..........      80 —

1 cuillerée à dessert, toutes les heures
(Barth).

℞ Chlorhydrate d'héroïne...   10 cgr.
Eau de laurier-cerise....   20 gr.

XV à XX gouttes, 3 à 4 fois par jour.

℞ Teinture de drosera.. }
— de grindelia. } āā 2 gr.
Alcoolature de racines
d'aconit............      1 —
Bromoforme.........      XL gouttes
Glycérine...........      2 gr.

VI à XV gouttes, 3 à 4 fois par jour
dans du vin blanc (Capitan).

℞ Bromoforme...........      30 cgr.
Benzoate de soude........   4 gr.
Sirop de tolu...........     30 —
Hydrolat de laitue........   90 —

Par cuillerées à soupe dans les 24
heures (Lemoine).

℞ Extrait thébaïque......   1 à 2 cgr.
— de jusquiame..       2 —
— de belladone... }
— de racines d'a- } āā 3 mgr.
conit........ }

Pour 1 pilule ; 4 à 5 pilules par jour.

Recourir aux *révulsifs* (sinapismes), aux *ventouses*.

Conseiller les *vaporisations d'eau boriquée chaude*, additionnée de thymol, de menthol, d'eucalyptol ou de teinture de benjoin (1 cuillerée par verre d'eau), ou de *quinoléine*.

℞ Essence de térébenthine.. 2 gr.
  Menthol ................ 5 —
  Alcool à 70°............ 100 —

1 cuillerée à café, pour un verre d'eau chaude.

℞ Thymol ................ 1 gr.
  Menthol ............... 2 —
  Eucalyptol ............ 3 —
  Alcool................. 100 —

1 cuillerée à café pour un verre d'eau chaude.

Ou encore :

℞ Acide thymique
  —  phénique   } āā 5 gr.
  —  salicylique
  Alcool à 90°............ 250 —

Mettre 1 à 2 cuillerées à soupe de ce mélange dans de l'eau que l'on fera bouillir dans la chambre du malade.

**Contre la bronchite :** voy. *Bronchite aiguë.*

En cas d'expectoration difficile, donner l'*acétate* ou le *chlorhydrate d'ammoniaque*, la *poudre de Dower*, l'*ipéca* et la *scille*.

℞ Benzoate de soude....  }
  Acétate d'ammoniaque. } āā 4 gr.
  Cognac vieux............ 20 —
  Sirop de codéine.....  }
  — de térébenthine. } āā 60 —
  — de tolu.........  }

5 cuillerées à bouche dans les 24 heures (Martinet).

℞ Poudre de Dower......  }
  — de scille......... } āā 2 gr.
  Sulfate de quinine...... }

Pour 20 cachets : 3 à 5 par jour (Huchard).

En cas d'expectoration abondante, prescrire les *balsamiques*, la *terpine*, le *terpinol*, l'*acide benzoïque* (voy. *Bronchites*).

**Contre la congestion pulmonaire :** voy. *Congestion pulmonaire.*

Recourir à la *révulsion :* application répétée de cataplasmes sinapisés, de ventouses sèches ou scarifiées ; au besoin, appliquer un vésicatoire.

Donner le *chlorhydrate d'ammoniaque* à haute dose : 3 à 5 gr. par jour, en cachets de 50 cgr. (Marotte).

Prescrire l'*ipéca*, également à hautes doses, à moins qu'il n'existe de l'adynamie.

℞ Ipéca ................ 2 gr.
  Eau................... 100 —
  Faire bouillir jusqu'à réduction ............. 90 —
  Laisser infuser, filtrer et ajouter :
  Sirop de polygala........ 30 —

1 cuillerée à bouche, toutes les 2 heures (Grasset).

℞ Racine d'ipéca..... 50 cgr. à 1 gr.
  Eau bouillante........ 130 —
  Faire infuser, filtrer et ajouter :
  Carbonate d'ammoniaque.. 3 —
  Sirop de guimauve ou diacode................... 25 —

1 cuillerée à bouche toutes les heures, puis toutes les 2 heures (Herzen).

Si ces potions déterminent des vomissements, donner la *poudre de Dower associée à la quinine.*

**S'il y a asthénie respiratoire,** alterner une potion expectorante avec la suivante :

℞ Ergotine ............. 2 gr.
  Julep simple........... 120 cc.

1 cuillerée, toutes les 2 heures (Grasset).

Dans tous les cas, soutenir les forces du malade, prescrire

les excitants et administrer les toniques du myocarde (caféine, strophantus, spartéine, strychnine).

**En cas de congestion pulmonaire grippale à forme hémoptoïque :** pratiquer des injections hypodermiques d'*ergotine* ou de *chlorhydrate d'hydrastinine* à 10 cgr. p. 1 cc. une fois par jour ; ou bien prescrire l'*ergotine associée à la quinine*.

℞ Sulfate de quinine.....  }
   Extrait aqueux d'ergot  } āā 3 gr.
    de seigle..............  }

Pour 30 pilules : 8, 12 et 15 pilules par jour.

℞ Sulfate de quinine.....  }
   Extrait aqueux d'ergot  }
    de seigle..........  } āā 3 gr.
   Poudre de digitale.....  }
   Extrait de jusquiame..  } āā 30 cgr.

Pour 30 pilules : 4 à 6 pilules par jour.

**Contre la bronchopneumonie :** voy. *Bronchopneumonie*.

Administrer l'*alcool*, à hautes doses ; donner l'*iodure de caféine* à 2 gr. par jour.

Pratiquer des injections de *caféine*, de *strychnine*, d'*éther*, d'*huile camphrée* à 10 p. 100.

℞ Éther sulfurique.......  }
Camphre..............  } āā 2 gr.
Huile d'amandes douces
       Q. S. p.  10 cc.

Injecter 3 cc. par jour (Herzen).

**Dans les cas de grippe thoracique simulant la tuberculose :** ordonner l'*acide salicylique* à la dose de 50 cgr., matin et soir, associé au *benzoate de soude* à la même dose (Boix).

FORME CARDIAQUE.
Donner du *café*, du *thé*, de l'*alcool* ; prescrire la *caféine* :

℞ Caféine................  }
Benzoate de soude.....  } āā 1 gr.
Eau sucrée............  120 cc.

1 cuillerée toutes les heures (Grasset).

Ou mieux ordonner la digitale sous forme de *digitaline cristallisée au millième* (de Nativelle) à la dose de XXX gouttes le premier jour et à celle de XX gouttes le deuxième jour, en ayant soin de ne pas administrer, sauf indication spéciale, aucun autre tonique cardiaque les jours suivants.

Activer et favoriser l'élimination des toxines à l'aide du *régime lacté*, des *diurétiques* (caféine) à petites doses, des *lavements tièdes* et des injections de *sérum artificiel* (100 gr.).

**En cas d'asthénie cardiaque avec état syncopal :** pratiquer des injections de *caféine* ou de *spartéine associée à la strychnine*.

℞ Sulfate de strychnine..  2 à 3 cgr.
  — de spartéine...  50 —
Eau distillée..........  100 gr.

3 cuillerées à café par jour (Herzen).

℞ Sulfate de strychnine.....  2 cgr.
  — de spartéine......  80 —
Eau stérilisée..........  25 cc.

Injecter 2 à 3 cent. cubes par jour (Herzen).

Au besoin, recourir aux injections d'*éther*, d'*éther camphré* (à 1 p. 10), d'*huile camphrée* à 1 p. 10 et ordonner des *inhalations d'oxygène* (10 litres par 24 heures, par séances de 5 minutes).

Ne pas donner l'antipyrine, ni l'exalgine, ni l'antifébrine, ni la phénacétine ; administrer la *quinine* à doses moyennes (60 à 80 cgr.) associée à la digitale, à la spartéine, au strophantus.

2/ Chlorhydrate de quinine.. 10 cgr.
  Sulfate de spartéine....... 2 —
  Pour 1 pilule : 5 à 6 pilules par jour.
(Herzen).

En cas d'amélioration, prescrire :

2/ Teinture de strophantus. ⎞
  Liqueur d'Hoffmann.... ⎬ āā 5 gr.
  — ammoniacale anisée. 10 —
XX à XXV gouttes, 4 fois dans les 24 heures (Herzen).

**Contre l'asystolie aiguë :** recourir à la *digitaline*, à la dose de 1/2 à 1 mgr. (voy. *Asystolie*).

**En cas de collapsus :** pratiquer des injections d'*éther camphré* à 1 p. 10, ou d'*huile camphrée* à 1 p. 10.

2/ Camphre.................... 1 gr.
  Éther sulfurique........... 2 —
  Huile d'olives stérilisée..... 8 —
  Injecter 2 cc. à la fois.

Voy. *Collapsus*.

**FORME GASTRO-INTESTINALE.**

*Antisepsie minutieuse* de la bouche.

*Régime lacté* ou diète hydrique.

**En cas de constipation :** *purgatifs salins* répétés, *calomel* à la dose de 30 à 80 cgr.

**Contre l'embarras gastrique :** ne pas donner de vomitif, qui pourrait produire de l'asthénie ; préférer un *purgatif* (calomel).

**En cas de diarrhée :** *régime lacté* ; *antisepsie intestinale* (salol, bétol, salicylate de bismuth, benzonaphtol, tanin), *poudres inertes* (phosphate de

chaux, charbon), *astringents* (ratanhia, tanin, dermatol, tannigène, tannoforme).

2/ Dermatol........... ⎞
  Benzonaphtol........ ⎬ āā 50 cgr.
  Pour 1 cachet : 5 à 6 cachets par jour
(Herzen).

2/ Benzonaphtol.......... 50 cgr.
  Salicylate de bismuth.... 30 —
  Charbon............... 20 —
  Pour 1 cachet : 6 cachets par jour.

Au besoin (diarrhée fétide), pratiquer de *grandes irrigations intestinales* avec de l'eau bouillie pure ou additionnée de chlorure de sodium (7 p. 1 000).

Voy. *Antisepsie intestinale*, *Diarrhée*.

**En cas de vomissements et de douleurs épigastriques :** Prescrire les *boissons gazeuses glacées* (eau de Seltz, champagne frappé), la *potion de Rivière*, le *menthol*, le *validol*, l'*eau chloroformée* et les *préparations opiacées*.

2/ Menthol............. ⎞ 5 cgr.
  Bicarbonate de soude. ⎬ āā 30 —
  Salicylate de bismuth. ⎠
  Pour 1 cachet : 4 à 5 par jour (Herzen).

2/ Chloroforme............ 10 gr.
  Prendre IV à VI gouttes dans un demi-verre d'eau sucrée, 3 ou 4 fois par jour.

2/ Menthol dissous dans
    l'alcool............. 20 cgr.
  Eau chloroformée sa- ⎞
    turée ............. ⎬ āā 100 gr.
  Eau distillée......... ⎠
  Sirop de codéine...... 30 —
  1 cuillerée à bouche, toutes les 1 ou 2 heures.

Faire boire du *lait glacé*, coupé avec de l'eau de Vichy.

**En cas de congestion hépatique :** Donner le *calomel* et administrer des *lavements* *froids*, additionnés d'une cuillerée à bouche de sulfate de soude.

**FORME NERVEUSE.**

**Contre l'hyperexcitabilité générale et l'agitation** : employer les *valérianates* et les *bromures alcalins*.

Conseiller de *grands bains tièdes*.

**Contre les douleurs et les névralgies** : Prescrire l'*antipyrine* (2 à 3 gr. par jour), la *phénacétine* (50 cgr., 2 à 3 fois par jour), l'*antifébrine* (25 cgr. 2 à 3 fois par jour), et de préférence le *pyramidon*, associé au *bromhydrate* ou au *valérianate* de quinine (voy. *Forme fébrile*).

℞ Salicylate de quinine.... 20 cgr.
  Phénacétine........... 15 —
  Camphre.............. 2 —
  Pour 1 cachet ; 4 à 6 dans les 24 heures (Baccelli).

Recourir à l'emploi de l'*aconitine cristallisée* à la dose de un quart de milligramme toutes les 6 heures.

**En cas d'insomnie** : donner le *chloral* (2 à 4 gr.) ou le *véronal* (50 cgr. le soir).

**Contre le délire** : Voy. *Délires*.

Prescrire les *antithermiques* avec modération : donner les *toniques*, les *stimulants*, les *diurétiques*.

Appliquer la *vessie de glace* sur la tête et recourir à la *balnéation tiède* (bains tièdes progressivement refroidis, avec affusions froides sur la tête).

Chez les alcooliques, donner l'*alcool* à hautes doses, associé à l'*opium*.

Prescrire les *bromures*, le *chloral*, la *jusquiame* et l'*opium*.

**Contre l'adynamie et l'asthénie** : Faire prendre toutes les 2 heures, en alternant régulièrement, 1 verre de *lait chaud* et un verre de *grog* ou de *champagne*.

Prescrire les *toniques* (sels de quinine à petites doses, 30 à 50 cgr., par jour ; extrait de quinquina 2 à 3 gr. en potion; alcoolature de noix de kola 10 gr. par jour, en potion) et les *stimulants diffusibles* :

℞ Extrait de quinquina..... 2 gr.
  Teinture de cannelle....... 5 —
  Acétate d'ammoniaque.... 10 —
  Eau de mélisse.......... 120 —
  Sirop d'écorces d'oranges
    amères................ 30 —
  1 cuillerée à bouche d'heure en heure.

Administrer contre l'asthénie grippale, la *strychnine*:

℞ Sulfate de strychnine.... 5 cgr.
  Eau distillée............ 150 cc.
  3 cuillerées à café par jour (Grasset).

℞ Sulfate de strychnine..... 1 cgr.
  Eau stérilisée........... 10 cc.
  Injecter 3 à 4 fois par jour demi-centim. cube.

**Contre la forme nerveuse bulbaire** (respiration de Cheyne-Stokes, dyspnée disproportionnée aux lésions pulmonaires) :

Pratiquer des injections de *strychnine* ou de *trinitrine* :

℞ Solution alcoolique de
    trinitrine au 100°... XL gouttes.
  Eau distillée........ 10 gr.
  Injecter 3 ou 4 fois par jour le quart d'un cc. (Huchard).

Ordonner des *bains chauds* et au besoin pratiquer la *ponction lombaire*.

**Pendant la convalescence** :

Défendre au malade de sortir trop tôt.

Combattre l'anorexie (tannate d'orexine 30 cgr. en cachet, à chaque repas) et la constipation. Prescrire une *alimentation tonique et reconstituante.*

Donner les *toniques*, le *fer*, l'*arsenic*, le *cacodylate de soude*, les *glycérophosphates*, la *lécithine* (5 gr. en pilules, 3 ou 4 par jour), la *strychnine* (4 à 8 mgr.), le *kola*, l'*huile de foie de morue.*

℞ Écorce de quinquina..... 3 gr.
Faire une décoction dans :
Eau bouillante.......... 300 —
Ajouter :
Teinture de noix vomique.. 3 —
Sirop d'écorces d'oranges amères............. 50 —
1 verre à liqueur avant les repas (Herzen).

℞ Biphosphate de chaux.. 10 gr.
Arséniate de soude..... 5 à 10 cgr.
Eau distillée.......... 300 gr.
1 cuillerée aux deux principaux repas (Herzen).

℞ Arséniate de soude...... 5 cgr.
Acide citrique.......... 1 gr.
Teinture de kola.... }
— de coca ... } āā 100 —
1 cuillerée à café après les 2 principaux repas (Grasset).

℞ Phosphate bicalcique..... 20 gr.
Arrhénal.............. 1 —
Eau distillée........... 20 —
Sucre................. 50 —
Vin de kola au malaga. } āā Q. S.
Vin de coca au malaga. } p. 1 litre
1 verre à liqueur aux repas (Herzen).

℞ Arséniate de soude...... 10 cgr.
Extrait hydroalcoolique de kola............ 10 gr.
Sirop d'écorces d'oranges amères....... Q. S. p. 300 cc.
1 cuillerée à chaque repas (Grasset).

Faire prendre aussi l'*élixir nucléinique composé* ou *histogénol* :

℞ Acide nucléinique... 3 gr. 30 cgr
Phosphate de sodium. 3 — 30 —
Arrhénal............ 1 — 30 —
Eau distillée........ 15 gr.
F. dissoudre à chaud, puis mélanger avec :
Alcool à 90°......... 120 gr.
Vanilline.......... 50 cgr.
Sirop de fleurs d'oranger.......... 400 gr.
Eau distillée... Q. S. p. 1000 cc.
Colorer avec. Q. S. de caramel.

(1 cuillerée à bouche renferme : 5 cgr. d'acide nucléinique et 2 cgr. d'arrhénal). 2 à 3 cuillerées à bouche par jour.

Conseiller les *frictions stimulantes* :

℞ Alcoolat de romarin... }
— de lavande... } āā 50 gr.
Alcool camphré...... }
Essence de thym.......... 1 —
Pour frictions.

Recommander un *changement de climat* : séjour à la campagne, aux bords de la Méditerranée, ou à la montagne.

Recourir à l'*hydrothérapie*.

En cas de susceptibilité bronchique et d'asthénie motrice générale, envoyer les malades aux eaux arsenicales de *la Bourboule*, à celles de *Royat* ou aux thermes pyrénéens de *Luchon*.

En cas de bronchite persistante, donner la *terpine*, l'*iodure de potassium*, le *sirop iodotannique*.

Dans les formes névropathiques, conseiller les eaux minérales calmantes de *Néris*, *Saint-Sauveur*, *Plombières*, *Baden* (en Suisse), ou *Ragatz* et plus tard les altitudes vivifiantes, comme *Saint-Moritz* et les stations de l'*Engadine* (Teissier).

**G. CHEZ L'ENFANT.**

**Forme fébrile, névralgique :**

*Repos au lit* ; *purgatif* (calomel 5 cgr. par année d'âge, ou huile de ricin, 2 à 3 gr. par année d'âge) ; *régime lacté; tisanes.* Sels de *quinine, antipyrine* ou mieux *pyramidon.*

℞ Antipyrine................ 1 gr.
　Eau de menthe............ 60 —
　Alcoolature de racines
　　d'aconit.............. X gouttes
　Sirop de codéine........ 10 gr.
　— de fleurs d'oranger 30 —
En 3 ou 4 fois dans la journée (Comby).

℞ Pyramidon.......... 50 à 75 cgr.
　Eau de laurier-cerise. 5 gr.
　Eau distillée............ 60 —
　Sirop de codéine...... 10 —
　Sirop de tolu.... Q. S. p. 100 cc.

1 cuillerée à dessert toutes les 2 heures (Herzen).

℞ Chlorhydrate de quinine............ 25 à 50 cgr.
　Beurre de cacao..... Q. S.
　Pour un suppositoire (Comby).

Administrer aussi l'*extrait de quinquina* (20 cgr. par année d'âge) et l'*acétate d'ammoniaque* (25 à 50 cgr. par année d'âge).

*Balnéation tiède, lotions, drap mouillé.*

**Forme pulmonaire bronchique :**

Appliquer des *cataplasmes chauds ordinaires* ou des *cataplasmes sinapisés,* des *ventouses sèches* ; prescrire :

℞ Alcoolature de racines
　　d'aconit.............. V à X gouttes
　Benzoate de soude... 1 à 3 gr.
　Sirop diacode........ 5 à 15 —
　— de fleurs d'oranger........... 20 —
　Eau distillée......... 120 —

1 cuillerée à dessert, toutes les deux heures.

℞ Terpine............... 1 gr.
　Cognac............... 15 —

Sirop de quinquina.... ⎫
　— de fleurs d'oran- ⎬ āā 20 gr.
ger............... ⎭
Eau distillée............ 120 —

1 cuillerée à dessert, toutes les deux heures.

Pratiquer des badigeonnages de *teinture d'iode* ; recourir aux *enveloppements humides* du thorax ou aux *bains chauds* et faire appliquer des *bottes de ouate.*

Voy. *Bronchites, Bronchopneumonie.*

**Forme intestinale.**

*Régime lacté absolu.*

*Antiseptiques intestinaux* (calomel à très petites doses, benzonaphtol, dermatol, tanin).

℞ Dermatol............ ⎫ āā 1 gr.
　Benzonaphtol........ ⎭
　Julep gommeux......... 100 —

Par cuillerées à dessert dans la journée. (Herzen).

℞ Benzonaphtol........ ⎫ āā 25 cgr.
　Bicarbonate de soude. ⎭

Pour 1 paquet : 5 à 6 par jour dans un peu d'eau sucrée ou de lait (Comby).

*Irrigations intestinales.*

**Pendant la convalescence :**

*Alimentation reconstituante, toniques.*

℞ Teinture de badiane.. ⎫
　— de colombo. ⎬ āā 1 gr.
　— de noix vomique. ⎭
　Sirop de quinquina... ⎫ āā 100 —
　— de gentiane.... ⎭

1 cuillerée à soupe avant chaque repas (Comby).

Donner la *teinture de kola,* aux doses suivantes :

De 0 à 15 mois..... X à XXX gouttes
De 15 mois à 3 ans. 1 à 2 gr.
De 3 à 5 ans...... 2 à 3 —
De 5 à 10 ans..... 3 à 5 —

ou les *glycérophosphates* aux doses suivantes :

| | | |
|---|---|---|
| De 1 à 2 ans............ | 1 à 2 | cgr. |
| De 2 à 3 ans........ | 2 à 5 | — |
| De 3 à 5 ans........ | 5 à 15 | — |
| De 5 à 19 ans........ | 15 à 20 | — |

Ordonner le *cacodylate de soude* (voie gastrique ou voie hypodermique).

En cas de toux quinteuse et coqueluchoïde, rechercher et combattre l'*adénopathie bronchique*.

Contre la bronchite persistante : *créosotal, gaïacol, carbonate de gaïacol* ; séjour au *Mont-Dore* ou à *La Bourboule*.

Voy. *Bronchites*.

*Hydrothérapie, cure d'air, cure d'altitude.*

# GROSSESSE

**G. EXTRA-UTÉRINE** (*g. ectopique, g. hétérotopique, g. tubo-abdominale*).

Toute grossesse extra-utérine diagnostiquée commande l'*intervention chirurgicale* (Pinard).

**Avant le cinquième mois** : *opérer la grossesse ectopique aussitôt reconnue* (Pinard et Segond).

Intervenir, selon les cas, par la voie abdominale, ou par la voie latérale ou par la voie vaginale, ou mieux encore *pratiquer dans tous les cas la laparotomie* comme pour une tumeur pelvienne commune et conduire ensuite l'opération suivant les circonstances.

Lorsque l'on a recours à la voie abdominale, pratiquer, selon l'âge de la grossesse et la nature des lésions, l'*ablation unilatérale* par la laparotomie, ou la *laparotomie suivie d'hystérectomie abdominale partielle* ou *totale*, ou l'*opération de Porro*, ou enfin la *laparotomie suivie d'extériorisation du kyste et abandon du placenta* (Segond).

Si on intervient par la voie vaginale, pratiquer la *colpo-tomie* (postérieure), ou la *colpotomie suivie de l'ablation des annexes intéressées* ou d'*hystérectomie vaginale*.

**Dans les cas de grossesse extra-utérine de plus de cinq mois avec fœtus vivant**, renoncer, en règle générale, à l'ablation du kyste (la grossesse s'étant poursuivie sans encombre jusqu'à cette époque relativement avancée, il y a des chances sérieuses pour que le fœtus ne soit pas contenu dans la trompe qui ne peut guère se distendre à ce point sans se rompre) et n'*intervenir qu'au huitième ou neuvième mois, en se contentant de pratiquer l'extériorisation du kyste avec abandon du placenta* (Pinard et Segond).

**Lorsque le fœtus est mort** : *attendre* quelque temps (4 à 6 mois) avant d'opérer, puis pratiquer la *laparotomie* suivie d'extraction du fœtus et du placenta atrophié, lorsque le décollement en est facile ; dans le cas contraire, recourir à la marsupialisation de la poche.

**En cas de rupture du kyste** : voy. *Anémie aiguë, Hématocèle pelvienne intrapéritonéale.*

**En cas de suppuration :** voy. *Hématocèle suppurée.*

**G. GÉMELLAIRE.**

**Pendant la grossesse :** *expectation.*

**Pendant l'accouchement :** voy. *Accouchement.*

**En cas de dystocie :** voy. *Dystocies.*

## G. NORMALE.

HYGIÈNE DE LA GROSSESSE. Le développement des enfants est manifestement influencé par les conditions d'hygiène générale dans lesquelles se trouve la femme pendant la grossesse ; recommander à toute femme enceinte d'observer les prescriptions hygiéniques suivantes, afin qu'elle ait un enfant fort, vigoureux et bien armé pour résister aux troubles qui surviennent fatalement dans la première enfance (puériculture intra-utérine de Pinard) : *Vie au grand air, calme et régulière* ; pas d'efforts, pas de travaux pénibles, pas de fatigue, ni d'émotions ; modérer les rapports sexuels et les interdire chez les femmes dont les grossesses antérieures n'ont pu être menées jusqu'à terme sans qu'aucune cause bien nette ait pu expliquer cet incident.

Conseiller les *promenades à pied* et en voiture ou en automobile (en évitant les ressauts brusques), s'il n'y a pas eu des fausses couches antérieures.

Défendre la danse, l'équitation, la bicyclette, les courses en char mal suspendu, les longs voyages en chemin de fer ou sur mer.

Ordonner les *bains tièdes*, pris 1 ou 2 fois la semaine, et des *lavages* fréquents des parties génitales.

Ni douches en jet, ni bains de mer, ni injections vaginales (à moins qu'il y ait indication absolue).

Faire porter des vêtements en rapport avec la température de la saison ; éviter de passer trop brusquement d'un vêtement chaud à un vêtement plus léger.

Conseiller le port de *vêtements amples et peu serrés* ; défendre le corset ou ne permettre que l'emploi d'un *corset très souple, sans busc, attaché avec des bandes élastiques et soutenu par des bretelles.*

Ne pas modifier le *régime alimentaire* d'une façon générale ; éviter que la femme enceinte surcharge son estomac, et lui conseiller des repas simples, mais bien préparés. Défendre tout mets épicé ou indigeste.

Permettre comme boisson les vins coupés d'eau, la bière légère, les eaux gazeuses ; ni café, ni liqueurs.

Surveiller l'intestin et combattre la constipation en modifiant l'alimentation : laitages, fruits crus ou cuits, légumes verts ; si besoin, recommander l'emploi des *lavements*, soit d'eau tiède, soit d'eau additionnée de 2 à 3 cuillerées de glycérine, ou celui des *laxatifs doux* : magnésie calcinée, 1 cuillerée à café ; rhubarbe, 50 cgr. en cachet, 1 ou 2 fois par jour ;

sulfate de soude, 5 à 10 gr.

Surveiller aussi attentivement les seins : éviter qu'ils soient comprimés par les vêtements ; les faire soutenir au moyen d'une écharpe passée sous chaque sein et nouée sur l'épaule opposée, lorsqu'ils sont lourds et volumineux.

Eviter de maltraiter les mamelons sous prétexte de les former ; conseiller de *simples soins de propreté* et, pendant les dernières semaines de la grossesse, des *lotions avec de l'eau alcoolisée* au tiers ou au quart (1 cuillerée d'alcool à 90° pour 2 ou 3 cuillerées d'eau).

*Examiner les urines* dans le dernier trimestre de la grossesse, surtout chez les primipares et chez les femmes enceintes dont la santé générale semble altérée et qui présentent un malaise persistant.

**En cas de vomissements :** voy. *Vomissements incoercibles de la grossesse.*

**En cas de douleurs dans le bas-ventre :** repos, ceinture abdominale et *viburnum prunifolium* (extrait fluide XX gouttes, 2 à 3 fois par jour).

**En cas de diarrhée :** voy. *Diarrhée des adultes.*

**En cas d'accidents gravidocardiaques :** voy. *Asystolie.*

**En cas de néphrite :** voy. *Eclampsie, Néphrite aiguë.*

**En cas d'œdème :** traiter les varices, lorsqu'elles existent ; rechercher la néphrite gravidique et la combattre, si elle existe.

**En cas de troubles de la nutrition :** voy. *Anémies, Ostéomalacie, Relâchement des symphyses pubiennes.*

**En cas de céphalée, de dyspnée ou de convulsions :** examiner les urines, rechercher la néphrite et la traiter, lorsqu'elle existe.

**En cas de varices ou d'hémorroïdes :** donner l'*extrait fluide d'hydrastis* et d'*hamamelis virginica.*

℞ Extrait fluide d'hamamelis. 20 gr.
Elixir de Garus.......... 250 —
Eau distillée.... Q. S. p. 300 cc.
3 à 4 cuillerées par jour.

℞ Extrait fluide d'hydrastis... 10 gr
— — d'hamamelis.. 20 —
Prendre XXX à L gouttes, 3 fois par jour.

**En cas de ventre en besace :** ordonner le port d'une *ceinture abdominale* se moulant bien exactement à l'abdomen.

**En cas d'intertrigo :** Soins de propreté ; poudrer avec :

℞ Talc de Venise.,.............. 75 gr.
Tannoforme................ 25 —
Oxyde de zinc.............. 5 —
(Herzen).

**En cas de rétroversion de la matrice :** voy. *Rétroversion de l'utérus* (pendant la grossesse).

**En cas de tumeurs :** voy. *Cancer du col de l'utérus, Fibromes utérins, Kystes de l'ovaire.*

**En cas de pelviviciations :** voy. *Pelviviciations.*

**En cas de gémellité :** voy. *Grossesse gémellaire.*

**En cas d'hémorragies :** voy. *Avortement, Cancer de l'utérus, Décollement prématuré du placenta, Hémophilie, Hémorragies gravidiques, Môle hydatique, Placenta prævia.*

**En cas de môle hydatique**

ou d'hydramnios : voy. ces mots.

**En cas de mort du fœtus** : voy. *Mort du fœtus.*

**En cas de tuberculose pulmonaire** : voy. *Phtisie* (Phtisie et grossesse).

**En cas de syphilis** : voy. *Syphilis* (Syphilis et grossesse).

**En cas de blennorragie** : voy. *Blennorragie aiguë chez la femme.*

**En cas d'avortement habituel** : voy. *Avortement.*

**En cas de présentation de la face, du front, du siège, du thorax ou de l'abdomen** : voy. *Présentations.*

## HALLUCINATIONS

Voy. *Agitation, Délires, Delirium tremens, Hystérie, Mélancolie.*

## HELMINTHES INTESTINAUX

Voy. *Ascarides, Oxyures, Tænias.*

## HÉMATÉMÈSE

*Rechercher et combattre la cause de la gastrorragie* : lésions de la muqueuse stomacale (gastrite suraiguë, ulcère de l'estomac, ulcérations cancéreuses, tuberculeuses ou syphilitiques), troubles de la circulation de la veine porte (cirrhose du foie, thrombose de la veine porte, altérations des ganglions du hile), toxi-infection (scorbut, purpura, scarlatine, rougeole, variole hémorragique, ictère grave, fièvre jaune, appendicite), hémophilie, hystérie, hémorragie supplémentaire (suppression des règles, fluxion stomacale). Voy. *Cancer de l'estomac, Cirrhose du foie, Exulcération de l'estomac, Gastrite aiguë et suraiguë, Ulcérations de l'estomac, Ulcère de l'estomac.*

Hygiène et régime.

*Immobiliser* le malade, *mettre l'estomac au repos*, permettre *quelques cuillerées à café* d'une *boisson glacée*, ou bien prescrire la *glace par petits morceaux* pour éviter au malade les souffrances de la soif.

Appliquer la *vessie de glace* à la région épigastrique, en la faisant supporter par un cerceau.

Dans la plupart des cas, éviter le *lavage de l'estomac* : c'est un repos absolu qu'il faut à un estomac qui saigne (Dieulafoy); pratiquer cependant le lavage quand l'estomac est secoué par des vomissements incessants et quand il est indiqué d'ailleurs par la présence dans l'estomac de masses putréfiées (Linossier, Lucas-Championnière).

« Dans les cas graves : *diète absolue*, éviter : l'administration de médicaments par voie stomacale, même celle de glace et de boissons glacées. *Mouiller fréquemment la bouche du malade avec de l'eau fraîche* et seulement dans le cas de soif insupportable (que des lavements d'eau et des injections hypodermiques de sérum artificiel ne réussissent pas à apaiser), *laisser avaler de temps en temps une cuillerée à café d'eau fraîche*.

Recourir à l'*alimentation par le rectum* ; donner des *lavements d'eau salée* ou *d'eau sucrée* et des *lavements* nutritifs, notamment avec du lait, les jaunes d'œufs et du sel ; administrer aussi des lavements d'eau, pour combattre la soif (Voy. *Ulcère simple de l'estomac*).

Commencer l'alimentation par la voie stomacale, aussi loin que possible du moment où se sera arrêtée l'hémorragie : 6 à 15 jours (Mathieu).

Donner un peu de lait par la bouche, seulement 3 jours au moins après la cessation de l'hémorragie.

Traitement médicamenteux :

Prescrire les *hémostatiques* : perchlorure de fer ou mieux ferropyrine, en potions glacées.

℞ Perchlorure de fer. X à XV gouttes
Dans un demi-grand verre d'eau sucrée, par gorgées, toutes les 5 minutes.

℞ Perchlorure de fer............ 3 gr.
  Eau de Rabel............... 2 —
  Sirop d'opium............ 30 —
  Eau.................... 120 —
Par cuillerées à bouche, toutes les 5, puis toutes les 10 à 15 minutes.

℞ Ferropyrine............... 60 cgr.
  Eau distillée............ 160 gr.
  Sirop diacode............ 40 —
1 cuillerée à bouche toutes les demi-heures (Herzen).

Donner en outre l'*opium* (extrait thébaïque 6 à 10 cgr., sirop d'opium 30 à 40 gr.) additionné aux potions hémostatiques pour immobiliser le tube digestif et pour donner au malade le calme général nécessaire, ou mieux recourir dans le même but à l'emploi de la *morphine* en injections hypodermiques.

Prescrire l'*ergotine* et le *chlorhydrate d'hydrastinine* par la voie hypodermique :

℞ Chlorhydrate d'hydrastinine.................. 50 cgr.
  Eau stérilisée.......... 10 gr.
Injecter 1 centim. cube matin et soir.

En outre, recourir à l'administration de *lavements d'eau chaude* : donner, au moins 3 fois par jour, un lavement *d'eau chaude à la température de 48° à 50°*. Répéter ces lavements plus souvent si le sang avait de la tendance à reparaître. Administrer les lavements sans que le malade fasse le moindre mouvement et sans qu'il se livre à des efforts considérables pour le garder. Disposer un bassin plat sous le siège pour recevoir le liquide, lorsqu'un besoin impérieux de le rendre se fera sentir.

Après cessation de l'hémorragie, continuer l'usage des lavements d'eau chaude, au moins matin et soir, pendant une huitaine de jours ; puis donner un lavement d'eau chaude par jour, jusqu'au retour du malade à l'état normal (Tripier).

Conseiller d'ajouter, tous les jours 2 grammes de *chlorure de calcium* dans l'eau des lavements chauds (Castaigne) ou bien faire, concurremment aux lavements chauds, 2 injections par jour de *sérum gélatiné* à 2 p. 100, à la dose de 10 à 15 centimètres cubes chacune (A. Robin).

Enfin et surtout en cas d'échec des médications précédentes, avoir recours aux *lavages au perchlorure de fer* : faire pénétrer d'abord une sonde molle dans l'estomac, de façon à le vider de son contenu. Puis introduire 100 centimètres cubes d'une solution contenant 10 grammes de perchlorure de fer pour un litre d'eau. Evacuer ensuite la solution de perchlorure et la remplacer par une quantité égale de cette même solution qu'on sortira de nouveau. Laver ainsi l'estomac avec la solution de perchlorure, jusqu'à ce qu'elle sorte claire, ce qui arrive, en général, après quatre ou cinq lavages. Recommencer tous les jours cette médication et ne pas hésiter à la répéter 2 fois dans la même journée si cela est nécessaire et surtout s'il se produit de nouveaux symptômes d'hémorragie (Bourget).

Contre les douleurs et les vomissements : *injection d'atropo-morphine*. (1/4 de mgr. d'atropine, 1 cgr. de morphine).

Contre la syncope : *flagellation* et *sinapismes* aux jambes, inhalations et piqûres d'*éther* ; inhalations de *nitrite d'amyle*.

Contre l'anémie aiguë : injection intraveineuse de *sérum artificiel* (eau salée à 7 p. 1000), à la dose de 1/2 litre à 1 litre, et à la température de 38° à 40°.

Contre l'auto-intoxication, dans les cas de non-évacuation du tube intestinal : donner des *lavements à l'eau chaude glycérinée*, ou des *grands lavements additionnés d'une cuillerée à bouche de liqueur de Labarraque*.

Ou encore, prescrire :

℞ Calomel . . . . . . . . . . . . . . . }
　Jalap. . . . . . . . . . . . . . . . . } ãã 30 cgr.
　Magnésie hydratée. . . . . . . . . 1 gr.
　Pour 1 paquet (A. Robin).

TRAITEMENT CHIRURGICAL : Voy. *Exulcération de l'estomac, Ulcère de l'estomac*.

## H. HYSTÉRIQUE.

Recourir surtout au *traitement général* et au *traitement psychique de la névrose* ; prescrire l'hydrothérapie, l'isolement, les toniques (Gilles de la Tourette).

# HÉMATIDROSE

Traiter l'hystérie (Parrot).

# HÉMATOCÈLES

## H. PELVIENNE INTRA-PÉRITONÉALE (*rétro-utérine*).

**H. à hémorragie unique :**

*Repos absolu* dans le décubitus dorsal, pendant 3 à 4 semaines.

Application de *glace* sur l'abdomen et dans le vagin.

Pratiquer des *injections sous-cutanées d'ergotinine* ou administrer l'*ergotine* en potion :

℞ Ergotine.............. 2 gr.
Eau distillée.........) 
— de mélisse....... ) āā 65 —
Sirop diacodé........ 20 —

1 cuillerée à bouche de 1/2 heure en 1/2 heure (Herzen).

Faire aussi des injections sous-cutanées d'une solution de *gélatine* à 1 p. 100, à la dose de 2 à 5 grammes de gélatine (Chaput).

Donner du *champagne*, la *potion de Todd*, les *vins généreux*; prescrire les *excitants* et les *stimulants*.

Recourir à l'*expectation* : vider la vessie, matin et soir, à l'aide d'un cathéter et provoquer la constipation pendant les deux ou trois premiers jours à l'aide de suppositoires contenant 3 à 4 cgr. d'extrait thébaïque et 1 cgr. d'extrait de belladone.

Après quelques jours, faire appliquer des *cataplasmes chauds* et faire pratiquer des *injections vaginales antiseptiques également chaudes*.

Ne pas appliquer de sangsues et de vésicatoires.

Calmer les **douleurs** et **immobiliser l'intestin** à l'aide de l'*opium*, administré par la voie stomacale, par la voie rectale ou à l'aide de la *morphine* administrée par la voie hypodermique à la dose de 1/2 cgr., répétée 2 à 3 fois dans les 24 heures.

℞ Extrait thébaïque......... 1 cgr.
Excipient............... Q. S.

Pour 1 pilule : 1 pilule toutes les heures, jusqu'à concurrence de 6 à 10 dans les 24 heures.

℞ Extrait d'opium........... 5 cgr.
— de belladone... .... 1 —
Beurre de cacao......... 4 gr.

Pour 1 suppositoire : 2 par jour.

Combattre la **constipation** à l'aide de *lavements émollients froids*, additionnés d'une cuillerée à soupe de glycérine neutre.

**Si au bout de 3 à 4 semaines de repos absolu, la tumeur n'a pas tendance à diminuer** (h. enkystée) : pratiquer la *colpotomie postérieure*, pour donner issue au sang et aux caillots.

**H. à hémorragies répétées**, donnant lieu à tous les symptômes de l'hémorragie interne grave : recourir aux *injections sous-cutanées de solution saline*, à la dose de 1/2 à 1 litre ; pratiquer la *laparotomie* avec drainage du cul-de-sac postérieur par le vagin.

**H. avec inondation péritonéale** : pratiquer la *laparotomie* le plus tôt possible.

**H. suppurée** : Voy. *Pelvipéritonite, Péritonite aiguë*.

Donner issue au pus et pratiquer la *colpotomie postérieure* si la collection fait saillie du côté du cul-de-sac vaginal postérieur, ou la *laparotomie*, si la tumeur fait saillie du côté de l'abdomen.

**H. EXTRA-PÉRITONÉALE** (*sous-péritonéale pelvienne*).

TRAITEMENT MÉDICAL : VOY. *Hématocèle intrapéritonéale*.

TRAITEMENT CHIRURGICAL : *Laparotomie sous-péritonéale*, ou mieux *colpotomie postérieure*.

**H. VAGINALE TRAUMATIQUE.**

**Cas simples** : repos au lit, les bourses relevées, compresses résolutives.

**Si l'épanchement est considérable** : pratiquer une *ponction évacuatrice*.

**S'il existe des fausses membranes ou des caillots** : *ouvrir largement la poche*, la débarrasser des produits qui la recouvrent, suturer après drainage.

**En cas d'hydro-hématocèle** : ponction évacuatrice, suivie d'*injection iodée* (Bouilly).

**H. DE LA VULVE.**

Voy. *Thrombus de la vulve.*

# HÉMATOCOLPOS

**H. TOTALE ET HÉMATOMÉTRIE PARTIELLE.**

Évacuer la collection en pratiquant une *très petite incision* du vagin oblitéré ; une fois la collection évacuée, faire une *incision cruciale*, laver et tamponner le vagin.

**H. PARTIELLE ET HÉMATOMÉTRIE PARTIELLE OU TOTALE.**

*Mettre à nu la tumeur*, par une dissection prudente ; puis *ponction aspiratrice et débridement.*

Après évacuation du sang, *tamponnement aseptique.*

Plus tard, *maintenir le calibre du canal* avec des cylindres en gomme durcie ou en verre.

**H. LATÉRAL ET HÉMATOMÉTRIE LATÉRALE.**

*Exciser largement la cloison* et transformer le vagin double en un canal unique.

Quand le sang s'est accumulé dans une corne rudimentaire, à pédicule allongé, pratiquer la *laparotomie*, suivie de l'ablation de la tumeur.

Dans certains cas d'utérus bicorne (lorsque par la dissection du périnée on n'est pas parvenu à arriver sur la tumeur et dans le cas où l'évacuation de la collection présente des difficultés, par suite de la solidification du contenu), pratiquer l'*hystérectomie.*

# HÉMATOMES

**Au début** : *compression énergique*, à l'aide d'un pansement ouaté ou avec la *bande élastique.*

Préférer la compression ouatée, dans les cas où la peau menace de se mortifier et dans ceux où il y a intérêt à maintenir une température constante autour de la région contusionnée.

**Lorsque la collection s'est en partie résorbée** et que tout phénomène inflammatoire a disparu, pratiquer des *frictions répétées*, du *massage.*

**Si le foyer sanguin s'est enkysté**, si les parois de la poche sont simples et les caillots mous, recourir à la *ponction évacuatrice*, suivie de *lavage phéniqué* (5 p. 100), et de *pansement compressif*.

**Si la poche est épaisse et** résistante : pratiquer l'*énucléation* de la tumeur (hématome chronique).

Voy. *Thrombus de la vulve et du vagin*.

## HÉMATOMÈTRE

**En cas d'atrésie du col utérin :** rétablir la perméabilité du col par des *incisions* et le *cathétérisme*.

**En cas de sténose du col :** *dilatation progressive du col*, au moyen de *tiges de laminaire* ou de *dilatateurs métalliques*.

*Antisepsie intra-utérine, tamponnement intra-utérin*.

S'il existe de la métrite : *curettage*.

Voy. *Atrésies génitales* et *Sténose du col utérin*.

## HÉMATOMYÉLIE

*Immobilisation absolue* dans *la gouttière de Bonnet*. *Matelas de caoutchouc*. *Soins de propreté*, dans la zone génito-périnéale.

Éviter la révulsion sur le rachis, sous quelque forme que ce soit, *de peur de voir apparaître le décubitus aigu*.

## HÉMATOSALPINX

*Repos absolu*, *Vessie de glace*. Expectation.

**Après la période aiguë :** *révulsion, drainage utérin*.

Si la tumeur n'a pas de tendance à diminuer, ne pas pratiquer la ponction qui est dangereuse, recourir à la *salpingotomie*.

Voy. *Salpingites, Grossesse extra-utérine*.

## HÉMATOTHORAX

*Médication symptomatique et causale* (tuberculose aiguë, tumeur maligne).

Ne pas intervenir, si ce n'est dans les cas **d'hématothorax traumatique :** *ponction aspiratrice, intervention systématique*.

Calmer la **douleur** et la **dyspnée** par des injections de *morphine* ou de *dionine*.

## HÉMATURIES

TRAITEMENT CAUSAL :
Affections du rein, de la vessie, de l'urètre, ou de la prostate (néphrites, cystites, urétrites, rupture de l'urètre prostatites, hypertrophie de

la prostate, tuberculose vésicale ou rénale, calculs vésicaux ou rénaux, varices de la vessie pendant la grossesse, néoplasmes), troubles de la circulation (cardiopathies, infarctus du rein), maladie générale toxi-infectieuse (pyrexies, fièvres éruptives, formes hémorragiques, paludisme, maladie de Wehrloff, scorbut, filariose, bilharziose).

Chez les nourrissons, rechercher le scorbut infantile (maladie de Barlow).

TRAITEMENT SYMPTOMATIQUE.

*Repos absolu* dans le décubitus dorsal.

*Régime lacté* et *boissons adoucissantes* et *acidulées.*

Application de *ventouses sèches* à la région lombaire et aux hypocondres, si le sang provient du rein.

*Révulsifs* (pointes de feu), en cas d'**hématurie d'origine inflammatoire** (voy. *Néphrites*).

Prescrire les *hémostatiques* (limonade sulfurique, perchlorure de fer, 40 à 60 cgr. en potion, ferropyrine 40 cgr. en potion, eau de Rabel 1 à 4 gr. en potion) et surtout l'*ergotine* par voie gastrique, ou l'*ergotinine* par voie hypodermique.

℞ Ergotine.................. 2 à 3 gr.
  Eau....................... 150 —
  Sirop diacode............. 30 —
Par cuillerées à bouche de 1/2 heure en 1/2 heure.

℞ Ergotine.................. ⎱ āā 2 gr.
  Acide tannique ........... ⎰
  Eau....................... 180 —
  Sirop de digitale......... 20 —
1 cuillerée à bouche toutes les heures.

Donner le *chlorure de cal-*

*cium cristallisé* (3 à 4 gr.), ou la *gélatine* (5 à 10 gr.), surtout en cas d'hématurie survenant **au cours d'une maladie infectieuse** (voy. *Scarlatine*).

℞ Chlorure de calcium cristallisé.............. 3 à 5 gr.
  Eau distillée........... 130 —
  Sirop d'écorces d'oranges
   amères................. 25 —
1 cuillerée à soupe toutes les 2 heures.

℞ Gélatine purifiée...... 5 à 10 gr.
  Eau distillée........... 150 —
  Sirop de gomme......... 25 —
1 cuillerée à soupe toutes les 2 heures (Herzen).

**En cas d'hématurie essentielle :** donner l'*essence de térébenthine* (6, 8, 10 et 12 capsules par jour, progressivement).

Ecarter toutes les causes de congestion résultant de l'alimentation, de l'hygiène, des habitudes, de la manière de vivre.

**En cas d'hémorragies vésicales ou urétrales :** appliquer la *vessie de glace* à l'hypogastre, prescrire le traitement ci-dessus indiqué, redouter le cathétérisme d'autant plus que l'hématurie est abondante, pratiquer des *injections astringentes* (alun, tanin à 2 p. 100), surtout au déclin de l'hématurie (Guyon).

Instillation urétrale de quelques gouttes d'une solution d'*adrénaline* à 1 p. 1000.

**Hématurie survenant au cours d'une blennorragie :** *cesser les injections* (Mauriac).

**Chez les cancéreux et les tuberculeux :** ne pas pratiquer le cathétérisme.

**Chez les prostatiques :** pratiquer le *cathétérisme*, en observant l'asepsie la plus rigoureuse ; si la vessie est distendue, ne jamais la vider complètement et trop rapidement; s'il survenait de l'hématurie par décompression, faire une *injection vésicale* de 100 à 200 cc. d'une solution légèrement antiseptique, en abandonnant le liquide dans la vessie.

Dans la plupart des cas, placer une *sonde à demeure* (Guyon).

**En cas d'hématurie vésicale abondante et persistante** : pratiquer la *cystotomie hypogastrique.*

**Dans les cas d'hématurie d'origine rénale où l'examen clinique n'a pas permis de faire un diagnostic** : ne pas hésiter à recourir à la *néphrotomie*, qui pourra se terminer par une néphrectomie, si l'on constate des lésions appréciables, et à la condition que l'autre rein fonctionne normalement (Demons) : la *néphrectomie* précoce est le traitement qui s'impose dans le cas de cancer ou de tuberculose rénale.

# HÉMÉRALOPIE ESSENTIELLE

Alimentation reconstituante. Traitement tonique (huile de foie de morue). Vie au grand air.

Faire porter des *verres fumés* (Trousseau).

# HÉMIANESTHÉSIE (sensitivo-sensorielle)
Voy. *Hystérie.*

# HÉMICHORÉE
Traiter l'hystérie, si ce trouble moteur peut être rattaché à cette névrose.

# HÉMICRANIE
Voy. *Migraine.*

# HÉMIPLÉGIE

**H. CONSÉCUTIVE A UNE APOPLEXIE CÉRÉBRALE.**
Voy. *Hémorragie cérébrale.*

**H. SPASMODIQUE.**
Au début : application de la *vessie de glace* sur la tête en permanence.

Recourir aux *révulsifs* à la nuque et sur la tête, aux *onctions* et *frictions mercurielles* (onguent gris) également sur la tête, après avoir coupé les cheveux très courts.

Administrer des *purgatifs,* comme dérivatifs.

Prescrire un *traitement antisyphilitique* même dans les cas non imputables à la syphilis.

**S'il y a des convulsions :** donner les *bromures*, le *chloral*, l'*opium*, la *jusquiame*, la *belladone*.

Dans quelques cas exceptionnels, pratiquer la *trépanation* (Sonnenburg).

**Après la période aiguë,** quand il existe des mouvements choréiques dans les membres, ordonner les *bromures*, les *courants galvaniques* de faible intensité, l'*hydrothérapie chaude* sous forme de bains ou de douches et la *gymnastique médicale* ; pratiquer l'*élongation des nerfs* (Benedikt).

**S'il n'y a pas de contracture trop marquée :** recourir, dans certains cas, à la *ténotomie,* suivie de l'application d'un appareil plâtré, et du massage et de l'électrisation des muscles, après que l'on aura enlevé l'appareil.

# HÉMOGLOBINURIE

Eviter les fatigues de tout genre ; craindre le froid et l'humidité.

*Traiter la maladie causale.*

**En cas d'anémie ou de chloro-anémie:** administrer le *fer* ; donner la préférence au *perchlorure de fer* et prescrire en même temps des *bains sulfureux* (A. Robin).

Traiter les intoxications chroniques.

**Chez les paludéens :** faire prendre la *poudre de quinquina*, à la dose de 4 à 8 gr. par jour. Puis associer l'*hydrothérapie froide* à la *médication arsenicale*.

Faire suivre ce traitement par une *médication ferrugineuse*.

Voy. *Paludisme chronique.*

**Chez les syphilitiques :** recourir au *traitement spécifique* (biiodure ou benzoate d'hydrargyre).

℞ Biiodure de mercure..... 30 cgr.
  Huile stérilisée........... 30 cc.

Injecter chaque jour 1 cc. de cette solution (adulte) (A. Robin).

A partir du 10e jour, faire prendre 3 *bains sulfureux* par semaine et prescrire l'*iodure de potassium* à la dose de 2 gr., puis à celle de 4 gr. par jour (A. Robin).

**En cas de gravelle urique ou oxalique :** interdire les mets riches en oxalates, comme l'oseille, les tomates, les haricots verts, et ceux riches en matières extractives, comme la charcuterie, le gibier, les fromages fermentés, les épices.

Prescrire le *benzoate de soude* pendant 15 jours par mois, à la dose de 1 à 5 gr.

Faire prendre des *bains salés* ou des *bains sulfureux,* si l'état du malade le permet.

Voy. *Gravelle.*

**En cas d'uricémie avec excès de désassimilation azotée :** recourir à l'*acide benzoïque* ou au *benzoate de soude,* à l'*antipyrine* et à l'*arsenic*.

℞ Benzoate de soude........ 3 gr.
  Sirop de fleurs d'oranger.. 30 —
  Hydrolat de tilleul........ 90 —

1 cuillerée à soupe dans une tasse d'infusion de spirea ulmaria, trois heures après chacun des deux principaux repas.

Après 10 jours, donner l'*antipyrine* à la dose de 1 gr. par jour, en 2 fois, et pendant 4 jours ; terminer par l'usage de l'*arséniate de soude*, pris pendant 15 jours.

Dans le cas où le trouble nutritif prédisposant s'accompagne de déminéralisation plasmatique, prescrire :

℞ Chlorure de sodium.........  27 gr.
— de potassium.....  20 —
Phosphate de soude........  4 —
— de potasse........  12 —
Glycérophosphate de chaux.  2 —
— de magnésie, } ̄aa 10 —
— de fer...... }
Sulfate de potasse........  2 —
Poudre d'hémoglobine.....  50 —

Pour 80 cachets : un au milieu de chaque repas (A. Robin).

**Au moment de l'accès hémoglobinurique** : prescrire le *repos absolu* au lit et le *régime lacté*.

Pratiquer de la *révulsion* sur la région rénale, à l'aide de ventouses sèches.

**H. PAROXYSTIQUE A FRIGORE.**

Éviter autant que possible la cause provocatrice, porter de la flanelle ; pratiquer des frictions sèches et aromatiques.

Insister sur l'usage de l'*iodure de potassium*, à la dose de 1 gr. par jour, chez l'adulte, et à celle de 50 cgr. chez les enfants.

Cure aux *eaux thermales de Contrexéville*.

# HÉMOPÉRICARDE

**H. MÉDICAL.**

Traitement causal ; enrayer l'hémorragie menaçante (ergotine, glace).

**H. CHIRURGICAL.**

Pratiquer la *ponction aspiratrice* et le *lavage du péricarde*, dans les cas d'hémopéricarde ouvert (plaie pénétrante par instrument tranchant, par armes à feu).

# HÉMOPHILIE

**TRAITEMENT DE L'HÉMOPHILIE EN TEMPS ORDINAIRE :**

Administrer les *toniques* (quinquina, fer, sirop iodotannique, huile de foie de morue, arsenic, cacodylate de soude ou méthylarsinate de soude (2 milligr. par année d'âge et par jour), ferroplasme (3 centigr. par année d'âge et par jour).

℞ Sulfate de quinine.....  10 cgr.
Extrait de quinquina... } ̄aa 5 —
Protoxalate de fer..... }
Pour 1 pilule : 2 par jour (Comby).

*Régime tonique* : œufs, viandes, légumes verts. Éviter la suralimentation.

*Faire changer l'hémophile de climat* (guérison possible par le séjour dans les pays chauds), conseiller le séjour à la *campagne* ou une *cure marine* aux bords de la Méditerranée, ou une *cure d'altitude* pour activer la rénovation globulaire.

Recommander les *eaux chlorurées sodiques* et une cure aux eaux thermales de *Luxeuil*.

S'abstenir rigoureusement de tout traumatisme opératoire (extraction de dent, circoncision).

Contre la maladie elle-même utiliser : les *sels de calcium*, la *gélatine* et la *sérothérapie*.

Donner le *chlorure de calcium* à la dose de 20 à 50 cgr. par jour et par année d'âge, par périodes de 3 jours séparées par des intervalles de 3 à 4 jours.

> ℞ Chlorure de calcium.... 2 à 4 gr.
> 　Sirop de menthe......... 50 —
> 　Eau distillée............ 100 —
> 　Par cuillerées dans la journée.

Administrer la *gélatine* par voie stomacale de 20 à 30 gr. par jour ou par voie rectale à la dose de 15 à 30 gr. par jour, en 1 ou 2 lavements.

Recourir aux injections de *sérum frais* de lapin, de cheval (pas de bœuf), ou mieux d'homme normal à la dose de 15 à 20 centimètres cubes, répétées tous les 10 ou 15 jours, pour avoir une continuité d'action.

Essayer l'*opothérapie* : ovarine, suc thyroïdien, suc de thymus, suc surrénal et, dans les cas où il existe de la cholémie, suc hépatique.

TRAITEMENT DANS LES CAS OÙ L'ON DOIT PRATIQUER UNE OPÉRATION CHIRURGICALE OU UN ACCOUCHEMENT :

Utiliser pendant les jours qui précèdent et qui suivent l'intervention chirurgicale le traitement suivant : 1° injection sous-cutanée de 20 à 40 centimètres cubes par jour de *sérum* d'homme ou d'animal normal ; et, en cas d'urgence (si l'on n'a pas de sérum frais et pas le temps de le préparer), utiliser le *sérum antidiphtérique* ou *antitétanique*, quoiqu'il soit préférable de ne pas employer de sérum antitoxique (Broca et P. Weil).

Chez les enfants, employer des doses moitié plus faibles.

2° Lavements avec 10 à 15 gr. de *gélatine*, répétés 1 à 3 fois par jour ;

3° Administration d'une potion renfermant 4 à 10 gr. de *chlorure de calcium*.

Si une opération est urgente, se servir autant que possible du *thermocautère* ou du *galvanocautère*.

TRAITEMENT EN CAS DE MANIFESTATIONS HÉMORRAGIQUES :

Instituer le même traitement général que précédemment ; pratiquer les injections de sérum *dans une veine* du pli du coude, à la dose de 10 à 20 centimètres cubes.

Localement : application d'*antipyrine* en poudre et *compression*, ou compression avec un tampon d'ouate et de gaze imbibée d'*eau oxygénée*, ou de *sérum normal frais*, ou d'une solution d'*adrénaline* à 1 p. 1 000.

Pratiquer aussi la *cautérisation au fer rouge*.

**En cas d'épistaxis**, utiliser ces mêmes moyens et pratiquer le *tamponnement des fosses nasales* (Voy. *Epistaxis*).

**En cas d'hémorragie buccale diffuse**, ordonner les gargarismes à l'*adrénaline* à 1 p. 1 000 ou à l'*eau oxygénée*.

**En cas d'arthropathies** (hémarthrose), recourir à l'im-

*mobilisation* et à la *compression.*

**Pendant la grossesse :** traitement général reconstituant; fer, arsenic, strychnine.

Ne jamais interrompre le cours de la grossesse et attendre l'expulsion spontanée.

Au terme, avant le travail, ordonner le *chlorure de calcium cristallisé* à la dose de 4 à 6 gr. par jour, pendant 8 à 10 jours de suite, puis donner la *gélatine* en potion à la dose de 10 gr.

Éviter les injections souscutanées de solutions de gélatine (formation d'hématomes, suivis d'escarrification).

Localement, contre les hémorragies, recourir aux *injections chaudes*, aux attouchements à l'*adrénaline*, au tamponnement et aux pansements avec une solution gélatinée à 10 p. 100.

En cas d'urgence, comme ressource suprême, pratiquer l'*hystérectomie.*

**Pendant la délivrance :** combattre l'hémorragie à l'aide de l'*ergotine* (voie hypodermique) et d'un tamponnement utéro-vaginal à la gaze stérilisée imbibée d'une solution de gélatine.

Voy. *Hémorragies de la délivrance.*

# HÉMOPTYSIES

*Rechercher et traiter la maladie primordiale* : congestion pulmonaire, cardiopathies, apoplexie ou embolie pulmonaire, dilatation bronchique, kyste hydatique du poumon, phtisie ou syphilis pulmonaire, aménorrhée, hystérie, scorbut, hémophilie, pyrexies hémorragiques, contusion du thorax.

### H. DES TUBERCULEUX.

*Repos absolu* dans la position demi-assise, garder le *silence* et ingérer de petits fragments de *glace* ou des *boissons acides glacées* (limonades acides, eau de Rabel).

Calmer la toux en prescrivant l'*opium*, en potion ou en pilules, à la dose de 10, 20 et 30 cgr. d'extrait thébaïque par jour ; ou en pratiquant des injections de *morphine*, à la dose de 1 mgr. à 5 mgr.,

suivant l'âge, répétées 2 à 4 fois dans les 24 heures.

℞ Eau de Rabel.......... 4 gr.
 Eau.................. 100 —
 Extrait thébaïque........ 10 cgr.

1 cuillerée à soupe toutes les 1 ou 2 heures (Marfan).

℞ Eau de Rabel.......... 3 gr.
 — distillée............ 100 —
 Sirop de codéine.......... 30 —
 — de belladone....... 20 —

1 cuillerée à bouche toutes les heures ou toutes les 2 heures (Herzen).

Au début de l'hémoptysie, ordonner le *calomel* à la dose de 10 cgr. toutes les heures jusqu'à effet purgatif.

Pratiquer en outre de la *révulsion* : pédiluves et manuluves sinapisés, sinapismes aux jambes, aux mollets, ventouses sèches sur la poitrine ou bien ventouses placées très loin du foyer qui saigne, comme aux lombes et aux cuisses.

Combattre l'hypertension artérielle, lorsqu'elle existe, par l'emploi du *nitrite d'amyle* en inhalation, à la dose de VIII gouttes.

Conseiller aussi, au moment de l'hémoptysie, l'application de *glace sur les bourses* (Daremberg) ou l'administration de *lavements d'eau très chaude* (48° à 50°), répétés 3 fois par jour (Tripier).

Puis prescrire l'*ipéca* ou le *tartre stibié*, à *dose nauséeuse* (non vomitive) :

℞ Ipéca en poudre............ 10 cgr.
(Jaccoud).

Pour 1 paquet : prendre 1 paquet de 1/4 d'heure en 1/4 d'heure jusqu'à provoquer un état nauséeux (4 à 6 paquets) ; espacer alors les prises : une toutes les demi-heures, toutes les heures et même toutes les deux heures, en se réglant sur l'imminence du vomissement. Chez les enfants, faire prendre 2 à 3 cgr. de poudre d'ipéca, tous les quarts d'heure, puis toutes les demi-heures.

Ou encore :

℞ Ipéca................... 5 cgr.
Extrait thébaïque......... 2 mgr.

Pour 1 pilule : 1 ou 2 pilules toutes les heures ou toutes les 2 heures (Dieulafoy).

Ou bien donner l'*ipéca associé à la poudre de Dower* :

℞ Poudre d'ipéca........ }
— de Dower..... } āā 5 cgr.

Pour 1 paquet : 1 tous les quarts d'heure, puis toutes les demi-heures jusqu'à apparition de l'état nauséeux ; espacer alors les prises.

Ne prescrire le *tartre stibié* que chez les malades encore jeunes et vigoureux et en ne dépassant pas 5 cgr. dans la journée :

℞ Tartre stibié............... 30 cgr.
Julep gommeux........... 120 gr.

1 cuillerée à bouche toutes les 2 heures, pendant 2 jours (Peter).

℞ Tartre stibié............ 2 mgr.
Codéine................. 5 —
Poudre de Dower........ 5 cgr.
Conserve de roses........ Q. S.

Pour 1 pilule : 10 à 12 pilules par jour (Herzen).

Essayer la médication vaso-constrictive (contre-indiquée au cas d'hypertension artérielle), pratiquer des injections hypodermiques d'*ergotine* ou d'*ergotinine* ; ne pas employer l'adrénaline qui est infidèle et dangereuse.

℞ Ergotine............... 2 gr. 50
Eau stérilisée.......... 10 —

Injecter 1 cc., 3 à 6 fois dans les 24 heures.

Donner chez l'adulte jusqu'à 4 et 5 gr. d'ergotine par jour en potion :

℞ Ergotine ............... 1 gr.
Sirop de ratanhia......... 30 —
Eau de menthe........... 70 —

1 cuillerée à soupe toutes les heures (enfants).

Ou mieux, employer la solution suivante, dans laquelle se trouvent associés une série de médicaments vaso-constricteurs, modérateurs cardiaques et généraux, hémostatiques :

℞ Ergotine Yvon........... 5 gr.
Antipyrine............... 2 gr. 50
Sulfate de spartéine..... 30 cgr.
Chlorhydrate de morphine 5 —
Eau distillée. Q. S. p. f. 10 cc.

Injecter 1 seringue entière de cette solution, recommencer encore, à 2 ou 3 reprises, de 5 en 5, ou de 10 en 10 minutes ou à intervalles plus éloignés, suivant le cas (Capitan).

Ou encore, tout en agissant sur les vaisseaux avec l'ergotine, agir sur la coagulabilité du sang par le *chlorure de calcium* à la dose de 4 à 6 gr.

par jour en solution étendue, en évitant de le donner en même temps que du lait qu'il coagule.

Ergotine.................. }
Chlorure de calcium. } āā 4 gr.
Eau de fleurs d'oranger.... 25 —
— de cannelle.......... 100 —
Par cuillerées à bouche.

Si l'hémoptysie persiste malgré ces médications, recourir au bout de 3 ou 4 jours à la médication à l'ipéca et à l'émétique :

Tartre stibié............. 10 cgr.
Ipéca................. 1 gr.
Eau................... 250 —

Aromatiser avec un julep ou un sirop quelconque.

Par cuillerées à café, une cuillerée d'heure en heure, pendant 24, 36 et 48 heures.

S'il survient des nausées ou des vomissements, suspendre la potion pendant 1 à 2 heures environ, et intervenir, au moyen de la glace, de l'eau chloroformée, de la potion de Rivière, de l'alcool mentholé à 10 p. 100 (IV à V gouttes dans une cuillerée à café d'eau glacée).

S'il y a de la diarrhée marquée, donner des petites doses de bismuth, voire même d'opium.

En cas de dépression cardiaque, administrer toutes les heures la spartéine, à la dose de 2 à 3 cgr., répétés 5, 6, 7 fois dans les 24 heures, si besoin est.

En cas de tendance au collapsus, pratiquer des frictions générales, des injections d'éther, d'huile camphrée (1 à 2 cc. d'une solution à 10 p. 100), donner des boissons un peu fortement alcoolisées (Capitan).

S'il existe de l'éréthisme cardiaque, donner encore la digitale (contre-indiqué en cas de fièvre) :

Digitale.............. 1 gr. 50
Faire infuser dans :
Eau bouillante......... 150 —
Ajouter :
Extrait de ratanhia. 2 à 4 —
— d'opium 5 à 10 cgr.
Sirop citrique...... 30 gr.
Par cuillerées, toutes les 2 heures (Lebert).

Ergotine.............. 5 gr.
Teinture de digitale...... 2 —
Eau distillée.......... 200 —
Sirop de morphine...... 30 —
1 cuillerée à bouche, toutes les heures (Peter).

Poudre de feuilles de }
digitale.......... } āā 6 cgr.
Antifébrine.......... }
Pour 1 pilule nº 6, à prendre en 12 heures (Daremberg).

Enfin prescrire la *térébenthine* et recourir à la *médication astringente* : grande consoude, lierre terrestre, tanin, alun, ratanhia. Ne pas prescrire le perchlorure de fer.

Faire prendre l'*essence de térébenthine*, en capsules de 20 cgr. chacune, à la dose de 10 à 15 par jour.

Sirop de térébenthine.. 20 gr.
— de cachou....... } āā 10 —
— diacode........ }
Eau distillée......... 60 —
1 cuillerée à bouche toutes les 2 heures (enfants) (Comby).

Ergotine............ 2 à 3 gr.
Acide gallique....... 2 —
Eau distillée....... }
Hydrolat de menthe. } āā 60 —
Sirop diacode....... 30 —
1 cuillerée toutes les demi-heures.

**Une fois l'hémoptysie terminée**, en prévenir le retour en faisant faire au malade une *cure de repos*, en évitant l'administration du fer et de l'iodure de potassium et en donnant la créosote ou le gaïacol à doses moyennes. Recourir en outre à l'emploi de l'*extrait fluide d'hydrastis canadensis* : faire prendre pendant 2 semaines XC gouttes d'extrait en 3 prises, puis, pendant une semaine, LX gouttes en 2 prises et, pendant une quatrième semaine, XXX gouttes en une fois.

℞ Chlorhydrate d'hydrasti-
nine................... 20 cgr.
Chlorhydrate d'héroïne...... 5 —
Eau de laurier-cerise...... 10 cc.

XX gouttes, 3 fois par jour (Herzen).

Augmenter la coagulabilité du sang en donnant le *chlorure de calcium cristallisé* en potion, à la dose de 2 à 4 gr. par jour, sans en continuer trop longtemps l'administration.

**Chez les femmes en cas d'hémoptysie menstruelle :** Recommander le *repos* et les *bains de pieds sinapisés*, au moment des règles.

Prescrire :

℞ Bromure de potassium.  10 gr.
Teinture de digitale..   L gouttes.
Eau................ 200 gr.

2 cuillerées à soupe par jour.

Donner aussi une pilule de 10 cgr. d'*aloès*.

**En cas d'hémoptysie fébrile :** donner le *sulfate de quinine*, associé à l'*ergotine*.

℞ Sulfate de quinine........ 15 cgr.
Extrait d'ergot de seigle...  10 —
— thébaïque........  1 —

Pour 1 pilule : 5 à 8 par jour (Herzen).

Recourir à l'application de la *compresse froide* à la partie du thorax correspondant à la région du poumon qui est le siège de l'hémorragie : tremper dans l'eau froide un morceau de toile ou une serviette pliée en plusieurs épaisseurs ; bien l'exprimer et l'appliquer sur la région où l'on veut agir. Recouvrir la compresse d'une serviette sèche pliée en quatre pour préserver la chemise du

malade et la laisser en place une demi-minute, puis la remplacer par une autre préparée comme la première. Deux ou trois compresses successives sont en général suffisantes (Fernet).

Appliquer aussi le *sac de glace* sur le thorax.

**H. CARDIAQUE** (affection mitrale).

Prescrire le *repos absolu*, le *régime lacté*.

Administrer la *digitale*, associée à l'*ergotine* :

℞ Poudre de feuilles de digi-
tale................... 75 cgr.
Faire infuser pendant une demi-heure dans :
Eau chaude ........... 150 —
Ajouter :
Extrait de seigle........  1 —
Sirop de ratanhia........ 30 —
Par cuillerées à bouche toutes les 2 heures.

Pratiquer des *injections de caféine* ou une injection de *digitaline*.

Voy. *Asystolie, Insuffisance mitrale*.

Ne pas prescrire d'opium, ni de morphine, qui augmentent la congestion.

**Contre la dyspnée :** *Ventouses sèches, chloral* à petites doses, *bromure de potassium*.

**H. DES HYSTÉRIQUES**

Insister sur le *traitement général* et le *traitement psychique de l'hystérie*, beaucoup plus que sur le traitement médicamenteux.

Prescrire l'*hydrothérapie*, l'*isolement*, les *toniques*.

Voy. *Hystérie*.

# HÉMORRAGIES

**H. CAPILLAIRE.**

*Compression directe*, à l'aide d'un pansement antiseptique.

Lavages avec des *solutions astringentes* (alun à 5 ou 10 p. 100, eau de Pagliari). Irrigations d'*eau froide* (10°) ou *très chaude* (50° à 55°) : *tamponnement* à l'aide de tampons imbibés d'une solution de gélatine.

℞ Gélatine............ 10 gr
Chlorure de sodium..... 2 —
Eau................ 100 —

Stériliser à 100°. En applications locales (Carnot).

Et, au besoin, injections sous-cutanées d'une solution de *gélatine* à 1 p. 100, à la dose de 2 à 5 gr. de gélatine (Chaput).

Attouchements avec une solution d'*adrénaline* à 1 p. 1 000.

Eviter, autant que possible, l'emploi du perchlorure de fer. Chez les hémophiles, recourir à l'*hémostase par les sérums* (voy. *Hémophilie*).

**H. D'UN GROS VAISSEAU** (membres).

*Compression directe* sur la plaie, remplie de gaze aseptique, à l'aide de plusieurs tours de bande bien serrés, combinée à l'élévation du membre.

*Compression indirecte*, exercée au-dessus du foyer traumatique par un garrot, un tourniquet, ou la bande d'Esmarch.

**Si la plaie est large,** recourir de préférence à la *forcipressure*, à l'aide de pinces hémostatiques, suivie de *ligature* du vaisseau, avec abandon des pinces dans la plaie, pendant 48 heures, s'il y a impossibilité de placer les ligatures.

Lier toujours les deux bouts du vaisseau sectionné.

**Si la plaie est étroite,** l'*agrandir pour se donner du jour* et aller à la recherche du vaisseau sectionné ; appliquer au préalable la bande d'Esmarch.

**Si dans un foyer contus, anfractueux, déchiqueté,** on ne trouve pas l'artère, la lier au-dessus de la solution de continuité.

Procéder de même dans les cas d'hémorragie secondaire, dans une plaie infectée.

**Contre l'anémie aiguë :** Voy. *Anémie traumatique.*

**H. CÉRÉBRALE** (apoplexie).

*Repos absolu* et proscription de tout mouvement, toute locomotion en voiture au cas où l'on voudrait ramener le malade à son domicile.

*Emissions sanguines révulsives :* sangsues au fondement ou derrière les oreilles.

**En cas d'éréthisme circulatoire, turgescence générale, face vultueuse, pouls vibrant et impulsif** (hypertension considérable faisant supposer que l'hémorragie n'est pas terminée, qu'elle continue à se produire ou qu'elle est toujours menaçante) : Pratiquer *une* ou *plusieurs larges saignées* (300 à 400 gr.) et même *une ponction lombaire* destinée à diminuer l'énorme tension intracéphalique.

Si le malade peut avaler, administrer un *purgatif* :

2 Calomel............ }
  Résine de jalap...... } āā 50 cgr.

Pour 1 paquet, à prendre dans une cuillerée de lait (Herzen).

Ou bien :

2 Follicules de séné......... 10 gr.
  Faire infuser dans :
  Eau bouillante............ 150 —
  Ajouter :
  Sulfate de soude.......... 15 —
  Sirop de manne........... 30 —

2 cuillerées à soupe, toutes les demi-heures (Herzen).

2 Huile de croton bi-
    glycériné.......... I goutte.
  Huile de ricin....... }
  — d'amandes } āā 30 gr.
    douces........ }
  Sirop de limon.... }  60 —

Par cuillerées, de 1/4 d'heure en 1/4 d'heure (Grasset).

Si le malade n'avale pas ou avale mal, administrer des *lavements purgatifs* avec de la glycérine, de l'huile, ou mieux :

2 Séné................ 10 à 20 gr.
  Sulfate de soude...... 30 à 50 —
  Eau................. 500 —
  Pour un lavement.

Recourir à la *répulsion* : sinapismes sur les quatre membres, spécialement sur les membres inférieurs, pédiluves et manuluves sinapisés et, s'il n'existe pas d'albumine, mettre des vésicatoires aux mollets ou aux cuisses.

Faire mettre la *vessie de glace*, bien suspendue, sur la tête, du côté où l'on suppose que l'hémorragie a eu lieu.

RÉGIME : *lait, bouillon*, si le malade peut avaler. Décoction de quinquina, kola, granulé, et, dans certains cas,

un peu d'alcool (50 à 60 gr.), de cognac, kirsch, rhum ou chartreuse (Grasset).

**En cas d'hypotension arté-rielle** : Prescrire la *médication stimulatrice et tonique* :

2 Acétate d'ammoniaque.... 5 gr.
  Teinture de cannelle...... 3 —
  Sirop de fleurs d'oranger, 30 —
  Eau de tilleul. Q. S. p. f. 120 —
                          (Grasset).

Alterner la potion ci-dessus avec la suivante :

2 Caféine ............. }
  Benzoate de soude.. } āā 2 gr.
  Julep simple......... 120 cc.
                          (Grasset).

Si le malade n'avale pas, ou si l'indication est plus urgente, recourir aux *injections hypodermiques d'éther*, à la dose de 5 à 10 cc. par 24 heures, ou bien :

2 Caféine ............. }
  Benzoate de soude . } āā 2 gr. 50
  Eau bouillie. Q. S. p. f. 10 cc.
  3 à 6 cc. par jour.

Ou encore :

2 Camphre............... 1 gr.
  Huile d'olives stérilisée.... 10 —
  Injecter 2 à 5 cc. par jour.

Pratiquer aussi des *injections sous-cutanées de spartéine* :

2 Sulfate de spartéine....... 20 cgr.
  Eau stérilisée............. 10 gr.
  Injecter 3 à 5 centimètres cubes par jour.

Enfin recourir aux injections de *sérum artificiel*, par 25 cc. chaque fois, et à la dose de 250 cc. dans les 24 heures.

2 Sulfate de soude.......... 10 gr.
  Chlorure de sodium...... 5 —
  Eau distillée et bouillie Q. S. p. 1 litre
                          (Grasset).

Surveiller attentivement la production d'escarres ; assurer l'*antisepsie des téguments* par des boissons tièdes, pratiquées, matin et soir.

**Pendant le coma :** Recourir à la *ponction lombaire* : 15 à 20 cc. tous les jours ou tous les 2 jours.

Pratiquer 3 fois par jour un *sondage aseptique* de la vessie.

*Nettoyer la bouche,* à l'aide du doigt recouvert d'un linge fin plongé dans une solution légèrement antiseptique qui sera promené sur la langue et en particulier dans les rainures gingivo-labiales (Gilles de la Tourette).

Voy. *Antisepsie buccale.*

**Quelques jours après l'attaque :** Combattre la cause de l'hémorragie cérébrale.

Instituer le traitement de l'obésité et de la polysarcie ; traiter l'artériosclérose.

Prescrire une *diète sèche,* pour diminuer la pression sanguine.

Donner l'*iodure de potassium* à la dose de 80 cgr. à 1 gr. par jour, en 2 fois, et la *trinitrine,* s'il existe de l'hypertension vasculaire.

Voy. *Artériosclérose.*

**Contre l'hémiplégie consécutive :** Recourir à l'*électricité,* au *massage* et aux *injections de strychnine* (3, 4, 6, 8 mgr. par jour).

A la sortie du coma, pratiquer 2 fois par jour une séance de *mobilisation* ; mobiliser une à une les articulations des doigts, du poignet et du coude, et faire exécuter au bras les mouvements les plus étendus qui se passent dans l'articulation scapulo-humérale.

Terminer par un *léger massage des muscles.*

Si les mouvements tardent trop à revenir ou, s'ils sont insuffisants, terminer la séance de mobilisation et de massage par quelques *secousses faradiques,* mais sans faradiser à outrance pour ne pas exciter l'état spasmodique.

Ne pas se servir régulièrement de l'électricité avant les 10 ou 15 jours qui suivent la sortie de l'ictus apoplectique, terminer alors la séance de mobilisation et de massage en faisant passer, pendant 8 à 10 minutes, un *courant galvanique,* et non faradique, de faible intensité (20 à 40 milliampères), dans les membres atteints ; placer le pôle positif dans la région dorsale supérieure s'il s'agit du membre supérieur ; dans la région dorsale inférieure pour ce qui est du membre inférieur ; promener le large tampon négatif sur les masses musculaires paralysées.

Terminer par quelques secousses, à l'aide de l'interrupteur, en donnant un peu plus d'intensité.

Continuer ces manœuvres pendant plusieurs mois (Gilles de la Tourette).

N'employer l'électricité statique qu'avec une grande prudence, les variations qu'elle provoque dans la tension artérielle influent d'une façon fâcheuse sur le système circulatoire de l'encéphale.

**Contre les troubles vasomoteurs** (rougeur des téguments, œdèmes, refroidissement du membre) : recourir à la *galvanisation* du membre (20 à 40 M. A.).

**En cas d'aphasie ou d'agraphie** (lorsque l'hémiplégie proprement dite est légère et laisse à la main droite la faculté de tenir la plume) : rééduquer le sujet par des *exercices répétés progressifs et raisonnés*, analogues à ceux qu'on met en usage chez les enfants qui apprennent à parler et à écrire (Gilles de la Tourette).

Voy. *Aphasie.*

**Pour éviter une seconde attaque** : mettre en œuvre le traitement général de l'artériosclérose, chercher à éviter les variations brusques de la pression artérielle. Défendre les travaux intellectuels, les émotions morales vives, la transition brusque d'un milieu dans un autre dont la température est très différente.

Défendre le séjour dans des appartements surchauffés.

Conseiller, pendant l'été, d'abriter la tête des rayons du soleil.

Interdire les excès de toute nature : les repas trop copieux, surtout le soir, avant le sommeil. Défendre l'usage des boissons alcooliques et conseiller au malade d'éviter toute excitation génésique (Gilles de la Tourette).

PENDANT L'ACCOUCHEMENT : en cas de mort subite, terminer, si possible, l'accouchement *par les voies naturelles* ; dans le cas contraire, pratiquer l'*opération césarienne.*

## H. CONJONCTIVALE.

*Compression. Compresses d'eau blanche.*

Éviter les efforts, la toux, les vomissements, etc. (danger d'hémorragie cérébrale).

## H. DE LA DÉLIVRANCE.

INDICATIONS THÉRAPEUTIQUES :

1º Débarrasser l'utérus du délivre et du sang qu'il contient ; 2º réveiller la contractilité utérine ; 3º s'opposer à l'afflux du sang dans l'utérus ; 4º combattre les effets immédiats et secondaires de l'hémorragie.

**Si le placenta est retenu dans la matrice**, l'*extraire* avec la main introduite dans l'utérus ; faire suivre la délivrance artificielle d'une injection utérine à 48º, légèrement antiseptique.

Voy. *Rétention du placenta.*

**En cas d'adhérences placentaires anormales** : *enlever tout ce que l'on peut*, en morcelant le tissu placentaire avec les doigts. Chercher à tout enlever, puis, après une *injection utérine chaude* (45 à 50º), faire un *pansement* à la gaze iodoformée dans l'organe.

Continuer encore pendant quelques jours l'antisepsie utérine.

**Si le col est fermé, emprisonnant le placenta** : *essayer de pénétrer dans l'utérus, soit en glissant un, puis deux, trois doigts, puis toute la main,* soit en introduisant dans le col un *ballon de Champetier* qu'on gonflera. Recourir, au besoin, à la *chloroformisation* à la reine. Une fois l'orifice ouvert ; pratiquer la délivrance artificielle.

Voy. *Incarcération du placenta.*

Si l'utérus est vide, mou et gros : combattre l'inertie utérine par l'administration de *l'ergotine associée à la strychnine.*

₰ Ergotine................ 5 gr.
Sulfate de spartéine...... 25 cgr.
— de strychnine.... 5 mgr.
Eau stérilisée.. Q. S. p. 10 cc.

Injecter 1 à 2 et 3 cc. avec 1 heure d'intervalle (Herzen).

*Massage* du globe utérin. Pratiquer une *injection utérine chaude* (50°), suivie du *tamponnement utéro-vaginal* à la gaze salolée, xéroformée ou simplement stérilisée.

**Si l'utérus est vide, petit et dur :** Rechercher la plaie hémorragipare au niveau du col, du vagin ou de la vulve et pratiquer une *compression locale* ou un *tamponnement local.* Dans certains cas, poser une *ligature* sur le vaisseau saignant et *suturer* la plaie, en appliquant des valves vaginales et des pinces de Museux pour abaisser l'utérus, en cas de déchirure du col.

**Contre l'anémie aiguë :** Voy. *Anémie aiguë.*

**H. GASTRIQUE.**

Voy. *Hématémèse.*

**H. GRAVIDIQUE.**

**H. vaginale ou cervico-utérine :** *Forcipressure, ligature, sutures, tamponnement.*

**H. du corps de l'utérus :** Voy. *Avortement, Môle hydatiforme, Placenta prævia.*

**H. gravidique interne (rétro-placentaire) :** si la femme est en travail et si elle est en danger, *terminer l'accouche-*



*ment, le plus rapidement possible* (dilatation progressive à la main, version ou forceps) : accouchement accéléré.

Si la femme n'est pas en travail : *expectation,* tant que la vie de la femme n'est pas compromise ; dans le cas contraire, pratiquer *l'accouchement forcé, accéléré :* dilatation à la main, extraction du fœtus suivie de délivrance artificielle et d'évacuation totale du sang accumulé.

**H. intra-péritonéale :** Voy. *Grossesse extra-utérine, Hématocèles pelviennes.*

**H. INTESTINALE.**

*Rechercher et traiter la maladie causale :* lésions de la muqueuse intestinale (ulcère du duodénum, ulcérations typhoïdiques, tuberculeuses, dysentériques, syphilitiques, urémiques, vasculaires, emboliques ou cancéreuses ; hémorroïdes internes, invagination intestinale, polype du rectum), troubles de la circulation (cirrhose du foie, thrombose de la veine porte), toxi-infections (ictère grave, scorbut, purpura, fièvres éruptives hémorragiques), hémophilie.

*Repos absolu* au lit. Permettre au malade de prendre seulement quelques cuillerées de *lait glacé,* d'une *boisson froide,* de *champagne glacé.*

Application de *glace* sur l'abdomen.

Pratiquer des *injections sous-cutanées d'ergotinine* et de *morphine.*

Donner les *astringents* et les *hémostatiques :* tanin, ratanhia, perchlorure de fer.

♃ Ergotine.................... 2 gr.
　Sirop diacode............. 100 —
　— de térébenthine....... 200 —
　1 cuillerée à bouche, toutes les
2 heures (G. Sée).

♃ Ergotine ............... 2 à 4 gr.
　Acide gallique.......... 50 cgr.
　Sirop de térébenthine... 30 gr.
　Eau de tilleul......... 120 —
　1 cuillerée à bouche, toutes les heures.

♃ Perchlorure de fer........ 4 gr.
　Eau de Rabel.............. 3 —
　Sirop d'opium............ 30 —
　Eau.................... 120 —
　Par cuillérées à bouche.

Ou bien employer le *chlorure de calcium* à la dose de 3 à 4 gr., en potion.

Pratiquer des *injections de gélatine* : sérum artificiel additionné de gélatine à 2 ou 3 p. 100 ; injecter 150 à 200 cc., tous les 2 jours.

Recourir enfin, dans certains cas (ulcère du duodénum), au traitement par les *lavements d'eau chaude*, à la température de 48° à 50° (Tripier).

Voy. *Hématémèse*.

**Chez les enfants :**

Employer l'*ergotine*, par voie hypodermique, aux doses suivantes :

Jusqu'à 1 an ....　　　15 cgr.
De 1 à 3 ans ...　15 à 45 —
De 3 à 5 ans ...　45 à 50 —
De 5 à 10 ans...　1 gr. à 1 gr. 50

♃ Ergotine............... 50 cgr.
　Extrait de ratanhia...... 3 gr.
　Eau de menthe.......... 60 —
　Sirop diacode........ } 
　— de cachou...... }  āā 10 —
　1 cuillerée à dessert toutes les heures (Herzen).

Administrer la *solution officinale de perchlorure de fer*, aux doses suivantes :

De 0 à 15 mois...　　1 à V gouttes.
De 15 mois à 3 ans...　V à X —
De 3 ans à 5 ans..　X à XV —
De 5 ans à 10 ans..　XV à XX —
　Par jour (Marfan).

♃ Perchlorure de fer liquide à 30°....... X gouttes.
　Sirop de punch...... 100 gr.
　1 à 2 cuillerées à café, toutes les 2 heures, dans un peu d'eau (Dauchez).

**Chez les nouveau-nés :** Voy. *Melæna des nouveau-nés*.

**Au bout de deux jours**, administrer un *lavement boriqué* pour évacuer le sang accumulé dans l'intestin et pour prévenir l'auto-intoxication.

**En cas de syncope ou de collapsus :** *Boissons alcooliques, champagne*, injections d'*éther*, de *caféine* ; injection intraveineuse de *sérum artificiel*, à la dose de 500 cc.

**Une fois l'hémorragie arrêtée :** prescrire, pendant 5 à 6 jours, les pilules suivantes :

♃ Extrait alcoolique d'hydrastis canadensis...... 3 gr.
　Extrait alcoolique de jusquiame................. 30 cgr.
　Pour 30 pilules : 5 à 10 pilules par jour (G. Sée).

**H. MÉNINGÉE.**
　Voy. *H. cérébrale*.

**H. OMBILICALE.**

**H. artérielle :** pratiquer de nouveau la *ligature* du cordon.

En cas de cordon gras, employer un *fil élastique*, qu'on enroule sur le cordon à l'aide d'une allumette, placée en attelle, et cassée ensuite par le milieu pour pouvoir retirer les deux bouts séparément (Tarnier).

Recourir aussi à la *forcipressure du cordon* : placer sur le cordon une pince à forcipressure ordinaire ou la pince Terrier. Après s'être assuré que l'hémostase est obtenue, panser avec de la ouate stérilisée qui doit entourer la pince de toutes parts et bien la séparer de la paroi abdominale. Enfin recouvrir le tout d'une compresse longuette et placer l'enfant dans son maillot.

Enlever la pince au bout de 36 à 48 heures et appliquer un pansement à la gaze iodoformée (Bar).

**H. parenchymateuse**, survenant au moment où se détache le cordon ou après sa chute : applications de tampons imbibés d'une solution de *perchlorure de fer* à 3 p. 100 ou d'*antipyrine* de 10 à 20 p. 100, de *ferropyrine* à 3 p. 100, de *ferrostyptine*, d'*eau hémostatique de Pagliari*, ou d'une solution de *gélatine* à 10 p. 100.

Ou encore saupoudrer la cicatrice ombilicale d'*antipyrine* en poudre et appliquer un *pansement compressif*. En même temps pratiquer des injections d'*ergotine* (1 à 2 cgr., répétées 2 à 3 fois par jour) et administrer les *excitants diffusibles* (alcool, éther, camphre, musc).

Intérieurement : administrer la *gélatine* par voie gastrique (ne pas employer ce médicament par voie sous-cutanée).

**H. PÉRITONÉALE.**

Voy. *Grossesse extra-utérine, Hématocèle pelvienne intrapéritonéale.*

**H. DU POST-PARTUM.**

Pendant les premiers jours, combattre l'**inertie utérine** à l'aide d'*injections vaginales chaudes* (50°) et d'injections sous-cutanées d'*ergotine*.

Si l'on suppose la **rétention d'un fragment placentaire**, recourir au *curage digital* (voy. *Fièvre puerpérale* : technique du curage) ou au *curettage instrumental* suivi de tamponnement utérin à la gaze stérilisée.

Combattre la **subinvolution utérine**, lorsqu'elle existe (voy. *Accouchement*) ; rechercher et traiter la **rétroversion utérine** par l'application d'un *pessaire* approprié au cas.

Au moment du **petit retour de couches** (du 15e au 20e jour), et du **grand retour de couches**, en cas de surabondance de sang, recourir aux médications indiquées à *H. non gravidiques du corps de l'utérus.*

**H. PUERPÉRALES.**

Voy. *Avortement, Hémorragies de la délivrance et Hémorragies gravidiques, Placenta prævia.*

**H. PULMONAIRE.**

Voy. *Apoplexie pulmonaire Embolie pulmonaire, Hémoptysie.*

**H. RÉNALE.**

Voy. *Hématurie.*

**H. URÉTRALE.**

Voy. *Blennorragie aiguë, Hypertrophie de la prostate.*

**H. UTÉRINE NON PUERPÉRALE.**

**H. du col.**

Immobilité, *repos absolu* au

lit dans le décubitus dorsal. Application de la *vessie de glace* sur l'hypogastre.

Compression directe ou *tamponnement aseptique* et *hémostatique*, avec de la gaze imbibée de la solution suivante, puis exprimée :

℞ Alun.................. 5 gr.
Eau bouillie........... 50 —

MANUEL OPÉRATOIRE DU TAMPONNEMENT : placer la malade dans la semi-pronation ou position de Sims. Rendre les voies génitales accessibles à la vue, en déprimant la paroi postérieure au moyen d'une valve. Pratiquer une irrigation abondante et chaude avec de l'eau phéniquée à 10 p. 1.000, pour nettoyer le vagin des caillots et du sang accumulés. Puis remplir la cavité vaginale ; pour cela, préparer une série de petits gâteaux de coton perméable, plongés, les uns dans une solution concentrée d'alun, les autres, en plus grand nombre, dans la solution phéniquée faible qui a servi à l'irrigation. Exprimer fortement ces tampons, au moment de les employer, de façon à former des disques du diamètre d'une pièce de cinq francs et d'une épaisseur double ou triple. Disposer rapidement, avec une longue pince, cinq ou six disques alunés autour du col, dans les culs-de-sac, et à la surface du museau de tanche. Dès que celui-ci est recouvert, employer, pour continuer le tamponnement, des disques phéniqués exprimés le plus possible. Employer une très

grande quantité de ces gâteaux de coton ; ne pas les tasser avec force, mais les superposer seulement de telle sorte qu'ils constituent un tout homogène. A mesure que l'on effectue le tamponnement, retirer peu à peu la valve, de manière à ce qu'elle soit enlevée, un peu avant qu'on ait terminé. Laisser le coton en place pendant 24 heures : après l'avoir retiré, faire une grande irrigation chaude et ne remettre le tamponnement que si l'hémorragie continuait.

En cas de compression du col de la vessie, pratiquer le cathétérisme (Pozzi).

Pratiquer des *injections vaginales chaudes* (45° à 50°), légèrement antiseptiques.

Ordonner l'*ergotine*, l'*ergotinine*, la *stypticine* ou l'*extrait fluide d'hydrastis canadensis*.

Recourir à l'emploi mixte de l'*adrénaline* : X gouttes d'adrénaline à 1 p. 1.000 par voie stomacale, combinés à des badigeonnages de X gouttes sur le museau de tanche.

Dans certains cas, recourir à la *dilatation du col*, à l'aide des bougies de Hégar ou à l'introduction dans la cavité utérine d'une *éponge préparée* ou d'une *tige de laminaire*.

Voy. *Cancer du col utérin, Fibromes utérins, Polypes utérins*.

**H. du corps de l'utérus** (*métrorragies*).

Rechercher la cause et instituer un traitement approprié au cas.

Traiter les cardiopathies, l'artériosclérose, la néphrite

chronique, l'anémie et les hémorroïdes, lorsqu'elles existent.

Constater que l'utérus est vidé.

*Repos absolu* au lit, dans le décubitus dorsal.

Appliquer la *vessie de glace* sur l'hypogastre, cuisses fléchies.

Pratiquer des *injections intra-utérines chaudes*, légèrement antiseptiques.

Administrer en outre l'*ergotine*, par la voie stomacale ou par la voie hypodermique, et l'*hydrastis canadensis*.

℞ Ergotine............... 2 à 4 gr
  Vin cordial.............. 100 —
  Sirop d'écorces d'oranges
    amères............... 30 —
  1 cuillerée à bouche toutes les heures.

℞ Ergotine............... 2 gr
  Glycérine................ } āā 10 —
  Eau de laurier-cerise... }
  Injecter 2 à 3 seringues de Pravaz par jour.

℞ Chlorhydrate d'ergotinine 1 cgr.
  Eau distillée stérilisée... 10 gr.
  Injecter une demi-seringue de Pravaz toutes les 24 heures, jusqu'à cessation de l'hémorragie (Lutaud).

℞ Teinture d'hydrastis cana-
  densis.................. 2 gr.
  Teinture de cannelle..... 10 —
  Extrait thébaïque........ 5 cgr.
  Sirop d'écorces d'oranges. 30 gr.
  Eau distillée............ 100 —
  1 cuillerée à soupe toutes les 2 heures (Lutaud).

Ou bien, donner la *stypticine*, à la dose de 50 cgr. par jour, en 3 ou 4 doses.

En cas d'insuccès de ces médications, pratiquer une injection intra-utérine de 1 cc. d'une solution de *ferropyrine* à 20 p. 100, ou bien employer l'*adrénaline* : toucher la muqueuse utérine avec un tampon de coton hydrophile imbibé d'une solution d'adrénaline à 1 p. 1 000 et laisser en place un second tampon imbibé d'une solution de ce même médicament à 1 p. 10 000.

Recourir au *tamponnement vaginal* ou *intra-utérin* pratiqué avec des bandes de gaze imbibées d'une solution de gélatine à 10 p. 100, et laissé en place pendant 24 à 36 heures.

Dans les cas de cancer, de fibrome, de polypes, d'avortement, d'endométrite fongueuse ou hémorragique, pratiquer le *curettage*.

Voy. *Cancer de l'utérus*, *Fibromes utérins* (castration), *Ménopause*, *Métrites*.

En cas d'anémie aiguë, d'état syncopal, voy. *Anémie aiguë traumatique*.

**H. VÉSICALE.**

Voy. *Cystites*, *Hématurie*.

# HÉMORROIDES

**H. CONSTITUTIONNELLES.**

HYGIÈNE.

Combattre la constipation à l'aide de *laxatifs doux*, du *massage de l'intestin*, de l'*électricité*, du *régime*, qui devra être plutôt végétarien.

Se méfier des drastiques ; ne pas prescrire l'*aloès*, qui augmente la congestion des organes du bassin.

Donner le *podophylle*, le *cascara*, l'*huile de ricin* à la dose d'une cuillerée à café tous les matins, et les *eaux purgatives naturelles*, prises à petites doses ou bien les pilules suivantes :

℞ Podophyllin............ ⎫
  Evonymine............. ⎬ āā 40 cgr.
  Extrait de belladone.....  20 —
   — d'hydrastis ca-
    nadensis...........  1 gr.
  Savon médicinal........  2 —

Pour 20 pilules : 1 au repas du soir.

Ou encore, ordonner la *poudre laxative composée* suivante :

℞ Rhubarbe............ ⎫
  Soufre.............. ⎬ āā 20 gr.
  Magnésie........... ⎪
  Crème de tartre..... ⎭

1 cuillerée à café tous les matins dans un demi-verre d'eau, et au besoin une deuxième cuillerée à café le soir, au coucher (Herzen).

Faire prendre des *lavements froids*, tous les matins, surtout dans les cas compliqués de rectite avec écoulement muqueux.

Veiller à ce que le malade n'aille à la selle qu'une fois par jour et dans ce but lui conseiller de prendre le temps nécessaire à l'accomplissement complet de la fonction.

Conseiller des *soins de propreté* de la région anale : bains de siège froids et lotions froides.

Eviter la station assise ; recommander les *exercices musculaires*, les *promenades* quotidiennes ; éviter la bicyclette.

Prescrire l'*hydrothérapie* méthodique.

RÉGIME. — Eviter les excès de table, les mets qui produisent de la constipation (viandes, œufs, riz, chocolat, etc.).

Manger beaucoup de légumes et de fruits, conseiller les compotes et les pruneaux.

TRAITEMENT MÉDICAL, SYMPTOMATIQUE.

**Contre les phénomènes congestifs et la douleur** : ordonner des *bains de siège chauds*, pris matin et soir ; faire prendre des *lavements quotidiens d'eau chaude* à 45° ou 55°, pris avec un irrigateur placé, sur la table de nuit, à 50 ou 60 cm, au-dessus du plan du lit.

Appliquer sur les paquets variqueux des *compresses* de tarlatane, imbibées du même liquide ; ou bien la *vessie de glace* avec interposition d'une flanelle (Reclus).

Lorsque, en raison d'une violente congestion au cours d'une poussée aiguë, la défécation sera douloureuse, conseiller au malade d'*aller à la selle sur un vase rempli d'eau extrêmement chaude.*

Prescrire l'*hamamelis virginica*, l'*hydrastis canadensis*, et le *capsicum annuum*, surtout contre la sensation de pesanteur :

℞ Extrait fluide d'hydrastis..  10 gr.
  — — d'hamamelis.  20 —

LX gouttes, 4 fois par jour (Herzen).

℞ Extrait fluide d'hama- ⎫
   melis virginica... ⎬ āā 50 gr.
  Sirop d'écorces d'o- ⎪
   ranges amères.... ⎭
  Teinture de vanille..  XX gouttes

4 à 6 cuillerées à café, par jour (Dujardin-Beaumetz).

℞ Teinture d'hamamelis.......  20 gr.
  Glycérine anglaise.........  60 —

2 à 4 cuillerées à café par jour.

Recourir aux *onctions calmantes et astringentes* :

℞ Extrait de jusquiame.. ⎫ āā 5 gr.
  Tanin................ ⎭
  Onguent populéum....  90 —

2 Poudre de noix de galle... 5 gr.
  Extrait de ratanhia......... 2 —
  Axonge.................... 40 —
  (Extrait d'opium........... 50 cgr.)

2 Acétate de plomb......... 2 gr.
  Extrait de jusquiame...... 2 —
  Onguent populéum......... 30 —

Employer l'*orthoforme* sous forme de mélange à parties égales d'*iodoforme* et d'*orthoforme*, ou bien sous forme de pommade :

2 Oxyde de zinc.....⎫
  Huile d'amandes⎬ āā 20 gr.
    douces........⎭
  Cérat blanc.......
  Baume du Pérou...... X gouttes
  Préparer de manière bien homogène et ajouter :
  Orthoforme............ 10 gr.
              (Bardet).

Ou mieux recourir aux applications sur la région anale, bien lavée et essuyée, d'un tampon de coton hydrophile, fortement imbibé de la solution suivante :

2 Chlorhydrate de cocaïne... 3 cgr.
  — d'adrénaline
    à 1 p. 1000....... XXX gouttes
  Eau distillée........... 30 gr.
  Recouvrir le coton de gutta-percha et renouveler l'application toutes les 3 heures.

Dans la plupart des cas, ordonner de préférence la pommade suivante :

2 Solution d'adrénaline
    à 1 p. 1000....... XXX gouttes
  Stovaïne............ 50 cgr.
  Orthoforme......... 1 gr.
  Oxyde de zinc...... 5 —
  Vaseline........... 10 —
  Lanoline........... 20 —
           (Herzen).

**Contre le suintement** : applications de *compresses froides* ou de compresses imbibées d'*eau blanche* ou d'une solution de *sulfate de zinc* à 1 p. 100 et *lavements astringents*.

**Contre la turgescence** : application de *compresses très chaudes* ; employer l'*adrénaline* soit en pulvérisations (solution contenant 25 gr. de chlorhydrate d'adrénaline à 1 p. 1 000, dans 250 gr. d'eau distillée), soit en applications à l'aide d'un tampon de ouate imbibée d'une solution d'adrénaline à 1/2 p. 1 000, ou à 1 p. 1 000, soit encore en onctions d'une pommade à 1 p. 1 000.

2 Adrénaline............. 3 cgr.
  Huile de vaseline...... 3 gr.
  Vaseline............... 12 —
  Lanoline............... 15 —

Assurer l'homogénéité du mélange. Ne pas employer de grandes quantités de cette pommade ; badigeonner les paquets hémorroïdaires avec un porte-coton recouvert du mélange.

Appliquer des *sangsues*, ou pratiquer l'*incision* au bistouri de la collection hémorroïdaire.

**En cas de procidence difficilement réductible** : pratiquer le *taxis hémorroïdal*, en introduisant le doigt dans le rectum pour servir de point d'appui et pour faire glisser l'hémorroïde sur celui-ci (Potherat).

**En cas d'hémorroïdes internes** : prescrire des *suppositoires calmants* :

2 Onguent populéum...... 1 gr.
  Extrait de jusquiame... 3 cgr.
  Beurre de cacao.......⎫ āā 2 gr.
  Cire blanche..........⎭
  Pour un suppositoire (Dujardin-Beaumetz).

2 Chlorhydrate de cocaïne⎫ āā 3 cgr.
  Extrait d'opium.......⎭
  Beurre de cacao....... 4 gr.
  Pour un suppositoire (Herzen).

Ou mieux :

℞ Solution d'adrénaline à
  1 p. 1000. . . . . . . . . . . . IV gouttes
  Stovaïne. . . . . . . . . . . . . . 3 cgr.
  Orthoforme. . . . . . . . . . : 15 —
  Extrait de belladone. . . : 1 —
  Beurre de cacao. . . . . . Q. S.

Pour 1 suppositoire : 2 à 3 suppositoires par jour (Herzen).

**En cas d'hémorragie profuse** : administrer des *lavements froids* à 10º ou 12º, ou *chauds* à 50º, et des *lavements hémostatiques* à l'alun à 3 p. 100, au tanin à 1 p. 100, ou au perchlorure de fer à 1 p. 100.

Ou encore introduire dans l'anus de petits fragments de *glace*, enfermés dans une baudruche.

Si l'hémorragie est rebelle à ces moyens, pratiquer le *tamponnement* avec des bourdonnets de coton, saupoudrés d'une poudre antiseptique (salol, xéroforme, iodoforme, aristol), et empêcher pendant quelques jours que la défécation ait lieu, en donnant de l'opium.

**En cas d'hémorragies répétées** : recourir à la *cautérisation* du point qui saigne, quand elle est possible ; ordonner l'*extrait fluide d'hamamelis virginica* à la dose de 1 cuillerée à café 3 fois par jour, pendant 4 semaines, puis à celle de 3 cuillerées à café pendant 8 semaines, enfin à celle de 1 cuillerée à café pendant 8 semaines.

Si l'état général devient mauvais (anémie) : *intervenir*.

**S'il existe une ulcération** : recourir à la cautérisation au *nitrate d'argent* (crayon ou solution à 1 p. 20).

Pratiquer des *pansements* *antiseptiques* à l'iodoforme, à l'aristol ou au dermatol.

Faire des *onctions* avec la pommade suivante :

℞ Acide borique. . . . . . . . . . 3 gr.
  Chlorhydrate de cocaïne. . . 30 cgr.
  Lanoline. . . . . . . . . . . . . . . 25 gr.
  Vaseline. . . . . . . . . . . . . . . . 5 —

Prescrire les *suppositoires* suivants :

℞ Résorcine. . . . . . . . . . . . . . 10 cgr.
  Iodoforme . . . . . . . . . . . . . 10 —
  Extrait de belladone. . . . . . 1 —
  Beurre de cacao. . . . . . . . . Q. S.

Pour 1 suppositoire : 2 à 3 suppositoires par jour (Herzen).

**Si les nœuds hémorroïdaires sont enflammés** : recourir aux *applications froides* et *antiseptiques* ; saupoudrer avec de l'antipyrine ou du *calomel* en poudre.

**Pendant la grossesse** : lutter contre la constipation, tant en surveillant le *régime alimentaire* qu'en ayant recours aux *laxatifs*. Prescrire l'*exercice modéré*, les *bains*, les *lavements* et, si la constipation persiste, administrer des *évacuants* : huile de ricin, 15 à 20 gr., sulfate de soude, 10 à 20 gr.

S'il survient des douleurs vives : *repos dans la station horizontale ; lotions chaudes* (50º).

Diminuer l'état congestif à l'aide *d'émissions sanguines locales* (sangsues, scarifications) ou de *lotions chaudes* à 50º).

Prévenir les hémorragies, en recommandant aux femmes de substituer, après la défécation, l'usage de *lotions de propreté* aux frottements du papier.

**Pendant le travail** : s'efforcer d'empêcher la production d'une déchirure du périnée qui pourrait s'étendre jusqu'au travers du bourrelet hémorroïdal, en guidant la tête dans son mouvement de réflexion, en surveillant attentivement le périnée et en se tenant prêt, en cas de distension excessive de l'orifice vulvaire, à recourir au procédé d'*épisiotomie* médio-latérale de Tarnier.

**Pendant les suites de couches**, contre la congestion, recourir aux *émollients* (cataplasmes de fécule additionnés d'acide borique), contre la douleur employer la *cocaïne* ou la *stovaïne*, l'*iodoforme*, l'*orthoforme*, la *morphine*.

Si les accidents persistent et s'aggravent (sphacélé) : pratiquer la *réduction du bourrelet hémorroïdal* sous chloroforme (Budin).

TRAITEMENT CHIRURGICAL. — **Après la crise** : pratiquer la *dilatation de l'anus*, en narcose profonde, à l'aide des deux pouces introduits dans l'anus et écartés fortement jusqu'aux ischions, ou à l'aide d'un spéculum à valves (spéculum de Trélat), suivie d'*injections dans les nœuds hémorroïdaires de I à II gouttes de glycérine phéniquée à 60 p. 100*, l'aiguille introduite à distance, à travers la peau saine. Éviter absolument de piquer à la surface même du noyau hémorroïdaire et prendre gar-

de qu'il ne s'échappe pas de liquide à côté de l'aiguille. Faire arroser largement la région pendant l'opération. Au bout de 2 ou 3 jours, aider à la fonte des noyaux par des applications chaudes et des bains de siège. Inutile de constiper les malades ; administrer un lavement d'huile le troisième jour après l'opération (Lange, Gussenbauer, Roux).

Ou encore, recourir aux *injections sclérogènes* :

℞ Eau distillée............. 20 gr.
Chlorure de zinc.......... 50 cgr.
Chlorhydrate de cocaïne.. 20 —

Injecter 1/4, 1/2 et jusqu'à 1 cc. de cette solution dans chaque nœud hémorroïdaire.

Conseiller l'*écrasement linéaire* par l'écraseur de Doyen, la *cautérisation ignée* ou l'*excision au bistouri et aux ciseaux*, dans les cas suivants : 1° procidence constante des hémorroïdes avec tendance de plus en plus marquée au prolapsus de la muqueuse rectale ; 2° réduction difficile des hémorroïdes prolabées ; 3° gêne considérable de la marche et de la station assise ; 4° douleurs vives à la défécation ; 5° fréquence des poussées inflammatoires douloureuses et surtout des hémorragies (A. Ricard).

**H. SYMPTOMATIQUES.** — Traiter l'affection du foie, ou la lésion du système vasculaire ou le cancer du rectum causal.

# HÉPATALGIE

Voy. *Cirrhoses du foie, Coliques hépatiques, Congestion du foie, Périhépatite.*

Rechercher et traiter le diabète, lorsqu'il existe.

# HÉPATITES

**H. AIGUE** (*H. suppurée, abcès du foie*).

**Au début** : *repos absolu, régime lacté, antisepsie intestinale* (salol, bétol, salicylate de bismuth, salophène).

Donner le *calomel* à petites doses (1 à 2 cgr. par jour), associé à la *rhubarbe*.

Recourir aux *émissions sanguines locales* (sangsues) et à la *révulsion locale* (pointes de feu).

Voy. *Fièvre intermittente hépatique, Ictère grave, Lithiase biliaire*.

**Une fois l'abcès formé** : pratiquer une *ponction aspiratrice*, pour assurer et compléter le diagnostic, suivie de l'*injection d'une solution de bichlorhydrate de quinine* (1 gr. 50 à 2 gr. dans 100 à 200 cc. d'eau stérilisée) ou mieux de l'*incision directe de l'abcès* : pour aborder la face convexe du foie, recourir à la *résection du bord inférieur du thorax* sans ouverture de la cavité pleurale ; attaquer les abcès postéro-supérieurs par la *voie parapleurale* ou par la *voie transpleurale* avec résection d'une ou de deux côtes sur une longueur de 6 à 7 cm.

**H. CHRONIQUES.**

Voy. *Cirrhoses, Ictères, Lithiase biliaire*.

**H. GRAISSEUSES.**

Voy. *Cirrhose graisseuse, Dégénérescence graisseuse du foie*.

# HÉPATOPTOSE

*Traiter l'état général* : remédier aux troubles de nutrition qui ont rendu l'affection possible (toniques, cacodylate de soude par voie hypodermique, alimentation reconstituante ; régime de la dilatation de l'estomac, traitement de l'entérite muco-membraneuse).

Eviter les *fatigues* et les efforts, défendre les longues marches, la station debout prolongée, la danse et l'équitation.

Maintenir le foie après réduction dans sa situation normale à l'aide de la *ceinture abdominale* ou de *bandages spéciaux avec pelote*.

*Cure aux eaux de Vichy*, si le foie est altéré.

Dans certains cas, recourir à l'*hépatopexie*.

# HÉPATOTOXÉMIE GRAVIDIQUE

Voy. *Albuminurie gravidique, Éclampsie, Néphrite aiguë et chronique, Gingivite des femmes enceintes, Vomissements incoercibles de la grossesse*.

## HÉRÉDOSYPHILIS

Voy. *Syphilis des enfants.*

## HERNIES

**H. ÉTRANGLÉE.**

**Chez les nourrissons :** Faire donner un *bain* et faire appliquer ensuite sur la région inguinale un *cataplasme bien chaud*, et un peu pesant (A. Broca).

**Chez l'adulte :** Recourir au *taxis*, s'il n'y a pas de signes d'inflammation et à une seule reprise ; pratiquer préalablement une injection de morphine.

En cas de hernie inguinale étranglée, saisir le pédicule de la hernie de la main gauche, mettre la cuisse dans la flexion et dans l'abduction, puis faire des pressions soutenues dans l'axe du canal inguinal.

Si le malade est très sensible et indocile, pratiquer le taxis en *narcose* ; recourir également au chloroforme, si un taxis sans chloroforme a échoué, et pratiquer le taxis après avoir placé le malade sur le bord de son lit en attirant la tête en bas jusque sur le parquet, en faisant maintenir le siège par un aide sur le bord du lit (Créquy).

Essayer les *pulvérisations d'éther.*

Si on échoue, pratiquer la *kélotomie suivie de la cure radicale.*

**H. INGUINALE CONGÉNITALE.**

**Jusqu'à 5 ans :** ne jamais faire l'opération de la cure radicale ; tenter la guérison par les *bandages* et les *injections d'alcool.*

**De 5 à 15 ans :** le traitement par les *bandages* peut encore réussir.

INDICATIONS DE L'OPÉRATION (*cure radicale*) :

1º Hernies congénitales, compliquées d'ectopie testiculaire ; 2º hernies irréductibles ; 3º hernies réductibles incoercibles par leur volume ou par les dimensions exagérées de l'anneau ; 4º hernies traitées avec persévérance par les bandages et augmentant cependant de volume ; 5º toutes les fois que la hernie aura été le siège d'accidents d'étranglement ; 6º vers la vingtième année ; 7º hernies douloureuses (S. Duplay).

**H. OMBILICALE CHEZ L'ENFANT.**

*Bandage sans pelote* ou bandage de corps au *diachylon.*

## HERPÈS

**H. DE LA PEAU EN GÉNÉRAL.**

Diminuer ou supprimer, au besoin, l'alimentation carnée ; ordonner des *bains alcalins.*

Éviter tout contact et tout topique irritant.

Conseiller les *lotions émollientes et adoucissantes* ; l'application d'un *corps gras* (vaseline ou axonge fraîche).

*Saupoudrer* avec des poudres inertes :

♃ Sous-nitrate de bismuth... 20 gr.
Calomel.............. }
Oxyde de zinc........ } ā̄ā 5 —
(Fournier).

♃ Poudre d'amidon..... : 10 gr.
Calomel............. }
Oxyde de zinc........ } ā̄ā 2 —

Si la réaction inflammatoire locale est excessive, faire appliquer le *liniment oléo-calcaire* (Du Castel).

**Après la formation des croûtes** : appliquer des *cataplasmes de fécule*, des *pommades*.

♃ Calomel............. }
Soufre sublimé........ } ā̄ā 5 gr.
Eau de laurier-cerise.. }
Axonge................ 40 —
Pour onctions.

Voy. *Eczémas*.

**H. CIRCINÉ** (*Tricophytie cutanée*).

Faire des badigeonnages de *teinture d'iode*, jusqu'à produire une vive irritation de la peau.

Ou bien, appliquer une *pommade antiseptique au soufre* à 1 p. 10 ou au *turbith minéral* à 1 p. 30.

♃ Soufre................ 5 gr.
Camphre.............. 1 —
Axonge............... 30 —
Pour onctions, matin et soir.

♃ Soufre sublimé et lavé..... 2 gr.
Sous-carbonate de potasse.. 50 —
Axonge................... 80 —
Pour onctions.

**H. FACIAL** (*péribuccal*).

**En cas d'embarras gastrique :** *purgatif* (25 à 30 gr.

d'huile de ricin ou sulfate de soude 25 gr.).

**A la période de vésiculation :** appliquer des *poudres inertes* (amidon, sous-nitrate de bismuth).

**Contre les croûtes :** panser avec des *pommades légèrement antiseptiques*.

♃ Salicylate de bismuth.. }
Oxyde de zinc........ } ā̄ā 10 gr.
Glycérine............. 30 —
Onctions matin et soir.

**H. GÉNITAL.**

TRAITEMENT GÉNÉRAL, combattre l'herpétisme par les *alcalins*, l'*arsenic*, une *hygiène* et un *régime* appropriés.

Voy. *Arthritisme, Herpétisme*.

Contre l'éréthisme nerveux, prescrire les *bromures alcalins*, le *bromure de camphre*, la *valériane* et les *valérianates*, les *préparations opiacées*.

*Soins de propreté* après chaque rapport sexuel.

TRAITEMENT LOCAL.

Essayer de tanner la peau des régions atteintes par des *lotions astringentes* bi-quotidiennes, par des solutions de sulfate de zinc, de sulfate de cuivre, de permanganate de potasse, de sublimé ou par des lotions avec de l'eau aussi chaude que le malade pourra la supporter.

**Si l'herpès est humide :** faire des lotions, 2 fois par jour, avec de l'*eau blanche* coupée d'eau, ou avec du *sulfate de zinc* à 1 ou 2 p. 100, ou avec de l'*eau de Labarraque*.

Saupoudrer ensuite avec une *poudre inerte* quelconque renfermant de l'oxyde de zinc, du sous-nitrate de bismuth, du talc, de l'amidon.

℞ Aristol............................ 2 gr.
  Poudre de talc.................... 8 —
                          (Gaucher).

℞ Alun.............................. }
  Poudre d'amidon.................. } āā 10 gr.
                          (Gaucher).

℞ Tanin............................. 1 gr.
  Sous-nitrate de bismuth.. 5 —
  Amidon finement pulvérisé. 100 —
                          (Besnier).

℞ Calomel........................... 3 gr.
  Oxyde de zinc.................... }
  Sous-nitrate de bismuth.......... } āā 5 —
  Amidon pulvérisé................ 10 —
                          (Herzen).

**Si l'herpès ne guérit pas rapidement :** pratiquer des cautérisations avec une solution de *nitrate d'argent* à 1 p. 20 ou 1 p. 10 (Brocq).

**En cas d'ulcérations :** panser avec une *poudre antiseptique* ou bien avec le mélange suivant :

℞ Iodoforme ou salol....... }
  Sous-nitrate de bismuth } āā 10 gr.
  Oxyde de zinc............ }

**Quand l'herpès est sec :** onctions, matin et soir, avec de la *vaseline boriquée* ou bien avec :

℞ Menthol......... 0 gr. 50 à 1 gr.
  Oxyde de zinc.... }
  Poudre d'amidon. } āā 10 —
  Vaseline......... 50 —

Voy. *H. vulgaire.*

H. IRIS.

**Quand il siège sur la muqueuse buccale :** *collutoires :*

℞ Borate de soude............ 10 gr.
  Glycérine.................. 15 —
  Eau de laurier-cerise...... 25 —
                          (Vidal).

*Gargarismes* au chlorate de potasse et gargarismes astringents.

**S'il siège sur la muqueuse oculaire :** *compresses* avec une solution, contenant X gouttes d'*extrait de Saturne* pour une tasse à café d'eau tiède.

Ou bien :

℞ Sous-acétate de plomb liquide................ 5 gr.
  Alcoolat vulnéraire....... 20 —
  Eau de roses.............. 250 —

Pour compresses et lavages de l'œil malade.

**H. VULVAIRE.**

Traiter l'état diathésique (régime lacto-végétarien, alcalins, médication sulfureuse ou arsenicale, cures thermales).

**Contre les douleurs :** *bains tièdes prolongés, cataplasmes de fécule.*

*Pommades calmantes :*

℞ Borax porphyrisé........... 1 gr.
  Glycérolé d'amidon....... 10 —
  Teinture de myrrhe....... X gouttes.
                          (Lutaud).

Immédiatement après l'application de ce topique, saupoudrer avec :

℞ Sous-nitrate de bismuth.... 4 gr.
  Calomel.................... 1 —

ou :

℞ Acide tannique pulvérisé.. 5 gr.
  Sous-nitrate de bismuth... 1 —
  Amidon pulvérisé.......... 100 —
                          (Lutaud).

Lorsque la croûte est tombée : *lavages* à l'eau boriquée ou à l'eau phéniquée à 1 p. 100, suivis de l'application d'une poudre astringente :

℞ Tanin...................... }
  Sous-nitrate de bismuth } āā 2 gr.
  Poudre de lycopode.... 10 —
                          (Lutaud).

**En cas d'ulcérations :** saupoudrer avec le mélange suivant :

℞ Iodoforme, salol, airol.... )
 Sous-nitrate de bismuth  } āā 10 gr.
 Oxyde de zinc........... )

**Si la cicatrisation tardait :**

toucher les ulcérations avec une solution de *nitrate d'argent* à 1 p. 50.

## H. ZOSTER.

Voy. *Zona.*

# HERPÉTISME

TRAITEMENT GÉNÉRAL. — Modifier aussitôt que possible, dès l'enfance, la susceptibilité nerveuse, l'excitabilité réflexe exagérée ; pour cela, mettre en œuvre les moyens hygiéniques (diète, hydrothérapie, gymnastique, etc.), sans négliger les agents médicamenteux.

Voy. *Arthritisme.*

Recourir à l'*hydrothérapie chaude* ou *froide*, pour diminuer l'excitabilité réflexe et pour modérer le système nerveux, la conseiller aussi pour combattre les palpitations, la dyspepsie, l'hypocondrie et pour prévenir les retours de la bronchite chronique.

Les ablutions alcoolisées, le matin, au moment du lever, les douches tempérées, les douches chaudes et les douches froides, seront préférées suivant la plus ou moins vive sensibilité du système nerveux et la manière dont s'opérera la réaction.

Voy. *Neurasthénie :* Hydrothérapie.

Ne pas envoyer les herpétiques (gens nerveux et fort irritables) au *bord de la mer* et surtout pas aux stations maritimes de la Méditerranée.

Voy. *Nervosisme.*

Conseiller au contraire un *séjour à la montagne* dans les Alpes, les Pyrénées ou même les montagnes du Dauphiné : choisir une élévation de 800 à 1 200 mètres et engager le malade à faire de l'exercice sans fatigue et même, si possible, de l'hydrothérapie.

RÉGIME : Modifier la prédisposition héréditaire (herpétisme) par un *régime approprié*, variant suivant l'âge du malade : *chez le jeune enfant*, jusqu'à l'âge de 2 ans, prescrire le régime lacté exclusif ; plus tard, donner une alimentation composée de substances azotées, grasses et féculentes, mais éviter tout ce qui peut stimuler le système nerveux. Comme boissons, ne permettre que le lait, l'eau et la bière.

*A la période de la puberté*, prescrire un régime azoté, un exercice approprié aux forces, une aération convenable.

*Chez l'adulte*, défendre toutes les substances stimulantes : café noir, thé, liqueurs fortes ; et souvent même le vin pur. Défendre l'usage du tabac : en tout cas, préférer l'usage de la pipe à celui du cigare ou de la cigarette.

Chez la plupart des herpétiques, formuler le régime comme suit : faire 3 repas réguliers, éviter de manger vite, rester sur l'appétit, vivre de viandes faites, grillées ou rôties, poisson, jambon, beurre, œufs frais, fromages secs, lait, légumes verts ; ne prendre que peu de pain, boire du thé ou de la bière aux repas.

Dans certains cas (prurit, eczéma, dyspepsie, congestion du foie, constipation), recommander le *régime lacto-végétarien*.

Voy. *Arthritisme*.

Conseiller au jeune herpétique, au moment du *mariage*, de faire, autant que possible, de la sélection, en choisissant une femme présentant une organisation différente : tempérament sanguin ou lymphatique.

**Contre la plupart des manifestations fonctionnelles de la première phase ou phase dynamique de l'herpétisme** (névralgies, viscéralgies, migraines, hémorragies intermittentes, désordres vasomoteurs) : prescrire le *sulfate de quinine*, à la dose de 80 cgr. à 1 gr. 50 par jour. Commencer par une dose faible, mais ne pas hésiter à l'augmenter, lorsqu'elle atténue les accidents sans les faire disparaître.

**Contre les douleurs vagues erratiques** : prescrire le *bromure de potassium*, en continuant son usage pendant plusieurs mois ou même plus longtemps.

**En cas de diarrhée herpétique** : donner le *sulfate de quinine*.

**Contre l'insomnie et les** crises aiguës d'hypocondrie : administrer l'*hydrate de chloral*, à la dose de 2 à 4 gr.

**Contre les désordres matériels** : recourir à la *médication altérante* (iode, iodure de potassium et arsenic), à la *médication alcaline* et à la *médication basalmique*, en cas de troubles des voies respiratoires.

Voy. *Acné*, *Artériosclérose*, *Arthrite sèche déformante*, *Asthme*, *Bronchite chronique*, *Eczéma chronique*, *Emphysème pulmonaire*, *Entéralgie*, *Epistaxis*, *Erythèmes*, *Gastralgie*, *Migraine*, *Névralgies*, *Pharyngite chronique granuleuse*, *Prurit*, *Psoriasis*, *Rhumatisme chronique*, *Urticaire*.

EAUX MINÉRALES. — *Pendant la première phase des désordres fonctionnels*, préférer les eaux peu minéralisées et dans lesquelles l'hydrothérapie joue le rôle principal : Plombières, Néris, Bains, Luxeuil, Bourbon-Lancy, etc.

*S'il existe une anémie prononcée*, envoyer les malades aux eaux de Forges, Spa, Schwalbach, etc. ; cependant ne pas oublier que les herpétiques supportent mal les préparations ferrugineuses.

*Si un certain degré de lymphatisme venait s'ajouter à l'herpétisme*, donner la préférence aux eaux faiblement chlorurées : la Bourboule, Saint-Nectaire, Bourbon-l'Archambault, etc.

*Dans l'herpétisme avancé, dans la phase des lésions matérielles*, il n'y a pas d'indication précise de l'emploi des eaux thermales : envoyer la plupart des herpétiques atteints d'affections de la peau et de la membrane muqueuse des voies aériennes, qu'ils aient ou non des accès d'asthme, aux stations thermales sulfureuses des Pyrénées: Eaux-Bonnes, Cauterets, Luchon, etc.

Conseiller aussi, en cas d'affections cutanées, les eaux d'Uriage et celles d'Allevard; en cas d'affections laryngo-trachéales et bronchiques. Se rappeler toutefois que les eaux sulfureuses rendent les malades plus excitables et plus nerveux, que parfois même elles sont dangereuses, principalement lorsqu'il existe des lésions du système artériel ou du cœur.

En cas de dyspepsie, recommander Vichy; en cas d'asthme, le Mont-Dore; en cas de bronchites, Royat; en cas de manifestations articulaires, Aix-la-Chapelle; en cas d'affections de la face, Louèche.

TRAITEMENT LOCAL.

Ne pas oublier qu'au fond toutes les affections engendrées par l'herpétisme ont une même origine et peuvent s'amender sous l'influence d'une même thérapeutique; aussi faut-il toujours mettre en œuvre le traitement général ci-dessus indiqué, tout en ayant soin de combattre localement l'affection par le traitement approprié (Lancereaux).

(Voyez pour le traitement local aux paragraphes ci-dessus cités.)

Employer contre certains désordres fonctionnels ou dynamiques de la première période de l'herpétisme (arthritisme) et contre certaines lésions matérielles (rhumatisme chronique) de la seconde période, la *médication thyroïdienne*, l'herpétisme (arthritisme) étant une diathèse, une variation particulière et individuelle dans l'intensité des mutations nutritives ou dans le mode suivant lequel elles s'accomplissent, liée à une insuffisance fonctionnelle chronique de la glande thyroïde (Herzen).

Voy. *Arthritisme*.

# HOQUET

Traiter la maladie primordiale: anévrysme, tumeur du médiastin, pleurésie diaphragmatique, abcès sous-phrénique, lithiase biliaire ou rénale, péritonites, névroses, affections des organes génitaux chez la femme et de la prostate chez l'homme. Voy. *Appendicites*, *Péritonites*.

Prescrire la *glace*, prise par petits fragments.

Recourir aux *applications* chaudes et aux *révulsifs* sur la région épigastrique.

Conseiller la *faradisation* du pneumogastrique et du phrénique, ou la *galvanisation* de l'épigastre.

Donner intérieurement les *calmants*, le *chloroforme*, le *menthol*, la *cocaïne* ou la *stovaïne*.

℞ Eau chloroformée........ 60 gr.
— de menthe........... 30 —
Sirop diacode............ 25 —

Par cuillerée à café, de 1/4 d'heure en 1/4 d'heure, jusqu'à cessation du hoquet.

Prescrire aussi les *antispasmodiques*, les perles d'*éther* (3 ou 4 à la fois), le *validol*.

℞ Éther sulfurique.............  2 gr.
  Eau de menthe......... }
  — de tilleul.......... } āā 60 —
  Sirop diacode........... 30 —

Une cuillerée à bouche toutes les heures.

℞ Cyanure de potassium... )  5 cgr.
  Sirop de morphine.... )
  — de fleurs d'oran- } āā 75 gr.
  ger ............... )

1 cuillerée à café toutes les heures, sans dépasser le 1/3 de la potion dans les 24 heures (A. Robin).

Essayer les *tractions rythmées de la langue* ou la *traction prolongée*.

**Dans les cas graves** : *cautères* au creux épigastrique, *marteau de Mayor*.

## HYDARTHROSES

**H. IDIOPATHIQUE.**

Traitement général de la diathèse existante (goutte, arthritisme, syphilis).

Voy. *Arthrite goutteuse* et *syphilitique*.

Dans l'hydarthrose idiopathique, recourir à l'*immobilisation* (attelle de Bœckel, gouttière de fil de fer) associée à la *compression* assez serrée ; déconseiller les révulsifs et pratiquer, au besoin, la *ponction* simple de l'articulation.

**H. RHUMATISMALE.**

Administrer le *salicylate de soude* ; conseiller les *bains de vapeur*, et, après la période aiguë, pratiquer des *massages* méthodiques ou des *onctions*

**H. HYSTÉRIQUE.**

*Traitement général* de la névrose.

Administrer les *bromures*, les *valérianates*, la *pilocarpine* ; recourir au *lavage de l'estomac*, à la *faradisation* du creux de l'estomac ou du nerf phrénique au cou, à la *métallothérapie*, à la *suggestion hypnotique*.

℞ Valérianate d'ammoniaque  1 gr.
  Sirop de menthe.... }
  — d'éther...... } āā 20 —
  Eau de tilleul...... 120 —
  Teinture de chanvre
  indien.......... XX gouttes

1 cuillerée à bouche, toutes les heures (Herzen).

℞ Chlorhydrate de pilocarpine  10 cgr.
  Eau distillée.............. 10 gr.

Injecter X gouttes, 3 à 4 fois par jour. (Stilles).

avec la pommade suivante :

℞ Iode pur................. 30 cgr.
  Iodure de potassium....... 5 gr.
  Axonge.................. 50 —

Voy. *Rhumatisme aigu* et *chronique*, *Arthrite blennorragique*.

**H. TRAUMATIQUE.**

**Au début** : badigeonner fortement à la *teinture d'iode* et faire par-dessus une *compression énergique* avec un pansement ouaté ; mettre en même temps le membre dans l'*immobilisation complète*.

**Après quelques jours** (2 à 4 jours) : pratiquer des séances de *massage*, répétées tous les jours, pendant 10 à 15 minutes et pour éviter les atrophies musculaires, conseiller une *gymnastique hâtive*, consistant en mouvements appropriés, gênés dans leur exécution par des résistances graduées.

**Si l'épanchement est très abondant** : faire une *ponction évacuatrice*, suivie d'injection modificatrice.

**Dans les cas rebelles** : pratiquer l'*arthrotomie*, suivie de lavage avec une solution modi-ficatrice (acide phénique à 5 p. 100).

Voy. *Arthrite traumatique. Entorse.*

### H. TUBERCULEUSE.

Pratiquer l'*arthrectomie*, ou bien recourir à l'*immobilisation* combinée à la *méthode sclérogène* de Lannelongue ou aux *injections modificatrices.*

Voy. *Arthrite tuberculeuse.*

# HYDRAMNIOS

### H. AIGU.

Donner les *diurétiques*, les *purgatifs.*

N'intervenir que dans le cas de douleurs ou de dyspnée, ou dans le cas où la quantité des urines diminue rapidement et tombe au-dessous de 800 cc. : pratiquer la *ponction capillaire* par l'orifice utérin ou à travers les parois de l'abdomen.

Si le liquide se reproduit, *renouveler la ponction*, et s'il survient des troubles respiratoires ou circulatoires graves, provoquer l'*avortement* ou l'*accouchement prématuré*, au moyen de la sonde de Krause (voy. *Avortement*) ou de la rupture des membranes.

### H. CHRONIQUE.

*Rechercher et traiter la maladie causale* : syphilis, mal de Bright, affection cardiaque, etc. Lorsqu'il n'existe pas de néphrite ou de cardiopathie, instituer un *traitement antisyphilitique* : protoiodure de mercure, en pi-lules de 5 cgr., 1 ou 2 par jour et iodure de potassium 1 à 2 gr. par jour.

Voy. *Syphilis*, traitement général, et *Syphilis pendant la grossesse.*

Dans les cas où il est impossible d'expliquer l'hydramnios, penser, même en l'absence d'albuminurie, à l'auto-intoxication gravidique et ordonner le *régime lacté absolu.* (Perret, Véron).

**Pendant le travail :**

**Cas légers** : *expectation* ; chercher à éviter la rupture prématurée de la poche des eaux.

**Cas graves** : si la dilatation est lente, *rompre prématurément la poche des eaux* ou perforer les membranes à la partie moyenne de l'œuf, si la présentation est normale (tête ou siège) et si la dilatation est grande comme une pièce de 2 francs (Auvard).

Éviter, autant que possible, les procidences du cordon ombilical ou des membres, pour cela *appliquer la*

*présentation fœtale sur le dé-*
*troit supérieur.*

En outre, modérer l'écou-
lement du liquide amnioti-

que à l'aide de la main que
l'on gardera appliquée dans
l'orifice vulvaire.

# HYDROCÈLE

**H. SIMPLE.**

Pratiquer une *ponction éva-*
*cuatrice, suivie d'injection io-*
*dée.* Faire la ponction avec
un trocart, prendre de la
main gauche le scrotum à son
insertion au pubis et énucléer
la tumeur, soulevée et bien
mise en lumière ; saisir le trocart de la main droite et limiter de l'index les 2 ou 3 cm.
de trocart qu'on veut enfoncer dans la vaginale, puis,
d'un coup sec, le faire pénétrer à la partie antérieure et
externe, point opposé à celui
où se trouve d'ordinaire le
testicule. Retirer le trocart et
la canule restant à demeure,
évacuer la sérosité.

Puis injecter dans la vaginale 5 à 10 cgr. de *cocaïne en*
*solution* à 1 p. 100. Laisser
cette solution dans la vaginale pendant 5 *minutes*, puis
l'évacuer et injecter jusqu'à
ce que la séreuse soit distendue, 50 à 100 *gr. de teinture*
*d'iode*, employée soit iodo-iodurée, au quart, à la moitié,
soit de préférence pure.

℞ Teinture d'iode............ 60 gr.
Iodure de potassium....... 2 —
Eau distillée............. 20 —

Injecter une quantité suffisante pour
remplir la cavité (Chaput).

Malaxer le scrotum et, *après*
*3 à 5 minutes*, laisser échapper au dehors le liquide irritant. On peut laisser quelques

gouttes de teinture d'iode
dans la séreuse.

Fermer la piqûre à l'aide
d'un pansement collodionné,
et dans les jours qui suivent,
pendant la période de réaction, soulever les bourses par
une planchette et les recouvrir de pansements humides.

**En cas d'hydrocèle double,**
pour ne pas faire courir au
malade les dangers auxquels
l'expose l'injection modificatrice (perte irrémédiable des
testicules) : avoir recours, parmi les moyens de temporisation, à la *ponction suivie d'in-*
*jection d'alcool.*

Recourir aussi au *traite-*
*ment par les grands lavages*
*phéniqués* : se servir d'un
bock à irrigations ordinaires
et d'un trocart de calibre
moyen, s'adaptant au tube
de caoutchouc de ce réci-
pient. Évacuer la sérosité de
l'hydrocèle et injecter une
certaine quantité de *solution*
*phéniquée tiède* à 3 p. 100, préalablement bouillie, de façon
à gonfler modérément la
poche, puis chasser le liquide
qui ressort trouble, chargé de
légers flocons fibrineux.

Ceci fait, recommencer le lavage et continuer ainsi jusqu'à
ce que la solution phéniquée
sorte parfaitement claire.

Le lavage terminé, retirer
la canule, boucher la piqûre,
à l'aide d'un peu de coton

stérilisé, qu'on recouvre de collodion, et appliquer un suspensoir.

**Lorsque l'hydrocèle a récidivé et que les parois de la vaginale sont indurées et** épaisses : recourir à l'incision aseptique des bourses, avec *résection partielle de la vaginale* ou de préférence à l'*inversion* (ou retournement) *de la vaginale.*

# HYDROCÉPHALIE

**H. CONGÉNITALE OU PRÉCOCE.**

Commencer par instituer un *traitement antisyphilitique* (frictions mercurielles continuées pendant 3 semaines : iodure de potassium, 1 à 2 gr. par jour ; sirop de Gibert, 1 cuillerée dans du lait).

Voy. *Syphilis.*

**Si ce traitement échoue et en cas d'hydrocéphalie à crâne ouvert avec béance des fontanelles et des sutures :** recourir à la *compression de la tête* avec des bandelettes de diachylon ou un bonnet élastique, précédée par la *ponction évacuatrice* du liquide en excès : pratiquer cette ponction avec toutes les précautions aseptiques. Se servir d'un très petit trocart, que l'on plonge à l'angle latéral de la grande fontanelle ou un peu plus bas, dans la partie supérieure de la suture fronto-pariétale, de manière à ne pas blesser le sinus longitudinal. Pénétrer à 2 cm. de profondeur au plus et évacuer 100 à 200 gr. de liquide.

Fermer la piqûre au collodion iodoformé. Se garder de pratiquer l'aspiration.

Répéter cette ponction au bout de quelques jours, ou quelques semaines, lorsque la tension de la fontanelle indique que la pression cranienne est redevenue élevée (West, Marfan).

Recourir de préférence à la *ponction lombaire* (20 à 30 cc.) répétée fréquemment.

**En cas d'hydrocéphalie à crâne ossifié :** pratiquer la *trépanation* avec ponction, suivie de *drainage* ou d'*injection iodée* dans les ventricules (Broca, Phocas).

Ne pas recourir à la ponction lombaire.

**En cas d'hydrocéphalie avec malformations évidentes du cerveau :** proscrire toute intervention directe, même la ponction (Marfan).

**H. DU FŒTUS PENDANT L'ACCOUCHEMENT.**

Voy. *Dystocies fœtales.*

# HYDRONÉPHROSE

Pratiquer, comme palliatif, la *ponction simple aseptique.* En cas de rétrécissement de l'uretère siégeant près de la vessie, recourir à la *cathétérisation de l'uretère.*

Avant de recourir à la néphrectomie, établir une *fistule
urinaire*.

**En cas de suppuration :**
*Inciser et évacuer* le pus par
la voie lombaire ou abdominale.

Si le rein opposé est parfaitement sain, et si le rein
malade n'a pas contracté
d'adhérences : pratiquer la *néphrectomie*.

Voy. *Anurie*, *Pyélites*, *Rein
mobile*.

## HYDROPÉRICARDE

*Traitement de la maladie
primordiale* (tuberculose, paludisme, mal de Bright, sclérose pulmonaire, cachexie).

Recourir aux *révulsifs locaux*, prescrire les *diurétiques*,
les *diaphorétiques*.

Voy. *Anasarque*, *Insuffisance aortique* ou *mitrale*, *Néphrites*.

**En cas d'urgence :** pratiquer la *paracentèse du péricarde*.

## HYDROPHOBIE

Voy. *Rage*.

## HYDROPISIES

**H. DIFFUSE.**

Voy. *Anasarque*, *Ascite*,
*Asystolie*, *Néphrites*, *Œdèmes*.

**H. DE LA VÉSICULE BILIAIRE.**

Recourir aux *révulsifs* (application réitérée de vésicatoires volants ou de pointes
de feu).

Simultanément, provoquer
la sécrétion de la bile et réveiller les contractions des canaux biliaires, en administrant les *laxatifs* répétés et les
*cholagogues*, à petites doses.

℞ Calomel . . . . . . . . . . . . . . . 5 cgr.
Aloès . . . . . . . . . . . . . . . . . . āā 5
Gomme gutte . . . . . . . . . . . . . 2
Pour une pilule. Faire prendre une pi-
lule tous les 2 jours (Rendu).

Employer aussi les *pilules*

bleues mercurielles contenant
chacune 5 cgr. de mercure
(Trousseau) et recourir à la
médication par l'*huile d'olives* :
150 à 200 gr. tous les matins
(Voy. *Coliques hépatiques*).

**Contre la douleur et les
phénomènes inflammatoires :**
*repos au lit* ; recourir aux
*émissions sanguines locales* (3
à 5 sangsues) ou bien à l'application locale de la *vessie de
glace*, en permanence.

Manier la morphine avec
prudence.

**En cas de persistance de la
tumeur sans modification
pendant 3 ou 4 mois consécutifs :** recourir à l'*intervention
chirurgicale*. Pratiquer soit la
cholécystotomie, soit la cholécystectomie, selon les cas.

en préférant cette dernière opération lorsque la vésicule est épaissie, rétractée et atrophiée, avec oblitération complète du canal cystique.

Intervenir d'urgence dans les cas suivants : 1° Santé générale mauvaise ; 2° Distension énorme de la vésicule, faisant craindre la rupture spontanée de la paroi et la possibilité d'une péritonite ; 3° Douleurs intenses et continues (Rendu).

Voy. *Fièvre intermittente hépatique, Ictère chronique, Lithiase biliaire.*

# HYDROPNEUMOTHORAX

Ne pas se hâter de ponctionner l'hydropneumothorax des tuberculeux ; attendre en général que 6 semaines se soient écoulées depuis le pneumothorax avant de pratiquer la thoracentèse.

En cas d'asphyxie menaçante ou de trop grande abondance, recourir d'urgence à la *thoracentèse.*

Voy. *Pleurésies, Pneumothorax.*

# HYDRORRHÉES

**H. NASALE.**

**Chez les nerveux ou chez les neuro-arthritiques,** lorsque l'hydrorrhée est constituée par du mucus pituitaire : combattre le neuro-arthritisme, prescrire la *strychnine* et l'*atropine :*

℞ Sulfate neutre d'atropine.    5 mgr.
    — de strychnine....    20 —
    Sirop d'écorces d'oranges
      amères............    400 gr.

1 cuillerée à soupe à chacun des 2 repas (Hédon).

**Si l'hydrorrhée est constituée par du liquide céphalorachidien,** indiquant une communication avec la cavité cranienne : instituer une *antisépsie rigoureuse* de la cavité nasale.

**H. UTÉRINE** (pendant les premiers 6 mois de la grossesse). *Repos au lit.*

Veiller à l'évacuation de l'intestin.

Ordonner l'*hydrastis canadensis* (XV gouttes d'extrait fluide, 4 fois par jour) et faire appliquer le *sac de glace* ou des *compresses de Priessnitz* sur l'abdomen, pour décongestionner l'utérus.

Augmenter la plasticité du sang au moyen de l'*eau de Rabel,* des *boissons acides* et du *chlorure de calcium* cristallisé (2 à 3 gr. par jour) :

℞ Chlorure de calcium cris-
    tallisé,.............    10 gr.
    Eau distillée............    250 cc.
    Sirop d'écorces d'oranges
      amères .....    Q. S. p.    300 —

4 à 6 cuillerées à bouche par jour, pendant 8 jours consécutifs (Herzen).

Utiliser aussi les *injections gélatineuses :* sérum artificiel additionné de gélatine à 2 et 3 p. 100 ; injecter 150 à 200 cc. tous les 2 jours.

Rechercher la grossesse extra-utérine, et si elle existe, se conduire selon les indications données à : *Grossesse extra-utérine*.

**En cas de douleurs :** administrer des *lavements laudanisés* (XX à XXX gouttes, en 2 à 3 fois dans les 24 heures). Ou bien pratiquer des injections de *morphine* à 1 cgr., répétées 2 fois dans les 24 heures.

Ou encore, prescrire :

℞ Extrait fluide de viburnum prunifolium.... 2 à 3 gr.
Eau de menthe.......... } āā 60 —
— de tilleul......... }
Sirop diacode.......... 25 —

1 cuillerée à soupe, toutes les 1 ou 2 heures (Herzen).

# HYDROSALPINX

Voy. *Salpingites*.

# HYDROTHORAX

*Traitement de la maladie primordiale* (néphrite, cardiopathie).

Appliquer localement des *révulsifs* ; prescrire les *diurétiques* et les *diaphorétiques*.

Voy. *Anasarque*.

**Lorsque l'hydrothorax gêne le fonctionnement des organes voisins,** en particulier celui du cœur ; lorsque, soit en raison de son **abondance,** soit par suite de l'état de **faiblesse du cœur,** on ne peut pas espérer le voir se résorber par les moyens médicaux appropriés ; lorsqu'il crée une **asphyxie menaçante :** pratiquer la *ponction aspiratrice,* mais ne jamais évacuer tout le liquide épanché ; répéter plutôt cette intervention à quelques jours d'intervalle.

# HYPERCHLORHYDRIE

Voy. *Dyspepsies irritatives, Gastrosuccorrhée, Ulcère de l'estomac.*

# HYPERESTHÉSIE

*Rechercher et traiter la maladie causale :* maladies du cerveau, de la moelle, des nerfs, de la peau, névrose, maladies dyscrasiques, empoisonnements.

# HYPEREXCITABILITÉ NERVEUSE

Voy. *Hystérie, Nervosisme, Neurasthénie.*

# HYPERIDROSE

## H. GÉNÉRALISÉE.

Traiter l'arthritisme, le nervosisme, l'anémie, la leucémie, le diabète, la phtisie pulmonaire.

Combattre les sueurs profuses chez les diabétiques et les brightiques ; favoriser prudemment la diaphorèse chez les urémiques et les anuriques.

Chez les phtisiques : voy. *Phtisie pulmonaire* : traitement symptomatique. Contre les sueurs de l'accès paludéen : voy. *Paludisme aigu.*

Prescrire l'*atropine*, l'*agaricine*, l'*ergotine*.

℞ Agaric blanc................. 10 cgr.
  Extrait de belladone........ 1 —
Pour 1 pilule : 1 le matin et 1 dans l'après-midi.

℞ Agaric blanc................ ) āā 1 gr.
  Sulfate de quinine.......... )
  Extrait de gentiane......... Q. S.
Pour 20 pilules : 2 le matin et 2 le soir.

℞ Extrait de belladone.    60 cgr.
  Poudre de noix vo-
    mique...........  ) āā 1 gr. 20
  Poudre de fer réduit. )
  Extrait de quinquina.    Q. S.
Pour 60 pilules : 1 à 5 pilules progressivement (adolescents).

## H. LOCALISÉE (pieds, mains).

*Rechercher et traiter la cause* (nervosisme, névrites).

Contre la transpiration plantaire, faire frotter à sec (après un bain de pieds) avec un morceau de *savon de cuisine* les parties, siège de la transpiration excessive, de façon à ce que toute la peau se recouvre d'une couche uniforme de savon. Répéter ces frictions d'abord tous les jours, puis à des intervalles de plus en plus éloignés.

Prendre des *bains locaux* (pédiluves, manuluves) *froids et astringents* : eau de feuilles de noyer, additionnée de 10 gr. d'alun, et des *bains antiseptiques* : permanganate de potasse progressivement de 1 à 6 p. 100, formaline à 1 p. 100 ou à 1 p. 50 pris le soir après un savonnage soigneux et après avoir frotté les pieds avec un tampon imbibé de benzine.

℞ Formol à 40 p. 100.......... 50 gr.
  Teinture d'eucalyptus....... 5 —
  Alcool à 80°...... Q. S. p. 200 cc.
  2 cuillerées à bouche pour 1 litre d'eau.

Essuyer avec grand soin et le lendemain matin poudrer avec la poudre suivante :

℞ Permanganate de potasse.. 15 gr.
  Alun...................... 5 —
  Talc...................... 60 —
  Oxyde de zinc............. 20 —
                      (Herzen).

Ou encore avec une poudre contenant 10 p. 100 de *tannoforme* :

℞ Tannoforme.............. 10 gr.
  Talc................... 90 —
  Essence de thym........ 5 —

Ou bien avec :

℞ Acide salicylique...... 3 parties
  Alun pulvérisé........ 5 —
  Naphtol β ............ 5 —
  Borate de soude....... 10 —
  Amidon pulvérisé...... 10 —
  Talc pulvérisé........ 67 —
                      (Brocq).

Séparer par du coton les interstices des orteils après avoir appliqué la poudre.

*Saupoudrer aussi l'intérieur des bas* ou des chaussettes et des chaussures avec la poudre ci-dessus.

Aux malades atteints d'hyperidrose des pieds, faire porter des *chaussures d'étoffe, de toile.*

Recourir aussi aux badigeonnages au *perchlorure de fer,* ou à l'*acide chromique,* ou de préférence à l'*acide picrique* ou au *formol.*

℞ Aldéhyde formique du commerce à 40 p. 100.. } āā 50 gr.
Alcool absolu..........

Pour badigeonnages (éviter d'appliquer ce mélange sur des écorchures) (Hirschfeld).

Ou bien, employer une *solution d'un tiers de formol du commerce dans deux tiers d'alcool* et pratiquer le premier jour, deux applications de cette solution, puis pendant 3 jours ne faire qu'un seul badigeonnage et maintenir le résultat acquis à l'aide d'une application tous les 4, 5 ou 6 jours.

Dans les cas où l'épiderme macéré est d'une extrême sensibilité, débuter par des solutions atténuées au 10e, au 20e et saupoudrer le pied et l'intérieur de la chaussette avec une poudre au tannoforme.

Utiliser l'*acide picrique* en solution alcoolique :

℞ Acide picrique............ 5 gr.
Alcool à 90°............... 100 —

Pour badigeonnages, après avoir nettoyé les pieds.

Quand l'alcool s'est évaporé, saupoudrer les pieds avec la poudre suivante :

℞ Aristol............ } 
Alumnol............ } āā 2 gr. 50
Acide picrique...... }
Dermatol............... 15 —
Talc................. 50 —

## HYPERMÉTROPIE

Prescrire des *verres convexes* permettant la lecture prolongée sans fatigue, à la distance de 30 centimètres.

## HYPERSYSTOLIE

Voy. *Insuffisances et Rétrécissements valvulaires* : traitement de la période de compensation.

**Contre les palpitations** : appliquer la *vessie de glace* sur la région précordiale.

Contre l'insomnie : donner le *bromure de potassium* (3 à 4 gr.), le *chloral* à petites doses, le *sulfonal* et la *paraldéhyde.*

**En cas de congestion pulmonaire ou cérébrale** : administrer un *purgatif drastique* (eau-de-vie allemande, 30 gr.).

Pratiquer une *saignée,* et dans des cas spéciaux (affections aortiques), prescrire le *nitrite d'amyle* et le *nitrite de sodium.*

℞ Solution alcoolique de trinitrine à 1 p. 100. XXX gouttes
Eau................ 300 gr.

3 cuillerées à bouche par jour (Huchard).

HERZEN, 6e édition.                    30

# HYPERTENSION ARTÉRIELLE

## (Présclérose).

*Hygiène* et *régime alimentaire* de l'artériosclérose ; si besoin, *régime hypochloruré permanent.*

*Exercices modérés, gymnastique suédoise, massage général, électricité* (courants de haute fréquence).

Contre la pléthore abdominale, recourir au *massage abdominal* pour réduire la stase circulatoire des veines mésaraïques et pour activer la diurèse (Huchard).

*Laxatifs* et *purgatifs.*

Ordonner la *médication diurétique* : lait, régime lacté mixte ou lacto-végétarien ; théobromine, à la dose de 2 à 3 gr. par jour, en cachets de 50 cgr. ; caféine, eau d'Evian, de Vittel, de Martigny, de Contrexéville.

Faire prendre la *trinitrine* sous forme de solution alcoolique au centième pendant 20 jours par mois, aux doses croissantes de 4 à 10 et même 20 gouttes par jour (diminuer ou supprimer le médicament pendant quelque temps, dès l'apparition d'une céphalalgie frontale à forme pulsatile).

Ou bien prescrire le *tétranitrol* (tétranitrate d'érythrol) à la dose de 2 à 6 cgr. par jour sous forme de comprimés contenant chacun 1 cgr.

Ne pas abuser des médicaments et surtout de la médication iodurée (Huchard).

Si l'hypertension menace de congestion ou d'hémorragie un organe important, pratiquer une *saignée.*

Voy. *Artériosclérose.*

# HYPERTRICHOSE

Prescrire une *pâte épilatoire* :

℞ Chaux vive........ 15 gr.
  Sulfure d'arsenic
    (orpiment)....... } āā 2 gr. 50
  Amidon en poudre. }

Rusma des Turcs : appliquer pendan 10 à 15 minutes.

Recourir à l'*électrolyse* ou à la *radiothérapie.*

# HYPERTROPHIES

**H DES AMYGDALES.**

**Chez les enfants scrofuleux** : traitement général de la scrofule.

Voy. *Lymphatisme, Scrofule.*

Pratiquer des *insufflations quotidiennes astringentes.*

**En cas d'hypertrophie** et **d'amygdalite lacunaire** : pratiquer la *discission* ou *ignipuncture* avec le galvanocautère ou la pointe courbe du thermocautère : faire 3 ou 4 séances, à 10 ou 15 jours d'intervalle.

Recourir à l'*amygdaloto-mie* :

1° Au *bistouri* : badigeon-ner l'amygdale avec une so-lution de cocaïne à 1, p. 20, choisir un bistouri boutonné à lame étroite, saisir l'amyg-dale avec une pince de Mu-seux, la tirer hors de sa loge, abaisser la langue avec les branches de la pince, intro-duire le bistouri entre l'amyg-dale et la base de la langue et couper lentement, en sciant de bas en haut.

2° A l'*amygdalotome*, s'il s'agit d'un enfant : opérer le plus longtemps possible après les poussées aiguës (4 à 6 se-maines au moins), pour éviter une hémorragie trop abon-dante.

Combattre l'hémorragie lé-gère qui suit toute amygda-lotomie par des *gargarismes chauds* à 45° ou 50°, ou *glacés*, tenant en solution de l'anti-pyrine, de l'alun, du perchlo-rure de fer très dilué, de la ferropyrine.

Toucher la surface cruen-tée d'abord avec une solution forte de cocaïne, puis avec un tampon de coton imbibé de la solution suivante :

℞ Acide tannique........ } āā 50 gr.
Eau distillée.......... }

(Mackenzie).

ou imbibé de *perchlorure de fer*.

En cas d'hémorragie grave, ne pas compter sur la forci-pressure directe et encore moins sur les hémostatiques.

Pratiquer de larges badigeon-nages d'une *solution de géla-tine* à 5 ou 10 p. 100 ; préfé-rer l'emploi du *thermocautère* chauffé au rouge sombre.

Au besoin, recourir à la *compression digitale prolon-gée* de la carotide et prati-quer une injection de *sérum gélatiné*.

3° A l'*anse galvanique*, lors-que l'on veut être tout à fait à l'abri de l'hémorragie.

Contre l'inflammation con-sécutive à cette intervention et, en cas de dysphagie, con-seiller les *gargarismes chlo-ralés* à 1 p. 100, pratiquer des badigeonnages d'*huile men-tholée* à 1 p. 30, et faire garder en permanence dans la bou-che des morceaux de *glace*.

**En cas de grosse amygdale pharyngée** : opérer d'abord celle-ci (Lubet-Barbon).

## H. DE L'AMYGDALE PHARYNGÉE

(*Tumeurs* ou *végétations adénoïdes*).

Instituer tout d'abord un *traitement médical* qui, simple-ment *calmant*, fait cesser les poussées aiguës, permet de se rendre compte de l'état exact des parties en dehors de toute inflammation et sert en même temps de préparation au traitement chirurgical, le seul rationnel (Guisez).

Recommander d'éviter les refroidissements ; défendre le séjour dans des locaux mal aérés et où se trouve de la pous-sière et chercher à réaliser l'antisepsie des fosses nasales et du cavum, en administrant chez les tout jeunes enfants des *gouttes faiblement anti-septiques et astringentes*, à la condition de les donner dans la position couchée à l'aide d'un compte-gouttes ou de la seringue de Marfan, avec de l'huile goménolée à 1 p. 100, ou de l'huile résorcinée à 1 p. 50 et, chez les sujets plus âgés, en prescrivant la pommade suivante en leur enjoignant de bien la renifler :

℞ Vaseline .......... 30 gr
   Acide borique ...... 3 —
   Menthol ............ 25 cgr
           (Guisez).

Une fois la poussée aiguë passée, recourir au *traitement chirurgical* dont les indications sont tirées : *chez l'enfant*, des troubles occasionnés par les végétations sur le développement, la gêne respiratoire nasale, les troubles auriculaires, surdité ou poussées d'otite avec suppuration ou non ; *chez le nourrisson*, de l'impossibilité de prendre le sein, de l'athrepsie qui en résulte et de la dyspnée nocturne ; *chez l'adulte*, du catarrhe naso-pharyngien chronique qui entraîne, soit la surdité, soit la laryngite chronique avec perte de la voix (Guisez).

Lorsqu'il existe l'une de ces indications opératoires, pratiquer *l'ablation radicale et complète des végétations* avec la curette tranchante spéciale.

**S'il n'existe qu'un semis adénoïdien** plus ou moins marqué, sans masses centrales, faire le *curettage complet en une seule séance*. Puis, tous les 2 jours, badigeonnages de l'arrière-nez avec un tampon de coton roulé à l'extrémité d'une tige recourbée. Faire 3 à 4 badigeonnages.

**Lorsqu'il y a une masse centrale**, commencer par faire *une prise avec la pince coupante* ; puis 5 ou 6 jours après, pratiquer le curettage latéral de tout ce qui reste au moyen de la curette en boucle de Lange.

Ne pas anesthésier les enfants.

Faire suivre l'intervention chirurgicale de la *rééducation respiratoire* pour combattre l'insuffisance nasale fonctionnelle.

## H. DU CŒUR.

### H. de croissance.

*Toniques* ; *gymnastique méthodique*, portant surtout sur les bras et destinée à dilater le thorax rétréci.

Contre les palpitations, prescrire le *repos physique* et *moral* ; défendre, chez les adolescents, le tabac.

Exceptionnellement, administrer les *bromures* et la *digitale*.

℞ Bromure de potassium . ⎫
  Iodure de potassium .. ⎬ āā 5 gr
  Sirop d'écorces d'oranges amères ..... 200 —
  1 cuillérée à dessert, matin et soir
(Comby).

### H. au cours des affections valvulaires.

Respecter le travail d'hypertrophie, mais le modérer pour retarder le plus possible la dégénérescence du myocarde.

Insister sur le *traitement hygiénique* : exercice modéré et régulier ; pas de fatigue, pas d'émotions.

*Régime réparateur*, mais non excitant ; pas de thé, pas de café, pas d'alcool, pas de tabac.

Contre l'éréthisme cardiaque avec crises de palpitations, ordonner le *repos absolu*, les *bromures alcalins*, la *valériane* et une *alimentation légère*.

Prescrire l'*iodure de potassium*, surtout s'il existe de l'athérome ou de l'artériosclérose.

Voy. *Insuffisances* et *Rétrécissements valvulaires*.

En cas de déchéance cardiaque : Voy. *Asystolie*.

## H. DU COL UTÉRIN.

S'assurer qu'il ne s'agit pas d'une affection utérine (polypes muqueux, myomes pédiculés ; inversion utérine, prolapsus utérin ; gigantisme utérin, rétention du délivre, corps étrangers de l'utérus ou de la cavité cervicale) simulant la trachéilomégalie.

Recourir aux *scarifications* à l'aide du bistouri, répétées tous les 2 ou 3 jours et profondes de 1 cm. environ ; après chaque scarification, appliquer sur le col un tampon d'ouate imbibé de glycérine au tannin à 2 p. 100. Ou mieux, avoir recours à l'*ignipuncture* : 3 ou 4 pointes sur chaque lèvre, à 1 cm. de profondeur, toutes les semaines.

Faire aussi des *injections interstitielles* dans le parenchyme du col : injecter à l'aide d'une seringue quelques gouttes d'alcool iodoforme à 2 p. 100, ou de créosote, alcool et glycérine à parties égales ; faire 4, 6 et même

8 piqûres sur chaque lèvre ; traiter un jour une lèvre, le lendemain l'autre lèvre.

En cas d'ectropion, d'érosions, de lacérations : voy. ces paragraphes.

## H. DU FOIE.

Voy. *Cirrhoses du foie, Congestion hépatique, Lithiase biliaire*.

## H. DE LA PROSTATE.

TRAITEMENT HYGIÉNIQUE ET MÉDICAMENTEUX.

*Régime sobre* ; exclure l'alcool, les épices, les viandes noires ; proscrire les excès de tout genre.

Restreindre les heures de sommeil, ne permettre que 6 à 8 *heures de lit*.

*Promenades* courtes et répétées ; faire précéder le coucher d'un temps d'exercice. Eviter les refroidissements, les excès vénériens ou même défendre absolument le coït.

Donner l'*iodure de potassium* ou de *sodium*, à la dose de 50 cgr. à 1 gr. par jour, pendant des mois et des années (voy. *Artériosclérose*).

Combattre la constipation, mais ne pas prescrire d'aloès ni de drastiques ; donner des *laxatifs doux* et faire prendre des *lavements émollients*.

Veiller à ce que le malade n'ait pas de retenues volontaires, lui conseiller de vider sa vessie toutes les 3 heures.

Ne pas administrer de narcotiques.

**Première période** (congestion sans rétention) : insister sur les *prescriptions hygiéniques* ci-dessus indiquées.

Donner la *noix vomique*, à

la dose de V à X gouttes de teinture, à chacun des deux principaux repas.

Contre la congestion, prescrire l'*ergotine* à la dose de 15 à 20 cgr., pendant plusieurs jours et jusqu'à 2 et 4 semaines consécutivement; recourir au *massage*.

Au besoin, *calmants* (belladone, jusquiame, valériane).

Ne pas pratiquer de cathétérisme.

**Deuxième période** (rétention incomplète) : Évacuer par la sonde toute vessie incapable de se vider complètement. Répéter le *cathétérisme une ou plusieurs fois par jour*, selon le cas.

Administrer en même temps les *désinfectants urinaires* (urotropine 1 à 2 gr.; helmitol, hétraline).

**Troisième période** (rétention avec distension et regorgement) ; pratiquer des *cathétérismes aseptiques*.

Faire les premières évacuations lentement, graduellement et *sans vider complètement la vessie*.

Après le cathétérisme évacuateur, injecter et abandonner dans la vessie 50 à 100 cc. de solution boriquée à 3 p. 100 (Guyon), et si les urines sont troubles (infection vésicale) injecter chaque fois 30 à 40 cc. d'une solution de nitrate d'argent à 1 p. 1 000.

**En cas de douleurs mictionnelles** : combattre l'infection lorsqu'elle existe, à l'aide de lavages vésicaux et d'*instillations* de solutions de sels d'argent (nitrate d'argent, protargol).

Voy. *Cystites*.

Lorsqu'il n'y a pas d'infection et surtout quand le retour à l'état aseptique ne s'accompagne pas de la cessation des douleurs mictionnelles, pratiquer la *prostatectomie*.

**En cas de fièvre** : voy. *Fièvre urineuse*.

*Cystotomie sus-pubienne*.

**En cas d'hémorragies répétées** : *Cystotomie sus-pubienne*.

**En cas de rétention complète avec impossibilité d'introduire la sonde**, recourir à la *cystotomie hypogastrique temporaire* (Poncet).

TRAITEMENT CHIRURGICAL CURATIF.

*Résection des canaux déférents*, pratiquer cette opération au début de la seconde période.

*Électroponction* des lobes hypertrophiés (opération de Bottini).

Ne recourir aux opérations sanglantes sur la prostate que dans des cas exceptionnels et lorsque la vessie a gardé sa contractilité.

Pratiquer la *prostatectomie* seulement dans le cas de **rétention complète** déterminée par une **grosse prostate**, et ne pas intervenir lors de rétention incomplète avec petite prostate, à moins que la rétention incomplète ne se complique de **difficultés particulières du cathétérisme, de calculs vésicaux, d'hémorragies fréquentes, d'accidents de cystite avec menace d'infection rénale**.

RADIOTHÉRAPIE (applications périnéales de rayons de

Rœntgen), surtout dans les cas où la glande est molle et pâteuse au toucher.

**H. DU PYLORE CONGÉNITALE.**

Voy. *Spasme du pylore.*

**H. DE LA RATE.**

Traiter la maladie primor-

diale : paludisme, syphilis, leucémie, leucocythémie, lymphadénie, maladie de Banti, cirrhoses du foie, etc.

**Chez les paludéens :** voy. *Fièvres intermittentes* (paludisme chronique).

**Chez les syphilitiques :** *traitement spécifique, mixte.*

# HYPOAZOTURIE

*Repos* physique et moral ; exercice modéré.

*Régime* diététique reconstituant ; *frictions sèches.*

*Hydrothérapie tiède* : au début du traitement, préférer la *friction au drap mouillé*, pratiquée au saut du lit, et plus tard ordonner les *douches* de 28° à 18° ou les *douches alternativement chaudes et fraîches* et le *massage*, enfin tous les agents physiques qui conviennent aux neurasthéniques.

Conseiller les *boissons tièdes stimulantes* et abondantes, les lavements quotidiens tièdes d'eau salée à 7 p. 1 000.

Pratiquer des injections sous-cutanées de *sérum artificiel* (Tédenat et Reynès).

Dans certains cas, recourir à l'*opothérapie* ; prescrire le *suc thyroïdien,* ou, chez les femmes, le *suc ovarien.*

# HYPOCHLORHYDRIE GASTRIQUE

Voy. *Dilatation de l'estomac, Dyspepsies atoniques, Cancer de l'estomac, Neurasthénie abdominale.*

# HYPOHÉMA

**H. TRAUMATIQUE.**

Faire porter un *bandeau compressif.*

Accélérer la résorption à l'aide de *compresses à l'eau blanche.*

Si l'hypohéma est très abondant et s'il y a des symptômes d'irritation (forte injection périkératique, douleurs ciliaires) : pratiquer la *ponction* de la chambre antérieure.

# HYPOPYON

Lorsque l'hypopyon n'occupe pas plus du tiers inférieur de la chambre antérieure, chercher à obtenir la résorption du pus à l'aide de la *chaleur humide* (douches chaudes compresses chaudes, cataplasmes); des *lavages et des instillations antiseptiques* et de l'emploi des *mydriatiques*.

Dans les autres cas, pratiquer la *paracentèse* ou *ponction* de la chambre antérieure au couteau de Graefe (incision périphérique occupant la partie inférieure du limbe).

Lorsque le pus est fortement fibrineux et qu'il adhère à la face postérieure de la cornée ou antérieure de l'iris, introduire dans la chambre antérieure une pince à caillots pour l'extraire en entier.

Au besoin, faire des *lavages intra-oculaires antiseptiques* avec une seringue chargée d'une solution faible de biiodure d'hydrargyre.

En cas d'ulcère infectieux de la cornée, s'adresser à cette membrane pour arrêter les progrès envahissants de l'ulcère.

Voy. *Kératites*.

Traitement général tonique et reconstituant ; traiter le diabète, l'albuminurie ou la scrofule, lorsqu'ils existent.

# HYPOSYSTOLIE

Voy. *Artériosclérose, Asystolie, Collapsus, Insuffisances et Rétrécissements valvulaires, Myocardites*.

# HYPOTENSION ARTÉRIELLE

Voy. *Collapsus, Insuffisances et Rétrécissements valvulaires* (période troublée), *Grippe* (forme cardiaque), *Myocardites*.

# HYPOTHERMIE

Voy. *Anémie aiguë, Collapsus, Diarrhée cholériforme et Choléra* (en cas d'algidité), *Syncope*.

# HYSTÉRALGIE

Voy. *Névralgie utérine*.

# HYSTÉRIE

TRAITEMENT GÉNÉRAL.

Défendre à une mère hystérique, à grandes attaques, d'allaiter son enfant, confier l'enfant à une *nourrice* saine et le faire élever à la campagne.

Chez les enfants agités, nerveux et à intelligence bizarre, craindre le développement de l'hystérie ; fortifier leur corps par la vie à la *campagne*, les *exercices*, la *gymnastique*, l'*hydrothérapie*. Éviter d'exciter les *sens et l'imagination* ; défendre les spectacles, les soirées, les réunions mondaines, les veilles, les lectures frappant l'imagination (contes fantastiques).

Plus tard, vers l'âge de sept à huit ans, qu'il s'agisse d'un garçon ou d'une fille, avoir recours à l'*instruction en commun*, voire même à l'internat, malgré ses inconvénients. Pas de surmenage intellectuel.

Prendre des précautions particulières chez les jeunes filles au moment de l'apparition des premières règles ; chez celles arrivées à l'âge nubile, conseiller le *mariage*, si elles ne sont que prédisposées à l'hystérie, mais lorsqu'elles ont déjà présenté des accidents convulsifs ou autres, se montrer un peu plus circonspect et se guider surtout sur leur état mental pour prendre un parti.

S'efforcer, au contraire, d'éloigner du mariage les hystériques mâles, précisément en raison de la profonde perturbation des facultés qui accompagne chez eux les manifestations hystériques (Gilles de la Tourette).

*Eviter le séjour du bord de la mer* et les bains de mer.

Dans tous les cas, s'efforcer d'améliorer l'état général du malade : *toniques* (fer, arsenic, cacodylate de soude, glycérophosphates, lécithine, kola).

Chez la femme, traiter les troubles utéro-ovariens, et, dans certaines hystéries locales, combattre la cause qui les produit (helminthiase, coli-ques hépatiques ou néphritiques, irritations interne ou externe).

Surveiller les fonctions digestives.

TRAITEMENT PSYCHIQUE.

L'hystérie est une *maladie mentale*, la soigner comme telle.

1º Eloignement du lieu où s'est développée l'hystérie (isolement).

2º Séparation des personnes atteintes.

3º Suppression des visites de parents et amis (isolement).

4º Recherche de l'idée consciente ou subconsciente qui préside aux accidents (frayeur, émotion, souvenir d'une scène pénible, terrifiante).

Dans quelques cas, mettre en œuvre le sommeil hypnotique sous l'influence duquel le malade étend son champ de conscience.

5º Modification ou destruction de l'idée à l'état de veille ou dans le sommeil hypnotique.

6º Chercher à convaincre le malade, en faisant appel à sa saine raison, de la curabilité de sa maladie et de l'efficacité absolue des moyens employés : persuasion (Brissaud).

*Isolement* : appliquer cette méthode dans toute sa rigueur chez les grands hystériques à manifestations aiguës ou chroniques, mais tenaces et graves (chorée saltatoire, état de mal hystérique, anorexie, contractures et paraplégies rebelles, etc.) (Levillain).

Voy. *Neurasthénie.*

TRAITEMENT EXTERNE.
Conseiller l'*électrothérapie*

(électricité statique), l'*hydrothérapie* sous forme de douches froides de 12° à 18° en jets brisés sur tout le corps, d'une durée de 20 à 40 secondes, et en terminant par un jet d'eau chaude sur les pieds, suivi d'une friction énergique.

**Si le malade est très sensible,** préférer les *douches écossaises* avec, puis sans transition.

**Chez les hystériques hyperexcitables :** ordonner les *affusions*, le *drap mouillé*, le *demi-bain*.

Prendre la précaution de ne pas percuter les zones hystérogènes.

Ne pas craindre d'amener les malades sous la douche en plein état de crise.

Dans certaines formes de **mal hystérique avec excitation psychique,** recourir au *bain chaud, prolongé deux ou trois heures, avec applications froides sur la tête* (Levillain).

Continuer le traitement hydrothérapique pendant longtemps encore après la disparition des accidents.

Voy. *Neurasthénie.*

Recourir aussi à la *kinésithérapie* : massage général et gymnastique, et surtout à la *médication thermale* : Néris, Saint-Sauveur, Luxeuil, Royat, Lamalou, Luchon, Ussat, Bagnères-de-Bigorre, Wildbad, Ragatz, et presque toutes les eaux chaudes indéterminées.

TRAITEMENT CHIRURGICAL. — Pratiquer l'*ovariotomie* seulement dans les cas où il existe des lésions bien déclarées des annexes.

TRAITEMENT SYMPTOMATIQUE.

Administrer les *antinervins* (valérianates, bromures alcalins et bromure de camphre), les *antispasmodiques* (asa fœtida, camomille, camphre, castoréum, chloroforme, éther, matricaire, musc, phénacétine, exalgine, etc.), et les *hypnotiques* (opium, morphine).

Recourir à l'*électrisation,* à l'emploi de l'*aimant,* à la *métallothérapie* et à l'*hypnotisme.*

N'avoir recours à l'hypnotisme qu'en dernier ressort après avoir essayé tout autre procédé et, seulement pour tâcher de faire disparaître des accidents graves : endormir le malade par la fixation du regard, puis, le sommeil obtenu (ou, tout au moins l'état suggestible), ordonner la disparition de la manifestation symptomatique et la non réapparition ultérieure de ce phénomène ou de tout autre.

Ne jamais endormir aucun sujet sans son consentement formel ou le consentement de ceux ayant autorité sur lui.

Ne provoquer le sommeil qu'en présence d'un tiers autorisé, parent, mari, père, etc., qui garantisse à la fois l'hypnotiseur et l'hypnotisé.

Ne pas donner au sujet hypnotisé, sans son consentement, d'autres suggestions que celles nécessaires à sa guérison.

**Contre la crise** (attaque) **hystérique :** asperger la figure avec de l'*eau froide,* pratiquer la *flagellation* avec une serviette mouillée. *Pincer forte-*

ment la peau ou comprimer la peau sur un os ; ou mieux exercer au niveau des zones spasmo-frénatrices (zones hystérogènes) une *compression énergique* (régions ovariennes et épigastre) ; enfoncer le poing fermé, par exemple, dans celle des fosses iliaques que l'observation antérieure aura démontré être le siège habituel de la douleur.

Vaincre la rigidité des muscles de l'abdomen, par une compression énergique et continue, jusqu'à ce que le poing arrive au contact du détroit supérieur du bassin (Charcot).

Chez l'homme, comprimer la région correspondant à la région ovarienne chez la femme.

Continuer la compression jusqu'à cessation des phénomènes spasmodiques.

Ou bien, essayer le procédé suivant : pratiquer une *compression des globes oculaires* avec les doigts appliqués sur les paupières fermées du malade ; si l'on atteint ainsi le sommeil hypnotique, réveiller après un certain temps le malade par l'insufflation sur les yeux.

Ou encore, employer l'*électrisation galvanique* (un pôle sur le front, l'autre sur un point quelconque du corps) avec interversions brusques et répétées ; intensité 5 à 10 M. A.

De préférence, pratiquer une injection de *morphine*, ou faire faire des inhalations d'*éther* ou de *bromure d'éthyle*, mais pas de chloroforme.

**En cas d'attaques fréquentes** : *suggestion hypnotique.*

**En cas d'attaques hystéro-épileptiformes** : *Isolement* dans un établissement spécial ; ordonner les *bromures alcalins* (3 à 8 gr.). Voy. *Épilepsie.*

**Contre les troubles de la sensibilité** : recourir à l'*électricité faradique* et à l'*électricité statique.*

Essayer le *procédé de Janet* : rechercher avec un coupe-papier à pointe mousse la limite supérieure de la sensibilité, puis ce point trouvé, piquer 1 centimètre plus bas en suggérant au malade qu'il doit sentir et, lorsque celui-ci déclare sentir (au bout d'une minute), continuer à 1 cm. plus bas de la même manière. Arriver à gagner ainsi 3 à 4 cm. à chaque séance, qui doit être interrompue s'il apparaît de la céphalalgie produite par les efforts de volonté que fait le malade (ce que l'on gagne en un point est gagné pour toute la circonférence du membre passant par ce point).

Conseiller la *métallothérapie*, l'application d'*aimants.*

Dans les cas rebelles à ces médications, recourir à la *suggestion hypnotique.*

**Contre les contractures** : *massage, mouvements forcés ; narcose avec compression active* sur le membre malade.

Essayer aussi l'*électricité statique*, l'*aimant*, l'*hypnotisme.*

Lorsqu'il existe des contractions fibro-tendineuses : *intervention chirurgicale.*

℞ Picrotoxine............. 1 cgr.
Alcool à 50°..........) ̄aa 5 cc.
Eau distillée...........)

Injecter 1 à 3 cc. par jour.

**En cas de tremblements :** Voy. *Tremblement hystérique*.

**Contre les paralysies :** *Electrisation faradique, massage, gymnastique suédoise, métallothérapie*, transfert à l'aide de l'*aimant*; *suggestion hypnotique* dans les cas rebelles.

**En cas d'hémiplégie :** faire la rééducation de la sensibilité et de la motricité à l'aide de la *faradisation*, utilisée d'une façon systématique.

**En cas de paraplégie :** Faire chaque matin une séance de *gymnastique passive* aux membres inférieurs, obligeant le malade à faire effort, pour essayer de reproduire au commandement le mouvement actif que l'on a répété plusieurs fois passivement.

Dans les cas rebelles, recourir à l'*isolement* et à l'*hypnotisme*.

**Contre le nervosisme :** Prescrire les *bains tièdes prolongés*, les *bains aromatiques*, l'*hydrothérapie tiède*, l'*électricité statique*, et donner intérieurement les *antispasmodiques* (bromures, camphre monobromé, préparations de valériane, valyl en capsules gélatineuses à 12 cgr.; 6 capsules par jour) et les *calmants*.

℞ Bromure de strontium  ) āā 10 gr.
    — de potassium  )
Eau distillée.............  300 —
1 cuillerée à bouche, matin et soir, dans une tasse d'infusion de tilleul ou de camomille (Charcot).

℞ Camphre monobromé.......  3 gr.
Extrait de quassia. ......  2 —
Sirop de belladone.........  Q. S.
Pour 30 pilules : une à trois par jour (P. Blocq).

℞ Valérianate de zinc.......  5 cgr.
Extrait de jusquiame ......  3 —
  — de belladone.......  1 —

Pour 1 pilule : une à chaque repas (Grasset).

Voy. *Nervosisme*.

Employer le *sulfate neutre d'atropine*, à la dose de 1 à 3 mgr. par jour, progressivement, en alternant son emploi avec celui de l'*hyosciamine*, aux mêmes doses.

℞ Valérianate de zinc....  3 cgr.
Camphre monobromé.  10 —
Sulfate d'atropine....  1/5 de mgr.
Extrait de jusquiame..  2 cgr.
Sirop de gomme......  Q. S.
Pour 1 pilule : 3 pilules par jour, puis 4 et 5 pilules et progressivement jusqu'à 10 pilules par jour (Herzen).

Pratiquer aussi, en cas d'excitation maniacale, des injections sous-cutanées d'*apomorphine* (4 à 6 et 8 mgr.).

**Contre la céphalée et les névralgies :** Administrer la *phénacétine*, l'*antipyrine*, l'*exalgine*, le *pyramidon*; associer, au besoin, ces médicaments à l'*opium*.

℞ Antipyrine.............  50 cgr.
Extrait thébaïque........  25 mgr.
Pour 1 cachet : 4 par jour (Grasset).

℞ Lactophénine............  6 gr.
Extrait de belladone....  25 mgr.
  — de stramonium ..  30 —
Pour 20 pilules : 2 à 3 pilules par jour (S. Martin).

Recourir aux pulvérisations d'*éther* et aux stypages de *chlorure d'éthyle*.

Dans certains cas, pratiquer une injection de *morphine*.

En cas d'insuccès de ces médications, recourir à la *suggestion hypnotique*.

**Contre l'insomnie :** Donner les *hypnotiques* : chloral, hydrate d'amylène, trional, sulfonal, uréthane, véronal, paraldéhyde, hypnone, dormiol, bromidia.

Voy. *Insomnie*.

℞ Extrait de chanvre in-
   dien            } āā 8 cgr.
  Extrait de jusquiame  }
  Bromure de sodium   } āā 8 gr.
  Hydrate de chloral   }
  Julep simple.......... 120 cc.

2 à 3 cuillerées à café, le soir et la
nuit dans une tasse d'infusion de feuilles
d'oranger (Grasset).

Dans les cas rebelles, recourir à la *suggestion hypnotique*.

**En cas d'anorexie, de tym-
panite et de vomissements** :
Voy. *Anorexie, Tympanite,
Vomissements*.

**En cas de constipation opi-
niâtre** : *isolement*.

Faire garder le lit pendant
15 jours.

Donner une nourriture va-
riée.

**En cas d'aérophagie** : Voy.
*Eructations*.

**En cas de pseudo-angine de
poitrine** : Voy. *Angine de poitrine*.

**En cas de spasme de la
glotte** : Voy. *Laryngite striduleuse, Spasme de la glotte*.

**En cas d'hémorragie** : Voy.
*Hématémèse hystérique*.

**En cas de coxalgie** : Voy.
*Coxalgies*.

## HYSTÉROCÈLE

### (*Hernie de l'utérus gravide*).

*Réduction*.

**Si elle échoue** : *avortement
provoqué, section césarienne
ou ouverture du sac herniaire
et ablation de l'utérus* ou de la
corne utérine gravide, ou du
sac tubaire, ou enfin *dilatation sanglante* du collet du sac
herniaire.

## ICHTYOSE

**Traitement général.**
Administrer l'*huile de foie
de morue*, le *sirop d'iodure de
fer*, l'*arsenic*, le *quinquina*.

Recommander une *cure
thermale* aux eaux de La
Bourboule, Challes, Barèges,
Luchon, St-Gervais, Uriage.

**Traitement local.**
*Savonnages* au savon de
Marseille ou au savon noir.

*Frictions avec un corps
gras* : pommades, crèmes ou
mieux lanoline pure.

℞ Goudron.............. 10 gr.
  Vaseline.............. 100 —

℞ Huile de cade........ 50 gr.
  — d'amandes douces... 100 —

*Lotions* biquotidiennes
avec :

℞ Glycérine parfumée... 100 gr.
  Eau.................. 1000 —

            (Fournier).

Tous les 3 jours, frictions
avec *savon noir mêlé de pierre
ponce*, suivies d'un *grand*

*bain prolongé de son, d'amidon ou de glycérine* (100 gr. de glycérine pour 50 litres d'eau); ou bien, *bains chauds additionnés de 300 grammes de carbonate de soude.*

Recourir à l'*enveloppement avec la toile de caoutchouc*, aux *sudorifiques* (jaborandi, chlor-hydrate de pilocarpine, 2 à 10 milligr.).

OPOTHÉRAPIE : injection d'*orchitine* pendant des mois (Bouffé) et, si l'ichtyose est accompagnée de symptômes de dystrophie thyroïdienne, prescrire le *traitement thyroïdien.*

# ICTÈRES

**BÉNIN** (*catarrhal, infectieux, émotif, simple*).

Prescrire le *régime lacté* : 1 litre et demi de lait dans les 24 heures, par doses de 300 gr. environ ; pour faciliter la digestion du lait, l'*écrémer* et l'additionner de 2 à 3 gr. de *bicarbonate de soude* par litre, ou bien le couper avec une *eau minérale alcaline* (Vichy, Vals).

En cas de diarrhée, faire prendre 6 à 10 gr. de *carbonate de calcium*, ou 3 à 6 gr. de *sous-nitrate de bismuth.*

Ordonner aussi de prendre, 2 ou 3 fois par jour, un verre d'*eau de Vittel* ou une tasse d'*infusion de mélisse* ou de *boldo* (2 gr. de feuilles de boldo par jour, en 2 tasses).

1° ANTISEPSIE INTESTINALE.

Le premier jour, administrer le *calomel* à dose massive (50 cgr. à 1 gr.) ou fractionnée.

℞ Calomel ........ } āā 50 à 80 cgr.
Lactose ........ }

Pour 10 paquets : 1 paquet toutes les demi-heures.

℞ Calomel ............... 30 cgr.
Scammonée.......... 50 —
Sucre de lait.......... 4 —

Pour 10 prises : 1 prise toutes les demi-heures, (enfants).

Puis donner les antiseptiques intestinaux et de préférence l'*acide salicylique* et ses dérivés, le *salicylate de bismuth*, le *salicylate de naphtol* ou *bétol*, le *salol*, le *salacétol* et le *salophène* ; l'*acide benzoïque* et ses sels, enfin le *tanin.*

℞ Bétol ou benzo-
    naphtol...... } āā 10 à 15 cgr.
Salol.......... }

Pour 1 cachet : 6 cachets par jour (Herzen).

℞ Naphtol β ............
Benzonaphtol......... } āā 25 cgr.
Salol............ }

Pour 1 cachet : 3 cachets par jour (Grasset).

℞ Acide salicylique........ 10 cgr.
Benzoate de lithine...... 20 —
Tanin chimiquement pur.. 40 —
Rhubarbe pulvérisée..... 25 —

Pour 1 cachet : 2 cachets par jour (Boix).

℞ Salol pulvérisé......... 1 à 2 gr.
Julep gommeux......... 90 —
Sirop de sucre......... 20 —

1 cuillerée à dessert toutes les 2 heures, (enfants) (Filatow).

Voy. *Antisepsie intestinale.*

2° RÉTABLIR LA PERMÉABILITÉ BILIAIRE :

Prescrire des *purgatifs salins* répétés : sulfate de soude, ou sel de Seignette, ou sel de

Carlsbad à la dose de une cuillerée à café, pris dans un verre d'eau de Vichy, pendant plusieurs jours.

Ou bien :

⩲ Sulfate de soude........ 25 gr.
  Bicarbonate de soude..... 6 —
  Sirop de rhubarbe........ 25 —
  Eau distillée............ 200 —

1 cuillerée à bouche toutes les heures (Frerichs).

⩲ Sulfate de soude........ 20 gr.
  Bicarbonate de soude..... 15 —
  Phosphate de soude....... 10 —

1 cuillerée à café de ce mélange, dans un verre d'eau tiède, 3 fois par jour (Herzen).

Prescrire aussi les *cholagogues* : rhubarbe, cascara sagrada, podophyllin, évonymine, calomel.

⩲ Podophyllin............. 1 cgr.
  Evonymine.............. 5 —
  Extrait de belladone...... 1 —
  Savon médicinal........ Q. S.

Pour 1 pilule : 1 pilule le soir (Huchard).

⩲ Evonymine............. 2 cgr.
  Calomel............... 4 —
  Extrait de cascara...... 10 —

Pour 1 pilule : 2 pilules par jour (Herzen).

Faire prendre tous les matins ou 2 fois par jour, s'il n'y a pas de coliques, de *grands lavements d'eau froide* à 15° ou 18°, que le malade devra garder pendant 5 à 10 minutes.

**En cas de constipation** : employer le *calomel* à dose purgative (40 à 80 cgr.), ou les *purgatifs salins* (sulfate de soude 15 à 25 gr.), ou bien prescrire :

⩲ Racine de rhubarbe.... 2 à 4 gr.
  Faire infuser dans :
  Eau bouillante......... 180 —
  Filtrer et ajouter :
  Bicarbonate de soude.... 10 —
  Sirop de menthe........ 25 —

1 cuillerée à bouche, toutes les 2 heures.

**S'il y a congestion du foie** : Voy. *Congestion du foie.*

**En cas de fièvre** : administrer le *salicylate de soude*, à la dose de 3 à 6 gr. en potion, ou le *salol* aux mêmes doses, en cachets ; mais n'employer ces deux médicaments que si les reins sont indemnes ; dans le cas contraire, prescrire la *quinine.*

**Contre le prurit cutané** : donner les *bromures* ; mettre sur la peau de la *poudre de talc et de dermatol* ; ordonner des *lotions d'eau phéniquée* très chaude à 1 ou 2 p. 100, ou des onctions avec le *glycérolé phéniqué* à 1 p. 60 ; appliquer une *pommade au menthol et à l'acide phénique* ; pratiquer des *badigeonnages de salicylate de méthyle* ; recourir aux grands bains tièdes additionnés de 500 gr. de carbonate de soude.

**Si la vésicule biliaire est très distendue** : Voy. *Hydropisie de la vésicule biliaire.*

*Electrisation* de la vésicule biliaire ; un pôle devant, l'autre derrière ; courant faradique court, mais fort.

**Pendant la grossesse** : Instituer le *traitement habituel de l'ictère bénin.* Combattre l'insuffisance hépatique : régime lacté absolu ; calomel à petites doses ; irrigations intestinales abondantes ; bains chauds.

Lorsque les symptômes acquièrent une certaine gravité, surtout en cas d'albuminurie rebelle ou de vomissements incoercibles : *interrompre la grossesse* (Herzen).

**Pendant la convalescence** : stimuler les fonctions de la

peau par les *bains tièdes*, les *frictions sèches* ou *alcooliques*, les *sudorifiques*.

Augmenter peu à peu le régime alimentaire et prescrire un *régime approprié* : lait, bouillies au lait, œufs, purées de lentilles, de haricots, de pois, pâtes alimentaires, peu de viande. Défendre toutes les boissons alcooliques, jusqu'à guérison complète.

### I. CHRONIQUE.

Ne jamais oublier de rechercher la syphilis et, si l'on a quelques raisons de croire à une lésion syphilitique du foie, ne pas hésiter un instant à prescrire le *traitement spécifique antisyphilitique* (voy. *I. syphilitique*).

*Régime lacté mitigé* : 3 litres de lait par jour, œufs, peu de viande maigre, purées de lentilles, de haricots, de pois, légumes, compotes de fruits.

*Antisepsie intestinale* : salol, 1 gr. 50 cgr. par jour en 5 cachets ; salophène, ichtoforme.

℞ Benzonaphtol............. 25 cgr.
  Bicarbonate de soude . } āā 10 —
  Magnésie........... }

Pour 1 cachet : 6 cachets par jour, ou bien en poudre dans du lait ou de l'eau sucrée (enfants).

De temps en temps, administrer un *purgatif salin* :

℞ Sulfate de soude........... 10 gr.
  Sirop de groseilles........ 40 —
  Eau .................... 60 —

A prendre en une seule fois, le matin à jeun (enfants).

Cure thermale aux eaux de *Vichy, Pougues, Vals.*

Conseiller la *vie au grand air*, les *exercices*.

**Contre les démangeaisons** : faire prendre des *bains de vapeur*, des *bains alcalins*, des *douches chaudes* en pluie ; pratiquer des lotions de *vinaigre aromatique* additionné d'une petite quantité d'*acide phénique*, ou des lotions d'*eau phéniquée très chaude* à 2 p. 100, ou des onctions de *glycérolé d'amidon phéniqué* à 1 p. 60 (voy. *Prurit*), ou bien des lotions de *sublimé* à 1 p. 2 000, de *chloral* à 2 p. 100.

℞ Sublimé.................. }
  Chlorhydrate d'ammo- } āā 30 gr.
    niaque.............. }
  Alcool camphré.......... 30 —
  Eau de laurier-cerise.... 300 —
Pour lotions.

Après les lotions, saupoudrer sans essuyer avec une poudre inerte :

℞ Menthol............... 50 cgr.
  Talc en poudre......... 100 gr.

Conseiller les pulvérisations d'un mélange contenant du *menthol* (voy. *Urticaire*).

Si le prurit persiste, badigeonner le corps, 2 à 3 fois par jour, avec le mélange suivant et poudrer ensuite :

℞ Ichtyol................ 10 gr.
  Alcool.............. } āā 50 —
  Éther sulfurique...... }

Ou bien :

℞ Chloroforme............ 20 gr.
  Glycérine.............. 60 —
(Poudrer ensuite).

Si ces médications échouent, recourir aux injections sous-cutanées de *morphine* (1/2 à 1 cgr.).

S'il existe des lésions de

grattage, faire l'*emmaillotement humide* avec des compresses imbibées d'eau bouillante, de tilleul, de guimauve, entourées de taffetas gommé et renouvelées toutes les 3 ou 4 heures.

**Si l'ictère est dû à l'arrêt d'un calcul** : pratiquer, après insuccès du traitement médical, la *laparotomie*, suivie de *l'ablation du calcul*.

Ne pas intervenir hâtivement, user d'une grande patience, tant que l'état général du malade est bon, que le cœur reste énergique, qu'il n'y a pas d'accès de fièvre ; dans le cas contraire, recourir immédiatement à l'intervention chirurgicale.

Voy. *Hydropisie de la vésicule biliaire, Lithiase biliaire*.

**En cas de tumeur du pancréas** (cancer de la tête du pancréas) : recourir à la *cholécystentérostomie*.

**I. GRAVE** (*I. infectieux, malin, typhoïde, essentiel hémorragique. Fièvre jaune, nostras. Insuffisance hépatique*).

*Régime lacté absolu* (lait écrémé, képhir) ; *boissons abondantes* (eaux minérales légèrement alcalines), *tisanes diurétiques* (chiendent nitré, queue de cerises).

*Lactose* ; mais théobromine avec prudence.

**Contre l'invasion microbienne** : donner le *calomel*, à la dose de 2 cgr., tous les matins, ou les *antiseptiques intestinaux* (voy. *I. bénin*).

Redouter le passage du mercure, du naphtol ou de l'acide salicylique sur l'épi-

thélium rénal déjà profondément altéré et employer de préférence comme antiseptique intestinal le *tanin*, à la dose de 50 cgr. à 1 gr. 50 par jour, associé à la lactose dans des cachets ou délité dans de l'eau fortement lactosée (Boix).

℞. Benzonaphtol............ )
   Salicylate de magnésie } āā 10 cgr.
   Tanin............... )

Pour 1 paquet : prendre 1 paquet toutes les 2 heures avec un peu d'eau lactosée (Herzen).

**En cas de syphilis** : recourir aux *frictions mercurielles* et à l'*iodure de potassium*, à hautes doses.

**A la période d'état** : favoriser la sécrétion biliaire, assurer l'antisepsie gastro-intestinale et enrayer, autant que possible, les phénomènes toxiques par l'administration de *purgatifs salins* ou *d'huile de ricin* à la dose de 10 à 15 gr. et par de *grands lavements frais* de Krull pris tous les matins.

Suppléer à la dyshépatie rapidement progressive par l'*opothérapie hépatique* : 100 gr. de foie de porc pulpé dans un peu d'eau.

**Contre la fièvre** : administrer la *quinine* à doses moyennes, ou l'*acide salicylique* (1 à 2 gr.), ou les combinaisons salicylées : *salicylate de soude* (3 à 6 gr.).

Recourir de préférence aux *enveloppements dans des draps mouillés* ou aux grands *bains frais* de 28° à 30°, de 10 minutes à 1/4 d'heure de durée, donnés toutes les 3 ou 4 heures.

En outre, favoriser l'oxydation des substances azotées par l'administration de l'*acide benzoïque* et de ses combinaisons : benzoate de soude et mieux *benzoate de lithine* à la dose de 1 à 2 gr. par jour en potion.

℞ Benzoate de soude........ 2 gr.
    Eau de fleurs d'oranger.... 20 —
    — de tilleul......... 80 —
    Sirop de térébenthine....... 40 —
    1 cuillerée à bouche toutes les 2 heures.

Conseiller aussi l'administration d'*essence de térébenthine ozonisée*, soit en ingestion, soit en injections hypodermiques et les *inhalations d'oxygène*.

**En cas d'auto-intoxication profonde et de phénomènes nerveux graves** : continuer le *régime lacté absolu* ; ordonner les *tisanes diurétiques*, la *lactose* et la *théobromine* à petites doses (le rein est la sauvegarde) pour favoriser la diurèse et activer ainsi la fonction de suppléance du rein. Donner des *grands lavements* évacuants, matin et soir, et suivis à une heure d'intervalle d'un *lavement d'eau salée* à 7 p. 1 000, à la dose de 250 gr. (qui devra être gardé); prescrire des *bains tièdes* ou *frais* ; pratiquer des injections sous-cutanées de *sérum artificiel* (chlorure de sodium en solution à 7 p. 1 000), à la dose de 100 à 300 cmc., répétées 2 à 3 fois dans les 24 heures, si besoin.

**En cas d'hémorragies** : administrer des *boissons acides* (limonade citrique ou sulfurique), prescrire, en outre, le *tanin*, le *perchlorure de fer*,

l'*ergotine* ou l'*hydrastis canadensis* ou le *chlorhydrate d'hydrastinine* (10 cgr. en injection hypodermique, 2 et 3 fois par jour), et la *gélatine* ou le *chlorure de calcium*.

℞ Perchlorure de fer........ 1 gr.
    Limonade chlorhydrique.. 200 —
    Par gorgées dans la journée (Cardarelli).

℞ Chlorure de calcium...... 4 gr.
    Ergotine............ 2 à 3 —
    Eau............... 120 —
    Sirop de quinquina..... 30 —
    1 cuillerée à bouche toutes les heures (Herzen).

Pratiquer des injections sous-cutanées de *sérum normal* (voy. *Hémophilie*).

**Contre les lipothymies fréquentes** : prescrire la *spartéine* ou la *caféine*.

**Contre l'adynamie** : administrer les *toniques* et les *stimulants* (extrait de quinquina alcool, éther); pratiquer des *frictions sèches* ou *aromatiques*.

℞ Extrait aqueux de quinquina. 4 gr.
    Alcoolat de cannelle....... 10 —
    Sirop de menthe....... )
    — d'éther....... ) āā 20 —
    Eau de tilleul........... 120 —
    1 cuillerée à soupe toutes les 2 heures.

Recourir aux injections de *sérum artificiel*.

Voy. *Fièvre intermittente hépatique, Lithiase biliaire*.

**I. DES NOUVEAU-NÉS.**

Régler l'allaitement (voy. *Allaitement*) et combattre la faiblesse congénitale (voy. *Faiblesse congénitale*).

*Bains tièdes*, 2 fois par jour.

Donner après chaque tétée quelques gouttes d'*eau de*

*chaux*, d'eau de *Vichy* ou de *Vals*.

*Frictions* sur l'hypocondre droit avec :

℞ Bicarbonate de soude...... 5 gr.
  Iodure de potassium....... 2 —
  Vaseline................ 20 —
  Lanoline................ 10 —

(Comby).

**En cas de constipation :** administrer l'*huile d'amandes douces*, à la dose de 1 cuillerée à café, prise le matin à jeun ; *lavements* d'eau bouillie tiède.

**En cas de syphilis du foie :** *traitement spécifique :* frictions mercurielles, continuées pendant 3 semaines, bains de sublimé, 1 gr. par bain ; puis, iodure de potassium, à la dose de 50 cgr. par jour, en 2 fois.

Voy. *Syphilis*.

**I. BRONZÉ HÉMATURIQUE** (*maladie de Winckel*).

Mettre l'enfant dans la *couveuse*, le *gaver*, lui faire inhaler de l'*oxygène*.

Voy. *Faiblesse congénitale*.

**I. SYPHILITIQUE.**

**Période secondaire :** *traitement antisyphilitique mixte :* protoiodure d'hydrargyre 5 à 8 cgr. par jour, en pilules, ou mieux biiodure d'hydrargyre en injections intra-musculaires, à la dose de 1 cgr. par jour, pendant 15 jours, suivis d'un repos de 3 à 4 semaines et d'une nouvelle série d'injections ; iodure de potassium, 3 à 4 gr. par jour.

℞ Biiodure de mercure.. 5 à 10 cgr.
  Iodure de potassium.. 20 gr.
  Eau distillée........ 300 —

2 cuillerées à bouche par jour, prises avec la quantité totale de lait (2 litres) que le malade ingère dans la journée (Herzen).

Employer aussi les injections d'*atoxyl* : 25 cgr. tous les 2 jours, pendant 15 à 20 jours.

*Laxatifs légers. Régime approprié.*

**Période tertiaire :** injections huileuses ou aqueuses de *biiodure de mercure* à la dose de 6 à 10 mgr. par jour et pendant 15 à 20 jours consécutifs ou bien *frictions mercurielles* (4 gr. d'onguent gris, par jour) et *iodure de potassium*, à la dose de 4 gr. par jour.

Voy. *Syphilis*.

## ICTUS LARYNGÉ

Donner les *bromures alcalins*, l'*opium*, la *belladone*.

Administrer l'*antipyrine*, à la dose de 3 gr. dans les 24 heures.

Pratiquer, au besoin, la résection de la luette, l'*extirpation* de polypes du nez ou du larynx.

Voy. *Ataxie locomotrice, Coqueluche, Épilepsie*.

# IDIOTIE

**En cas de microcéphalie :** recourir à la *craniotomie* (Lannelongue).

**En cas d'absence du corps thyroïde :** prescrire l'*opothérapie thyroïdienne* (injections de suc thyroïdien, ingestion de thyroïdine ou de thyroïde fraîche).

Traitement, dans des maisons spéciales, par les *méthodes pédagogiques de Bourneville*.

Voy. *Enfants arriérés ou retardataires*.

# ILÉUS

Voy. *Occlusion intestinale*.

# IMPALUDISME

Voy. *Fièvres intermittentes*.

# IMPERFORATIONS

### I. DE L'ANUS.

**En cas de simple accolement des bords de l'anus :** *détruire l'adhérence* avec la sonde cannelée.

**S'il existe un opercule cutané,** permettant d'apercevoir le méconium par transparence, *inciser*.

**Si la région anale n'offre aucune saillie :** recourir à une *opération en règle* ; incision couche par couche sur la ligne médiane, chercher au fond de la plaie une tumeur saillante et fluctuante.

Si on la trouve, l'inciser, puis saisir chaque lèvre de la plaie avec une pince et, l'intestin vidé, suturer à la peau.

Si on ne trouve pas l'ampoule rectale, pratiquer un anus artificiel (Tillaux).

### I. DE L'HYMEN.

Voy. *Atrésies génitales chez la femme, Hématocolpos*.

# IMPÉTIGO

TRAITEMENT GÉNÉRAL.

Donner l'*huile de foie de morue*, le *sirop iodo-tannique*, le *sirop d'iodure de fer*, l'*arsenic*, le *cacodylate de soude* ou la *liqueur de Donavan* :

| | |
|---|---|
| ℞ Iodure d'arsenic......... | 20 cgr. |
| Biiodure de mercure..... | 40 — |
| Iodure de potassium..... | 4 gr. |
| Eau distillée............ | 125 — |

*Doses :* de 1 à 3 ans, V à X gouttes, progressivement, 2 fois par jour, aux repas, de 4 à 10 ans, X à XV gouttes progressivement, 2 fois par jour, aux repas.

Éviter l'usage des substances acides.

Administrer des *purgatifs répétés.*

TRAITEMENT LOCAL.

*Nettoyer les lésions* : faire tomber les croûtes avec des *cataplasmes de fécule refroidis*, ou avec des *compresses humides* sous taffetas gommé, ou avec des *pulvérisations tièdes* ; ouvrir les phlyctènes, abraser leur enveloppe et en récliner les bords.

**Une fois les croûtes tombées**, si l'élément inflammatoire domine, continuer l'usage des émollients : *compresses d'eau légèrement boriquée* ; dans le cas contraire, enduire la surface mise à nu avec une pommade antiseptique faible :

℞ Acide borique, salol.... 3 gr.
Glycérolé d'amidon ou
vaseline................ 30 —

℞ Acide salicylique....... 1 gr.
Précipité jaune........ 1 — 50
Huile de bouleau blanc.. 4 —
Vaseline..............  }
Lanoline..............  } āā 50 —

(Morel-Lavallée).

℞ Acétate de plomb....... 1 gr.
Acide salicylique...... 2 —
Oxyde de zinc......... 20 —
Axonge................  }
Vaseline.............. } āā 50 —

Appliquer matin et soir.

**Après résolution de toute inflammation :**

℞ Acide borique.......... 1 gr.
Onguent de Vigo....... 5 —
Vaseline.............. 30 —

**Chez les scrofuleux** : insister sur le *traitement général de la scrofule*, administrer les médicaments indiqués à : Traitement général.

Faire tomber les croûtes par les moyens précédemment indiqués, puis, si les pommades à l'acide borique, au salol, à l'oxyde de zinc restent inefficaces, appliquer l'*emplâtre rouge de Vidal* :

℞ Minium............... 2 gr. 50
Cinabre............... 1 —
Emplâtre de diachylon.. 20 —

(Vidal).

Renouveler le pansement tous les jours, en faisant, avant chaque pansement, une *lotion avec une solution d'alcool camphré*.

Prescrire aussi la pommade au *précipité jaune* à 1 p. 50 et à 1 p. 20, si les téguments sont peu irritables.

℞ Précipité blanc......  }
Oxyde de zinc........  } āā 2 gr.
Vaseline.............. 30 —

(Sevestre).

**Dans les cas rebelles** : employer l'*huile de cade* ; pratiquer des badigeonnages des surfaces malades avec une solution de *nitrate d'argent* à 1 p. 10.

℞ Huile de cade......... 1 à 3 gr.
Oxyde jaune d'hydrargyre. 75 cgr.
Cérat sans eau........ 20 gr.

(Brocq).

*Cures thermales* à Uriage.

# IMPUISSANCE

Voy. *Anaphrodisie, Neurasthénie génitale.*

# INAPPÉTENCE

*Voy. Anorexie, Cancer de l'estomac,
Dyspepsies, Embarras gastrique, Gastrite chronique.*

# INCARCÉRATION DU PLACENTA

*Antisepsie* et *attendre* pendant 12 à 24 heures, s'il n'y a pas d'hémorragie ; dans le cas contraire, pratiquer la *délivrance artificielle* : anesthésie profonde ; appliquer une main sur l'abdomen pour soutenir le fond de l'utérus et essayer avec l'autre de pénétrer dans la matrice en prenant comme guide le cordon qui pend hors de la vulve. Introduire successivement tous les doigts jusqu'à ce qu'on atteigne le placenta et le décoller soit avec le bord cubital, soit avec la pulpe digitale. Si, pendant qu'on manœuvre avec beaucoup de ménagements, une contraction utérine survenait, mettre la main à plat.

Lorsque, après plusieurs tentatives espacées, et patiemment soutenues, on ne parvient pas jusqu'au placenta, tenter la dilatation mécanique de l'orifice utérin à l'aide des sacs hydrostatiques de Barnes.

En cas d'insuccès, faire des injections vaginales et intra-utérines de sublimé à 1 p. 5.000 et après quelques heures (12 heures) faire une nouvelle tentative pour délivrer la malade.

Voy. *Avortement, Hémorragies de la délivrance.*

**En cas de putréfaction** du **délivre** : Voy. *Fièvre puerpérale.*

Au début des accidents septiques, pratiquer, dans certains cas, l'*opération de Porro* (voy. *Fièvre puerpérale* : traitement chirurgical).

# INCONTINENCE D'URINE

**I. D'URINE CHEZ LA FEMME.**

**En cas de prolapsus génital** : *Intervention chirurgicale* (colpopérinéorraphie, colporraphie, opération d'Alexander, hystéropexie abdominale, hystérectomie).

**En cas d'incontinence d'origine urétrale, due à la dilatation de l'urètre** : ne pas recourir aux opérations sanglantes. Se borner à pratiquer l'*électrisation*, le *massage*, et à employer les injections de *strychnine*, les *douches froides*.

Employer également le *pessaire de Dumontpallier* (pourvu qu'il exerce une certaine pression sur l'urètre).

**Si l'incontinence est consécutive à un accouchement et lorsqu'il y a de l'insuffi-**

sance musculaire de l'urètre ou défaut de tonicité : pratiquer la *colporraphie* de la paroi urétro-vaginale.

Si l'incontinence est due à une modification de l'urètre lui-même dans sa longueur, dans sa courbure, dans son épaisseur : recourir aux opérations ayant pour but de remédier à l'une ou l'autre de ces défectuosités (resserrement de l'urètre par torsion, par plicature (Labadie-Lagrave et Legueu).

**D'URINE CHEZ L'HOMME.**

**Chez les rétrécis** (incontinence diurne cessant par le décubitus horizontal) : supprimer l'obstacle urétral.

**Chez les prostatiques** (incontinence nocturne au début) : lutter contre la stagnation urinaire.

Voy. *Hypertrophie de la prostate.*

**D'URINE ESSENTIELLE CHEZ LES ENFANTS.**

Traitement de l'onanisme, de la vulvo-vaginite, des oxyures, du phimosis, des adhérences balano-préputiales, de l'hypertrophie de l'amygdale pharyngée.

Recommander la *sobriété* rationner *les liquides*, surtout le soir.

Traiter l'anémie, le lymphatisme et surtout le nervosisme, par l'*hydrothérapie mitigée*.

Combattre la diathèse urique par les *alcalins*.

Ne pas réprimander, ni brutaliser l'enfant.

*Cures thermales* à Salins, Challes, Briscoues.

Coucher l'enfant, pendant un mois, le *siège relevé par un coussin*, de préférence sur un *lit dur*.

*Procurer au malade quelques nuits sèches*, en le réveillant pour uriner, à l'heure où le besoin d'uriner devrait se faire sentir, ou en obturant au moment du coucher l'orifice préputial avec du *collodion* ; ou bien, en diminuant la profondeur du sommeil par du *café*, du *thé* pris le soir en petite quantité et en exagérant la sensibilité de l'urètre par de *simples sondages* ou de *légères cautérisations*, faites au niveau de la portion membraneuse : instiller V gouttes d'une solution de nitrate d'argent à 1 p. 150.

Ou encore, recourir au traitement par le *cordon anti-somnambulique* : prendre un lacet de 2 mètres de longueur, l'attacher par une de ses extrémités à la main gauche du sujet, faire sortir le cordon par la partie antérieure du lit ; attacher à son autre extrémité un sac contenant 50 gr. de sable sec, pour obtenir une légère traction. Si l'incontinence se reproduit, placer, le lendemain, 100 gr. de sable dans le sac, et même plus, s'il le faut, pendant les jours suivants.

Une fois la traction suffisante pour réveiller le malade quand il doit uriner, continuer son application pendant quelques jours, diminuer ensuite progressivement la force de traction.

Enfin, pratiquer la *dilatation progressive de la vessie à l'aide d'injections dans la* vessie de solution boriquée, à 3 p. 100 à la dose de 200 à 600 cc. (Sims, Haren).

**Quand la cause est d'origine psychique** (cas le plus fréquent), chez les enfants nerveux et hystériques présentant de l'irritabilité vésicale : recourir au *traitement hygiénique et psychothérapique de l'hystérie*.

Pratiquer la *suggestion à l'état de veille*, à l'aide de simples sondages de l'urètre, avoir recours à l'*électrisation externe* de la région vésicale (courants galvaniques ou faradiques, un pôle au périnée, l'autre sur l'hypogastre); faire des *injections épidurales de sérum artificiel* à la dose de 5, 10 et 15 cc. (Albarran et Cathelin), ou des *injections de sérum artificiel dans la loge rétro-rectale* à la dose de 100 à 150 cc. (Jaboulay).

Prescrire le *bromure de potassium*, ou de *camphre*, la *belladone*, la *jusquiame*, le *castoreum* et les différents *valérianates*.

℞ Bromure de potassium.  10 gr.
 Teinture de belladone.  1 — 50
 Eau distillée........ |
 Sirop d'écorces d'o- } āā 200 —
 ranges amères... |

3 cuillerées à bouche par jour (Herzen).

℞ Extrait de belladone... |
 Poudre de belladone. } āā 1 cgr.
 Glycérine............ Q. S.

Pour 1 pilule : prendre progressivement de 1 à 5 pilules par jour.

℞ Extrait de belladone.....  5 cgr.
 Camphre............ |
 Castoréum .......... } āā 1 gr.

Pour 10 pilules : une tous les soirs (Fauvel).

Ou bien donner l'*atropine*,

en granules de 1/4 à 1/2 mgr. donnés le soir, jusqu'à 1 1/2 et 2 mgr., après 8 ans.

Essayer l'*extrait fluide de rhus aromatica*, à la dose de V à XX gouttes, 4 fois par jour.

**En cas d'atonie du sphincter** : prescrire la *noix vomique*, la *strychnine*, l'*ergotine*.

℞ Extrait de noix vomique..  20 cgr.
 Oxyde noir de fer..... |
 Poudre de quassia..... } āā 3 gr.
 Sirop d'absinthe........  Q. S.

Pour 20 pilules : 1 à 3 par jour (Grisolle).

℞ Teinture de noix vomique. |
 — de rhus aromatica } āā 5 gr.

V à X gouttes, le soir en se couchant.

℞ Sulfate de strychnine....  1 cgr.
 Eau ...................  8 gr.
 Sirop simple.... Q. S. p. 200 cc.

2 à 8 cuillerées à café par jour, selon l'âge. (En cas d'empoisonnement par la strychnine, donner à l'enfant du café noir.)

Essayer l'*ergotine*, à la dose de 20 à 30 cgr. par jour :

℞ Ergotine ...............  10 cgr.
 Poudre de fève de Saint-
 Ignace...............  5 —

Pour une pilule : une matin et soir (Picard).

Recourir à l'*électrisation interne* : introduire dans l'urètre une boule métallique, aller jusque dans la vessie et la retirer ensuite de la quantité nécessaire pour amener son talon au niveau de la portion membraneuse. Accrocher à la sonde le fil conducteur d'une petite pile à induction et appliquer, au-dessus du pubis, le pôle positif. Le courant doit être assez faible et les intermittences pas trop rapprochées. Durée des séances, 2 à 5 minutes (Guyon).

Pratiquer le *massage* : mettre le patient dans la position de la taille, introduire le doigt dans le rectum et masser le col de la vessie à cinq ou six reprises.

## INDIGESTION

Administrer un *vomitif* (ipéca 1 gr. chez l'adulte, 30 à 50 cgr. chez l'enfant), et faire boire quelques gorgées d'une *tisane chaude* pour favoriser les vomisements.

**En cas de vomissements spontanés** : donner une *infusion chaude* (tilleul, camomille et après la cessation des vomissements, prescrire une *potion stimulante* (acétate d'ammoniaque, teinture de cannelle, éther).

**S'il est écoulé plus de 4 heures après le repas** : administrer un *purgatif* (huile de ricin, sulfate de soude, calomel et scammonée).

Appliquer des *cataplasmes chauds de farine de lin* sur le ventre.

Alimenter le malade, pendant 24 heures, exclusivement avec du *bouillon dégraissé* et du *lait écrémé*.

**En cas de selles fétides** : recourir à l'*antisepsie intestinale* (benzonaphtol, ichtoforme, 2 à 4 gr. ; ichtalbine, 1 à 2 gr. en cachets).

Voy. *Embarras gastrique*.

## INERTIE UTÉRINE

Voy. *Accouchement, Hémorragies de la délivrance*.

## INFANTILISME

*Rechercher et traiter la maladie primordiale* : syphilis, tuberculose, malaria, alcoolisme des parents, myxœdème, maladie congénitale du cœur, entérite chronique, etc.

Combattre l'hypothyroïdie congénitale ou acquise (primaire ou secondaire).

Administrer les *toniques*, conseiller l'*hydrothérapie*.

Voy. *Enfants arriérés ou retardataires*.

## INFARCTUS

I. CÉRÉBRAL.

Voy. *Apoplexie, Ramollissement cérébral*.

I. PULMONAIRE.

Voy. *Apoplexie pulmonaire*.

I. URIQUES.

Voy. *Lithiase rénale*.

## INFECTIONS

### I. CUTANÉE, GASTRO-INTESTINALE, PUERPÉRALE, etc.

Voy. *Choléra, Diarrhées, Erysipèle, Fièvre puerpérale, Fièvre typhoïde,* etc..., au nom de chaque maladie particulière.

### I. OMBILICALES (chez le nouveau-né).

Faire l'*excision* du moignon ombilical, lorsqu'il est encore en place, au ras de la peau, après avoir placé un fil à ligature tout contre le manchon cutané ; puis faire le nettoyage de la plaie ombilicale avec un peu de coton imbibé de *permanganate de potasse* à 1 p. 2 000, d'*eau oxygénée*, d'*eau boriquée* à 4 p. 100.

*Pansement aseptique* (gaze stérilisée), *pommades* à l'acide borique ou au salol.

Pas de sublimé, d'acide phénique, d'iodoforme.

Même traitement si la plaie ombilicale, après la chute spontanée du moignon, est suppurante ou fétide.

**En cas de granulome** : cautérisation au *nitrate d'argent.*

Voy. *Végétations de l'ombilic chez les nouveau-nés.*

**En cas d'érysipèle** : Voy. *Erysipèle chez les nouveau-nés.*

### I. SECONDAIRES AU COURS DE LA DIPHTÉRIE, DES FIÈVRES ÉRUPTIVES.

Voy. *Diphtérie associée, Rougeole, Scarlatine.*

## INFILTRATION D'URINE

Voy. *Abcès urineux, Fièvre urineuse.*

## INFLUENZA

Voy. *Grippe.*

## INSERTION VICIEUSE DU PLACENTA

Voy. *Hémorragies puerpérales, Placenta prævia.*

## INSOLATION

Voy. *Coup de soleil.*

## INSOMNIE

*Traiter la cause* : troubles digestifs, nervosisme, neurasthénie, alcoolisme chronique, douleur (névralgie, dent cariée, panaris, phlegmon, traumatismes, etc.), affections prurigineuses, fièvre, congestion cérébrale passive, troubles de réfraction oculaire, diabète, goutte, artériosclérose, urémie, syphilis.

Au besoin, donner les *hypnotiques* : bromures alcalins, chanvre indien, chloral, hydrate d'amylène, codéine, dormiol, hypnal, hypnone, jusquiame, lactucarium, morphine, opium, paraldéhyde, somnol, sulfonal, trional, uréthane, hédonal, véronal, bromidia.

**I. DES ENFANTS.**

*Bains de tilleul* le soir, *lotions* le matin.

Combattre la suralimentation et la constipation ; au besoin, lavage d'intestin quotidien.

Prescrire les *bromures* à la dose de 20 cgr. à 1 gr. par année d'âge, ou bien donner l'*hydrate de chloral*, par voie gastrique, à la dose de 5 cgr. par année d'âge, ou aux doses suivantes :

| | |
|---|---|
| 1 à 6 mois..... | 5 à 20 cgr. par jour. |
| 6 mois à 1 an.. | 20 à 30 — — |
| 1 à 2 ans..... | 30 à 60 — — |
| 2 à 6 ans..... | 60 cgr. à 1 gr. — |
| 6 à 12 ans..... | 1 à 2 gr. |

Employer ce même médicament par voie rectale aux doses de :

| | |
|---|---|
| A 1 an.............. | 40 cgr. |
| A 2 — | 75 — |
| A 3 — | 1 gr. |
| A 5 — | 1 — 50 |
| A 10 — | 2 — 50 |
| A 15 — | 3 — |

Prescrire le lavement suivant :

℞ Antipyrine.......... } aa 20 cgr.
Hydrate de chloral.... }

Bromure de potassium...... 50 cgr.
Eau de laitue............. 60 gr.
Jaune d'œuf............... n° 1.

Ordonner la *codéine*, sous forme de sirop à la dose de 2 gr. par année d'âge.

Administrer l'*uréthane* à la dose de 10 cgr., par année d'âge.

℞ Uréthane.............. 1 gr.
  Sirop de fleurs d'oranger.. 20 —
  Eau distillée.......... 30 —

1 cuillerée à café toutes les 1/2 heures (3 à 5 ans) (Demme).

Donner le *sulfonal* en cachets ou avec de la confiture, suivi de l'ingestion d'une tasse d'infusion de tilleul très chaude, aux doses suivantes :

| | |
|---|---|
| Jusqu'à 3 ans.. | abstention. |
| De 3 à 5 ans.. | 10 à 25 cgr. par jour. |
| De 5 à 10 ans.. | 25 à 50 — — |

ou le *trional*, aux doses de :

| | |
|---|---|
| De 15 mois à 3 ans. | 10 à 35 cgr. par jour. |
| De 3 à 5 ans..... | 35 à 50 — — |
| De 5 à 10 ans.... | 50 cgr. à 1 gr. — |

℞ Trional.............. 20 cgr.
  Looch huileux du Codex.. 50 gr.
  Pour 1 lavement.

Employer le *dormiol* en lavements :

℞ Dormiol......... 50 cgr. à 1 gr.
  Lait chaud........ 60 cc.

Agiter : pour un lavement, enfant de 10 à 15 ans (Herzen).

**I. DES ADULTES.**

Faire prendre le soir, avant le dîner, un *grand bain de tilleul* (500 gr.), d'une durée de trois quarts d'heure, à 36°. Repas léger, sans vin, ni bière, ni café.

Se coucher 3 heures après le dîner et prendre :

℞ Hydrate de chloral.....     2 gr. 50
  Bromure de sodium....       4 —
  Sirop de codéine.......     60 —
  Eau de laurier-cerise..     4 —
  — de tilleul.........       80 —

1 cuillerée à soupe toutes les heures, jusqu'à effet (Charcot).

℞ Bromure de potassium ) āā 10 gr.
  Hydrate de chloral.. )
  Extrait de chanvre in-
    dien ............. ) āā 10 cgr.
  Extrait de jusquiame. )
  Eau distillée.........     150 gr.

1 cuillerée à soupe, le soir, dans une tasse d'infusion de feuilles d'oranger (Grasset).

℞ Hydrate d'amylène.....     2 à 4 gr.
  Eau distillée.........     60 —
  Sirop de fleurs d'oranger.     25 —

A prendre, en 1 fois, le soir (Herzen).

℞ Sulfonal..............     75 cgr.
  Bicarbonate de soude....     25 —

Pour 1 cachet : prendre 2 à 3 cachets dans la soirée, de 1/2 en 1/2 heure, dans une tasse d'infusion de tilleul chaude.

℞ Sulfonal..............     75 cgr.
  Opium brut............     2 —

Pour 1 cachet : 2 cachets dans la soirée, boire après chaque cachet une tasse d'une infusion chaude ou un grog léger.

℞ Trional...............     1 gr.

Pour 1 cachet : 1 à 2 cachets dans la soirée.

Quand l'insomnie est accompagnée d'anxiété et d'énervement, donner :

℞ Trional...............     1 gr.
  Chlorhydrate d'héroïne...     5 mgr.

Pour 1 cachet : à prendre une heure avant le coucher.

Le sulfonal et le trional sont en général inefficaces contre les douleurs violentes chez les cardiaques et chez les brightiques.

Ou bien donner contre les états anxieux de légères doses de *codéine associée à l'éther* :

℞ Sirop de codéine........     60 gr.
  Ether sulfurique.........     5 —
  Hydrolat de valériane.....     60 —

Une cuillerée à soupe au coucher, prise dans un peu d'eau.

℞ Chloralose..........     20 à 25 cgr.

Pour 1 cachet : 2 cachets pris à une heure d'intervalle (Richet).

Le chloralose ne doit pas être administré chez les névropathes, il est par contre bien toléré par les cardiaques.

℞ Véronal...........     30 à 60 cgr.

Pour 1 cachet, à prendre le soir, avec une boisson chaude.

℞ Hypnal................     2 gr.
  Sirop de groseilles........     40 —
  Eau distillée............     80 —

A prendre en 2 fois (Debove).

℞ Hypnal................     1 gr.

Pour 1 cachet : 1 à 2 le soir à une heure d'intervalle.

℞ Hypnone......     VI à VIII gouttes.
  Glycérine......     2 gr.
  Looch blanc....     40 —

A prendre en 1 fois (contre-indiqué dans les affections cardiaques) (G. Paul).

℞ Paraldéhyde..........     2 à 3 gr.
  Eau de fleurs d'oranger. ) āā 30 gr.
  — de menthe........ )
  Sirop simple..........     25 —

A prendre en 2 fois à 1/4 d'heure d'intervalle (Audhoui).

La paraldéhyde est contre-indiquée dans les affections de l'appareil respiratoire.

℞ Paraldéhyde............     15 gr.
  Teinture de vanille.......     3 —
  Eau distillée...........     250 —

1 cuillerée à bouche (1 gr.), dans un grog au kirsch ; jusqu'à 3 à 4 cuillerées à 1/2 heure d'intervalle (Dujardin-Beaumetz).

℞ Somnol..............     2 gr.
  Eau..................     40 —
  Sirop de groseille........     20 —

A prendre en une fois (Debove).

℞ Dormiol..................... 10 gr.
  Potion gommieuse............. 120 —
  Sirop d'écorces d'oranges
      amères................... 20 —

1 ou 2 cuillerées à bouche dans la soirée (Frieser).

℞ Uréthane............... 1 gr. 50 à 3 gr.

Pour 1 poudre, à prendre le soir dans un verre d'eau sucrée.

℞ Uréthane.................. 3 à 4 gr.
  Eau distillée............... 40 —
  Sirop de fleurs d'oranger. 15 —

A prendre en une fois le soir (Huchard).

℞ Uréthane.................. 20 gr.
  Eau distillée............... 100 —

3 à 4 cuillerées à café, le soir, dans une tasse d'infusion de feuilles d'oranger (Huchard).

℞ Hédonal.................... 1 gr.

Pour 1 cachet : 1 à 3 cachets le soir.

℞ Extrait thébaïque............ 5 cgr.
      — de belladone........ 1 —
      — de jusquiame........ 2 —

Pour 1 pilule : à prendre le soir (Grasset).

*Lavements :*

℞ Hydrate de chloral....... 2 à 5 gr.
  Eau...................... 50 —

A ajouter à 1 verre de lait, dans lequel on battra un jaune d'œuf (Dujardin-Beaumetz).

℞ Paraldéhyde............... 2 à 4 gr.
  Jaune d'œuf............... n° 1
  Eau de guimauve.......... 120 gr.

Pour 1 lavement (Kéraval).

℞ Huile d'amandes
      douces............. 10 à 20 gr.
  Trional............. 50 cgr. à 1 gr.
  Jaune d'œuf............... n° 1.
  Eau..................... 150 gr.

Pour 1 lavement.

℞ Hydrate d'amylène..... 3 à 5 gr.
  Gomme arabique........ Q. S.
  Eau..................... 200 gr.

Pour 1 lavement.

**Chez les cardiaques :** En cas d'affection mitrale à la période troublée, avec congestion passive du cerveau, prescrire la *digitale*, la *caféine* ou le *sulfate de spartéine*.

Contre l'insomnie, donner les *bromures* ; au besoin, administrer l'*uréthane*, l'*hédonal* et la *paraldéhyde*.

En cas d'affection aortique ou d'artériosclérose, préférer la *morphine* (1/2 cgr.) et ordonner le *régime lacté*.

℞ Chlorhydrate de morphine. 5 cgr.
  Iodure de potassium...... 2 gr.
  Sirop d'écorces d'oranges
      amères............... 150 gr.

1 à 2 cuillerées à soupe (Lemoine).

Voy. *Anémie cérébrale* et *Congestion cérébrale.*

**Chez les névropathes :** Recourir au *maillot humide*, à l'*enveloppement dans le drap mouillé*, aux *grands bains tièdes prolongés* (1 heure à 1 heure et demie), ou bien prescrire les *demi-bains calmants* : immersion dans une baignoire, l'eau arrivant à peu près à mi-corps.

Débuter par un bain à la température de 32° à 34°. Pendant l'immersion, dont la durée est en moyenne de 5 à 10 minutes au plus, abaisser insensiblement la température de l'eau jusqu'à 30° et 25°. Lorsque, au bout de 2 ou 3 jours, le malade s'est accoutumé à ce refroidissement graduel, lui prescrire le demi-bain de 28° à 24°, puis de 26° à 22° et enfin même de 22° à 18°, mais ne jamais descendre au-dessous de 16°. Aussitôt que le malade est entré dans la baignoire, le doucheur doit lui verser sur la tête, sur le dos et la poitrine, de l'eau à la température de celle du bain, et le frictionner légèrement le long du dos et à la nuque.

Pendant ce temps, le sujet se frictionne lui-même la poitrine et les jambes, ou cette friction est faite par un second aide. Le bain terminé et la baignoire vidée, verser lentement sur le corps du baigneur 2 ou 3 baquets d'eau, l'eau étant à 2° au-dessous de la température du bain ; c'est l'affusion calmante, après le demi-bain.

Voy. *Neurasthénie.*

Dans les cas rebelles, recourir à la *suggestion hypnotique.*

**En cas d'insomnie et de délire :** Voy. *Délires.*

**En cas d'insomnie rebelle avec agitation maniacale :**

℞ Chlorhydrate d'hyoscine... 5 cgr.
Eau distillée de laurier-cerise.................. 2 gr.
Eau distillée. ............. 25 —

Injecter une demi-seringue de Pravaz (Magnan).

Voy. *Agitation.*

## INSUFFISANCES FONCTIONNELLES

### I. CARDIAQUE.

Voy. *Artériosclérose, Asystolie, Dilatation du myocarde, Grippe* (forme cardiaque), *Insuffisances et Rétrécissements valvulaires* (période d'hyposystolie), *Myocardites, Péricardites.*

### I. HÉPATIQUE.

Voy. *Diabète, Eclampsie, Ictère grave.*

### I. OVARIENNE.

Voy. *Aménorrhée, Chlorose, Ménopause.*

### I. RÉNALE.

Voy. *Néphrite interstitielle des artérioscléreux, Néphrites, Urémie.*

### I. SURRÉNALE.

Voy. *Maladie d'Addison.*

### I. TESTICULAIRE.

Voy. *Enfants arriérés et retardataires* (en cas d'infantilisme eunuchoïde), *Orchites.*

### I. DE LA THYROÏDE.

Voy. *Arthritisme, Enfants arriérés et retardataires, Myxœdème.*

## INSUFFISANCES VALVULAIRES
### (Cardiopathies).

### I. DE L'AORTE.

TRAITEMENT HYGIÉNIQUE. Supprimer toute fatigue ; *éviter* toute augmentation de travail pour le cœur. Repos relatif. Régime alimentaire régulier, *repas peu copieux.*

Défendre les boissons alcooliques ou excitantes, le thé, le café, ainsi que le tabac.

Eviter les émotions morales, les changements brusques de température.

Combattre soigneusement la constipation.

Traiter l'artériosclérose, lorsqu'elle est en cause.

TRAITEMENT MÉDICAMENTEUX.

Si la lésion (bien que compensée) suit une marche progressive, surtout si elle coexiste avec de l'artériosclérose : usage prolongé de l'*iodure de potassium* ou de *sodium* (voy. *Artério-sclérose*).

℞ Iodure de sodium..... 10 à 15 gr.
Eau............... 300 —

1 cuillerée à bouche après les deux principaux repas ; pendant les 3 premières semaines de chaque mois.

Pratiquer de la *révulsion locale* : pointes de feu, ventouses scarifiées, petits vésicatoires (voy. *Aortite chronique*).

Soutenir l'énergie du myocarde, lorsque celui-ci est fatigué de lutter contre l'obstacle circulatoire périphérique (artériosclérose) par la *quinine* donnée à petites doses et associée à la *strychnine* et l'*ergotine*, à moins de contre-indication spéciale pour ce dernier médicament. Donner aussi le *kola* et la *coca*.

℞ Valérianate de quinine. 10 cgr.
Ergotine............. 5 à 10 —
Sulfate de strychnine. 1 mgr.

Pour 1 pilule : 2 à 3 par jour (Herzen).

℞ Caféine.............. 5 gr.
Vin de quinquina....
Vin de kola........ } āā 1/2 litre

Un verre à liqueur aux repas (Herzen).

Contre l'hyperesthésie de la région précordiale : recourir à l'application de *cataplasmes laudanisés*, de *teinture d'iode*, de *vésicatoires*.

Prescrire à l'intérieur les *bromures alcalins*, les préparations de *valériane* et le *valérianate d'ammoniaque*.

En cas de crises douloureuses et de symptômes angoissants : application de *sangsues* ou de *sachets de glace* à la région précordiale ; administrer le *bromhydrate de cicutine*, l'*héroïne*, la *dionine* et la *trinitrine*.

℞ Bromhydrate de cicutine. 30 cgr.
Eau de menthe......... 50 gr.
Eau distillée.......... 250 —

2 cuillerées à dessert par jour (Dujardin-Beaumetz).

℞ Solution alcoolique de trinitrine à 1
p. 100............ XXX à XL gouttes
Eau distillée......... 300 gr.

3 cuillerées à bouche dans les 24 heures. (Huchard).

℞ Dionine............. 5 à 10 cgr.
Eau stérilisée........ 10 cc.

Injecter 1 cc. 2 fois par jour (Herzen).

Voy. *Angine de poitrine*.

Au moment des paroxysmes : injection de *morphine*.

Inhalations de *nitrite d'amyle*.

*Régime lacté* pendant quelques jours, *laxatifs légers*.

Contre les palpitations, les crises dyspnéiques, l'éréthisme cardiaque : application de *glace* ; donner les *bromures* (2 à 3 gr.), les *antispasmodiques*, l'*héroïne*.

℞ Bromure de potassium.. 20 gr.
Teinture de digitale...... 2 —
Eau distillée........... 300 —

2 à 3 cuillerées à soupe par jour.

℞ Chlorhydrate d'héroïne.... 20 cgr.
Eau distillée........... 20 gr.

X gouttes, 2 à 3 fois par jour (Herzen).

Si la dyspnée est intense, recourir aux *inhalations d'oxygène*.

**Contre les battements vasculaires, céphaliques, etc. :** prescrire l'*extrait de convallaria*, à la dose de 1 gr. à 1 gr. 50 par jour (Carrière).

**En cas de troubles pulmonaires congestifs :** administrer l'*iodure de potassium* ou *de sodium* à petites doses pendant longtemps (50 cgr. à 1 gr. par jour en deux fois).

*Ventouses ; vésicatoires.*

**Contre l'anémie des aortiques :** recourir au *fer*, à l'*arsenic* et aux inhalations d'*oxygène*.

**Contre l'inappétence :** prescrire les *amers* (gentiane, colombo, quassia, quinquina, noix vomique, orexine, etc.).

**S'il y a des troubles digestifs :** combattre l'hypopepsie à l'aide de l'*acide chlorhydrique* et faire prendre une *poudre absorbante* à la fin du repas. Prescrire aussi les *infusions chaudes* (menthe, camomille), prises 2 ou 3 heures après le repas.

Dans les cas graves, avec dyspnée, mettre le malade au *régime lacté*.

En cas de gastralgies (gastralgie des aortiques et des artérioscléreux), donner l'*eau chloroformée*, la *cocaïne*.

Voy. *Gastralgies.*

**Contre les phénomènes d'anémie cérébrale** (bourdonnements, vertiges, étourdissements), employer l'*opium*, la *morphine* à petites doses.

Donner l'*extrait thébaïque* à la dose de 2 à 5 cgr., ou les *gouttes noires anglaises*, à celle de II à III gouttes.

Conseiller les inhalations de quelques gouttes de *nitrite d'amyle*.

**Contre les syncopes :** *nitrite d'amyle*, V gouttes en inhalations.

**A la période de compensation troublée** (insuffisance cardiaque) : prescrire la *digitale*, qui est le meilleur tonique du myocarde.

Voy. *Insuffisance mitrale.*

**A la période de dégénérescence cardiaque :** Voy. *Asystolie*, *Myocardite chronique.*

## I. DE L'ARTÈRE PULMONAIRE.

Rien de particulier au point de vue thérapeutique ; instituer le traitement général des lésions valvulaires.

## I. MITRALE.

**A. Période de compensation** (*période hypersystolique*).

TRAITEMENT HYGIÉNIQUE.

*Repos* du corps et de l'esprit ; vie tranquille et régulière ; défendre les efforts musculaires, les travaux fatigants, les marches prolongées, la gymnastique, l'équitation, la danse, la bicyclette. Conseiller, au besoin, le *changement de profession*.

Exercice modéré entre les repas.

*Éviter* les refroidissements, fuir l'humidité.

*Interdire* les bains froids et les bains de vapeur.

*Chez les jeunes filles :* déconseiller le mariage et l'interdire chez les malades qui ont eu des infarctus pulmonaires.

*Chez la femme mariée :* interdire la grossesse et l'allaitement.

RÉGIME ALIMENTAIRE : proscrire tous les aliments indigestes et ceux susceptibles de déterminer de la distension gazeuse de l'estomac (peu de pain, peu de féculents, peu de pâtes, de farineux et de boissons gazeuses).

Permettre le vin, défendre la bière, le champagne, le thé, le café et le tabac.

Conseiller le repos après les repas.

TRAITEMENT MÉDICAMENTEUX.

Pas de médication pharmaceutique superflue, éviter surtout l'administration de la digitale.

Faciliter les digestions (légère stase hépatique), en administrant la *rhubarbe*, l'*aloès*, la *scammonée*, ou le *calomel*.

Contre la chloro-anémie : donner les *toniques* et les préparations de *manganèse* et ne pas administrer le fer.

℞ Carbonate de manganèse.. 15 cgr.
Colombo pulvérisé.... } āā 10 —
Rhubarbe en poudre.. }
Poudre de noix vomique... 2 —
Pour 1 cachet : 2 par jour, aux repas (Herzen).

En cas de constipation : *laxatifs et lavements*.

En cas d'insomnie : prescrire le *bromure de potassium*, le *chloral*, le *sulfonal*, ou mieux l'*uréthane*, l'*hédonal* et la *paraldéhyde*.

℞ Paraldéhyde.... 2 à 3 gr.
Eau distillée.... 120 —
Teinture de vanille.... XV gouttes
Sirop d'écorces d'oranges amères.... 30 gr.
A prendre en deux fois avec une demi-heure d'intervalle.

**Contre la stase pulmonaire**
légère : *révulsifs* répétés sur la poitrine.

**Si le myocarde est fatigué** (avant qu'apparaissent les troubles de non compensation) : administrer la *caféine*, la *spartéine* et la *strychnine* à petites doses.

℞ Caféine........ 80 cgr. à 1 gr.
Benzoate de soude...... 1 à 2 —
Sirop d'écorces d'oranges amères............. 25 —
Eau distillée........ 130 —
2 cuillerées à bouche par jour (Herzen).

℞ Sulfate de strychnine.... 5 cgr.
Eau distillée.......... 150 gr.
1 cuillerée à café au début des 2 principaux repas.

**B. Période troublée** (*période d'insuffisance cardiaque* ou *hyposystolique*).

TRAITEMENT MÉDICAMENTEUX.

**Contre l'œdème des membres inférieurs, le pouls petit et faible, la dyspnée, la congestion du foie, la congestion pulmonaire et la diminution de la quantité d'urine** : mettre le malade au *repos absolu au lit*, prescrire le *régime lacté exclusif* ou le *régime achloruré*, donner un *purgatif* (eau-de-vie allemande, 20 à 25 gr.); puis administrer la *digitale*.

Donner la *teinture alcoolique de digitale*, à la dose de L à C et CL gouttes, soit 1 à 2 et 3 gr. par jour, ou la *poudre de feuilles de digitale*, soit en *infusion* à la dose de 40 cgr. à 1 gr., soit en *macération*, à celle de 15 à 50 cgr. d'eau et plus en surveillant.

℞ Poudre de feuilles de digitale............. 25 à 30 cgr.
Eau froide.......... 300 —

Faire macérer pendant 12 heures et filtrer.

A prendre par cuillerées à bouche, ou en 3 ou 4 prises dans la journée ; surveiller l'effet.

Se souvenir que *la digitale en macération est plus active qu'en infusion*.

℞ Feuilles de digitale... 40 à 80 cgr.
  Eau bouillante pour
    infusion... ...... 200 gr.
  Faire infuser 1/2 heure, filtrer, ajouter :
   Sirop des cinq racines...... 50 gr.
A prendre en 4 ou 5 prises, réparties dans les 24 heures.

℞ Feuilles de digitale... 75 cgr.
  Eau chaude... ...... 180 gr.
  Faire infuser, ajouter :
   Éther sulfurique... ..... XV gouttes
   Sirop de punch...... 25 gr.
1 cuillerée à bouche, toutes les 1 à 2 heures (Herzen).

*Administrer la digitale à doses progressivement décroissantes* : prescrire le premier jour 50 à 80 cgr. de ce médicament en macération, puis abaisser chaque jour la dose de 10 cgr.; faire prendre la dose quotidienne en 2 fois dans la journée.

*Donner la digitale par périodes de 4 à 5 jours*, espacées par des périodes de 8 à 10 jours, pendant lesquelles on administrera, si besoin, les autres toniques du myocarde (caféine, adonis, convallaria, spartéine).

En résumé, s'en tenir à l'aphorisme de Huchard : « *ni trop, ni trop peu, ni trop souvent, ni trop longtemps.* »

Si l'estomac est intolérant, donner la digitale en *lavement* :

℞ Poudre de digitale. 80 cgr. à 1 gr. 50
  Eau bouillante.... 150 à 250 —
  Faire infuser une demi-heure.
  Pour un lavement.

Pendant tout le temps que l'on administre la digitale, *cesser toute autre médication et chercher à diminuer le trop-plein vasculaire* (congestions) *et les résistances périphériques* (œdèmes, hydropisies) à l'aide de purgatifs, de saignées, de ponctions, de mouchetures, etc.

CHEZ LES ENFANTS :

℞ Feuilles de digitale... 5 à 10 cgr.
  Eau bouillante......... 150 gr.
  Sirop simple......... 20 —
A prendre dans la journée (3 à 5 ans).

Ou bien prescrire :

*Teinture de digitale* :

Au-dessous de 3 ans. VIII à XII gouttes
De 3 à 5 ans..... XII à XX —
De 5 à 8 ans....... XX à XXX —

*Sirop de digitale* :

Au-dessous de 2 ans...... 5 gr.
De 3 à 4 ans............. 10 —
De 5 à 8 ans............. 15 —

*Extrait de digitale* :

Au-dessous de 3 ans..... 1 à 2 cgr.
De 3 à 5 ans............. 5 —
De 5 à 8 ans............. 10 —

Employer aussi, chez l'adulte, la *digitaline* à la *dose unique et massive* de 1 *mgr.* répétée tous les 10, 15 ou 20 jours, si l'indication persiste, ou à la *dose moyenne de* 1/2 *mgr.*, répétée pendant 3 à 4 jours (Huchard).

Rejeter les digitalines amorphes et n'employer que la *digitaline chloroformique* ou *cristallisée* dont 1 mgr. (digitaline cristallisée de Nativelle) équivaut à 1 gr. ou L gouttes de la solution glycéro-alcoolique au millième, à 3 gr. 40 de teinture alcoolique, à 40 cgr. de poudre de feuilles fraîches.

℞ Digitaline cristallisée chlo-
    roformique............ 1 cgr.
  Alcool à 90°.............. 9 gr.
  Glycérine neutre.......... 6 —

LX gouttes représentent 1 milligr. de digitaline : XX gouttes, trois fois par jour (Dujardin-Beaumetz).

Administrer la digitaline par la *voie hypodermique* :

℞ Digitaline chloroformique
    d'Homolle........... 10 cgr.
  Alcool.............. } āā 25 cc.
  Eau distillée........ }

Injecter 1/4 ou 1/2 cc.

℞ Digitaline cristallisée
    de Nativelle......... 1 à 2 cgr.
  Chloroforme.......... 2 gr.
  Vaseline liquide médici-
    nale............ Q.S.p.10 cc.

Injecter 1/4 de cc.

Favoriser, dans certains cas, l'action ou prolonger les effets de la digitale en l'associant au *calomel*, à l'*acétate*, ou à l'*azotate de potasse*, à la *scille*, à la *caféine*, à l'*iodure de potassium*.

℞ Poudre de digitale.... 50 cgr.
  Faire macérer pendant 12 heures dans :
  Eau froide............. 500 gr.
  Filtrer et ajouter :
  Sirop de cinq racines.... 50 —
  Acétate de potasse....... 2 —

Prendre le tiers ou la moitié en 24 heures, en boisson (adultes).

Faire usage du *vin diurétique dit de Trousseau* (vin de digitale composé du Codex), qui réalise l'association cardio-tonique diurétique, scille-digitale, à la dose de 3 cuillerées à soupe par jour, pendant 3 jours.

Ou encore prescrire, dans le cas de cardiopathies avec congestion hépatique intense, les pilules suivantes :

℞ Poudre de digitale..... )
  — de scille........ } āā 5 cgr.
  Résine de scammonée.. )
  Calomel............... 1 —
  Excipient............. Q. S.

Pour 1 pilule : 5 pilules par jour en dehors des repas, pendant 3 jours.

**En cas de stase veineuse extrême, de cyanose :** pratiquer, avant d'administrer la digitale, une *saignée* de 200 à 500 gr.

**Au début de la période troublée ou après avoir administré la digitale :** recourir au *strophantus*, à la *spartéine*, au *muguet*, à l'*adonis vernalis*, à la *caféine*.

℞ Teinture de strophantus.... 10 gr.

XV à XX gouttes par jour (ne jamais donner plus de V gouttes à la fois).

Préférer l'emploi de l'*extrait de strophantus* à la dose de 3 à 4 milligr. par jour :

℞ Extrait de strophantus..... 1 mgr.
  Excipient............. Q. S.

Pour 1 pilule : 2 à 4 par jour.

Prescrire la *strophantine par voie hypodermique* :

℞ Strophantine............. 1 mgr.
  Eau stérilisée........ 10 gr.

Injecter 1/2 seringue de Pravaz, une à deux fois par jour, ou bien prendre XX gouttes par jour en 3 ou 4 fois.

Chez les enfants, donner la teinture de strophantus à la dose de I à III gouttes, répétée 4 fois dans la journée.

Prescrire, chez l'adulte, le *muguet* aux doses suivantes : infusé à 30 ou 70 cgr. p. 100 ; extrait alcoolique 50 cgr. à 2 gr. par jour ; *convallamarine* 4 à 10 cgr. par jour.

℞ Extrait de fleurs et de feuil-
    les de muguet......... 7 gr.
  Sirop d'écorces d'oranges

amères.................... 120 gr.
Sirop de cinq racines..... 130 —

1 cuillerée à bouche le matin, à midi
et le soir (Dujardin-Beaumetz).

℞ Extrait de convallaria
   maialis............ 2 gr. 50 cgr.
Sirop simple........... 92 — 50 —
Alcoolature d'écorces
   d'oranges amères.... 3 gr.
(Sirop de Langlebert).

℞ Extrait de muguet........ 10 gr.
Poudre de muguet........ Q. S.
Pour 100 pilules : 10 à 20 pilules par
jour.

℞ Convallamarine........... 2 cgr.
Extrait de muguet......... 10 —
Poudre de muguet......... Q. S.
Pour 1 pilule : 3 à 5 par jour (Debove).

CHEZ LES ENFANTS :

℞ Extrait de muguet......... 2 gr.
Sirop d'écorces d'oranges
   amères............... 60 —
2 à 4 cuillerées à café par jour.

℞ Caféine..............|
Benzoate de soude.....| āā 5 gr.
Eau................... 300 cc.
4 cuillerées à bouche par jour (adultes) (Grasset).

℞ Sulfate de spartéine....... 30 cgr.
Sirop de tolu........... 30 gr.
Eau de tilleul.......... 70 —
2 à 3 cuillerées à bouche par jour (1
cuillerée contient 5 cgr. de spartéine).

℞ Sulfate de spartéine. 60 cgr. à 1 gr.
Extrait de quinquina..... 2 —
  —  de noix vomique... 20 cgr.
Pour 20 pilules : 2 à 3 par jour (Herzen).

CHEZ LES ENFANTS, donner
le sulfate de spartéine aux
doses suivantes :

Jusqu'à 3 ans.......... S'abstenir.
De 3 à 5 ans.......... 2 à 5 cgr.
De 5 à 10 ans......... 5 à 10 —

℞ Feuilles d'adonis vernalis. 3 à 5 gr.
Eau bouillante......... 150 —
Faire infuser et ajouter :
Sirop des cinq racines..., 20 —
1 cuillerée à bouche toutes les 1 ou 2
heures (adultes) (Herzen).

℞ Adonidine............... 2 mgr.
Extrait d'adonis vernalis.. 10 —
Poudre de muguet....... Q. S.
Pour 1 pilule : 5 pilules par jour.

**En cas de lésions organiques profondes, avec complications hépatiques et rénales :** prescrire la *digitale à doses petites et prolongées* : 10 cgr. de digitale en feuilles ou en macération, pendant 8 à 10 jours ou 1/4 de mgr. de digitaline cristallisée, pendant 4 jours consécutifs.

Voy. *Anasarque, Congestion du foie, Congestion pulmonaire.*

PENDANT LA GROSSESSE. Prévenir les accidents gravido-cardiaques par le *repos au lit* plus ou moins permanent, par le *régime lacté* plus ou moins absolu.

Conseiller à la malade de prendre dans la journée quelques heures d'*exercice*, par une marche modérée, de façon à empêcher l'encombrement de la circulation pulmonaire.

En cas de congestion hépatique ou rénale avec diminution de la quantité des urines, prescrire le *régime lacté absolu*, administrer la *théobromine* à dose moyenne (1 gr. à 1 gr. 50).

Donner, tous les 3 ou 4 jours, un *léger purgatif salin* (sulfate de soude, 15 à 20 gr.).

Si les accidents gravido-cardiaques apparaissent, s'il s'agit de complications asystoliques, avec œdème ou anasarque, congestion hépatique et rénale intense, recourir à la médication habituelle de ces accidents : à la *médication digitalique*, mais à doses fractionnées.

Surveiller avec soin l'état de la circulation pulmonaire et, si cet état donnait des inquiétudes, faire précéder l'administration de la digitale d'un purgatif salin ou d'une saignée locale, ou même d'une saignée générale de 200 à 300 gr.

Après échec du traitement médical, recourir à l'*évacuation artificielle* de l'utérus, avortement ou accouchement provoqués, selon l'âge de la grossesse, au moyen des procédés rapides.

Lorsque la femme enceinte a présenté à plusieurs reprises et à partir du sixième mois, les graves accidents de l'apoplexie pulmonaire, provoquer l'*accouchement prématuré* (Vaquez et Millet) au moyen de la ponction des membranes.

Intervenir pendant une période d'accalmie ; se garder de pratiquer cette intervention en pleine crise d'œdème pulmonaire.

Dans les derniers mois de la grossesse, lorsque la forme clinique est assez inquiétante pour faire craindre la mort subite de la femme, l'enfant étant resté vivant, se tenir prêt à pratiquer d'urgence l'*opération césarienne post-mortem*.

PENDANT L'ACCOUCHE-MENT :

*Atténuer* le plus possible les douleurs de la parturiente et lui *éviter les efforts* d'expulsion, en lui administrant du chloroforme.

*Hâter au besoin la dilatation* (tamponnement vaginal, ballon de caoutchouc ; rom-

pre *la poche des eaux*, une fois le col dilaté.

Si l'état de la mère est grave, pratiquer des injections d'*huile camphrée* à 10 p. 100 et d'*éther sulfurique* ou de *caféine* ; terminer l'accouchement par l'application du *forceps* ou par la *version*.

Etre en garde contre l'inertie utérine possible.

APRÈS L'ACCOUCHEMENT : *Surveiller attentivement* la malade pendant les premiers jours du post-partum (syncope, mort subite, asystolie).

En cas d'asystolie banale, prescrire la *digitale*, la *caféine*.

En cas de gêne de la circulation pulmonaire avec oppression extrême, éviter plus que jamais de prescrire la digitale ou la caféine, et donner la *morphine* en injections sous-cutanées de 1/2 cgr. chacune, toutes les 5 à 6 heures (Potain et Merklen).

**C. Période de dégénérescence cardiaque** (*asystolique*).

TRAITEMENT MÉDICAMENTEUX.

Inutile d'administrer la digitale, les fibres du myocarde étant dégénérées ; préférer la *caféine* en injections sous-cutanées :

℞ Caféine.................. 2 gr. 50
Benzoate de soude...... 3 —
Eau distillée. Q. S. p. f. 10 cc.

(Faire la solution à chaud.)
Injecter 2 à 3 cc. par jour.
S'il se forme un précipité blanc, mettre le flacon au bain-marie avant de pratiquer l'injection.

Ou bien :

℞ Caféine................. 4 gr.
Salicylate de soude...... 3 —
Eau distillée... Q. S. p. f. 10 cc.
Injecter 2 à 4 cc. par jour.

En cas d'œdème considé-
rable, et si les injections produisent du sphacèle, recourir
à l'administration par la voie
buccale :

℞ Caféine........ 75 cgr. à 1 gr.
  Benzoate de soude........ 1 —
  Eau de tilleul............ 30 —
   — de laitue............. 60 —
  Sirop des cinq racines..... 30 —
  A prendre dans les 24 heures.

Ou bien :

℞ Caféine............ ⎫
  Benzoate de soude... ⎬ āā 10 gr.
  Eau............. 300 cc.
  2 à 3 cuillerées dans les 24 heures
(Herzen).

Donner aussi la caféine en
pilules, surtout quand on
cherche seulement à obtenir
son action tonique sur le
cœur :

℞ Caféine........... ⎫ āā 3 gr.
  Benzoate de soude.. ⎭
  Extrait de stigmates de
   maïs............... 6 —
  Huile essentielle d'anis, III gouttes
  Pour 20 pilules ; 5 à 8 pilules par jour.

Chez les enfants :

De 0 à 15 mois........ 5 à 15 cgr.
De 15 mois à 3 ans..... 15 à 20 —
De 3 ans à 5 ans....... 20 à 30 —
De 5 ans à 10 ans...... 30 à 50 —

℞ Caféine............... 50 cgr.
  Benzoate de soude...... 1 gr.
  Eau de mélisse......... 80 —
  Sirop de menthe........ 30 —
  Par cuillerées à café.

℞ Citrate de caféine...... 1 gr.
  Rhum............... 10 —
  Sirop simple....... ⎫
  Eau distillée....... ⎬ āā 25 —
  Par cuillerées à café (1 cuillerée à
café contient 5 cgr. de caféine) (Marfan).

En cas de sclérose du myocarde, donner chez l'adulte la
*théobromine*, en cachet, à la
dose de 2 à 3 gr., continuée
pendant 5 ou 6 jours.

℞ Théobromine........... 50 cgr.
  Phosphate neutre de soude. 25 —
  Pour 1 cachet : 4 à 6 par jour (Grasset).

Administrer en outre les
*stimulants* et les *excitants diffusibles* (sels ammoniacaux,
alcool, cannelle, musc, éther,
liqueur d'Hoffmann) et donner la *noix vomique*, la *fève
de Saint-Ignace*, ou mieux
pratiquer des injections de
*strychnine* (2 à 3 mgr. dans
les 24 heures).

℞ Acétate d'ammoniaque. ⎫
  Liqueur d'Hoffmann.. ⎬ āā 5 gr.
  Teinture de cannelle.. ⎭
  Cognac.............. 30 —
  Hydrolat de mélisse...... 100 —
  Sirop de tolu........... 30 —
  1 cuillerée à soupe, toutes les 2 heu-
res (Herzen).

℞ Acétate d'ammoniaque. 6 gr.
  Teinture de noix vomi-
   que............... XII gouttes
  Eau de tilleul......... 90 cc.
  Sirop de fleurs d'oran-
   ger............... 30 —
  1 cuillerée à bouche toutes les 2 heures (Grasset).

℞ Sulfate de strychnine.... 10 mgr.
  Eau stérilisée......... Q. S.
  Teinture de musc....... 20 cc.
  Injecter 1 cc. 3 à 4 fois par jour
(Herzen).

Voy. *Asystolie*, *Collapsus*.

EAUX MINÉRALES : contre-
indiquées au stade aigu de
l'endocardite, à la période
d'asystolie, et lorsqu'il y a
menace d'œdème aigu des
poumons, ou lorsqu'il existe
des accès angineux d'origine
coronarienne.

En cas de troubles diges-
tifs aggravant la maladie cardiaque, conseiller une cure
aux eaux de *Vichy*, de *Pougues*.

Dans les cardiopathies artérielles, envoyer les malades

aux eaux diurétiques d'*Evian*, de *Vittel*, de *Contrexéville*, de *Martigny* ou de *Bourbon-Lancy* (Huchard).

**I. MYOCARDIQUE.**

Rechercher et combattre la cause : maladie infectieuse, auto-intoxication, intoxication myocardique.

Prescrire les substances vasculaires ou cardio-vascu-laires purs : *nitrite d'amyle* et *caféine*.

**En cas de maladie infectieuse aiguë :** *purgation*.

Administrer la *strychnine* associée à la *spartéine*, par voie hypodermique.

Conseiller les inhalations d'*oxygène*.

Voy. *Fièvre typhoïde, Grippe* (forme cardiaque), *Pneumonie*.

## INTERTRIGO

Voy. *Érythèmes*.

## INTOXICATIONS

Voy. *Alcoolisme, Asphyxie, Empoisonnements, Morphinomanie, Saturnisme*.

## INVAGINATION INTESTINALE

S'abstenir de purgatifs, prescrire l'*opium* (extrait thébaïque, laudanum, morphine) et le *chloral*.

CHEZ L'ENFANT : Commencer par le traitement médical: anesthésier l'enfant, le coucher en position déclive et faire pénétrer, le bock laveur étant placé à une hauteur de 60 cm., de 300 gr. à 500 gr. de liquide dans l'intestin. En même temps pratiquer des pressions extérieures douces de bas en haut sur le trajet du gros intestin.

℞ Laudanum de Syden-
ham............ 1 à II gouttes
Eau tiède.......... 30 gr.
Pour 1 lavement : ne répéter ce lavement que chez les enfants âgés de plus de 3 ans.

℞ Sirop de chloral............ 100 gr.
1 cuillérée à café de 2 en 2 heures.

Injections sous-cutanées de *morphine*, à la dose de 1/2 à 1 mgr., répétées toutes les 3 ou 4 heures.

Faire mettre la *vessie de glace* sur le ventre.

En cas d'échec, pratiquer la *laparotomie* suivie de la réduction de la portion intestinale invaginée ou de résection intestinale, si le sphacèle s'est déjà déclaré.

CHEZ L'ADULTE : donner l'*opium* à hautes doses.

℞ Extrait thébaïque............ 1 cgr.
Excipient............ Q. S.
Pour 1 pilule : 10 à 12 pilules dans les 24 heures.

**En cas d'obstacle siégeant
sur le gros intestin,** ajouter
à l'opium les *injections rectales* ou le *lavement électrique*,
dès que l'insuccès de ces
moyens thérapeutiques est
montré, intervenir chirurgicalement (voy. *Occlusion intestinale*).

# INVERSION UTÉRINE

## I. AIGUË PUERPÉRALE.

Faire la *délivrance artificielle*, si l'expulsion des annexes n'avait pas encore eu
lieu. Pratiquer la *réduction* en
refoulant directement le fond
de l'utérus hernié, avec l'extrémité des doigts. Une fois
la réduction terminée, donner
une *injection très chaude* pour
ranimer la contractilité de
l'utérus et arrêter l'hémorragie ; terminer par un *tamponnement intra-utérin et vaginal* à la gaze iodoformée.

Administrer en même temps
1 à 2 gr. de *seigle ergoté* en
poudre, ou sous forme d'*ergotine* (25 à 50 cgr.), en injection sous-cutanée.

Retirer le tamponnement
intra-utérin après 12 à 24 heures (Labadie-Lagrave et Legueu).

## I. CHRONIQUE.

Pratiquer le *tamponnement*
à la gaze iodoformée, renouvelé tous les 2 ou 3 jours ;
employer de longues bandelettes de gaze, larges de deux
travers de doigt ; les tasser
avec une certaine force au-
dessous de la tumeur. Maintenir la malade au lit. Pendant toute la durée du traitement, assurer la liberté du
ventre par des lavements et,
si la miction est difficile, pratiquer régulièrement le cathétérisme (Pozzi).

Ou bien recourir à la *réduction rapide* avec la main : saisir de la main droite la tumeur inversée, et plutôt que
de chercher à la refouler en
haut, presser latéralement
sur la tumeur, de manière à
diminuer sa congestion et son
volume, et à lui permettre
de repasser peu à peu à travers un orifice trop étroit.

Au besoin, introduire deux
doigts dans le rectum et faire
abaisser l'utérus à l'aide de
pinces de Museux ; en même
temps exercer, avec le pouce
et l'index, de la main libre,
une pression sur le pédicule,
de manière à augmenter peu
à peu le sillon utéro-cervical.
L'anesthésie générale est
nécessaire (Courty et Schultze).

Si ces tentatives échouent,
ne pas recourir aux différentes
opérations préconisées pour
obtenir la réduction ; pratiquer l'*hystérectomie totale* par
la voie vaginale (Legueu,
Duret).

## I. ÉTRANGLÉE ET SPHACÉLÉE.

*Hystérectomie vaginale.*

## I. POLYPEUSE.

*Extraction du polype* par
torsion ou par section du pé-

diculé; réduction digitale de l'inversion.

Dans le cas d'irréductibilité : *hystérectomie vaginale*.

**I. RÉCIDIVANTE, FACILEMENT RÉDUCTIBLE**

*Hystéropexie abdominale.*

# IRITIS

**I. AIGUË** (rhumatismale, blennorragique).

*Repos absolu* au lit pendant une bonne partie de la journée. Garder la chambre qui, dans la saison froide, sera chauffée convenablement (16°) et assombrie.

Instiller 2 ou 3 fois par jour du *collyre à l'atropine* au centième en comprimant le sac lacrymal avec le doigt pour empêcher l'intoxication.

Prolonger l'usage de ce collyre jusqu'à disparition complète de l'injection périkératique (collyre à 1/2 p. 100).

Si l'atropine produit une irritation locale (eczéma de la conjonctive et des paupières), la remplacer par un de ses succédanés : *sulfate neutre de duboisine*, aux mêmes doses que l'atropine ; *chlorhydrate de scopolamine* (ou *hyoscine*), à 1 ou 2 p. 1 000.

**Contre les douleurs** : *sangsues* aux tempes ; *antipyrine*, *exalgine*, *quinine*.

En même temps recourir à l'application sur l'œil de *compresses trempées dans l'eau chaude* (préalablement bouillie), ou à celle de *cataplasmes chauds*. Renouveler fréquemment ces applications, de façon à maintenir l'œil dans une sorte de bain chaud.

**En cas de douleurs violentes** : injection de *morphine*.

Usage des *hypnotiques* (chloral, sulfonal, trional).

**Si la chambre antérieure est distendue**, et si les douleurs sont très vives au niveau du cercle : faire la *paracentèse* de la cornée. Pansement compressif.

**En cas d'élévation de la tension de l'œil** : pratiquer l'*iridectomie*, s'il existe une synéchie circulaire totale.

**Contre l'iritis syphilitique** : *traitement spécifique antisyphilitique* (frictions mercurielles, injections mercurielles, iodure de potassium, 4 à 8 gr.).

| | |
|---|---|
| ♃ Sulfate neutre d'atropine...... | 5 à 10 cgr. |
| Eau distillée bouillie... | 30 gr. |

3 ou 4 instillations par jour (Abadie).

**En cas de phénomènes toxiques généraux** produits par l'atropine, employer la solution de *sulfate de duboisine* à 1 p. 200 :

| | |
|---|---|
| ♃ Sulfate neutre de duboisine. | 2 cgr. |
| Eau distillée............ | 5 gr. |

**Après la période aiguë** : combattre la maladie causale (rhumatisme, blennorragie, etc.).

Donner l'*iodure de potassium* ou le *salicylate de soude* dissous dans une infusion chaude, dans le but de provoquer

32.

des sudations ; employer dans le même but la *pilocarpine*.

Ne permettre les sorties que lorsque tous les symptômes aigus auront disparu.

### I. CHRONIQUE, A RECHUTES.

*Iridectomie* pratiquée dans l'intervalle des poussées aiguës.

S'il existe une complication de choroïdite, recourir au traitement par *les frictions mercurielles*.

### I. SYPHILITIQUE.

Voy. *I. aiguë.*

### I. TUBERCULEUSE.

Tenter l'ablation du tubercule par l'*iridectomie* ; mais si la vision est perdue et s'il existe des douleurs vives, préférer l'*énucléation* de l'œil.

## IRRITABILITÉ DE L'UTÉRUS GRAVIDE

*Repos au lit* pendant une durée de temps, variable suivant le cas. Défendre les rapports sexuels et toute excitation génésique.

Combattre le nervosisme par les *antispasmodiques* et les *calmants*.

Prescrire des *lavements calmants laudanisés* : XX gouttes de laudanum pour 60 gr. d'eau tiède, administrés 1 à 3 fois par jour, selon le cas.

Donner aussi l'*extrait thébaïque* par voie stomacale :

℞ Extrait thébaïque........... 1 cgr.
Excipient.................... Q. S.

Pour 1 pilule : 4 à 6 pilules dans les 24 heures.

Employer la *teinture de viburnum prunifolium* à 1/5, à la dose de XXX à L gouttes en potion ou en lavement dans les 24 heures.

℞ Bromure de potassium  )
Extrait fluide de vi-  } āā 2 à 3 gr.
burnum ............  )
Cognac.................... 30 —
Eau distillée............. 100 —
Sirop de chloral.......... 20 —

1 cuillerée à bouche toutes les heures (Herzen).

℞ Teinture de piscidia........ 5 gr.
— de viburnum...... 5 —
— de chanvre indien.. 5 —

XV gouttes, 3 à 5 fois par jour (Herzen).

## IVRESSE

Voy. *Alcoolisme aigu.*

## KÉRATITES

### K. D'HUTCHINSON.

Voy. *H. interstitielle.*

### K. IMPÉTIGINEUSE.

*Traitement général tonique* : huile de foie de morue.

*Instillations* 3 fois par jour du collyre suivant :

℞ Sulfate d'atropine......... 3 cgr.
Chlorhydrate de cocaïne... 10 —
Eau distillée.............. 10 gr.

Appliquer, matin et soir

dans l'œil, avec un pinceau, une petite quantité de la pommade suivante à l'*oxyde jaune d'hydrargyre* :

℞ Oxyde jaune d'hydrargyre. 30 cgr.
Vaseline.............. 10 gr.

Pratiquer des lavages avec une *solution boriquée*.

Faire porter des *lunettes avec verres fumés*.

Ne pas employer de collyres irritants et métalliques.

**K. INTERSTITIELLE** (parenchymateuse), **SYPHILITIQUE** (*K. d'Hutchinson*).

*Régime* tonique et réparateur.

*Traitement antisyphilitique* : frictions mercurielles, injections de sels de mercure, ioduré de potassium, 4 à 6 gr. par jour.

LOCALEMENT :

En cas de légère vascularisation de la cornée : application de *compresses chaudes boriquées* à 40°, enveloppées sur l'œil, répétées 6 fois par jour et pendant 20 à 30 minutes chaque fois ; ou *douches de vapeur* sur l'œil recouvert de linges, de 10 minutes à un quart d'heure de durée.

Collyre d'*atropine*, pour calmer les douleurs et prévenir les synéchies iriennes possibles :

℞ Sulfate d'atropine...... 4 cgr.
Eau distillée........... 10 gr.
2 ou 3 instillations par jour.

**En cas de vascularisation intense** : supprimer les compresses.

**Lorsque la vascularisation a complètement disparu ou**

dans la forme torpide : prescrire la pommade à l'*oxyde jaune*, avec *massage* de l'œil, suivant la méthode de Pagenstecher, ou bien recourir aux *douches de vapeur* avec l'appareil de Lourenço, pendant 5 minutes tous les matins.

Pour achever la résorption des exsudats cornéens, employer pour le massage, la pommade suivante :

℞ Lanoline..........⎫ āā 1 gr.
Onguent napolitain....⎰
Vaseline............... 2.—

**K. PHLYCTÉNULAIRE.**

*Traitement général tonique* : huile de foie de morue, sirop d'iodure de fer, iodoforme (2 à 4 cgr., suivant l'âge de l'enfant), sirop iodo-tannique, cacodylate de soude.

Surveiller le nez, la bouche, les oreilles et le cuir chevelu du malade.

LOCALEMENT : proscrire les collyres métalliques et irritants ; employer exclusivement les *émollients* : application fréquente et prolongée de compreses imbibées de la solution suivante (préalablement chauffée) :

℞ Acide borique........... 10 gr.
Chlorhydrate de cocaïne. 50 cgr.
Eau distillée.......... 500 gr.

Faire porter des *lunettes fumées*.

**Si la réaction n'est pas très vive** : employer la pommade à l'*oxyde jaune* à 1 p. 20, dont on introduit gros comme un grain de blé, une fois par jour, entre les paupières. Ou bien, projeter à la surface de la cornée, à l'aide d'un petit pinceau, de la poudre de *calomel* à la vapeur.

En même temps, faire faire de fréquents lavages de la conjonctive et des paupières avec une *solution d'acide borique* à 4 p. 100.

Pour calmer les douleurs, ordonner le collyre suivant :

Sulfate neutre d'atropine.. 3 cgr.  
Chlorhydrate neutre de cocaïne................... 30, —  
Eau distillée stérilisée.... 10 gr.

Instiller II gouttes, matin et soir, pendant 4 à 5 jours consécutifs.

**Contre le blépharospasme intense :** pratiquer l'opération d'Agnew ou *section de la commissure externe* à l'aide de ciseaux ou du galvanocautère.

**K. PONCTUÉE** (*Descemetite*).

**Si le malade est atteint de blennorragie :** instituer le *traitement général et local de l'urétrite*.

**En cas de diathèse rhumatismale :** administrer le *salicylate de soude*, la *salipyrine*.

**Au début :** instiller le *collyre à l'atropine*, pour éviter les complications iriennes, mais si l'iris reste sain, préférer l'usage du *collyre à l'ésérine* pour diminuer la tension toujours accrue dans ces cas, ainsi que pour diminuer la sécrétion de l'humeur aqueuse.

Appliquer un *bandeau compressif*.

Exceptionnellement, pratiquer la *ponction de la chambre antérieure*.

**K. SUPERFICIELLE NON VASCULAIRE.**  
Voy. *K. impétigineuse*, *K. phlycténulaire*.

**K. SUPPURÉE** (*abcès de la cornée*).

Donner issue au pus.

**Si le foyer occupe seulement la cornée :** l'*ouvrir largement avec un couteau de de Graefe*.

**En cas d'abcès circonscrit et indolent :** appliquer des *compresses boriquées chaudes* à 40°, pendant plusieurs heures dans la journée.

Faire en même temps de fréquents lavages avec une solution de sublimé à 1 p. 3 000.

**S'il y a des signes d'iritis :** recourir aux instillations d'*atropine*.

Dans le cas contraire, mieux vaut employer les collyres à l'*ésérine* ou à la *pilocarpine* :

℞ Chlorhydrate de pilocarpine. 5 cgr.  
Eau distillée............... 5 gr.

(Trousseau).

**En cas de perforation imminente :** ouvrir l'abcès avec la pointe du *thermocautère* ou du *galvanocautère*.

**S'il y a hypopyon :** *diviser la cornée* dans son tiers inférieur, et si le pus est épais, l'extraire avec la curette.

Mettre ensuite sur l'œil des compresses chaudes et légèrement antiseptiques.

**En cas de kératite suppurative diffuse :** insister sur les instillations de *collyre à l'ésérine*, sur les *lavages antiseptiques*. Saupoudrer d'*iodoforme* la surface de la cornée et appliquer un *bandeau compressif*.

Pratiquer aussi des *injections sous-conjonctivales de sublimé* ou des *injections de cyanure de mercure* à 1 p.

10 000 dans la chambre antérieure, à la dose de III gouttes à la fois (Fage).

**K. ULCÉREUSE.**

Mettre le malade dans l'obscurité.

Pratiquer une *antisepsie oculaire rigoureuse* (compresses chaudes imbibées d'une solution de sublimé à 1 p. 5 000 ou à 1 p. 3 000).

S'opposer à la formation de synéchies antérieures par l'emploi du collyre à l'*atropine*, dans les cas où l'ulcération est superficielle.

Employer aussi la pommade suivante :

℞ Bichlorure de mercure... 25 mgr.
Sulfate d'atropine....... 1 cgr.
Vaseline blanche........ 20 gr.
— ou (Wagenmann).

**En cas d'ulcération profonde, de menace de perforation :** rejeter l'emploi du collyre à l'*atropine* et instiller un collyre à l'*ésérine* :

℞ Salicylate d'ésérine....... 5 cgr.
Eau distillée........... 10 gr.
Une instillation par jour, ou une tous les deux jours.

**Lorsque les phénomènes inflammatoires commencent à disparaître :** prescrire la *pommade à l'iodoforme.*

℞ Iodoforme finement pulvérisé. 1 gr.
Vaseline.............. 10 —

Ou bien, pratiquer des pansements *à la poudre d'iodoforme* ou de *violet de méthyle*, ou des *insufflations de calomel à la vapeur*.

**En cas de blépharospasme intense :** séjour dans une chambre obscure.

Recourir à la *dilatation forcée* avec les écarteurs ou à la *section de la commissure externe* avec les ciseaux ou le galvanocautère.

**Si l'ulcère s'agrandit :** cautérisation superficielle au *nitrate d'argent*, au *fer rouge* ou au *galvanocautère*.

**En cas de perforation :** lavages antiseptiques, instillations d'*ésérine*, bandeau compressif.

**Si l'ulcère progresse rapidement ou s'il s'est formé un hypopyon :** recourir à la *ponction de la chambre antérieure* ou à l'*opération de Saemisch* : inciser transversalement la cornée avec un couteau de de Graefe qui doit pénétrer et ressortir en dehors des limites de l'ulcère, dont le fond est sectionné dans toute son étendue.

**K. VASCULAIRE.**

Combattre la cause (cils déviés, granulations, corps étrangers).

Ne pas employer de collyres, astringents ou caustiques.

*Lotions* à l'eau boriquée ; *compresses boriquées chaudes à 40°*, appliquées sur les paupières, plusieurs fois par jour, pendant 15 à 20 minutes chaque fois, surtout s'il existe des signes de réaction vive.

**Favoriser la disparition des vaisseaux** par l'emploi de la *pommade à l'oxyde jaune*, préconisée par Pagenstecher :

℞ Oxyde jaune d'hydrargyre............... 50 à 60 cgr.
Vaseline.......... 10 gr.

Toucher les plus gros troncs vasculaires avec la pointe

d'un *crayon au nitrate d'argent.*

**Contre le pannus:** pratiquer la *péritomie ignée* ou la *péritomie à l'aide de ciseaux courbes,* en enlevant une bandelette de 2 à 3 mm. de conjonctive tout autour du limbe cornéen.

**K. VÉSICULAIRE** (*herpès de la cornée*).

---

Projeter sur la cornée de la poudre de *calomel.*

*Lotions antiseptiques,* fréquemment répétées.

Instiller le collyre à l'*ésérine,* s'il n'y a pas de diminution de la tonicité oculaire.

*Exciser* ou *percer* la paroi antérieure des vésicules.

**Contre les douleurs :** *sulfate de quinine, hydrate de chloral,* injections de *morphine.*

## KÉRATOCÈLE

Voy. *Kératite-ulcéreuse.*

## KÉRATOSE PILAIRE

(Lichen pilaire).

**TRAITEMENT GÉNÉRAL :** arsenic, sirop iodo-tannique et surtout huile de foie de morue.

**K. DU CUIR CHEVELU** (kératose pilaire avec alopécie).

Appliquer 1 ou 2 fois par semaine la pommade suivante :

| | | |
|---|---|---|
| ♃ Naphtol β....... | } āā 30 à 50 gr. | |
| Résorcine ....... | | |
| Acide salicylique.... | 50 cgr. | |
| Soufre précipité.... | 2 à 4 gr. | |
| Huile de ricin.... | 14 — | |
| Beurre de cacao.... | 4 — | |
| Baume du Pérou.... | Q. S. | |

(Brocq).

Le lendemain, nettoyer le cuir chevelu avec de la *décoction de saponaire* et du savon mou de potasse ou du savon *d'ichtyol.*

**K. DE LA FACE.**

Appliquer, pendant la nuit, le mélange suivant, étalé sur un morceau de flanelle :

| | | |
|---|---|---|
| ♃ Acide tartrique.......... | 1 gr. | |
| — salicylique......... | 2 — | |
| Savon mou de potasse..... | 40 — | |

(Brocq).

Le jour, mettre un fard quelconque (cold-cream, pommade à l'oxyde de zinc au 1/10) ou mieux, si la peau n'est pas irritée :

| | | |
|---|---|---|
| ♃ Calomel................ | 1 gr. | |
| Glycérolé d'amidon....... | 20 — | |

(Brocq).

Lorsque la peau est très irritée, suspendre les applications du mélange ci-dessus indiqué.

Recourir aussi aux *scarifications linéaires quadrillées très serrées,* pratiquées tous les 8 jours (Brocq).

**K. DU TRONC ET DES MEMBRES.**

**Cas légers :** *bains chauds,* savonnages avec du *savon ponce, du savon à l'acide salicylique.*

Onction tous les soirs avec

du *glycérolé d'amidon* pur ou avec :

℞ Acide tartrique ou salicylique. 1 gr.
  Glycérolé d'amidon... 20 à 30 —
                              (Brocq).

*Onctions grasses.*

**Cas intenses** : *bains glycérinés prolongés* ; frictions avec le savon mou de potasse.

Appliquer des *pommades* salicylées, résorcinées, pyrogallées, soufrées ou naphtolées fortes jusqu'à cuisson, de manière à provoquer l'exfoliation.

Détruire les petits points rouges de la face postérieure des bras, avec l'*électrolyse* (Brocq).

Voy. *Ichtyose.*

# KYSTES

**K. DU FOIE (HYDATIQUES).**

*Règle générale* : éviter les ponctions exploratrices, les petites ponctions et les ponctions incomplètes.

**Si le kyste hydatique n'est pas trop ancien et quand on n'a pas raison de supposer l'infection du kyste** : pratiquer une *ponction aspiratrice* strictement aseptique, suivie ou non d'une *injection intrakystique parasiticide.*

PRATIQUE DES PONCTIONS : Faire la ponction avec une aiguille assez fine (n° 2 de l'aspirateur Dieulafoy) et enlever tout le liquide contenu dans la poche kystique. Procéder lentement. Si l'aiguille vient à être oblitérée, ne pas la retirer, la laisser en place et pratiquer dans le voisinage une nouvelle ponction avec une autre aiguille.

Se garder d'exercer sur le ventre des pressions destinées à favoriser l'issue d'un reliquat de liquide. Remplacer le liquide évacué par *une quantité notablement moindre d'une solution antiseptique qu'on retire par aspiration au bout d'une dizaine de minutes.*

Se servir de la *liqueur de Van Swieten* et injecter 60, 80 et 100 gr. au maximum : après l'avoir retirée, laver très soigneusement, à 2 reprises, la cavité kystique avec de l'eau stérilisée et salée (Debove).

Ou bien, après évacuation, injecter 20, 30 et 40 cgr. de *sublimé* à 1 p. 1 000, et les abandonner dans la poche (Hanot).

Il est prudent d'employer soit la *solution de sulfate de cuivre* à 5 p. 100, soit l'*eau naphtolée sursaturée* (Chauffard, Juhel-Renoy, Merklen).

℞ Naphtol β.................. 1 gr.
  Alcool à 90°.............. 10 —
  Eau distillée............. 100 cc.

Au moment de se servir de cette solution, plonger le flacon dans un bain-marie et chauffer la seringue.

Retirer la solution injectée, au bout de 10 à 15 minutes.

Ou encore se servir du mélange hydaticide suivant :

℞ Extrait mou de fougère ⎫
    mâle................ ⎬ āā 2 gr.
  Liqueur de potasse.... ⎭
  Eau distillée.......... 24 —
                        (Pavy).

Après l'opération, faire une *compression soignée* de l'abdomen avec de la ouate et un bandage de corps.

*Repos absolu* pendant au moins 4 à 5 jours.

De préférence, *recourir d'emblée à l'ouverture chirurgicale du kyste*, la ponction exposant le malade à des accidents graves et étant souvent suivie de récidive (voy. pour le traitement chirurgical à : Si le kyste est ancien et adhérent ou suppuré).

**Si le kyste hydatique est ancien et adhérent ou quand on a des raisons de supposer l'infection du kyste :** recourir à *l'ouverture large du kyste* par simple laparotomie ou par voie transpleurale ou par l'incision lombaire.

Une fois le kyste mis à découvert et avant de l'inciser, protéger la cavité péritonéale (si séreuse pariétale et séreuse viscérale n'adhèrent pas) par de la gaze stérilisée et légèrement imbibée d'une solution de formol à 1 p. 100, introduite entre la paroi abdominale et le foie et ne laissant libre que le point culminant du kyste (Quénu).

Evacuer ensuite la poche à l'aide d'un trocart enfoncé directement en son point le plus saillant et y injecter, suivant le volume du kyste, de 100 à 500 gr. d'une solution de formol à 1 p. 100 qu'on retire, par aspiration ou à l'aide de l'appareil de Quénu au bout de cinq minutes (Dévé).

Cette injection parasiticide préalable est applicable à tous les procédés opératoires et est de mise dans tous les cas (les kystes du cerveau et du poumon exceptés) (Dévé).

Après avoir évacué la solution formolée et avoir retiré le trocart, agrandir son orifice hépatique d'un coup de pointe de bistouri (incision de 4 à 5 centimètres), et enlever les vésicules filles avec une curette à faux-germe, puis saisir la membrane fertile, affaissée et repliée, avec une pince à mors larges et l'extirper entière par des tractions douces faites avec les doigts, ou la retirer en morceaux. Procéder ensuite à une toilette minutieuse de l'enveloppe périkystique avec un chiffon de gaze stérilisée légèrement imbibée de solution formolée à 1 p. 100 : frotter légèrement la tunique adventice, puis assécher la cavité.

Cela fait, se comporter à l'égard de la cavité hépatique restante de deux façons différentes suivant les cas : faire la *marsupialisation* (méthode de Lindemann-Lindau), lorsque la poche est très volumineuse, très ancienne, lorsqu'elle est enflammée ou suppurée, lorsqu'elle contient des vésicules hydatiques où la bile a pénétré, lorsque son contenu est complexe et l'enveloppe parasitaire commune n'existe plus.

Dans ces cas, après évacuation complète de la poche et assèchement de sa paroi, toucher sa surface, jusque dans ses moindres recoins, avec une solution formolée à 1 p. 100 ou de chlorure de zinc à 1 p. 20.

Effectuer la marsupialisation en suturant les deux lèvres hépatiques aux deux lèvres de l'incision cutanée ; après quoi drainer largement. Recourir à la *réduction sans drainage* (méthode de Thornton et de Bond), soit *avec réduction sans sutures* (danger d'un épanchement intra-péritonéal de bile souvent aseptique, mais parfois septique), soit avec *réduction après capitonnage* (le capitonnage n'est pas indispensable à l'accolement des parois), soit de *préférence à la réduction avec suture simple et hermétique de l'incision du foie* (Bobroff) faite autant que possible en rentrant en dedans les bords de la plaie pour en accoler les lèvres par leur face externe et après avoir fait au préalable une toilette minutieuse de la cavité hépatique (nettoyage de la tunique adventice avec un chiffon de gaze stérilisée imbibée de solution formolée à 1 p. 100 et asséchement soigné de la cavité). Faire soit un surjet, soit des points séparés à la Lembert et laisser une certaine longueur de catgut aux deux extrémités de façon à pouvoir solidariser la suture du kyste et la suture de la paroi abdominale (cette précaution a pour but la création d'adhérences entre les deux feuillets péritonéaux en ces deux points, qui rendraient non dangereuse l'issue du pus dans les cas suivis de suppuration).

Recourir à ces méthodes nouvelles (réduction sans drainage) dans les cas de kystes univésiculaires, de volume moyen et pas trop anciens.

**En cas de rupture du kyste dans les voies biliaires principales** (canal cholédoque ou hépatique) : pratiquer le *drainage large* des voies biliaires à la manière de Kehr.

**En cas de rupture du kyste et d'épanchement bilieux péritonéal** (cholépéritoine hydatique) : pratiquer la *laparotomie* (évacuation du liquide bilieux, drainage de la cavité péritonéale, ablation des éléments hydatiques, tombés et greffés dans les plis de la séreuse, ouverture et évacuation de la poche hépatique suivie de marsupialisation ou de réduction du sac sans drainage, exploration des voies biliaires).

## K. DE LA GLANDE VULVO-VAGINALE.

*Fendre le kyste* sur toute sa hauteur, *évacuer* le contenu, puis cautériser la face interne du kyste avec une *solution de chlorure de zinc à 10 p. 100.* Inutile de suturer. (Tillaux).

Préférer l'*excision*, pratiquer cette opération à la cocaïne, à travers une petite incision faite sur la muqueuse vulvaire.

Enucléer la tumeur sans l'ouvrir.

Remplir la poche avec du blanc de baleine, pour rendre sa dissection plus facile (Pozzi).

## K. DE L'OVAIRE.

TRAITEMENT CHIRURGICAL CURATIF : *ovariotomie.* Intervenir le plus tôt possible.

Si l'ovariotomie est contre-indiquée (affections organiques graves, mauvais état général), recourir au TRAITE-TEMENT PALLIATIF et à la *ponction du kyste* par la paroi abdominale, surtout en cas de dyspnée.

Prescrire le port d'une *ceinture abdominale*.

**En cas d'adhérences, d'as-cite, de torsion du pédicule, d'hémorragie intra-kystique ou d'infection** : pratiquer im-médiatement la *laparotomie* suivie de l'extirpation du kyste.

Voy. *Péritonite aiguë* : dans le cas de péritonite génitale aiguë.

**Pendant la grossesse** : si la tumeur ovarique est de faible dimension, se borner à *sur-veiller la grossesse*.

Si le kyste ovarique gêne par son volume la grossesse, ou s'il se déclare des accidents dus à une complication du kyste (torsion du pédicule, suppuration, etc.), recourir à l'*ovariotomie*.

Dans le cas de tumeur irré-ductible (inclusion dans le li-gament large, adhérences dans le cul-de-sac de Douglas), *attendre le terme et inciser* la tumeur par le vagin, et ne pratiquer que très exception-nellement l'*avortement* ou l'*ac-couchement prématuré*.

**Pendant l'accouchement** : voy. *Dystocie péri-utérine*.

### K. DU POUMON (HYDATIQUES).

**En cas de kyste unilocu-laire, à contenu clair et vier-ge de tout traitement anté-rieur** : pratiquer la *ponction*

*évacuatrice*, suivie d'une *injec-tion intrakystique parasiticide* (voy. *Kystes du foie*). Evacuer très lentement et complète-ment.

**En cas de kyste hydatique contenant de nombreuses hy-datides filles ou de kyste sup-puré** : recourir à la *pneumo-tomie* (pleuropneumotomie) aussi précoce que possible, sans attendre, pour intervenir, qu'il n'y ait plus rien à perdre ni à gagner.

**En cas d'hémoptysies** : voy. *Hémoptysie*.

**Lorsque le kyste s'est ou-vert spontanément dans les bronches** : combattre l'infec-tion secondaire de la poche ; prescrire les *inhalations balsa-miques et antiseptiques*, admi-nistrer les *balsamiques*.

Voy. *Bronchite fétide, Gan-grène pulmonaire*,

Conseiller aussi les *inhala-tions d'éther* (Marconnet).

S'il y a des symptômes d'in-fection, recourir à l'*incision précoce* de la collection intra-pulmonaire.

### K. DE LA RATE (HYDATIQUES).

*Intervention chirurgicale* :

En cas de kyste intrasplé-nique, ablation de la rate ;

En cas de kyste juxtasplé-nique, marsupialisation.

### K. SÉBACÉS (LOUPES).

Incision et *énucléation* du kyste ; lavage antiseptique, suture. Ne drainer que les très grosses loupes.

*Pansement compressif* (Lu-cas-Championnière).

## LACÉRATIONS DU COL UTÉRIN
Voy. *Déchirures du col utérin*.

# LARYNGITES

**L. AIGUË.**

Séjour dans un appartement à température constante, 18°, et, s'il y a de la fièvre, *repos au lit, tisanes chaudes* (guimauve, bourrache, tilleul, lierre terrestre, lichen d'Irlande, racine de réglisse), *quinine* (2 cachets de 30 à 40 cgr. par jour) et *pyramidon*.

Ordonner un *purgatif* si besoin.

Observer le *silence* presque absolu.

Envelopper le cou de ouate ou de flanelle ou mieux, faire des *enveloppements humides ;* mettre de la *teinture d'iode* ou un *cataplasme sinapisé*, matin et soir, au niveau de la région sternale.

Faire prendre des *pédiluves* très chauds et sinapisés.

**Au début** : prescrire les *inhalations de vapeur d'eau additionnée de teinture de benjoin* (1 cuillerée à café pour un verre d'eau) pour calmer l'irritation.

℞ Acide phénique.........} āā 1 gr.
 Alcool...............}
 Eau de laurier-cerise...... 20 —

XXX à XL gouttes dans un demi-verre d'eau ; pour inhalations (Lacroix).

℞ Teinture d'eucalyptus..... 20 gr.
 Eau de goudron.......... 1 litre.

Pour inhalations ou pulvérisations (Lermoyez).

℞ Goménol............... 20 gr.
 Teinture de benjoin...... 80 —

1 cuillerée à soupe dans une casserole d'eau bouillante au-dessus d'une lampe à alcool. Coiffer le récipient d'un entonnoir renversé, respirer par la bouche les vapeurs (Lacroix).

Ne pas ordonner d'inhalations avec des médicaments astringents et ne pas faire de badigeonnages du larynx.

Administrer le *benzoate de soude, l'aconit* et la *belladone* :

℞ Benzoate de soude.. 6 gr.
 Alcoolature de racines d'aconit...... XXX gouttes
 Eau de laurier-cerise. 10 —
 Sirop de tolu....... 60 —
 — de codéine.... 30 —
 Eau............... 60 —

1 cuillerée à bouche toutes les 1 ou 2 heures (Ruault).

℞ Benzoate de soude....... 15 gr.
 Sirop de codéine.......... 50 —
 — de térébenthine..... 50 —
 — de tolu............ 125 —
 — de bourgeons de sapin. 125 —

1 cuillerée à bouche, toutes les 2 heures. dans une tasse de tisane chaude (Ruault).

Prescrire la *poudre de Dower, l'oxyde blanc d'antimoine.*

℞ Oxyde blanc d'antimoine } āā 10 cgr.
 Poudre de Dower ..... }
 Excipient............... Q. S.

Pour 1 pilule : 5 à 10 par jour.

Donner, si la toux est forte, la *morphine*, la *codéine*, la *péronine*, l'*héroïne* :

℞ Chlorhydrate d'héroïne.... 10 cgr.
 Eau distillée de laurier-cerise............... 10 gr.

X gouttes, 4 fois par jour.

**S'il existe en même temps de la pharyngite avec douleurs à la gorge** : conseiller les *inhalations* avec la solution suivante :

℞ Chlorhydrate de cocaïne. 60 cgr.
 Chlorate de potasse...... 10 gr.
 Eau de laurier-cerise. } āā 40 —
 Glycérine........... }
 Eau distillée........... 400 —

Recourir, au besoin, aux *gargarismes calmants* (infusion de feuilles de coca, solution de cocaïne, d'acide phénique) et aux *applications analgésiques* (menthol, cocaïne en solution huileuse).

Voy. *Angines*.

**A la période de coction**, favoriser l'expectoration par les *balsamiques* (goudron, térébenthine, terpine, terpinol, créosote, créosotal, tolu).

℞ Terpinol.............. ⎫ ãã 10 cgr.
  Acide benzoïque....... ⎭
  Extrait de belladone.. ⎫ ãã 1 —
    — de jusquiame. ⎭
Pour 1 pilule : 6 par jour (Herzen).

Voy. *Bronchites*.

**Chez les enfants :**

℞ Teinture de belladone. ⎫
  — de racines d'a- ⎬ ãã 10 gr.
  conit........... ⎭

X gouttes, matin et soir, dans une tasse de lait tiède ou une tasse d'infusion sucrée de fleurs pectorales, de bourrache, de capillaire, des quatre fruits (Comby).

℞ Teintures de ra- ⎫
  cines d'aconit ⎬ ãã X à XX gouttes.
  — de belladone ⎭
  Sirop de tolu........ 50 cc.
  — diacode........ 20 —
1 cuillerée à café toutes les 2 heures (Herzen).

℞ Péronine................ 10 cgr.
  Infusion de polygala à 5 0/0 100 gr.
  Sirop de tolu............ 20 —
3 cuillerées à café par jour (enfants de 5 ans) (Herzen).

**L. CHRONIQUE** (L. à répétition).

*Repos de la voix* ; ni chant, ni enseignement oral. Défendre le tabac, l'alcool, le séjour dans des locaux mal aérés et où se trouve de la poussière.

Combattre la douleur ; diminuer la dysphagie spasmodique : modifier les lésions.

Traiter avant tout les lésions du nez et du pharynx nasal, s'il en existe (Ruault).

Traiter le diabète, lorsqu'il existe.

Conseiller dans tous les cas le *traitement hydro-minéral* aux eaux sulfureuses ou arsenicales, suivant le cas (Challes, Cauterets, Eaux-Bonnes, Bagnères-de-Bigorre, Mont-Dore, La Bourboule).

En attendant la période favorable où le malade pourra être dirigé sur une station sulfureuse, faire prendre tous les matins un demi-verre d'*eau de Labessère* additionnée d'un peu de lait bouillant et faire gargariser ensuite dans la matinée avec le reste de la bouteille, ou bien faire des pulvérisations sulfureuses pendant 10 minutes chaque jour.

Continuer ce traitement pendant 3 semaines puis le suspendre pendant 15 jours pour administrer l'*arsenic* (arséniate de soude, acide arsénieux, eau de La Bourboule ou eau de Levico), pour reprendre l'emploi de l'eau sulfureuse, et ainsi de suite.

**Forme catarrhale simple** : Administrer à l'intérieur les *balsamiques* (goudron, créosote, terpine, terpinol, gaïacol, créosotal). Applications à l'aide d'un petit tampon de coton hydrophile, de *nitrate d'argent* ou de *chlorure de zinc*, en solution.

℞ Nitrate d'argent....... 1 à 5 gr.
  Eau distillée.......... 50 —

℞ Chlorure de zinc....... 3 gr.
  Eau distillée ou glycérine............. 50 à 30 —
          (Mackensie).

℞ Tanin...................... 10 gr.
Glycérine............... 100 —

℞ Acide phénique......... 5 à 10 gr.
Glycérine............ 100 —

Si la laryngite est de date ancienne, commencer par faire des *pulvérisations astringentes*, pendant 15 jours avec:

℞ Alun.................... 5 gr.
Eau de laurier-cerise..... 10 —
Glycérine............... 50 —
Eau bouillie... Q. S. p. f. 500 cc.

Pour pulvérisations, 4 fois par jour, pendant 5 minutes (Hédon).

Après guérison, ordonner de faire chaque matin un *grand lavage froid* de tout le corps, avec de l'eau à la température de la chambre et suivi d'une énergique friction avec une serviette sèche et grossière, dans le but d'aguerrir le malade contre les refroidissements.

**Forme catarrhale sèche :** *pulvérisations alcalines, inhalations* de vapeur d'eau ou de mélanges balsamiques :

℞ Eucalyptol............... 2 gr. 50
Menthol................ 4 —
Terpinol............... 2 —
Essence de pin......... 1 —

X gouttes, pour chaque inhalation.

Employer le *naphtol sulforiciné* :

℞ Naphtol................. 10 gr.
Sulforicinate de soude.... 100 —
(Ruault).

℞ Acide phénique......... 10 gr.
Sulforicinate de soude.... 100 —
(Ruault).

**Forme hypertrophique :** recourir aux *moyens chirurgicaux*.

**L. GRANULEUSE.**
Applications locales de *so-*

*lutions iodo-iodurées fortes*, répétées et exécutées avec vigueur sous forme de frictions :

℞ Iode métallique.......... 60 cgr.
Iodure de potassium...... 6 gr.
Glycérine.............. 30 —

℞ Iode métallique.......... 1 gr.
Iodure de potassium...... 1 —
Glycérine............. 20 à 30 —

Faire précéder ces applications de la *destruction des granulations* à l'aide du galvano-cautère, de l'*ablation* des saillies, ou du moins de leur *abrasion* avec les pinces coupantes laryngiennes.

Combattre la diathèse et les troubles nerveux.

Voy. *Laryngite syphilitique* et *Laryngite tuberculeuse*.

**L. ŒDÉMATEUSE.**
Voy. *Œdème de la glotte*.

**L. SPASMODIQUE** (*chez l'adulte*).
Couper la crise par un badigeonnage à la *cocaïne* (1 p. 10 ou 1 p. 20) du pharynx et de la portion sus-glottique du larynx.

Faire respirer de l'*éther* ; ne pas employer le chloroforme.

Ou bien, pratiquer une *injection de morphine*.

Recourir aux applications de *compresses imbibées d'eau très chaude* au-devant du cou.

**En cas d'asphyxie :** pratiquer la *trachéotomie*.

**Après la crise :** combattre la cause (hystérie, affection du naso-pharynx, troubles utéro-ovariens).

Donner, chez les névropathes, les *bromures* à hautes doses et administrer des *lavements calmants et antispasmodiques* :

℞ Asa fœtida..............  4 gr.
Jaune d'œuf............  n° 1.
Teinture de chanvre indien:  1 gr.
Infusion de racines de va-
  lériane à 20 p. 100.....  250 —

Pour 1 lavement : 2 dans les 24 heures
(Herzen).

CHEZ L'ENFANT : Voy. *L. striduleuse*, *Spasme de la glotte*.

## L. STRIDULEUSE (Faux croup).

Combattre le nervosisme, l'hyperexcitabilité du système nerveux (bromures à hautes doses).

Rechercher et traiter chirurgicalement les végétations adénoïdes, l'hypertrophie des amygdales.

**Au moment de l'accès :** repos au lit.

Appliquer des *révulsifs* au-devant du cou : teinture d'iode, cataplasmes sinapisés, compresses de tarlatane imbibées d'eau très chaude ; se servir d'une éponge (Graves, Trousseau).

Ne pas recourir à l'application de vésicatoire.

Conseiller les *pédiluves très chauds sinapisés* ; mettre ensuite des *bottes de ouate* aux jambes.

Prescrire un *vomitif* (ipéca 10 à 50 cgr. de poudre dans 20 à 30 gr. de sirop d'ipéca, à prendre par cuillerées à café, de 10 en 10 minutes, jusqu'à effet vomitif), et, lorsqu'il a produit son effet, ordonner une *potion antispasmodique* (antipyrine, bromures, chloral, codéine) *et expectorante :*

℞ Bromure de sodium.......  1 gr.
Sirop de chloral.........  20 —
  — de tolu...........  30 —

A prendre en 3 fois dans la nuit dans une tasse de lait chaud avec un jaune d'œuf (enfants de 2 ans).

℞ Bromure de potassium....  1 gr.
Sirop de belladone.......  10 —
  — d'écorces d'oranges.  30 —

Par cuillerées à café, dans la journée.

Diminuer l'intensité de l'accès en faisant vivre le malade dans une *atmosphère chargée de vapeur d'eau* ; additionner l'eau, que l'on maintiendra en ébullition, d'une cuillerée à bouche du mélange suivant :

℞ Menthol................  2 gr.
Teinture de benjoin... ⎫
  — d'eucalyptus.. ⎬ āā 50 cc.
Alcool.............. ⎭

(Herzen).

**En cas d'asphyxie menaçante :** pratiquer des *tractions rythmées de la langue*, le *tubage du larynx* ou la *trachéotomie*.

Voy. *Spasme de la glotte*.

Après l'accès : chercher à en empêcher le retour, en insufflant dans chaque narine, le soir au moment du coucher, une pincée de :

℞ Chlorhydrate de cocaïne...  30 cgr.
Camphre pulvérisé.......  50 —
Acide borique...........  10 gr.

(Hédon).

## L. SYPHILITIQUE.

Repos de la voix.

Défendre l'usage du tabac et des liqueurs alcooliques.

Insister avec le *traitement antisyphilitique* : au début, mercurialisation intensive ; réserver pour plus tard la médication iodurée qui peut produire de l'œdème de la glotte, de l'augmentation de la sténose et de la dyspnée nécessitant une trachéotomie d'urgence.

Faire tous les 4 jours des applications locales, au moyen d'un porte-ouate, en évitant d'agir avec violence et d'excorier la muqueuse, d'une solution de *nitrate d'argent*.

℞ Nitrate d'argent......... 1 gr.
Eau distillée......... 20 à 30 —

Pratiquer aussi des attouchements des plaques muqueuses avec de l'*acide chromique* à 1 p. 5.

**À la période tertiaire**, déterger les ulcérations le mieux possible, à l'aide de *pulvérisations antiseptiques tièdes*, répétées 2 à 3 fois par jour, pendant 5 à 10 minutes chaque fois (sublimé à 1 p. 10 000 ou 1 p. 15 000).

℞ Sublimé corrosif......... 20 cgr.
Chlorure de sodium..... 2 gr.
Eau distillée......... 200 —

Inhaler, 2 à 3 fois par jour, 1 à 2 cuillerées à bouche de cette solution.

Toucher de temps en temps les ulcérations avec la *solution iodo-iodurée*.

℞ Iode......... 20 cgr.
Iodure de potassium...... 2 gr.
Glycérine......... 20 —

Pratiquer des insufflations de poudre d'*iodoforme*.

**L. TUBERCULEUSE.**

*Traitement général* de la phtisie pulmonaire ; mais ne pas ordonner l'iodure de potassium qui aggrave les lésions laryngées. *Tuberculinothérapie*.

Faire *évaporer de l'eau* dans la chambre, de façon à entretenir une atmosphère humide.

**Forme catarrhale** : applications des *topiques* suivants :

℞ Nitrate d'argent........... 1 gr.
Eau distillée........... 30 —

℞ Chlorure de zinc......... 1 gr.
Glycérine........... 30 —

℞ Créosote ........... 1 gr.
Alcool ........... 4 —
Glycérine ........... 60 —

℞ Acide lactique....... 40 à 80 gr.
Glycérine........... 20 à 60 —

**Forme infiltro-ulcéreuse :** Conseiller les *inhalations médicamenteuses* : inhalations de menthol bromo-formolé (Lacroix).

Pratiquer des insufflations de poudre d'*iodoforme*, de *xéroforme*, d'*aristol*, d'*iodol*, à la dose de 20 à 50 cgr. et des cautérisations à l'*acide lactique* ou au *nitrate d'argent* en substance, ou encore avec :

℞ Acide phénique....... 1 à 5 gr.
— lactique........ 1 à 15 —
Glycérine........... 20 —
(Bothey).

Pour cautérisations intra-laryngiennes, à pratiquer après avoir anesthésié le larynx avec une solution de cocaïne à 10 ou 20 p. 100. Se servir, au début, de glycérine ne contenant qu'une petite dose d'acide phénique et d'acide lactique, puis augmenter progressivement la dose de ces agents jusqu'à la limite indiquée.

Ou bien :

℞ Acide phénique.......... 50 cgr.
Menthol........... 1 gr.
Glycérine........... 20 —

Pour badigeonnages (Herzen).

Employer l'*électrolyse* dans les cas d'infiltration très limitée d'une seule corde vocale, alors que la conservation de la voix est de première importance pour le malade.

Si les lésions sont étendues, recourir à l'*évidement* des régions ulcérées et à l'*ablation* aussi complète que possible des tissus infiltrés, à l'aide de curettes tranchantes, de pinces emporte-pièces, de cuillers tranchantes et surtout du *galvanocautère*.

Cautériser ensuite les parties cruentées avec l'*acide lactique* ou le *chlorure de zinc*, en solutions concentrées.

En cas d'échec, pratiquer la *trachéotomie*.

**Formes scléreuses et végétantes** : pratiquer l'*ablation* de la plus grande partie possible de tissus malades, suivie de *cautérisation* de la surface cruentée ; ou bien, applications de *naphtol sulforiciné* à 10 p. 100 ou de *phénol sulforiciné* (Ruault).

℞ Acide phénique...... 10 à 40 gr.
   Sulforicinate de soude.   100 —

Renouveler ces applications topiques tous les jours ou tous les 2 jours, les associer aux *curettages* pratiqués et repris tant qu'il reste des tissus malades abordables.

En cas d'insuccès, pratiquer la *trachéotomie*.

**Dans toutes les formes de phtisie laryngée** : ordonner le *repos absolu et prolongé* de l'organe ; ne permettre au malade de parler qu'à voix chuchotée. Soumettre les malades aux *pulvérisations antiseptiques* répétées.

Se servir des solutions de *phénol* à 1 p. 1 000, de *sublimé* à 1 p. 5 000 ou mieux de :

℞ Chlorate de potasse.... ⎱ āā 15 gr.
   Acide phénique....... ⎰
   Glycérine............. 100 —
   Eau distillée.......... 900 —
                   (Luc).

Pratiquer les pulvérisations avec un petit pulvérisateur à vapeur de Sieglé, devant lequel se place le malade respirant largement, la bouche grande ouverte et la langue hors de la bouche. Faire 2 à 3 pulvérisations, de 5 minutes de durée par jour.

℞ Menthol................ 1 gr.
   Teinture d'eucalyptus..... 10 —
   Alcool à 90°............ 70 —
   Eau distillée........... 150 —
Pour pulvérisations.

℞ Benzoate de soude........ 8 gr.
   Acide borique.......... 4 —
   Glycérine............. 50 —
   Eau distillée...  Q. S. p. 1/2 litre.

Pour pulvérisations : employer chaque fois 2 cuillerées de cette solution (François).

℞ Chlorhydrate de cocaïne.  60 cgr.
   Acide phénique......... 80 —
   Eau de laurier-cerise. ⎱ āā 50 gr.
   Glycérine ........... ⎰
   Eau distillée...  Q. S. p. 1/2 litre.
                 (François).

**Contre la toux** : insufflations dans la cavité laryngée, à l'aide d'un tube recourbé et sous contrôle du miroir, du mélange pulvérulent suivant :

℞ Chlorhydrate de morphine.. 1 gr.
   Dermatol.............. 10 —
                 (Luc).

Si le médecin est peu familiarisé avec l'usage du miroir laryngien, il peut placer l'extrémité du tube recourbé de l'insufflateur derrière la base de la langue et lancer la poudre au moment où le malade exécute une forte inspiration.

Ordonner en même temps des *potions calmantes*.

**En cas de dysphagie douloureuse** : applications de *glycérine phéniquée* à 5 p. 100, de *phénol sulforiciné* à 30 ou 40

p. 100, d'une solution de *co-caïne* à 10 ou 20 p. 100, d'une solution huileuse de *menthol* à 1 p. 20, ou d'*orthoforme* à 25 p. 100, faites peu de temps avant les repas.

℥ Chlorhydrate de cocaïne... 1 gr.
Alcool........................... 2 —
Eau distillée:..... Q. S. p. 10, cc.
Pour badigeonnages.

Ou bien pratiquer des insufflations de poudre d'*orthoforme* (20 cgr.).

℥ Chlorhydrate de morphine }
— de cocaïne.. } āā 1 gr.
Dermatol................. 10 —
(Luc).

Ou encore, recourir aux *injections intratrachéales* du mélange suivant :

℥ Éther iodoformé saturé!.. 100 gr.
Gaïacol................. 5 —
Eucalyptol................. 2 —
Menthol................. 1 —
Injecter dans la trachée 1 à 2 cc., 1 ou 2 fois par jour (Vachez).

Au besoin, injection de *morphine*, ou de *dionine*. Si ces moyens échouent,

pratiquer la destruction des parties infiltrées (voy. *Forme infiltro-ulcéreuse*).

**En cas de poussée inflammatoire aiguë** (suppurative) **et de douleur** : *pulvérisations antiseptiques chaudes.*

Faire au-devant du larynx des applications de *compresses imbibées d'eau à la température la plus élevée que le malade puisse supporter,* recouvrir ensuite de taffetas gommé pour empêcher le refroidissement. Pour la nuit, remplacer les compresses par une *cravate de ouate.*

**En cas d'œdème de la glotte avec dyspnée :** *émissions sanguines locales* (4 sangsues, au-devant du cou).

*Scarifications, révulsifs* (voy. *Œdème de la glotte*).

**En cas de laryngosténose :** recourir à l'*intubation.*

**En cas d'asphyxie :** *ponctionner* avec la lancette pharyngienne la région où l'on soupçonne la présence du pus, ou bien pratiquer la *trachéotomie.*

# LARYNGOTYPHUS

Voy. *Fièvre typhoïde* (traitement des symptômes et des complications).

# LATÉROFLEXION DE L'UTÉRUS

**Pendant l'accouchement :** Faire coucher la parturiente *sur le côté opposé à la déviation utérine.*

Au besoin, pratiquer la *version interne.*

# LENTIGO

**L. BÉNIN.** Combattre l'anémie, la scro-

fule ; traiter les affections gastro-intestinales et utérines.

33.

Ne pas administrer l'arsenic et le nitrate d'argent.

Faire porter des *chapeaux à larges bords*, des *voilettes*, des *gants*.

Frictions, matin et soir, avec une solution de *sublimé* à 1 p. 500.

Appliquer, pendant la nuit, l'*emplâtre de Vigo*, ou l'*emplâtre hydrargyrique de Unna*.

Mettre pendant la journée un *fard* quelconque.

Voy. *Éphélides*.

## L. MALIN.

Détruire la tumeur avec le *thermocautère* et panser avec la pommade suivante :

℞ Chlorate de potasse........ 6 gr.
Vaseline................... 30 —

(Brocq).

Voy. *Épithélioma cutané*.

## LÈPRE

*Désinfection rigoureuse* du nez, de la bouche et de tout le tégument externe.

*Défendre à une femme lépreuse d'allaiter* son enfant; *séparer* le nouveau-né immédiatement après sa naissance de sa mère lépreuse ; ne pas le confier à une nourrice et recourir à l'*allaitement artificiel* (Jeanselme).

Conseiller aux malades d'*abandonner les pays où la lèpre est endémique*.

TRAITEMENT GÉNÉRAL.

*Régime* tonique et reconstituant, vie au grand air ; grands bains très chauds.

Administrer l'*huile de chaulmoogra* ; commencer par V gouttes matin et soir, avant ou après les repas.

Augmenter de IV à VI gouttes par jour, jusqu'à faire prendre CCL gouttes par jour (10 à 15 gr.), en 3 à 4 fois. Continuer à cette dose pendant 2 à 3 mois. Donner l'huile dans du lait, du thé chaud, de l'infusion de menthe, ou en capsules.

Si l'huile de chaulmoogra n'est pas tolérée par l'estomac, la prescrire en lavement dans du lait à la dose de 8 gr. par jour (Hallopeau, Veyrières), ou bien recourir aux injections sous-cutanées de ce même médicament à la dose de 4, 5, 6 et 8 gr. par jour, continuées pendant des mois.

On peut encore prescrire le *gynocardate de soude*, à la dose de 2 à 5 gr. par jour.

℞ Gynocardate de soude..... 25 cgr.
Extrait et poudre de gentiane  Q. S.

Pour 1 pilule : 6 à 24 par jour.

Donner aussi le *baume de gurgum* (2 à 12 gr. par jour).

℞ Baume de gurgum........ 6 gr.
Poudre de gomme arabique. 6 —
Eau de menthe........... 60 —
Sirop simple............. 20 —

Par cuillerées (Unna).

Recourir à l'emploi de l'*ichtyol* à la dose de 2, 3 et même 6, 8 et 10 gr. par 24 heures, surtout dans les cas de lèpre tuberculeuse (Brun), ou bien pratiquer tous les jours une injection sous-cutanée (poitrine, dos, membres) de 2 à 8 cc. d'*huile iodoformée* à 30 p. 100, ou enfin employer l'*atoxyl* par voie hypodermique.

**En cas de névralgies :** *antipyrine, exalgine, quinine, pyramidon, aconitine*, et dans les cas rebelles, *élongation* des nerfs.

**En cas de nodosités érythémateuses :** administrer l'*iodure de potassium* (2 à 4 gr. par jour).

TRAITEMENT LOCAL.

*Bains fréquents, lotions* et *pulvérisations phéniquées, onctions* avec de l'huile phéniquée.

**En cas de tubercules non ulcérés :** cautérisation au *thermo* ou au *galvanocautère*, puis application de *pommades desséchantes et antiseptiques*.

**En cas de tubercules ulcérés :** pansement avec de la *pommade phéniquée* à 5 p.

100, et avec des *poudres antiseptiques* (iodoforme, xéroforme, iodol, aristol, salol).

Pratiquer tous les jours une injection de 2 à 8 cc. d'*huile iodoformée* à 30 p. 100 au pourtour des lésions.

Employer l'*europhène* ou le *baume de gurgum* :

℞ Europhène................. 5 gr.
   Huile d'olives............. 95 —
   Pour pansements.

℞ Baume de gurgum.. 1 partie.
   Eau de chaux..... 2 ou 3 parties.
   Pour pansements.

Recourir, au besoin, au *raclage* des surfaces ulcérées.

**En cas d'ulcérations des muqueuses :** cautérisation avec une solution de *nitrate d'argent* à 1 p. 5.

**En cas de mal perforant plantaire :** pratiquer l'*élongation* du sciatique ou l'*amputation*.

**Après guérison :** recourir, si besoin, aux *opérations plastiques*.

# LÉSIONS VALVULAIRES DU CŒUR

Voy. *Insuffisances et Rétrécissements valvulaires*.

# LÉTHARGIE

Voy. *Hystérie*.

# LEUCÉMIE OU LEUCOCYTHÉMIE

*Hygiène sévère, repos absolu, nourriture appropriée* (lait, œufs, viande crue) ; *phosphates, bains salés*.

Prescrire l'*arsenic*, à doses croissantes jusqu'à apparition des symptômes d'intoxication (picotements du nez, sécheresse de la bouche, rougeur des yeux). Diminuer alors la dose, pour la maintenir aux limites de l'apparition des phénomènes toxiques.

Faire prendre la *liqueur de*

*Fowler*, à la dose initiale de VI gouttes en 3 fois ; augmenter la dose d'abord d'une goutte tous les 2 à 3 ou 4 jours (A. Gilbert), jusqu'à faire prendre L gouttes par jour, en surveillant le malade.

En cas de troubles digestifs, recourir à l'*injection hypodermique quotidienne* d'un demi à 1 cc. de liqueur de Fowler, modifiée par la substitution d'eau de laurier-cerise à l'eau de mélisse :

℞ Acide arsénieux....... ) āā 1 gr.
Carbonate de potasse... )
Eau distillée............... 95 —
 — de laurier-cerise..... 3 —

Ou bien administrer le *cacodylate de soude* par la voie hypodermique (pas par voie gastrique), à la dose de 5, 10 et 20 cgr. par jour (Widal, Merklen) ou le *cacodylate de fer* par la voie gastrique à la dose de 10 à 30 cgr. (Gilbert et Lereboullet).

CHEZ LES ENFANTS : donner la *liqueur de Fowler*, à la dose de V à VI gouttes par jour, dans un peu de lait.

Pratiquer des injections hypodermiques de V à VI gouttes de liqueur de Fowler modifiée, ou de *cacodylate de soude*, 2 à 5 cgr.

Faire prendre, matin et soir, un des paquets suivants :

℞ Chlorhydrate de quinine.. 3 cgr.
 Fer réduit............... 3 —
 Poudre d'eucalyptus...... 25 —
 Pour 1 paquet (Henoch).

PENDANT LA GROSSESSE : pratiquer l'*avortement* ou l'*accouchement prématuré*.

OPOTHÉRAPIE : 100 gr. par jour de moelle osseuse rouge d'un jeune veau, prise crue dans du lait ou de la soupe.

RADIOTHÉRAPIE : appliquer les rayons de Röntgen, dans la leucémie myéloïde, d'abord sur la rate, puis sur les os.

Dans la leucémie lymphoïde, faire des applications de rayons de Röntgen au niveau des tumeurs lymphatiques.

Les applications au niveau du foie sont inutiles.

EAUX THERMALES : la Bourboule, Uriage.

## LEUCOMES

Voy. *Taies de la cornée*.

## LEUCOPLASIES

**L. BUCCALE.**

Rechercher de parti pris chez le malade une syphilis antérieure.

**Chez les syphilitiques** : *traitement antisyphilitique* énergique sous forme d'injections mercurielles de sels solubles, à doses croissantes (voy. *Sy-* *philis*) ; se garder d'ordonner l'iodure de potassium (Gaucher).

Recommander en même temps au malade l'observation stricte des *précautions hygiéniques* et de la *médication locale* ci-dessous indiquées.

**Dans les autres cas** : *supprimer toutes les causes d'irritation de la muqueuse buccale* (tabac, alcool, mets épicés ou acides, dents cariées, dentiers, usage professionnel de certains instruments).

Combattre l'arthritisme ; traiter la goutte et le diabète.

Prescrire des *pulvérisations alcalines* tièdes, répétées fréquemment et des *bains de bouche alcalins*, répétés 10 à 12 fois par jour.

Employer pour ces médications les *eaux alcalines naturelles* de Saint-Christau, de Vals, de Vichy, ou bien des solutions de :

Bicarbonate de soude      à 2 p. 1000.
    ou de
Salicylate de soude      à 1 p. 1000.
    ou de
Borate de soude      à 5 p. 1000.

Conseiller l'emploi de la *décoction de racine de guimauve*, de *morelle*, de *riz*, additionnée de borate de soude à 1 ou 2 p. 100.

Pratiquer contre la sécheresse de la langue des onctions des zones leucoplasiques avec des *pommades à l'acide borique*, au *bicarbonate de soude*, au *dermatol*, au *xéroforme*, à la *crurine*, à l'*aristol*, au *salol* ou au *baume du Pérou* :

℞ Salol, iodol ou aristol...... 1 gr.
Vaseline ................ 50 —

Pour onctions : 3 fois par jour.

℞ Chlorhydrate de cocaïne.. 5 cgr.
Acide borique pulvérisé. }
Baume du Pérou....... } āā 1 gr.
Vaseline.............. 40 —

Pour onctions : 2 à 3 fois par jour (Besnier).

Ne jamais employer de caustiques forts (nitrate d'ar-gent) : car toute irritation d'une leucoplasie est dangereuse.

Appliquer les *topiques* suivants : *solution glycérinée d'acide borique*, ou *d'hyposulfite de soude*, ou de *baume du Pérou* à 5 p. 100 ; *solution alcoolique d'acide salicylique* à 1 p. 10, appliquée tous les 4, 5 ou 6 jours et, immédiatement après, bain de bouche avec une solution alcaline.

Essayer la *radiothérapie* (Sabouraud).

**S'il existe des crevasses** : préférer l'*acide chromique* à 1 p. 20 et 1 p. 5, appliqué tous les 4 jours (bain de bouche) après chaque application

Cautérisations au *galvanocautère*.

**Dans les cas rebelles** : essayer le *sublimé* à 1 p. 200, l'*huile de cade* (appliquée 2 fois par jour), ou la *papaiotine* :

℞ Papaiotine................ 50 cgr.
Eau distillée.......... }
Glycérine ........... } āā 5 gr.
Pour badigeonnages.

**Si les médications ci-dessus échouent** : pratiquer le *raclage* ou la *rugination* ou la *cautérisation ignée* de la plaque leucoplasique.

**En cas d'induration, d'état papillomateux** : pratiquer l'*ablation* au bistouri de toute la plaque indurée.

Dans certains cas, préférer la *décortication* de la langue au thermocautère ou l'*amputation* de cet organe (Le Dentu).

**L. VULVO-VAGINALE.**
*Lotions* et *injections très diluées et peu irritantes* (acide

borique à 2 p. 100), répétées plusieurs fois par jour.

Eviter toute cause d'irritation ; réaliser une *propreté minutieuse* des parties atteintes.

Combattre l'arthritisme.

Chez les femmes qui ont dépassé la quarantaine, pratiquer *l'ablation systématique*

de toutes les plaques de leucoplasie, même de celles qui ne présentent encore aucune trace de dégénérescence.

**Si la plaque est dégénérée :** pratiquer l'*extirpation* de toute la plaque, combinée à l'ablation des ganglions lymphatiques (Labadie-Lagrave et Legueu).

# LEUCORRHÉE

TRAITEMENT GÉNÉRAL.

Combattre la chloro-anémie et la scrofule (fer, arsenic, cacodylates, glycérophosphates, huile de foie de morue).

*Alimentation tonique et reconstituante.* Surveiller les fonctions digestives ; combattre la constipation au moyen de *laxatifs doux* et de *lavements*.

Défendre les fatigues, les longues marches, la danse, l'équitation et les rapports sexuels.

*Bains généraux tièdes*, 2 fois la semaine.

Séjour à la *campagne ; bains de mer ; hydrothérapie*.

Cures aux *eaux thermales chloruro-sodiques*.

TRAITEMENT LOCAL.

Rechercher et traiter la maladie primordiale (pertes vaginales, écoulement cervical) : *Blennorragie, Vulvite, Vaginite, Endométrite, Ectropion des lèvres du col, Métrite, Prolapsus utérin, Salpingite, Fibrome utérin, Cancer du col et du corps de l'utérus*.

Prescrire des *injections as-*

*tringentes et antiseptiques* (sulfate de cuivre, sulfate de zinc, tanin, alun, acide borique, acide phénique, lysol, lysoforme, permanganate de potasse ou de chaux, sublimé corrosif, itrol, aseptol, aniodol, chinosol, etc.).

℞ Sulfate de cuivre pulvérisé.. 4 gr.
Pour 1 paquet, à dissoudre dans 2 litres d'eau.

℞ Chlorure de zinc............ 150 gr.
Eau distillée.... Q. S. p. 500 cc.
2 cuillerées à bouche pour 1 litre d'eau.

℞ Alun...................... } āā 150 gr.
Acide borique........... }
1 cuillerée à bouche de ce mélange pour 1 à 2 litres d'eau chaude (Herzen).

℞ Acide tannique ........... 50 gr.
— borique pulvérisé... 150 —
1 cuillerée à bouche de ce mélange pour 1 à 2 litres d'eau chaude (Herzen).

Employer aussi la *décoction de feuilles de noyer* (60 gr. dans 1 litre d'eau), additionnée de 2 gr. de tanin.

℞ Acide tannique.......... 60 gr.
Alcoolat de lavande... } āā 30 —
Créosote ............. }
Eau distillée.......... 250 —
1 cuillerée à soupe par litre d'eau tiède (Lutaud).

℞ Acide phénique.... ⎫ āā 245 gr.
  Alcool ............. ⎬
  Essence de thym...... ⎭    10 —

1 cuillerée à soupe pour 1 litre d'eau tiède (Auvard).

℞ Permanganate de potasse............ 50 cgr. à 1 gr.

Pour 1 paquet, à dissoudre dans 2 litres d'eau.

℞ Sublimé........... 25 à 50 cgr.
  Acide tartrique......    1 gr.

Pour 1 paquet, à dissoudre dans 2 litres d'eau.

℞ Borate de soude..... ⎫ āā 200 gr.
  Bicarbonate de soude. ⎭

1 cuillerée à bouche pour 1 litre d'eau.

Employer la *créoline*, à la dose de 1 cuillerée à café pour 2 litres d'eau, ou mieux le *lysol* ou le *lysoforme*, à la dose d'une cuillerée à dessert pour 2 litres d'eau.

Prescrire l'*aniodol* à 1 p. 2 000 ou le *chinosol* à 1 p. 1 000.

**Chez les petites filles** : voy. *Vulvo-vaginite des petites filles*.

**En cas d'érythème de la vulve et de la partie supérieure des cuisses** : *Soins de propreté* (bains de siège fréquents, lotions d'eau blanche).

Poudrer matin et soir, les parties malades avec :

℞ Oxyde de zinc........... 10 gr.
  Tannoforme ............. 10 —
  Talc de Venise........... 80 —
                    (Herzen).

Onctions avec de la *vaseline boriquée*.

# LICHEN

**L. AGRIUS** (*Prurigo congénital de Hébra*).

*Toniques* : huile de foie de morue, arsenic, cacodylate de soude.

*Bains émollients* à 33° ou 35°, tous les 2 jours.

Au début, *onctions d'huile de foie de morue additionnée de menthol*, de *goudron* au quart, puis pur ; d'*huile de cade* mélangée au glycérolé d'amidon (à 1 p. 3), puis pure. Pommade au *naphtol* à 5 p. 100 ; à l'*acide phénique* et au *menthol* à 1 p. 60 ou à 1 p. 40 (Fournier).

**Contre le prurit** : recourir à l'*enveloppement dans le caoutchouc*, ou dans la *ouate*.

**Au moment des poussées cutanées** : donner la *quinine* (50 à 70 cgr. par jour) associée à la *teinture de belladone* (XII à XV gouttes par jour) (Brocq).

Recourir à la *médication thyroïdienne*.

Envoyer les arthritiques aux eaux de la *Bourboule* ; les scrofuleux aux eaux sulfureuses de *Luchon, Cauterets, Salies-de-Béarn* ; lorsque les deux diathèses se trouvent combinées, conseiller les eaux d'*Uriage*, de *Saint-Honoré*, de *Saint-Gervais*.

**L. SCROFULOSORUM.**

Bonne hygiène alimentation reconstituante, *toniques* et *huile de foie de morue*.

℞ Huile de foie de morue.. 150 gr.
  Iode................... 15 cgr.

1 cuillerée à bouche, matin et soir (Kaposi).

Faire en outre, 2 ou 3 fois par jour, des *onctions cutanées* avec l'huile de foie de morue.

**L. SIMPLE** (*L. plan*).

TRAITEMENT GÉNÉRAL.

Combattre l'arthritisme, la goutte. *Régime alimentaire sévère, eaux alcalines, boissons émollientes, purgatifs légers.*

Défendre le café, le thé, le vin et les liqueurs.

*Régime lacté,* lorsque les éruptions sont intenses et accompagnées de prurit intense.

Calmer le système nerveux à l'aide de la *valériane,* de l'*asa fœtida,* du *castoréum,* de l'*antipyrine,* des *bromures* et de l'*hydrothérapie tiède.*

Prescrire l'*arsenic,* le *cacodylate de soude* ou l'*arrhénal :*

℞ Liqueur de Fowler........ 20 gr.

Prendre de IV à L gouttes progressivement, en augmentant chaque jour de I à II gouttes.

℞ Arséniate de soude.... 10 cgr.
Teinture de belladone. L gouttes.
Eau de laurier-cerise.. 50 gr.
— distillée........... 200 —

1 à 3 cuillerées à café, progressivement à la fin des 2 principaux repas (Brocq).

**Contre le prurit :** donner la *quinine* (bromhydrate), associée à la *belladone* (3 à 5 cgr. ou X à XV gouttes), ou l'*acide phénique* en pilules ou en sirop.

℞ Acide phénique............ 2 gr.
Térébenthine de Venise...... 1 —
Magnésie calcinée.......... Q. S.

Pour 40 pilules : 2 pilules, 4 à 5 fois par jour.

Employer aussi la *pilocarpine.*

Ordonner les *lotions chaudes antiprurigineuses* (vinaigre aromatique, acide phénique, sublimé) et employer les *pommades à l'acide phénique, au menthol, à l'acide tartrique* (voy. *Prurit*).

℞ Sublimé............... 20 cgr.
Acide phénique......... 4 gr.
Vaseline............... 100 —

Pour onctions (poudrer par-dessus avec de la poudre d'amidon) (Brousse).

En cas de prurit circonscrit avec lichénification, recourir aux applications d'une *solution de nitrate d'argent* à 1 p. 5 ou à 1 p. 2 ; après badigeonnage, quand le nitrate est sec, recouvrir d'un linge de toile fine ; recommencer après 4 ou 5 jours, s'il n'y a pas d'ulcération, mais avec une solution au 1 p. 10 ou au 1 p. 20 (Brenac).

TRAITEMENT LOCAL : Éviter toute irritation et tout traumatisme local, pour cela faire des *pansements ouatés* ou recourir à l'application de la *colle de zinc de Unna.*

Ordonner les applications bi-quotidiennes de *glycérolé tartrique :*

℞ Acide tartrique......... 3 à 5 gr.
Glycérolé d'amidon..... 100 —

ou bien, faire appliquer *la nuit* la pommade suivante :

℞ Acide phénique........... 1 gr.
— salicylique.......... 2 —
— tartrique........... 3 —
Glycérolé d'amidon....... 74 —

(Brocq).

et, *le jour,* faire employer les pommades au *calomel* à 1 p. 20 et à 1 p. 10 ; ou à l'*oxyde jaune de mercure* à 1 p. 30 et à 1 p. 20.

Si les pommades ou les préparations hydrargyriques (emplâtre de Vigo) ne sont pas supportées, prescrire l'emploi de pommades à l'*acide salicylique* et à l'*acide pyrogallique* :

℞ Acide salicylique. 1 gr. à 1 gr. 50
Oxyde de zinc... 5 —
Vaseline........ 50 —

℞ Acide pyrogallique...... 5 à 10 gr.
Vaseline............... 50 —

CURE THERMALE AUX EAUX de la *Bourboule* ; lorsque l'état du système nerveux est vraiment mauvais : *Néris, Bains, Luxeuil, Bagnères-de-Bigorre, Ragatz, Schlangenbad.*

# LIPOTHYMIE

Voy. *Syncope.*

# LITHIASES

L'APPENDICULAIRE.
Voy. *Appendicites.*

L'BILIAIRE.
Voy. *Coliques hépatiques.*

TRAITEMENT HYGIÉNIQUE : Vie active au grand air, exercices physiques au grand air avant les repas, repos après. Hydrothérapie ; stimulations cutanées, massage, frictions.

Pas de profession sédentaire, de travail intellectuel forcé, de préoccupations morales.

Défendre le port de vêtements susceptibles de déplacer, de déformer les organes abdominaux, de couder les voies biliaires extra-hépatiques, ou d'amoindrir le jeu de la partie inférieure du thorax dans les actes respiratoires.

Supprimer le corset traditionnel et le remplacer soit par une brassière à laquelle devront s'attacher les vêtements, et par une ceinture faisant sangle abdominale, soit par un corset hygiénique soutenant l'hypogastre et dégageant la partie supérieure de l'abdomen.

RÉGIME ALIMENTAIRE : Usage très modéré d'aliments gras, régime plutôt herbacé qu'animal, quantité strictement nécessaire d'aliments féculents ou sucrés. Défendre les substances riches en cholestérine, telles que les cervelles, le boudin, les jaunes d'œufs. Éviter le poivre, le vinaigre, la moutarde, les sauces épicées, les choux, les truffes, les champignons, les tomates, l'oseille, les crustacés et les fromages faits.

Repas fréquents, réguliers, peu copieux (4 repas par jour).

Boire de l'eau, du thé léger, du vin blanc coupé d'eau, de la bière légère. Faire prendre un litre de lait par jour, entre les repas.

Défendre le vin rouge, les liqueurs et le café ; éviter les eaux séléniteuses et les boissons gazeuses.

Traitement médicamenteux : Modifier le tempérament arthritique par l'*iodure de potassium* (80 cgr. à 1 gr. par jour, pris pendant des mois), les *alcalins* (bicarbonate de soude 2 à 4 gr. par jour, eaux alcalines naturelles de Vichy, Vals), la *lithine*, le *benzoate de soude*, l'*eunatrol* (1 gr. matin et soir en pilules).

℞ Benzoate de lithine..... 3 à 5 gr.
    Bicarbonate de soude... 10 —
    Sirop de fumeterre... )
    Eau distillée........ } ãã 200 —
    2 à 4 cuillerées à bouche par jour.

Faire prendre aux repas de l'*eau de Vichy* ou de *Vals*, ou bien donner le *bicarbonate de soude*, à la dose de 25 à 50 cgr., une heure avant les 2 principaux repas, ou encore faire prendre 10 jours sur 20, pendant toute l'année, une demi-heure avant chaque repas, un verre à bordeaux d'eau de Vichy, chauffée et additionnée d'une cuillerée à dessert ou à soupe d'eau de Rubinat.

Prescrire aussi l'*extrait de bile de bœuf*, en pilules de 10 cgr., prises avant les 2 principaux repas.

Combattre la constipation au moyen des *laxatifs doux* (sels de Carlsbad, de Vichy, eau d'Hunyadi-Janos) ou de la *podophylline*, de l'*évonymine*, et, deux fois par an, faire prendre 25 bouteilles d'*eau de Vittel* (source salée) : une bouteille tous les matins, par demi-verre, de demi-heure en demi-heure, entre les repas.

Si besoin, instituer l'*anti-sepsie intestinale* à l'aide du salol, du salophène, du bétol et du benzonaphtol.

Cures hydro-minérales pendant l'été : au premier rang *Vichy*, source de la Grande-Grille ; puis *Vals*. Sous l'influence de la cure, dès les premiers jours, l'appétit reparaît et les digestions se régularisent, souvent vers le huitième ou dixième jour, une crise de colique hépatique, franche ou ébauchée, se produit, et un peu plus tard les phénomènes de saturation thermale, avec fatigue, sensibilité hépatique, etc.

Placer, presque au même rang que Vichy, les eaux de *Carlsbad* et de *Marienbad*, particulièrement indiquées chez les sujets pléthoriques, obèses, ou à constipation habituelle.

Si ces eaux sont trop énergiques et amènent de fréquentes coliques : *Pougues, Sermaize, Bourbon-Lancy, Montmirail* (source Verte), *Martigny, Contrexéville* (Chauffard).

**En cas d'amaigrissement progressif, de crises incessantes, à répétition, d'inflammation de la vésicule et des voies biliaires avec menaces de suppuration, d'enclavement calculeux persistant, d'ictère chronique, de fistule biliaire défectueuse, de symptômes de sténose pylorique ou d'hématémèse,** pratiquer la *cholécystotomie*, la *cholécystectomie* ou la *cholécystentérostomie* avec *destruction des adhérences vésiculo-duodénales.*

Ces opérations sont contre-indiquées en cas de péritonite

généralisée, de pyléphlébite (se traduisant par l'ascite), de septicémie. L'âge avancé des malades ne constitue pas une contre-indication à l'intervention chirurgicale (Gaillard).

En général, *intervenir à la phase vésiculaire de la lithiase biliaire*, c'est-à-dire avant qu'il se soit produit une obstruction secondaire des gros canaux; seulement à cette phase on pourra pratiquer une opération simple, bénigne, radicale et définitivement curatrice : la *cholécystectomie* (Lejars).

Voy. *Colique hépatique, Fièvre intermittente hépatique, Hydropisie de la vésicule biliaire, Ictère chronique.*

**L. INTESTINALE** (*sablose*).

*Hygiène générale* rigoureuse.

Combattre la diathèse existante (arthritisme, goutte).

*Régime alimentaire sévère :* interdire les viandes fortes, le gibier, les mets épicés, les boissons alcooliques. Pas trop de végétaux.

Comme boisson habituelle aux repas, conseiller le *lait coupé avec l'eau d'Evian.*

Combattre la constipation au moyen de *laxatifs doux* (sels de Vichy ou de Carlsbad).

Tous les jours, *entéroclyse* avec la douche d'Esmarch et une longue canule : 1 ou 2 litres d'eau tiède récemment bouillie.

Voy. *Entérite muco-membraneuse.*

*Cures thermales* à Châtel-Guyon, Plombières, Pougues, Capvern, Vittel, Vichy (surtout en cas de gravelle intestinale d'origine intestinale).

**Contre la crise douloureuse :** faire prendre des *lavements d'eau chaude* ; ordonner l'*antipyrine*, l'*opium*, le *chanvre indien* et la *belladone.*

℞ Extrait thébaïque......... 2 cgr.
  — de belladone....... 1 —
Pour 1 pilule : 4 pilules prises à un quart d'heure d'intervalle (Grasset).

Appliquer en même temps des *cataplasmes laudanisés* sur le ventre.

En cas d'échec de ces médications, pratiquer une injection de *morphine.*

Voy. *Coliques intestinales.*

**L. URINAIRE.**

Voy. *Anurie, Colique néphrétique, Gravelle ammoniacale, oxalique, urique.*

## LOCHIES FÉTIDES
Voy. *Fièvre puerpérale.*

## LOMBAGO

Administrer l'*antipyrine* (3 gr.), la *lactophénine*, l'*exalgine*, le *pyramidon*, le *brom*hydrate de quinine associé à la phénacétine ou au *pyramidon*, le *salicylate de soude* (4 à 6 gr.);

la *salipyrine, l'aspirine (3 à 4 gr.), le *jaborandi* (contre-indiqué en cas d'affections cardiaques).

℞ Feuilles de jaborandi.....  4 gr.
  Macérer 12 heures dans :
  Alcool ..................  10 —
    Infuser ensuite dans :
  Eau bouillante..........  150 —
    Edulcorer avec :
  Sirop simple............  25 —
  A prendre en une seule fois, le matin à jeun (Robin et Londe).

Chez les enfants de 10 à 15 ans, réduire la dose à 1 gr. 50. Pratiquer au niveau des reins des frictions avec la *pommade salicylée* suivante :

℞ Acide salicylique......  )
  Lanoline..............  } ãã 10 gr.
  Essence de térébenthine )
  Axonge ...............  80 —
                    (Bourget).

LOCALEMENT : *révulsifs* (ventouses scarifiées, sinapismes), *applications chaudes, liniments calmants.*

℞ Chloroforme...........  ) ãã 20 gr.
  Salicylate de méthyle.. )
  Huile camphrée.........  100 —

**En cas de douleur** intense **et persistante** : pratiquer des *injections de morphine* à 1cgr., ou de *dionine.* Voy. *Myalgie.*

# LOMBRICS

Voy. *Ascarides.*

# LOUPE

Voy. *Kystes sébacés.*

# LUPUS

## L. VULGAIRE TUBERCULEUX.

TRAITEMENT GÉNÉRAL *de la phtisie* : huile de foie de morue simple ou iodée, sirop iodo-tannique, iodoforme, cacodylate de soude ou de fer par voie hypodermique. Alimentation tonique et reconstituante, etc.

Héliothérapie (insolation prolongée) associée à la cure d'altitude.

Cures marines ou hydro-minérales salines (Salies, Salins), sulfosaline ou sulfureuses (Uriage, Saint-Gervais, Luchon), salines arsenicales (La Bourboule).

Tuberculinothérapie. Voy. *Phtisie pulmonaire.* LOCALEMENT : *lavages quotidiens* des parties malades avec une solution de sublimé à 1 p. 1 000.

*Badigeonnages* avec :

℞ Iode....................  1 gr.
  Glycérine...............  200 —
                    (Auspitz).

Applications d'*emplâtre de Vigo,* ou, si les tissus sont trop enflammés, d'*emplâtre rouge de Vidal,* ou encore :

℞ Biiodure de mercure.....  20 gr.
  Axonge ................  ) ãã 10 —
  Huile d'olive..........  )

En applications tous les 6 à 8 jours, avec le pinceau (Cazenave).

| ℞ Créosote | 20 gr. |
|---|---|
| Acide salicylique | 10 — |
| Cérat | 15 — |
| Cire blanche | 5 — |

En applications tous les deux jours (Unna).

Ou mieux, applications quotidiennes d'*acide lactique* pur sur les parties malades préalablement scarifiées, au moyen d'un tampon de ouate laissé en place pendant 15 à 20 minutes.

Pratiquer aussi des *cautérisations ignées*, soit avec la pointe fine, soit avec la grille du galvanocautère, et surtout des *scarifications linéaires quadrillées* assez profondes pour atteindre les limites du mal.

Rendre les cautérisations et les scarifications moins douloureuses par l'application du chlorhydrate de cocaïne mélangé à une substance inerte :

| ℞ Chlorhydr. de cocaïne. 50 cgr. à 1 gr. |
|---|
| Carbonate de magnésie. 10 — |

(Unna).

Saupoudrer avec ce mélange les parties à traiter et les recouvrir d'une couche de coton aseptique humide que le malade maintient en place pendant 10 à 15 minutes.

Préférer le *grattage à la curette tranchante*, suivi de cautérisation au *thermocautère* ou d'applications répétées de *chlorure de zinc* ou de celle de *pommades caustiques*.

| ℞ Acide lactique | } | āā 2 gr. |
|---|---|---|
| — pyrogallique | } | |
| Lanoline | } | |
| Vaseline | } | āā 10 — |

Si le lupus est bien limité :

recourir à l'*ablation sanglante*, ou à la *radiothérapie*, ou à la *photothérapie* de Finsen.

Si on a eu recours aux rayons X, conseiller, une fois la guérison apparente obtenue, de continuer le traitement pendant 2 semaines et de faire une petite cure préventive de 2 ou 3 séances tous les 2 mois, jusqu'à ce qu'un an et demi se soit écoulé.

**En cas de lupus vulvaire :** voy. *Esthiomène de la vulve.*

## L. ÉRYTHÉMATEUX.

Détruire l'agent infectieux ou transformer la peau en un milieu qui lui soit défavorable.

**Cas aigus, à lésions multiples et disséminées :** pratiquer l'enveloppement avec des compresses de tarlatane pliées en douze, imprégnées d'une solution de *sublimé à 1 p.* 5 000, et recouvertes de taffetas chiffon (Hallopeau).

Employer, dans le même but, l'*eau blanche mitigée* (Kaposi).

**Cas chroniques :** Favoriser l'action des topiques en pratiquant journellement un *lavage* avec du savon mou de potasse que l'on laisse appliqué sur une compresse, soit avec des savons chargés de substances antiseptiques comme le naphtol ou le goudron.

Recourir aux *topiques à base d'agents réducteurs* (résorcine, acide pyrogallique, acide lactique).

Essayer d'agir sur le contage par des *emplâtres médicamenteux* (emplâtre à la créosote et à l'acide salicylique, ou emplâtre de Vigo).

Employer dans le même but la *pommade soufrée*, la *traumaticine* associée à la *chrysarobine*, à l'*ichtyol* ou à l'*acide salicylique* à 2 p. 100.

Prescrire la *pommade pyrogallique* à 1/10 (en suspendre l'usage lorsqu'elle produit une vive irritation, pour y revenir ultérieurement) (Hallopeau).

Acide salicylique............... 1 gr.
— pyrogallique.............. 2 —
Vaseline.................... 20 —

(Besnier).

Employer l'*acide lactique*, soit pur comme caustique, soit comme modificateur en solution à 1 p. 10.

Résorcine................. 20 à 30 gr.
Vaseline............... } āā 50 —
Lanoline...............

Résorcine............•...... } āā P. E.
Eau.................

Pour badigeonnages : matin et soir (Hallopeau).

Iode métallique.......... 3 à 4 gr.
Iodure de potassium....... 8 —
Eau distillée........... 30 —

Appliquer avec un pinceau sur les points malades (Hardy).

Recourir aussi aux applications bi-quotidiennes de *liqueur de Fowler* additionnée de quatre à six parties d'eau et d'un peu de chloroforme au bout de 4 à 6 jours, calmer l'irritation avec des pâtes émollientes et des poudres inertes. Recommencer ensuite une série de badigeonnages arsenicaux ; continuer pendant quelques semaines (Schutz).

**En cas d'insuccès des moyens précédents :** ne pas hésiter (chez un malade intelligent auquel on aura fait connaître les dangers de l'intervention) d'*amener par une inoculation le développement d'un érisypèle*, que l'on s'efforcera d'enrayer par le collodion ichtyolé et les injections de Marmorek, si la maladie s'étend en dehors des parties atteintes de lupus (Hallopeau).

**Si le lupus érythémateux est fixe :** faire des *scarifications linéaires quadrillées* ou des *cautérisations avec le galvanocautère*.

# LYMPHADÉNIE

TRAITEMENT MÉDICAL.

Administrer le *cacodylate de soude*, l'*arsenic*. (Pour le mode d'administration de ces médicaments, voy. *Leucémie*.)

Prescrire les *toniques* (huile de foie de morue, iodure de fer, quinquina) et l'hydrothérapie.

Liqueur de Fowler..... } āā 5 gr.
Teint. de mars tartarisée

Commencer par X gouttes, augmenter progressivement jusqu'à XX et XXX gouttes par jour.

Liqueur de Fowler.... } āā X gouttes.
Laudanum de Sydenham
Julep gommeux........ 100 gr.

À prendre dans la journée (Lemoine).

Drew a donné l'arsenic jusqu'à la dose énorme de C gouttes de liqueur de Fowler par jour.

Pratiquer des *injections de citrate de fer ammoniacal et*

d'arsenic (voy. *Chlorose*) ou des *injections intra-parenchymateuses de liqueur de Fowler dédoublée*, à la dose de 4 à 6 centimètres cubes par jour : dans les ganglions, lorsqu'il s'agit de lymphadénie ganglionnaire ; dans la rate, quand on a affaire à une lymphadénie splénique, et des *injections sous-cutanées*, s'il s'agit de mycosis fongoïde. Répéter les injections tous les 2 jours.

Recourir aux *injections rectales d'arsenic* (voy. *Diabète arthritique*).

Ordonner les *inhalations d'oxygène* dès le début de la maladie (Herzen) : les recommander, surtout s'il y a de la dyspnée.

Opothérapie : ingestion quotidienne de *moelle osseuse de veau*, prise crue, à la dose de 100 gr. ou administration d'*extrait de rate*.

Dans les formes hémorragiques : administrer le *perchlorure de fer*, aux doses de XV à XXX gouttes par jour, la *ferripyrine* (20 cgr.), ou la *gélatine*, 6 gr. en potion.

Radiothérapie : applications répétées des *rayons de Röntgen* sur la rate et au niveau des tumeurs lymphatiques.

Traitement chirurgical.

**L. ganglionnaire** : pas de traitement chirurgical (Quénu).

**L. liénale aleucémique** (simple) : proposer la *splénectomie* (Spencer Wells).

**L. leucémique** : la mort survient inévitablement ; ne pas intervenir (Péan, Czerny).

**L. testiculaire** : récidive à bref délai, ne pas intervenir (Reclus).

**L. cutanée** : voy. *Mycosis fongoïde*.

# LYMPHADÉNOME

Donner la *liqueur de Fowler*, commencer par la dose initiale de VI à VIII gouttes ; augmenter jusqu'à faire prendre LX *gouttes par jour*.

Pratiquer dans les tumeurs des *injections interstitielles de liqueur de Fowler dédoublée*, répétées tous les 2 jours ; injecter progressivement 1/2 à 2 centimètres cubes par jour (Reclus).

# LYMPHANGITES

L'AIGUË.

*Désinfection minutieuse* et *pansements antiseptiques humides*, légèrement antiseptiques et non irritants de la plaie originelle.

Conseiller les *bains antiseptiques permanents tièdes* (solution phéniquée à 3 p. 1 000), les *pulvérisations phéniquées* à 1 p. 100.

Appliquer sur les parties enflammées des *compresses de tarlatane imbibées d'une solution phéniquée à 2 p. 100*, ou *lysolée à 1 p. 100*, ou d'une

solution de *sublimé corrosif* à
1 p. 2 000 recouvertes de
toile imperméable.

**En cas d'abcès** : *Inciser* largement, *drainer* tout en continuant les bains antiseptiques.

**En cas de lymphangite phlegmoneuse diffuse ou gangreneuse** : *intervention énergique et d'urgence* ; anesthésie générale ; *larges incisions au thermocautère* ; plonger le couteau du thermocautère dans toutes les anfractuosités, suivre les traînées lymphatiques; dépasser largement la région malade.

**L. MAMMAIRE.**
Voy. *Abcès du sein.*

**L. UTÉRINE** (septique).
Voy. *Fièvre puerpérale, Pelvi-péritonite.*

# LYMPHATISME

*Même traitement que pour la scrofule*, avec l'atténuation que comporte la moindre intensité des symptômes.

℞ Iodure de potassium...... 3 gr.
  Bromure de sodium...... 3 —
  Chlorure de sodium...... 12 —
  Eau distillée............ 100 —

1 cuillerée à dessert, 2 fois par jour, dans du lait (Herzen).

Insister sur l'usage de l'*huile de foie de morue* simple ou iodée, du *sirop d'iodure de fer*, du *sirop antiscorbutique*, du *sirop de raifort iodé* du Codex :

De 1 an à 2 ans. 5 à 15 gr. par jour.
De 2 — à 3 ans. 15 à 20 — — —
De 3 — à 5 ans. 20 à 30 — — —
De 5 — à 10 ans. 30 à 40 — — —

du *sirop iodo-tannique simple* ou *phosphaté* (du Codex) à doses moitié moindres que le précédent.

℞ Vin iodotannique phosphaté du Codex.... ⎱
  Sirop de quinquina.. ⎰ āā 100 gr.
  — de raifort composé. ⎰

1 cuillerée à dessert ou à soupe, 2 à 3 fois par jour, suivant l'âge de l'enfant (Herzen).

Injections de *sérum* artificiel iodé à la dose de 10 cc. pendant 10 jours, suivis de 10 jours de repos, et ainsi de suite.

℞ Sérum physiologique.. 100 cc.
  Iodure de potassium.... 25 cgr.
  Iode métalloïde...... 5 à 10 —

Ordonner le *biphosphate de chaux* ou les *glycérophosphates*. Voy. *Scrofule.*

Prescrire les *bains salés*, la vie à la campagne.

**Contre l'anémie** : donner l'*iodure de fer* ou le *cacodylate de fer*, en potion à la dose de 4 à 10 et 20 cgr. par jour, suivant l'âge du malade.

Recommander les *inhalations d'oxygène*, pratiquées tous les jours pendant longtemps.

**Contre l'anorexie et la dyspepsie** : prescrire les *amers*, en particulier le *quinquina*, ou la *gentiane*, ou l'*orexine*.

℞ Sirop de quinquina ou de gentiane................ 200 gr.
  Teinture d'iode...... ⎱ āā 2 —
  Iodure de potassium. ⎰

1 cuillerée à café à chaque repas (enfants de 5 à 10 ans) (Gallois).

**Contre l'état septicémique ou toxi-infectieux latent** : recourir à l'*arsenic* sous forme de liqueur de Fowler ou de cacodylate de soude, aux pilules d'*iodoforme*, à l'*huile de foie de morue*.

**En cas de lymphatisme adénoïdien avec altérations du naso-pharynx**, prescrire la solution suivante :

℥ Iode............................ 1 gr.
  Iodure de potassium........... 2 —
  Eau........................... 200 —

1 cuillerée à café, à chaque repas (Gallois).

Procéder à l'*ablation* des végétations adénoïdiennes, et conseiller, après l'intervention chirurgicale, la *gymnastique* et la *rééducation respiratoire.*

Voy. *Hypertrophie des amygdales, Hypertrophie de l'amygdale pharyngée, Pharyngite granuleuse.*

**Eviter le passage du lymphatisme à la scrofule**, en veillant à la prophylaxie des accidents infectieux.

Assurer l'asepsie des fosses nasales, au moyen de la pommade suivante :

℥ Menthol.................... 10 cgr.
  Aristol.................... 50 —
  Acide borique............. 6 gr.
  Vaseline.................. 30 —
                          (Gallois).

Employer aussi les *pulvérisations boriquées*, les *gargarismes antiseptiques*, la *douche de Weber* sous faible pression.

Faire en sorte que l'infection du naso-pharynx ne se propage pas à la face, aux yeux, etc.; protéger les abords des lèvres et des narines au moyen d'une pommade boriquée un peu épaisse ; laver les conjonctives soit avec de l'eau boriquée, soit avec une solution de cyanure de mercure à 1 p. 10 000 (Gallois).

**En cas d'adénopathie** : voy. *Adénites scrofulo-tuberculeuses externes.*

CURES THERMALES AUX EAUX de *la Bourboule*, de *Bourbon-l'Archambault*, ou de *Saint-Nectaire*, s'il n'y a que du lymphatisme ; à celles de *Royat*, du *Mont-Dore*, si le lymphatisme coïncide avec l'angine granuleuse, le catarrhe naso-pharyngien ; aux eaux de *Forges-les-Eaux*, si l'anémie est prédominante (Comby).

# LYMPHOCYTHÉMIE
Voy. *Leucémie.*

# MAL DE BRIGHT
Voy. *Néphrite chronique, Chlorobrightisme.*

# MAL DE MER

Rester étendu horizontalement ; *fuir l'air confiné des cabines* ; appliquer autour du corps une *large bande* de flanelle fortement serrée, de façon à comprimer la région épigastrique ; éviter par contre toute constriction cervicale.

Boire du *champagne frappé* par gorgées.

Prescrire l'*antipyrine*, le *chloral*, le *chloroforme*, la *cocaïne*, le *menthol*, le *validol*.

℞ Antipyrine .............. ⎫ āā 1 gr.
  Bicarbonate de soude.... ⎰
  Acide tartrique ........... 60 cgr.

Pour 1 paquet : deux à trois dans les 24 heures, pris dans un verre d'eau sucrée froide.

℞ Chloroforme ............ 3 gr.
  Menthol ................. 2 —
  Alcool ................ ⎫
  Teinture de gingembre ⎰ āā 10 —

XX à XXX gouttes, dans de l'eau glacée et sucrée, plusieurs fois par jour (Herzen).

Ordonner, à titre de médication préventive, les *bromures alcalins*, à la dose de 4 à 6 gr. par jour, ou la *bromipine*, à celle de 2 ou 3 cuillerées à café par jour, que l'on commencera à faire prendre 6 ou 8 jours avant l'embarquement.

# MAL DE MONTAGNE

**Au début :** *alimenter le malade* (œufs, viande, pain) et lui faire prendre du *café* ou du *thé*, mais défendre absolument l'alcool et les liqueurs qui augmentent la combustion organique et par conséquent la production d'acide carbonique dans le sang (Marcet).

Si possible, *interrompre l'ascension* et redescendre vers la plaine, soit complètement, soit seulement de 250 à 300 mètres de hauteur.

**En cas d'état somnolent ou syncopal :** mettre en œuvre tous les moyens pour *réveiller et ranimer le malade* (stimulants par voie stomacale, frictions cutanées, inspirations profondes forcées, tractions rythmées de la langue, inhalations de vinaigre anglais, d'ammoniaque, de nitrite d'amyle) ; en outre, bien *couvrir* et *réchauffer* le malade (boissons chaudes et stimulantes).

Chercher à redescendre le plus vite possible à l'altitude de 2 500 à 2 000 mètres.

# MAL DE POTT

Relever avant tout l'organisme en favorisant la mise en jeu de tous ses moyens de défense.

TRAITEMENT GÉNÉRAL, HYGIÉNIQUE, DIÉTÉTIQUE ET MÉDICAMENTEUX :

*Bonne hygiène*, *aération* pendant la plus grande partie de la journée ; *héliothérapie* (insolation prolongée) associée à la *cure d'altitude* ; séjour à la *campagne*, au *bord de la mer*.

*Alimentation tonique* et *reconstituante* (lait, œufs, cervelles, viandes rôties, etc.).

*Médication antiscrofuleuse* : huile de foie de morue, iodure de fer, phosphate de chaux, cacodylate de soude (3 à 5 cgr. par jour par voie hypodermique, pendant 8 à 10 jours, suivis de 10 jours de repos, pour recommencer ensuite les injections), cacodylate de fer (5, 10 et 20 cgr. en potion) (voy. *Phtisie*).

*Eaux thermales chlorurées sodiques* (Bourbon-l'Archambault, Bourbonne-les-Bains, Salies).

Recourir, dès le début, à l'*immobilisation* de la partie malade et à l'*immobilité* du sujet (dans le décubitus dorsal), pendant un an et demi à deux ans au minimum. Le séjour au lit ne suffit pas par lui-même à procurer une immobilisation complète, il faut y joindre l'usage d'un appareil : *gouttière de Bonnet, gouttière plâtrée de réclination, corset plâtré de Sayre, extension continue*, réalisée au moyen de deux pièces, dont l'une prend appui sur le bassin, l'autre sur l'extrémité céphalique ; *appareil de Lannelongue* ou *appareil de Ménard* pour fixer le malade sur le lit maritime ou lit de Berck.

De préférence, appliquer, dès le début et pendant toute la durée de la maladie, le *corset plâtré* que l'on renouvellera tous les 4 ou 5 mois (Calot).

La méthode de repos avec immobilisation constante dans le décubitus dorsal est *absolument indiquée* lorsque la maladie est accompagnée de complications, de paraplégie ou de collections ossifluentes.

En cas d'amélioration locale, après un an et demi au moins de traitement, et de bon état général, recourir à la *méthode de repos associée à la méthode ambulatoire avec appareil immobilisateur* (corset plâtré), pendant encore deux ans.

Ne quitter le corset qu'après la soudure vertébrale faite (ce qui fait en tout de 4 à 5 ans de traitement).

TRAITEMENT LOCAL :

**Contre l'apophysalgie** : injecter sous le périoste de l'apophyse ou des apophyses douloureuses une vingtaine de gouttes d'une *solution d'acide phénique* à 1 p. 5, déposées le long de leur axe à l'aide d'une seringue de Pravaz, pénétrée d'abord à fond, puis retirée lentement. Pratiquer 3 injections semblables à 4 ou 5 jours d'intervalle l'une de l'autre.

**S'il se forme des abcès** : prescrire avant tout l'*immobilisation absolue et prolongée* de la lésion osseuse.

Lorsque la collection continue à évoluer malgré l'immobilisation, pratiquer la *ponction aspiratrice simple* ou *suivie d'injections d'éther iodoformé*, ou bien l'*incision large suivie de raclage et de cautérisation de la poche*.

TECHNIQUE DE LA PONCTION ASPIRATRICE ET DE L'INJECTION IODOFORMÉE : attendre pour intervenir que la fluctuation soit bien manifeste (les abcès en voie de formation, encore à l'état de tuberculomes, ne sont pas justiciables de ce procédé).

Mais il faut ponctionner avant que l'évolution de l'abcès vers la surface ait amené la rougeur et l'amincissement de la peau.

Asepsie minutieuse du chirurgien et de ses aides, du malade et des instruments. Aux enfants, donner un peu de chloroforme.

Se servir du trocart de l'appareil Dieulafoy, ou mieux d'un trocart spécial, d'un calibre plus grand (3 millimètres de diamètre) et ponctionner un peu obliquement, plutôt que perpendiculairement au point le plus fluctuant.

Faire le vide dans l'aspirateur et évacuer le pus ; mais si la présence de grumeaux arrête l'évacuation du pus, écouvillonner le trocart avec un stylet spécial et vider la poche. Au besoin, quand la poche est insuffisamment vidée, faire un lavage à l'eau boriquée stérilisée, jusqu'à ce que le liquide ressorte absolument clair (se passer de ce lavage toutes les fois qu'on a réussi à obtenir l'évacuation complète de la poche).

Quand l'abcès est tout à fait vidé, l'aspirateur ayant été passé à l'eau phéniquée, injecter la solution d'éther iodoformé, mais en n'introduisant dans la poche que la quantité d'iodoforme que l'on veut y laisser, c'est-à-dire suivant l'âge du sujet et le volume de l'abcès : 5, 10, 15 gr. de la solution à 10 p. 100, soit 0 gr. 50, 1 gr., 1 gr. 50 d'iodoforme.

Enlever ensuite le trocart brusquement, d'un seul coup.

Obturer avec l'index l'orifice de la ponction.

Puis au bout d'un moment, quand la tension de la poche augmente, laisser sortir un peu d'éther.

Terminer par un pansement antiseptique et la pose d'un appareil plâtré.

Si le liquide se reproduit, pratiquer une seconde ponction : si le liquide sort filant, visqueux, rappelant le liquide des synoviales articulaires, parfois une sérosité jaunâtre, l'abcès est en bonne voie de guérison, et il convient de le laisser se guérir tout seul.

Dans les autres cas, répéter la ponction au plus 2 ou 3 fois.

Eviter à tout prix de transformer les tuberculoses fermées en tuberculoses ouvertes et ne recourir aux interventions radicales que lorsque tous les autres traitements ont échoué (Kirmisson).

Employer aussi la formule suivante :

| | | |
|---|---|---|
| ℞ Iodoforme.......... } | āā | 10 gr. |
| Ether sulfurique...... } | | |
| Créosote de hêtre....... | | 2 — |
| Huile d'amandes douces stérilisée............... | | 90 — |

Injecter 30 gr. environ de ce liquide, qui correspondent à un dépôt de 2 à 3 gr. d'iodoforme dans la poche ; répéter 2, 3, 4 et 5 fois l'injection (Lannelongue).

Ou mieux, faire usage d'une *solution de crésol iodoformé* qui a sur les précédentes l'avantage de n'être pas douloureuse (solution de crésol à 1 p. 100 mélangée au moment de l'injection avec parties égales d'une solution d'iodoforme) :

| | |
|---|---|
| ℞ Iodoforme............... | 5 gr. |
| Ether................... | 10 — |
| Alcool................... | 100 — |

Voy. *Abcès froids.*

Permettre au malade de se lever, lorsque toute douleur aura disparu ; lui faire porter alors un *corset en cuir moulé,* ou un *corset plâtré.* Autoriser quelques tentatives de marche avec des *béquilles* (Kirmisson).

**S'il existe une fistule :** pratiquer les *mêmes injections modificatrices que dans les abcès fermés* (une injection quotidienne, pendant 10 jours), si la fistule n'est pas infectée, c'est-à-dire sans jamais de fièvre.

Si la fistule est infectée (c'est-à-dire avec fièvre même légère), faire des *pansements à plat* et ordonner un bon *traitement général.*

Tout au plus tenter quelques débridements et drainages pour empêcher les rétentions du pus (Calot).

Ne recourir que tout à fait exceptionnellement au *traitement de Chipault* (recherche du foyer vertébral, point de départ de la suppuration chronique), ainsi qu'au *procédé de Vincent* (drainage prévertébral transversal).

**Contre la gibbosité :** en général, se contenter d'*appliquer le corset plâtré et de faire de la compression* à travers une fenêtre dorsale du plâtre, à l'aide de carrés d'ouate appliqués directement sur la gibbosité et solidement plaqués avec des bandes de mousseline gommée (Calot) ; continuer ce traitement pendant des années.

Exceptionnellement pratiquer la *réflexion du rachis,* au moyen d'une traction de quelques secondes de durée et d'une valeur de 30 à 80 kgr. et d'une pression directe de 15 à 40 kgr., suivie de l'application immédiate d'un bandage.

Pour les grosses et vieilles gibbosités, procéder au *redressement en plusieurs séances* séparées par des intervalles de 3 à 4 mois (Calot).

Ou bien, recourir à l'*extension du rachis,* en agissant sur les membres inférieurs et sur la tête.

En cas de gibbosités ankylosées, pratiquer la *résection des apophyses épineuses* (Chipault).

**En cas de parésie ou de paraplégie :** *Immobilisation rigoureuse et prolongée dans un grand plâtre* (Calot).

En cas d'échec, tenter le *traitement chirurgical* (laminectomie ou costo-transversectomie).

# MAL PERFORANT

*Traiter l'affection du système nerveux central* (tabes, paralysie générale, maladie de Friedreich, etc.), ou bien a *névrite périphérique* (traumatisme, alcoolisme, diabète, lèpre, etc.).

Intervenir directement sur les nerfs innervant la région où se trouvent le ou les maux perforants, par l'*élongation simple*, la *neurotripsie* ou le *hersage*.

Pratiquer toujours le *curage* complet du foyer infectieux.

Dans certains cas, pratiquer l'*amputation* du membre malade et infecté.

## MALADIE D'ADDISON

*Traitement général anti-scrofulo-tuberculeux* : huile de foie de morue, iodure de fer, arsenic, cacodylate de soude, créosote, créosotal, gaïacol, iodoforme.

*Alimentation reconstituante, toniques* (préparations de quinquina).

En cas de syphilis ancienne, donner l'*iodure de potassium*.

Diminuer la production des toxines et favoriser leur élimination par le *repos plus ou moins absolu*, par le *régime lacté*, les *purgatifs légers* et les *bains*.

Pratiquer aussi des *lavages réguliers de l'intestin* et, si besoin, de l'estomac.

Recourir à l'*opothérapie surrénale*, surtout dans les cas de maladie bronzée au début ou assez peu avancée pour que l'on pût obtenir une hypertrophie compensatrice des parties indemnes des capsules surrénales : faire prendre chaque jour de 10 à 20 gr. (progressivement) de *capsules surrénales fraîches* de bœuf, de mouton ou de veau. Continuer cette médication pendant des semaines et des mois (Béclère, Hayem, Widal).

Pratiquer aussi des *injections sous-cutanées d'extrait hydro-glycériné du suc sur-*rénal (Béclère) dilué dans une assez forte quantité de sérum artificiel (10 à 20 cc. p. 1 cc. d'extrait).

℞ Capsules surrénales fragmentées .................. 10 gr.
    A macérer 24 heures dans :
Glycérine à 30° ........... 10 —
Eau bouillie contenant 25 gr.
    de sel par litre ......... 5 —

Laisser macérer 1/2 heure, filtrer sur papier et stériliser au moyen de l'acide carbonique sous pression. Diluer d'une quantité égale d'eau pour injecter (Maurange).

Ou des injections d'extrait de capsule surrénale préparé de la façon suivante :

℞ Capsules surrénales de cheval ..................... 2 gr.
Eau bouillie ............. 20 —
Chlorure de sodium ...... 12 cgr.
Fluorure de sodium ...... 25 —

Triturer et laisser macérer 24 heures, puis filtrer sur ouate stérilisée. Injecter 2 à 5 cc. (Langlois).

Employer aussi l'*adrénaline* en injections hypodermiques, répétées tous les 8 jours, à la dose de 1/2 à 1/3 de milligr. Ne pas injecter une quantité plus élevée de cette substance à cause du danger d'arrêt brusque du cœur (Boinet).

**Contre l'asthénie** : *médication surrénale, fer, kola, coca, électrothérapie* (courants continus le long de la colonne vertébrale), injection de *ca-*

codylate de soude ou de *glycérophosphate de soude...*

℞ Glycérophosphate de soude. 4 gr.
Eau distillée et stérilisée... 20 —

Injecter tous les jours 5 à 6 gr. de
celle solution (A. Robin).

**Contre les douleurs** : employer les *révulsifs*, les injections de *morphine* ou de *dionine*.

**Contre les vomissements** :
*boissons gazeuses glacées, po-
tion de Rivière, eau chloro-*

formée, *menthol, validol, éther.*
Inhalations d'*oxygène. Révul-
sifs* au creux de l'estomac.
Prescrire :

℞ Teinture d'iode........ ⎫
. Acide phénique........ ⎬ āā 5 gr.
Alcool pur............. ⎭
V gouttes au moment des repas.

**Contre la constipation** : *lavements simples* ; ne pas prescrire les purgatifs qui peuvent déterminer une diarrhée
incoercible.

## MALADIE AMYLOIDE

Chercher à enrayer la ma-
ladie causale : *amputation* lorsqu'il s'agit d'un membre en
état de suppuration profonde ; *thérapeutique active* en cas
de tuberculose ou de syphilis.
Contre la maladie amyloïde
ordonner l'*iodure de potassium*

(50 cgr. à 1 gr.) ou la *teinture
d'iode* (X à XX gouttes par
jour, aux repas).
*Alimentation reconstituante,*
séjour à la *campagne*, cure
thermale aux *eaux chlorurées
fortes.*

## MALADIE DE BANTI
### (*Anémie splénomégalique*).

Rechercher attentivement
la syphilis ; instituer, même
en l'absence de tout symptôme spécifique, un *traitement
antisyphilitique*. Donner les
*toniques*.
En cas d'insuccès de la mé-

dication spécifique, recourir
à la *splénectomie* (Banti, Mara-
gliano, Harris et Herzog).
Dans certains cas, recourir
à l'*opération de Talma* (voy.
*Cirrhose alcoolique, veineuse,
du foie*).

## MALADIE DE BARLOW
Voy. *Rachitisme, Scorbut infantile.*

## MALADIE DE BASEDOW
Voy. *Goitre exophtalmique.*

## MALADIE DE BEARD
Voy. *Neurasthénie.*

## MALADIE DE BEAU
Voy. *Asystolie.*

## MALADIE DE BELL
Voy. *Paralysie faciale périphérique.*

## MALADIE DE BIERMER
Voy. *Anémie pernicieuse progressive.*

## MALADIE BLEUE
Voy. *Cyanose congénitale.*

## MALADIE DE BOUCHARD
Voy. *Dilatation de l'estomac.*

## MALADIE DE BOUILLAUD
Voy. *Endocardite aiguë.*

## MALADIE DE BOUVERET
Voy. *Tachycardie paroxystique essentielle.*

## MALADIE DE BRINTON
Voy. *Gastrite hypertrophique sténosante.*

## MALADIE BRONZÉE
Voy. *Maladie d'Addison.*

## MALADIE DE BUDD
Voy. *Ictère grave.*

## MALADIE DE CORVISART
Voy. *Hypertrophie du cœur.*

## MALADIE DE CRUVEILHIER
Voy. *Ulcère de l'estomac.*

# MALADIE DE DERCUM
Voy. *Adipose douloureuse.*

# MALADIE DE DRESSLER
Voy. *Hémoglobinurie paroxystique essentielle*

# MALADIE DE DUBIN
Voy. *Chorée électrique.*

# MALADIE DE DUCHENNE (de Boulogne)
Voy. *Paralysie labio-glosso-pharyngée.*

# MALADIE DE DUROZIER
Voy. *Rétrécissement mitral.*

# MALADIE DE FRIEDREICH

Soigner l'état général. *Suspension. Électricité. Antipyrine.*
Ordonner :

℞ Nitrate d'argent.......... 1 cgr.
Kaolin................... 10 —
Eau distillée............. Q. S.

Pour 1 pilule : 2 par jour (Comby).

*Pointes de feu* le long de la colonne vertébrale.
*Hydrothérapie* et *gymnastique rationnelle.*
Eaux thermales de *Lamalou, Balaruc, Dax.*
*Déconseiller l'allaitement maternel* dans les familles atteintes.

# MALADIE DE GRANCHER
Voy. *Congestion pulmonaire, Pneumonie.*

# MALADIE DE GRIESINGER
Voy. *Ankylostomiase.*

# MALADIE DE HANOT
Voy. *Cirrhose du foie hypertrophique biliaire.*

# MALADIE DE HARLEY
Voy. *Hémoglobinurie paroxystique essentielle.*

## MALADIE DE HEBERDEN
Voy. *Rhumatisme chronique.*

## MALADIE DE HUCHARD
Voy. *Artériosclérose.*

## MALADIE DE LITTLE
(*Tabes dorsal spasmodique infantile*).

Favoriser la diminution des phénomènes spasmodiques, par l'*éducation spéciale des membres*, le *massage*, la *gymnastique.*

Recourir aussi à la *suspension verticale*, à l'application d'*appareils orthopédiques*, au *redressement forcé* avec immobilisation consécutive sous des appareils plâtrés, enfin, au besoin, aux *myotomies* et aux *ténotomies* (Redard).

## MALADIE DE MARIE
Voy. *Acromégalie.*

## MALADIE DE MÉNIÈRE
Voy. *Vertige de Ménière.*

## MALADIE DE MORVAN
Voy. *Panaris nerveux.*

## MALADIE DE PAGET
Traitement spécifique antisyphilitique. Toniques.

## MALADIE DE PARKINSON
Voy. *Paralysie agitante.*

## MALADIE DE PARROT
(*Pseudo-paralysie syphilitique* ou *Disjonction épiphysaire des nouveau-nés syphilitiques*).

Traitement général de la syphilis héréditaire.
Voy. *Syphilis des enfants.*

# MALADIE DE PAVY
Voy. *Albuminurie intermittente cyclique.*

# MALADIE DE RAYNAUD
Voy. *Gangrène symétrique.*

# MALADIE DE REICHMANN
Voy. *Dyspepsies gastriques irritatives, Gastrosuccorrhée.*

# MALADIE DE STOKES-ADAMS
Voy. *Brachycardie.*

# MALADIE DE THOMSEN

Eviter l'exposition au froid, recommander l'exercice musculaire modéré.

*Massage, gymnastique, électricité, douches.*

Conseiller les *bains tièdes* prolongés ;* prescrire l'*iodure de potassium* (1 à 2 gr.) et l'*antipyrine* (1 à 2 gr.) alternativement pendant quatre semaines chacun.

# MALADIE DE WERLHOF
Voy. *Purpura hémorragique.*

# MALADIE DE WHYTT
Voy. *Hydrocéphalie.*

# MALADIE DE WINCKEL
Voy. *Ictère hématurique des nouveau-nés.*

# MALADIE DE WOILLEZ
Voy. *Congestion pulmonaire, Pneumonie.*

# MALADIES INFECTIEUSES AIGUËS
Voy. *Fièvres éruptives, Grippe, Rougeole, Scarlatine, Typhus exanthématique, Variole, etc.*

# MALADIE DU SOMMEIL
## (*Trypanosomiase*)

Pratiquer des injections d'*atoxyl* (méthylarséniate d'aniline) ; employer la voie hypodermique et injecter 50 cgr. d'atoxyl 2 jours de suite, puis s'arrêter 10 jours (R. Koch), ou bien injecter des doses quotidiennes de 10 à 20 cgr., 6 à 8 jours de suite, pour interrompre quelques jours et reprendre ensuite (Martin).

Ou encore injecter ce même médicament directement dans le liquide céphalo-rachidien et le sang, à la dose de 2 à 10 cc. d'une solution à 1 p. 1 000.

Faire concurremment des injections de *sulfate de strychnine*.

# MALARIA
Voy. *Fièvres intermittentes.*

# MAMMITES OU MASTITES
Voy. *Abcès du sein.*

# MASQUE DE LA GROSSESSE
Voy. *Chloasma utérin, Éphélides*

# MASTODYNIE

*Traitement général* de l'hystérie.

Pratiquer une *compression énergique* (bande élastique) du sein douloureux, pendant la crise, après avoir fait une onction avec :

℞ Laudanum de Sydenham.. 5 gr.
Chloroforme............... 10 —
Huile de jusquiame.!... ⎱ ̄a ̄a 30 —
— camphrée....... ⎰
(Herzen).

Recourir à l'*électricité galvanique* pendant les intervalles des crises.

*Hydrothérapie méthodique* avec persévérance.

Administrer intérieurement les *nervins* et les *antispasmodiques* (antipyrine, pyramidon, exalgine, valériane et valérianates).

Dans les cas rebelles à ces médications, recourir à la *suggestion hypnotique*.

**En cas de douleurs persistantes et quand il existe des altérations dans la glande,** pratiquer l'*amputation du sein* (P. Delbet).

# MASTOIDITE
Voy. *Abcès mastoïdien, Méningite aiguë, Otite aiguë.*

# MASTURBATION

**S'il y a phimosis :** *circoncision.*

**S'il existe des oxyures :** *lavements d'eau salée à 10 p. 100, soufre, santonine.*

**Chez les jeunes filles, dans les cas graves :** *clitoridectomie* (Lawson-Tait).

**Dans les cas invétérés :** *suggestion hypnotique* (A.-Voisin).

Prescrire, chez les **enfants nerveux**, les *douches froides,* les *bains sulfureux,* le *bromure de potassium* (1 à 2 gr. le soir), et chez les **enfants anémiques**, le *fer,* l'*extrait de quinquina,* l'*arsenic,* le *cacodylate de soude.*

# MÉGALOSPLÉNIES

Voy. *Hypertrophie de la rate.*

# MELÆNA

**Chez l'adulte :** voy. *Cancer de l'estomac, Dysenterie, Hémorragie intestinale, Ulcérations de l'estomac et de l'intestin, Ulcère de l'estomac.*

**M. DES NOUVEAU-NÉS.**

S'assurer qu'il ne s'agit pas d'un faux melæna, dû à des causes extradigestives, maternelles ou fœtales (gerçures ou fissures ulcérées des seins, excoriations buccales, plaies de la langue, accouchement laborieux).

Rechercher l'hérédo-syphilis et instituer dans tous les cas le *traitement mercuriel* dans toute sa rigueur (voy. *Syphilis des enfants).*

Espacer et diminuer la durée des tétées ; au besoin, suspendre l'allaitement pendant 24 à 36 heures, et donner de l'*eau bouillie* et *sucrée* à 10 p. 100.

*Réchauffer* l'enfant, l'*envelopper dans de la ouate,* lui donner quelques gouttes *d'eau-de-vie* dans du lait, ou bien recourir à l'emploi de la *couveuse* (voy. *Faiblesse congénitale).*

Ne pas ordonner d'applications de glace.

Au besoin, recourir aux injections sous-cutanées d'*éther* et de *sérum artificiel* (20 à 40 cc., matin et soir).

Recommander les *inhalations d'oxygène.*

Prescrire le *perchlorure de fer,* la *ferropyrine* ou l'*ergotine.*

℞ Perchlorure de fer liquide. X gouttes.
Eau de cannelle..... } 
Sirop simple......... } āā 15 gr.

À cuillerée à café tous les quarts d'heure, puis toutes les demi-heures ou toutes les heures (Herzen).

℞ Ergotine.............. 20 à 30 cgr.
Extrait de ratanhia.. 2 à 4 gr.
Julep gommeux...... 30 —

1 cuillerée à café tous les quarts d'heure (Hermary).

Préférer le *chlorure de cal-*

*cium* à la dose de 1 à 2 gr. par jour, en potion ; ou bien ordonner la *gélatine* (1 gr.) par la voie gastrique ou par la voie rectale (repousser son emploi par voie hypodermique).

Essayer enfin l'*adrénaline* à la dose de I goutte de la solution au millième dans une cuillerée à café d'eau.

# MÉLANCOLIE

RÉGIME DE VIE : mettre le malade au calme, loin de l'agitation et du bruit ; dans ce but, éloigner le mélancolique de sa résidence habituelle et l'*isoler* des personnes qui constituent son entourage accoutumé ; mais ne pas conseiller les voyages pendant la période d'état de l'affection. Placer le patient, s'il est atteint de mélancolie subaiguë ou peu intense, dans un *établissement hydrothérapique*, à la condition qu'il soit assuré d'y jouir d'une vie calme, et ne recourir à la *maison de santé* que si celle-ci s'impose d'une façon impérieuse (mélancolie agitée ou délirante, mélancolie avec stupeur).

Soumettre, dans tous les cas, le malade à une surveillance attentive de jour et de nuit.

Quand la dépression mélancolique est compatible avec une certaine activité, pousser le lypémaniaque à s'occuper, et s'efforcer de distraire ainsi sa pensée des préoccupations maladives qui l'absorbent : conseiller à cet effet les *promenades* au grand air, le *travail des champs*, le *jardinage*, la *gymnastique* modérée et rationnelle ; mais distribuer ces occupations de façon à laisser au malade tout loisir pour se reposer ; obliger même le patient à s'étendre plusieurs heures par jour, notamment après les repas.

Prendre, vis-à-vis des lypémaniaques, l'attitude de conseiller compatissant : montrer qu'on s'intéresse à leur sort, s'efforcer d'acquérir leur confiance, sans s'associer à leurs idées délirantes et en évitant même de les discuter.

Prescrire une *alimentation substantielle et abondante* ; permettre les *stimulants* (thé, café, vin) pris en petite quantité ; administrer les *toniques* (quinquina, fer, cacodylate de soude, injections de sérum, peptones).

En cas de refus opiniâtre de tout aliment, recourir à l'*alimentation forcée* au moyen de la sonde (Gilbert Ballet).

**Combattre la constipation,** par les *laxatifs*, les *purgatifs* répétés et les *lavements*.

Instituer l'*antisepsie intestinale*, surtout dans les cas où il existe des troubles gastro-intestinaux prononcés (salol, bétol, benzonaphtol, naphtol) ; ordonner les *ferments lactiques*.

**Contre l'anorexie :** donner la *noix vomique*, l'*orexine*.

℞ Orexine basique............ 10 cgr.
   Extrait de rhubarbe...... 5 —
   — de noix vomique.. 2 —

Pour 1 pilule : 2 à 3 par jour (Herzen).

Stimuler la nutrition générale languissante et activer la circulation cutanée par l'*hydrothérapie*, en donnant la préférence aux douches tièdes, au drap mouillé.

Conseiller aussi, dans le même but, les *frictions sèches*, le *massage*, les *bains sinapisés*, l'*électricité statique ou faradique*.

Contre l'insomnie : administrer les *sédatifs nerveux*, les *hypnotiques* : bromures alcalins, chloral, trional, sulfonal, ou mieux paraldéhyde à la dose de 3, 4 et 6 gr.

℞ Dormiol à 50 0/0......... 20 gr.
 Eau distillée............ 180 —
 1 à 2 cuillerées à bouche le soir.

Employer pour combattre tous les symptômes d'exaltation nerveuse, l'*opium* sous forme d'extrait, en pilules ou en suppositoires, de 3 à 5 cgr., ou bien la *morphine* en injections sous-cutanées : commencer par injecter des doses faibles, 1/2 à 1 cgr., 2 à 3 fois par jour ; puis augmenter progressivement la dose jusqu'à injecter 10, 15 et 20 cgr., par jour, de ce médicament, en 3 fois.

L'usage de l'opium ou de la morphine est surtout indiqué dans les cas récents de mélancolie, dans ceux accompagnés d'anémie ou d'alcoolisme, et dans la mélancolie chez la femme ; continuer le traitement, même s'il apparaît des phénomènes congestifs.

Dans les **formes anxieuses**, ordonner également le *phosphate de codéine* en injections sous-cutanées (progressive-

ment de 2 cgr. à 10 ou 12 cgr.) ou en pilules (progressivement de 2 cgr. à 20 cgr.).

**M. SIMPLE.**

Recourir au *traitement ci-dessus* indiqué.

Traitement approprié de la maladie causale dans le cas où la mélancolie est symptomatique d'une affection viscérale.

Pratiquer, s'il existe de l'**anémie**, des *injections ferro-arsenicales* :

℞ Citrate de fer soluble..... 5 gr.
 Arséniate de soude... } āā 50 mgr.
 Sulfate de strychnine. }
 Eau stérilisée... Q. S. p. 50 cc.
 Injecter progressivement de 1/2 à 1 cc. par jour (Herzen).

Employer le *chanvre indien*, pour combattre la **douleur psychique**.

**En cas de mélancolie puerpérale** : séparer tout de suite la mère de son nourrisson (tendance de la mère à tuer son enfant).

**M. DÉPRESSIVE AVEC IDÉES DÉLIRANTES.**

Même *traitement général*. Insister sur le *traitement moral*.

Usage de l'opium ou mieux de la *morphine*.

Contre la mélancolie anxieuse, recourir à l'emploi du *phosphate de codéine*, en injections sous-cutanées à la dose maxima de 10 cgr., ou en pilules à celle de 30 cgr.

Surveillance attentive ; au besoin, *séquestration*.

**M. AVEC STUPEUR.**

Même *traitement général*. *Surveillance étroite. Traite-*

*ment moral* et direction *morale.* Au besoin, *séquestration* et *alimentation forcée.*

**En cas de tendance aux** poussées **congestives** vers la tête, appliquer des *révulsifs* à la nuque (pointes de feu, vésicatoire).

## MÉLANÉMIE

Voy. *Fièvres intermittentes.*

## MÉLANODERMIE

Rechercher et traiter le paludisme chronique, la maladie d'Addison, les affections des voies biliaires.

Voy. *Chloasma utérin, Éphélides.*

Ne pas donner l'arsenic ou le nitrate d'argent.

## MÉNINGISME

**En cas d'apyrexie :** rechercher et combattre l'hystérie à l'aide des *antispasmodiques.*

Combattre la constipation par les *purgatifs* et les *lavements.*

Conseiller les *bains tièdes* calmants.

Si l'on soupçonne l'existence d'helminthes, donner la *santonine* ou l'*extrait éthéré de fougère mâle.*

**Au cours d'une maladie infectieuse :** combattre l'intoxication générale par les *boissons abondantes,* les *purgatifs,* les *diurétiques,* les *injections de solution saline* et la *saignée.*

Faire mettre la *vessie de glace* sur la tête.

Prescrire les *bromures alcalins* et, si le cas le permet, recourir aux *bains tièdes.*

Voy. *Pneumonie lobaire.*

**En cas d'infection gastro-intestinale :** ordonner la *diète lactée.*

Administrer des *purgatifs* et pratiquer des *lavages de l'intestin* (eau salée à 7 p. 1 000).

Voy. *Antisepsie intestinale.*

**En cas d'impaludisme :** pratiquer des injections hypodermiques de *bichlorhydrate de quinine.*

## MÉNINGITES

**M. AIGUË.**

*Régime lacté :* toutes les 2 heures, jour et nuit, sauf sommeil, un bol de lait tiède ou glacé, s'il y a des vomissements.

*Vessie de glace* sur la tête, à simple affleurement sur le crâne. Frictions avec *onguent napolitain simple* ou *belladoné* à 15 p. 100 ; ou mieux encore, frictions sur la tête, la nuque et la colonne vertébrale avec la pommade au *collargol* à 15 p. 100.

Administrer intérieurement des *purgatifs* (calomel, scammonée, jalap, eau-de-vie allemande), et donner l'*iodure de potassium*, à la dose de 2 à 4 gr.

℞ Calomel.................... 60 cgr.
   Résine de scammonée........ 40 —
   Pour 1 cachet (adultes) (Herzen).

**Contre l'hyperthermie :** *antipyrine, pyramidon, quinine*. Ou mieux recourir aux *enveloppements humides* ou aux *bains froids ou tièdes*.

**Contre l'agitation, l'insomnie, le délire :** prescrire les *bromures*, le *chloral*, l'*hydrate d'amylène*, l'*opium* et recourir aux *bains chauds* ou aux *bains tièdes* (25° à 30°) ou aux *bains froids* (15° à 20°).

℞ Bromure de potassium.  2 gr.
   Iodure de potassium..  1 —
   Teinture de valériane.  XX gouttes.
   Sirop d'éc. d'oranges..  40 gr.
   Eau distillée.. Q. S. p. 120 cc.
   1 cuillerée à dessert d'heure en heure (enfants).

Appliquer des *sangsues* derrière les oreilles et à la nuque (6 sangsues), puis injecter sous la peau 300 à 500 cc. de sérum artificiel.

Mettre les malades dans une *chambre obscure*, à l'abri de tous les bruits et de toutes les causes d'excitation.

Ne jamais donner en même temps le calomel et l'iodure de potassium.

**En cas de méningite d'origine otique :** pratiquer l'*évidement large* de l'oreille moyenne, la *trépanation de l'apophyse mastoïde* et *mettre à nu* la *dure-mère* (évidement pétro-mastoïdien) sans la franchir.

En même temps, pratiquer des *ponctions lombaires* répétées tous les 2 jours, en retirant chaque fois de 15 à 30 cc. de liquide céphalo-rachidien et recourir à l'emploi des *métaux colloïdaux* (*collargol* ou *électrargol*, en injections intra-veineuses ou en injections dans le liquide céphalo-rachidien).

En cas d'échec de l'intervention précédente, pratiquer 2 ou 3 jours plus tard, l'*incision cruciale de la dure-mère* complétée par une ou plusieurs *ponctions exploratrices du cerveau* (Lermoyez).

Voy. *Abcès mastoïdien, Otite moyenne aiguë, Septicémie otique*.

**M. CÉRÉBRO-SPINALE.**

Même traitement que pour la *méningite aiguë*.

Faire prendre tous les matins un *lavement froid* ou un *lavement purgatif* et donner le *calomel* à dose purgative, plusieurs fois pendant le cours de la maladie.

Recommander les *émissions sanguines* (sangsues derrière les oreilles et à la nuque, ventouses scarifiées le long du rachis), répétées tous les jours.

Recourir surtout aux *bains tièdes prolongés*, simples ou sinapisés (Rendu, Sevestre, Netter), ou aux *bains chauds* (38° à 39°, 5 à 10 minutes de durée), excepté dans les cas où le transport du malade dans la baignoire occasionne de vives souffrances.

Administrer les médicaments antispasmodiques : les *bromures alcalins* (3 à 4 gr. par jour), le *musc* (25 à 50 cgr.), le *chloral*, l'*hypnol* ; et pratiquer des injections de *morphine* à très petites doses : 1/2 cgr., 2 ou 3 fois par jour.

Proscrire les hypnotiques à hautes doses.

℞ Bromure de potassium.... 1 gr.
 Hydrate de chloral....... 60 cgr.
 Extrait alcoolique de jus-
  quiame ...........
 Extrait alcoolique de  ⎰ āā 3 —
  chanvre indien......
 Eau distillée............ 60 gr.
 Sirop de fleurs d'oranger. 20, —

 1 cuillerée à café, toutes les 2 heures (Herzen).

En outre, pratiquer la *ponction lombaire*, répétée tous les jours dans les premiers temps de la maladie, puis tous les 2 à 5 jours en retirant chaque fois de 25 à 75 gr. de liquide céphalo-rachidien (Netter), pour combattre les accidents dus à l'augmentation de tension du liquide cérébro-spinal : céphalalgie intense, délire, convulsions, somnolence, coma.

Concurremment recourir à l'emploi du *collargol* en frictions (pommade à 15 p. 100) ou en injections intra-veineuses (5 à 10 cgr. par jour) ou à celui de l'*électrargol* en injections intrarachidiennes, ou mieux employer le *sérum antiméningococcique* en injections intrarachidiennes à la dose de 20 à 30 centimètres cubes chez l'enfant et de 30 à 45 cc. chez l'adulte, pendant plusieurs jours de suite (Netter, Dopter, Vaillard).

**M. SYPHILITIQUE.**

*Traitement spécifique anti-syphilitique* : frictions mercurielles ou injections de benzoate d'hydrargyre ou de biiodure d'hydrargyre à la dose de 1 à 2 cgr. par jour, pendant 15 jours consécutifs. Voy. *Syphilis.*

**M. TUBERCULEUSE.**

Chez les jeunes enfants, la syphilis pouvant être en cause, commencer toujours par le *traitement antisyphilitique mixte* : frictions mercurielles 1 à 2 gr. par friction ; iodure de potassium, 1 gr. par jour (Grancher).

Chez les enfants plus âgés, ordonner un *vermifuge* (santonine et calomel) pour écarter la possibilité de méningisme vermineux.

**Lorsque la tuberculose est clairement en cause** : administrer des *lavements de créosote* ou de *phosote* ; pratiquer des *injections de gaïacol, de phosphotal*, ou d'*iodoforme* (voy. *Phtisie*).

℞ Iodoforme.............. 1 gr.
 Gaïacol cristallisé......... 5 —
 Huile d'olives stérilisée.... 100 cc.

Injecter tous les jours 1/2 à 1 centim. cube, chez les enfants ; 1 à 3 centim. cubes, chez les adultes (Herzen).

Appliquer sur le cuir chevelu, après avoir rasé les cheveux, de l'*huile de croton*, étendue d'huile d'olives à égales parts.

*Alimenter* le malade le plus possible (lait glacé, champagne), le laisser reposer dans le *silence* et l'*obscurité*.

Soins des yeux et de la bouche.

**Contre la fièvre :** *antipy-*

*rine, pyramidon, phénacétine,
quinine.*

Ordonner les *bains tièdes
avec affusions froides* sur la
tête, ou les *enveloppements
humides tièdes.*

Contre l'agitation et l'insomnie : *bains tièdes, bromures alcalins, chloral* (1 gr. en
lavement chez les enfants);
*hydrate d'amylène, jusquiame,
chanvre indien, opium.*

Contre la constipation : *calomel* (50 cgr.); *jalap, drastiques* répétés tous les 2 jours.

Contre l'excitation céré-
brale intense et l'hyperthermie excessive : application du
*sac de glace* sur la tête ; *émissions sanguines locales* : chez
l'enfant, appliquer une *sangsue,* tous les jours, sur l'une
des apophyses mastoïdes, pendant 6 à 8 jours de suite. Recourir à la *balnéation tiède
ou froide.*

En cas de méningite tuberculeuse en plaque : pratiquer
la *trépanation* suivie de l'excision de la plaque tuberculeuse.

# MÉNINGO-ENCÉPHALITE DIFFUSE PROGRESSIVE

Voy. *Paralysie générale.*

# MÉNINGO-MYÉLITES

Voy. *Ataxie, Méningites, Myélites, Paralysie générale,
Paralysie infantile.*

# MÉNOPAUSE

*(Age critique).*

*Repos* physique et intellectuel ; mais éviter le sédenta-
risme et ordonner des promenades quotidiennes à pied,
à l'air libre.

Recommander aussi l'au-
tomobile, excepté en cas de
métrorragies.

Défendre les fatigues de
tout genre, les veillées. Eviter le plus possible les rapports sexuels.

Interdire les *bains froids*
et les bains de mer.

Eviter la trop grande abondance des aliments, et surtout l'excès des viandes.
Conseiller le lait, les laitages,
les viandes fraîches, les poissons blancs, les légumes frais
de toutes sortes.

Comme boisson : bière de
malt, un peu de vin rouge, de
l'eau d'Evian, ou de Contrexéville, ou de Vittel.

Défendre les mets épicés,
le thé, le café, le vin pur, les
liqueurs.

S'il existe un flux hémorroïdal, ne pas le combattre, au
contraire, le favoriser.

Combattre la constipation
par des *purgatifs salins* et
l'eau d'Hunyadi-Janos.

Conseiller les *bains tièdes*
calmants à 34° et 36°, les *bains*

*de siège chauds*, les *bains de pieds sinapisés*, l'application de *ventouses sèches* au niveau de la partie postérieure du thorax et des reins.

Dans certains cas accompagnés de pesanteur ou de douleurs dans le bas-ventre ou de ballonnement, recourir aux *émissions sanguines* : sangsues à la face interne des cuisses, sur le bas-ventre et à l'épigastre.

Dans tous les cas, prescrire les *toniques* : fer, arsenic, cacodylate de soude, quinquina, noix vomique, strychnine, glycéro-phosphates, kola, coca (voy. *Neurasthénie*).

Ou mieux, pratiquer des *injections de citrate de fer soluble et d'arsenic* (voy. *Chlorose*).

℞ Arséniate de soude........   5 cgr.
    Extrait hydroalcoolique de
      kola.................   10 gr.
    Sirop d'écorces d'oranges
      amères...... Q. S. p. 300 cc.

1 cuillerée à soupe à chaque repas. (Grasset).

Recourir à l'*hydrothérapie méthodique*.

**En cas de palpitations**, donner les *bromures*, l'*opium*, la *digitale* à petites doses, le *veratrum viride* (voy. *Palpitations*).

S'il existe des symptômes **d'insuffisance ovarienne** (bouffées de chaleur, étourdissements, cauchemars, mélancolie, caractère irritable, amaigrissement, diminution de la mémoire, asthénie neuro-musculaire), employer l'*organothérapie ovarienne* : prescrire les capsules de Vigier, contenant 20 cgr. de substance ovarienne, à la dose de 2 à 6 capsules par jour.

**En cas d'obésité consécutive à la ménopause** : combattre les insuffisances ovarienne et thyroïdienne associées par l'*opothérapie-thyro-ovarienne* à doses moyennes.

**En cas de métrorragies** : *repos absolu* au lit, dans le décubitus dorsal ; combattre et éviter avec soin la constipation ; *vessie de glace* sur l'hypogastre. Donner l'*hydrastis canadensis* sous forme d'extrait fluide, à la dose de XLV à LX gouttes par jour en 3 fois, ou bien administrer la *stypticine*, par la voie stomacale, à la dose de 30 à 50 cgr. en cachets de 5 à 10 cgr., ou par la voie hypodermique, en pratiquant 2 injections par jour de 2 cc. chacune d'une solution aqueuse à 10 p. 100.

℞ Extrait fluide d'hydrastis canadensis......
    Extrait fluide d'hamamelis virginica......
    Extrait fluide de viburnum prunifolium....   āā 10 gr.

XX gouttes dans un peu d'eau, 3 fois par jour (Vinay).

℞ Extr. fluide d'hydrastis.   3 à 4 gr.
    Ergotine...........   1 à 2 —
    Extr. de chanvre indien   15 cgr.
      (ou teinture de chanvre indien, 2 gr.).
    Eau distillée de mélisse
      — de menthe   āā 60 gr.
    Sirop simple. Q. S. p. f. 150 cc.

1 cuillerée toutes les heures ou toutes les 2 heures (Herzen).

Employer l'*adrénaline* (voy. *Métrite hémorragique*) ou mieux le *chlorure de calcium* en potion, à la dose de 4 gr.

Prescrire l'*ovarine*, en cas de métrorragie de cause ovarienne.

Si l'hémorragie est abondante, recourir au *tamponne-*

ment *de l'utérus* (gaze stérilisée ou iodoformée ou gaze
imbibée d'une solution de gélatine à 10 p. 100, ou d'essence
de térébenthine pure).

Voy. *Hémorragie du corps
de l'utérus.*

**Contre la leucorrhée** : ordonner des injections d'eau
bouillie à 50°, suivies d'application d'un tampon im-
bibé de *glycérine et tanin* (ãã)
laissé en place 24 heures.

**En cas d'excitation ner-
veuse, de névralgies, de troubles psychiques** : prescrire les
*bromures*, la *valériane* et les
*valérianates*, la *jusquiame*, le
*chanvre indien*, le *sulfonal*, le
*véronal*, l'*opium*, le *phosphate
de codéine* (progressivement
de 2 à 15 cgr., en pilules).

℞ Valérianate de quinine ou de
   zinc ........................ 5 cgr.
  Extrait de jusquiame ...... 3 —
   — de belladone ....... 1 —
Pour 1 pilule : 3 à 5 pilules par jour
(Herzen).

℞ Bromure de camphre. } ãã 10 cgr.
  Valérianate de quinine }

℞ Extrait de jusquiame .. 2 cgr.
  — de belladone... 5 mgr.
  — de chanvre indien. 1 cgr.
Pour 1 pilule : 4 à 5 pilules par jour
(Herzen).

℞ Bromure de camphre..
  Oxyde de zinc........ } ãã 5 cgr.
  Extrait de jusquiame.. {
  — de valériane... }
Pour 1 pilule : 3 pilules par jour
(Martinet).

℞ Trional ................. 75 cgr.
  Chlorhydrate d'héroïne... 5 mgr.
Pour 1 cachet, à prendre le soir
(Herzen).

℞ Dionine ................ 3 cgr.
  Beurre de cacao........... Q. S.
Pour 1 suppositoire.

Recourir aux *bains tièdes
prolongés* et à l'*enveloppement
dans le drap mouillé*.

Lorsqu'il existe des **troubles psychiques**, ordonner le
*régime lacté absolu* (Pinard).

CURES THERMALES AUX
EAUX de Lamalou, Luxeuil,
Forges, Bagnoles-de-l'Orne,
Plombières, Uriage, Allevard,
Saint-Sauveur, Néris, Saint-
Honoré.

## MÉNORRAGIES

Voy. *Avortement, Cancer de l'utérus, Fibromes, Hémorragies
utérines, Métrites.*

## MENSTRUATION DÉFECTUEUSE
## OU DOULOUREUSE

Voy. *Aménorrhée, Dysménorrhée, Ménopause.*

## MENTAGRE

Voy. *Folliculite, Trichophytie de la barbe.*

## MÉRALGIE PARESTHÉSIQUE

Combattre le neuro-arthri-
tisme, l'hystérie, l'obésité, le diabète, l'anémie et le paludisme.

Rechercher et traiter la syphilis.

*Repos prolongé*, marche en attitude penchée ; maintenir les cuisses fléchies ; *massage, électrothérapie, hydrothérapie, bains soufrés.*

Ordonner les *bromures*, l'*antipyrine*, la *quinine*, les préparations de *valériane.*

LOCALEMENT : *frictions* (alcool camphré, térébenthine, salicylate de méthyle, chloroforme en liniment), *révulsifs* (pointes de feu, vésicatoires) ; injections sous-cutanées d'*air* (1/2 à 1 litre).

**En cas d'échec** du traitement médical : pratiquer la *résection du fémoro-cutané* (Chipault).

## MÉRYCISME

Traitement général de l'hystérie.

Traitement approprié de la dyspepsie existante.

Recommander au malade de mâcher avec lenteur.

Lui faire ingérer quelques fragments de *glace* après le repas ; ou bien recourir au *gavage.*

## MÉTÉORISME

*Rechercher et traiter la cause* : atonie gastro-intestinale avec flaccidité des parois abdominales, constipation chronique, dyspepsie avec production excessive de gaz, dilatation de l'estomac, congestion du foie, lithiase biliaire, péritonites subaiguës et chroniques, obstacle au cours des matières, névrose, etc.

Voy. *Dyspepsie flatulente, Flatulence, Neurasthénie abdominale, Occlusion intestinale, Tympanite.*

## MÉTRITES

**M. AIGUË.**

*Repos absolu au lit*, dans le décubitus dorsal.

Appliquer sur l'hypogastre la *vessie de glace*, ou, lorsque celle-ci n'est pas bien tolérée, des *cataplasmes laudanisés* ; faire aussi des *onctions calmantes* :

℞ Laudanum de Sydenham  
   Chloroforme............ } āā 10 gr.  
   Huile camphrée........  
   Baume tranquille...... } āā 25 —  
            (Herzen).

Recourir à l'application de *compresses de Priessnitz* : tremper dans l'eau fraîche un essuie-main plié en deux, le tordre de façon qu'il ne dégoutte plus et l'appliquer sur l'hypogastre, puis le recouvrir de flanelle et de taffetas imperméable.

Faire prendre des *injections vaginales chaudes et prolongées* : l'injection ou irrigation doit être prise la femme couchée sur le bord du lit, les jambes soutenues de chaque côté par une chaise, le bassin un peu élevé. Placer sous le siège une pièce de tissu imperméable, qui plongera inférieurement dans un récipient.

Avant de commencer l'injection, enduire soigneusement de vaseline le vestibule du vagin, la vulve et le périnée.

Mettre le bock sur un petit meuble ou l'accrocher à un clou, de manière que le bock ne soit pas à plus de 1 mètre au-dessus du plan du lit.

Employer pour chaque irrigation de 4 à 10 litres d'eau, à la température de 45° à 50°; répéter l'injection 2 à 3 fois par jour ; quand elle est terminée, enfoncer deux doigts dans le vagin et déprimer fortement la fourchette, pour faire écouler l'eau qui y est accumulée.

Pendant l'injection, imprimer à la canule des mouvements de circumduction, de manière que la canule nettoie successivement les culs-de-sacs antérieur, latéraux et postérieur.

Aussitôt après l'irrigation, introduire un *tampon glycériné* ou un *ovule médicamenteux* à l'iodoforme ou au salol, que l'on laissera pendant 8 heures (pendant l'intervalle d'une irrigation à l'autre).

℞ Iodoforme..............  
   Chloral................ } āā 5 gr.  
   Glycérine neutre....... 100 —  
                     (Herzen)  
ou

℞ Salol..................... 10 gr.  
   Glycérine neutre......... 100 —

   Laudanum de Sydenham.. 5 gr.  
                    (Herzen)

Ne pas appliquer de vésicatoires ou de pointes de feu sur le bas-ventre. Pas de médication locale (scarifications, sangsues sur le col, etc.).

Combattre la constipation (laxatifs doux, lavements glycérinés).

*Alimentation* légère et, autant que possible, liquide : lait, bouillon, potages, œufs à la coque, etc.

**En cas de vomissements :** voy. *Vomissements.*

**En cas de douleurs :** prescrire des *suppositoires calmants* à la *dionine* (3 cgr.), ou bien :

℞ Extrait d'opium........ 3 à 5 cgr.  
   Beurre de cacao........ Q. S.  
Pour 1 suppositoire : 2 à 3 par jour.

**En cas d'amélioration :** ordonner des grands *bains généraux tièdes et prolongés.*

Donner en outre 2 fois par jour des *irrigations rectales chaudes* à 45° ou 50°, prises lentement avec un irrigateur placé à 50 cm. de hauteur au-dessus du plan du lit et gardées le plus longtemps possible.

**Si l'état aigu persiste :** recourir aux *émissions sanguines locales* : scarifications sur le col, 8 à 12 piqûres pratiquée avec un scarificateur spécias ou un bistouri ordinaire, sur lequel on enroule une bandelette de diachylon, de manière à ne laisser libre qu'un centimètre de la lame ; terminer par une irrigation tiède et antiseptique (Pozzi).

Voy. *Antisepsie gynécologique.*

Répéter cette opération tous les 2 jours.

**M. AIGUË BLENNORRAGIQUE.**

TRAITEMENT GÉNÉRAL de la *métrite aiguë.*

Traiter la vaginite et l'endométrite qui s'entretiennent mutuellement.

**Contre la vaginite :** Voy. *Antisepsie gynécologique, Blennorragie chez la femme, Leucorrhée, Vaginite blennorragique.*

**Contre l'endométrite :** *curettage,* suivi de *cautérisation intra-utérine* avec :

℞ Chlorure de zinc........... 2 gr.
Eau distillée.............. 20 —
(Pozzi).

Ou bien, *injection intra-utérine d'une solution faible de nitrate d'argent :*

℞ Nitrate d'argent........... 5 cgr.
Eau distillée............ 30 gr.
(A. Guérin).

Pratiquer aussi des *injections intra-utérines* avec une solution de sublimé à 1 p. 10 000 ou à 1 p. 5 000 et, tous les 2 jours, l'écouvillonnage de la cavité utérine avec un bourdonnet de ouate imbibé d'*eau oxygénée* pure à 10 vol.

Voy. *Endométrites.*

**M. AIGUE EXFOLIATRICE** (*dysménorrhée membraneuse*).

Recourir au *curettage* (Fritsch, Pozzi).

**M. AIGUË PUERPÉRALE.**

Voy. *Fièvre puerpérale.*

**M. CHRONIQUE CATARRHALE.**

TRAITEMENT GÉNÉRAL.

Immobilisation du ventre avec une *ceinture abdominale* en coutil, en tissu élastique, ou simplement avec une large bande de flanelle faisant 2 fois le tour du bassin, un peu obliquement de haut en bas.

Défendre toute fatigue, tout effort violent ; éviter les voyages en chemin de fer ; défendre la danse, l'équitation, la bicyclette. Interrompre les rapports sexuels.

Combattre la constipation par le *choix des aliments* (légumes verts, pain de seigle, fruits mûrs, raisins, pruneaux par les *laxatifs doux* (magnésie, rhubarbe) ; ne pas prescrire d'aloès, ni de purgatifs drastiques. *Lavements émollients,* pris le matin au lever.

Stimuler la nutrition générale par les *toniques* ; chez les femmes à tempérament lymphatique : huile de foie de morue, phosphate de chaux ; chez les arthritiques : arsenic ; chez presque toutes, prescrire le fer ; l'arséniate de fer, l'iodure de fer, associés au quinquina et à la rhubarbe (Pozzi).

Ordonner, contre les douleurs lombaires, des *frictions calmantes* et le *repos.*

℞ Huile de jusquiame...... 100 gr.
Camphre............... 2 —
Chloroforme........... 10 —
Teinture d'opium......... 10 —
Pour onctions (Herzen).

Conseiller une *cure thermale,* seulement si le travail de résolution est en pleine activité et si la circulation de l'utérus a repris son cours normal ; pour le choix de la station thermale, tenir compte de la maladie dyscrasique, qui donne à la lésion utérine son cachet particulier. (Voy. *Arthritisme*, *Chloro-anémie*, *Herpétisme*, *Scrofule*.)

Les *bains de mer* conviennent aux métrites qui s'accompagnent de chlorose, de débilité ou de scrofule. Ils sont contre-indiqués toutes les fois qu'il existe de l'arthritisme ou du nervosisme ; dans ces cas, recourir à l'*électrisation statique* ou *haute fréquence*.

**M. DU COL** (*Cervicite chronique*). — TRAITEMENT GÉNÉRAL ci-dessus indiqué.

TRAITEMENT LOCAL : Prescrire des *injections vaginales chaudes* à 45°, prises matin et soir ; employer des solutions antiseptiques faibles.

Voy. *Antisepsie vulvo-vaginale et utérine*, *Endométrites*, *Leucorrhée*, *Vaginites*.

Introduire dans la cavité du col un *crayon médicamenteux* à l'iodoforme, au salol, au sublimé, au sulfate de cuivre, à l'aristol.

℞ Iodoforme..................... 20 gr.
  Gomme arabique...... )
  Amidon pur.......... } āā 2 —
  Glycérine neutre.... )
  Pour 10 crayons intra-utérins.

℞ Sulfate de cuivre.......... 20 gr.
  Farine de seigle.......... 15 —
  Gomme adragante........ 5 —
  Pour 20 crayons intra-utérins.

Employer aussi les crayons au *protargol* à 5 p. 100.

Pratiquer tous les 2 ou 3 jours des attouchements de la cavité cervicale après avoir détergé la muqueuse intracervicale, avec un bourdonnet de ouate trempé dans l'*eau oxygénée pure* à 10 vol., l'*éther iodoformé* à 10 p. 100, ou imbibé de *teinture d'iode*, ou de *glycérine créosotée* à 5 p. 20 ou de *naphtol camphré* ou de *chlorure de zinc* au dixième. Terminer le pansement par l'application d'un tampon de glycérine salolée ou iodoformée.

Continuer les attouchements jusqu'à ce que la cavité du col ne contienne plus de glaires s'échappant au dehors.

Dans la plupart des cas, préférer l'emploi du *nitrate d'argent* à 5 ou 10 p. 100, en attouchements, à l'aide d'une sonde de Playfair armée de coton imbibé du caustique répétés, au début, deux fois, puis une fois par semaine.

Remplacer le nitrate d'argent par une solution de *protargol* à 10 p. 100 dont on imbibe une mèche de gaze, avec laquelle on tamponne tout le canal cervical et qu'on laisse en place pendant 1/4 d'heure environ ; renouveler ce tamponnement tous les jours pendant 15 jours.

Employer aussi, avec précaution, dans les cas très chroniques, le *chlorure de zinc* ou le *caustique de Filhos* : appliquer sur le col malade (tous les 8 jours en moyenne) un crayon et le laisser au contact des parties malades pendant quelques instants jusqu'à ce que la surface cautérisée soit recouverte d'une escarre noirâtre. Attendre que l'escarre soit tombée pour pratiquer une nouvelle cautérisation (Richelot).

Au besoin, *hersage de la cavité cervicale* ou *curettage utérin*, suivis d'une cautérisation phéniquée à 50 p. 100 ou au nitrate d'argent à 10 p. 100.

**En cas d'ectropion :**
Voy. *Ectropion des lèvres du col.*

**Contre les ulcérations :** Voy. *Erosions* et *Ulcérations du col utérin.*

**Si le col est gros, boursouflé, congestionné, déformé par l'ectropion et si la femme n'est plus jeune :** recourir à l'*opération de Schrœder.*

### M. DU CORPS DE L'UTÉRUS.

TRAITEMENT GÉNÉRAL :
*Traitement hygiénique* précédemment indiqué.

*Antisepsie vaginale*, à l'aide d'injections légèrement antiseptiques chaudes.

TRAITEMENT LOCAL : commencer par pratiquer la *dilatation de la cavité utérine* à l'aide de tiges de laminaire laissées en place pendant 12 à 16 heures ; puis, avant d'appliquer des médicaments sur la muqueuse utérine, faire une *injection intra-utérine chaude* (solution de carbonate de soude à 3 p. 100, de lysol à 1 p. 100, de permanganate de potasse à 1 p. 2.000, de chlorure de zinc à 1 p. 100, de protargol à 1 ou 5 p. 100), que l'on répétera avant chaque application médicamenteuse locale.

Agir sur la muqueuse utérine, à l'aide de *crayons médicamenteux* (voy. *Métrite du col*) ou d'une *éponge compri-*

*mée et aseptique*, imbibée avant son introduction pendant deux minutes dans : acide salicylique 1 gr., alcool 10 gr., eau 240 gr. ; et laissée en place pendant 6 à 8 heures (Lutaud).

Recourir de préférence au traitement local suivant : *dilatation à la laminaire*, suivie d'une *cautérisation à la créosote* : antisepsie soignée du vagin ; appliquer dans l'utérus une laminaire ayant séjourné pendant 48 heures dans l'éther iodoformé ; laisser en place cette laminaire pendant 12 à 24 heures. Après quoi, la retirer, abaisser le col à l'aide d'une pince de Museux et introduire dans la cavité utérine un porte-coton, muni de coton imbibé de glycérine créosotée au quart et cautériser toute la surface de la paroi utérine. Introduire ensuite dans la matrice, une lanière de gaze iodoformée. Enfin saupoudrer le col d'iodoforme et appliquer un tampon de coton sur le col, ou bien terminer le pansement par l'application d'un tampon vaginal, trempé dans la glycérine iodoformée.

Changer la gaze et le tampon tous les jours, répéter les attouchements à la glycérine créosotée 2 fois par semaine. Pendant toute la durée de ce traitement, la malade doit garder le lit et les pansements seront continués jusqu'à épuisement de la suppuration (Siredey).

Pratiquer aussi, après avoir fait une injection intra-utérine, des *injections caustiques*, 2, 3 et 4 fois par semaine, avec la seringue de Braun, de *teinture d'iode*, de *glycérine créosotée* à 1 p. 3, d'*alcool phéniqué* à 50 p. 100, de *protargol* à 5 ou 10 p. 100, ou encore de *chlorure de zinc* à 20 ou 30 p. 100, à la dose de 1 à 3 cmc., répétées tous les 3 à 12 jours, jusqu'à pratiquer 4, 6, 8 et même 10 injections. Pendant que l'on pousse l'injection intra-utérine, faire une large irrigation vaginale ou mieux appliquer ces différentes solutions à l'aide d'une sonde de Playfair, armée de coton, que l'on imbibera de l'un de ces liquides.

Recourir contre la métrite ou l'endométrite catarrhale, même compliquée de lésions annexielles non suppurées, à la *galvano-caustique chimique intra-utérine* d'après la méthode d'Apostoli, répétée deux à trois fois par semaine, pendant 10 à 15 fois et à doses progressivement croissantes.

Pratiquer le *balayage au tampon* et l'*écouvillonnage de la cavité utérine* : absterger la cavité utérine à l'aide d'un bâtonnet, au bout duquel est enroulée une petite quantité de coton hydrophile. Brosser l'intérieur de la cavité utérine avec des écouvillons de crin plus ou moins durs. Le tampon et l'écouvillon peuvent être chargés de substances médicamenteuses (Doléris).

℞ Créosote de hêtre pur...... 10 gr.
  Glycérine neutre........... 90 —

**Dans la plupart des cas et surtout dans les cas d'endométrite fongueuse et d'endo-**

**métrite consécutive à une rétention placentaire,** préférer aux traitements locaux précédents le *curettage de la matrice* (qui est le traitement de choix de la métrite chronique), suivi d'un traitement général approprié et d'un traitement local.

**M. HÉMORRAGIQUE.**

TRAITEMENT SYMPTOMATIQUE : Voy. *Hémorragies utérines, Ménopause.*

Dans certains cas, recourir aux injections de *gélatine* :

℞ Gélatine................. 2 gr.
  Eau distillée chaude..... 100 —
  Chlorure de sodium...... 50 cgr.
  Injecter 60 à 100 cc., répéter l'injection après 6 à 7 jours.

ou à l'emploi du *chlorure de calcium* : faire prendre tous les jours un lavement contenant 10 grammes de chlorure de calcium cristallisé pour 200 cc. d'eau stérilisée, précédé d'un lavement évacuateur, et ordonner en même temps la potion suivante :

℞ Chlorure de calcium...... 4 gr.
  Sirop de menthe.......... 30 —
  Eau distillée............ 90 —
  1 cuillerée à bouche toutes les 24 heures (Bertignon).

Employer aussi l'*adrénaline* : toucher la muqueuse utérine avec un petit tampon imbibé d'une solution d'adrénaline à 1 p. 1 000 et laisser en place un second tampon imbibé d'une solution de ce même médicament à 1 p. 10 000.

TRAITEMENT CURATIF : rechercher exactement la cause des métrorragies en examinant, au besoin, la cavité utérine après dilatation du col, et instituer le traitement approprié au cas (métrite hémorragique, débris placentaires devenus polypeux, polype fibro-muqueux implanté sur le fond ou près des orifices tubaires, petit fibrome sous-muqueux, néoplasme endocavitaire, pseudo-métrite angio-scléreuse des arthritiques).

Contre la métrite hémorragique, pratiquer le *curettage* ; dans quelques cas, lorsque plusieurs curettages ont échoué, recourir à la *vapocautérisation* de la cavité de l'utérus, à la *castration* ou à l'*hystérectomie vaginale*.

**Chez les vieilles femmes** atteintes de métrites par artériosclérose avec ménorragies, l'ergotine échoue bien souvent, ainsi que le curettage ; insister sur le *repos prolongé* dans le décubitus horizontal pendant la période ménorragique ; *décongestionner l'utérus* et pratiquer le *tamponnement vaginal* avec des tampons de coton aluné (la gaze iodoformée ordinaire est trop perméable) (voy. pour technique du tamponnement à *Hémorragie utérine non gravidique : H. du col*).

Dans le cas de fortes ménorragies suivies d'anémie, essayer le *curettage*, ou pratiquer l'*hystérectomie d'emblée*.

**M. DOULOUREUSE CHRONIQUE.**

*Fomentations chaudes* à l'hypogastre, *compresses de Priessnitz* pendant la nuit.

*Pansements calmants, antiphlogistiques et antiseptiques.*

℞ Chloral.................. 10 gr.
 Extrait de jusquiame.... 50 cgr.
 Glycérine neutre........ 200 gr.
(Herzen).

*Applications* de tampons imbibés de *glycérine chloralée* à 5 p. 100 ou de *glycérine ichtyolée* à 10 ou 15 p. 100.

*Injections vaginales* et *rectales chaudes* (45° à 50°).

Intérieurement, prescrire les *calmants*, les *antispasmodiques* (bromures, camphre, belladone, stramonium, jusquiame, chanvre indien, valériane et valérianates, exalgine, lactophénine, pyramidon), et le *viburnum prunifolium* (extrait fluide XL à LX gouttes par jour).

Dans certains cas de métrite douloureuse chez des névropathes, avec spasme douloureux de l'utérus et légère endométrite, pratiquer la *dilatation* avec les bougies de Hégar en la poussant aussi loin que possible, avec ou sans anesthésie, et suivie d'un *tamponnement* soigné de la cavité utérine avec de la gaze iodoformée. Laisser ce tamponnement en place le plus longtemps possible, et le répéter, ainsi que la dilatation, à des intervalles plus ou moins longs, suivant la sensibilité de la malade, et jusqu'à disparition des symptômes morbides (voy. *Névralgie utérine*).

Recourir aux *scarifications du col*, pour évacuer les petits kystes superficiels ou profonds qui criblent parfois le col utérin.

Au besoin, pratiquer l'*am-*

putation ou la *résection du col* (opération de Schrœder et d'Emmet).

Essayer le *tamponnement complet* ou *columnisation du vagin*, faite pendant que la malade garde la position genu-pectorale. Laisser les tampons en place 4 à 5 jours (Bozeman et Taliaferro).

**M. ET DÉVIATION UTÉRINE.**

Traiter d'abord la déviation utérine par les *pessaires* ou l'*opération chirurgicale* la plus apte à corriger la déviation de l'utérus (voy. *Antéflexion, Antéversion, Rétroflexion, Rétroversion* et *Prolapsus de l'utérus*).

# MÉTRORRAGIES

Voy. *Avortement, Cancer de l'utérus, Engorgement utérin, Fibromes, Hémorragie utérine, Ménopause, Métrites.*

# MICROCÉPHALIE

Voy. *Idiotie.*

# MIGRAINES

**M. VULGAIRE.**

Combattre le neuro-arthritisme (voy. *Arthritisme, Herpétisme, Nervosisme*).

Soumettre le malade au *régime alimentaire anti-arthritique*; défendre l'alcool et le tabac.

Chez les migraineux dyspeptiques, ordonner un régime sévère adapté à la dyspepsie.

Combattre la constipation, lorsqu'elle existe, et conseiller dans tous les cas des *purgations légères* fréquemment répétées.

Recommander l'*électrothérapie* (franklinisation) et donner l'*arsenic*, les *alcalins* (Vichy, Vals) et les *eaux diurétiques* de *Contrexéville* ou d'*Évian.*

Prescrire l'*hydrothérapie :* douche courte et froide précédée d'une douche très chaude sur les pieds (Levillain).

Donner les *toniques* (fer, cacodylate de fer) s'il existe de l'anémie : rechercher s'il n'existe pas d'affection nasale, gastro-intestinale ou utéro-ovarienne, qui pourrait être cause (par voie réflexe) des accès migraineux.

Contre la migraine vulgaire, recourir à la *galvanisation* du sympathique cervical pendant 8 à 12 mois.

Ou mieux, dans le même but prophylactique, instituer un *traitement par le bromure de potassium* administré à doses croissantes, jusqu'à ce que l'on ait trouvé la dose suffisante pour supprimer les accès.

Etablir la « dose suffisante » en se basant sur le signe de la pupille (mydriase) et sur les phénomènes généraux que l'on observe pendant la troisième semaine. Donner le bromure de potassium aux doses de 4 à 8 gr. par jour. Continuer le traitement, surtout dans les cas graves, pendant 8 à 12 mois : pendant le premier mois, l'on établira la dose suffisante, qui devra être administrée pendant six mois; cette période terminée, on emploiera 2 à 3 mois pour diminuer progressivement et supprimer définitivement le médicament (voy. mode d'administration du bromure de potassium dans le traitement de l'*épilepsie*) (Gilles de la Tourette).

Ou encore prescrire le *cannabis indica* : ordonner une pilule de 1 centigramme et demi d'extrait hydro-alcoolique de cannabis indica, chaque soir, au moment du coucher pendant trente jours. Si une pilule donne un bénéfice insuffisant, doubler la dose pendant 15 jours et ne donner qu'une seule pilule les 15 jours suivants, et alterner ainsi de quinze jours en quinze jours. Si la céphalée est encore plus tenace, administrer deux pilules le soir et une le matin.

**Contre l'accès** : faire prendre au malade dès qu'il s'aperçoit qu'il aura un accès, une cuillerée à soupe du mélange suivant, dissout dans un grand verre d'eau :

℞ Sulfate de soude.......... 80 gr.
  Bicarbonate de soude...... 10 —
  Chlorure de sodium........ 5 —

Puis, lorsque ce purgatif aura agi, donner la *teinture de chanvre indien* à la dose de XX à XXX gouttes ou bien ordonner, surtout en

cas d'insuccès de la médication précédente, l'*antipyrine*, à la dose de 75 cgr., prise dans du thé ou du café chaud; répéter cette dose 2 à 3 fois dans les 24 heures :

℞ Antipyrine................ 4 gr.
  Bicarbonate de soude..... 6 —
  Sirop de fumeterre....... 30 —
  Eau distillée............ 100 —

3 à 4 cuillerées à soupe, dans les 24 heures.

Conseiller aussi les pilules suivantes :

℞ Extrait de cannabis indica. 15 mgr.
  Phénacétine............. 5 cgr.
  Acétanilide............. 5 mgr.
  Excipient............... Q. S.

Pour 1 pilule : prendre 1 pilule tous les 1/4 d'heure jusqu'à soulagement, sans dépasser 10 pilules (Hirtz).

Ou bien prescrire la *migrainine*, en cachets de 1 gr. ou en injections hypodermiques :

℞ Migrainine............... 8 gr.
  Eau distillée........... 20 cc.

Injecter 2 à 4 cc. dans les 24 heures.

ou le *pyramidon*, à la dose de 30 à 40 cgr.

℞ Caféine................. 10 cgr.
  Benzoate de soude....... 10 —
  Pyramidon............... 40 —
  Codéine................. 1 —

Pour 1 cachet : faire prendre avec une tasse d'infusion de tilleul 1 cachet dès le début de l'accès ; puis un second, si au bout d'une heure l'accès ne se calme pas (Herzen).

Ou encore :

℞ Phénacétine............. 50 cgr.
  Sulfonal................ 1 gr.

Pour 1 cachet : 2 à 3 dans les 24 heures (Liégeois).

Voy. *Céphalées.*

**En cas de migraine angiospasmodique :**

℞ Huile volatile de fenouil... 10 gr.
Nitrite d'amyle.......... 5 —

Respirer V gouttes de ce liquide sur un mouchoir jusqu'à l'apparition de la rougeur de la face (Benedikt).

Ou bien :

℞ Solution alcoolique de
trinitrine au 100º. XXX gouttes.
Eau distillée........ 300 gr.

3 cuillerées à bouche pendant l'accès.

**En cas de psychose migraineuse** : employer le *bromure de potassium* à hautes doses, ou l'*iodure de potassium*, également à hautes doses (Féré).

**M. OPHTALMIQUE.**

Recourir à l'*électrisation statique*, à l'*hydrothérapie*.

Prescrire le *bromure de potassium* d'une façon continue, pendant des semaines et des mois, selon la méthode de Gilles de la Tourette (voy. *Épilepsie, Migraine vulgaire*).

Charcot prescrivait :

℞ Bromure de potassium.
— de sodium... } āā 10 gr.
— d'ammonium.
Eau............ 300 —

3 cuillerées par jour, de ce mélange la première semaine; 4 cuillerées la seconde semaine et 5 cuillerées la troisième semaine.

Ou bien administrer l'*extrait thébaïque* en pilules de

2 cgr. chacune, à la dose initiale de 3 pilules par jour, portée progressivement à 12 pilules par jour. Administrer ces hautes doses d'extrait thébaïque jusqu'à cessation complète des accès, puis diminuer progressivement (Gilles de la Tourette).

Si ces médications échouent, essayer l'*aconitine*, à la dose de 1/4 à 1/2 mgr., prise au début de l'accès (Jacqueau).

Faire appliquer sur l'œil malade, au moment de l'accès, des *compresses très chaudes*, trempées dans la solution suivante, chauffée au bain-marie :

℞ Eau de laurier-cerise. }
— de laitue....... } āā 50 gr.
— distillée.......... 100 —
Chlorhydrate de cocaïne. 50 cgr.
— de narcéine . 20 —
(Galezowski.)

Donner les cachets suivants :

℞ Sulfonal............ 25 cgr.
Antipyrine............ 50 —
Pour 1 cachet : 2 cachets à 2 heures d'intervalle (Galezowski).

Conseiller les *pulvérisations d'éther* ou de *chlorure de méthyle* sur la région cilio-spinale.

# MILIAIRE ET ÉRUPTIONS SUDORALES

Recommander aux individus sujets aux miliaires, d'apporter le plus *grand soin à la propreté générale de leur tégument* (bains, tubs, douches), de *ne pas abuser des liquides*, pour empêcher les sueurs profuses.

Conseiller de porter des *vêtements légers*.

Si le temps est chaud et sec, ne pas trop couvrir les malades.

L'éruption déclarée, prescrire des *bains amidonnés* et des *poudrages avec l'amidon*, le *talc*, le *lycopode*, l'*acide borique*, l'*oxyde de zinc* (Thibierge) et des *lotions phéniquées* contre les démangeaisons. (Voy. *Suette miliaire*.)

# MOLE HYDATIFORME
## (*Môle vésiculaire*).

**Avant l'expulsion** : combattre les hémorragies par le *repos*, les *injections chaudes* et le *tamponnement vaginal*. Soutenir l'état général.

Si les hémorragies étaient trop fréquentes : évacuer l'utérus ; pratiquer l'*accouchement provoqué* (dilatation artificielle du col à l'aide des ballons de Champetier, laissés en place jusqu'à ce que les contractions expulsent le ballon et la môle).

**Pendant l'expulsion** : *antisepsie vulvo-vaginale rigoureuse* ; ne pas exercer de tractions sur la môle, et surtout ne pas introduire inutilement des instruments dans la cavité utérine.

Toutefois s'il y avait hémorragie abondante ou si l'expulsion se faisait en plusieurs temps, recourir à l'*extraction manuelle de la môle* (curage digital) suivie d'une *injection intra-utérine* (sublimé à 1 p. 4 000).

Ne pas faire usage de la curette.

**Après l'expulsion** : instituer une *antisepsie rigoureuse* des voies génitales (injection, intra-utérine chaude d'une solution de sublimé à 1 p. 4000).

Combattre l'hémorragie par le *seigle ergoté* (2 gr. en 4 cachets), et par le *tamponnement utéro-vaginal*.

S'il se déclare des accidents infectieux : pratiquer le *curage digital* et des *injections intra-utérines* ; en cas d'insuccès (continuation de la fièvre et des hémorragies), recourir à l'*hystérectomie abdominale*.

Voy. *Fièvre puerpérale*.

Continuer à observer le malade pendant des mois et, en cas de **déciduome malin**, pratiquer immédiatement l'*hystérectomie* sans recourir au curettage.

# MOLLUSCUM CONTAGIOSUM
## Voy. *Acné varioliforme*.

# MONOPLÉGIES

**M. D'ORIGINE CÉRÉBRALE.**

En cas de monoplégie consécutive à une embolie, ou à une hémorragie cérébrale, ou à une encéphalite : voy. *Hémorragie cérébrale* (en cas d'hémiplégie consécutive).

**Chez les syphilitiques**: *traitement mixte antisyphilitique*.

**En cas de tumeur** (gliome): *intervention chirurgicale* (trépanation).

**M. D'ORIGINE SPINALE.**

Voy. *Atrophies musculaires, Paralysie infantile, Pa*

*ralysie radiculaire obstétricale.*

**M. HYSTÉRIQUE.**

Voy. *Hystérie.*

# MORPHINOMANIE

*Isolement* du malade dans une maison de santé (non d'aliénés).

Recourir à la *suppression brusque* de la morphine, lorsqu'on peut le faire dans les conditions de surveillance et d'attention nécessaires (Magnan) et lorsque le cas est récent (six mois à un an), que la dose de morphine à laquelle est habitué le malade ne dépasse pas 20 à 25 cgr., enfin lorsque le malade est jeune et vigoureux (Sollier).

Préférer la méthode de la *suppression rapide*, qui est surtout indiquée dans les cas invétérés (plus de deux ans) et chez les malades atteints de lésions pulmonaires, cardio-vasculaires ou rénales et chez les sujets âgés et cachectiques.

Diminuer assez rapidement la dose de morphine que s'injecte le malade, pour en *obtenir la suppression totale dans un laps de temps qui ne doit pas excéder les 10 jours* ; pour cela, diminuer le nombre des piqûres et diminuer la dose de morphine à chaque injection.

Dans certains cas (sujets très affaiblis et cachectiques), chercher, avant de démorphiniser le malade, à rétablir

sa nutrition, à relever ses forces et à remonter son état général (Joffroy).

Chercher à éviter les accidents de la suppression, accidents dont la gravité est en raison directe de la terreur que cette suppression inspire au morphinomane, en laissant ignorer complètement au malade et à son entourage le moment où commence la cure de réduction et la continuer jusqu'à la suppression complète du toxique, en lui faisant croire qu'il reçoit toujours la même dose de morphine (Joffroy).

Ne pas recourir à la suppression lente.

En même temps, engager résolument le *traitement de la cause première du morphinisme* et instituer un traitement adjuvant par l'*hydrothérapie, tiède* quand il s'agit de calmer, *froide* quand il s'agit de stimuler, par l'*électricité statique* dans un but de sédation, par le *massage* et par l'*hypnotisme.*

TRAITEMENT DES ACCIDENTS PRODUITS PAR LA SUPPRESSION : administrer quelquefois l'*opium* à l'intérieur, mais ne jamais combattre les accidents qui résultent de la suppression de la morphine par des médicaments auxquels les malades pourront s'habituer (alcool, éther, cocaïne).

**S'il existe des accidents nerveux** : pratiquer des injections de *duboisine* :

℞ Sulfate de duboisine...... 5 mgr.
Eau distillée bouillie...... 10 gr.

1 à 3 centimètres cubes dans les 24 heures.

**Contre l'excitation maniaque** : ordonner les *bains tièdes*.

**En cas d'insomnie** : *bromures alcalins*, pris à la dose de 2 gr. le soir, répéter la dose si nécessaire. Ne pas administrer les hypnotiques.

**Contre les troubles gastriques** : donner le *bicarbonate de soude*, pour neutraliser l'hyperacidité du suc gastrique.

**Contre l'atonie intestinale**

**rebelle** : ordonner l'*extrait de fèves de Calabar*.

℞ Extrait de fèves de Calabar. 10 cgr.
Glycérine .............. 10 gr.
Eau distillée d'amandes
amères.............. 5 —

Prendre, pendant un jour, III gouttes toutes les 2 heures, puis suspendre la médication pour la reprendre, le surlendemain, en augmentant, au besoin, la dose.

**En cas de diarrhée** : prescrire le *sous-nitrate* ou le *salicylate de bismuth* à fortes doses.

**Contre la dépression** : recourir aux *toniques* et aux *stimulants*, administrés à doses modérées (champagne, vin de coca ou de kola, strychnine).

**Contre le collapsus** : pratiquer une injection de *morphine* (2 cgr.).

# MORSURES

**M. DE CHIENS ENRAGÉS.**

*Faire immédiatement saigner les morsures*, les plus profondes comme les plus légères, par des pressions suffisantes, et *laver* à grande eau ; puis pratiquer le plus promptement possible une *cautérisation énergique*, avec du caustique de Vienne, du beurre d'antimoine, du chlorure de zinc et surtout avec le *fer rouge*. Tout morceau de fer, chauffé au rouge, peut servir à pratiquer ces cautérisations.

Ne pas se servir d'ammoniaque (alcali volatil), ni des différents alcools qui sont complètement inefficaces.

Cela fait, recourir, sans aucun délai, à la *vaccination pasteurienne* (Dujardin-Beaumetz).

VACCINATION ANTIRABIQUE DE L'INSTITUT PASTEUR: pratiquer le premier jour (le plus tôt possible après la morsure) deux inoculations de moëlle de lapins morts de virus rabique et desséchées depuis treize à quatorze jours ; le second jour, inoculer des moelles de onze à douze jours. A partir du sixième jour, inoculer seulement une moelle par jour et s'arrêter à la moelle du troisième jour.

Cette première série de

traitement terminée, inoculer de nouveau pendant deux jours de suite, chacune des moelles, depuis celle du sixième jusqu'à celle du troisième.

Durée du traitement: quinze à vingt-deux jours.

Faire chaque inoculation avec 3 mm. de moelle triturée dans 1 cmc. d'eau stérilisée.

Pratiquer les inoculations dans la région de l'hypocondre.

Chez les malades mordus par des loups, recourir à la *méthode intensive* : inoculer toute la série des moelles en 48 heures (Pasteur).

**M. DE VIPÈRES ET SERPENTS VENIMEUX** (*Ophidisme*).

Pratiquer une *ligature du membre*, *faire saigner* la plaie, appliquer des ventouses ou pratiquer des succions pour favoriser la sortie du sang. *Cautériser au fer rouge*, au chlorure de zinc ou de chaux, à la potasse caustique en crayons, ou simplement laver les plaies avec de *l'eau de Javel diluée* à 1 p. 10 ou une solution de *permanganate de potasse* à 1 p. 100, ou encore avec :

℞ Hypochlorite de chaux.... 2 gr.
   Eau bouillie.............. 100 —

℞ Chlorure d'or............. 1 gr.
   Eau distillée............. 100 —

(Calmette).

En outre, pratiquer des *injections sous-cutanées* de ces solutions désinfectantes, particulièrement de solution de *permanganate de potasse*, 1 p. 100 et jusqu'à 5 p. 100, en amont des plaies et à la dose de 5 à 10 centimètres cubes.

Recourir aussi aux injections sous-cutanées d'*acide chromique* :

℞ Acide chromique......... 10 cgr.
   Eau distillée............. 10 gr.

1/2 à 1 centim. cube, injecté dans le voisinage de la plaie.

Puis faire un pansement humide composé de compresses imbibées de la solution d'hypochlorite de chaux ou d'alcool pur en attendant de pouvoir pratiquer l'injection sérothérapique.

Tant que le malade n'est pas en état d'asphyxie, se servir du *sérum antivenimeux de Calmette*, à la dose de 10 cc. chez les enfants et à celle de 20 cc. chez l'adulte, injecté sous la peau ou dans les veines si le danger presse. Doubler et tripler la dose de sérum, si l'intervention n'a lieu que quelques heures après la morsure et si celle-ci est produite par un serpent venimeux de grande taille ou d'espèce dangereuse (Calmette).

Dans tous les cas, prescrire une *potion diaphorétique ammoniacale* :

℞ Acétate d'ammoniaque.. 10 gr.
   Hydrolat de cannelle... ⎱
   Sirop d'éther........... ⎰ āā 50 gr.
   Sirop de menthe........ ⎰

1 cuillerée à bouche toutes les heures.

# MORT APPARENTE DU NOUVEAU-NÉ

Voy. *Asphyxie des nouveau-nés.*

## MORT DU FŒTUS PENDANT LA GROSSESSE

Si l'œuf est intact et si le travail est commencé, faire l'*antisepsie aussi* complète que possible (injections de préférence avec des liquides non toxiques : acide borique, naphtol, aniodol, permanganate de potasse) ; *éviter la rupture prématurée de l'œuf* ; toucher le moins souvent possible et toujours dans l'intervalle des contractions.

Inutile de préciser la présentation ou la position du fœtus.

Si la poche se rompt, faire sur-le-champ une *injection vaginale* légèrement antiseptique, accélérer le travail le plus possible à l'aide d'*injections chaudes* répétées toutes les heures, et du *ballon de Champetier* (Pinard).

Si le travail marche lentement, *hâter l'expulsion* de l'œuf, puis pratiquer une *injection intra-utérine chaude* avec une solution de sublimé à 1/2 p. 100.

Si les membranes se rompent au cours de la rétention du fœtus et sans que le travail se déclare, *provoquer le travail* en introduisant dans l'utérus un ballon de Champetier ; pratiquer, si besoin, l'*extraction du fœtus* une fois la dilatation nécessaire obtenue.

Si le décollement du placenta tarde à se faire, ne pas tarder pour pratiquer la *délivrance artificielle* ; dilater préalablement l'orifice utérin, s'il était refermé, à l'aide d'un ballon de Champetier de Ribes.

En cas de phénomènes de putréfaction, *accélérer le travail*. Recourir au *ballon de Champetier* s'il n'y a pas engagement de la présentation fœtale ; puis une fois la dilatation utérine obtenue et si le fœtus se présente par l'extrémité céphalique, appliquer le *basiotribe* ou plutôt la pince formée par les deux branches du basiotribe sans perforation préalable (Varnier).

Si la tête est arrachée (ramollissement des tissus fœtaux dû à la putréfaction), appliquer le *basiotribe sur le thorax en le prenant de la colonne vertébrale au sternum*, et pratiquer les tractions après avoir fait exécuter au tronc une demi-rotation qui aura mis le diamètre bi-acromial du fœtus en rapport avec le diamètre transverse du détroit supérieur du bassin.

Si le fœtus se présente par le siège, ne pas pratiquer de tractions sur les membres inférieurs qui en produiraient l'arrachement ; appliquer les deux branches du *basiotribe du ventre au dos du fœtus* ; faciliter l'expulsion de la tête par *expression*.

Si la tête reste dans l'utérus, arrachée du tronc, l'*extraire par expression et par des tractions sur le maxillaire inférieur, un ou deux doigts étant introduits dans la bou-*

che. En cas d'insuccès et surtout lorsque le maxillaire se rompt, appliquer le basiotribe en faisant fixer la tête par un aide, à travers la paroi abdominale.

En cas de présentation de l'épaule, pratiquer l'*embryotomie* (voy. *Présentation du thorax*).

Après extraction du fœtus, faire une *irrigation utéro-vaginale*, puis pratiquer la *délivrance artificielle* et terminer par une abondante injection *intra-utérine* antiseptique.

**Contre les accidents infectieux ultérieurs** : *traitement de la fièvre puerpérale.*

# MORT SUBITE PENDANT L'ACCOUCHEMENT
Voy. *Hémorragie cérébrale.*

# MORVE

Alimentation substantielle; toniques ; vie en plein air.

Cautériser au *thermocautère* la plaie ou les plaies qui existent et surtout recourir à l'*intervention chirurgicale précoce et totale* : enlever jusqu'au plus petit débris de tissu morveux.

**Contre les abcès ou les ulcérations** : faire des *pansements antiseptiques* (iodoforme, naphtol camphré),

toucher avec la *teinture d'iode.*

Intérieurement, prescrire l'*iode* (XV à XXV gouttes de teinture), les *iodures alcalins*, les *sulfureux*, les arsenicaux, le mercure.

Employer les *injections de sérum normal de bovidés*, pratiquées tous les six jours, à la dose de 5, puis de 10 cc. (Nicolle et Dubos).

# MOUCHES VOLANTES

**S'il n'existe aucune maladie oculaire** : *repos, verres fumés*, combattre la congestion cérébrale et le surmenage.

Supprimer l'alcool et le tabac.

Combattre l'anémie, la dyspepsie et la migraine.

Administrer un *purgatif.*

**S'il existe des altérations oculaires** : instituer un traitement approprié au cas : corriger l'astigmatisme et la myopie, combattre les exsudats dans le corps vitré, la choroïdite ou la rétinite, traiter la syphilis, etc.

# MUGUET

*Traiter la maladie initiale, et les troubles dyspeptiques* (diète hydrique, lavages de

l'estomac), combattre l'état cachectique.

S'il s'agit d'un nourrisson,

lui donner une *bonne nourrice.*

*Alcaliniser le milieu buccal*
par des lavages à *l'eau de
Vichy* pratiqués après chaque
absorption alimentaire, ou
bien en faisant toucher six
fois par jour les parties malades avec un pinceau trempé
dans la solution suivante :

℞ Bicarbonate de soude... 5 à 10 gr.
  Eau bouillie.......... 100 —

Ou bien employer *l'eau de
chaux.*

Recourir de préférence aux
*lavages de la bouche et aux
gargarismes*, répétés toutes
les trois heures, avec une
solution ainsi composée : un
verre d'eau de Vichy-Célès-
tins ; 2 cuillerées à bouche
d'eau oxygénée à 12 vo-
lumes (non acide). Si les
lavages sont douloureux, diminuer la quantité d'eau
oxygénée à une cuillerée à
bouche (Chauffard).

En outre, prescrire l'em-
ploi de l'un des *collutoires*
suivants, qui sera appliqué
après avoir détaché la plaque
de muguet avec un linge un
peu rude :

℞ Borate de soude........ 10 gr.
  Miel rosat............. 20 —

℞ Borax................. 6 gr.
  Glycérine............. 20 —

℞ Bicarbonate de soude..... 5 gr.
  Glycérine.............. 20 —

Ne pas prescrire à titre d'alcalin : glycérine 30 gr., borate de soude 4 gr., bicarbonate de soude, 2 gr. : ce mélange de glycérine et borax
fournit un liquide extrêmement acide qui décompose le
bicarbonate de soude.

Ordonner les *collutoires oxygénés suivants :*

℞ Glycérine boratée à 1/5.... 25 gr.
  Eau oxygénée à 10 volumes. 20 —

Faire quatre applications par jour de
ce collutoire avec un tampon d'ouate.

℞ Perborate de soude........ 4 gr.
  Glycérine................. 30 —

Faire deux badigeonnages par jour
(agiter avant l'emploi ce mélange qui
contient un excès de perborate) (Chauffard).

Dans certains cas, ordon-
ner :

℞ Sulfate de zinc............ 2 gr.
  Eau distillée............. 60 —

℞ Chlorure de zinc.......... 1 gr.
  Eau distillée............. 100 —

Faire aussi usage d'une
solution de *nitrate d'argent* à
1 ou 3 p. 100, en ne pratiquant qu'un seul badigeonnage par jour.

**Si la gorge est prise** : faire
boire de *l'eau de Vichy* ; chez
les enfants, en donner 2 cuillerées à café avant et après
chaque tétée (Comby).

# MYALGIE

*(Rhumatisme musculaire).*

**Contre la forme aiguë** : donner le *salicylate de soude* (4 à
6 gr. par jour), la *salipyrine*,
*l'aspirine* (1 à 3 gr.), *l'antipyrine,* le *pyramidon*, la *quinine.*

Voy. pour les formules : *Névralgies, Rhumatisme aigu.*

**Contre la forme subaiguë ou chronique :** ne pas prescrire le salicylate, donner de préférence l'*aspirine,* à la dose de 2 gr., l'*antipyrine,* l'*exalgine.*

Voy. *Lumbago, Rhumatisme aigu et chronique, Torticolis.*

Conseiller les *frictions excitantes* avec le liniment ammoniacal camphré, un mélange térébenthiné ou le baume de Fioravanti.

Faire des frictions ou des pulvérisations avec le mélange suivant :

> Alcoolat de mélisse. ) 
> — de Fioravanti. } āā 10 gr. 
> Menthol. . . . . . 50 cgr. à 1 — 50
>
> (Capitan).

Recourir aussi aux *applications très chaudes,* sous forme de flanelle chaude, sacs de sable chauffés.

Recourir aux cataplasmes sinapisés, ou bien aux *ventouses sèches* ou *scarifiées* et à la *réfrigération* par les pulvérisations de chlorure de méthyle.

Rechercher et traiter la goutte, lorsqu'elle existe.

**En cas de douleur intense et persistante :** injection de *morphine* ou de *dionine.*

**Après la période aiguë :** *bains de vapeur* simples ou térébenthinés ; *bains d'étuve sèche* ; douches *chaudes.*

Recourir à l'*électricité* pour rubéfier la peau (pinceau faradique ou friction électrique), ne jamais faire contracter un muscle qui est le siège d'une vive douleur.

Séjour aux *eaux thermales* de Bourbon-Lancy, Luchon, Aix-les-Bains, Plombières.

# MYCOSIS FONGOIDE

Administrer l'*arsenic* à hautes doses, par la voie stomacale, par la voie hypodermique (jusqu'à 30 milligrammes d'arséniate de soude par jour) ou par la voie rectale (voy. *Lymphadénie*) ; le *cacodylate de soude* à doses progressivement élevées, jusqu'à 30 et 40 cgr. par jour (Leredde).

Prescrire les *toniques.*

**Contre les éruptions :** employer la pommade à l'*acide pyrogallique* à 1 p. 10, puis, dès que l'irritation est intense, panser avec de la vaseline boriquée salolée ou aristolée (Vidal, Brocq).

**Contre les tumeurs :** pratiquer des injections interstitielles de *naphtol camphré,* qui produisent des escarres et des ulcérations, panser alors comme ci-dessus.

**Contre les ulcérations :** *lotions* et *pansements antiseptiques* (Brocq).

En cas de suppuration abondante, pratiquer l'*ablation* au bistouri ou au thermocautère de la tumeur ulcérée.

Essayer le traitement par la *radiothérapie.*

# MYÉLASTHÉNIE
Voy. *Neurasthénie médullaire.*

# MYÉLITES

**M. AIGUË.**

TRAITEMENT DE LA MALA-
DIE CAUSALE :

**Au cours d'une affection
rhumatismale** : *salicylate* de
soude, *salipyrine*, *aspirine*.

**Au cours d'une fièvre ty-
phoïde** : *antisepsie intestinale*,
*balnéation froide ou tiède*.

**Au cours d'une fièvre pa-
lustre** : *quinine*.

**Au cours d'une maladie in-
fectieuse** : *traitement mixte*
par l'iodure de potassium et
le mercure. *Balnéation chaude*.

Dans certains cas, prati-
quer des injections de *sérum
antistreptococcique de Marmorek*.

TRAITEMENT LOCAL : *ré-
vulsifs* sur la région de la
colonne vertébrale (ventouses
scarifiées, frictions irritantes,
pommade stibiée, pointes de
feu).

TRAITEMENT PHARMACEU-
TIQUE : pratiquer des injections sous-cutanées d'*ergotine*, 20 à 25 cgr., pendant
plusieurs jours de suite (période aiguë).

℞ Ergotine............ 2 gr. 50
Eau stérilisée. Q. S. p. f. 10 cc.
Injecter 1 cc. par jour.

℞ Extrait de belladone....... 1 cgr.
Ergotine............... 5 —
Bromhydrate de quinine.. 10 —
Pour 1 pilule ! 4 à 6 par jour (Herzen).

Faire prendre un *purgatif*

tous les deux jours : calomel
50 à 75 cgr. en une prise,
ou bien 5 cgr. toutes les
2 heures, dans du lait jusqu'à
ce qu'il y ait eu une forte
selle.

Au besoin, recourir à la
*médication calmante* (bromures, opium, dionine, morphine, chloral, bleu de méthylène, antipyrine, exalgine),
et aux *bains chauds*.

Surveiller attentivement
le rectum et la vessie ; *propreté absolue* du malade et du
lit ; s'opposer à la production
d'escarres.

Ne pas appliquer l'électricité pendant les périodes ini-
tiales ; combattre les troubles
dynamiques, en modifiant la
circulation et la nutrition, à
l'aide de la *galvanisation* ascendante de la moelle (Apostoli et Planet).

Donner aussi, après la période d'augment, l'*iodure de
potassium* et les *toniques*.

Voy. *Paralysie infantile.*

**M. CHRONIQUE.**

TRAITEMENT DE LA CAUSE :

**En cas de syphilis** : *traitement spécifique intense* : frictions mercurielles avec 6 gr.
d'onguent napolitain, ou injections huileuses ou aqueuses
de biiodure de mercure à la
dose de 10 à 15 mgr. par
jour ; en même temps, iodure

de potassium à la dose de 6 à 8 gr. par jour.

**En cas de myélite à marche envahissante** : (post-infectieuse), administrer l'*iodure de potassium* et le *mercure*.

4 Biiodure de mercure...... 10 cgr.
  Iodure de sodium........ 20 —
  Cacodylate de soude...... 50 —
  Eau bouillie... Q. S. p. f. 10 cc.
  Injecter 1 cc. par jour, pendant 5 jours ; repos de 5 jours et ainsi à 3 reprises, tous les mois, pendant 2 ou 3 mois (Grasset).

**Dans les autres cas** : combattre l'arthritisme, la goutte, l'alcoolisme, l'artériosclérose.

Prescrire l'*iodure de potassium*, le *nitrate d'argent*, le *phosphure de zinc* (voy. *Ataxie locomotrice*, *Atrophie musculaire progressive*, *Maladie de Friedreich*).

**Chez tous les malades** : défendre les fatigues, l'alcool, le tabac, le surmenage génital.

Donner les *toniques* (fer, arsenic, cacodylate de soude,

strychnine, glycérophosphates, kola), de préférence sous forme d'injections profondes de citrate de fer ammoniacal associé à l'arsenic et à la strychnine (voy. *Chlorose*).

LOCALEMENT : *révulsion* (pointes de feu, ventouses scarifiées, pommades irritantes, cautères).

**Contre les douleurs** : *opium, morphine, dionine, antipyrine, acétanilide, exalgine*, pulvérisations de *chlorure de méthyle*.

Recourir à l'*électricité* (courants continus, ascendants et descendants, courants intermittents), et à l'*hydrothérapie* (douches chaudes).

Cure aux *eaux minérales* ferrugineuses, chlorurées sodiques, sulfureuses : Balaruc, Lamalou, Bourbonne, Luchon, Wiesbaden, Schinznach, Tœplitz, Wildbad, Ussat, Plombières, etc.

## MYOCARDITES

**AIGUË.**

*Repos au lit*, en évitant tout mouvement inutile.

*Révulsifs* sur la région précordiale, dès le début (ventouses scarifiées, vésicatoires, pointes de feu), ou bien *réfrigération locale*, à l'aide de la vessie de glace appliquée sur la région précordiale.

*Soutenir les forces* du malade, au moyen des *toniques généraux* : quinine, quinquina, kola, alcool, acétate d'ammoniaque, éther, et à l'aide d'injections de *sérum artificiel* à petites doses.

**Contre la dilatation cardiaque et le collapsus** : *caféine, spartéine, digitale, strychnine*.

4 Salicylate de soude....... 3 gr.
  Caféine................. 4 —
  Eau distillée..... Q. S. p. f. 10 cc.

  2 à 3 cc. par jour.

4 Caféine............ } āā 1 gr. 60
  Benzoate de soude.. }
  Rhum................. 10 —
  Sirop de tolu....... 50 —
  Eau stérilisée........ 60 —

  1 cuillerée à soupe, 2 fois par jour, enfants (Sevestre).

Pratiquer des injections d'*éther* et d'*huile camphrée* :

36.

℞ Camphre.................. 1 à 2 gr..
  Huile d'amandes douces
           Q. S. p. f. 10 cc.
Injecter 3 à 4 cc. par jour (Herzen).

Voy. *Asystolie.*

**Pendant la convalescence :** *éviter* les mouvements brusques, les efforts, la station verticale prolongée, les émotions vives.

Ni tabac, ni alcool.

## M. CHRONIQUE.

*Interdiction* de l'usage des alcools, du tabac ; suppression de toute intoxication chronique ; *hygiène sévère* pour les goutteux, les diabétiques, les brightiques.

*Éviter* le surmenage et tout excès de travail du cœur par influences morales ou physiques.

Rechercher et traiter la syphilis, lorsqu'elle existe.

**Lutter contre l'artériosclérose** par l'*alimentation* pauvre en toxines alimentaires (régime lacto-végétarien) et par l'*iodure de potassium*, à la dose de 50 cgr. par jour.

Voy. *Artériosclérose.*

**Combattre l'hypertension artérielle** par une *hygiène physique et morale rigoureuse*, par le *régime sec* ou la diminution des boissons et par la *trinitrine* ou par le *tétranitrol* à la dose de 5 mgr. à 1 cgr. plusieurs fois par jour.

Surveiller le cœur en imminence continuelle de dilatation et d'asystolie et le tonifier à l'aide des pilules suivantes :

℞ Extrait de convallaria.... 10 cgr.
  Sulfate de spartéine....... 5 —

  Pour 1 pilule : 2 ou 3 fois par jour (Huchard).

**Contre la douleur :** *Révulsion* ; prescrire les *bromures alcalins*, la *dionine*.

**En cas d'asthénie vasculaire, de dilatation ventriculaire et de crises d'asystolie :** insister sur le *repos complet*, ordonner le *régime lacté absolu* et administrer la *digitale* ou mieux la *digitaline* (digitaline cristallisée de Nativelle à la dose de XXV à XXX gouttes, prises en deux fois dans la soirée à une heure ou deux d'intervalle), après avoir préparé l'action de la digitale en favorisant primitivement une débâcle urinaire et intestinale.

Si le myocarde ne réagit pas favorablement à l'administration de la digitaline, recourir aux médicaments toni-cardiaques purs : *sulfate de spartéine* (15 à 20 cgr. par jour), *teinture de strophantus* (XX à XXX gouttes par jour), en alternant l'emploi de ces deux médicaments par période de huit jours.

Utiliser aussi, selon les cas, la *caféine*, le *sulfate de strychnine* et l'*ergotine.*

℞ Caféine ................... 5 gr.
  Vin de quinquina...... } āā 500 —
  Vin de kola........... }

  1 verre à liqueur matin et soir aux repas (Herzen).

℞ Sulfate de strychnine. 6 à 10 mgr.
  — de spartéine... 25 à 40 cgr.
  Eau de mélisse....... 40 gr.
  — distillée......... 60 —
  Sirop de tolu....... } āā 25 —
  — d'éther........ }

  2 à 3 cuillerées à bouche dans les 24 heures (Herzen).

**Employer les** *purgatifs drastiques.*

Ordonner la *théobromine,*

à la dose de 2 gr. par jour, en cachets de 50 cgr.

CURES THERMALES aux eaux de Cuzet, Bourbon-Lancy, Evian.

Voy. *Artériosclérose, Angine de poitrine, Asystolie, Insuffisance aortique et mitrale.*

**M. SYPHILITIQUE.**

**En cas d'accidents cardio-asystoliques** : instituer le *traitement mercuriel* sans hésitation (injections de sels solubles, ou d'huile grise, ou de calomel, ou frictions mercurielles).

Alterner ce traitement avec l'administration d'*iodure de potassium* à la dose de 3 à 4 gr. par jour.

*Repos, régime lacto-végétarien hypochloruré.*

En outre, donner la *digitaline* : V gouttes par jour de la solution au millième, pendant 10 jours. (Huchard et N. Fiessinger).

**En cas d'accidents cardio-rénaux** : ne pas instituer de traitement mercuriel.

Mettre simplement le malade au *repos* au lit, au *régime lacté* d'abord et *déchloruré* ensuite ; donner de la *théobromine* (Huchard et N. Fiessinger).

# MYRINGITES

**M. AIGUË.**

Application de *sangsues* : 4 à 6, au-devant du tragus ; badigeonnages de *teinture d'iode* sur l'apophyse mastoïde, onctions d'*onguent mercuriel belladoné.*

*Bains d'oreille chauds* (40° à 50°), de 10 minutes, souvent répétés :

℞ Acide borique............ 3 gr.
Laudanum de Sydenham.. 10 —
Eau distillée.......... Q. S. p. 100 cc.

Faire chauffer cette solution à 45° et la verser par cuillerées dans l'oreille.

Dans les intervalles prescrire des *cataplasmes*, ou mieux des *compresses chaudes* sur l'oreille, après avoir bourré le conduit auditif et le pavillon de l'oreille de coton hydrophile imbibé de solution boriquée chaude ou phéniquée chaude à 1 p. 100, et en ayant soin de faire recouvrir les compresses avec un taffetas gommé et une épaisse couche de ouate sèche.

Pratiquer toutes les deux ou trois heures des *instillations* du mélange suivant :

℞ Teinture d'opium............ 2 gr.
Eau distil. de laurier-cerise. 15 —

(Tiédir la solution avant de l'instiller.)

ou des instillations d'une solution de *cocaïne* à 1 p. 10, ou de *glycérine phéniquée* à 1 p. 10 et 2 p. 5, dans le conduit auditif préalablement asséché.

Introduire dans le conduit des petits tampons d'ouate imbibés d'*huile chloroformée* ou de *laudanum.*

℞ Laudanum de Sydenham. }
Huile chloroformée.... } āā 5 gr.

(Herzen).

Intérieurement : *purgatif, antipyrine, exalgine, pyramidon, aspirine.*

Voy. *Otite moyenne aiguë.*

**En cas de douleurs inten-
ses** : pratiquer la *ponction* de
la partie saillante du tympan,
après avoir au préalable fait
un nettoyage complet du conduit, avec une solution de
sublimé à 2 p. 1000. Après
l'incision, insuffler un peu
d'iodoforme finement pulvérisé, puis faire un pansement
à la gaze aseptique qui sera
renouvelé au bout de 24 à
48 heures.

**Après la phase d'acuité** :
*lavages tièdes* à l'eau boriquée,
*instillations astringentes*.

Sulfate de cuivre........  1 gr,
Eau distillée............  30 —
Instiller X gouttes à la fois.

**M. CHRONIQUE.**

Huile de foie de morue,
iodure de potassium et de fer,
arsenic.

*Lavages* répétés 2 fois par
jour, à l'eau boriquée tiède,
*bains d'oreilles astringents* donnés tièdes (solution de sulfate
de zinc à 1 p. 100), *instillations astringentes, insufflations* de poudres astringentes
(acide borique pulvérisé, alun,
tanin).

# MYXŒDÈME

RÉGIME ALIMENTAIRE : lait,
laitages, légumes, viandes
bouillies, œufs, poissons d'eau
douce bouillis.

Proscrire le bouillon, les
viandes rôties, le gibier, les
crustacés, les fromages faits,
les boissons alcooliques.

Chez les enfants, recher-
cher et traiter le rachitisme et
surtout la syphilis héréditaire.

TRAITEMENT OPOTHÉRA-
PIQUE SPÉCIFIQUE : introduire
dans l'économie le principe actif du parenchyme thyroïdien.

Recourir à l'administra-
tion par la bouche de la
*glande thyroïde fraîche du
mouton*.

Formuler la dose en poids,
non en lobes ; la donner à la
dose de 2 à 3 gr. par jour, soit
en fragments crus, hachés,
mis sur du pain, ou préparée
en sandwich, soit encore mise
en suspension dans des potages, dans du lait.

Faire prendre la glande,
pendant 4 à 5 ou 7 jours consécutifs, puis, après une pause

de 4 à 5 jours de durée, reprendre une nouvelle pé-
riode de 4 à 7 jours et ainsi
de suite.

Prescrire la *thyroïdine* en
poudre ou en tablettes : chaque tablette, du poids de
30 cgr., équivaut à son poids
de glande thyroïde fraîche ;
administrer comme dose
moyenne de 15 à 20 tablettes
par jour.

Administrer les prépa-
rations thyroïdiennes toujours avec prudence pour éviter les accidents d'hyperthyroïdisation.

**Chez les enfants**, en état
d'idiotie myxœdémateuse,
administrer le suc thyroïdien
en *lavement* (Herzen).

Pratiquer des *greffes* thyroïdiennes (Cristiani, Kummer).

Après la disparition des
manifestations du myxœ-
dème, continuer le traitement
en réduisant l'ingestion stomacale de glande thyroïde
ou de thyroïdine au strict
nécessaire, soit à la ration

d'entretien (environ une prise
toutes les semaines).

## NÆVUS

**N. HYPERTROPHIQUE.**

*Ablation* au bistouri ou
*cautérisations interstitielles* au
galvanocautère.

**N. PIGMENTAIRE.**

Cautérisations à l'*acide phénique pur*, ou bien au *galvanocautère*.

Cure à *Aix-les-Bains, massage*.

**N. VASCULAIRE.**

Voy. *Angiomes*.

**N. VERRUQUEUX.**

Opérer le *raclage* à la curette.

Ou encore pratiquer la destruction au *galvanocautère*
(Brocq).

## NANISME

Voy. *Achondroplasie, Myxœdème, Rachitisme*.

## NASILLEMENT

*Rechercher et traiter la ma-
ladie causale* : perforations de
la voûte palatine et du voile
du palais, paralysie du voile
du palais, coryza chronique,
étroitesse des fosses nasales,
polypes du nez, hypertrophie
de l'amygdale pharyngée, etc.

## NÉOPLASMES

Voy. *Cancers, Épithélioma, Fibromes utérins, Kystes, Tumeurs*.

## NÉPHRALGIE

Traiter la lithiase rénale
causale.

Voy. *Colique néphrétique,
Gravelle urique*.

## NÉPHRITES

Voy. *Albuminuries*.

**N. AIGUË.**

*Repos au lit* (même dans les
néphrites subaiguës) pour éviter tout refroidissement et
tout travail musculaire inutile qui puisse fatiguer le
cœur et pour favoriser la diaphorèse.

RÉGIME :

*Régime lacté exclusif* pendant 25 à 30 *jours* au moins ;
faire prendre le lait à la dose
de 1 litre et demi à 2 litres
dans les 24 heures, par doses
régulièrement espacées : une
*tasse toutes les deux heures*.

Donner le lait chaud ou
froid, cru ou bouilli.

Recommander au malade de *se rincer soigneusement la bouche* avant et après chaque prise de lait, avec de l'eau bouillie ou de l'eau de Vichy, ou de l'eau boriquée.

Faciliter la digestion du lait, en le coupant avec un peu d'*eau de chaux* (1 cuillerée à soupe par verre) ou avec de l'*eau de Vichy* à parties égales.

Rendre le lait plus agréable, en l'aromatisant avec du kirsch, de l'anisette, du rhum, du cognac, de la menthe, de l'eau de fleurs d'oranger, ou encore en l'additionnant de café, enfin en le sucrant.

Se garder de le saler.

Augmenter l'action diurétique du lait, en ajoutant 100 gr. de *lactose* (30 à 40 gr. chez les enfants), à la quantité totale de lait que le malade doit boire dans la journée.

Si le lait produit de la diarrhée, y ajouter du *sous-nitrate de bismuth* ou du *talc*; s'il détermine de la constipation, administrer les *purgatifs légers* (manne, magnésie).

LOCALEMENT : recourir à la *médication antiphlogistique* (sangsues, ventouses scarifiées à la région lombaire), puis à la *médication révulsive* (ventouses sèches, pointe de feu, vésicatoires à l'ammoniaque, sinapismes).

TRAITEMENT MÉDICAMENTEUX : rechercher la syphilis, et si l'on a quelques raisons de croire à la nature syphilitique de la néphrite, prescrire, selon le cas, l'un des *traitements indiqués à : Néphrite syphilitique.*

Lorsque la néphrite est consécutive à la localisation sur le rein soit d'une infection aiguë, soit d'une intoxication aiguë, soit encore d'un refroidissement, faciliter la diurèse avec les *boissons abondantes* (eau lactosée à 10 et 30 p. 1000, à la dose de un demi à un litre et demi par jour), les *tisanes diurétiques*, en se souvenant toutefois de ne pas conseiller d'absorber de grandes quantités de liquide, lorsque l'élimination rénale est très réduite et que le cœur tend à fléchir, l'hydrémie des tissus jouant un rôle pathogénique dans l'apparition des accidents cardiaques graves.

Prescrire dans le même but la *théobromine*, la *diurétine*, la *lactose*; en cas d'asthénie cardiaque, la *digitale*; en cas d'anurie, des *lavements froids répétés.*

℞ Uva ursi............... 10 gr.
   Eau bouillante........... 1000 —
   Sirop d'extrait de stigmates de maïs.......... 100 —

Donner 3 tasses de cette tisane diurétique par jour, enfants (Comby).

℞ Diurétine................ 3 gr.
   Eau distillée............. 120 —
   Sirop des 5 racines....... 30 —

Par cuillerées à bouche dans la journée.

## Ou mieux :

℞ Théobromine.......... 2 à 3 gr.
   Sirop de menthe......... 20 —
   Eau distillée............ 100 —

Par cuillerées à soupe dans les 24 heures.

℞ Théobromine............. 50 cgr.
   Phosphate neutre de soude. 25 —

Pour 1 cachet : 4 par jour pendant 3 à 4 jours (Grasset).

Pratiquer l'*antisepsie intestinale* à l'aide du benzonaphtol, du salicylate de bismuth, du bétol.

Benzonaphtol
Bicarbonate de soude. } āā 20 cgr.

Pour 1 paquet, 5 à 6 par jour, dans
une cuillerée de lait sucré (enfants).
(Huchard).

*Voy. Antisepsie intesti-
nale.*

Donner en outre des *pur-
gatifs*, répétés à plusieurs
jours d'intervalle ; administrer de préférence des *purgatifs drastiques* : jalap, scammonée, calomel, séné, coloquinte, eau-de-vie allemande
1 gr. par jour et par année
d'âge, avec la même dose de
sirop de nerprun).

*Voy. Constipation.*

Eau-de-vie allemande. } āā 10 gr.
Sirop de nerprun..... }

prendre en une fois (enfants de 10
ans environ).

Eau-de-vie allemande. } āā 20 gr.
Sirop de nerprun..... }

prendre en une fois (adultes).

Faire prendre de *grands lavements froids*, répétés 2 à 3
fois par jour.

Agir sur la peau par les
*bains chauds* de 36° à 40°,
de la durée de 30 à 40 minutes
puis d'enveloppement dans
des couvertures préalablement chauffées et d'ingestion
de lait ou de tisanes chaudes
additionnées d'une cuillerée
à café d'esprit de Mindererus.
Appliquer des compresses
froides sur le front pendant
la durée de l'enveloppement.
Dans les cas où il existe de
la dyspnée et de l'asthénie cardiaque, préférer les *enveloppements humides chauds* (drap
mouillé, par-dessus enveloppement dans une couverture
de laine ; placer des boules
chaudes au contact de la
couverture et laisser le malade ainsi enveloppé jusqu'à
forte sudation); *l'enveloppement dans des couvertures
chaudes* et les *bains d'air
chaud* (se servir d'étuves en
communication avec le lit
du malade, la tête du malade
doit rester complètement découverte ; en cas de congestion, appliquer des com-
presses froides sur le cou et
sur la tête).

Prescrire aussi les *diaphorétiques* : jaborandi, pilocarpine.

℞ Feuilles de jaborandi.... 2 à 4 gr.
   Faire infuser dans :
   Eau chaude........... 180 —
   Passer et ajouter :
   Sirop des 5 racines..... 25 —

1 cuillerée à bouche toutes les 2 heures (Herzen).

℞ Chlorhydrate de pilocarpine. 1 cgr.
   Eau distillée........... 100 gr.

3 à 6 cuillerées à bouche par jour
(Lemoine).

℞ Chlorhydrate de pilocarpine 10 cgr.
   Eau stérilisée........... 10 gr.

Injecter 1/2 à 1 centimètre cube à
la fois, pendant 4 à 6 jours (Damas-
chino).

*Proscrire* le jaborandi et la
pilocarpine, en cas de congestion pulmonaire, de menace d'œdème pulmonaire et
de phénomènes asthéniques.
Dans ces cas, donner les *stimulants diffusibles* (acétate
d'ammoniaque, esprit de Mindererus) et administrer la *digitale* en infusion (15 à 30 cgr.
chez les enfants ; 30 à 60 chez
l'adulte), associée à l'*acétate*

*de potasse*, ou au *calomel* (voy. *Anasarque*).

**En cas d'anurie :** ne pas prescrire les tisanes diurétiques, ni la digitale, ni la diurétine, ni la caféine qui irritent les reins.

Favoriser la diurèse à l'aide des *enveloppements humides* de tout le corps ; donner des *purgatifs*, faire prendre des *lavements*.

**En cas d'hématurie :**

℞ Tanin...................  
 Poudre de quinquina. } āā 50 cgr.

Pour 1 cachet, 3 par jour (Lemoine).

℞ Tanin................... 1 à 2 gr.  
 Sirop de menthe........ 30 —  
 Eau distillée........... 100 —

1 cuillerée à bouche toutes les heures.

Voy. *Hématurie.*

**En cas de vomissements, de dyspnée ou d'autres symptômes urémiques** (céphalée, délire, convulsions épileptiformes, état comateux) : pratiquer le *lavage de l'estomac*, faire une *saignée* de 300 ou 400 gr. et recommencer une *deuxième* et *troisième saignée*, si c'est nécessaire (Dieulafoy); conseiller les inhalations d'*oxygène.*

Recourir, si besoin, aux injections d'*éther*, répétées toutes les demi-heures, et donner un *purgatif* (salin ou drastique).

℞ Sulfate de soude.......  
 Follicules de séné...... } āā 10 gr.  
 Eau bouillante.......... 200 —

Pour 1 lavement, enfants (Comby).

Conseiller l'*opothérapie rénale* (néphrine en injections, à la dose de 5 gr., Dieulafoy), ou la *sérothérapie :* injections de sérum de la veine ré-

nale de la chèvre, à la dose de 15 à 20 cc. (Teissier).

Éviter les injections de sérum artificiel.

**En cas d'insuffisance ou d'asthénie cardiaque :** prescrire la *digitale*, la *digitaline*, la *caféine*, pratiquer des injections d'*huile camphrée* à 10 p. 100.

Voy. *Asystolie*, *Insuffisance mitrale.*

**En cas d'hydropisies considérables :** *drainage capillaire*, avec les aiguilles de Southey ; *ponctions aspiratrices* de la plèvre, du péritoine, du péricarde.

Ne pas ordonner les tisanes et les boissons diurétiques.

**Après la période aiguë et dangereuse de la néphrite, s'il n'y a pas d'accidents dyspnéiques :** continuer pendant plusieurs semaines le *régime lacté*, même après la guérison supposée de la néphrite aiguë, puis passer au *régime lacto-végétarien* et au *régime hypochloruré.*

Voy. *Néphrite chronique.*

**Pendant la grossesse :** ordonner le traitement habituel des néphrites aiguës ; en cas d'échec et lorsque l'albuminurie augmente : *interrompre la grossesse.*

**En cas de néphrite aiguë infectieuse avec abcès miliaires** (colibacille ou bacille d'Eberth) **ou de néphrite suppurée** due à une infection par voie ascendante : pratiquer la *néphrotomie avec drainage.*

Voy. *Pyélites.*

**N. CHRONIQUE.**

INDICATIONS THÉRAPEUTIQUES : *réduire* au minimum les toxines qui peuvent exister dans les aliments : *empêcher les toxines de se former dans le tube digestif* ; *accroître* la sécrétion rénale et *augmenter* les sécrétions intestinales ; en cas d'insuffisance rénale, *stimuler la peau* (Huchard).

RÉGIME : ordonner un régime hypochloruré, hypoazoté et restreint ; éviter la pléthore, la surcharge alimentaire et par suite l'hyperfonctionnement rénal.

Ne pas seulement déchlorurer, mais aussi désintoxiquer et décharger le rein.

Remplir ces indications en prescrivant, **chez les brightiques avec œdèmes**, le *régime lacté* : faire prendre 2 litres et démi à 3 litres de lait par jour, à intervalles légaux et en quantités égales (300 gr. toutes les 2 heures). Aromatiser le lait avec quelques gouttes de kirsch ou avec une cuillerée de café, le sucrer ; mais se bien garder de le saler (voy. *Néphrite aiguë*).

Ne pas faire prendre d'emblée les 3 litres de lait prescrits, mais arriver à cette dose progressivement en l'espace de 3 à 4 jours, en écrémant légèrement le lait les premiers jours.

Recommander au malade de se rincer la bouche après chaque prise de lait soit à l'eau pure, soit à l'eau de Vichy ou à l'eau boriquée.

Après une période plus ou moins prolongée selon les cas, et lorsque les œdèmes auront disparu, permettre le *régime lacté avec potages farineux* (tapioca, crème d'orge ou de riz, farine d'avoine, de gruau, de blé, de lentilles, arrow-root, pâtes).

**Chez les brightiques sans œdèmes**, prescrire le *régime ovo-lacto-végétarien* composé d'œufs très cuits (œufs brouillés, omelettes, crèmes), de féculents à l'état de purée (purées de pommes de terre, de haricots, de lentilles), revalescière, racahout, pâtes alimentaires, nouilles, macaronis, bouillies au gruau de blé, de riz, de maïs, d'orge, d'avoine ; de légumes verts très cuits (purée de carottes, de navets, de julienne, petits pois, haricots verts, épinards, salades cuites, céleris au jus) ; de fruits en compote, sauf les fraises et le raisin, et, comme boissons, du *lait coupé d'eau de Vichy*.

Pas de vin, pas d'eau-de-vie, pas de liqueurs, pas de bière.

Saler les aliments le moins possible.

Défendre les fromages faits, l'oseille, les tomates, les aubergines, les asperges.

Dans certains cas, ordonner le *régime lacto-végéto-carné*, soit le régime lacto-végétarien, en permettant en plus un peu de viande de porc bien cuite, du blanc de poulet, des poissons d'eau douce à chair fine bouillis, du bœuf à la mode, du veau en gelée, des volailles en daube, de la poule au riz.

Défendre le bouillon, les conserves, la charcuterie, les poissons de mer, les mollusques, le poivre, la moutarde.

**S'il survient des œdèmes,**

recourir à nouveau au régime lacté ou bien conseiller le *régime déchloruré* suivant un des principaux types ci-dessous :

| | |
|---|---|
| Pain déchloruré. | 200 gr. |
| Pommes de terre | 300 — |
| Riz | 100 — |
| Sucre | 100 — |
| Beurre sans sel | 25 — |

Ou bien :

| | |
|---|---|
| Pain déchloruré | 200 gr. |
| Viande crue ou cuite sans sel | 200 — |
| Légumes verts | 250 — |
| Beurre sans sel | 50 — |
| Sucre | 40 — |

(Permettre les pâtes alimentaires (100 gr.), les fruits crus ou cuits et un petit fromage frais, fait avec 1 litre de lait.

Relever l'insipidité de ces régimes par le sucre, le jus de citron, le café le thé, le chocolat, le poivre, le vinaigre, le céleri, le cresson.

Pour le choix entre le régime lacté pur et l'alimentation solide presque dépourvue de chlorures, se baser sur la tolérance du sujet ; certains malades ne peuvent supporter le régime achloruré et s'accommodent très bien du régime lacté ; chez d'autres, c'est l'inverse.

En général, la diète lactée est suffisamment hypochlorurée et constitue le *régime de choix*.

*Soins de la peau :* bains tièdes et chauds, pas d'hydrothérapie.

Séjour dans un *climat à température chaude et constante* : éviter tout refroidissement ;

conseiller le port de *flanelle* sur la peau.

Conseiller le *massage* et les *frictions sèches* au gant de crin.

*Exercices modérés*, promenades en plein air, sans fatigue.

Pas de bains de mer, ni de bains froids.

TRAITEMENT MÉDICAMENTEUX :

*Révulsifs* à la région des reins.

De temps en temps, prescrire un *purgatif* :

℞ Eau-de-vie allemande.   15 à 20 gr.

Ou bien :

℞ Sulfate de soude.   20 à 30 gr.

Ou encore prescrire les *eaux purgatives naturelles* (Montmirail, Carabana).

Donner aussi l'*aloès*, la *scammonée*, le *jalap*, la *gomme-gutte* et le *turbith végétal* sous forme de pilules :

| | |
|---|---|
| ℞ Aloès | 4 cgr. |
| Scammonée | |
| Jalap | ) āā 2 — |
| Gomme-gutte | |
| Savon médicinal. | Q. S. p. 1 pilule. |

1 ou 2 pilules au premier ou au dernier repas, 2 à 3 fois par semaine, du moins par périodes (P. Londe).

Pratiquer l'*antisepsie intestinale* :

℞ Benzonaphtol.   30 à 50 cgr.

Pour 1 cachet : 3 par jour, au moment des repas.

| | |
|---|---|
| ℞ Benzoate de lithine | 50 cgr. |
| Bétol | 25 — |
| Bicarbonate de soude | 20 — |

Pour 1 cachet : 3 par jour, dans l'intervalle des repas (Lemoine).

Agir sur la lésion rénale à l'aide du *tanin*, de l'*iodure de sodium* ou *de strontium*.

℞ Lactate de strontium . . . . . 15 gr.
Sirop d'écorces d'oranges
  amères. . . . . . . . . . . . . 50 —
Eau distillée. Q. S. p. f. 300 cc.

4 cuillerées à bouche par jour, pendant vingt jours par mois (Herzen).

Prescrire le *sirop d'iodure de fer*, de *quinquina*, ou le *sirop iodo-tannique*.

**Contre l'anémie chronique :** instituer le *régime mixte*, et ne pas prescrire le régime lacté exclusif.

Donner les préparations ferrugineuses avec prudence (cacodylate de fer, 3 cgr. par jour, en injection hypodermique), préférer comme tonique, la *théobromine* à petites doses :

℞ Théobromine. . . . . . . 30 à 50 cgr.
Phosphate de soude. 20 à 25 —

Pour 1 cachet : 2 à 3 par jour.

Ordonner les inhalations d'*oxygène*, pratiquées tous les jours pendant longtemps (Herzen).

**Si la quantité d'urine diminue et si apparaissent des œdèmes :** donner la *théobromine* à la dose de 2 à 4 gr. pendant 4 à 5 jours (voy. *Néphrite aiguë*, *Anasarque*).

Essayer les pilules cardiotoniques, diurétiques et purgatives suivantes :

℞ Poudre de scille. . . . . . . )
  — de digitale . . . . } āā 5 cgr.
Résine de scammonée. . )

Pour 1 pilule : 4 pilules par jour, pendant trois jours (Martinet).

Ou bien prescrire la potion diurétique suivante :

℞ Digitaline cristallisée
  (solution au 1000ᵉ). L gouttes
Diurétine. . . . . . . . . . 4 gr.
Eau de menthe. . . . . . 40 —
  — distillée Q. S. p. 120 cc.

À prendre en trois jours, à raison de 3 cuillerées à soupe le premier et le deuxième jours, de 2 le troisième (Martinet).

*Régime diététique achloruré.*

**En cas de céphalée, de dyspnée, de vomissements :** chercher à faire disparaître la céphalée au moyen de *sangsues* appliquées sur les tempes et derrière les oreilles (Dieulafoy). Voy. *Urémie*.

**Si le cœur faiblit :** prescrire la *digitale* ou le *vin diurétique de Trousseau* ; diminuer la quantité des liquides ingérés et ordonner le *régime achloruré* ou le *régime hypochloruré* (lait).

Pendant la grossesse : instituer le traitement habituel de la néphrite chronique, en cas d'échec, c'est-à-dire lorsque les symptômes augmentent d'intensité malgré un traitement rigoureux (régime lacté, diaphorétiques, émissions sanguines, injections sous-cutanées de sérum artificiel, etc.), provoquer l'*accouchement prématuré* en faisant tout son possible pour avoir un enfant vivant et viable.

Voy. *Éclampsie*.

Cure aux eaux thermales de Contrexéville, Aulus, Vichy, Vals.

Traitement chirurgical. Pratiquer la *décapsulation* (capsulotomie ou néphrocapsulectomie), qui facilite la circulation et le fonctionnement de l'organe ; intervenir dans le cas de maladie de Bright (néphrite chronique bilatérale) à marche progressive, et surtout en cas de forte congestion permanente des reins.

## N. INTERSTITIELLE DES ARTÉRIO-SCLÉREUX.

Instituer le *traitement général hygiénique*, *diététique et médicamenteux de l'artériosclérose* ; prescrire le *régime mixte* (pas le régime lacté absolu) ; pratiquer des *frictions* et des *massages superficiels*, conseiller les *bains tièdes*, pour entretenir et stimuler les fonctions de la peau.

Administrer les *toniques* : arsenic, fer, iodure de fer, quinquina, cacodylate de soude.

Donner les *iodures* à petites doses ; prescrire les inhalations d'*oxygène*.

En cas de céphalée, de prurit, de crampes, de palpitations, de tachycardie avec cœur hypertrophié et bruit de galop, recourir au *régime lacté absolu*.

Défendre l'apport trop considérable de liquides dans l'alimentation, pour éviter l'asthénie cardiaque.

## N. SYPHILITIQUE.

**N. syphilitique secondaire :** ordonner le *repos au lit*, le *régime lacté* et recourir, **dans**

les cas où l'albuminurie est très abondante (40, 60, 80 gr. d'albumine par jour), au *traitement mercuriel* (injections de biiodure de mercure, à la dose de 5 à 10 mgr. pendant 15 jours, repos de 3 à 4 semaines, puis reprise des injections) ; donner aussi l'*ioduré de potassium* à la dose de 2 à 3 gr.

℞ Biiodure de mercure..... 10 cgr.
Ioduré de potassium..... 20 gr.
Eau distillée... Q. S. p. f. 300 cc.

2 cuillerées à soupe prises avec la quantité totale de lait que le malade boit dans les 24 heures (Herzen).

Surveiller de très près les effets du traitement antisyphilitique et si l'albumine augmente, cesser la médication.

Ne jamais prescrire le mercure dans les **formes ou très graves ou très bénignes**, dans lesquelles il est impuissant ou inutile.

**N. syphilitique tertiaire chronique :** *traitement ioduré*, ou mieux *traitement mixte* s'il **n'existe pas de sclérose du rein ni d'hypertension artérielle** ; dans le cas contraire, mettre le malade au *repos au lit*, au *régime lacté* et *achloruré* et lui donner de la *théobromine*.

# NÉPHROPTOSE

Voy. *Rein mobile*.

# NÉPHRORRAGIE

Voy. *Hématurie*.

# NÉPHROSCLÉROSE

*Voy. Néphrite chronique, Néphrite interstitielle des artérioscléreux, Urémie.*

## NERVOSISME

*Défendre* toute excitation extérieure, toute cause d'exaltation nerveuse.

Pas d'émotions, pas de veille, pas de soirée, pas de théâtre, pas de réunion nombreuse, pas de surmenage intellectuel et physique, pas de lecture émouvante, pas de contes fantastiques.

*Éviter* les bains de mer, le séjour excitant des plages, préférer la *campagne* ou la *montagne* à l'altitude moyenne de 600 à 800 mètres.

*Repas réguliers* et *sobres* ; défendre le vin pur, le champagne, les liqueurs, le café, le thé et l'usage du tabac.

Combattre la constipation par les lavements ou les laxatifs.

Donner les amers ou l'orexine contre l'anorexie.

℞ Orexine basique..... } āā 5 cgr.
  Fer réduit............ }
  Extrait et poudre de gentiane. Q. S.

Pour 1 pilule : 2 à 3, avant les 2 principaux repas (Herzen).

Faire prendre quotidiennement un *bain tiède prolongé*, si le malade s'en trouve bien.

Conseiller un *traitement hydrothérapique méthodique*, longtemps prolongé ; commencer le traitement par l'hydrothérapie tiède, puis passer progressivement aux douches froides.

Prescrire les *bromures*, les *préparations de valériane*, le *camphre*.

℞ Bromure de camphre..... } āā 5 cgr.
  Valérianate de zinc....... }
  Extrait de jusquiame......

Pour 1 pilule : 4 à 5 pilules par jour (adultes) (Herzen).

℞ Oxyde de zinc......... }
  Extrait de valériane..... } āā 5 cgr.
  —   de jusquiame.. }

Pour 1 pilule : 2 à 6 par jour (pilules de Méglin).

℞ Camphre................ 10 gr.
  Ether sulfurique........ 20 —

XV à XX gouttes dans un peu de vin.

℞ Chloroforme......... 1 gr. 50
  Teinture de valériane éthérée............ 10 —

X à XX gouttes, toutes les heures.

Chez les enfants, donner le *bromure de potassium* aux doses suivantes :

De 1 à 3 ans....... 20 à 30 cgr.
De 3 à 5 ans....... 30 à 60 —
De 5 à 10 ans...... 60 cgr. à 1 gr.

Si besoin, doubler ces doses.

℞ Bromure de potassium.. }
  —   de sodium... } āā 4 gr.
  —   d'ammonium. }
  Sirop de chloral........... 10 —
  — de codéine........... 20 —
  Eau chloroformée........ 40 —
  — de tilleul........... 80 —
  — de fleurs d'oranger.. 40 —

2 à 4 cuillerées à café par jour.

*Voy. Hystérie, Neurasthénie.*

**Contre l'insomnie** : donner le *sulfonal*, le *trional*, l'*uréthane*, le *véronal*, le *chloral*, la *paraldéhyde*, ou bien conseiller l'*enveloppement dans le drap mouillé*, au moment du coucher (voy. *Insomnie, Neurasthénie*).

Séjour aux *eaux thermales* de Néris, Luxeuil, Bagnères-de-Bigorre, Bagnères-de-Luchon, Ussat.

Chez la femme, à l'époque de la ménopause : voy. *Ménopause.*

Combattre le nervosisme par la *psychothérapie* : essayer de rendre au malade la maîtrise de lui-même, faire l'éducation rationnelle de sa volonté ou plutôt de sa raison, enfin celle de son caractère. S'efforcer de cultiver la confiance du malade, en l'isolant du milieu dans lequel il a jusqu'alors vécu et où son mal a pris naissance et s'est d'autant plus enraciné qu'il a trouvé plus d'incrédulité et de contradiction. Au lieu de discuter la réalité de ses souffrances, de chicaner sur leur nombre ou leur intensité, les admettre sans réflexions oiseuses, affirmer qu'elles rentrent dans les cadres de la pathologie commune, qu'elles sont curables et qu'il n'y a aucun doute d'une guérison prochaine et radicale. La prescription qui viendra ensuite importe assurément beaucoup moins (Cullerre).

Dans les cas graves, ordonner le *repos au lit*, une *cure de lait* et de *massage.*

## NEURASTHÉNIE
### (Maladie de Beard).

S'assurer avant tout qu'il ne s'agit pas d'un état neurasthénique lié à des troubles dyspeptiques, utéro-ovariens, cardio-vasculaires, néphrétiques, ou à une affection nasale : l'effet d'un organe faible ou malade dérange le ton psychique et se traduit dans le cerveau par une irritabilité excessive, une disposition à l'émotion, en somme par un état de malaise psychique. Rechercher le diabète azoturique et sucré ; se méfier de la paralysie générale progressive ou de la démence précoce à début neurasthéniforme (neurasthénies cérébropathiques de Régis ou états neurasthéniformes préorganiques de Levillain).

Traitement causal.

Avant toute pensée de thérapeutique médicamenteuse, s'efforcer de remonter aux sources du mal, d'en préciser nettement les causes (surmenage intellectuel, passions, dépressions, intoxication chronique, neuro-arthritisme héréditaire, etc.), et alors mettre tout en œuvre pour faire disparaître ces dernières ou au moins empêcher leur permanence et éviter leur retour agressif (Gilles de la Tourette).

Hydrothérapie.

C'est le mode de traitement

le plus efficace, mais il doit ne pas être mis en œuvre d'une façon banale et uniforme.

**Principes à suivre dans l'application de l'hydrothérapie** : il faut, avant de tonifier par l'hydrothérapie, avoir préalablement calmé l'éréthisme nerveux ; en d'autres termes, avant d'instituer le traitement hydrothérapique, il faut étudier attentivement le malade, afin de reconnaître si ce sont les phénomènes d'excitation nerveuse qui dominent en lui, ou au contraire les phénomènes de dépression.

Si l'état nerveux est très accentué, ne pas commencer le traitement par des douches froides, sous peine de voir cet état s'aggraver.

Il faut donner la douche froide seulement aux malades qui offrent une certaine résistance : on ne peut obtenir les effets toniques de la douche chez des malades profondément épuisés, qui ont atteint les dernières limites de l'anémie ou de la neurasthénie ; l'organisme n'ayant plus l'énergie nécessaire pour réagir, ne ressent que la fatigue qui accompagne tout traitement mécanique, et la douche froide affaiblira plus qu'elle ne remontera. Dans ces cas, faire précéder le traitement hydrothérapique de la cure américaine de Weir-Mitchel (isolement, repos, massage, suralimentation).

Dans la neurasthénie au début, recourir d'emblée à l'hydrothérapie froide.

Il faut donc calmer avant de fortifier, et n'employer l'hydrothérapie que si les forces du malade le permettent.

Il faut, troisièmement, n'appliquer la douche froide que sur un corps bien préparé par une réaction suffisante ; en d'autres termes, ne jamais appliquer l'eau froide que quand le baigneur a très chaud. Augmenter préalablement la chaleur du corps par une promenade à l'air libre, la gymnastique, la chaleur du lit, une douche d'eau chaude, ou par un bain d'air chaud ou de vapeur.

Enfin se rappeler que les applications hydrothérapiques, pour être toniques, doivent être courtes, froides et à percussion énergique.

Le traitement hydrothérapique par excellence est sans contredit la douche froide en pluie et en jet, appliquée avec une pression de deux à trois atmosphères sur tout le corps, pendant 10 à 20 secondes.

**Traitement hydrothérapique dans les différentes formes de neurasthénie :**

**Dans la neurasthénie en général** (maladie d'épuisement par excellence), c'est la tonification qui est l'indication fondamentale et le procédé hydrothérapeutique correspondant, c'est la douche courte et froide, en jet mobile brisé, sur tout le corps, sauf la tête, à la pression moyenne de 15 mètres.

**Dans les formes frustes, incomplètes et au début de la neurasthénie**, à moins de contre-indications individuelles, recourir d'emblée à la douche froide et continuer le traitement pendant 2 à 3 mois.

En présence de **neurasthéniques trop affaiblis** et **trop hyperexcitables** pour supporter de suite la percussion, ou **trop impressionnables** pour recevoir d'emblée l'eau froide, recourir soit aux affusions froides avec le baquet, soit au drap ruisselant avec tapotages, soit au drap tordu avec frictions, soit enfin au demi-bain avec affusions et frictions sous l'eau, ces procédés sont indiqués ici dans leur ordre ascensionnel d'énergie progressive ; tous doivent être précédés et suivis d'exercices ou d'autres méthodes tendant à la préaction et à la réaction.

*Affusions* : les faire froides ou tempérées, à l'aide de petits baquets ou d'arrosoirs qu'on verse alternativement en avant et en arrière, pendant 20 à 40 secondes. C'est un procédé toni-sédatif, qui sert d'entraînement à la douche.

*Drap mouillé ruisselant avec tapotages* : appliquer un drap ruisselant sur le corps et pratiquer de légers tapotements. C'est un procédé de tonification douce.

*Drap mouillé tordu avec frictions* : température 8° à 12° ; durée trois à cinq minutes, jusqu'à échauffement du corps et du drap. C'est un procédé toni-sédatif, plus excitant que le précédent, qui peut pour quelque temps remplacer la douche courte et froide.

*Demi-bain* : peut être pratiqué de deux manières, soit à la température froide ou fraîche, mais fixe, soit à la température tiède progressivement refroidie.

Le demi-bain à température fixe (10° à 12° ou 12° à 20°) est un procédé tonique. Sa durée doit être de une à trois minutes, pendant lesquelles deux aides font, l'un en avant et l'autre en arrière, des ablutions avec l'eau du bain, et des frictions, l'un sur les membres inférieurs et l'autre sur le dos et les reins. On peut le faire précéder d'un maillot diaphorétique et le faire suivre d'une friction sèche.

*Le bain progressivement refroidi* débute à la température de 30° et doit être pendant sa durée (cinq à dix minutes) progressivement abaissé à 24°, 22°, et plus tard, après entraînement, à 20°, 18° ; pendant l'immersion de la moitié inférieure du corps jusqu'à l'ombilic, on ne cesse d'affuser des petits baquets pleins de l'eau du bain sur la poitrine et sur le dos. C'est un procédé plutôt sédatif et légèrement tonique, qu'on utilise avec succès dans les différentes formes d'excitation nerveuse.

**Chez les malades que la douche n'effraie ni excite, mais que les températures basses impressionnent trop désagréablement,** recourir aux douches écossaises avec transition d'abord, si c'est nécessaire, puis à la douche écossaise sans transition.

La *douche écossaise sans*

*transition* est composée d'une première période (deux à quatre et cinq minutes) de jet chaud à la température initiale de 35° à 37°, s'élevant rapidement à 40°, 45° et même 50°, jusqu'à ce que la peau ait pris une coloration rouge foncé, puis une seconde période de jet froid, succédant brusquement, sans transition, à l'eau chaude, mais d'une durée très courte de vingt à trente secondes. Cette douche écossaise est à la fois révulsive et tonique.

Chez les **neurasthéniques à peau facile**, ne pas élever trop la température de l'eau chaude, ne pas dépasser 40° à 42°; ne pas prolonger non plus la durée au delà de la coloration rosée; il est seulement utile d'obtenir chez eux une bonne réaction en évitant toujours de les fatiguer, soit par une température trop haute, soit par une durée trop longue de l'application.

La *douche écossaise avec transition* comporte également deux périodes de jet chaud initial et de jet froid terminal; mais ces deux périodes se succèdent en se fondant et en se transformant en quelque sorte l'une dans l'autre. Ainsi, on commence, par exemple, à 35°, 37°, pour monter progressivement, mais cette fois lentement jusqu'à 42°, 43°, température qu'on maintient deux à trois minutes; puis on diminue peu à peu cette température de façon à arriver à l'eau froide en 40 à 50 secondes; on termine alors par deux ou trois jets froids en avant et en arrière. C'est un procédé tonique sédatif.

Chez les **neurasthéniques à peau réfractaire** (qui rougissent difficilement), utiliser la douche écossaise double, plutôt que de prolonger trop la durée, ou d'élever trop la température de la première période de la douche écossaise simple.

La *douche écossaise double* n'est que la succession de deux douches écossaises. Cette douche n'est pas à confondre avec la douche alternative, composée de jets chauds et froids, alternativement répétés sans transition, cinq ou six fois, par périodes égales de quinze à vingt secondes.

Faire deux applications hydrothérapeutiques par jour : celle du matin toujours tonique (l'un ou l'autre des procédés ci-dessus), celle du soir variant suivant les malades :

Chez les **déprimés qui dorment**, la *piscine* d'une demi-minute à eau dormante d'une température moyenne de 13° à 15°;

Chez les **insomniques non excités**, la *douche chaude prolongée* ou le *maillot toni-sédatif*, avant le dîner ou le coucher;

Chez les **hyperexcités**, alternativement, un jour l'un, un jour l'autre, la *douche chaude* et le *bain chaud prolongé*.

*Maillot toni-sédatif* : enveloppement humide dans lequel le malade reste au plus 20 à 30 minutes, jusqu'à ce qu'il sente le début de la réaction, c'est-à-dire une sensation de chaleur agréable tiède. Enlever alors le maillot et pratiquer une lotion ou affusion fraîche, suivie d'un séchage léger.

C'est un excellent procédé de sédation, le pratiquer le soir avant le dîner, ou directement avant le coucher, dans la chambre même sur un lit de sangle (Levillain).

Pour les procédés locaux applicables au traitement de certains symptômes, voyez au traitement symptomatique.

**Dans les neurasthénies à prédominance psychopathique** les indications fondamentales sont les mêmes que dans la forme classique de Beard ; mais chez ces neurasthéniques, il n'y a pas de principe fixe, hors du principe général, *tonifier*. Chaque malade comporte presque une formule spéciale : l'un demandera à être fouetté et secoué énergiquement par la douche froide, à grande percussion ; à l'autre, il faudra les caresses de la douche en pluie tiède sans pression, ou les tapotages légers du drap mouillé ruisselant, à peine frais ; au troisième conviendra la douche écossaise avec localisation, suivant la prédominance des troubles locaux, etc.

A tous, il faut surtout le *réconfort moral*, qui réside dans l'espérance des résultats obtenus chez d'autres par les procédés qu'on leur appliquera.

Chez les **faux neurasthéniques**, dans les **états neurasthéniques secondaires**, il y a encore moins d'indications

précises : il faut surtout s'adresser aux troubles primitifs, dyspeptiques, utéro-ovariens ou autres, qui président à l'évolution des désordres neurasthéniques ; pourtant chez tous ceux où l'indication étiologique ne constituera pas une contre-indication, la *douche froide* reste le traitement tonique par excellence.

Ne pas recourir à l'hydrothérapie froide, soit chez les brightiques, soit chez certains dyspeptiques ; chez les hyperchlorhydriques en particulier, elle est formellement contre-indiquée.

De même, certains arthritiques exigent la douche écossaise à titre de traitement permanent, sans pouvoir jamais aborder la douche froide.

Enfin, chez les utéro-ovariennes et pour les cardiopathes, on ne saurait agir avec trop de circonspection, procéder avec trop de douceur et graduer l'entraînement avec trop de méthode : dans ces conditions, on obtient par l'hydrothérapie des résultats qu'aucune autre médication n'avait pu donner (Levillain).

ÉLECTROTHÉRAPIE. — Comme médication générale, recourir, chez la plupart des neurasthéniques, au traitement électrique composé de la *statique* ou *franklinisation associée à la haute fréquence* et à la *faradisation générale*.

De toutes les formes de la franklinisation, conseiller surtout le *bain statique* de 5 à 15 minutes de durée : le malade est placé sur le tabouret isolant, et se trouve ainsi sur le trajet des conducteurs, dont il partage l'état électrique : il représente donc un des pôles de la machine. L'électricité, qui se répand sur le malade, se renouvelle incessamment et s'échappe de même par tous les points du corps.

Contre les divers symptômes de la neurasthénie, les « algies » de tout genre, appliquer localement le *courant faradique avec le balai électrique*.

Voy. *Traitement des symptômes*.

MASSOTHÉRAPIE.

Pratiquer le *massage de tout le corps*, chez les neurasthéniques affaiblis, dans la myélasthénie, lorsqu'il existe des phénomènes de dépression et pendant la cure de repos.

Associer le massage à la *gymnastique suédoise*.

PSYCHOTHÉRAPIE.

Convaincre le malade qu'il n'existe pas chez lui de lésion organique irrémédiable, que sa maladie est curable par un traitement bien conduit et suffisamment prolongé ; se bien garder de lui dire qu'il est un malade imaginaire (Dejerine).

Pour pouvoir exercer l'influence morale nécessaire, éloigner le malade de son milieu habituel, lui imposer l'*isolement*, qui sera complet et durable. Le malade doit être placé hors de sa maison et de sa famille, séparé en un mot de l'entourage moral et matériel, au milieu duquel s'est développée sa maladie (Charcot).

Dans les formes légères, enlever les malades à leurs préoccupations journalières d'affaires ou de vie domestique, tout en leur laissant leur société familiale ou amicale ordinaire.

Dans les formes plus accusées, conseiller aux malades de se séparer de leur mari, ou de leur femme, ou de leurs enfants, pour éviter les émotions morales dues à ce contact, mais leur permettre de les voir de temps en temps et au besoin de rester avec eux en correspondance épistolaire.

Dans ces mêmes formes, n'éliminer de l'entourage que certains membres de la famille, le père ou la mère par exemple, permettant au mari de continuer ses visites, l'y invitant même.

Dans les formes graves, recourir à l'isolement complet.

Dans tous les cas, *le médecin doit exercer une influence constante sur les malades*, en les surveillant, en les dirigeant et en les consolant à tout instant du jour.

Dans certains cas, la psychothérapie doit être vigoureuse ; il y a des malades auxquels il faut « donner le fouet » (moral bien entendu), auxquels il faut commander avec décision, en veillant sévèrement à l'exécution ; il y a des malades qu'il faut faire marcher, malgré eux, à la guérison de leurs misères nerveuses.

Dans ces cas, il faut savoir tenir bon, combattre leur manière de voir, se refuser énergiquement à leurs interprétations, souvent même ne pas tenir compte de leurs sensations : un but est à atteindre, le chemin qui y conduit est sûr ; il y faut marcher et marcher droit, par ce chemin, coûte que coûte (Levillain).

Repos.

Chez tous les malades, défendre les fatigues physiques et intellectuelles, les veilles ; mais ne pas faire rester inoccupés les neurasthéniques capables d'une certaine activité physique et intellectuelle (l'oisiveté et la solitude leur sont défavorables). Etablir une grande variété dans leurs occupations, dans leurs travaux (Beard).

Le repos ne doit être *absolu* que chez les **myélasthéniques** et dans les premiers temps du traitement de toute **neurasthénie grave** avec asthénie neuro-musculaire prononcée.

Les *voyages* et les *déplacements incessants* sont en général peu profitables aux neurasthéniques ; ils sont d'un grand secours, au moment où se dessine la convalescence (séjour à la campagne ou à la montagne dans station d'altitude moyenne 700 à 1000 mètres).

Prescrire le *repos intellectuel* aux **cérébrasthéniques**, sans toutefois pousser à l'extrême cette prescription, car l'oisiveté complète peut être fâcheuse pour les cerveaux habitués aux travaux intellectuels.

Régime.

Prescrire aux malades de *manger peu à la fois mais bien et souvent.*

L'alimentation à prescrire aux neurasthéniques n'a en résumé rien de très spécial : elle consiste à fournir à leur estomac, en petites quantités souvent répétées, des aliments d'une facile assimilation, susceptibles de laisser peu de déchets qui pourraient fatiguer l'intestin.

*Régime :* le matin, à huit heures, petit déjeuner composé d'un œuf à la coque, d'une croûte de pain bien cuit, d'une tasse de thé noir léger au lait à parties égales d'une contenance de 125 à 150 gr. Alterner l'usage des œufs avec celui de la viande froide prise en quantité modérée.

Second déjeuner, vers onze heures, pas plus tard. Ce repas pourra comprendre des viandes grillées, rôties ou braisées (150 gr.) ; du poisson ou des cervelles bouillies, avec une sauce au beurre très légère ; des légumes secs en purée passée (80 à 100 gr.), purées de haricots, de lentilles et de pois cassés ; du fromage blanc frais ; des fruits cuits en compote, en particulier la marmelade de pommes passées ; 150 gr. de pain bien cuit et un verre à un verre et demi d'eau légèrement rougie ou mieux encore d'eau pure.

Défendre l'usage du café.

Le menu ne devra pas comprendre plus d'un plat de viande ou de poisson, une purée de légumes, un fruit cuit en compote ou un dessert.

Le repas de onze heures devra être le repas fondamental, le plus copieux, les autres lui étant subordonnés par rapport à la quantité des aliments ingérés.

Autant que possible, le repas devra être suivi d'une promenade à pied d'une demi heure à trois quarts d'heure de durée. Si celle-ci ne pouvait avoir lieu, conseiller au malade de s'étendre pendant le même laps de temps sur une chaise longue, le buste suffisamment relevé et incliné légèrement à droite pour éviter la stagnation des aliments et des liquides dans l'estomac. En aucun cas, pendant cette période, le malade ne devra se livrer à des occupations intellectuelles astreignantes ou à des discussions animées.

Vers quatre heures, le neurasthénique devra faire un goûter, qui se composera de biscuits secs légers, ou d'une tranche de pain de Savoie sec. Rejeter les gâteaux compacts dits anglais. Ajouter un pot de crème au lait et aux œufs (80 gr.), ou une même quantité de fruits cuits en compote ou une purée passée de pruneaux cuits à l'eau, s'il existe une habituelle constipation ; arroser le tout d'une tasse de thé au lait.

Vers sept heures, quatrième repas, calqué sur celui de onze heures, mais moins copieux ; un potage au lait ou un consommé aux œufs, une tranche de rôti, un fromage frais ou un fruit cuit.

Conseiller de prendre de temps en temps, un quart d'heure avant le dîner, en guise d'apéritif, une tasse à café de bouillon tiède bien dégraissé qui fournira des peptogènes aux glandes de l'estomac.

Ne pas donner le lait en grandes quantités (un ou deux litres par jour) ; le faire entrer pour une faible part dans le régime (250 à 500 gr. ; thé au lait, crèmes et potages).

L'usage du vin sera très restreint : le régime de l'eau claire, additionnée ou non de quelques cuillerées de vin blanc ou rouge, ou mieux d'eau-de-vie, est celui qui convient le mieux à l'estomac des neurasthéniques (Gilles de la Tourette).

Ne pas conseiller, dans la majorité des cas, l'alimentation recommandée par Weir-Mitchell (où l'usage du lait joue un rôle prépondérant) : les liquides sont mal digérés, et augmentent la distension de l'estomac et l'état dyspeptique.

Voyez pour certaines indications spéciales : *N. abdominale*.

CLIMATS.

Dans la majorité des cas, ne pas conseiller un changement de climat.

En général, préférer les *climats de montagne* (altitude moyenne 800 à 1000 mètres) et proscrire le séjour au bord de la mer.

Aux neurasthéniques anémiques et à ceux atteints de prostration et de grande faiblesse, recommander les *cures d'été* et de *printemps*, ou les *cures d'hiver* dans le Midi.

EAUX MINÉRALES.

Le séjour dans une ville d'eau est en général peu favorable aux neurasthéniques.

Envoyer les malades dans

les stations minérales où la balnéation chaude est en usage : *Néris, Luxeuil, Lamalou, Plombières*, ou bien aux eaux thermales de *La Bourboule, Mont-Dore, Royat, Pougues, Ragatz*.

TRAITEMENT DE WEIR-MITCHELL OU CURE AMÉRICAINE (isolement, repos absolu et même séjour au lit pendant un certain temps, suralimentation où l'usage du lait joue un rôle prépondérant, massage, faradisation et quelquefois hydrothérapie).

Recommander ce traitement aux neurasthéniques déprimés et très affaiblis ; aux grands fatigués, qui sentent la nécessité d'un repos absolu et complet ; à ceux qui, très affaissés moralement, sont indifférents à l'ennui s'attachant forcément à toute réclusion prolongée ; et qui, au contraire, trouvent une grande quiétude et un grand soulagement moral, à l'idée d'être isolés et séparés du monde, plus particulièrement de toutes les personnes avec lesquelles ils avaient été en relation.

Ne pas conseiller ce traitement chez les pusillanimes, chez les malades sensibles, impressionnables, enclins à la dépression morale, et qui ne se soumettent qu'avec répugnance ou appréhension à cette cure qui les effraie par sa sévérité et son apparente dureté.

Quant à l'alimentation recommandée par Weir-Mitchell (où l'usage du lait joue un rôle prépondérant), ne pas l'admettre dans la majo-rité des cas, où il existe de l'atonie et de la dilatation de l'estomac : l'usage abusif du lait aggrave toujours l'état dyspeptique.

Préférer la CURE MITIGÉE suivante, dans laquelle l'*isolement* est combiné au *massage* et à l'*hydrothérapie* par le drap mouillé :

Le matin, à 7 heures : friction au drap mouillé (eau froide de 14° à 10°, friction énergique, drap bien tordu).

A 8 heures, deux œufs à la coque, pain grillé, beurre, de une à trois soucoupes de porridge.

*Recette écossaise pour faire le porridge* : laisser tremper la farine d'avoine pendant la nuit, puis la faire cuire le matin pendant une heure au moins dans un pot de terre ou de métal émaillé, en remuant souvent pour éviter que la farine ne s'attache. Ajouter un peu de sel, et de l'eau au fur et à mesure de son absorption. Servir le porridge saupoudré de sel ou de sucre, et ajouter de la crème ou du lait froid.

Prendre chaque matin de une à trois soucoupes de porridge.

A 9 heures : massage de tout le corps pendant 1/2 à 1 heure.

A 10 heures : un ou deux œufs, bouillie au tapioca, une petite tasse de lait.

A midi : viandes rôties, légumes verts, purées aux lentilles, macaronis, riz, pain grillé, un verre de porto ou de bordeaux, ou de bourgogne, séjour en plein air jusqu'à 3 heures.

A 4 heures : deuxième massage, puis : œufs, purée de lentilles, ou farine lactée, pain de Graham (ou pain complet), beurre. Séjour en plein air, ou promenade de 30 à 60 minutes.

A 5 heures : s'il y a lieu, faradisation de tout le corps avec la brosse ou le pinceau métallique.

A 6 heures : même repas qu'à midi, puis repos en plein air sur une chaise longue jusqu'à 8 heures.

A 8 heures 1/2 : maillot calmant, ou friction au drap mouillé, suivant l'indication du moment. (Le maillot ou plus simplement le drap mouillé, pratiqué au moment du coucher, produit un sommeil calme, tranquille et réparateur, que l'on n'obtient jamais par les hypnotiques ordinaires : sulfonal, chloral, trional, etc.)

Cette cure mitigée, plus aisée à supporter que le traitement sévère de Weir-Mitchell, suffit dans la plupart des cas de neurasthénies simples. Mais il faut combiner ce même régime avec le repos absolu et complet, tel qu'il a été formulé par Weir-Mitchell, dans tous les cas de neurasthénie grave, ou de neurasthénie qui résiste aux traitements ordinaires.

TRAITEMENT MÉDICAMENTEUX.

Prescrire les *toniques* : le fer, ou le cacodylate de fer, surtout s'il existe de l'anémie ou de la chlorose ; l'arsenic, le cacodylate de soude, la strychnine, le kola, la coca.

℞ Strychnine.................. 2 cgr.
  Alcool à 40°............... 40 cc.
  Eau....................... 60 gr.

Prendre au début 1/2 cuillerée à café dans de la bière au repas de midi, pendant 2 ou 3 jours, puis 1 cuillerée à café pendant le même laps de temps et ainsi de suite, en augmentant tous les 3 ou 4 jours d'une demi-cuillerée à café, jusqu'à 3 ou 6 cuillerées par jour (Lyon).

℞ Sulfate de strychnine.... 1 mgr.
  Extrait de quinquina.. )
    — mou de kola.. } āā 5 cgr.
    — de coca....... )
  Poudre de quinquina.... Q. S.

Pour 1 pilule : 2 à 5 pilules par jour (Herzen).

℞ Arséniate de soude........ 5 cgr.
  Acide citrique........... 1 gr.
  Teinture de coca..... } āā 30 —
    — de kola..... )

1 cuillerée à café après les deux principaux repas (Grasset).

℞ Extrait hydro-alcoolique
    de kola.............. 10 gr.
  Sirop d'écorce d'oranges
    amères............... 300 —

1 cuillerée à bouche avant chaque repas (Herzen).

Pratiquer des *injections de cacodylate de soude* ou *de fer*, ou bien *de citrate de fer associé à l'arsenic et à la strychnine* (Voy. *Chlorose*).

Administrer les *phosphates*, ou mieux les *glycérophosphates* :

℞ Glycérophosphate de chaux 30 cgr.
    — de soude ... )
    — de potasse.. } āā 10 gr.
    — de magnésie. )
    — de fer.......... 5 —
  Poudre de fèves de St-Ignace 3 —

Pour 1 cachet : 2 cachets par jour (A. Robin).

℞ Glycérophosphate de chaux. 6 gr.
    — de soude ..... )
    — de potasse.... } āā 2 —
    — de magnésie.. )
    — de fer....... )
  Teinture de fèves de St-
    Ignace............ XXX gouttes.
  Pepsine................. 3 gr.
  Maltine................. 1 —
  Teinture de kola........ 10 —
  Sirop de cerises. Q. S. p. f. 200 —

1 cuillerée à soupe au milieu du déjeuner et du dîner (A. Robin).

℞ Glycérophosphate de chaux. 40 cgr.
Poudre de coca............ 30 —
— de kola............ 25 —

Pour 1 cachet : 4 cachets par jour (Herzen).

℞ Glycérophosphate de soude. 2 gr. 50
Eau bouillie.............. 10 cc.

Injecter tous les jours 1 cc.

Prescrire le *sirop d'hypophosphites de Fellow*, ou encore pratiquer des injections sous-cutanées avec la solution suivante :

℞ Phosphate de soude....... 2 gr.
Eau distillée stérilisée.... 100 —

Injecter 1 à 3 cc. par jour (Crocq).

Ordonner la *lécithine* sous forme de pilules, à la dose de 30 à 50 cgr. par jour, ou sous forme d'injections huileuses à la dose de 5 à 15 cgr.

Stimuler la nutrition générale, tonifier le système nerveux, et relever la tension artérielle par les *injections de sérums artificiels concentrés* :

℞ Phosphate de soude....... 2 gr.
Sulfate de soude........ 3 —
Chlorure de sodium...... 1 —
Acide phénique........ 50 cgr.
Eau distillée stérilisée.... 100 cc.

1 à 4 cc. (Gilbert-Ballet).

℞ Acide phénique neigeux... 1 gr.
Chlorure de sodium pur.... 2 —
Phosphate de soude...... 4 —
Sulfate de soude........ 8 —
Eau distillée........... 100 —

Injecter chaque jour 2 à 10 cc. de cette solution préalablement stérilisée à l'autoclave (Chéron).

Ou bien :

℞ Phosphate de soude...... 10 gr.
Sulfate de soude........ 5 —
Chlorure de sodium pur.. 2 —

Acide phénique neigeux.. 50 cgr.
Eau distillée........... 100 gr.

Injecter 2 fois par semaine 5 à 10 cc. (Huchard).

**N. ABDOMINALE.**

Conseiller aux neurasthéniques gastriques, à ventre mou, flasque et flatulent le port d'une *ceinture abdominale*.

Instituer le traitement approprié à la dyspepsie chimique existante (hyperchlorhydrie, hypochlorhydrie).

Voy. *Dyspepsies*.

**En cas d'hyperchlorhydrie** ou de névrose de l'estomac accompagnée d'une grande irritabilité nerveuse, ne pas recourir au traitement général de la neurasthénie par la douche froide.

**Chez la plupart des neurasthéniques dyspeptiques qui souffrent d'atonie de l'estomac,** prescrire un *régime reconstituant*, tout en ne permettant que des *aliments d'une digestion facile*.

Dans les premières périodes de la neurasthénie, on pourra recourir au régime suivant :

Premier déjeuner : thé ou cacao 1/4, lait 3/4 (chez certains malades, le café au lait qui est parfois utile contre la constipation) ; porridge, ou bouillies au tapioca, pain anglais grillé ou zwiebach ; beurre, un œuf à la coque, une tranche de jambon cru.

A 10 heures : suivant les cas, une tasse de beeftea, ou de la farine lactée, un œuf à la coque, biscuit anglais.

A midi : œufs à la coque, ou œufs brouillés ; viandes

grillées, rôties ou crues, viandes bouillies (bœuf, volailles, pigeon, ris de veau, cervelle de veau, pieds de veau, lièvre rôti), poissons (sole, perche, brochet, féras, turbot, cabillaud) ; légumes verts (épinards, laitues, cresson, les pousses d'asperge, de houblon, d'orties) ; riz, semoule, tapioca ; un peu de purée de pommes de terre, macaroni ; pain grillé ou pain complet (pain dit de Graham).

Entremets peu sucrés (crème de riz, œufs à la neige, crèmes renversées, puddings au riz, à la semoule, fruits cuits).

A 4 ou 4 heures 1/2 : thé au lait, biscuit anglais ou pain grillé, un œuf.

A 6 1/2 ou 7 heures : même repas qu'à midi.

Éviter toute surcharge alimentaire ; s'abstenir des acides, des condiments, des épices, des sauces, du sucre, des crudités (salade, fruits crus, tomates) ; manger peu de farineux.

Éviter de prendre les aliments trop chauds ou trop froids : ne pas boire pendant les repas ; à la fin du repas seulement, prendre un verre de champagne sec, ou un verre de bordeaux ou de moselle blanc, ou un peu de cognac ou de wisky coupé d'eau d'Evian, ou un verre de bière, ou bien un peu de cognac dans un verre d'eau chaude, ou mieux encore une tasse de thé au lait chaud.

Ne rien prendre entre les repas et s'abstenir d'eaux gazeuses. Recommander encore comme boisson, soit aux repas, soit en dehors des repas, la *tisane de Robin* : mettre dans quatre litres d'eau deux cuillerées à soupe des substances suivantes : blé, avoine, seigle, orge, son et maïs. — Faire bouillir pendant trois heures, laisser refroidir, puis passer la décoction à travers un tamis fin. Si l'ébullition a été intense, ajouter de l'eau, de manière que la décoction soit ramenée à un litre. On peut aromatiser le liquide avec un peu de rhum, etc.

Voy. ci-dessus le paragraphe sur le *Régime*.

**Chez les neurasthéniques anorexiques** : se contenter de la ration d'entretien. Ne donner à ces malades que la quantité d'aliments nécessaires au relèvement et à l'entretien du système nerveux épuisé. Remplacer la quantité par la qualité ; rechercher les aliments qui, sous un petit volume, ont le maximum de substances nutritives ; augmenter aussi le nombre des repas.

Voyez ci-dessus le paragraphe sur le *Régime*.

**Contre l'atonie de l'estomac**, recourir au *massage* de l'estomac, pratiqué deux ou trois heures après le repas (Gzéri).

Instituer le *traitement hydrothérapique* suivant : diriger sur l'estomac la douche alternativement chaude et froide, d'abord pendant 20 à 30 secondes, à la température de 35° à 40°, puis pendant 10 secondes à 14° ou 10°, et ainsi de suite, en prolongeant l'une et l'autre douche alternée pendant 2 à 3 minutes, et en finissant l'opération par la douche froide en pluie ou en jet brisé, dirigée sur tout le corps pendant 10 à 20 secondes.

Pendant l'application locale, avoir soin d'envelopper le haut du corps d'une couverture de laine, dont le baigneur se débarrassera avant de recevoir la douche froide générale.

Chez les neurasthéniques avec tendance à l'excitation nerveuse, proscrire la douche froide ; préférer la douche écossaise appliquée pendant une à deux minutes sur tout le corps, et plus particulièrement sur l'estomac, et suivie non de la douche, mais de la piscine froide ou du drap mouillé.

Se rappeler, à propos du traitement hydrothérapique de la névrose de l'estomac, la règle balnéaire fondamentale suivante : calmer, avant de tonifier.

Recourir aussi à l'*électrothérapie* (Voy. ci-dessous *Atonie gastro-intestinale*).

Administrer, comme excito-moteur, la *noix vomique* ou la *strychnine*.

**Dans les cas de neurasthénie gastrique grave** : recourir au *régime* que *Leube* a préconisé pour les maladies organiques de l'estomac.

Dans la première période, administrer les aliments les plus digestibles : bouillon, solution de viande, lait, œufs mollets ou crus.

Préférer, au début du traitement, le régime suivant : solution de viande ou beeftea, bouillie de tapioca, ou lait, à la condition que l'atonie soit peu prononcée, œufs mollets ou crus ; pain anglais grillé, ou biscuits anglais sans sucre ni beurre ; puis cervelle et ris de veau ; poulet grillé et haché fin ; comme boisson, un peu d'eau d'Evian (Glatz).

Vers la fin de la deuxième semaine et lorsque le lavage aura démontré que l'estomac a fini son travail dans le temps normal, passer au régime II de Leube : cervelle et ris de veau bouillis, poulet et pigeon bouillis, ou grillés, tapioca au lait, œufs, œufs fouettés et pied de veau.

Nourrir ainsi les malades pendant plusieurs semaines, s'il y a lieu, puis passer au régime III : ajouter aux aliments précités le bœuf cru ou peu cuit ; le beefsteak saignant, dont on a haché la viande à la machine américaine, le jambon cru et haché. Permettre en outre un peu de purée de pommes de terre, du pain rassis, et à titre d'essai un peu de thé avec du lait.

Enfin, passer au régime IV : poulet rôti, chevreuil, pigeon rôti, beefsteak saignant, veau rôti ; puis brochet, sole, perche, macaroni, riz à l'eau ou au lait. Permettre du vin de Bordeaux, de Moselle, le champagne sec, mais en très petite quantité et pris avec un biscuit anglais, une ou deux heures avant le repas.

S'abstenir le plus longtemps possible des sauces et des lé-

és, sauf les épinards fine-
t hachés.

aire suivre rigoureuse-
t ce régime pendant des
aines, même des mois, et
evenir que peu à peu à la
rriture ordinaire, en se
ant sur les résultats four-
par le lavage de l'estomac
heures après le repas d'é-
ve.

n cas de dilatation sto-
cale : voy. *Dilatation de
tomac.*

En cas de gastralgie : voy.
*tralgie.*

Recommander, comme cal-
t, aux neurasthéniques
peptiques, la *ceinture de
essnitz* : tremper une bande
toile dans l'eau froide et
pliquer sur le ventre ; la
uvrir d'un fin taffetas
perméable et de flanelle.

Contre la dilatation, les
ffées de chaleur au vi-
e (sang à la tête) et les
pitations survenant après
repas : conseiller de ne
boire pendant les repas.
Contre l'atonie intestinale :
ister sur le *traitement phy-
ue* : exercices, hydrothé-
ie (douche locale sur l'ab-
men, bains de siège froids
eau courante), massage de
bdomen, électricité (étin-
les).
Contre l'atonie gastro-in-
stinale des neurasthéniques
nseiller une saison à *Pou-
es* ou l'administration ré-
lière méthodique de l'eau
Pougues (Saint-Léger).
Voy. *Constipation* et *Enté-
e muco-membraneuse.*
Contre l'atonie gastro-intes-
ale et contre tous les
oubles intestinaux des neu-

rasthéniques, recourir au *traitement électrothérapique* suivant : pratiquer d'abord avec
de larges électrodes (de 12 cm.
sur 10), la galvanisation de
l'estomac (l'anode au dos,
la catode à l'estomac) ; et
cela pendant deux minutes ;
courant d'intensité moyenne
(c'est-à-dire, assez fort pour
que le malade accuse une
sensation de chaleur sous les
électrodes). Promener l'électrode négatif sur l'estomac
et le ventre, et finir la galvanisation par quelques inversions du courant, assez puis-
santes pour produire de vives
secousses musculaires.

Terminer la séance par la
faradisation cutanée, au
moyen du pinceau et de la
brosse métallique, pendant
une à deux ou trois minutes,
suivant la sensibilité et la
résistance que la peau offre
à l'électricité : maintenir un
grand électrode soit sur les
reins, soit à la région de l'estomac (plexus solaire) et
effleurer en même temps légèrement la peau avec le
pinceau métallique, ou frictionner à la brosse (le courant
doit être assez fort pour qu'en
touchant le point d'Erb dans
la fosse sus-claviculaire, on
communique au bras une
légère secousse).

Conseiller le port d'une
*ceinture* ; combattre l'entéroptose.

**En cas d'algies viscérales :**
voy. *Entéralgies, Gastralgies.*

Dans certains cas de gas-
tralgie, *alterner la galvanisation totale de l'estomac et la
faradisation générale du corps
(voir ci-dessus), avec la gal-*

*vanisation du sympathique*, qu'il faut étendre de l'estomac à la nuque et au ganglion cervical supérieur : appliquer le grand électrode à l'estomac, le petit au ganglion cervical supérieur ; durée de la séance, deux minutes ; intensité, trois à quatre milliampères.

Dans certaines formes graves avec tendance à la stase gastrique ou à la périodicité, recourir au *lavage de l'estomac.*

**N. CARDIAQUE.**

**Contre les palpitations :** recourir aux applications sur la région précordiale de *compresses imbibées d'eau* froide, ou mieux aux *pulvérisations d'éther.*

Prescrire les *bromures*, à la dose de 1 à 3 gr. par jour, l'*aconit*, le *valérianate d'ammoniaque* (voy. *Palpitations*).

Instituer un *traitement hydrothérapique* approprié au cas (si l'on suppose que l'excitation du sympathique prédomine, prescrire les demi-bains, en évitant les températures trop basses) ; conseiller le *massage.*

Surveiller l'état de l'estomac et *traiter la dyspepsie* (hyperchlorhydrie, hypersécrétion, dilatation), surtout dans le cas de palpitations nocturnes.

Défendre le café, le thé et le tabac.

**En cas de troubles vasomoteurs :** administrer le *sulfate de quinine*, associé à l'*ergotine* et à la *belladone*, à petites doses.

Prescrire le traitement gé-néral de la neurasthénie et insister sur l'emploi de l'*hydrothérapie.*

Défendre l'usage du tabac et ne permettre le café, à doses très modérées, que si la tension artérielle était habituellement faible.

**En cas de bouffées de chaleur au visage :** voy. *N. abdominale.*

**En cas de spasmes vasculaires de la face,** avec pâleur et pouls carotidien, dur et bondissant, et dans la migraine : conseiller les inhalations de *nitrite d'amyle*, ou mieux recourir à la *faradisation* de la moelle allongée (Benedikt).

2f Huile volatile de fenouil... 15 gr.
Nitrite d'amyle............ 5 —

Respirer V à X gouttes de ce mélange versées sur un mouchoir, jusqu'à l'apparition de la rougeur de la face.

**En cas de tachycardie :** voyez ce paragraphe.

**N. CÉRÉBRALE.**

Prescrire le *repos intellectuel* observé pendant longtemps.

Conseiller les *exercices physiques*, les *occupations amusantes*, un *séjour à l'étranger* ou dans une des colonies françaises de la Méditerranée, excepté dans les cas graves.

Recourir, s'il n'existe pas de vertiges, à la *galvanisation de la tête* : employer un courant très faible et se servir d'un rhéostat, afin d'éviter toute secousse et de prévenir le vertige.

Voir ci-dessus les indications données à : *Isolement, Repos.*

**Contre la céphalée :** prescrire les *bromures,* l'*hydrothérapie* et l'*électrothérapie* : souffle franklinique.

Au moment de l'accès, essayer l'*antipyrine,* l'*exalgine.*

**Contre le casque doulou-reux et les vertiges :** recourir au *casque trépidant* (Charcot) et insister sur le traitement général.

**Contre l'agitation nerveuse et l'insomnie :** administrer les *bromures,* la *narcéine,* le *chanvre indien,* l'*hyosciamine cristallisée,* en pilules de 1/5 de mgr. à la dose de 1 à 2 mgr. par jour, progressivement, ou donner l'*atropine,* aux mêmes doses.

Voy. *Nervosisme.*

℞ Bromure de potassium.
    — d'ammonium. } āā 10 gr.
    — de sodium.
Eau ... 300 —
2 à 3 cuillerées par jour, pendant 1 à 3 mois.

℞ Bromure de potassium . 20 gr.
Teinture de belladone.. 3 à 5 —
    — de jusquiame. 6 à 10 —
Eau distillée ... Q. S. p. 300 cc.
2 cuillerées à bouche par jour (Herzen).

℞ Camphre monobromé. 3 gr.
Extrait de quassia ... 2 —
Sirop de belladone ... Q. S.
Pour 30 pilules : 3 à 4 pilules par jour (Brocq).

℞ Camphre monobromé ... 10 cgr.
Extrait de jusquiame. 2 —
    — gras de chanvre indien ... 2 —
Pour 1 pilule : 3 à 6 pilules par jour (Herzen).

Mettre en œuvre l'*hydrothérapie tiède* (douche en pluie tiède, 26° à 28°), le *demi-bain,* le *maillot calmant* ou le *drap mouillé calmant.*

Faire séjourner les malades dans une *chambre noire* pendant deux à trois heures par jour.

En cas d'**insomnie,** donner le *bromure de potassium,* à la dose de 2 à 3 gr., pris au moment du coucher, dans une tasse de lait sucré avec du sirop de fleurs d'oranger ; mais se garder de saturer de bromure les neurasthéniques.

Conseiller les *douches à 36°,* le jet étant fréquemment dirigé sur la nuque (Battey), les *bains tièdes,* pris immédiatement avant le coucher, ou mieux l'enveloppement dans le drap mouillé ou *maillot calmant* (voy. à Traitement hydrothérapique dans les différentes formes de neurasthénie : maillot toni-sédatif).

Si l'insomnie est rebelle, prescrire le *sulfonal,* le *trional,* l'*uréthane,* le *véronal,* le *chloral,* le *paraldéhyde* (2 à 4 gr.), l'*hydrate d'amylène,* ou bien :

℞ Bromure de potassium. } āā 10 gr.
Hydrate de chloral.
Extrait de chanvre indien } āā 10 cgr.
    — de jusquiame.
Julep gommeux ... 150 gr.
Une cuillerée au moment du coucher.

℞ Véronal ... 30 à 50 cgr.
Pour 1 cachet à prendre le soir.

Voy. *Insomnie.*

En cas de réveil produit, vers deux ou trois heures du matin, par des tiraillements au creux de l'estomac, conseiller l'absorption d'une *crème légère* et d'un ou deux *biscuits.*

**En cas d'angoisse, de douleur morale et d'insomnie :** pratiquer des injections sous-cutanées de *phosphate de codéine*, progressivement de 2 à 10 cgr., ou bien donner ce même médicament en pilules, progressivement de 2 à 12 cgr.

**Dans la neurasthénie cérébrale à prédominance mentale :** recourir à l'*isolement*, appliqué dans toute sa rigueur et à la *psychothérapie* (voir ci-dessus, à : *Psychothérapie*). Le médecin doit chercher à s'imposer au malade et à lui communiquer une confiance absolue dans le traitement qu'il lui fait suivre ; il doit parvenir à suggestionner son malade, et à substituer sa volonté à la sienne ; il doit en outre remplacer, par l'énergie de sa volonté, par le jugement sain et l'idée juste, le jugement faux et le raisonnement déséquilibré du névropathe ; pour cela, il faut pratiquer des séances de remontage moral, réveiller l'énergie morale du patient ; faire l'entraînement de son esprit, rompre l'habitude morbide par une affirmation suggestive capable de faire disparaître l'obsession et les diverses manifestations qui en résultent, et finir par convaincre le malade qu'il ne souffre plus, en substituant l'idée de la guérison à l'idée de la maladie.

Préférer cette suggestion à l'état de veille à l'hypnotisme.

Appliquer aussi l'*hydrothérapie*, d'après les indications précédemment données (voir *Hydrothérapie* dans les neu-rasthénies à prédominance psychopathique).

**N. GÉNITALE.**

**Première période** (pollutions nocturnes, éjaculations hâtives, sensibilité excessive de la verge, du scrotum), prescrire :

| | |
|---|---|
| ℞ Bromure de camphre..... | 15 cgr. |
| Extrait de jusquiame..... | 3 — |
| — de belladone..... | 1 — |

Pour 1 pilule : 3 à 6 par jour (Herzen).

*Cocaïnisation légère de l'urètre :* solution à 2 p. 100, une injection matin et soir.

Recourir à l'*hydrothérapie*, demi-bain calmant.

Combattre les troubles psychiques (fausse urétrite, fausse cystite, fausse prostatite, pollakiurie diurne, envies impérieuses, pollutions nocturnes, etc.), à l'aide d'*injections épidurales de sérum artificiel*, à la dose moyenne de 15 cc. (Cathelin).

**Contre l'hyperexcitabilité du centre éjaculateur,** se manifestant par une émission trop rapide du sperme pendant le coït, recourir au *traitement électrothérapique* suivant : appliquer l'électrode positive sous forme d'une plaque de 10 cm. de long sur 5 de large à la région lombaire de la moelle et une électrode carrée de 10 cm. de côté à l'épigastre ou à la main du patient ; faire agir pendant 5 à 7 minutes un courant de 5 à 10 milliampères ; 6 à 12 séances répétées quotidiennement suffisent pour amener la guérison dans les cas récents ; mais si l'affection est invétérée, faire

gir le courant directement
sur la région prostatique au
moyen d'une sonde intro-
duite dans l'urètre, figurant
le pôle positif. Courant de
2 à 3 milliampères, séances
quotidiennes de 5 minutes de
durée.

Avant de retirer la sonde,
avoir soin d'intervertir le courant et de faire agir pendant
un court espace la cathode.

**Seconde période** (érections
incomplètes, impuissance,
spermatorrhée), administrer
les *toniques* (noix vomique) à
hautes doses ; prescrire l'*hydrothérapie* : douche périnéale,
bains de siège froids et à eau
courante ; conseiller l'*électricité* : frictions électriques,
bains électriques ; pratiquer
le *massage* (voy. *Anaphrodisie*).

**Contre la spermatorrhée :**

| | |
|---|---|
| Citrate de cornutine | 3 cgr. |
| Craie préparée | 3 gr. |
| Gomme adragante | 6 — |

Pour 20 pilules : 2 à 4 pilules par jour.

*Frictions lombaires* avec :

| | |
|---|---|
| Huile de muscade | āā, 5 gr. |
| Essence de girofle | |
| Alcoolat de Fioravanti | āā 90 — |
| de genièvre | |

En cas de dépression ner-
veuse et là où les injec-
tions de suc testiculaire sont
indiquées, pratiquer des injections avec la solution suivante :

| | |
|---|---|
| Glycérophosphate de chaux | 1 gr. 50 à 2 gr. 50 |
| Eau stérilisée | 10 — |

Injecter un centimètre cube par jour
(A. Robin).

**Contre la parésie du centre
éjaculateur :** employer le

même procédé électrothérapique que pour l'hyperexcitabilité du même centre, avec
cette différence qu'au lieu
du pôle positif calmant, c'est
le pôle négatif excitant qu'on
applique, soit sur la moelle
lombaire, soit pour les cas
invétérés, dans la partie prostatique de l'urètre.

**Contre la parésie du centre
de l'érection :** appliquer l'é-
lectrode positive au niveau de
la moelle lombaire et promener l'électrode négative sur la
verge, les bourses et le périnée.

**Contre l'impuissance céré-
brale ou psychique :** appliquer sur chaque apophyse
mastoïde une électrode circulaire de 5 cm. de diamètre
et laisser passer, pendant
5 minutes, un courant de
2 à 3 milliampères, puis placer sur l'occiput une électrode
de 15 cm. de long sur 9 cm. de
large qui figure le pôle positif ;
pendant que la main du malade repose sur l'électrode
négative carrée mesurant 10
cm. de côté ; faire agir un
courant de 2 à 3 milliampères ;
au bout de 3 minutes, intervertir le courant et galvaniser
pendant 3 autres minutes,
le pôle négatif correspondant
alors à l'occiput.

Ou bien pratiquer des *injections épidurales de sérum
artificiel*, à la dose de 15 cc.
en moyenne (Cathelin).

Chez la femme : Voy. *Né-
vralgies pelviennes, Névralgie utérine.*

**N. MÉDULLAIRE.**

Prescrire le *repos*, et chez
les neurasthéniques déprimés
et très affaiblis, la *cure de*

*Weir-Mitchell* (voir ci-dessus : traitement de Weir-Mitchell). Faire prendre les pilules suivantes :.

℞ Phosphure de zinc........  5 mgr.
  Extrait de noix vomique...  2 cgr.
  Excipient. .............  Q. S.
  Pour 1 pilule : 3 pilules par jour (Hammond).

**Contre l'amyo-asthénie** : pratiquer des injections sous-cutanées de *sérum artificiel* (voir Traitement médicamenteux, formule Chéron), ou de *glycérophosphate de soude*, ou de *strychnine* associée à l'*arsenic* et au *fer*, s'il existe de l'anémie.

℞ Citrate de fer ammoniacal..  5 gr.
  Arséniate de soude.....  )
  Sulfate de strychnine..  ) āā 5 cgr.
  Eau distillée......, Q. S. p. 50 cc.
  Injecter progressivement de 1/2 à 1 et 2 centimètres cubes dans les 24 heures (Herzen).

Recourir à la *franklinisation* : bain statique et soufflé électrique ; prescrire le *massage* : deux séances de massage de tout le corps, par jour, matin et après-midi, de 1/2 à 1 heure de durée.

Chez les myélasthéniques très affaiblis, présentant des symptômes d'excitation (exaltation nerveuse due à l'épuisement), proscrire l'hydrothérapie froide et tiède, proscrire également les procédés hydrothérapiques calmants, demi-bain, maillot calmant, drap mouillé calmant et douche tiède en pluie) et ne recourir qu'aux applications, qui tiennent le milieu entre les moyens toniques de l'hydrothérapie et ses moyens cal-

mants : *douches fraîches en pluie* (de 18° à 22°), ou chaudes (32° à 35°), et finissant à 20° ou 18°, puis frictions légères avec le *drap mouillé* trempé dans de l'eau à 26° ou 22°, d'une durée de une à deux minutes (jusqu'à ce que le drap devienne chaud, et suivies d'affusions sur tout le corps, y compris la tête. Après cette opération, faire garder le lit au malade, pendant une heure.

**Contre l'hyperesthésie rachidienne** (rachialgie dorso-lombaire ou plaque sacrée) : prescrire le *demi-bain calmant*, ou bien recourir à la *douche très chaude* de 38° à 45° en jet très brisé sur la région douloureuse, suivie de la douche froide et courte générale.

### N. TRAUMATIQUE OU HYSTÉRO-NEURASTHÉNIE.

Appliquer le *traitement de Weir-Mitchell*.

*S'adresser surtout à l'élément psychique* : dans l'hypothèse d'une collision de chemin de fer, se garder de faire reprendre avant longtemps à un mécanicien, par exemple, les fonctions au cours desquelles il a été traumatisé.

Essayer de faire oublier au malade l'accident dont il a été victime, et lorsqu'il pourra reprendre le travail, lui conseiller un emploi peu fatigant, ne nécessitant ni un grand travail physique, ni de gros efforts intellectuels (Gilles de la Tourette).

Voy. *Névroses traumatiques.*

# NÉVRALGIES

TRAITEMENT CAUSAL : anémie, chloro-anémie, arthritisme, hystérie, paludisme, refroidissement, intoxications traumatismes, compression (tumeur, anévrysme), dent cariée, racine visible ou invisible, etc.

**Chez les chloro-anémiques** : *toniques, fer* et surtout *arsenic* ou *cacodylate de soude* ou *de fer. Hydrothérapie.*

**Chez les névropathes** : *antispasmodiques* : bromures, valériane, valérianate ou bromhydrate de quinine ; *toniques du système nerveux* : kola, coca, strychnine, arsenic, cacodylate de soude, glycérophosphates ; *électricité, hydrothérapie méthodique, analgésiques.*

Dans les cas rebelles : *suggestion hypnotique.*

**Chez les paludéens** : administrer la *quinine* (valérianate ou bromhydrate) d'une façon continue, à la dose de 60 cgr. à 1 gr. par jour en pilules de 15 cgr. ; ou bien instituer la méthode des traitements successifs (voy. *Fièvres intermittentes*).

Si les accès se renouvellent, faire prendre une forte dose de quinine (1 gr. à 1 gr. 50, en 1 fois) 5 à 6 heures avant le moment où devra éclater le nouvel accès.

℞ Valérianate de quinine. 30 cgr.
　Citrate de caféine..... 15 —
　Opium en poudre.... 1 à 2 —
　Pour un cachet : 3 cachets avec 2 à 3 heures d'intervalle avant l'apparition de l'accès.

Dans les cas où la quinine échoue, prescrire l'*arsenic* pendant des semaines et des mois, ou bien essayer l'*analgène*, la *malarine.*

**Chez les rhumatisants** : prescrire le *salicylate de soude*, la *salipyrine*, le *salophène*, l'*aspirine*, et chez les malades atteints de rhumatisme chronique diathésique : le *salicylate* ou le *benzoate* ou le *carbonate de lithine*, les *iodures alcalins*, la *teinture d'iode*, l'*arsenic*, et les différentes préparations de *glande thyroïde.*

**Chez les diabétiques** : *régime* approprié, observé rigoureusement pendant longtemps (voy. *Diabète*).

**Chez les syphilitiques** : traitement spécifique énergique, insister avec l'*iodure de potassium.*

**Chez la femme** : lorsque les causes précédentes n'existent pas, penser à la possibilité d'une névralgie réflexe causée et entretenue par une affection utéro-ovarienne (métrite, dysménorrhée, aménorrhée, déviation utérine, ovarite), et, si celle-ci existe, conseiller un *traitement gynécologique.*

TRAITEMENT SYMPTOMATIQUE.

**Chez tous les malades** : recourir à la *révulsion* : sinapismes, liniments irritants, vésicatoires, pointes de feu, acupuncture, électropuncture.

℞ Camphre.............. 3 gr.
  Acide acétique........ }
  Essence de térébenthine. } āā 15 —

Pratiquer la *réfrigération* à l'aide de pulvérisations d'éther, ou au chlorure de méthyle ou d'éthyle, en stypages, à l'aide de tampons de coton ; ou bien appliquer l'un des mélanges suivants :

℞ Menthol................ }
  Gaïacol............... } āā 1 gr.
  Alcool absolu......... 18 —

M. Étendre avec un pinceau sur le point douloureux. (Sabbatani).

℞ Menthol................ }
  Camphre............... } āā 5 gr.
  Hydrate de chloral.... }

En onctions sur le point douloureux.

Prescrire les *analgésiques* : donner l'*antipyrine* à la dose de 1 gr. à 1 gr. 50 à la fois, et à celle de 3 à 4 gr. dans les 24 heures, l'*acétanilide*, 20 à 40 cgr. à la fois, 2 gr. par jour ; la *phénacétine*, 50 cgr. à la fois, 2 à 3 gr. par jour ; l'*exalgine*, 30 cgr. à la fois, 1 gr. par jour ; les sels de *quinine*, à la dose de 30 cgr. à la fois et à celle de 1 gr. 50 à 2 gr. par jour ; le *pyramidon*, 30 à 50 cgr. à la fois, 2 gr. par jour ; le *citrophène*, 50 cgr. à 1 gr. à la fois, 3 à 4 gr. par jour ; la *lactophénine*, 50 cgr. à 1 gr. à la fois, 3 à 4 gr. par jour ; l'*amygdophénine*, 1 gr. à la fois, 5 à 6 gr. par jour ; l'*analgène*, 50 cgr. à la fois, 3 gr. par jour ; la *neurodine*, 1 gr. à la fois, 3 à 5 gr. par jour.

*Associer* de préférence ces médicaments.

℞ Exalgine............... 80 cgr.
  Alcool................ 1 gr.
  Eau de mélisse........ 100 —

A prendre en 2 fois avec 8 heures d'intervalle.

℞ Phénacétine............ 30 cgr.
  Bromhydrate de quinine... 25 —
  Poudre d'opium......... 2 —

Pour 1 cachet : 3 cachets par jour (Herzen).

℞ Exalgine.............. 10 cgr.
  Phénacétine........... 25 —
  Antipyrine............ 40 —

Pour 1 cachet : 2 cachets par jour (Schüll).

Pratiquer des *injections loco dolenti d'eau stérilisée* ou bien de :

℞ Antipyrine............ 5 à 10 gr.
  Chlorhydrate de cocaïne.. 15 cgr.
  Eau distillée......... 10 gr.

Injecter 1 seringue de Pravaz, 2 à 3 fois par jour (G. Sée).

Ou encore pratiquer des injections profondes (sciatique) de :

℞ Chloroforme........... 20 gr.

Injecter 2 gr. à la fois, 5 à 10 gr. par jour (surveiller l'apparition de l'albuminurie).

Ou mieux se servir de la formule suivante :

℞ Orthoforme............ 70 cgr.
  Gaïacol cristallisé... 13 gr. 50
  Chloroforme pur....... 17 — 20

(Colleville).

Employer aussi les *liniments* et les *pommades calmantes* :

℞ Salicylate de méthyle.. 2 gr.
  Vaseline.............. 20 —

Pour onctions.

℞ Chloroforme........... 15 gr.
  Laudanum.............. 5 —
  Alcoolat de Fioravanti.. 100 —

Pour onctions.

℞ Salicylate de méthyle.. }
  Chloroforme........... } āā 10 gr.
  Huile de jusquiame.... }
  — camphrée............ } āā 20 —
  Baume tranquille...... }

Pour onctions (Herzen).

℞ Extrait de belladone....... 4 gr.
  — de jusquiame...... 6 —
  — d'opium........... 2 —
  Axonge,............... 50 —

Pour frictions 2 à 3 fois par jour (Guéneau de Mussy).

℞ Extrait de belladone... }
  — d'aconit....... } āā 5 gr.
  Huile de jusquiame... }
  Essence de térébenthine } āā 60 —

Pour onctions.

℞ Vératrine................ 50 cgr.
  Chloroforme............. 15 gr.
  Baume tranquille........ 30 —

Pour frictions.

℞ Vératrine................ 50 cgr.
  Extrait d'opium.......... 1 gr.
  — de belladone....... 2 —
  Vaseline................ 30 —

Pour onctions (Herzen).

**Contre les névralgies des tuberculeux :**

℞ Extrait de belladone....... 20 cgr.
  — thébaïque........ 25 —
  Salicylate de méthyle.. }
  Gaïacol................ } āā 5 gr.
  Vaseline............... }
  Lanoline............... } āā 15 —

(Capitan).

Essayer l'*aconit* ou l'*aconitine*, surtout chez les arthritiques, les herpétiques, les goutteux.

Recourir aussi à l'*électricité* : courants galvaniques ; se servir, pour faire disparaître la douleur, du pôle positif, qui est véritablement sédatif et promener cet électrode sur les différents points du nerf malade. Donner au courant une intensité variable, suivant les cas (3 à 4 milliampères si l'on opère contre la prosopalgie, et 29 à 30 contre la sciatique). Laisser passer le courant jusqu'à ce qu'on ait obtenu une disparition ou du

moins une atténuation des phénomènes douloureux.

Employer l'*hydrothérapie* (douches), pour empêcher le retour des accès.

**Contre les douleurs intenses et l'insomnie :** administrer les *hypnotiques* (chloral, hydrate d'amylène, dormiol, uréthane, hédonal, paraldéhyde), pratiquer des *injections de morphine* ou de *dionine*.

℞ Extrait thébaïque........... 10 cgr.
  — de jusquiame...... 20 —
  Valérianate de quinine.... 1 gr.

Pour 10 pilules : 4 à 5 par jour (Herzen).

℞ Dionine.................. 10 cgr.
  Eau distillée bouillie...... 20 gr.

Injecter 2 à 4 centim. cubes dans les 24 heures.

℞ Sulfate neutre d'atropine.. 1 cgr.
  Chlorhydrate de morphine. 10 —
  Eau distillée de laurier-cerise.................. 20 cc.

Injecter 2 à 4 centim. cubes par jour (Dujardin-Beaumetz).

Voy. *Insomnie*.

**Contre les névralgies rebelles aux traitements habituels :** rechercher et traiter le diabète, la syphilis, l'impaludisme, l'alcoolisme, le saturnisme, l'hydrargyrisme, etc. ; se rappeler aussi que des névralgies peuvent être causées par des anévrysmes ou des néoplasmes jusque-là méconnus.

Pratiquer des *injections épidurales de cocaïne*, à la dose de 5 mgr., lorsque la névralgie est localisée dans une région de la moitié inférieure du corps, ou bien recourir aux *injections sous-cutanées d'air* : après asepsie convenable de la région, enfoncer sous la peau une aiguille stérilisée de Pravaz ou de Roux, et après s'être assuré qu'aucune gouttelette de sang ne s'écoule, adapter une soufflerie (poire à thermocautère, pompe à bicyclette). Intercaler entre l'aiguille et la soufflerie un petit tube en verre rempli de coton stérilisé. Injecter une quantité d'air variable avec la sensibilité du malade ; interrompre l'opération dès l'instant que le malade déclare que ses douleurs ont disparu.

Après l'injection pratiquer un léger massage et le répéter les jours suivants jusqu'à ce qu'on ne sente plus sous les doigts la crépitation caractéristique qui témoigne de la présence de l'air sous la peau (Cordier).

**Contre les névralgies rebelles à tout traitement médical :** pratiquer l'*élongation du nerf malade*, la *névrectomie* ou la *névrotomie*.

**N. PAR ANÉMIE CÉRÉBRALE.**

*Opium* à l'intérieur : *injections de morphine*, 1/2 à 1 cgr. (Dujardin-Beaumetz).

**N. CARDIAQUE.**

Voy. *Angine de poitrine, Névrites.*

**N. CONGESTIVE INTERMITTENTE DES ARTHRITIQUES (N. FACIALE).**

*Traitement général* hygiénique et diététique de la goutte.

Prescrire les *sels de quinine* (bromhydrate de) associés à l'*aconitine cristallisée* à la dose de 1/10ᵉ de mgr., répétée 3 à 4 fois dans les 24 heures.

℞ Aconitine cristallisée...... 1 mgr.
Sulfate de quinine........ 2 gr.
Sirop de quinquina........ Q. S.
Pour 10 pilules : 3 à 4 pilules dans les 24 heures.

**N. FACIALE** (N. du trijumeau).

Rechercher si la névralgie est produite par une affection de la cavité buccale (gingivite tartrique, pyorrhée alvéolaire) ou des maxillaires (périostites) ou par un état pathologique d'une ou de plusieurs dents.

S'il existe une **dent cariée**, recourir au *plombage* ou à l'*avulsion* de celle-ci.

S'il existe une ou plusieurs racines visibles ou invisibles, en pratiquer l'*extraction*.

Rechercher aussi les affections des fosses nasales, des sinus et de l'oreille moyenne.

Traiter **l'impaludisme** et la **syphilis**, lorsqu'ils existent.

**Dans les autres cas :** voy. ci-dessus *Traitement causal* et *Traitement symptomatique* : appliquer un petit *vésicatoire* derrière l'oreille.

Instituer un *traitement méthodique par le bromhydrate de quinine* donné à dose suffisante ; donner le premier jour de la crise (névralgie faciale paroxystique) 3 cachets de 25 cgr. chacun de bromhydrate de quinine, avec 4 à 6 heures d'intervalle ; augmenter ensuite d'un cachet tous les jours, jusqu'à faire prendre 6 à 8 cachets, soit 1 gr. 50 à 2 gr. de médicament par jour. A ce moment, il existe en général des bourdonnements d'oreille qui indiquent que la *dose suffisante* est atteinte. Continuer à administrer cette dose pendant 8 à 10 jours ; diminuer ensuite de 1 cachet par jour, jusqu'à suppression complète du médicament.

Durée du traitement approximativement de 30 jours (Gilles de la Tourette).

Pratiquer des *injections profondes d'antipyrine* ou d'*alcool* à 80°, à la dose de 1 à 2 cc. ou encore d'*acide osmique* à 1 p. 100, à la dose de 1 cc. à 1 cc. et demi : injecter le liquide choisi au voisinage de l'origine des 3 branches du nerf ; enfoncer une longue aiguille droite ou courbée, suivant les cas, sous la gencive, en arrière des dernières molaires supérieures, le long de la tubérosité du maxillaire ; remonter ainsi jusqu'au trou ovale, lorsque c'est le nerf maxillaire inférieur qui est le siège de la névralgie ; viser le trou grand rond, quand le nerf maxillaire supérieur est intéressé ; pénétrer par l'échancrure sus-orbitaire jusqu'au plafond de l'orbite, si le nerf ophtalmique est en cause ; introduire l'aiguille dans le trou et le canal sous-orbitaire, si le nerf sous-orbitaire est atteint et pratiquer l'injection dans le trou mentionner lorsque le nerf mentonnier est douloureux ; aborder finalement le nerf dentaire inférieur au niveau de l'épine de Spix à l'aide d'une aiguille courbe.

Employer l'*aconitine* par voie hypodermique.

Voy. *N. congestive intermittente des arthritiques*.

Recourir à l'*électrothérapie* : faradisation au pinceau, électrode indifférente placée en un point quelconque de la surface cutanée. Courant d'abord faible, l'augmenter lentement ; appliquer le pinceau énergiquement sur le point douloureux. Durée de la séance, 5 minutes.

Donner en même temps l'antifébrine, à la dose de 25 cgr., 2 à 4 fois par jour.

Conseiller la *radiothérapie* appliquée méthodiquement et exactement dosée (continuer le traitement malgré l'exacerbation temporaire des douleurs à la suite des premières irradiations radiothérapiques.

**En cas d'insomnie**, prescrire la *bromidia*, à la dose de 1 à 1 et demi cuillerée à café, prise le soir.

Voy. *Insomnie*.

**En cas de névralgie faciale des édentés** : pratiquer la *résection du rebord alvéolaire*.

**Dans les cas rebelles et intenses**, après échec des médications précédemment indiquées et après insuccès d'un traitement antisyphilitique mixte : recourir au *traitement chirurgical* (résection ou arrachement des nerfs malades, ablation du ganglion de Gasser).

**Dans la névralgie faciale épileptiforme :**

℞ Hyosciamine................. 2 mgr.
Eau acidulée................. 10 cc.

Injecter 1 cc. pendant 4 jours consécutifs, suivis de 4 jours de repos (Lannois).

### N. FRONTALE ET SUPRA-ORBITALE.

℞ Stovaïne................. 30 cgr.
Chlorhydrate de morphine. 50 —
Sous-nitrate de bismuth. ) āā 5 gr.
Sucre de lait........... )

A priser au moment des accès (Herzen).

Extérieurement, faire mettre un petit *vésicatoire* ; applications de *menthol*.

Voy. *N. faciale*.

**N. INTERCOSTALE.**

*Révulsion* : sinapisme, vésicatoire, mouches de Milan.

*Onctions calmantes.*

Administrer l'*antipyrine* (par voie stomacale ou par voie hypodermique), la *phénacétine* ou le *pyramidon* associés au *bromhydrate de quinine* :

℞ Pyramidon................. 50 cgr.
  Bromhydrate de quinine.. 15 —
Pour 1 cachet : 3 cachets par jour (Herzen).

℞ Salophène................ 30 cgr.
  Phénacétine.......... 20 à 30 —
Pour 1 cachet : 3 cachets par jour (Herzen).

℞ Antipyrine............... 2 gr.
  Bichlorhydrate de quinine 2 — 50
  Eau stérilisée... Q. S. p. 20 cc.
Injecter 2 cc., matin et soir (Herzen).

Si la douleur est intense : injections de *morphine*, ou *injections épidurales de cocaïne* (5 cc. d'une solution à 1 p. 200), lorsque la névralgie est localisée à la région sous-mammaire.

Chez la femme : combattre l'hystérie ; traiter les maladies utéro-ovariennes.

**Dans les cas rebelles** à ces médications, rechercher et traiter l'anévrysme de l'aorte, s'il existe (voy. *Traitement causal*).

**N. MAMMAIRE.**

Rechercher et traiter l'hystérie et les déviations utérines.

Employer les *analgésiques* (antipyrine, acétanilide, exalgine).

Soutenir le sein avec de la ouate, après avoir onctionné avec un *liniment calmant*.

**N. NASO-FRONTALE.**

Badigeonnages des fosses nasales avec une solution de *cocaïne* à 1 p. 20.

Voy. *N. faciale*.

**N. PELVIENNES** (chez la femme).

Régime tonique. Hydrothérapie méthodique. Electrisation statique.

Traitement médical de toutes les névralgies : révulsifs, analgésiques, calmants, hypnotiques et, si besoin, injections épidurales de cocaïne (5 mgr.).

LOCALEMENT : recourir à l'*hydrothérapie* et à l'*électricité*.

Si l'on emploie ce dernier moyen, distinguer entre les névralgies hystériques et les névralgies neurasthéniques.

**En cas de névralgies d'origine hystérique :** recourir au *courant faradique* appliqué soit au-dessus du pubis, une électrode étant introduite dans l'utérus, soit à la *faradisation intra-utérine bipolaire* suivant le procédé d'Apostoli.

**En cas de névralgies d'origine neurasthénique :** donner la préférence aux *courants continus*, à direction descendante, appliqués sur la colonne vertébrale et au niveau des points douloureux. Employer aussi les *courants alternatifs de haute fréquence* et surtout le *courant sinusoïdal*. Pratiquer la faradisation lombo-utérine ou lombo-vaginale; séances de 10 à 20 minutes de durée.

Dans les cas rebelles avoir recours, chez les hystériques, à la *suggestion hypnotique*.

**En cas d'adhérences péritonéales ou de lésions des annexes** : *intervention chirurgicale*.

*Eaux minérales* de Néris, Plombières, Luxeuil, Dax, Saint-Sauveur, Ragatz (Labadie-Lagrave et Legueu).

Voy. *N. utérine*.

**N. PLANTAIRE.**

Badigeonnages à la *teinture d'iode*, *pédiluves sinapisés* ou *sulfureux*.

*Traitement chirurgical* des affections osseuses et articulaires, lorsqu'elles existent et sont cause de la névralgie (compression par exostose, périarthrite, etc.).

**N. SCIATIQUE.**

Voy. *Sciatique*.

**N. TESTICULAIRE.**

*Traitement général* de l'hystéro-neurasthénie.

Localement, *compression continue* au niveau de l'anneau inguinal ; *pointes de feu*, au niveau de la colonne vertébrale.

*Onctions*, 3 fois par jour, avec :

℞ Extrait d'opium............... 1 gr.
— de belladone.......... 2 —
— de jusquiame...... 3 —
Vaseline.................. 30 —
(Herzen).

**NÉVRITES**
Voy. *Atrophies musculaires*.

**N. AIGUE.**

*Rechercher et supprimer la*

Dans les cas rebelles, pratiquer la *résection* des nerfs du cordon (Chipault)

**N. THORACIQUE.**
Voy. *N. intercostale*.

**N. UTÉRINE** (*hystéralgie*).

Applications de *pointes de feu*, particulièrement sur les régions où siègent les points douloureux (hypogastre, lombes, hypocondres).

*Cataplasmes*, appliqués pendant longtemps sans interruption.

*Suppositoires calmants* (dionine, 2 à 4 centigr.) ; *analgésiques* (antipyrine, exalgine, lactophénine) ; *antispasmodiques* (bromures, aconit, belladone, chanvre indien, préparations de valériane).

*Injections vaginales chaudes* ; *bains de siège calmants*.

*Pansements opiacés* ou *laudanisés* contre le col.

*Ovules belladonés*. Au besoin, *injection de morphine* ou de *dionine*.

Recourir à l'*hydrothérapie*, qui peut être considérée comme le meilleur sédatif.

*Eaux minérales* de Néris, Plombières.

Dans les cas rebelles à ces médications : *suggestion hypnotique*.

Voy. *Dysménorrhée nerveuse*, *Métrite douloureuse*, *N. pelviennes*.

cause qui a déterminé la névrite (intoxications, infections, tuberculose, cachexies, dyscrasies, diabète, traumatismes).

*Repos au lit.*

*Régime lacté* ou *régime lacto-végétarien*; eau de *Vittel* ou d'*Evian*.

Combattre les troubles immédiats consécutifs à la névrite, calmer les douleurs par les *médicaments antinévralgiques* (sels de quinine, antipyrine, antifébrine, exalgine, pyramidon, etc.), les *liniments calmants* (baume tranquille, salicylate de méthyle ou badigeonnages de laudanum tièdes) et les *injections de morphine* ou de *dionine*.

Pratiquer de la *révulsion* (pointes de feu, petits vésicatoires, teinture d'iode) sur le parcours des nerfs atteints.

Prescrire des *bains chauds* prolongés.

Combattre l'insomnie (véronal 50 cgr.), la constipation (podophylle, cascarine, rhubarbe), la formation de rétractions fibro-tendineuses (bonne position du membre atteint).

**En cas de paralysie du voile du palais et anesthésie du larynx** : alimentation artificielle à l'aide de la *sonde œsophagienne*.

**En cas de troubles cardiaques** : *caféine, éther, strychnine*.

**N. CHRONIQUE.**

Traiter la cause : voy. *N. aiguë*.

Favoriser la restauration des tissus par un *régime alimentaire fortifiant*, par l'usage des *toniques*, des *préparations martiales* et *arsenicales*, du *coca*, du *kola* et de la *strychnine*.

Pratiquer des injections de *citrate de fer ammoniacal associé à l'arsenic ou au cacodylate de soude et à la strychnine* (voy. *Béribéri*).

**Quand la nature de la névrite est indéterminée** : prescrire l'*iodure de sodium*, à la dose de 1 gr. par jour, ou pratiquer des injections d'*iode*, à la dose de 1 cgr.

**En cas de néphrite palustre** : *électrothérapie* (galvanisation, faradisation) ; *arsenic* par voie stomacale ou par voie hypodermique ; *iodures, noix vomique, strychnine* en injections sous-cutanées.

**En cas de névrite rhumatismale** : donner le *salicylate de soude*, l'*aspirine*, la *salipyrine*, le *pyramidon*.

| ♃ Salicylate de soude..... | 5 gr. |
|---|---|
| Iodure de potassium...... | 1 à 2 — |
| Eau distillée............ | 200 — |

Par cuillerées dans la journée (pour combattre les bourdonnements d'oreilles qui surviennent en faisant usage de cette potion, ajouter 1 gr. d'ergotine) (Heiner).

*Onctions calmantes* (salicylate de méthyle, chloroforme, etc.), injections de *morphine*.

**Dans tous les cas** : prescrire les *douches* tièdes, les douches écossaises, les douches froides, les *bains sulfureux*.

Recourir à l'*électrothérapie* : si la contractilité faradique est abolie ou notablement diminuée, employer les *courants voltaïques*, en promenant une des électrodes ou toutes les deux sur les parties atteintes ; courants d'intensité moyenne au début.

Si la contractilité subsiste, recourir aux *courants faradi-*

*ques* à intermittences peu fréquentes ; séances de 5 à 10 minutes, tous les 2 jours.

Employer dans le même but les *étincelles électriques* des machines statiques.

Pratiquer la *flagellation*, les *frictions excitantes*, le *massage*.

**N. OPTIQUE.**

*Traitement causal* (syphilis, albuminurie, méningites, tumeurs).

Recommander le séjour dans l'*obscurité*, l'application d'un *pansement légèrement compressif*; employer les *mydriatiques*.

**En cas de syphilis :** *traitement antisyphilitique intense* (iodure de potassium, 5 à 10 gr. ; frictions mercurielles, 8 à 10 gr., par jour).

**En cas de néphrite chronique** : *régime lacté exclusif*. Voy. *Néphrite chronique.*

Ordonner dans les autres cas, les *toniques* et recourir

aux *révulsifs*, aux *purgatifs* et à l'application de *sangsues* à la tempe.

**En cas de névrite optique due à un épanchement intracranien** (post-traumatique ou inflammatoire) **ou à une tumeur intracranienne** : recourir à la *ponction lombaire.*

**N. RADICULAIRE.**

A la phase initiale, recourir aux *émissions sanguines locales*, répétées énergiquement le long de la colonne vertébrale, au point d'émergence des nerfs rachidiens ; puis, application de *révulsifs* (pointes de feu le long du rachis).

Ultérieurement, *électrisation* des muscles atrophiés, en débutant par l'application de courants continus faibles ; recourir seulement plus tard à la faradisation.

Voy. *Névrite aiguë et chronique, Paralysie radiculaire obstétricale.*

## NÉVROSES

Voy. *Épilepsie, Hystérie, Neurasthénie.*

**N. GÉNITO-URINAIRE.**

Voy. *Aphrodisie, Incontinence d'urine, Neurasthénie génitale, Satyriasis.*

**N. TRAUMATIQUES**

**N. traumatique grave avec commotion** : s'abstenir de toute médication intempestive.

Employer les *révulsifs* sous forme de pointes de feu, appliquées au niveau de la nuque, de la colonne vertébrale.

Traiter l'insomnie par le

*trional* (75 cgr. à 2 gr. en cachets), le *sulfonal*, le *véronal*.

Combattre la constipation par les *purgatifs* et l'anorexie par les *amers*, l'*orexine* et la *noix vomique*.

Rassurer le malade sur son état en lui garantissant la guérison. *Suggestion* à l'état de veille ou dans le sommeil hypnotique.

*Repos* du corps et de l'esprit, *séjour à la campagne* (Lyon).

**N. traumatique légère avec hystérie généralisée ou lo-**

cale : traitement psychique ; *suggestion répétée.*

Se garder de traitements intempestifs ; éviter les révulsifs, ne pas redresser un membre en attitude vicieuse, avec ou sans narcose.

Recourir à l'*isolement*, l'*hydrothérapie*, l'*électricité statique*, l'*application de l'aimant*, ou *transfert* (Lyon).

# NOMA

Détruire complètement le foyer à l'aide du *thermocautère* : faire à travers la joue en plein centre de la zone mortifiée et tout autour d'elle plusieurs pointes de feu et pratiquer autour de l'escarre une série d'injections d'eau oxygénée. Répéter les cautérisations tous les jours.

*Antisepsie buccale* rigoureuse.

Voy. *Antisepsie buccale.*

*Toniques* : alcool, kola, quinquina ; *stimulants* : acétate d'ammoniaque, caféine.

# NOUVEAU-NÉ

Dès la naissance, avant même de couper le cordon, *laver les paupières* du nouveau-né à l'eau boriquée tiède, puis au moment de la première toilette de l'enfant faire un second lavage des paupières, suivi de lotions abondantes d'eau bouillie tiède ou de solution boriquée tiède sur le globe de l'œil en écartant les paupières.

*Baigner* le nouveau-né quelques heures après la naissance dans de l'eau à la température de 36° à 37°.

Lorsque l'enduit sébacé est abondant, frotter préalablement le corps avec un jaune d'œuf ou un corps gras et l'essuyer avec un linge sec.

Ne pas prolonger le bain au delà de 5 minutes.

Une fois l'enfant essuyé, procéder au *pansement du cordon ombilical* : préparer une compresse aseptique (de linge fin), carrée, mesurant environ 15 cm. de côté, la fendre sur un de ses côtés jusqu'à la moitié et placer le cordon dans la fente ; puis rabattre les deux moitiés de la compresse et envelopper le cordon : fixer le tout au moyen d'une bande modérément serrée, large de trois travers de doigt et assez longue pour faire trois fois le tour du corps.

Baigner l'enfant tous les jours et changer le pansement ombilical après chaque bain jusqu'à la chute du cordon.

Ne pas tirer sur le cordon pour en hâter la chute, et ne pas enduire la compresse d'un corps gras.

Après la chute du cordon, remplacer la compresse par un carré de linge placé sur l'ombilic et fixé à l'aide d'une bande jusqu'à ce que la cicatrisation soit complète.

*Mettre l'enfant au sein* de 6 à 10 heures après la naissance. Voy. *Allaitement.*

*Surveiller la croissance du nourrisson* qui doit être :

De 25 à 30 gr. par jour, pendant les 2 premiers mois ;

De 20 à 25 gr. par jour, pendant les 3e et 4e mois ;

De 15 à 20 gr. par jour, pendant les 5e et 6e mois ;

De 10 à 15 gr. par jour, pendant les 7e et 8e mois ;

De 5 à 10 gr. par jour, pendant les derniers mois de la première année.

Un enfant *à terme* pèse en moyenne 3 250 gr. ; à *cinq mois* l'enfant doit avoir *doublé* son poids de naissance ; à *un an* il doit l'avoir *triplé.*

| Naissance | 3 kgr. | 250 |
|---|---|---|
| 1 mois | 3 — | 400 |
| 2 — | 4 — | 500 |
| 3 — | 5 — | 260 |
| 4 — | 6 — | |
| 5 — | 6 — | 700 |
| 6 — | 7 — | 150 |
| 7 — | 7 — | 600 |
| 8 — | 7 — | 900 |
| 9 — | 8 — | 200 |
| 10 — | 8 — | 500 |
| 11 — | 8 — | 800 |
| 12 — | 8 — | 950 |

(Marfan).

Dans les premiers jours, le poids baisse de 150 à 200 gr. en tout, pour remonter et regagner le chiffre initial vers le 7e jour.

La *taille* augmente en moyenne de 4 cm. dans le premier mois, de 3 cm. dans le deuxième, de 2 cm. dans le troisième et de 1 1/2 à 1 cm. pendant les derniers mois de la première année.

*Garantir l'enfant contre le froid,* mais néanmoins proscrire le maillot complet, car plus l'enfant a de liberté dans ses mouvements, plus il devient robuste et bien conformé.

Ne pas *sortir l'enfant* avant la fin du premier mois ; puis le sortir tous les jours pendant deux heures quand le temps est beau. Porter l'enfant tantôt sur un bras, tantôt sur l'autre ; ne le mettre sur ses pieds qu'à 10 mois et ne pas le fatiguer. Laisser l'enfant se traîner par terre et se relever seul ; pas de chariots.

Voy. *Accouchement, Allaitement, Asphyxie des nouveaunés, Céphalématome, Conjonctivite blennorragique, Faiblesse congénitale, Hémorragie ombilicale, Syphilis des enfants, Végétations ombilicales.*

# NYMPHOMANIE

Combattre le prurit vulvaire et toutes ses causes (défaut de propreté, leucorrhée, vaginite, vulvite, cystite, eczéma, herpès, syphilis, diabète).

Voy. *Prurit vulvaire.*

Rechercher et traiter le neuro-arthritisme (voy. *Arthritisme, Hystérie*) ; donner, lorsque celui-ci existe, les *bromures* associés à l'*opium* et recommander l'*hydrothérapie.*

♃ Bromure de strontium.....  10 gr.
  Extrait thébaïque..........  5 cgr.
  Teinture de jusquiame......  2 gr.
  Sirop d'écorces d'oranges
    amères...............  90 —
  1 cuillerée à soupe le soir, à l'heure
du coucher (Lutaud).

*Localement* : employer la cocaïne sous forme de lotions ou de pommade à 10 p. 100.

Vie à la *campagne*, aux *bains de mer* ; *cures thermales* à Néris et Royat.

Défendre la lecture d'ou- vrages licencieux, la fréquentation des théâtres.

Pas de vin, de liqueurs, de thé ou de café.

Permettre le mariage si la malade n'est pas menacée d'affections mentales.

Dans des cas rebelles au traitement médical, pratiquer la *clitoridectomie* et dans ceux où les petites lèvres ont une longueur exagérée, recourir à la *nymphotomie*.

# OBÉSITÉ

Indications thérapeutiques et traitement hygiénique :

*Accélérer le mouvement nutritif et l'oxydation des graisses* par les occupations professionnelles, les voyages, les stimulations cutanées, les frictions sèches et aromatiques, le massage ; prescrire l'hydrothérapie, les bains froids, les bains de mer froids, ou les bains salés chauds.

Faire prendre des bains chauds de 30 minutes, élevés progressivement de 37° à 39°, suivis de la douche et du massage.

Prescrire les exercices musculaires à jeun ; la marche, les promenades quotidiennes, la gymnastique, l'escrime, la danse, la bicyclette, l'équitation, la natation.

Limiter les heures de sommeil : 6 à 8 heures ; défendre la sieste, après les repas.

*Activer les fonctions du foie* par l'emploi des sels neutres : sulfate de soude ou de magnésie, carbonate de soude, eaux purgatives d'Hunyadi-Janos, de Châtel-Guyon, de Carlsbad, de Kissingen, de Marienbad.

*Empêcher le dépôt de nouvelles quantités de graisse*, par un bon régime alimentaire.

Peser le malade chaque semaine, à la même heure, dans le même costume, à la même balance.

Commencer le traitement par une *cure de réduction* ; prescrire par jour et pendant 20 jours sans interruption, 1 250 gr. de lait et 5 œufs, répartis sur 5 repas (combattre la constipation par les laxatifs et les lavements).

Cette période de 20 jours terminée, permettre une alimentation plus variée, peu de graisses, encore moins de féculents, pas du tout de sucre (Bouchard).

*Aliments permis* : toutes les viandes sont permises, mais il ne faut pas aboutir à la diète carnée ; cervelles à l'eau, jambon sans lard, poissons bouillis, œufs, fromages ; insister sur les légumes verts crus ou cuits, et sur les fruits cuits.

Peu de pain et seulement la croûte ; peu de sel.

Boire peu, éviter les boissons alcooliques et sucrées ; peu de café.

*Aliments défendus :* graisses, beurre, huile, farineux, féculents, légumes secs (pois, haricots, fèves, lentilles), châtaignes, riz, pâtes alimentaires, mets sucrés et mets salés, confitures, crèmes.

Pas de liqueurs, pas de sirops, pas de vin doux, de bière, de cidre.

RÉGIME DE DUJARDIN-BEAUMETZ : le malade doit peser tous les aliments et se limiter aux poids suivants :

*Premier déjeuner* à 7 ou 8 heures : 25 gr. de pain, 50 gr. de viande froide (jambon sans lard ou autre viande), 200 gr. de thé léger sans sucre.

*Deuxième déjeuner* à midi : 50 gr. de pain (pas trop de mie) ; 100 gr. de viande ou de ragoût ou deux œufs ; 100 gr. de légumes verts, salade ; 15 gr. de fromage ; fruits cuits à discrétion.

*Dîner à sept heures :* pas de soupe, 50 gr. de pain (croûte), 100 gr. de viande ou de ragoût ; 100 gr. de légumes verts salade ; 15 gr. de fromage ; fruits à discrétion.

Réduction des boissons ; réduction à leur minimum des féculents ; défense absolue de la pâtisserie, des confitures et des aliments sucrés.

Défendre l'alcool, les liqueurs, l'eau-de-vie, la bière.

Permettre le vin blanc léger pris avec modération (1/2 verre de vin) aux deux

principaux repas et coupé d'une eau alcaline : Vichy, Vals, Alet.

Permettre un peu de café noir après le déjeuner.

Ou mieux, conseiller au malade de ne pas boire pendant les repas et de prendre seulement 2 heures après ceux-ci un verre de vin blanc coupé aux deux tiers d'eau ou une grande tasse de thé léger pas sucré.

INTÉRIEUREMENT, prescrire les *alcalins* (bicarbonate de soude, carbonate neutre de potasse), les *sels de lithine* (carbonate, iodure), l'*iode*, les *iodures alcalins* à doses moyennes.

℞ Iode métallique........   5 à 10 cgr.
   Iodure de potassium..          15 gr.
   Eau................          300 —

2 cuillerées à bouche par jour, aux repas.

Ou mieux, associer dans la même potion les médicaments ci-dessus mentionnés :

℞ Carbonate de potasse.    1 gr. 50
   Carbonate de lithine...      2 —
   Bicarbonate de soude. } āā 6 —
   Iodure de potassium. }
   Eau distillée.........    300 —

2 à 3 cuillerées à bouche par jour (Herzen).

Recourir à la *médication thyroïdienne,* en surveillant attentivement les effets de ce mode de traitement : prescrire les *pastilles comprimées de thyroïdine,* à 20 cgr. ; donner, chez les enfants, pendant la première semaine, de 1/4 de pastille à 1/2 pastille, la seconde semaine, 1/2 pastille, et la troisième semaine, 3/4 de pastille à une pastille par jour. Chez l'adulte, donner progressivement de 1/2 pastille à 3 pastilles par jour.

Administrer des *purgatifs* répétés (eaux purgatives naturelles, sels de Carlsbad, sulfates neutres) : 10 gr. de sulfate de soude ou de magnésie, tous les 2 jours le matin à jeun.

**En cas de surcharge graisseuse de la glande mammaire:** employer la pommade suivante :

2/ Iodure de potassium..... 3 gr.
Iode................. 30 cgr.
Vaseline............. 30 —
(Kisch).

Pratiquer, tous les soirs, une onction sur les seins et les recouvrir de compresses chaudes imbibées de :

2/ Acétate de plomb........ 5 gr.
Eau distillée............ 100 —

Appliquer par-dessus une enveloppe de gutta-percha (Kisch).

**En cas de surcharge graisseuse de l'abdomen :** frictionner avec :

2/ Iodure de potassium...... 10 gr.
Vinaigre scillitique....... 200 —
(Kisch).

**En cas de surcharge graisseuse du cœur :** voy. *Dégénérescence graisseuse du cœur.*

CURES HYDRO-MINÉRALES : Vichy, Brides, Châtel-Guyon, Marienbad, Carlsbad, Kissingen, Ems.

**En cas d'obésité compliquée de myocardite, de néphrite interstitielle et d'œdèmes :** ordonner le *repos*, le *régime lacté* ou le *régime déchloruré.* Administrer en outre les *médicaments toni-cardiaques* : strophantus 2 milligr. d'extrait en pilules, sulfate de spartéine 10 cgr., convallaria et digitale à petites doses ; donner aussi les *médicaments diurétiques* : théobromine 1 gr. 50 à 2 gr. par jour, scille.

Essayer les *ventouses scarifiées* et les *saignées* de 250 à 300 gr. quand les divers toniques du cœur n'agiront plus et principalement chez les pléthoriques (M. Labbé).

# OBLITÉRATION PERMANENTE DU CANAL CHOLÉDOQUE

Voy. *Ictère chronique, Lithiase biliaire.*

# OCCLUSION INTESTINALE

*(Rétention stercorale de cause interne ou viscérale).*

**O. AIGUË.**

Si le diagnostic de la nature de l'occlusion a pu être posé et que la lésion soit susceptible d'un traitement immédiat (cancer, masses tuberculeuses, invagination, rétrécissements traumatiques ou ulcéreux, brides, hernie intra-abdominale, tumeurs des organes génitaux chez la femme) : recourir à la *laparotomie d'emblée*.

**Dans les autres cas, lorsque le diagnostic de la cause est impossible** : essayer les *moyens médicaux*.

**Au début et pendant les premières 24 heures**, s'il n'existe pas d'asthénie cardiaque, si le pouls est encore fort et régulier, et s'il n'y a pas de symptômes de stercorémie ou de péritonite, administrer un *purgatif huileux* ou *salin* (30 à 40 gr. d'huile de ricin, 30 gr. de sulfate de soude ou de magnésie).

Pas de drastique violent, tout au plus 15 à 20 gr. d'*eau-de-vie allemande* ou 1 goutte d'*huile de croton dans* 25 *gr. d'huile de ricin*.

Si le purgatif reste sans effet, et surtout s'il s'agit d'obstruction stercorale, recourir aux *lavements purgatifs*, aux *grands lavements d'eau froide* (entéroclyse, injections forcées de 2 litres chez l'adulte), ou aux *grands lavements d'huile* (1 à 2 litres) pratiqués avec un irrigateur à élévation ; en cas de compression de l'extrémité inférieure du gros intestin, faire pénétrer le tube employé au-dessus de l'obstacle.

Essayer avec prudence les *lavements gazogènes*, contenant chacun 20 gr. de bicarbonate de soude et 10 gr. d'acide tartrique, répétés 2 à 3 fois dans la même journée, et les *douches gazeuses* par l'anus avec un siphon d'eau de Seltz et une sonde œsophagienne poussée aussi haut que possible.

S'il y a des matières fécales accumulées ou durcies dans le rectum, accessibles au doigt, *les extraire avec les doigts* ou à l'aide d'une pince ou d'une cuiller.

Placer la *vessie de glace* sur le ventre, ou faire des *pulvérisations d'éther*, pour exciter les contractions de l'intestin.

A l'intérieur, donner de l'*infusion de café noir*, de la *strychnine*, pour stimuler l'intestin et permettre, comme alimentation, quelques cuillerées de *lait glacé*.

Ou encore avoir recours au *lavement électrique* : placer un large électrode sur le bas-ventre et le relier au pôle négatif d'un appareil à courants continus. Introduire ensuite dans le rectum l'électrode Boudet, constitué par une grosse sonde en gomme, dans laquelle est une tige métallique creuse, reliée à une borne, à laquelle il faut fixer le réophore rattaché au pôle positif. Avoir soin de relier la sonde à un irrigateur contenant de l'eau salée, qu'on fait couler doucement dans le rectum pendant toute la durée du passage du courant. Se servir de courants de 20 à 40 milliampères.

L'appareil disposé, pousser la manette du collecteur, lentement, couple par couple, jusqu'à ce que le galvanomètre marque une intensité de 30 milliampères. Laisser alors passer le courant pendant 10 minutes. Au bout de 10 minutes, ramener la manette à 0. Intervertir le courant, puis recommencer la même manœuvre avec les pôles inverses ; ensuite pratiquer quelques interruptions du courant, même des inversions, répétées toutes les cinq secondes pendant quatre minutes ; enfin terminer l'opération en ramenant la manette du collecteur au zéro (Boudet).

En cas d'insuccès, recourir à la *laparotomie d'urgence*.

**Contre la douleur et s'il y a péritonite :** *opium* à haute dose, *injections de morphine* ; dans certains cas, *laparotomie*.

**Contre les vomissements et pour diminuer la pression intra-intestinale**, pratiquer le *lavage de l'estomac* à l'eau naphtolée, 2 à 3 fois par jour ; puis faire prendre et garder dans la bouche des petits morceaux de glace et donner du *champagne frappé*.

Si l'alimentation est impossible, pratiquer des injections sous-cutanées de *sérum artificiel* (300 à 600 cc. par jour).

**Après les premières 24 heures, lorsque tout échoue :** ne pas perdre davantage un temps précieux à ces traitements médicaux et recourir au *traitement chirurgical* (laparotomie, suivie de gastrotomie, entérostomie, résection intestinale, entéro-anastomose, anus contre nature).

Dans les cas graves, avec état général trop mauvais pour que le malade puisse supporter une longue opération (laparotomie) ou dans des conditions matérielles trop défavorables pour exécuter la

laparotomie, se résoudre à pratiquer l'*entérostomie*, et lorsque, au bout de quelques jours, le ventre aura repris sa souplesse, essayer de faire un diagnostic et se comporter suivant les circonstances.

Technique de l'entérostomie par la forcipressure : incision parallèle à l'arcade, dans la fosse iliaque droite ou gauche ; arrivé sur le péritoine, choisir l'anse qu'on veut ouvrir et fixer l'intestin à l'aide de 8 pinces hémostatiques (4 de chaque côté), dont chacune saisit un pli de l'intestin, le péritoine pariétal et une portion des muscles de la paroi. Badigeonner ensuite l'intestin et la plaie avec une solution phéniquée à 5 p. 100 ; enfin, faire à l'intestin une petite incision, dont on suture chaque lèvre à la peau (Chaput).

Pendant la grossesse : Rechercher la grossesse extra-utérine, et lorsqu'elle existe intervenir *chirurgicalement d'emblée*.

Dans les autres cas, *procéder comme à l'état de vacuité* ; lavements électriques, intervention précoce et rapidement exécutée (bouton anastomotique de Murphy, anus contre nature).

**O. CHRONIQUE.**

Recourir aux *grands lavements répétés* et au *lavement électrique* répété à plusieurs reprises.

Si possible, supprimer la cause.

# ODONTALGIE

**Calmer la douleur**, en mettant dans le creux de la dent une petite boulette de coton hydrophile imbibé de :

℞ Chloral......................} āā 3 gr.
  Camphre.....................}
  Chlorhydrate de cocaïne.. 50 gr.

℞ Acide phénique............... 1 gr.
  Chlorhydrate de cocaïne.. 50 cgr.
  Glycérine..................... 10 gr.
                          (Voïtoff).

℞ Chlorhydrate de co-)
   caïne................} āā 50 cgr.
  Chlorhy. de morphine. )
  Essence de girofle Q. S. p. une pâte épaisse (Roy).

ou encore :

℞ Chlorhydrate de cocaïne...... 1 gr.
  Adrénaline à 1 p. 1000...... Q. S.
                          (Roy).

Administrer l'*antipyrine*, le *pyramidon*, les *calmants* (opium) et les *hypnotiques* (chloral), surtout en cas d'insomnie.

℞ Chlorhydrate de morphine,............... 5 mgr. à 1 cgr.
  Antipyrine.............} āā 1 gr.
  Bicarbonate de soude..}
  Acide tartrique............. 60 cgr.
  Lactose..................... 2 gr.
  Pour un paquet ; 2 à 3 dans les 24 heures.

Ordonner aussi des *bains de bouche calmants* :

℞ Teinture d'arnica......... 20 gr.
  Laudanum de Sydenham... } —
  Eau distillée............. 300 —
  Pour garder dans la bouche pendant quelques minutes (Magitot).

**S'efforcer** de conserver toute dent qui peut encore rendre des services. En pratique, *ne pas trop hésiter à enlever toute dent qui donne des accidents très douloureux et surtout infectieux*, et dont un traitement long et délicat n'assurerait qu'une conservation éphémère (voy. *Ostéopériostite des maxillaires*).

*Instruments indispensables pour les extractions* :

Un miroir ;

Une paire de précelles ;

Une ou deux sondes à caries ;

Une seringue ou poire à eau ;

Un crachoir ;

Un davier à courbure légère pour *incisives, canines et prémolaires supérieures* ;

Un davier à courbure plus accentuée et à mors plus fins pour *racines supérieures* ;

Un davier droit, un davier gauche pour première et deuxièmes *molaires supérieures*. (Peuvent être à la rigueur représentés par l'unique davier de Fergusson.)

Un davier pour troisièmes *molaires supérieures* ;

Un davier dit à *racines inférieures* qui servira en outre pour les *incisives, canines et prémolaires inférieures* ;

Un davier pour *molaires inférieures* ;

Un davier pour *dents de sagesse inférieures* ;

Un « pied de biche » ; une langue de carpe et un élévateur droit à manche métallique ;

Une vis pour racines ;

Une lampe à alcool ;

Ouate hydrophile préparée en petits tampons gros comme une noisette ;

Un verre rempli d'une solution antiseptique tiède (eau 1 litre, formol XXX gouttes).

Technique de l'extraction dentaire : *Malade* assis en excellente lumière, *dans* un siège qui l'emboîte bien, avec un dossier légèrement renversé en arrière. En cas de nécessité une simple chaise peut suffire. Pour la mâchoire *inférieure*, torse et tête bien droits, la dernière soutenue et enserrée au besoin par le bras gauche du médecin.

Pour la mâchoire *supérieure*, torse et tête plus ou moins renversés en arrière, tête et épaules bien appuyées sur le dossier du siège. Si on se sert d'une simple chaise, un aide solide sera souvent utile pour maintenir en arrière la tête du patient à l'aide de ses deux paumes de mains appliquées selon une ligne auriculo-occipitale.

*Médecin* debout à droite du sujet, le plus souvent, et lui faisant face. Attitudes diverses selon la dent à extraire. Derrière lui, à portée de sa main, mais lui laissant un suffisant espace d'évolution, une table portant le nécessaire. Crachoir à gauche du patient, sur une chaise, hors de la projection de ses bras et jambes.

Débarrasser le malade des mentonnières, ouate, etc., dont il peut être garni. S'assurer par l'inspection de la dent qu'il faut extraire. Puis enlever complètement le tar-

tre qui peut recouvrir la dent, nettoyer soigneusement la gencive, la débarrasser de son enduit muqueux avec un tampon d'ouate imprégné d'un mélange à parties égales d'alcool et d'eau, ou mieux de savon liquide de Terrier. Laver largement la région avec la solution antiseptique, puis confier au patient un verre rempli du même liquide et lui faire prendre des bains de bouche durant le temps qu'on prépare les instruments nécessaires.

Ne jamais se borner à l'instrument type indispensable, quelque facile que semble l'opération. Toujours avoir à portée de la main le davier à racines correspondant et les élévateurs.

Pratiquer, s'il y a lieu, l'anesthésie locale. Bien fixer la tête du sujet, lui faire ouvrir largement la bouche, écarter avec le pouce et l'index gauches, lèvre, joue et langue. De la main droite le davier aura été saisi : il sera placé entr'ouvert sur la main ouverte, faisant une diagonale partant de l'éminence hypothénar et se dirigeant vers le milieu de la face palmaire de l'index, le pouce venant se placer entre les deux branches de l'instrument dont il modérera la pression. Faire tiédir légèrement sur la flamme à alcool les mors du davier, puis les placer sur la dent pour en effectuer la prise correcte. Ne pas permettre au patient de toucher à l'instrument ni aux mains de l'opérateur et suspendre toute manœuvre jusqu'à ce qu'il ait retiré sa main. On ne doit jamais lutter avec l'opéré.

*Premier temps.* — Les mors du davier doivent saisir la *racine* de la dent le *plus haut possible,* et, dans tous les cas, au moins à 3 mm. au-dessous du bord gingival.

*Deuxième temps.* — Tout en maintenant fermement dans les mors du davier la dent qui ne doit ni s'en échapper, ni s'y écraser, exercer *lentement et progressivement* une pression tendant à déplacer la dent en *dehors et en bas,* pour les dents supérieures ; en *dehors et en haut,* pour les dents inférieures. Pour les dents uniradiculaires ce mouvement se complétera de mouvement secondaires, *beaucoup moins accentués* tendant à reporter la dent en dedans et à lui imprimer de *tout petits* mouvements de rotation sur son axe. Ne jamais tenter ce dernier mouvement sur les prémolaires supérieures, ni sur les molaires.

*Troisième temps.* — Sortir la dent de son alvéole sans provoquer de lésions de voisinage et en exagérant au besoin le mouvement de torsion pour détacher complètement la gencive du collet de la dent.

Laisser d'abord le patient vider sa bouche du sang qui la remplit, sans lui permettre de tout éclabousser. Faire immédiatement ensuite 2 ou 3 lavages *intra-alvéolaires* avec la seringue remplie de liquide antiseptique chaud. Vérifier s'il y a eu fracture du bord alvéolaire et enlever, s'il en existe, les esquilles mobiles. Faire irriguer largement la bouche avec la solution antiseptique. Ne laisser le sang couler que quelques instants ; l'hémostase doit être assurée avant le départ du patient et non pas confiée aux soins de la nature. Pour l'effectuer, pratiquer *lentement* des lavages *intra-alvéolaires très chauds* (50° à 60°). Quand l'écoulement a déjà notablement diminué, terminer par des bains aussi chauds que le malade effectue lui-même en conservant le liquide quelques instants sur la plaie et en le laissant ensuite couler lentement hors de la bouche. Quelques minutes suffisent généralement pour la formation du caillot.

Le patient devra s'abstenir de sucer sa plaie alvéolaire, d'y introduire sa langue et surtout ses doigts, de cracher à tout instant. Il devra prendre des bains de bouche antiseptiques toutes les heures le jour de l'opération, et 3 fois par jour au moins jusqu'à fermeture et cicatrisation de la plaie alvéolaire (8 à 15 jours) (Mahé).

Traiter la périostite et l'arthrite alvéolo-dentaire.

**Si l'odontalgie n'est pas d'origine dentaire :** voy. *Névralgies.*

## ŒDÈMES

**Œ. DIFFUS ET GÉNÉRALISÉ.**
Voy. *Anasarque*, *Asystolie*, *Cachexies*, *Diabète*, *Néphrites*.

**Œ. DU COL UTÉRIN** (pendant la grossesse).
Éviter la marche et les fatigues.
Conseiller le *repos prolongé* ; appliquer sur le col un ou deux gros *tampons* de ouate hydrophile saupoudrés de salol pulvérisé.
Administrer des *purgatifs légers*.
Surveiller le travail.

**Œ. DES CONVALESCENTS** (pieds et malléoles), **Œ. DES CACHECTIQUES ET DES FAMÉLIQUES** (hydrops famelicus).
*Alimentation tonique* et reconstituante. Séjour à la *campagne* ; repos relatif.
*Toniques* : quinquina, fer, arsenic, cacodylate de soude, arrhénal, noix vomique, sulfate de strychnine.

**Œ. ESSENTIEL DES PAUPIÈRES.**
Pratiquer des injections interstitielles de solution de *chlorure de zinc* à 1 p. 20 ; injecter III gouttes chaque fois tous les 8 jours (Deschamps).

**Œ. DE LA GLOTTE.**
Administrer un *purgatif drastique*, recourir aux *révulsifs* appliqués au-dessous du cou (compresses chaudes, sinapismes, vésicatoires, pointes de feu, pédiluves sinapisés) ou au-devant du larynx.
Ordonner des *émissions sanguines locales* (ventouses scarifiées, sangsues au nombre de 10 à 12 à la région sous-hyoïdienne).
Pratiquer des *scarifications* de la muqueuse œdématiée avec l'aide du miroir, puis faire des *pulvérisations calmantes* ou *astringentes* :

| ℞ Eau de laurier-cerise...... | 20 cc. |
|---|---|
| Acide borique........... | 2 gr. |
| Eau distillée............ | 120 cc. |

| ℞ Alun...................... | āā 5 gr. |
|---|---|
| Tanin................... | |
| Extrait de ratanhia....... | 10 — |
| Eau.................... | 500 — |

Prescrire en même temps la potion suivante :

| ℞ Alcoolature de racines d'aconit................... | 2 gr. |
|---|---|
| Sirop de bourgeons de sapin........... | āā 100 — |
| — diacode.......... | |

Par cuillerées à soupe (Gouguenheim).

Dans les cas graves, contre l'asphyxie imminente, attirer énergiquement la langue hors de la bouche et recourir d'emblée au *tubage* ou à la *trachéotomie.*
Après l'attaque, rechercher et traiter la néphrite chronique, si elle existe.
Chez les syphilitiques, ordonner un traitement spécifique hydrargyrique.

**Œ. HYSTÉRIQUE.**
Traitement général de l'hystérie.

Employer les *antispasmodiques*, les *modérateurs réflexes*, l'*hydrothérapie* et la *suggestion hypnotique*.

### Œ. PARTIELS LOCALISÉS.

Rechercher et traiter la néphrite chronique, les cardiopathies chroniques, la goutte, le diabète, la chlorose.

En cas d'œdème des membres inférieurs, ascendant, indolent, dépressible, symétrique, sans albuminurie, rechercher la cirrhose atrophique du foie, l'œdème étant dû lorsqu'il existe, au rétrécissement de la veine cave inférieure au niveau du foie par la périphlébite.

### Œ. PULMONAIRE AIGU (œdème de stase).

Prévenir l'apparition de l'œdème chez les malades prédisposés, *en les prémunissant contre le refroidissement brusque*.

*Surveiller l'alimentation*, qu'il y ait ou non de l'albumine dans les urines.

Agir, une fois l'œdème survenu, énergiquement et sans retard. Quelle que soit la cause de l'œdème, produire une large décompression veineuse, diminuer la tension dans les cavités droites, favoriser la circulation pulmonaire, faciliter la contraction des cavités gauches, enfin, soustraire à la circulation une certaine quantité de substances toxiques, à l'aide d'une *saignée générale* de 250 à 300 gr., puis couvrir la poitrine de *ventouses sèches* et, au besoin, en appliquer sur le tronc et sur les membres.

Recourir aussi à la *sinapisation* des membres inférieurs.

Administrer les *stimulants diffusibles* (boissons alcooliques, champagne, sels d'ammoniaque), et prescrire la *caféine* en injections hypodermiques :

℞ Caféine..................... 2 gr. 50
  Benzoate de soude.......... 3 —
  Eau distillée... Q. S. p. 10 cc.

Injecter 3 à 4 centim. cubes dans les 24 heures.

Ou mieux, pratiquer des injections *d'huile camphrée*.

℞ Camphre................... 10 gr.
  Huile d'olive stérilisée..... 40 —

Injecter 3 à 4 centimètres cubes par jour (Huchard).

℞ Camphre................... 2 gr.
  Éther sulfurique ..... ⎫
  Huile d'amandes douces ⎬ āā 10 cc.
    stérilisée .......... ⎭

Injecter d'abord 2 cc. toutes les demi-heures, puis 1 à 2 cc. toutes les demi-heures ou toutes les deux heures (Herzen).

Dans quelques cas, donner l'*ergot de seigle* à titre de médicament vaso-constricteur :

℞ Poudre de seigle ergoté.... 4 gr.
  Liqueur d'Hoffmann....... 6 —
  Julep gommeux.......... 120 —

1 cuillerée de demi-heure en demi-heure, puis d'heure en heure (Renaut).

Maintenir la diurèse à un taux élevé, au moyen du *régime lacté exclusif* et de la *théobromine* à la dose de 1 gr. 50 à 3 gr. par jour.

Pratiquer de la *révulsion* sur les troncs nerveux et le plexus cardiaque.

*Éviter* la morphine et l'atropine ; *s'abstenir* d'inhalations de nitrite d'amyle ; *ne pas appliquer* de vésicatoire (Huchard, Teissier) ; suspendre l'administration de l'iodure de potassium.

**En cas de bronchite diffuse,** prescrire :

℞ Ipéca.................... 1 gr. 50
Pour 2 paquets, à prendre à 10 minutes d'intervalle.

**Contre l'état parétique des bronches,** recourir à la *strychnine* :

℞ Sulfate neutre de strychnine. 5 cgr.
Eau distillée.............. 10 gr.
Injecter un c.c. à la fois (adultes).

Ne jamais pratiquer la *trachéotomie* ou l'*aspiration*.

**S'il existe de l'albuminurie et de l'insuffisance rénale :** recourir à la *saignée générale*, aux *ventouses scarifiées*, aux *diurétiques* (théobromine, digitale en potion, caféine par voie hypodermique) et aux *purgatifs drastiques*.

℞ Eau-de-vie allemande.. ⎱
Sirop de nerprun...... ⎰ ā̄ 15 gr.
A prendre en une fois.

Voy. *Néphrites*.

**En cas d'œdème subaigu par asthénie cardiaque :** donner la *digitale* ou la *digitaline* (voy. *Asystolie*, *Insuffisance mitrale*).

La digitale est contre-indiquée s'il existe un **rétrécissement mitral serré** ; dans ce cas, combattre la congestion pulmonaire par les *ventouses sèches* et les *cataplasmes sinapisés*.

**Après la crise :** rechercher et traiter la maladie primordiale (artériosclérose généralisée, aortite, cardiopathie artérielle, myocardite, angine de poitrine, néphrite interstitielle), et, en cas d'**œdème chronique du poumon**, prescrire l'application de *ventouses scarifiées*, donner des *purgatifs drastiques*, les *diurétiques* et les *toniques du myocarde* (voy. *Asystolie*).

### Œ. DES NOUVEAU-NÉS.

Activer la circulation par des *frictions d'alcool camphré*.

Réchauffer l'enfant avec des *flanelles chaudes* par l'*enveloppement ouaté* et l'application de *boules chaudes*, ou par le séjour dans la *couveuse* de 28° à 37°.

Donner à l'enfant quelques gouttes d'*eau-de-vie* dans une cuillerée de lait toutes les heures ; prescrire la *caféine* et, au besoin, recourir aux injections d'*éther* et aux *inhalations d'oxygène*.

Donner aussi des *bains sinapisés* et masser l'enfant avec de la teinture d'arnica.

Placer l'enfant dans de bonnes conditions hygiéniques et lui donner une *bonne nourrice* ; dans le cas où l'enfant est trop faible pour prendre le sein, le *gaver* à l'aide de la sonde (voy. *Faiblesse congénitale*).

Rechercher l'hérédo-syphilis, et, si elle existe, prescrire les *bains de sublimé* ou les *frictions mercurielles* quotidiennes.

Si aucune des causes habituelles n'est en jeu, rechercher et combattre la *suralimentation* (Budin) : restreindre les tétées à une ou deux par jour et donner, en sus, du bouillon de légumes non salé pendant plusieurs jours.

**Œ. DE LA VULVE.**

En cas d'albuminurie : voy. *Anasarque, Néphrites.*

S'il n'existe pas d'albuminurie : repos relatif, *grands bains.*

Pendant l'accouchement, si l'œdème devient gênant : pratiquer des *mouchetures* en observant une asepsie rigoureuse.

Après l'accouchement : *compression* à l'aide de ouate et d'un bandage en T ; *repos absolu.*

## ŒSOPHAGISME
### (Spasme de l'œsophage).

Avant tout, rechercher si le spasme n'est pas symptomatique d'une lésion organique de l'œsophage ou du cardia (cancer, rétrécissements, ulcus) ; s'assurer aussi que le spasme n'est pas dû à une affection utérine ou au tænia. et traiter ces affections, lorsqu'elles existent.

En cas d'anévrysme de l'aorte : voy. ce paragraphe.

Ne pas pratiquer de cathétérisme.

Chez les névropathes : administrer les *antispasmodiques* : valérianate d'ammoniaque, bromure de camphre, bromures alcalins (3 à 5 gr.), belladone, narcéine.

Ordonner l'*hydrothérapie* : douches froides, drap mouillé.

Recourir au *cathétérisme dilatateur* pratiqué avec des olives de plus en plus grosses ; enduire les olives du cathéter avec :

℞ Chlorhydrate de cocaïne... 20 cgr.
Eau de laurier-cerise.. ⎫
Glycérine............... ⎭ āā 10 gr.

Si le spasme est persistant : recourir aux *lavements antispasmodiques* d'asa fœtida et de castoréum, et agir par suggestion sur le malade.

Si les aliments liquides ne peuvent plus passer, recourir à l'*alimentation au moyen de la sonde œsophagienne* (Bouveret)

## ŒSOPHAGITE

Voy. *Brûlure de l'œsophage, Empoisonnements* : traitement général et symptomatique.

## OLIGURIE

Voy. *Anurie, Asystolie.*

## OMPHALORRAGIE DES NOUVEAU-NÉS

Voy. *Hémorragie ombilicale.*

# ONANISME
Voy. *Masturbation.*

# OOPHORITE
Voy. *Ovarites.*

# OPHTALMIES

**O. DES NOUVEAU-NÉS.**
Voy. *Conjonctivite puru-
lente.*

**O. SYMPTOMATIQUE.**
*Enucléation* de l'œil affecté
le premier et excision d'une
partie du nerf optique.
Si cet œil n'est pas amau-
rotique et si le second est
déjà fortement atteint, recourir au traitement symptomatique : séjour dans l'*obscurité,
repos absolu, diurétiques, diaphorétiques, narcotiques, atropine; compresses glacées* ou *cataplasmes chauds,* selon l'état
de l'œil. Essayer aussi le *traitement mercuriel* (Landolt et
Gygax).

# OPHTALMOPLÉGIES

*Rechercher et traiter la
cause* : syphilis, tumeur, hystérie, diabète, tabès.
*Sudorifiques ; électricité.*
**Contre la diplopie :** *verres
prismatiques,* si les images sont
assez rapprochées pour être
fusionnées par ce moyen ; si
la distance est trop grande
pour la fusion par des prismes,
ordonner un *verre dépoli.*
**En cas d'échec des traite-
ments médicaux :** rendre au
malade, par un *avancement
musculaire* puissant combiné
à la ténotomie de l'antago-
niste, la vision binoculaire
dans une partie au moins du
champ de fixation.

# ORCHITES
## (Orchi-épididymites).

**O. AIGUË** (blennorragique, infectieuse).
*Repos au lit* dans le décubitus dorsal, les bourses relevées contre le pubis à l'aide
d'un coussinet sous-scrotal.
*Purgation* dès le début; diète
légère ; boissons abondantes.
En outre, *grands bains
tièdes prolongés* et *lavements
chauds.*
*Cataplasmes, compresses*

trempées dans l'eau additionnée d'extrait de Saturne.

Onctions avec l'*onguent napolitain belladoné*, le *baume tranquille* ou les *pommades calmantes* :

    ℞ Extrait de belladone... )
      —   de ciguë....... } āā  4 gr.
      —   de jusquiame.. )
    Axonge ................... 30 —

Ordonner aussi une *solution alcoolique de gaïacol*, en badigeonnages, ou bien :

    ℞ Salicylate de méthyle..... 5 gr.
    Vaseline................. 30 —

Faire une onction, recouvrir de taffetas ciré et de coton ; maintenir le tout par un suspensoir (Brousse).

Si le malade ne peut garder le lit, recourir au *stypage* : refroidir fortement un tampon de coton par un jet de chlorure d'éthyle, et l'appliquer sur les bourses jusqu'à ce que la peau blanchisse. Répéter cette intervention tous les matins et faire porter un suspensoir élastique de Desnos qui comprime le testicule.

Interrompre pendant quelques jours le traitement local de la blennorragie : injections urétrales et grands lavages des deux urètres.

INTÉRIEUREMENT, donner les *analgésiques* et les *antithermiques* : antipyrine, exalgine, pyramidon, salicylate de soude (4 à 6 gr.), quinine à dose massive (1 gr. 50, en 2 ou 3 fois).

Dans les cas légers ou dans les cas graves, après que les symptômes aigus ont disparu (après 8 à 10 jours), employer la *compression* : appliquer le testicule malade contre la cuisse et le comprimer avec une bande de crêpe Velpeau serrée uniformément. Préférer la bande élastique, très modérément serrée, ou mieux faire porter un *suspensoir de Jullien* ou celui d'*Horand-Langlebert*, et plus tard encore recourir au *massage* méthodique de l'épididyme et du cordon.

Ne pas oublier de traiter en même temps la prostatite qui évolue simultanément avec l'épididymite (Voy. *Prostatite chronique*).

**En cas d'inflammation intense** : application continue de *glace* (avec prudence), ou mieux de *sangsues* le long du cordon (4 à 5).

**En cas d'épanchement volumineux** : pratiquer la *ponction* ou mieux l'incision du sac vaginal.

**En cas d'abcès** : *incision* en employant le thermocautère, lorsque l'abcès est profond.

**En cas d'insuffisance testiculaire, de signes de féminisme** (atrophie du testicule), recourir à l'*opothérapie testiculaire* : capsules orchitiques de Vigier, à 20 cgr., 3 à 6 par jour.

**O. SYPHILITIQUE.**

S'il s'agit d'une **syphilis jeune** : administrer l'*iodure de potassium*, à la dose de 2 à 6 gr. par jour progressivement, et prescrire le *mercure* intérieurement, ou en frictions, ou en injections.

S'il s'agit d'une **vieille vérole** : l'*iodure* seul suffit ; le donner à la dose de 6, 8 et 10 gr.

**En cas de gomme suppurée**

et de fistules, prescrire aussi l'*iodure* à haute dose et pratiquer des injections aqueuses de *biiodure de mercure* à la dose de 1 à 2 cgr. pendant 20 jours consécutifs.

**Contre le fongus** : *excision, abrasion, cautérisations* des masses exubérantes, mais seulement dans les cas rebelles à l'iodure (Reclus).

### O. TUBERCULEUSE.

*Traitement général* de la phtisie.

Cure aux *eaux chlorurées sodiques* : Salies-de-Béarn.

**Si l'épididyme seul est atteint** : *repos, antiphlogisti*ques, *ouvrir* les abcès, *cautériser* les fistules.

Recourir aux injections d'*éther iodoformé* à 10 p. 100 (quelques gouttes), et aux injections de *naphtol camphré* en plein foyer caséeux, ou à celles de *chlorure de zinc* à 1 p. 20, au pourtour du noyau.

Selon les cas, *raclage* à la curette tranchante, ou *enlever* l'épididyme malade, en respectant le testicule.

**Si le testicule est pris**, que les foyers tuberculeux et que les abcès se succèdent, pratiquer la *castration* (Reclus).

## OREILLONS

*Repos au lit. Purgation. Antisepsie buccale, oculaire* et *auriculaire.*

Envelopper les parties malades de *coton*, faire mettre des *cataplasmes laudanisés.*

Faire des onctions avec le *baume tranquille*, avec une *pommade belladonée* ou *gaïacolée* à 1 p. 20.

℞ Ichtyol............... ) āā 5 gr.
   Onguent napolitain.... ) 
   Lanoline ................. 10 —
   Extrait de belladone....... 2 —
   Pour onctions : 1 par jour, par-dessus enveloppement ouaté (Herzen).

Essayer le *traitement par l'hyperémie* à l'aide de la bande élastique appliquée au cou pendant 2 heures par jour.

**En cas de fortes douleurs, d'agitation, d'insomnie** : donner les *calmants* et les *hypnotiques* (chloral, uréthane).

℞ Hydrate de chloral....... 50 gr.
   Eau tiède................ 100 —
   Pour 1 lavement (enfants).

Faire prendre des *bains tièdes* à 30° ou 34°.

**Contre la fièvre** : prescrire les *antithermiques*, de préférence le *pyramidon* et la *quinine* : adultes, 1 gr. 50 par jour ; enfants 30 à 60 cgr., en cachets, en suppositoires, ou dans du café noir sucré.

Chez les enfants, employer aussi l'*euquinine.*

**Contre l'hyperthermie avec délire, ataxie, adynamie** : recourir à la *balnéation froide*, chez l'adulte (20° à 25°), à la *balnéation tiède* chez les enfants (25 à 30°).

Prescrire :

℞ Teinture de musc... ) āā X gouttes.
   — de valériane )
   Bromure de potassium.. 1 gr.
   Sirop de menthe....... 40 —

Eau distillée.......... 80 gr.

Par cuillerées, d'heure en heure (enfants de 3 à 6 ans).

**Si la face est très conges-tionnée** : *purgatif, bains de pieds sinapisés.*

**Après la période aiguë** : prescrire une *pommade résolutive.*

℞ Iode métallique.......... 10 cgr.
Iodure de potassium...... 1 gr.
Vaseline................. |
Lanoline................. | āā 10 —

Pratiquer 2 onctions par jour.

Ou bien :

℞ Ichtyol................. |
Iodure de plomb...... | āā 3 gr.
Chlorhydrate d'ammoniaque 2 —
Axonge................. 30 —

Pratiquer 3 onctions par jour (Tronchet).

**En cas de suppuration** : *incision*, parallèle aux filets du nerf facial.

**Contre les complications articulaires, cardiaques, oculaires, rénales ou testiculaires** : Voy. *Arthrites, Endocardites, Conjonctivites, Néphrites* et *Orchites.*

# ORGELET

*Cataplasmes ; compresses boriquées chaudes* jusqu'à la période de maturité, puis *incision* avec la pointe d'une lancette.

Appliquer pendant quelques jours sur le bord des paupières la pommade suivante :

℞ Précipité jaune.......... 10 cgr.
Vaseline................. 20 gr.

En onctions, matin et soir.

**Dans les cas d'orgelet à répétition** : rechercher la cause; prescrire les *arsenicaux*, la *levure de bière.*

Voy. *Furonculose.*

# OSTÉOMALACIE

Améliorer la nutrition générale ; faciliter les fonctions digestives.

*Bains salés* ou *sulfureux.*

*Alimentation riche en phosphates et en sels minéraux* facilement assimilables : œufs, céréales, lait, viandes, cervelles.

Prescrire le *fer*, le *phosphore*, le *quinquina*, les *phosphates*, l'*huile de foie de morue.*

℞ Phosphore............. 15 cgr.
Huile de foie de morue... 100 gr.

Faire prendre à doses progressives, de façon à arriver graduellement à la dose journalière de 5 mgr. de phosphore par jour (Sternberg).

Ou bien, commencer par faire prendre à la malade 1 cuillerée à café par jour d'une solution de 6 cgr. de phosphore dans 100 gr. d'huile de foie de morue, soit 2 mgr. de phosphore ; plus tard porter la dose de phosphore à 8 cgr. et même à 10 cgr. pour 100 gr. d'huile, en faisant prendre 4 mgr. de phosphore (Latzko).

Ordonner aussi :

℞ Carbonate de fer......⎫
 —      de chaux...⎬ āā 15 cgr.
 Phosphate de chaux...⎮
 Sucre en poudre......⎭

Pour 1 paquet : 5 à 8 par jour, dans du lait (Herzen).

Continuer le traitement pendant 2 à 3 mois.

**Si ces moyens échouent :** pratiquer la *castration ovarienne* (seule thérapeutique qui ait fait ses preuves).

**Si la femme est grosse de-** puis peu de temps et si la **maladie a une marche progressive :** recourir à l'*avortement provoqué.*

Chercher toutefois à éviter l'avortement provoqué, et pratiquer *l'accouchement prématuré*, même en cas de bassin normal, si les souffrances de la femme sont très intenses.

**Chez les ostéomalaciques à bassin rétréci :** pratiquer la *section césarienne* ou mieux *l'opération de Porro.*

Voy. *Pelviviciations, Présentations.*

## OSTÉOPATHIES

Voy. *Arthrites, Croissance, Fièvre typhoïde, Ostéomalacie, Rhumatisme chronique, Scorbut infantile.*

## OSTÉO-PÉRIOSTITE DES MAXILLAIRES

**FLUXION ŒDÉMATEUSE SIMPLE.**

**En cas de dent cariée ou de chicot :** *avulsion* en pleine périostite (voy. *Odontalgie*).

**En cas de dent obturée :** *enlever le plombage,* laisser communiquer librement l'intérieur des canaux avec l'extérieur ; *antiseptiser la pulpe dentaire,* ou bien *enlever la dent.*

**Si on veut garder la dent,** chercher à obtenir la résolution par des *scarifications* de la gencive, par l'application de *sangsues* dans le sillon gingivo-labial.

Administrer un *purgatif,* faire prendre des *bains de pieds sinapisés.*

Prescrire les *calmants* et les *narcotiques.*

℞ Antipyrine.........⎫ āā 50 à 75 cgr.
 Sulfonal...........⎭

Pour 1 cachet : 2 par jour (Herzen).

Ordonner des *bains de bouche* avec une solution chloralée à 1 p. 100 chaude, en alternant avec de la décoction de guimauve et de pavot boriquée chaude.

Faire appliquer dans le vestibule de la bouche au niveau de la dent malade, après le bain de bouche et en les renouvelant toutes les demi-heures, des *tampons* d'ouate hydrophile imbibés de décoction de pavot boriquée très chaude.

**FLUXION PHLEGMONEUSE.**

*Avulsion* de la dent causale, *incision* large de l'abcès, suivies de *lavages anti-septiques* de la bouche : *eau oxygénée* au tiers ou bien :

℞ Formol............................ 1 gr.
  Eau distillée.................... 1 litre.
  Pour bains de bouche, toutes les 2 heures (Sauvez).

(Voy. *Antisepsie buccale.*)
**En cas de nécrose** : pratiquer la *séquestrotomie*, le *curage* de l'os, suivis de tamponnement à la gaze iodoformée.

# OTALGIE

**O. ESSENTIELLE.**

Combattre l'anémie, la chlorose, le paludisme, la syphilis ou l'hystérie, lorsqu'ils existent.

Rechercher et traiter les affections du pharynx, des fosses nasales et des dents.

Dans tous les cas, recourir au *traitement des névralgies* (quinine, antipyrine, pyramidon, exalgine, lactophénine, salipyrine, bromure de potassium ou de camphre, aconitine).

Voy. *Névralgies.*

Faire prendre le soir, au moment du coucher, le cachet suivant avec une tasse d'infusion chaude :

℞ Trional...................... 1 gr.
  Dionine.......... 5 mgr. à 1 cgr.
              (Herzen).

LOCALEMENT, ordonner des *instillations* tièdes dans le conduit auditif externe avec :

℞ Chlorhydrate de morphine. 20 cgr.
  Eau de laurier-cerise...... 20 gr.

ou bien avec :

℞ Teinture d'opium........... 3 gr.
  Eau de laurier-cerise...... 20 gr.

ou encore avec une solution de cocaïne à 10 p. 100.

Employer aussi les *lini-ments calmants* et les *pommades calmantes* (Voy. *Névralgies*).

**Dans les cas rebelles** aux médications habituelles, administrer l'*iodure de potassium* à la dose de 2 à 3 gr. par jour, ou l'*essence de térébenthine* à la dose de 2 à 3 gr. par jour, en pilules de 20 cgr. chacune.

Conseiller l'*électrothérapie.*

**O. CONSÉCUTIVE A UNE AFFECTION DE L'OREILLE MOYENNE.**

*Bains chauds* du conduit auditif et du pavillon (décoction de guimauve boriquée additionnée de laudanum).

Instiller dans l'oreille, ou placer dans le conduit auditif un petit tampon de ouate imbibé du mélange suivant :

℞ Baume tranquille............. 8 gr.
  Méthylal....................... 2 —

Ou bien employer la pommade suivante, qu'on appliquera à l'aide d'un petit tampon de coton hydrophile :

℞ Extrait de belladone......., 10 cgr.
  Chlorhydrate de cocaïne... 50 —
  Vaseline......................... 20 gr.

Voy. *Otite aiguë.*

Rechercher et combattre les affections du pharynx et du nez.

# OTITES

## O. EXTERNE ECZÉMATEUSE, IMPÉTIGINEUSE.

Traiter le lymphatisme, la scrofule, l'anémie, l'arthritisme.

**Pendant la vésiculation et le suintement** : appliquer les *poudres absorbantes*.

℞ Oxyde de zinc........ )
　Sous-nitrate de bismuth ) āā 10 gr.
　Poudre d'amidon...... )
　Talc................. ) āā 20 —

(Herzen).

Ne pas pratiquer de lavages du pavillon et ne pas recourir aux applications humides.

**Quand les croûtes sont formées :** faire appliquer des *cataplasmes de fécule froids* ou mieux un *corps gras* (vaseline, huile d'olive). Conseiller les *bains d'amidon* avec modération.

**Pendant la desquamation :** employer les *pommades* ; vaseline boriquée, onguent au précépité blanc d'hydrargyre à 1 p. 30.

℞ Oxyde de zinc............. 2 gr.
　Vaseline................. 20 —

Pratiquer des *lavages* (acétate de plomb ou sulfate de zinc à 1 p. 100, ou acétate d'alumine à 2 p. 100) *et des instillations astringentes* : sulfate de cuivre à 1 p. 20, alun à 1 p. 10.

Si la guérison tarde, employer les *topiques* suivants : calomel à 1 p. 20, oxyde jaune de mercure à 1 p. 25, ichtyol à 1 p. 10, goudron à 1 p. 10, huile de cade à 1 p. 10.

**En cas d'eczéma sec** : badigeonner le conduit et l'oreille externe avec un pinceau de coton, chaque fois renouvelé, et imbibé de l'un des deux mélanges suivants :

℞ Goudron de hêtre......... 2 gr.
　Huile d'amandes........... 20 —

℞ Ichtyol ou thigénol........ 4 gr.
　Vaseline................. 20 —

℞ Précipité blanc d'hydrargyre................ 1 gr.
　Vaseline blanche.......... 25 —

**En cas d'eczéma chronique :** combattre la scrofule et l'arthritisme (voy. *Arthritisme, Eczéma scrofuleux, Scrofule*).

℞ Cinabre................. 20 cgr.
　Soufre.................. 4 gr.
　Vaseline................. 20 —

Donner *l'huile de foie de morue*, *l'arsenic*, le *cacodylate de soude*.

**En cas d'impétigo du conduit auditif** : prescrire des *irrigations* de sublimé à 1 p. 2 000 (voy. *Impétigo*).

**En cas de furoncle du conduit auditif** : verser tout au début, dans le conduit, un peu d'*alcool camphré* ou de :

℞ Acide borique.......... 3 à 5 gr.
　Alcool à 60°............ 30 —

(Faire tiédir au bain-marie, avant emploi).

Aseptiser le conduit, en y introduisant des tampons imbibés d'*eau oxygénée* ou de :

℞ Acide phénique........... 50 cgr.
　Glycérine .............. 15 —

ou bien encore, placer tous les jours dans le conduit auditif un tampon imbibé du mélange suivant :

℞ Menthol................ 4 gr.
Huile d'olive stérilisée..... 20 —

Une fois le furoncle constitué : *incision*, après anesthésie préalable avec le mélange de Bonain, suivie de pansements antiseptiques.

Concurremment ordonner un *traitement général* (Voy. *Furonculose*).

**En cas d'aspergillose du conduit auditif** : *irrigations antiseptiques* (sublimé à 1 p. 2 000), *lavages* du conduit auditif avec de l'alcool boriqué ; *instillations* d'une solution de sulfate de cuivre à 2 p. 100.

## O. EXTERNE INFLAMMATOIRE.

*Émissions sanguines* locales (3 à 5 sangsues chez l'adulte, 2 chez l'enfant).

*Fomentations chaudes ; lavages antiseptiques* (sublimé à 1 p. 2 000), *incision* précoce.

En cas d'ulcérations du conduit auditif, *cautérisations* avec une solution de *nitrate d'argent* à 10 et 25 p. 100 ; *insufflations de poudres antiseptiques* (acide borique pulvérisé, iodol, xéroforme, iodoforme).

## O. EXTERNE SOUS-PÉRIOSTIQUE.

Au début : *antiphlogistiques* (sangsues) et *calmants* (Voy. *Otalgie* et *Otite moyenne aiguë*).

**Quand la tuméfaction mastoïdienne est manifeste** : *inci-*

ser profondément : faire une incision de 4 cm. à 1 cm. en arrière du sillon auriculomastoïdien, pour éviter l'artère auriculaire ; pénétrer jusqu'à l'os (Tillaux).

Voy. *Abcès mastoïdien*

## O. MOYENNE CATARRHALE.

Éviter le froid, les climats humides, pas de séjour au bord de la mer.

TRAITEMENT GÉNÉRAL du lymphatisme, de l'arthritisme (huile de foie de morue, arsenic).

*Purgation* répétée chaque mois.

Donner l'*iodure de potassium* (50 cgr. à 1 gr.).

Cure aux *eaux thermales* de Royat, du Mont-Dore, de Luchon.

LOCALEMENT: pratiquer régulièrement, matin et soir, la *toilette de la muqueuse nasale et pharyngée* avec la simple solution physiologique.

Recourir à la *discission*, à l'*ignipuncture* ou à l'*amputation* des amygdales hypertrophiées. Commencer par l'*ablation* radicale de l'amygdale pharyngée, si elle est hypertrophiée.

Recourir à l'aération de la caisse au moyen des *douches d'air* par le procédé de Politzer ou mieux encore, avec la sonde, qui permet de localiser le traitement à l'oreille malade ; *cathétérisme* de la trompe d'Eustache.

Continuer ce traitement jusqu'à disparition de tous les symptômes subjectifs.

Ne pas pratiquer d'irrigations, ni d'instillations dans le conduit auditif externe.

**Au moment des poussées aiguës** : séjour au lit, tisanes chaudes ; administrer les *sudorifiques*.

℞ Nitrate de pilocarpine..... 10 cgr.
Eau stérilisée........... 10 gr.

Pour injections sous-cutanées ; chez l'adulte, injecter un centim. cube à la fois ; chez les enfants, un demi-centim. cube, pendant 2 à 4 jours.

Badigeonnages de *teinture d'iode* sur l'apophyse mastoïde ; appliquer 2 à 4 sangsues derrière le pavillon de l'oreille.

### O. MOYENNE AIGUE.

*Repos au lit. Purgation, antipyrétiques et analgésiques* (antipyrine, exalgine, pyramidon, phénacétine) ; au besoin, *hypnotiques* (voy. *Otalgie*).

*Antiphlogistiques, sangsues* à l'apophyse mastoïde.

Instituer l'antisepsie de la cavité bucco-pharyngienne, à l'aide de *gargarismes antiseptiques* ; assurer l'asepsie relative du nez, en faisant renifler plusieurs fois par jour de la vaseline boriquée et cocaïnée, ou mieux en injectant dans le nez de l'*huile d'olive stérilisée, mentholée*, à 10 p. 100, ou en prescrivant, chez l'adulte, de fréquentes *inhalations nasales d'eau mentholée*.

Recommander au malade de *se moucher alternativement* par l'une et par l'autre narine.

Ordonner des *bains d'oreille chauds*, répétés toutes les 1 à 2 heures :

℞ Acide borique........... 4 gr.
Laudanum de Sydenham.. 10 —
Eau distillée........... 100 —

Chauffer une cuillerée à bouche de ce mélange et le verser dans l'oreille.

Dans l'intervalle des bains, faire appliquer des *cataplasmes chauds laudanisés* et pratiquer des *instillations calmantes* de baume tranquille ou de l'un des mélanges suivants :

℞ Baume tranquille.......... 8 gr.
Méthylal................ 9 —

℞ Teinture de belladone....
...................XL à L gouttes
Huile stérilisée........ 20 gr.

Verser quelques gouttes dans le conduit auditif et laisser baigner quelques minutes (Lubet-Barbon).

Faire de préférence des instillations de *glycérine phéniquée* à 1 p. 20 et jusqu'à 1 p. 10 (laisser baigner 5 à 10 minutes).

℞ Acide phénique........... 50 cgr.
Chlorhydrate de cocaïne... 50 —
Glycérine............... 10 gr.

Ne pas faire de douches d'air dans le nez.

**En cas de douleurs vives, persistantes et croissantes, de fièvre élevée et continue, de surdité récente et très accusée et de manifestations encéphaliques avec épanchement purulent dans la caisse** : pratiquer l'*incision* ou la *paracentèse du tympan* (myringotomie), après avoir nettoyé le conduit auditif avec une solution de sublimé à 1 p. 1 000 et versé une solution de cocaïne à 1 p. 5 dans le conduit, pendant 10 minutes ; ou bien, étaler sur le tympan, pendant 3 à 4 minutes, une plaquette de coton bien imbibée du mélange suivant :

℞ Acide phénique neigeux. ⎞
Menthol.............. ⎟ āā 2 gr.
Chlorhydrate de cocaïne. ⎠
.................... (Bonain).

Inciser dans la région sub-ombilicale du tympan ; dans le quadrant antérieur ou postéro-inférieur. Placer une petite mèche de gaze iodoformée ; pratiquer des lavages antiseptiques, deux à trois fois par jour, si la suppuration est intense.

**En cas d'otite moyenne aiguë suppurée, perforée spontanément** : pratiquer, suivant l'abondance de la suppuration, soit des *pansements secs* à la gaze aseptique, après insufflations d'acide borique, soit des *injections* d'eau tiède bouillie contenant par demi-litre une grande cuillerée d'alcool saturé d'acide borique ou une cuillerée à café de bicarbonate de soude ou d'acide borique en poudre.

Faire ces injections lentement, pour ne pas produire de traumatisme au niveau du tympan, mais avec assez de force pour enlever les produits de sécrétion. Répéter les injections 2 à 3 fois par jour, selon l'intensité de la phlegmasie et l'abondance de la suppuration ; enfin tenir le conduit auditif constamment à l'abri de l'air par l'introduction d'un tampon de ouate ou de gaze aseptique dans son intérieur (Moure).

**En cas de perforation spontanée**, lorsque celle-ci est trop petite pour suffire à l'écoulement purulent et que le malade continue à souffrir (insuffisance de la perforation) : agrandir l'orifice tympanique, pratiquer la *paracentèse* du tympan.

**En cas d'abcès sous-périosté** : pratiquer la *trépanation*

(de nécessité) *de l'apophyse mastoïde*.

**Si l'apophyse mastoïde est douloureuse, qu'il y ait ou non élévation de température ; si les douleurs sont exagérées par la pression** (sur la pointe de cet os ou au niveau de l'antre mastoïdien); **s'il y a empâtement rétro-auriculaire ou rétro-mastoïdien ; si le pus sort par décharges successives, abondantes et précédées de douleurs, et surtout s'il y a des phénomènes généraux graves ou des phénomènes cérébraux** : *intervenir chirurgicalement* en pratiquant la trépanation de l'apophyse mastoïdienne (antrotomie), sans attendre l'apparition du gonflement extérieur (voy. *Abcès mastoïdien*).

**En cas de septico-pyémie otitique** : voy. *Septicémie otique*.

**O. MOYENNE CHRONIQUE (Otorrhée).**

*Faciliter l'évacuation du pus et favoriser le drainage* : pour cela débarrasser le conduit de tout ce qui empêche le libre écoulement du pus, bouchon de cérumen, magma purulent, desquamation épidermique par des *irrigations* et les *lavages* quotidiens avec une solution antiseptique faible (eau boriquée à 4 p. 100, eau phéniquée à 1 p. 200, phénosalyl à 1 p. 200, sublimé à 1 p. 4 000, lysol à 1 p. 400, résorcine à 1 p. 100) ou avec de l'eau légèrement salée.

Après chaque irrigation, bien nettoyer et sécher entièrement le conduit auditif ; puis introduire une mèche de gaze iodoformée ou salolée jusque dans l'oreille moyenne. Changer ce pansement, d'abord 2 fois par jour, puis tous les jours ou tous les 2 jours.

En plus, *désinfecter la cavité auditive* en ordonnant des instillations de *glycérine phéniquée* à 1 p. 20, et en cas de sécrétion fétide, d'*eau oxygénée* à 12 volumes, sous forme de bains légèrement tièdes 3 fois par jour (Guisez).

℞ Thigénol..................... 5 gr.
  Eau oxygénée à 6 vol..... 20 —
  Alcool..................... 10 —
  Pour instillations.

Recourir aussi aux *instillations* de solutions de sulfate de zinc à 1 p. 50, ou de solutions concentrées de nitrate d'argent, progressivement de 1 p. 50 à 1 p. 10, en faisant suivre d'une abondante injection d'eau chaude.

℞ Sulfate d'alumine..... } āā 1 gr.
  Chloral ..............}
  Eau distillée.............. 20 —
  Pour instillations : V gouttes tous les matins.

Au besoin, pratiquer des *cautérisations* au crayon de nitrate d'argent, ou avec une perle de ce sel fondue au bout d'une tige métallique. Cocaïniser toujours la muqueuse, avant de pratiquer une cautérisation.

Si les instillations sont insuffisantes, donner des *bains modificateurs* : remplir le conduit auditif avec une solution de nitrate d'argent, pendant 5 à 10 minutes. Enduire de vaseline tout le conduit, le pavillon et la peau avoisinante (Lermoyez).

Ou encore verser dans l'oreille cocaïnisée de l'*alcool* à 95° *chauffé* (Coëtoux) ou additionné de *tanin* :

℞ Tanin.............. 10 à 25 gr.
  Alcool pur........... 100 —

Essayer de sécher la suppuration à l'aide d'*insufflations* de poudres antiseptiques (acide borique pulvérisé, calomel, iodol, iodoforme, salol, xéroforme) ou astringentes :

℞ Nitrate d'argent.......)
  Talc................} āā 5 gr.
  Lycopode............)

Cautériser les granulations avec l'*acide trichloracétique pur*, ou à l'aide du *galvanocautère*.

En cas d'obstruction de la trompe, la rendre perméable à l'aide d'*insufflations* (douches d'air) *selon la méthode de Politzer* ou par le cathétérisme avec la sonde de Itard.

**Forme tuberculeuse.** Instillations d'*acide lactique* à 20 et 50 p. 100 ou d'*éther iodoformé*.

**Quand les médications précédentes sont restées insuffisantes,** quand le stylet fait constater des **lésions osseuses,** des points dénudés, des **séquestres ;** quand il existe un **cholestéatome** ou des **complications du côté des cellules mastoïdiennes :** *intervenir chirurgicalement* (Schwartze, Zaufel, Luc).

**O. SÈCHE (sclérose de l'oreille moyenne).** Recourir aux traitements suivants, employés les uns après les autres : *douches d'air* répétées matin et soir ; *cathétérismes*, pratiqués quotidiennement pendant des mois ; emploi de *topiques*, introduits par la sonde dans la trompe et jusque dans la caisse (iodure de potassium à 5 p. 100, bicarbonate de soude à 2 p. 100, sulfate de zinc à 1 p. 100, chloroforme, alcool, teinture d'iode, iodure d'éthyle) ; *massage* du tympan avec le masseur de Delstanche ; *électricité* (courants constants) ; *interventions chirurgicales*, utiles dans les cas d'adhérences du tympan ou dans ceux où les accidents sont dus à son épaississement : faire une perfora-

tion assez grande pour permettre le passage des ondes sonores ; choisir, pour la faire, les points qui sont adhérents ou dans lesquels on trouve une plicature de la membrane ou une cicatrice.

Recourir aussi, s'il est nécessaire, à la ténotomie du muscle du marteau, à l'ablation du marteau, etc.

Enfin conseiller les *cornets acoustiques* (Lubet-Barbon).

**Contre les bourdonnements :** injecter dans la caisse de la *vaseline liquide* (Delstanche), ou quelques gouttes d'une *solution bouillie et filtrée de cocaïne* à 1 p. 20 (Lubet-Barbon).

## OTOMYCOSE

Enlever les fausses membranes aspergillaires, et faire de très fréquentes irrigations tièdes avec une solution d'*hypochlorite de soude* à 2 p. 1000, immédiatement suivies d'instillations à l'*alcool salicylique* à 1 p. 1000 (Bar).

℞ Acide salicylique........ 50 cgr.
Alcool.................. 25 gr.

Employer aussi le *lysol*, l'*eau oxygénée* à 6 vol., la *formaline* :

℞ Lysol...................... 1 gr.
Alcool.................. 20 —
Pour instillations.

**Dans les cas rebelles,** toucher le conduit auditif avec une solution de *nitrate d'argent* à 1 p. 10, ou avec la *teinture d'iode* (Bar).

## OTORRHÉE

Voy. *Otite moyenne chronique.*

## OVARITES

**O. AIGUË.**
Dans la majorité des cas, l'ovaire et la trompe forment

un tout, c'est l'annexite ; aussi, en ce qui concerne le traitement des ovarites, recourir aux moyens médicaux et chirurgicaux indiqués à : *Salpingites*.

Voy. aussi *Abcès pelviens*, *Pelvi-péritonite*.

Traiter la blennorragie de l'urètre, du vagin et de l'utérus lorsqu'elle existe.

## O. CHRONIQUE.

Prescrire les *toniques* : fer, arsenic, cacodylate de fer ou de soude, quinquina, noix vomique, kola, coca.

Recommander l'*hydrothérapie*.

Conseiller le *repos prolongé au lit* (six semaines à six mois).

Défendre les fatigues de tout genre, les veillées, les rapports sexuels.

Combattre la constipation (laxatifs, lavements) et l'anorexie.

Appliquer des *révulsifs* sur l'hypogastre : vésicatoires volants, pointes de feu toutes les semaines.

Ou bien conseiller l'application du *demi-maillot* ou *compresses de Priessnitz*, allant de l'ombilic à mi-hauteur des cuisses (recouvrir de flanelle et de toile caoutchoutée).

Pratiquer des *onctions résolutives* sur l'hypogastre :

℞ Iodure de potassium........  5 gr.
Ichtyol....................  15 —
Lanoline............. )
Vaseline............. } āā 25 —

Instituer l'*antisepsie vagino-utérine* (voy. *Blennorragie chez la femme, Métrites, Vaginites*), et introduire tous les soirs dans le vagin soit un ovule médicamenteux à la glycérine, soit un tampon de coton hydrophile imbibé de *glycérine salolée* ou *ichtyolée* à 10 p. 100.

℞ Résorcine (ou iodoforme). )
Hydrate de chloral..... } āā 5 gr.
Glycérine............... 100 —
(Herzen).

CURES THERMALES pendant l'été aux eaux de *Salins*, de *Salies-de-Béarn*, de *Luxeuil*, de *Kreuznach*.

Sinon, faire prendre à l'automne et au printemps, 30 *bains tièdes* de 10 minutes, additionnés de 5 à 10 kgr. de *sel marin* et *d'une bouteille ou deux d'eaux-mères de Salies-de-Béarn* ou *d'un rouleau de Salins du Midi*.

**En cas d'adhérences** : recourir au *massage bimanuel*, s'il n'existe plus de douleurs, répété trois fois la semaine. Si les adhérences sont très tenaces, anesthésier le malade et dégager les organes.

**En cas de symptômes d'insuffisance ovarienne** (bouffées de chaleur, règles désordonnées, caractère irritable, amaigrissement, diminution de la mémoire, cauchemars, asthénie neuro-musculaire), prescrire l'*ovarine* en cachets de 20 cgr., à la dose de 40 cgr. par jour, pendant des mois.

**Si l'ovaire est gros, scléro-kystique et prolabé dans le Douglas** : après insuccès du traitement médical par l'ovarine, pratiquer l'*ignipuncture*, la *résection ovarienne*, suivies si besoin de l'*ovaropexie* ou de l'*ovariotomie*.

**En cas d'ovarite chronique suppurée**, surtout quand il y a en même temps pyosalpinx : pratiquer l'*ablation des annexes*.

# OXALURIE

Voy. *Gravelle oxalurique.*

## OXYURES

INTÉRIEUREMENT, administrer la *santonine* (5 cgr. chez les enfants au-dessous de 2 ans ; jusqu'à 10 et 20 cgr. chez les enfants plus âgés), le *calomel*, la *fleur de soufre* (voy. *Ascarides*).

℞ Fleur de soufre............ 50 cgr.
Miel...................... 20 gr.

A prendre une fois le matin à jeun (West).

℞ Follicules de séné...... ⎫
Feuilles et fleurs de ta- ⎬ ãã 12 gr.
naisie................. ⎭
Eau Q. S. p. obtenir, après
15 minutes d'ébullition,
une décoction de........ 80 —
Ajouter :
Sulfate de magnésie...... 2 à 3 —
Sirop de manne........... 20 —

Faire prendre en une fois la moitié de cette potion, puis le lendemain l'autre moitié (Monti).

LOCALEMENT : faire prendre des *lavements d'eau et glycérine neutre* à parties égales ou *des lavements d'eau salée* à 20 p. 100, *d'eau vinaigrée* au 1/2 ou au 1/3, *d'eau savonneuse* ; ou encore avoir recours aux lavements composés de mucilage de gomme tenant en suspension 5 à 20 cgr. de *calomel*, ou bien :

℞ Ether sulfurique........ XX gouttes
Glycérine................. 30 gr.
Eau...................... 150 —

℞ Asa fœtida............... 3 gr.
Jaune d'œuf.............. N° I.
Eau..................... 150 gr.

℞ Sulfure de potasse....... 40 cgr.
Eau..................... 150 gr.

℞ Naphtaline........... 1 à 3 gr.
Huile d'olive........ 40 à 80 —

Faire prendre ces lavements à l'enfant, après qu'il aura été à la selle, et les lui faire garder le plus longtemps possible.

Continuer le traitement pendant une ou deux semaines ; terminer par un *purgatif* (15 gr. de sulfate de soude).

Se servir aussi des *suppositoires* suivants :

℞ Onguent napolitain.... 5 à 10 cgr.
Beurre de cacao........ Q. S.

Introduire, tous les matins, dans l'anus, un de ces suppositoires (Barthez et Sanné).

**S'il existe de la rectite :** administrer des lavements au *nitrate d'argent :*

℞ Nitrate d'argent......... 50 cgr.
Eau distillée............ 120 —

Pour un lavement, répété 3 jours de suite.

## OZÈNE

Voy. *Rhinite atrophique.*
Ordonner de simples *aspirations nasales* d'eau bouillie

assez chaude, légèrement salée et iodée, dans la proportion d'une pincée de sel et de

HERZEN, 6e édition.

trois gouttes de teinture d'iode pour une tasse d'eau (Bonnier).

Ou bien pratiquer des *irrigations nasales antiseptiques répétées* (2 à 4 injections par jour, de 1 litre chacune, prises avec un siphon de Weber ou une seringue anglaise). Employer pour ces lavages une solution de *borate de soude* à 2 p. 100, ou de *résorcine* à 1 p. 200 ou de *phénosalyl* à 1 p. 1 000, ou encore une *solution saturée d'acide borique, additionnée de 25 cgr. de naphtol, par litre*, ou une solution de *formaline* à 1 p. 1 000.

Employer aussi les *solutions alcalines* qui ramollissent et décollent les croûtes plus facilement.

Après les lavages, quand le nez est redevenu sec, faire dans les fosses nasales des *pulvérisations d'huile de vaseline* :

℞ Huile de vaseline... 30 gr.
   Essence de géranium rosat... X gouttes

Pour pulvérisations avec le pulvérisateur de Richardson à boule de caoutchouc (Ruault).

℞ Salol... 1 gr.
   Vaseline liquide... 30 —
   Essence de géranium... V gouttes
             (Lermoyez).

Aider les croûtes à se détacher, par des injections de *sérum antidiphtérique* (Della Vedova).

En outre, tous les jours ou tous les 2 ou 3 jours, appliquer le *topique* suivant :

℞ Naphtol sulforiciné à 10 p. 100. 20 gr.
   Pour badigeonnages (Ruault).

Ou bien, après les lavages, badigeonner plusieurs fois par jour avec :

℞ Naphtol β... 1 gr.
   Camphre... 2 —
   Huile de vaseline... 100 —

Prescrire ce topique à une dose plus ou moins forte, suivant la tolérance du malade (Ruault).

Modifier la pituitaire avec des badigeonnages à la *teinture d'iode* (8 à 10 badigeonnages à quelques jours d'intervalle), ou des attouchements à la *glycérine iodée* (glycérine 20 gr., teinture d'iode 10 gr.) :

℞ Iode métallique... 1 gr.
   Iodure de potassium... 4 —
   Menthol... 20 cgr.
   Glycérine... 40 —

Pour badigeonnages de la muqueuse.
             (Guisez).

ou à la *solution de Van Swieten*, ou avec des solutions de nitrate d'argent au 1 p. 20 ou 1 p. 10.

*Désinfection* des mouchoirs et des différents objets de toilette et de table des ozéneux.

Conseiller l'usage des mouchoirs en papier que le malade brûlera.

Séjour au bord de *la mer*, cure dans une *station sulfureuse*.

Conseiller la cure radicale par les *injections de paraffine* à froid, pratiquées sous la muqueuse (Guisez).

**O. SYPHILITIQUE.**

Traitement antisyphilitique : *iodure de potassium* (3 à 6 gr.) et injections aqueuses de *biiodure de mercure* à la dose de 1 à 2 cgr. par

jour, pendant 20 jours consécutifs.

Pratiquer des irrigations
des fosses nasales avec des
*solutions faibles de sublimé*
et employer les *pommades au
calomel* ou au *précipité blanc*
à 1 p. 20.

℞ Calomel à la vapeur.... ⎫
   Précipité rouge......... ⎬ āā 4 gr.
   Acide borique finement pul-
     vérisé ................. 15 —
   Poudre à priser (Trousseau).

℞ Calomel ................. 50 cgr.
   Biborate de soude pulvérisé. 5 gr.
   Poudre à priser.

# PACHYMÉNINGITE CERVICALE

*Traitement général* recons-
titüant et tonique, antituberculeux ou antisyphilitique, suivant le cas.

*Localement*, recourir aux
*émissions sanguines*, aux *révulsifs* et à la *radiothérapie*.

Donner le *calomel*; pratiquer des injections de *morphine*, contre les douleurs.

Combattre les paralysies
et l'atrophie musculaire au
moyen de l'*électrothérapie*.

# PALPITATIONS

### P. CHEZ LES ANÉMIQUES.

*Traitement hygiénique, dié-
tétique médicamenteux* de la
chlorose ou de l'anémie.

Donner les préparations
ferrugineuses aux malades à
fonctionnement gastrique normal, ne pas les administrer
chez les chlorotiques ou anémiques atteints de troubles
dyspeptiques plus ou moins
accusés : soigner chez ceux-
ci d'abord la maladie stomacale, sans se préoccuper de
l'état plus ou moins chlorotique ou anémique du sujet.

Voy. *Chlorose* : en cas de
gastralgie.

### P. CHEZ LES ARTÉRIOSCLÉREUX.

*Traitement hygiénique* et
*diététique* de l'artériosclérose.

Prescrire le *régime lacté.*

Au besoin, administrer le

*sulfate de spartéine*, à la dose
de 10 cgr. par jour.

Voy. *Artériosclérose.*

### P. CHEZ LES CARDIAQUES.

Rechercher et combattre
les troubles gastro-intestinaux, la lithiase biliaire, etc.

Repas réguliers et peu copieux ; au besoin, *régime
lacté.*

Combattre la constipation,
défendre l'usage du tabac.

Donner la *digitale*, s'il y a
compensation troublée, ataxie cardiaque avec batte-
ments violents ou désordon-
nés, mais la supprimer à la
période d'hypersystolie.

Voy. *Insuffisances* et *Rétrécissements valvulaires, Myocardite chronique, Péricardites.*

### P. DE CROISSANCE.

*Repos* moral et physique ; supprimer l'usage de l'alcool, du thé, du café ; favoriser les digestions gastriques et l'évacuation intestinale.

Combattre l'anémie, la scrofule et le nervosisme ; prescrire dans ce but l'*iodure de fer*, le *cacodylate de soude* ou *de fer*, le *phosphate de chaux*, les *glycérophosphates*, le *bromure d'or*.

℞ Bromure d'or............ 5 cgr.
Eau distillée............. 250 gr.
1 cuillerée à soupe aux repas (C. Paul).

Combattre aussi les troubles de la menstruation chez les jeunes filles, et la masturbation chez les garçons.

Rechercher les affections de la cavité nasale et du pharynx, et, lorsqu'elles existent, les *traiter chirurgicalement* (rhinite hypertrophique : destruction de la muqueuse par le galvanocautère, turbinotomie ; végétations adénoïdes : ablation).

Éviter l'usage de la digitale et de la caféine ; essayer la *convallaria*, à la dose de 40 à 60 cgr. par jour.

Voy. *Hypertrophie du cœur de croissance*.

**P. CHEZ LES DYSPEPTIQUES.**

*Traiter la dyspepsie* (dyspepsie atonique, dyspepsie flatulente, dilatation d'estomac, constipation chronique, etc.).

Insister, avant tout autre traitement, sur le *régime lacté*.

Combattre la constipation (laxatifs, lavements) ; pratiquer, au besoin, le *lavage de*

l'*estomac* et des *irrigations intestinales*.

Défendre l'usage du tabac, de l'alcool, du vin pur, du thé et du café.

Recommander que le *repas du soir soit toujours léger et uniquement végétal*(Huchard).

Interdire le pain ou tout au moins ne permettre de manger que la croûte ou du *pain grillé* ; diminuer dans une forte proportion la quantité des liquides absorbés.

Ne jamais prescrire la digitale ou les médicaments cardiaques.

**Au début de l'accès** : faire au malade une friction sur la région précordiale avec la pommade suivante :

℞ Vératrine ............. 15 cgr.
Extrait thébaïque....... 75 —
Essence de térébenthine. 2 gr.
— de menthe poivrée............... XII gouttes
Axonge benzoïnée........ 30 gr.
Puis recouvrir la région frictionnée d'une couche de ouate (Botkine).

Faire prendre à l'intérieur une *perle d'éther*.

Donner, comme calmant, le *valérianate d'ammoniaque* ou la potion suivante :

℞ Bromure de potassium.... 6 gr.
Eau de laurier-cerise..... 10 —
Sirop d'éther. .......... 30 —
Hydrolat de valériane..... 110 —
1 cuillerée à soupe toutes les 2 heures (A. Robin).

**En cas de dyspnée intense** : inhalations d'*oxygène* (faire respirer lentement 5 à 10 litres, puis recommencer si l'accès revient), ou bien inhalations d'*éther*, d'*iodure d'éthyle* (XX gouttes).

**En cas de crises syncopales** : inhalations de *nitrite*

*d'amyle*; administrer en même temps une potion à la *caféine*.

**P. CHEZ LES NEURASTHÉNIQUES.**

*Traitement général* de la neurasthénie ; administrer les modificateurs de la nutrition générale.

Recourir aux *antispasmodiques* : bromures, valériane, valérianates, camphre, jusquiame, musc, castoréum, aconit, chanvre indien.

℞ Camphre monobromé..... 10 cgr.
   Valérianate de zinc...... 5 —
   Extrait de jusquiame..... 2 —
   Pour 1 pilule : 6 par jour (Herzen).

℞ Teinture de veratrum viride 10 cgr.
   Eau distillée............... 60 gr.
   Sirop d'écorces d'oranges
     amères................ 40 —
   3 cuillerées à soupe par jour (Bernheim).

Ordonner une *cure de repos*. Prescrire la *digitale*, seulement dans les cas où le pouls est fréquent et faible, et surtout dans ceux où il existe de l'arythmie.

℞ Feuilles de digitale.. 40 à 80 cgr.
  Faire infuser dans :
   Eau bouillante.......... 130 gr.
  Filtrer et ajouter :
   Sirop de fleurs d'oranger. 25 —
  Par cuillerées à bouche.

Ou bien, donner les cachets suivants :

℞ Chlorhydrate de quinine ⎫
  Citrate de caféine..... ⎬ āā 15 cgr.
  Pour 1 cachet : 3 par jour avec 3 heures d'intervalle.

**En cas d'angoisse cardiaque**, prescrire :

℞ Extrait de valériane ... 2 à 3 gr.
  Teinture éthérée de cas-
   toréum.............. ⎬ āā 1 —
  Liqueur d'Hoffmann....
  Hydrolat de tilleul....... 120 —
  Sirop de codéine........ 25 —
  Par cuillerées à bouche, dans la journée (Herzen).

Dans tous les cas, conseiller d'éviter le bord de la mer, les hautes altitudes, les bains de rivière, de vapeur, l'hydrothérapie froide.

Ordonner les *bains tièdes* de 28º à 30º, de 5 minutes de durée, suivis de frictions et de promenade.

Recourir aux *courants continus* : pôle positif au niveau des points douloureux.

Conseiller les applications, sur la région précordiale, de *compresses imbibées d'eau froide* ou du *sac de glace* ; pratiquer des *pulvérisations d'éther* ou de *chlorure de méthyle*, surtout en cas de douleur, de points hyperesthésiés.

**P. DANS LES NÉVROSES.**

**En cas de chorée** : prescrire les *bromures* et l'*antipyrine*.

**En cas d'hystérie** : recourir à la *médication calmante*.

**En cas de neurasthénie** : voy. *P. chez les neurasthéniques*.

**En cas de goitre exophtalmique** : donner l'*antipyrine*, les *bromures*, l'*aconit*, et le *veratrum viride*, sous forme de teinture, à la dose de X à XX gouttes par jour, progressivement, en 4 fois (G. Sée).

**P. CHEZ LES PHTISIQUES.**

Voy. *Phtisie avec pouls rapide*.

**P. RÉFLEXES.**

Instituer un traitement approprié au cas (vers intestinaux, troubles de la menstruation, déviations utérines, affections du nasopharynx, etc.)

# PALUDISME

Voy. *Fièvres intermittentes.*

# PANARIS

**P. SUPERFICIEL.**

Bains antiseptiques locaux; *excision* aux ciseaux de l'épiderme soulevé. Pansement antiseptique, tous les jours.

**P. SOUS-CUTANÉ.**

Au début : *cataplasmes, bains locaux chauds* et *prolongés* ou bien *traitement par l'hypérémie* à l'aide de la bande élastique ou de la ventouse spéciale.

*Incision,* dès le troisième ou quatrième jour, après anesthésie locale. Faire suivre l'incision d'un bain antiseptique prolongé. Pansements antiseptiques.

**P. NERVEUX.**

*Enveloppement* des doigts après avoir mis un *liniment au laudanum* et au *chloroforme.*

Applications irritantes sur la région cervicale et le trajet des nerfs (teinture d'iode, pointes de feu, vésicatoires).

A l'intérieur : *valérianate d'ammoniaque* et *quinine.*

Rechercher la syringomyélie et la lèpre.

# PANCRÉATITES

**P. AIGUË** (hémorragique ou suppurée).

*Intervention chirurgicale précoce* suivie de drainage. Suivant la migration de la collection, intervenir soit par la voie pleuro-péritonéale pour la forme thoracique, soit par la voie lombaire pour la forme lombaire, soit par la laparotomie sus-ombilicale, pour la forme abdominale.

**P. CHRONIQUE, INTERSTITIELLE HYPERTROPHIQUE.**

*Laparotomie suivie de cholécystectomie et de drainage des canaux biliaires,* d'après la méthode de Kehr (Dieulafoy).

# PARALYSIES

Voy. *Hémiplégie, Monoplégies, Myélites, Névrites, Paraplégie.*

**P. AGITANTE (maladie de Parkinson).**

Éviter les fatigues physiques et intellectuelles ; repos moral, pas d'émotions.

Défendre le café, le thé, le tabac.

*Purgations fréquentes* (tous

les 15 jours, sauf pendant les mois très chauds).

*Pointes de feu* le long de la colonne vertébrale (2 à 3 fois par mois).

Administrer l'*arsenic* en injections sous-cutanées (Charcot et Eulenburg).

Ordonner contre le tremblement l'*hyosciamine amorphe*, sous forme de pilules de 1/2 mgr. à la dose de 4 à 5 mgr. par jour, ou la *duboisine*, en granules de 1/2 mgr., à la dose de 2 à 3 mgr. par jour, progressivement, pendant 10 jours chaque mois.

℞ Chlorhydrate d'hyoscine... 1 cgr.
Eau distillée............. 10 cc.
Injecter 1/4 à 1/2 cc. dans les 24 heures.

℞ Hyosciamine amorphe.... 1 mgr.
Extrait de stramonium.... 2 cgr.
Poudre de guimauve..... Q. S.
Pour 1 pilule : 1 à 4 pilules par jour, pendant 10 jours chaque mois (Meige).

℞ Bromhydrate d'hyoscine... 1 mgr.
Codéine................. 1 cgr.
Poudre de guimauve..... 2 —
Excipient............... Q. S.
Pour 1 pilule : 1 à 3 pilules par jour (Meige).

Essayer la *vératrine :*

℞ Vératrine................. 5 cgr.
Excipient................. Q. S.
Pour 50 pilules : 4 à 10 par jour.

Prescrire le *chanvre indien* associé à l'*opium* (Gowers).

Recourir à l'*électricité statique* ou aux *courants galvaniques* et à la cure du *fauteuil trépidant.*

Conseiller le *massage* méthodique quotidien de tous les muscles du corps, pour atténuer la raideur musculaire.

Ne pas donner la strychnine et l'ergot de seigle (Charcot).

Employer aussi le *borate de soude* (Grasset), après avoir administré l'un des médicaments précédents.

℞ Borate de soude......... 50 cgr.
Pour 1 cachet : 2 par jour ; augmenter tous les 5 jours de 1 jusqu'à 4, 5 et 6 cachets par jour, suivant la tolérance (Grasset).

Ne pas laisser vivre les malades dans l'oubli et dans la retraite ; les entourer au contraire de soins assidus ; les entretenir des événements du jour, s'intéresser à eux ; les plaindre. Tout cela est pour eux non seulement un soulagement, mais un besoin.

Faire travailler passivement leurs membres et leur esprit, car ils ne sont pas des ramollis (Brissaud).

**Contre les attaques apoplectiformes :** appliquer des *sangsues* aux apophyses mastoïdes, des *ventouses scarifiées* à la nuque et le long du rachis.

Faire mettre la *vessie de glace* sur la tête et administrer un *purgatif drastique* (calomel et jalap, eau-de-vie allemande).

CURES THERMALES : Bagnères-de-Bigorre, Lamalou, Néris ou Ragatz.

**P. ALCOOLIQUE.**

Voy. *Névrites.*

**P. ASCENDANTE AIGUË.**

Voy. *Méningite cérébrospinale, Myélites.*

**P. CÉRÉBRALE.**

Voy. *Aphasie, Hémiplégie, Monoplégies.*

**P. DIPHTÉRIQUE.**

Voy. *Névrites.*

Intervenir au moyen de la *sérothérapie* : injections répétées de sérum de Roux, à la dose de 10 à 20 cc., pratiquées à 24 heures d'intervalle.

Ordonner les *toniques :* quinquina et surtout la *strychnine* à la dose de 2 à 6 milligr. par jour de sulfate de strychnine.

*Frictions aromatiques, électrisation.*

**P. FACIALE.**

Traiter la cause (traumatismes, tumeurs parotidiennes, périostites, carie du rocher, tumeurs intra-craniennes, syphilis, diabète, saturnisme, alcoolisme, etc.).

**Chez un syphilitique** : *traitement spécifique mixte* énergique.

**Chez les scrofuleux** : *traitement général de la scrofule* (huile de foie de morue iodée).

Dans les autres cas (paralysie *a frigore*), administrer alternativement la *strychnine* et l'*arsenic* associé à l'*iodure de sodium* :

℞ Sulfate de strychnine..... 1 mgr.

Pour 1 pilule : 2 à 5 par jour, pendant 10 à 15 jours.

℞ Arséniate de soude......... 10 cgr.
  Iodure de sodium....... 10 gr.
  Eau distillée............. 300 cc.

2 cuillerées par jour, aux repas, pendant 15 à 20 jours.

ÉLECTROTHÉRAPIE : Quand la contractilité faradique est conservée : *faradisation.*

Si elle est très affaiblie : *courants continus* ou *faradisation.*

Si elle a disparu : *courants continus*, utiles aussi dans les formes douloureuses.

Séances quotidiennes de 5 à 10 minutes ; à la moindre menace de contracture s'abstenir pendant une ou plusieurs semaines de toute électrisation et n'employer ultérieurement que des courants galvaniques stables à faible intensité.

Pratiquer aussi des *frictions* avec :

℞ Huile de camomille....... 30 gr.
  Alcool camphré........... 10 —
  Essence de térébenthine... 5 —

Cure thermale à *Lamalou.*

*Traitement chirurgical :* anastomose spino-faciale (Faure).

**P. GÉNÉRALE PROGRESSIVE.**

Défendre le travail physique et intellectuel ; pas de préoccupations ; *repos à la campagne* ; pas d'émotions. Eviter les sorties au soleil.

Ni alcool, ni tabac, ni coït.

Régime lacté associé à l'alimentation ordinaire.

Si le malade présente de l'agitation, ou s'il a des impulsions dangereuses, l'*interner* dans un asile.

Instituer, chez tout paralytique général, une période régulière de *traitement spécifique mixte* (Charcot, Fournier), et dans les cas à marche rapide, chez les syphilitiques, recourir à la *mercurialisation à hautes doses* (injections de calomel à 5, 7 et 10 cgr., tous les 8 jours, biiodure de mercure à la dose de 2 cgr. par jour, pendant 20 à 30 jours, ou de benzoate de mercure à celle de 2 à 3 cgr. par jour, pendant 25 jours) en ayant soin de ne pas commencer le traitement au cours d'une poussée aiguë ou bien d'une affection intercurrente et de tâter la susceptibilité du malade par des doses très faibles.

Prescrire ensuite un traitement composé de l'emploi alternatif de l'*iodure de potassium*, pendant 15 jours, à la dose de 2 à 3 gr. par jour (ne pas donner l'iodure à trop haute dose), suivi de l'administration de *composés arsenicaux*, pendant 15 autres jours (4 à 8 mgr. d'arséniate de soude par jour). Dans tous les cas, pratiquer la *révulsion* sous toutes ses formes : pointes de feu, badigeonnages iodés à la nuque, etc., et donner des *purgatifs légers* souvent répétés, particulièrement ceux à base d'*aloès* et, deux fois par an, au printemps et à l'automne, faire prendre 25 bouteilles d'*eau de Balaruc* : une tous les matins, par demi-verre, de demi-heure en demi-heure.

**En cas de poussée aiguë** : administrer un *purgatif* (60 cgr. à 1 gr. de calomel), appliquer des *sinapismes* aux membres inférieurs et des *sangsues* (2 à 4) aux apophyses mastoïdes.

Si la poussée aiguë persiste, donner en outre le *bromhydrate de quinine* à la dose de 60 à 80 cgr. par jour, en cachets de 15 à 20 cgr. chacun, et la *teinture de digitale* à faibles doses (XV gouttes par jour en 3 fois).

**Contre le délire congestif** : recourir aux injections sous-cutanées d'*ergotine*.

**Contre l'agitation** : administrer les *bromures* ou l'*hydrate d'amylène* ; prescrire les *bains tièdes* à 27° ou 28°, prolongés pendant deux et trois heures, en ayant soin d'entretenir sur la tête un léger filet d'eau froide.

Recourir à l'*alitement permanent* et pratiquer des injections d'*apomorphine* à la dose de 3 à 8 mgr. (Rabow) ou d'*hyoscine*.

Voy. *Agitation*.

**P. HYSTÉRIQUE.**

Voy. *Hystérie*.

**P. INFANTILE AIGUË** (*poliomyélite antérieure aiguë*).

**Au début** : recourir aux *révulsifs* : pointes de feu, ventouses sèches sur la colonne vertébrale, vésicatoires en lanière sur les gouttières vertébrales.

Administrer un *purgatif léger*.

Pratiquer des injections hypodermiques d'*ergotine* (10 à 20 cgr., 3 fois par jour) :

℞ Ergotine.............. 1 gr. 50
Eau distillée bouillie.... 10 —

Injecter 2 à 3 c. c. par jour, pendant plusieurs jours de suite.

Donner la *teinture de ciguë et d'aconit* en potion :

℞ Teinture de ciguë...
— d'aconit... } āā V gouttes
Eau de laurier-cerise... 5 gr.
Sirop de fleurs d'oranger.......... } āā 40 —
Eau distillée........

Par cuillerée à café, de 2 en 2 heures (J. Simon).

Ordonner en même temps le *chlorhydrate de quinine* à dose assez élevée : 30 à

50 cgr. par jour, en deux fois.

*Envelopper d'ouate* les membres paralysés.

**Après la période aiguë** (seconde période) : pratiquer des *frictions chaudes* et *stimulantes*.

℞ Baume de Fioravanti..... 100 gr.
. Alcoolat de lavande....... 50 —
. Teinture de noix vomique. 20 —
Pour frictions.

Recourir, dès que la période de régression commence, mais pas avant, à l'*électrothérapie* : courants continus de faible intensité (5 à 10 milliampères) ; pôle positif sur la colonne vertébrale, pôle négatif sur le membre paralysé ; séances quotidiennes de 5 à 10 minutes.

Ne pas surmener les membres paralysés par l'électrisation, les frictions et le massage et s'occuper davantage de l'état général.

Ordonner les *bains sulfureux*, les *bains salés*, les *frictions stimulantes générales*.

A l'intérieur, donner la *noix vomique*, la *strychnine*, les *glycérophosphates*, le *cacodylate de soude* ou *de fer*.

℞ Teinture de noix vomique.. 10 gr.
I goutte 5 fois par jour, dans un peu de lait, pendant 8 jours consécutifs. Suspendre pendant une semaine et recommencer (Comby).

Prescrire le *sulfate de strychnine* aux doses suivantes :

De 6 à 15 mois.... 1/5 à 1 mgr.
De 15 mois à 3 ans. 1 à 1 1/2 mgr.
De 5 ans à 10 ans. 1 à 2 mgr.
. Par jour.

℞ Sulfate de strychnine... 5 mgr.
. Sirop de sucre........... 100 cc.
(1 cuillerée à café = 1/4 mgr. de strychnine) ; de 2 à 6 cuillerées à café par jour.

Chez les enfants plus âgés :

℞ Sulfate de strychnine.... 1 cgr.
. Phosphate de soude..... 5 gr.
. Eau distillée............. 100 —
. 2 à 3 cuillerées à café par jour, selon l'âge des enfants (6 à 10 ans) (Legendre).

**A la troisième période** (*poliomyélite chronique*) : insister sur l'*électrisation* (courants interrompus et continus), pendant plusieurs mois de suite. Employer de préférence les courants à intermittences éloignées.

Ordonner le *massage* et les *bains salés*.

Prescrire une *alimentation fortifiante*, faire prendre *l'huile de foie de morue*, le *phosphate de chaux*, les *glycérophosphates*, le *cacodylate de soude*. Voy. *Atrophies musculaires myélopathiques*.

Faire des frictions avec le *liniment de Rosen* :

℞ Alcoolat de genièvre....... 90 gr.
. Essence de girofles.... } āā 5 —
. Huile de muscade...... }

Recourir à la *chirurgie* et aux *appareils orthopédiques*, pour corriger les déformations.

Pratiquer des manœuvres de *gymnastique* avec des appareils spéciaux.

**En cas de pied bot paralytique** : faire porter des *bottines à tuteurs*, pour prévenir les déviations ; mais une fois celles-ci établies, pratiquer, selon le cas, des *ténotomies*, le *redressement* *forcé*, *l'opération de Phelps*, la *tarsotomie postérieure* et *l'arthrodèse tibio-tarsienne*, pour corriger la déformation.

Dans certains cas (pieds bots ballants), avoir recours aux *greffes tendineuses*.

Envoyer les enfants à la *mer*, à *Salies-de-Béarn*, *Salins*, *Balaruc*, *Bourbonne*, *Bourbon-l'Archambault*, *Saint-Amand*, *Dax*, *Aix*, *Luchon*.

### P. LABIO-GLOSSO-PHARYNGÉE.

*Traitement général* tonique et reconstituant.

Recourir à l'*électrothérapie* : galvanisation ; appliquer les deux électrodes au niveau des apophyses mastoïdes ; séances de 2 à 3 minutes avec interversion du courant.

**En cas de salivation exagérée** : prescrire l'*atropine*.

**Contre la dyspnée** (paralysie des abducteurs des cordes vocales) : pratiquer la *trachéotomie*.

**A la dernière période** : administrer les *narcotiques* et alimenter les malades avec la *sonde*.

### P. OCULAIRES.

Voy. *Ophtalmoplégies*.

### P. PSEUDO-HYPERTROPHIQUE.

*Courants faradiques* et *continus* dès le début.

*Massage*, *douches chaudes* et *sulfureuses*. *Bains salés*.

Donner l'*arsenic*, l'*huile de foie de morue*, le *quinquina*.

Cure thermale à *Aix-les-Bains*.

### P. RADIALE.

Voy. *P. saturnine*.

### P. RADICULAIRES.

*Traitement de la maladie causale* : anévrysme, pachyméningite du mal de Pott, méningo-radiculite syphilitique, lymphadénie envahissant les ganglions du cou, cancer de la colonne vertébrale.

**En cas de paralysie radiculaire obstétricale** :

*Frictions stimulantes* (baume opodeldoch, eau-de-vie camphrée).

*Bains salés, massage.*

*Electrothérapie* (courants interrompus et continus) : si on emploie les courants continus, appliquer le pôle positif au-dessus du point d'Erb (tubercule carotidien) et le négatif sur les muscles paralysés. Intensité du courant : 10 à 20 milliampères.

Voy. *Névrites radiculaires*.

**En cas de paralysie radiculaire traumatique** :

*Frictions stimulantes, massage, électrothérapie.*

### P. SATURNINE.

A l'intérieur : *iodure de potassium*.

*Bains sulfureux*, *Electricité* : courants continus.

Voy. *Névrites*, *Saturnisme chronique*.

### P. SPINALES

Voy. *Atrophies musculaires*, *Myélites*, *Paralysie infantile*, *Paraplégie*.

### P. DU TRIJUMEAU.

Voy. *Ophtalmoplégies*.

### P. URÉMIQUE.

Traitement de l'urémie, puis de la néphrite.

**P. DU VOILE DU PALAIS.**
Voy. *Névrite aiguë* et *Pa-*

*ralysie diphtérique, Paralysie labio-glosso-pharyngée.*

# PARAMÉTRITES

## P. AIGUË

*Repos absolu* au lit, dans le décubitus dorsal.

Faire mettre la *vessie de glace* en permanence sur le bas-ventre, après avoir appliqué 8 à 12 *ventouses scarifiées* sur l'hypogastre, ou 6 à 10 *sangsues* au périnée.

Ordonner des *laxatifs légers* et des *lavements émollients.*

Contre la fièvre, donner les *antithermiques* : quinine et phénacétine.

Prescrire une *alimentation liquide* : lait, bouillon, eau vineuse, limonade.

Une fois les symptômes aigus du début calmés, faire des *onctions calmantes* sur l'hypogastre, ou appliquer des *cataplasmes chauds laudanisés.*

Employer aussi la pommade suivante :

2⁄ Ichtyol........................ ½ gr.
   Extrait de belladone.......... 2 —
   Lanoline......................⎱
   Vaseline......................⎰ āā 15 gr.

(Lorain).

Au besoin, ordonner l'*opium* en pilules, ou prescrire des *lavements laudanisés.*

2⁄ Extrait thébaïque......... 1 cgr.
   Excipient................. Q. S.
   Pour 1 pilule : 5 à 8 pilules par jour.

Traiter l'endométrite causale par les *injections intra-utérines*, pratiquées deux fois par jour avec des solutions

tièdes d'acide phénique à 1 p. 100, ou de sublimé à 1 p. 3000 ou 1 p. 4000, ou encore avec des solutions iodo-iodurées.

Voy. *Endométrite aiguë, Fièvre puerpérale.*

**S'il se forme un abcès :** pratiquer, suivant les cas, l'*incision* par le vagin, par la paroi abdominale, par la voie périnéale, pelvienne ou sacrée.

Voy. *Abcès pelviens, Cellulite pelvienne, Pelvipéritonite.*

## P. CHRONIQUE

*Traiter l'état général* : fer, arsenic, cacodylate de soude ou de fer, huile de foie de morue, glycérophosphates, kola.

Activer la *résorption des résidus inflammatoires* à l'aide des *révulsifs* appliqués sur l'hypogastre (pointes de feu, badigeonnages de teinture d'iode, vésicatoires volants), d'*applications chaudes*, d'*enveloppements humides permanents* (compresses de Priessnitz), de *bains chauds* et d'*onctions abdominales résolutives* avec :

2⁄ Ichtyol.................... 4 gr.
   Iodure de potassium......... 6 —
   Extrait de belladone........ 2 —
   Lanoline ....................⎱
   Vaseline.....................⎰ āā 15 —

(Lorain).

Faire prendre des *lavements émollients* et donner

les *laxatifs doux* (cascara sagrada).

Appliquer, en outre, tous les jours, sur le col un *tampon de glycérine ichtyolée* à 10 p. 100, ou de :

℞ Teinture d'iode............ 5 gr.
 Iodure de potassium...... 10 —
 Glycérine................. 100 —

℞ Ichtyol.................. } āā 15 gr.
 Iodure de potassium... }
 Extrait de jusquiame.. 3 à 4 —
 Glycérine.............. 120 —

(Herzen).

Réduire l'apport des germes infectieux aux lymphatiques pelviens, en traitant l'endométrite concomitante : pratiquer des *irrigations intra-utérines* avec une solution iodo-iodurée :

℞ Iode.................... 2 gr.
 Iodure de potassium..... 4 —
 Eau distillée........... 2 litres.

Répéter ces irrigations tous les jours au moyen d'une canule appropriée. Si l'orifice du col est trop étroit, procéder à la dilatation avant de commencer les injections.

Lorsqu'il existe une antéflexion prononcée de la matrice, saisir avec une pince tire-balle la lèvre antérieure du museau de tanche et attirer l'utérus légèrement en bas, afin de faciliter l'introduction de la canule.

Si ces lavages quotidiens provoquent, au début du traitement, une exacerbation des douleurs, recourir au repos absolu au lit, à la médication analgésique, et à l'application d'une vessie de glace sur l'abdomen.

Continuer les injections,

pendant au moins trois à quatre semaines.

Ou bien pratiquer, à l'aide de la seringue de Braun, des *injections intra-utérines*, avec un *mélange à parties égales de teinture d'iode et de solution alcoolique d'alumnol* à 1 p. 10 (Grammakati), ou encore de *teinture d'iode dédoublée*. Répéter ces injections tous les jours, pendant trois, quatre et même cinq semaines de suite.

Dans tous les cas, prescrire les *injections vaginales chaudes et légèrement antiseptiques*.

Faire prendre aussi, tous les jours, une *injection rectale chaude* avec l'irrigateur élevé à 50 cm. au-dessus du plan du lit. Prendre cette injection très lentement et la garder le plus longtemps possible (Reclus).

A L'INTÉRIEUR, donner l'*iodure de potassium*, à la dose de 2 gr. par jour, l'*ichtyol*, à celle de 1 à 3 gr. par jour, pris au commencement des repas en capsules ou en pilules :

℞ Ichtyol................. 10 cgr.
 Extrait et poudre de réglisse Q. S.

Pour 1 pilule : 2 à 3 pilules, 3 à 5 fois par jour.

**En cas de métrorragies** symptomatiques de l'inflammation péri-utérine, prescrire l'*extrait fluide d'hydrastis canadensis*, à la dose de XLV à LX gouttes par jour, en 3 fois ; ou bien administrer la *strypticine* par la voie stomacale, à la dose de 30 à 50 cgr., en cachets de 10 cgr. chacun, ou par la voie hypodermique, en pratiquant deux injections par jour de 2 cc.

chacune d'une solution aqueuse à 10 p. 100.

Voy. *Hémorragie utérine non gravidique.*

**Contre les résidus d'exsudats et les adhérences pelviennes** : recourir au *massage*, d'après la méthode de Thure-Brandt ; séances de 5 à 15 minutes, d'abord tous les 2 jours, puis tous les jours.

CURES THERMALES aux eaux de Salins, Salies, Luxeuil, Néris, Plombières, Saint-Sauveur.

Ou bien, faire prendre à domicile, à l'automne et au printemps, 25 à 30 *bains tièdes* de 10 *minutes*, additionnés de 5 à 10 kilogr. de *sel marin* et d'une bouteille ou deux d'*eaux mères de Salies-de-Béarn* ou d'un rouleau de *sels de Salins du Midi.*

**Pendant la grossesse** : traiter l'exsudat paramétrique à l'aide des médications habituelles. Éviter l'interruption artificielle de la grossesse.

En cas de suppuration (abcès pelvien pointant vers le vagin ou vers la paroi abdominale) : *inciser.*

**Pendant l'accouchement** : cas de paramétrite volumineuse ; terminer l'accouchement par le *forceps*, ou bien pratiquer la *version* et, dans les cas graves, la *craniotomie.*

Si une poche suppurée pointant vers le vagin met obstacle à l'accouchement : *inciser.*

# PARAPLÉGIE

Rechercher la cause et instituer un traitement dirigé contre celle-ci : myélites, tumeur méningée ou extra-méningée (lipome, carcinome, kyste hydatique), pachyméningite hypertrophique, abcès, lésion vertébrale (exostose syphilitique, cancer vertébral, mal de Pott, arthrite sèche).

Au début, employer les moyens appropriés contre la douleur.

*Immobilisation.*

Décongestionner les méninges et la moelle à l'aide de la *révulsion* (pointes de feu). *Soins rigoureux de propreté* de la zone génito-anale. Voy. *Myélites.*

En cas d'escarre, *pansements antiseptiques* (Voy. *Mal de Pott*).

**P. HYSTÉRIQUE.**
Voy. *Hystérie.*

# PARESTHÉSIES

Rechercher et traiter la maladie primordiale : alcoolisme chronique, intoxications, névrites, ataxie locomotrice, hystérie.

# PAROTIDITES
Voy. *Oreillons.*

En cas de parotidite saturnine : combattre le saturnisme.

# PÉDICULOSE
Voy. *Phtiriase.*

# PELADE

Ne pas exiger un isolement complet du malade ; exclure cependant des écoles les enfants peladiques.

S'enquérir avec soin des conditions dans lesquelles la pelade a fait son apparition : surmenage, émotion, traumatismes crâniens, épilepsie, carie dentaire, névralgies, névrites, et instituer un *traitement général* approprié au cas (vie à la campagne, hydrothérapie, sédatifs du système nerveux).

TRAITEMENT LOCAL : Instituer un traitement consistant dans l'emploi de substances ou de moyens susceptibles d'amener une irritation locale légère, afin d'exciter la vitalité des papilles (irritants mécaniques : épilation, frictions énergiques, électrisation faradique, flux électrique ou étincelle ; irritants chimiques : vésicatoires camphrés, teinture de cantharides, acide acétique cristallisable, acide lactique, essence de térébenthine, essence de Wintergreen, ammoniaque, teinture d'iode, etc. et en outre, dans l'emploi de substances antiseptiques variées (sels de mercure, acide phénique, teinture d'iode, naphtol, salol, etc.).

Continuer le traitement local pendant 18 mois à 2 ans.

*Raser* le cuir chevelu et le *laver* tous les matins avec de l'eau de savon chaude, du savon à l'ichtyol, au goudron et faire une *lotion* avec :

℞ Biiodure de mercure.....    20 cgr.
   Bichlorure de mercure...    1 gr.
   Alcool à 90º............    40 —
   Eau distillée...........   250 —
                        (Quinquaud).

**Quand les cheveux ont repris une longueur suffisante :** *épiler* aussi loin que l'on trouve des poils peu adhérents et dépourvus de leur gaine normale. Epiler autour des plaques (2 à 4 cm.).

Faire appliquer sur les parties atteintes, au moment du coucher, l'une des *pommades* suivantes :

℞ Précipité jaune...........    2 gr.
   Fleur de soufre...........    4 —
   Huile de cade............   15 —
   Vaseline .................   30 —
                        (Balzer).

℞ Soufre............. } āā 2 à 4 gr.
  Turbith miné. al....
  Huile de bouleau......... 10 —
  Vaseline................. 30 —

(Besnier).

En outre, recommander au malade de se laver la tête, plusieurs fois par jour, avec de la *liqueur de Van Swieten* et de faire, chaque matin, après le lavage au sublimé, une friction du cuir chevelu, en insistant sur les plaques dénudées, avec la *lotion excitante de l'hôpital Saint-Louis* :

℞ Ammoniaque............ 5 gr.
  Essence de térébenthine.. 25 —
  Alcool camphré.......... 125 —

Ou bien avec :

℞ Teinture de cantharides.
  Chloroforme........... } āā 10 gr.
  Teinture de Baumé....
  Alcoolat de Fioravanti.

(Besnier).

℞ Alcool camphré........ } āā 100 gr.
  Baume de Fioravanti.
  Teinture de cantharides. 25 à 30 —

(Lallier).

℞ Hydrate de chloral....... 5 gr.
  Éther officinal.......... 25 —
  Acide acétique cristallisable................. 1 à 4 —

Ou encore, *frotter les plaques tous les matins* avec :

℞ Hydrate de chloral....... 10 gr.
  Éther sulfurique......... 20 —

et, *seulement deux fois par semaine*, avec le mélange suivant :

℞ Acide acétique officinal
    à 80°.............. } āā 15 gr.
  Chloroforme.........

**Contre les pelades étendues** : pratiquer des frictions avec :

℞ Bichlorure de mercure..... 10 cgr.
  Essence de térébenthine }
  Camphre............. } āā 10 —
  Alcool.................. 100 —

Pour frictions quotidiennes.

Ne jamais employer les irritants violents ; ne pas laisser s'établir une suppuration soit diffuse, soit localisée, sous forme de folliculites, afin de ne pas produire la destruction du bulbe pileux.

**Quand les poils follets commencent à repousser** : cesser l'épilation, la rasure et la révulsion énergiques.

*Couper le duvet aux ciseaux*, deux fois par semaine ; continuer les savonnages de la tête et l'application des pommades ci-dessus indiquées.

Lorsque, soit par coquetterie, soit par suite des exigences de la vie sociale, le malade ne peut montrer au grand jour ses plaques alopéciques, recommander la pratique suivante : s'il n'y a qu'une plaque ou qu'un petit nombre de plaques, les faire disparaître en les enduisant d'encre de Chine, de noir de fumée, de cosmétiques noirs ; en les badigeonnant, avec une solution de nitrate d'argent ; ou en les recouvrant avec de l'emplâtre de Vigo, dont la surface extérieure aura été colorée ou garnie de cheveux de même nuance que ceux du malade. Si les plaques alopéciques sont nombreuses, recourir au port d'une perruque légère, posée sur une coiffe de linge fin (Besnier).

**Si la pelade est étendue aux membres et au tronc** :

ordonner, outre l'emploi des irritants chimiques, de prendre des *bains sulfureux*, et prescrire des frictions avec le gant de crin, arrosé du mélange suivant :

℞ Alcool camphré...... )
— de lavande.... } ãã 100 gr.
Baume de Fioravanti. )
Naphtol β.............. 3 —
(Herzen).

**Si la pelade est étendue à la barbe** : recourir au même traitement que pour la pelade du cuir chevelu, mais en prescrivant des doses moindres de substance irritante, à cause de la plus grande finesse de la peau.

Se servir au niveau des points malades du mélange irritant suivant :

℞ Teinture de cantharides. 30 gr.
— de romarin... 10 a 30 —
(Vidal).

et, immédiatement après, faire faire sur toute la barbe une friction avec :

℞ Alcoolat de Fioravanti ............ )
Alcool camphré... } ãã 100 gr.
Teinture de cantharides........... )
— de romarin. } ãã 10 à 30 —
(Vidal).

**Quand la guérison commence** : ne pas interrompre le traitement, au contraire.

Employer le *jaborandi* ou les *sels de pilocarpine*.

℞ Nitrate de pilocarpine..,.. 50 cgr.
Teinture de cantharides.. 10 gr.
Glycérine.............. 25 —
Eau de Cologne........ 200 —
Pour lotions.

# PELLAGRE

Défendre au malade le riz et le maïs ; prescrire une *diète fortifiante*.

*Changement de climat.*

Administrer les *toniques* : fer, arsenic, cacodylate de soude, méthylarsinate disodique, quinquina, kola.

Ou bien pratiquer, dans la forme aiguë, des injections d'*atoxyl* et dans la forme chronique associer ces injections à l'ingestion d'*acide arsénieux* et à des frictions avec une pommade arsenicale : pratiquer une injection de 50 cgr. d'atoxyl et administrer aussi 4 mgr. d'acide arsénieux en pilules, faire en plus, sur des régions saines de la surface cutanée, des frictions avec 5 gr. d'un mélange de 1 gr. d'acide arsénieux pour 50 d'excipient. Dans les cas graves, renouveler cette médication le lendemain, et dans les cas très graves, répéter le même traitement au bout d'une semaine (Babès).

Recourir à l'*hydrothérapie* et aux *frictions stimulantes*.

Conseiller la *protection des parties découvertes* contre les rayons solaires.

# PELVI-CELLULITE
(chez la femme).

Voy. *Cellulite pelvienne*, *Paramétrites*.

## PELVI-PÉRITONITE

Traitement de la péritonite : *repos absolu* au lit, dans le décubitus dorsal ; *vessie de glace* en permanence sur l'hypogastre ; au besoin, application de *sangsues* (6 à 10) ou de *ventouses scarifiées*.

*Alimentation liquide* : lait, bouillon, eau vineuse par gorgées ; champagne frappé ; faire sucer des petits morceaux de *glace*.

Intérieurement : *extrait thébaïque*, en pilules de 1 à 2 cgr., à la dose de 6 à 12 cgr. par jour, ou en suppositoires ; ou bien, *injections de morphine* à 1 cgr., répétées 2 à 3 fois par jour.

Combattre la **fièvre** (quinine, phénacétine, antipyrine, acétopyrine, pyramidon), les **vomissements** (potion de Rivière, menthol, validol, boissons gazeuses glacées) et la **constipation** (lavements émollients).

Voy. *Péritonite aiguë* : dans les cas de péritonite génitale aiguë.

Ne pas pratiquer d'injections intra-utérines, faire faire au contraire quatre grandes *douches vaginales* par jour à 45° et 48°.

**En cas de collection purulente**, bombant dans le vagin ou faisant saillie du côté de la paroi abdominale : pratiquer la *colpotomie* (incision du cul-de-sac de Douglas), ou la *laparotomie*.

**En cas de suppuration des annexes** : recourir à la *laparotomie* (salpingotomie, ovariotomie), ou à l'*hystérectomie vaginale* avec ouverture et évacuation de tous les foyers.

Ne jamais pratiquer la laparotomie dans la pelvi-péritonite des petites filles, quelle que soit son apparente gravité (elle guérit par le simple repos).

**En cas d'abcès multiples** entourant plus ou moins l'utérus : pratiquer la *castration utérine* de Péan.

**En cas de suppuration chronique**, avec mauvais état général : pratiquer, comme opération d'attente, la *colpotomie* et ultérieurement l'*hystérectomie vaginale*.

Voy. *Abcès pelviens, Cellulite pelvienne, Hématocèle pelvienne intra-péritonéale, Pyosalpinx, Salpingites*.

**Après la période aiguë** : remplacer la vessie de glace par des *cataplasmes* de graine de lin, chauds ; puis pratiquer la *révulsion*, à l'aide de badigeonnages de teinture d'iode ou de pointes de feu ; ordonner des *irrigations vaginales chaudes* et *légèrement antiseptiques*.

Prescrire l'emploi d'*ovules médicamenteux à l'ichtyol* et des *onctions résolutives* faites sur l'hypogastre :

| 2/ Iode | 2 gr. |
| Iodure de potassium | 5 — |
| Glycérine | 50 — |
| | (Fehling). |

Faire prendre des *grands*

*bains chauds* d'une demi-heure de durée et des *bains de siège*; ordonner des *bains salés* prolongés ou d'*eau-mère* (voy. *Paramétrite*).

Recourir au *massage* abdomino-génital et, si besoin, à la *laparotomie* (destruction des adhérences).

Contre la constipation : voy. *Entérite muco-membraneuse.*

Administrer les *toniques* : fer, arsenic, cacodylate de soude ou de fer, glycérophosphates, kola.

*Cures thermales* aux eaux de Salins, Salies-de-Béarn, Néris, Saint-Sauveur, Luchon, Kissingen, Kreuznach, Nauheim.

Voy. *Ovarite chronique, Salpingites.*

## PELVIVICIATIONS

Voy. *Dystocies, Présentations.*

**Jeune fille à marier ou femme mariée non enceinte.**

*Bassin de 5 centimètres* : mariage ou grossesse contre-indiqués; prévenir la malade que l'opération césarienne seule permettra d'extraire un enfant vivant et viable.

*Bassin de 6 à 9 centimètres* : la malade pourra avoir des enfants vivants et viables, en provoquant l'accouchement, en pratiquant la symphyséotomie, ou en appliquant le forceps, selon le degré du rétrécissement pelvien (Auvard).

**Femme enceinte.**

*Bassin de 5 centimètres* : provoquer l'accouchement à 7 ou 8 mois et pratiquer en outre la symphyséotomie.

*Bassin de 7 à 9 centimètres* : recourir à l'accouchement provoqué à la fin du septième mois pour un bassin de 7 cm., à la fin du huitième pour un bassin de 8 cm., ou laisser la grossesse aller à terme et pratiquer la symphyséotomie (Pinard).

*Bassin de 9 cm. 1/2 et au-dessus* : laisser la grossesse aller à terme.

Si la femme est atteinte de maladie mortelle, sacrifier les intérêts de la mère à ceux de l'enfant que l'on sauvera par l'accouchement provoqué et la symphyséotomie ou l'opération césarienne pratiquée au terme de la grossesse ou quelques minutes après la mort de la mère.

*Si le fœtus est mort*, s'abstenir de toute intervention, attendre l'expulsion naturelle, et si l'accouchement naturel n'a pas lieu, faire la basiotripsie.

Voy. pour technique de l'avortement ou de l'accouchement prématuré provoqué, à *Avortement provoqué*; dans certains cas, recourir comme moyen de provoquer l'accouchement au *tamponnement du col utérin* (jusqu'à l'orifice interne) avec de la gaze imbibée de glycérine; si après 24 heures, le travail ne s'est pas déclaré, remplacer le tampon glycériné par un ballon de Tarnier, de Champetier ou de Boissard.

**Femme en travail.**

*Bassin de 5 à 7 centimètres* : symphyséotomie, embryotomie, opération césarienne.

Si le fœtus est mort : embryotomie, basiotripsie.

Si la mère est mourante et le fœtus bien portant : symphyséotomie, opération césarienne.

*Bassin de 7 à 9 centimètres* : forceps, extraction manuelle, symphyséotomie, basiotripsie (Auvard).

*Bassin de 9 cm. 1/2 ou audessus* : compter sur la terminaison spontanée de l'accouchement. Si elle n'a pas lieu, recourir au *forceps* ou à la *version* : au forceps, si la tête est fixée au détroit supérieur et si l'utérus est rétracté ; à la version, si la face ou l'épaule se présentent ou si la tête est élevée et mobile audessus du détroit supérieur (Demelin).

# PEMPHIGUS

**P. AIGU FÉBRILE.**

Administrer les *toniques* et les *stimulants* ; donner la *quinine*, l'*ergotine*, la *caféine* et le *fer* à doses massives.

Ordonner le *régime lacté*.

Au besoin, pratiquer des *lavages intestinaux*, des *injections de sérum artificiel* et des *injections intra-veineuses de collargol*.

LOCALEMENT : Appliquer des *poudres absorbantes* et *antiseptiques*, ou bien employer la *pâte à l'oxyde de zinc* associée au menthol, ou le *liniment oléo-calcaire*, ou la *vaseline salolée*.

Recourir aux *bains prolongés*, si le malade peut les supporter ; dans le cas contraire, pratiquer l'*enveloppement* avec le coton stérilisé.

CHEZ LE NOUVEAU-NÉ :

℞ Bromhydrate de quinine . . 10 cgr.
   Beurre de cacao . . . . . . . 2 gr.
   Pour 1 suppositoire : 1 matin et soir.
                      (Comby).

**P. CHRONIQUE.**

Hygiène et régime rigoureux (voy. *Arthritisme, Eczéma, Herpétisme*).

Prescrire l'*arséniate de soude*, à la dose de 4 à 8 mgr. par jour, l'*arséniate de fer* ou de *quinine*, aux mêmes doses ; donner le *perchlorure de fer*, la *quinine*, la *strychnine*, l'*huile de foie de morue*.

LOCALEMENT : Employer surtout l'*enveloppement ouaté* avec du *liniment oléo-calcaire* ; recourir aux *emplâtres à l'oxyde de zinc*, au *minium* ou au *cinabre* ; essayer les *poudres absorbantes*.

Conseiller les *bains alcalins* ou les *bains goudronnés*.

*Cures thermales* aux eaux de La Bourboule, Royat, Challes, Uriage.

**P. SYPHILITIQUE.**

Traitement de la syphilis héréditaire (voy. *Syphilis héréditaire*).

# PERFORATIONS

**P. DE L'APPENDICE.**

Voy. *Appendicites, Péritonite aiguë.*

**P. DE LA CLOISON NASALE.**

**En cas de perforation symptomatique** : traiter la maladie causale (syphilis, tuberculose, lupus, morve, rhinosclérome, nécrose de la cloison consécutive à une maladie infectieuse, corps étrangers, tumeur, kyste dentaire).

**En cas de perforation idiopathique** (ulcère perforant idiopathique) : rechercher s'il ne s'agit pas d'une perforation professionnelle (ouvriers des fabriques de ciment, ouvriers occupés dans des industries où on se sert des sels de chrome : préparations de chromates, de l'alizarine, d'allumettes suédoises ; ouvriers des mines de cobalt, ou ouvriers des industries où sont employés des minerais renfermant de l'arsenic ; ouvriers exposés aux vapeurs d'acide chlorhydrique, etc.) et, dans ce cas, conseiller de *changer de profession.*

**P. DE LA CORNÉE.**

Voy. *Conjonctivite purulente* (en cas de complications cornéennes), *Kératites.*

**P. DE L'ESTOMAC.**

Voy. *Cancer de l'estomac, Péritonite aiguë, Ulcère de l'estomac.*

**P. DE L'INTESTIN**

Voy. *Appendicites, Fièvre typhoïde* (en cas de perforation), *Péritonite aiguë.*

**P. DU TYMPAN.**

Voy. *Otite moyenne chronique.*

**P. DE LA VOUTE DU PALAIS.**

Voy. *Coryza syphilitique, Rhinites, Syphilis* (traitement des accidents tertiaires).

# PÉRICARDITES

**P. AIGUË**

*Repos* au lit, dans la position demi-assise. Appliquer sur la région précordiale un *sac de glace* ou des *compresses froides*, en permanence.

*Purgatif* : calomel 60 cgr.

*Régime lacté absolu* pendant toute la durée de la maladie.

Pratiquer la *révulsion* : ventouses scarifiées, vésicatoire sur la région précordiale.

INTÉRIEUREMENT : administrer le sulfate ou le chlorhydrate de *quinine* à la dose de 1 gr. à 1 gr. 50 par jour ; préférer le *salicylate de soude* (4 à 6 gr. en potion), ou l'*aspirine* (3 gr.), lorsque la péricardite est d'origine rhumatismale.

**En cas de douleurs aiguës :** application locale de *sangsues*, de *glace* ; piqûres de *morphine* ou de *dionine*, si le myocarde a conservé toute son énergie.

**Contre l'éréthisme cardiaque au début** (douleurs précordiales, tachycardie) : donner la *digitale associée à l'aconit* :

℞ Teinture de digitale.... }
— d'aconit........ } āā 5 gr.

V gouttes, 4 fois par jour (Grasset).

℞ Teinture de digitale........ 6 gr.
— d'aconit............ 4 —

X gouttes, 3 à 4 fois par jour.

Recourir à l'application quotidienne de *pointes de feu* (Roger).

**Lorsque l'épanchement est constitué** : ordonner l'application répétée de *vésicatoires*, prescrire les *diurétiques* (scille, digitale, vin diurétique de Trousseau, théobromine), les *purgatifs drastiques* (calomel 10 cgr. toutes les 2 heures, arrêter, quand il y aura eu une selle diarrhéique).

℞ Poudre de digitale...... 20 cgr.
Faire infuser dans :
Eau bouillante........... 80 gr.
Passer et ajouter :
Acétate de potasse....... 1 gr. 50
Sirop des cinq racines.. 20 —

1 cuillerée à café toutes les heures (enfants) (Herzen).

℞ Poudre de digitale.... }
— de scille........ } āā 3 cgr.
— de scammonée.. }
Excipient et glycérine.... Q. S.

Pour 1 pilule : 2 à 3 pilules par jour (enfants de 10 à 15 ans) (Comby).

℞ Poudre de scille........... 10 cgr.
Extrait de scille.......... 5 —

Pour 1 pilule : 4 pilules par jour.

℞ Baies de genièvre........ 10 gr.
Faire infuser dans :
Eau bouillante........... 200 —
Ajouter :
Nitrate de potasse..... }
Acétate de potasse.... } āā 2 gr.

Oxymel scillitique........ 30 gr.
Sirop des cinq racines.... 35 —

A prendre dans la journée (Millard).

**En cas d'asthénie cardiaque, stases veineuses, menace d'asystolie** : prescrire la *digitale* (30 à 40 cgr. de poudre de feuilles en macération dans 120 gr. d'eau) et la *strychnine* (1 et demi à 2 milligr. dans les 24 heures) :

℞ Sulfate de quinine....... 15 cgr.
Poudre de digitale........ 10 —

Pour 1 cachet : 4 à 5 cachets par jour.

Au besoin, recourir à la *digitaline amorphe*, à la dose de 1 mgr., aux injections de *spartéine*.

Administrer les *toniques diffusibles* : alcool, acétate d'ammoniaque, éther.

℞ Acétate d'ammoniaque.... 5 gr.
Extrait mou de quinquina. 3 —
Eau distillée de mélisse... 120 —
Sirop de punch........... 30 —

1 cuillerée à bouche toutes les heures.

Faire prendre aussi la *teinture de kola*, à la dose de 3 cuillerées à café par jour, dans le lait (Grasset).

**Si le pouls reste faible et en cas d'état syncopal** : préférer la *caféine*, le *camphre*, et l'*éther*, en injections hypodermiques :

℞ Caféine.............. 2 gr. 50
Benzoate de soude...... 3 —
Eau distillée.., Q. S. p. 10 cc.

Injecter 3 à 4 centimètres cubes, par jour. Tiédir au bain-marie en cas de besoin.

℞ Liqueur ammoniacale anisée 1 gr.
Éther sulfurique......... 2 —
Eau de mélisse.......... 30 —
— distillée............ 100 —
Sirop de tolu............ 25 —

1 cuillerée à soupe, toutes les heures (Herzen).

2 Camphre................ }
 Éther sulfurique........ } āā 2 gr.
 Huile d'amandes douces.... 8 —
 Injecter 1 cc., 3 fois par jour (Herzen).

**En cas d'insomnie :** administrer le *paraldéhyde*, l'*uréthane*, l'*hédonal*, le *sulfonal* et le chloral avec prudence.

**Contre la dyspnée nerveuse, avec angoisse, agitation, douleurs vives :** employer les *opiacés*, l'*héroïne*, la *dionine* ; pratiquer des *injections de morphine* (se méfier de leur action chez les sujets dont les contractions myocardiques sont faibles et précipitées).

**En cas de dyspnée par congestion massive des poumons :** appliquer des *cataplasmes sinapisés*, des *ventouses sèches scarifiées* ; pratiquer une *saignée*, particulièrement chez les sujets pléthoriques.

**En cas de cyanose avec dilatation cardiaque et menace de suffocation :** recourir à une saignée *déplétive*, suivie de l'administration de *digitaline* et de *strychnine*.

**Si l'épanchement séro-fibrineux est abondant :** pratiquer la *ponction évacuatrice* du péricarde, dans le but de parer aux accidents immédiats souvent mortels (danger de mort subite par syncope cardiaque ou de mort très rapide par développement d'une thrombose ventriculaire, danger d'asphyxie pulmonaire par suite de l'abondance même de l'épanchement et surtout de sa coïncidence fréquente avec une collection pleurale) et, par suite, de diminuer les chances de symphyse cardiaque et de

dégénérescence du myocarde.

INDICATIONS DE LA PARACENTÈSE DU PÉRICARDE :

Pratiquer la ponction *de bonne heure* et ne pas attendre pour opérer que la dyspnée et la cyanose soient intenses, le pouls imperceptible, les extrémités inférieures refroidies et enflées.

Intervenir, lorsque, de jour en jour, l'on voit le diaphragme s'abaisser et la matité descendre de plus en plus bas, en prenant la place de la sonorité gastrique ; lorsque le malade étant assis sur son lit, la matité précordiale descend plus bas que la pointe du cœur, en n'attachant aucune importance à l'existence ou à la non existence d'une voussure précordiale (ce symptôme acquiert une importance réelle chez les enfants) ; lorsqu'il y a absence du choc de la pointe, assourdissement des bruits du cœur et matité en forme de brioche : signes révélateurs d'un épanchement assez abondant, 300 à 400 gr.

Intervenir après avoir ausculté le malade assis et couché ; pour être certain d'abord que les signes entendus sont bien dus à une péricardite et en second lieu pour s'assurer que le liquide est mobile dans le péricarde, et ne pas considérer l'apparition de frottements précordiaux dans la position assise, ou de frottements à la base du cœur dans le décubitus dorsal, comme des contre-indications de la ponction évacuatrice.

Intervenir surtout lorsque

en plus des indications ci-dessus énoncées, il existe un son tympanique au niveau de la base de la poitrine en arrière et à gauche, tandis que dans les deux tiers supérieurs du poumon gauche la sonorité est normale (Giraudeau).

Enfin se décider à intervenir lorsque la dyspnée et la cyanose augmentent, lorsque le malade accuse une sensation d'oppression à la région précordiale, et lorsque le pouls devient paradoxal.

Technique de la paracentèse du péricarde : la paracentèse étant décidée, pratiquer tout d'abord une ponction exploratrice à l'aide d'une seringue de Pravaz facilement stérilisable et stérilisée, sur le bord sternal dans le 5e espace, en dirigeant l'aiguille en bas et en dedans.

Une fois renseigné sur la nature du liquide (épanchement séro-fibrineux ou légèrement hémorragique), pratiquer la ponction soit à l'aide de l'aiguille creuse de l'appareil Dieulafoy, soit au moyen du trocart de l'appareil Potain.

Recourir de préférence au trocart, en choisir un un peu volumineux et perforer les tissus mous d'un coup sec ou bien, après avoir choisi l'endroit de la ponction, pratiquer à l'aide d'une lancette ou d'un bistouri pointu, non pas une incision, mais une piqûre comprenant toute l'épaisseur de la peau, puis introduire le trocart dans ce petit orifice et pousser doucement, pour lui faire traverser les plans musculaires et fibreux de l'espace intercostal.

Pratiquer cette intervention dans le 4e ou le 5e espace intercostal gauche, à 5 ou 6 cm en dehors du sternum (Dieulafoy), ou encore dans le 6e et même le 7e espace intercostal gauche (Rendu) ou dans le 5e espace intercostal gauche, au ras du bord sternal (Baizeau et Delorme), enfin à l'extrémité interne du 6e espace, au ras du sternum (Voïnitch Sianojensky).

Si l'on ponctionne à quatre travers de doigt du sternum, en plein sac, introduire le trocart doucement à travers le plan intercostal et *le diriger obliquement en dedans, presque parallèle à la face profonde de la paroi*, jusqu'à contact avec le péricarde tendu, plonger alors d'un petit coup l'instrument dans le sac péricardique, en retenant l'instrument.

Si l'on veut pratiquer la ponction parasternale à l'extrémité interne du 5e espace, plonger le trocart à travers la paroi ; puis *l'incliner en dedans, derrière le sternum* et après l'avoir fait glisser de 1 ou 2 centimètres dans ce sens, relever un peu le manche et *faire pénétrer la pointe en bas et en dedans*, dans la paroi antérieure, tendue du péricarde. En somme, ne pas faire la ponction directe, au ras du bord sternal, mais contourner le cul-de-sac pleural, pour ne ponctionner qu'en arrière du sternum, au point où le péricarde est directement accessible.

Evacuer lentement 150 à 500 cc. de liquide à la fois, et répéter l'intervention, s'il y a besoin, après quelques jours.

Pour diminuer les chances d'infection de la plèvre, ainsi que des divers plans musculaires et cutanés, que l'aiguille va avoir à traverser en la retirant, avoir soin de l'attirer à soi brusquement, alors que le vide subsiste encore dans l'appareil et par suite dans la cavité de l'aiguille (Giraudeau).

**En cas d'épanchement purulent**: pratiquer la *péricardotomie* en réséquant un ou plusieurs cartilages costaux, suivie de *drainage du péricarde* et de *lavages antiseptiques* (Rosenstein, West, Terrier, Reymond).

Cependant, dans les péricardites à pneumocoques, il est préférable de recourir à la *paracentèse* du péricarde.

**En cas d'épanchement séro-purulent** (péricardite tuberculeuse) : pratiquer la *paracentèse* du péricarde, mais, si l'épanchement se reproduit, recourir à l'*incision*, suivie de drainage et de lavages faiblement antiseptiques.

**En cas d'épanchement putride** : pratiquer l'*incision d'emblée* (péricardotomie), en réséquant un ou plusieurs cartilages costaux.

**P. CHRONIQUE.**

Pratiquer une *révulsion prolongée*, au niveau de la région précordiale (pointes de feu, cautère, teinture d'iode).

Administrer les *toniques* et les *reconstituants*.

Ordonner l'*iodure de potassium* à titre d'altérant et de résolutif (50 à 75 cgr. par jour).

La thérapeutique dépendra de l'état de dégénérescence du myocarde ; les indications à remplir seront celles des affections organiques du cœur.

La *digitale* n'est indiquée qu'autant que le myocarde sous-jacent est atteint (voy. *Asystolie, Congestion passive du foie, Insuffisance mitrale : période troublée, Myocardites*).

**En cas d'adhérences péricardiques** (symphyse cardiaque) : voy. *Adhérences péricardiques*.

**En cas de péricardite tuberculeuse** : insister sur le traitement général de la phtisie pulmonaire. Tuberculinothérapie (voy. *Phtisie pulmonaire*).

Recourir aux médications ci-dessus indiquées et pratiquer des *injections modificatrices* dans le péricarde : 1 gr. de naphtol camphré (Rendu).

# PÉRICOLITE

(Consécutive à une appendicite ou à une typhlite).

En cas de douleurs et de troubles gastro-intestinaux persistants : pratiquer la *laparotomie* suivie de la destruction des adhérences.

# PÉRIGASTRITE

Voy. *Ulcère de l'estomac.*

# PÉRIHÉPATITE

*Traitement causal.*

**Contre la douleur** : pratiquer des *onctions calmantes* et administrer les *analgésiques* : antipyrine, exalgine, opium, chloral, belladone, morphine, dionine.

**Combattre le processus inflammatoire** par l'application de *ventouses scarifiées* ou de *sangsues*, par les *pointes de feu.*

**En cas de suppuration** : intervenir chirurgicalement.

# PÉRIMÉTRITE, PÉRIMÉTRO-SALPINGITE

Voy. *Abcès pelviens, Cellulite pelvienne, Ovarites, Paramétrite, Pelvi-péritonite, Salpingites.*

# PÉRIOSTITES

**A. AIGUË INFECTIEUSE** (typhique).

**Au début** : recourir aux *antiphlogistiques*, aux *cataplasmes*, à l'application du *sac de glace* en permanence.

Pratiquer une *incision hâtive* et *large*, suivie du *grattage*, et, suivant l'ancienneté de la lésion, l'étendue de la dénudation, pratiquer le *décapage*, l'*ablation* de la couche osseuse dénudée (A. Poncet).

Voy. *Fièvre typhoïde*, en cas de complications osseuses.

**P. ALBUMINEUSE.**

*Incision* et *grattage* à la curette.

**S'il y a séquestre** : l'*extraire* ; employer la gouge et le maillet, pour décaper et abraser l'os dénudé (A. Poncet).

**P. ALVÉOLO-DENTAIRE.**

**Si la dent est condamnée** : pratiquer l'*extraction.*

**Si la dent est à conserver** : faire communiquer l'intérieur de la cavité dentaire directement avec l'extérieur, puis pratiquer des *lavages* et des *pansements antiseptiques* intradentaires : introduire dans la dent un petit tampon de coton imbibé de *laudanum.*

Administrer un *purgatif salin.*

Voy. *Abcès dentaire, Ostéopériostite des maxillaires.*

**P. SYPHILITIQUE.**

*Traitement antisyphilitique mixte* : frictions mercurielles, iodure de potassium, injections de calomel, 5 cgr. (voy. *Syphilis*).

**Dans les cas graves avec

**nécrose de l'os** : *intervention chirurgicale.*

**P. TRAUMATIQUE.**

*Repos* plus ou moins absolu.

En cas d'hématome sous-périostique, appliquer un *pansement compressif.*

Recourir aux *applications résolutives* : teinture d'iode.

**P. TUBERCULEUSE.**

*Ouvrir largement* la collection fluctuante ; *gratter, extraire* les parties nécrosées et les séquestres.

Pansements à *l'iodoforme.*

*Traitement général* de la phtisie (voy. *Phtisie*).

en badigeonnages, pommade iodoiodurée.

# PÉRITONISME

Même traitement que : *Péritonite aiguë.*

# PÉRITONITES

**P. AIGUË** (généralisée).

Repos au lit dans le *décubitus dorsal* ; garder l'*immobilité* la plus complète.

*Ne pas donner de purgatif.*

*Régime* : ne faire prendre que des *aliments liquides glacés* (eau glacée, lait glacé, champagne frappé, grogs glacés), par cuillérées à bouche, tous les 1/4 d'heure ou toutes les 1/2 heures et permettre de sucer un peu de glace.

**Contre la douleur** et pour combattre l'extension de la phlegmasie : immobiliser l'intestin à l'aide de l'*opium*, à la dose de 6 à 10 cgr. par jour.

℞ Extrait thébaïque....... 1 à 2 cgr.
 Excipient............... Q. S.
 Pour 1 pilule : 4 à 6 pilules par jour.

Si les pilules d'opium n'étaient pas gardées (vomissements), faire des *injections de morphine*, à la dose de 1 cgr. répétées 2 à 3 fois dans les 24 heures.

℞ Laudanum de Syden-
  ham............. V à X gouttes
 Hydrolat de laitue... 40 gr.
 Sirop simple....... 30 —
 1 cuillerée à café toutes les heures (enfants).

En outre, ordonner l'application en permanence de la *vessie de glace* sur l'abdomen (intercepter une flanelle entre l'abdomen et la vessie de glace).

Lorsque les symptômes n'atteignent pas une grande intensité, ordonner des applications de *collodion élastique renouvelées toutes les 24 heures*, pour immobiliser le ventre ; recouvrir ensuite l'abdomen avec une couche de ouate et appliquer un bandage de corps.

Si la douleur est localisée, appliquer loco dolenti de 10 à 15 *sangsues.*

Ne pas appliquer de vésicatoire.

**Contre le hoquet et les vomissements** : prescrire la *glace* intérieurement et extérieurement, appliquée sur l'estomac ; administrer l'*eau chloroformée*, le *chloral*, le *menthol* ; pratiquer, au besoin, des injections d'une *solution d'atropo-morphine* ; faire prendre des *boissons gazeuses glacées* et la *potion de Rivière*.

℞ Eau chloroformée saturée.. 60 gr.
   — de menthe ........... 20 —
   — distillée ............. 40 —

Par cuillerées à dessert, de 1/4 d'heure en 1/4 d'heure, jusqu'à effet.

Voy. *Vomissements*.

**En cas de vomissements fréquents et contre la soif** : utiliser le rectum pour administrer la boisson, en donnant 3 fois par jour un *lavement de 150 gr. d'eau bouillie, tiède*, additionnée de V à VI gouttes de laudanum de Sydenham ; recourir aussi aux *injections sous-cutanées de sérum artificiel*, pratiquées sous la peau de la région antérieure des cuisses, à la dose de 250 cc. à la fois.

**En cas de constipation** : faire prendre (après les premiers jours du début) des *lavements émollients* avec prudence et avec modération. Ne jamais donner de purgatif.

**En cas de symptômes généraux devenant rapidement graves** : *Intervention chirurgicale hâtive*, sans s'attarder à l'examen répété du pouls, à l'emploi de la glace et de l'opium. Mettre le malade dans la *position de Fowler* : relever fortement, au moyen d'un dossier mobile ou d'une simple chaise placée sous le haut du matelas, le tronc et la tête du malade.

**Contre le collapsus** : pratiquer des injections hypodermiques de *caféine* ou de *teinture alcoolique de musc*, à la dose de 1/2 à 1 seringue de Pravaz, répétée 3 à 6 fois dans les 24 heures.

**Dans les cas de péritonite génitale aiguë** (chez la femme), se borner au *traitement médical*, tant que la température ne sera pas trop élevée, les vomissements pas trop fréquents, l'état général pas trop inquiétant (voy. *Pelvi-péritonite*). *Intervenir* au contraire immédiatement s'il existe dans une des fosses iliaques une tuméfaction limitée arrivant jusqu'à l'arcade de Fallope (voy. *Salpingites*), ou s'il existe une tuméfaction qui fait bomber le cul-de-sac postérieur du vagin (voy. *Hématocèle pelvienne intra-péritonéale*), ou enfin, si un kyste de l'ovaire a été reconnu comme ayant causé la péritonite (torsion du pédicule, hémorragie intra-kystique, infection).

**Dans les péritonites suraiguës, par plaies perforantes de l'intestin ou par perforation** de l'intestin au cours d'un ulcère de l'estomac, d'un ulcère du duodénum ou d'une appendicite : recourir au *traitement chirurgical dès le début* : laparotomie d'emblée.

Voy. *Appendicites, Fièvre typhoïde* (en cas de perforation de l'intestin), *Ulcère de l'estomac* (en cas de perforation).

**Dans les péritonites subaiguës** : recourir au *traitement* *dical*, tant que la vie du lade n'est pas en danger. Assurer le bon fonctionnent de l'intestin (sans rvoquer de coliques) à de de l'*huile de ricin* prise r dose de 1 cuillerée à café que matin ou de la *masie calcinée*.

Voy. *P. tuberculeuse*.

**HRONIQUE.**

*Traitement de la cause déminante* : tumeurs abdonales, alcoolisme, mal de ght, cardiopathies (voy. *P. erculeuse*).

Soutenir les forces du mae avec les *toniques* ; prese le *régime lacté* et une nentation de digestion fa

Recourir à la *révulsion* : nture d'iode, pointes de , vésicatoires volants.

Dans certains cas, applir sur l'abdomen, matin et t une *pommade résolutive*, s recouvrir le ventre d'un aplasme de farine de lin.

chtyol.................. } āā 5 gr.
oduré de potassium... }
aseline............... } āā 25 —
anoline............... }
                (Herzen).

Contre l'ascite, lorsqu'elle ne la respiration : pratiquer *ponction évacuatrice* (parantèse), assez copieuse pour llager le malade ; ne jais évacuer complètement t le liquide (voy. *Ascite*).

**ENKYSTÉE PARTIELLE** (puruente).

*Ouvrir* largement la poche incisant les parois abdonales couche par couche ; age de la poche, *drainage* avec drain volumineux, remplacé par de plus petits drains à mesure que l'écoulement diminue.

Traitement médical presque nul (Tillaux).

Voy. *Appendicites, Pelvipéritonite, Péritonite tuberculeuse* (en cas de péritonite circonscrite), *Salpingites*.

**P. PURULENTE.**

*Intervention chirurgicale hâtive* : opérer aussitôt que possible, sans renvoyer au lendemain.

Voy. *Appendicite, Fièvre typhoïde, Pelvi-péritonite* (chez la femme), *P. aiguë, Ulcère de l'estomac*.

**P. TUBERCULEUSE.**

*Immobilité* au lit ou sur une chaise longue.

TRAITEMENT GÉNÉRAL : **Dans la forme fébrile,** donner les *antithermiques* (voy. *Phtisie*, traitement symptomatique : 1° Fièvre).

**Dans la forme apyrétique,** recourir au *traitement médicamenteux de la phtisie* (huile de foie de morue, sirop iodotannique, préparations de phosphate de chaux, arsenic, cacodylate de soude, méthylarsinate disodique, créosote, créosotal ; phosote en lavements, phosphotal en injections hypodermiques, etc.) et à la *tuberculinothérapie* (voy. *Phtisie*).

Relever avant tout l'organisme par une *bonne hygiène,* par l'*aération* pendant la plus grande partie de la journée, par des *bains de soleil*.

*Régime lacté absolu* ou *mitigé* ; dans les formes chroniques, *suralimentation* : viande crue, poudre de viande (100 gr.), œufs, céréales, lait, graisses.

Administrer les *antiseptiques intestinaux* (benzonaphtol à doses modérées).

Combattre la constipation à l'aide de l'*huile de ricin*, à doses faibles, ou de la *magnésie*.

S'il survient de la diarrhée, donner le *sous-nitrate de bismuth*, le *dermatol*, les *astringents* et les *préparations opiacées*.

LOCALEMENT : badigeonnages à la *teinture d'iode*; appliquer des *pointes de feu*. Employer la *pommade* suivante :

℞ Ichtyol.................. 4 gr.
Extrait de belladone...... 3 —
Onguent mercuriel.... }
Vaseline............... } āā 10 —
Lanoline...............
Pour onctions (Catrin).

Ou bien pratiquer des *badigeonnages* avec :

℞ Gaïacol cristallisé....... 2 gr.
Teinture d'iode......... 15 —
Glycérine.............. 20 —
(Herzen).

Ou mieux, recourir dans la forme ascitique à l'application de compresses d'*eau mère de Salies* ou d'*eau salée* à 50 gr. par litre.

**Contre les douleurs** : faire appliquer la *vessie de glace* et ordonner des *onctions calmantes* avec :

℞ Extrait de belladone....... 1 gr.
— thébaïque ........ 2 —
Axonge................ 30 —
(A. Robin).

℞ Chloroforme........... }
Laudanum de Sydenham. } āā 10 gr.
Huile camphrée........ }
Baume tranquille...... } āā 30 —
Applications chaudes (Herzen).

Ou encore appliquer une *cuirasse de collodion*, qui remplira une triple indication : calmer les douleurs, immobilisation du ventre, compression légère.

**Contre l'ascite** : Voy. *Traitement chirurgical*, en cas de péritonite diffuse, forme ascitique.

TRAITEMENT CHIRURGICAL.

1° *Ponction évacuatrice*, suivie d'*injection d'air stérilisé* (3 à 5 litres).

2° *Ponction évacuatrice* (enlever à l'aide de l'aspirateur la plus grande quantité de liquide possible), suivie de *lavage du péritoine* : se servir d'eau boriquée bouillie, refroidie jusqu'à 39° ou 40°. Cesser le lavage, lorsque le liquide ressort complètement clair (Debove).

Se servir de préférence, pour laver le péritoine, d'eau stérilisée portée à une température de 45° (Baylac).

Ces différents procédés ne sont toutefois applicables qu'à la péritonite chronique à forme ascitique (voy. ci-dessous), et ne devront être employés que dans le cas d'ascite mobile, tandis que dans ceux où le liquide s'écoule mal, indiquant une tendance à l'enkystement, il faudra intervenir activement (laparotomie).

3° *Laparotomie* (procédé de choix), suivie ou non du lavage du péritoine, avec des solutions faiblement antisep-

es : l'eau chaude préala-
lent stérilisée suffit ; ou
ıx, toilette du péritoine
lide d'éponges imbibées
ıe solution de sublimé,
aphtol camphré, etc.
'intervention est contre-
quée dans le cas de loca-
ions tuberculeuses mul-
s (foyers osseux, lésions
érales graves et mul-
ıs).

orme aiguë : proposer la
*rotomie*, car il n'y a pas
ıcoup à perdre en inter-
ınt (Jalaguier).

orme subaiguë : dans les
où malgré un traitement
iral reconstituant pro-
é pendant quelque temps
ı du malade ne s'améliore
*né pas trop temporiser* et
*venir* par la laparotomie
ıt que la cachexie ait
améu.

ormes chroniques : inter-
ı si l'ascite persiste ou
existe des collections pu-
ntes.

n cas de péritonite dif-
, forme ascitique : préfé-
la *laparotomie* suivie de
ge du péritoine à l'eau
htolée à 40°, puis d'un
nd lavage à l'eau boriquée
illie et enfin d'une nou-
irrigation naphtolée (Kö-

n cas de rechute, prati-
une seconde, une troisiè-
et même une quatrième
rotomie, répétées à plus
oins bref délai (Galvani).
hez la femme, recourir à
*liotomie vaginale* simple ;

suivie de drainage ou associée
à la laparotomie, dans la
forme ascitique.

**En cas de péritonite cir-
conscrite :** *inciser* au niveau
de la collection ; nettoyer la poche avec des lavages à l'eau
bouillie, à l'eau naphtolée ou
boriquée ; retirer avec des
éponges le pus concrété, les
fausses membranes molles ou
sphacélées. Toucher la paroi
interne de l'abcès avec des
tampons imbibés d'une solution de chlorure de zinc à
10 p. 100. Tamponner à la
gaze iodoformée (Routier).

**En cas de péritonite fi-
breuse** (fibro-caséeuse) : insister avec le *traitement médical
général et local*, tant que l'état
général est bon. Recourir au
*traitement chirurgical*, lorsque
l'état général est mauvais et
qu'il y a de la fièvre persistante, des douleurs intenses
et des symptômes d'occlu-
sion intestinale rapide, dus à
la présence d'adhérences.

**En cas de péritonite ulcé-
reuse :** intervenir chirurgicalement, seulement s'il existe
des collections purulentes
(voy. *P. enkystée partielle*) ou
s'il se produit une perforation
de l'intestin (les tissus étant
trop malades, pour songer à
pratiquer la fermeture de la
perforation par des points de
suture, se borner à tamponner la cavité avec de la gaze
stérilisée et à placer un ou
deux gros drains au niveau
de la plaie rétrécie par des
crins de Florence).

# PÉRITYPHLITES

Voy. *Appendicites, Péricolite, Typhlite.*

## PERLÈCHE

**Badigeonnages** à la *teinture d'iode*, tous les jours ou tous les 2 jours.

Ou bien **cautérisations** au *sulfate de cuivre*, à *l'acide lactique* ou au *nitrate d'argent* à 1 p. 50, suivies d'applications de *vaseline boriquée* ou de *pommade salicy-*lique à 1 p. 100, ou à la *résorcine* à 5 p. 100.

Défendre aux enfants atteints d'embrasser les personnes de leur entourage et prescrire l'usage exclusif de leurs objets de table et de toilette.

## PESTE BUBONIQUE

*Isoler* le malade.

*Désinfecter* les objets ayant été en contact avec le malade et avec les gardes-malades, les déjections du malade, les matières expectorées ou vomies, et, après guérison, les locaux où a couché le malade et les personnes qui l'ont assisté (voy. *Fièvres éruptives*).

TRAITEMENT GÉNÉRAL des grandes pyrexies : stimulants, antispasmodiques, injections de sérum artificiel, toniques cardiaques et au besoin saignée. Pendant la convalescence, défendre au malade de s'asseoir brusquement et surtout lui recommander d'éviter les fatigues et les efforts.

SÉROTHÉRAPIE : Injecter 20 à 60 cc. de *sérum antipesteux Roux-Yersin*, selon l'activité du sérum, la gravité du cas et le jour de maladie.

Débuter par des *doses massives* de sérum antipesteux (30, 50, 60, 80 et même 100 cc.), mieux vaut administrer trop de sérum que pas assez. Continuer les inoculations jusques et y compris les premiers jours de la convalescence.

Si, après la première injection, il ne se produit pas promptement une amélioration, en pratiquer une seconde, puis une troisième, jusqu'à disparition de la fièvre et des symptômes généraux et locaux.

Concurremment avec le sérum, pratiquer une injection d'*essence de térébenthine* pour provoquer un abcès fixateur (Arbaud).

*Inciser* les bubons et les charbons avec le bistouri ou le thermocautère.

Faire des *pansements antiseptiques*.

VACCINATION ANTIPESTEUSE : Immuniser les personnes exposées à la contagion soit par le *sérum antipesteux de Yersin*, soit par le *vaccin de Haffkine*.

S'il s'agit de vacciner un petit nombre d'individus pour

un laps de temps relativement court et surtout si l'on
veut obtenir une action préventive immédiate, employer
le sérum antipesteux de l'Institut Pasteur à la dose de
10 cc.

S'il s'agit au contraire de
vacciner un grand nombre
d'individus et de leur procurer une immunité prolongée,
recourir à la méthode de Haffkine : inoculer au bras au
moyen d'une petite seringue
3 à 3,1/2 cc. de vaccin; chez
l'adulte ; 2 à 2 1/2 cc. chez
la femme ; 1 cc. chez les enfants de plus de 10 ans et 0,1
à 0,3 cc. chez les jeunes enfants. Répéter plusieurs fois
cette vaccination à intervalles
de 4 à 6 mois pour obtenir une
immunité parfaite.

# PHAGÉDÉNISME

Voy. *Chancre induré, Syphilis* (syphilis maligne),
*Ulcère phagédénique des pays chauds.*

# PHARYNGITES

**P. AIGUË.**

Voy. *Abcès rétro-pharyn-
gien, Angine aiguë érythémateuse.*

**P. CHRONIQUE OU P. GRANULEUSE,
SÈCHE OU ARTHRITIQUE.**

*Repos de la voix* ; ni chant,
ni enseignement oral.
*Défendre* le tabac et l'alcool.
*Éviter* les changements
brusques de température et
les poussières.

TRAITEMENT GÉNÉRAL de
l'arthritisme ou de la scrofule.

Cures thermales aux *eaux
sulfureuses* d'Enghien, Saint-
Honoré, Challes, Cauterets,
Eaux-Bonnes, ou aux *eaux
arsenicales* de la Bourboule,
du Mont-Dore.

TRAITEMENT LOCAL : com-
mencer par remédier aux lésions nasales d'ordre mécanique, si elles existent, par
des traitements médicaux ou
chirurgicaux appropriés.

Faire faire ensuite des *lavages* du naso-pharynx, répétés matin et soir, avec un
demi-litre de solution de phénosalyl à 1 p. 100, suivis de
*gargarismes* et de *pulvérisations à domicile*, avec les eaux
minérales précédemment indiquées, ou bien avec l'*eau
de goudron*, ou mieux faire
suivre les *lavages, d'inhalations nasales*, de cinq minutes de durée, avec une cuillerée à café de la solution
suivante :

| | |
|---|---|
| ℞ Formol................. | 5 cgr. |
| Menthol.......... ...... | |
| Goménol............ | āā 10 gr. |
| Chloroforme........... | |
| Eau de Cologne.......... | 100 — |
| | (Savoire). |

Ordonner aussi des *inhalations chaudes*, répétées deux

fois par jour avec de l'infusion chaude de tilleul, de guimauve, de verveine, suivies de gargarismes avec :

℞ Iode........................ 10 cgr.
   Iodure de potassium..... 25 —
   Sirop diacode............ 60 gr.
   Eau distillée............. 250 —
              (Lubet-Barbon).

Faire instiller tous les soirs dans les narines V gouttes du mélange suivant :

℞ Iodure de potassium...... 1 gr.
   Iode..................... 15 cgr.
   Phénol................... 15 —
   Glycérine................ 8 gr.
   Eau...................... 12 —

Pratiquer des *insufflations* de mélanges astringents ou encore des *badigeonnages* avec :

℞ Tanin.................... 1 gr.
   Glycérine................ 10 —

Contre la sensation de sécheresse dans la gorge, recommander les *inhalations avec une solution de chlorure de sodium*, à 1 p. 100 et pratiquer des badigeonnages de la muqueuse du pharynx avec :

℞ Menthol.................. 1 gr.
   Huile de vaseline......... 30 —

Attaquer directement les granulations avec les mélanges suivants, en badigeonnages quotidiens :

℞ Acide lactique..........   } āā 10 gr.
   Glycérine...............   }

℞ Nitrate d'argent........... 1 gr.
   Eau distillée............. 30 —

℞ Iode métalloïde.......... 50 cgr.
   Iodure de potassium.... 1 gr. 50
   Glycérine............... 50 —
           (Lubet-Barbon).

℞ Menthol................. 1 gr.
   Teinture d'iode........... 5 —
   Glycérine................ 10 —
            (Savoire).

Préférer le mélange suivant :

℞ Acide phénique.......... 1 gr.
   Iode métallique........... 2 —
   Iodure de potassium..... 4 —
   Glycérine............... 100 —
            (Mandl).

**En cas de mucosités** très **adhérentes**: ordonner des pulvérisations avec une solution de *carbonate neutre de soude*, à 1 p. 100.

**Si tous ces procédés échouent** et surtout si les granulations sont grosses et nombreuses, recourir au *galvanocautère*.

**P. SYPHILITIQUE.**

Voy. *Angines syphilitiques*.

**P. TUBERCULEUSE.**

Voy. *Angine tuberculeuse*.

# PHLÉBITES

**P. CONSTITUTIONNELLE.**

Traiter la diathèse (goutte).

Chez les goutteux, prescrire le *lycétol*, le *sidonal*, l'*urosine*.

℞ Sulfate de quinine......... 1 gr.
   Extrait de colchique....... 15 cgr.
     — de digitale........ 25 —
     — d'aconit.......... 10 —

Pour 10 pilules : 1 pilule tous les matins (Hirtz).

Voy. (*Goutte chronique.*)
Calmer la douleur par l'*antipyrine* en cachets et par des
[po]tions *calmantes* (baume
[tra]nquille laudanisé).
Ordonner l'*immobilisation*
[jus]qu'à disparition des acci-
[den]ts aigus.

**INFECTIEUSE.**
*Repos absolu* dans le décu-
[bit]us dorsal. Tenir le membre
[dan]s la *position horizontale*,
légèrement surélevée, pro-
[tég]é par un cerceau ; l'*enve-
[lop]per d'ouate* et appliquer
[ave]c précaution une *pomma-
[de i]odo-iodurée* :

[I]chtyol.................. } āā 6 gr.
[I]odure de potassium...
[E]xtrait de ciguë.......... 3 —
 — de belladone...... 2 —
[V]aseline .............. 30 —
(Herzen).

[P]rolonger l'immobilisation
[jus]qu'après la disparition
[com]plète de la fièvre, jus-
[qu']à indolence de la veine, et
qu'à l'amélioration de l'é-
général.
**[C]ontre la fièvre :** donner le
*[sul]fate de quinine*, la *phéna-
[céti]ne*, le *pyramidon*.
[É]tablir une barrière entre
[la] phlébite et le cœur pour
[com]battre les complications
[em]bolies, en pratiquant la
*[liga]ture aseptique* de la veine
[(au] *fil de soie*), sur un seg-
[men]t du vaisseau indemne
[de] phlébite et en réséquant la
[vei]ne entre deux ligatures

éloignées de 2 à 3 cm. (Robi-
neau).
**En cas de septicémie :** voy.
*Septicémie.*

**P. PUERPÉRALE** (des membres
inférieurs).
Voy. *Phlegmatia alba do-
lens.*

**P. DU SINUS TRANSVERSAL.**
Voy. *Septico-pyémie otique.*

**P. UTÉRINE** (du post-partum).
Faire prudemment le *net-
toyage* de l'utérus (voy. *Fièvre
puerpérale*), puis, s'il n'y a
plus ni fétidité des lochies, ni
écoulement sanieux, insister
sur le *traitement général* : alimentation substantielle, alcool, injections sous-cutanées
et lavements de sérum artificiel, kola.
Combattre la fièvre à l'aide
des sels de quinine et des
bains froids ou tièdes.
Provoquer au besoin des
*abcès artificiels* suivant la méthode de Fochier (injections
sous-cutanées de 1 cc. d'essence de térébenthine), ou
bien pratiquer des injections
de *sérum antistreptococcique
de Marmorek.*
*Inciser* les abcès métastatiques.
**En cas d'embolie pulmo-
naire :** voy. ce paragraphe.

**P. VARIQUEUSE.**
Voy. *Varices.*

## PHLEGMATIA ALBA DOLENS

*Repos absolu au lit*, le
[cor]ps immobile et bien à plat
[sur] le lit, la tête seule soulevée au moyen d'un oreiller.
Fixer le membre dans la
*position horizontale* ou légère-

ment élevé soit au moyen d'une *gouttière*, soit à l'aide de *bandes de toile* fixées au lit : après avoir entouré le membre d'une couche d'ouate en bonne épaisseur, le maintenir fixé à trois hauteurs (partie moyenne de la jambe, genou, milieu de la cuisse) par des bandes de toile, ou linge plié en double, large de 10 cm. environ et fixé à ses deux extrémités au lit même du malade, en plein matelas ou dans la sangle d'un lit mécanique, au moyen d'une épingle anglaise. Veiller à ce que ces liens fixateurs touchent simplement le membre à sa face antérieure, en s'appliquant bien, exactement. Compléter la fixation en posant sur le pied une bande de toile destinée à le maintenir à angle droit sur la jambe, et également arrêtée de chaque côté par une épingle de nourrice. En outre, jeter autour du corps, au niveau de la partie inférieure du tronc, un drap d'alèze qui l'applique sur le lit et fixer celui-ci au matelas ou bien le nouer par ses bouts à une des barres latérales du lit (Vaquez).

En cas de phlébite double, employer la *gouttière de Bonnet* ou le *lit mécanique de Dupont*.

Ordonner au malade d'*éviter tout effort musculaire*, d'atténuer tous les mouvements, même pour la toilette.

Pratiquer en même temps l'*antisepsie utéro-vaginale* à l'aide d'injections vaginales ou intra-utérines faiblement antiseptiques (voy. *Fièvre puerpérale*, *Phlébite utérine*).

**Contre la fièvre :** prescrire le *sulfate de quinine*, à la dose de 1 gr. à 1 gr. 50 par jour seul ou associé à la *phénacétine*, ou au *citrophène*.

℞ Chlorhydrate de quinine.. 15 cgr.
Phénacétine .............. 30 —
Pour 1 cachet : 3 par jour (Herzen).

Employer aussi l'*acétopyrine*, le *pyramidon* ou la *lactophénine*.

**Contre la sensation de froid** employer l'*enveloppement ouaté*.

**Contre la douleur :** pratiquer des *onctions sédatives légères laudanisées*, ou des *enveloppements humides* avec une solution de chloral à 1 p. 200 dans du sérum artificiel, ou des onctions avec une pommade calmante.

℞ Salicylate de méthyle...... 3 gr.
Vaseline ................. 30 —

**Contre la tension de la peau :** ordonner des *pulvérisations* d'eau bouillie simple ou boriquée.

*Régime :* lait, bouillon, soupes légères, eau vineuse. Conseiller le *régime déchloruré* (hypochloruré).

Donner les *toniques :* extrait de quinquina ou de kola, en potion.

Après la première semaine lorsque l'œdème du membre ne progresse plus, recourir à la *médication résolutive :* faire pratiquer le matin, pendant 3 ou 4 heures, des applications de linges fins trempés dans des eaux salines naturelles, étendues de 2 ou 3 fois leur volume d'eau bouillie et recouverts de gutta-percha laminée. Remplacer ces linges pendant le reste de la journée, par des applications de la poudre suivante :

℞ Talc............... }
  Craie préparée....... } ãã 10 gr.
  Magnésie légère...... }
  Résorcine............. 50 cgr.
                (Vaquez).

Employer aussi la pommade suivante, appliquée à l'aide d'un pinceau sur le membre malade :

℞ Ichtyol................. 20 gr.
  Extrait de ciguë......... 5 —
  Vaseline................. 60 —
                (Herzen).

*Respecter le caillot* (immobilisation) *pendant six semaines*, jusqu'au retour de couches, qui termine la période d'état puerpéral.

Alors seulement combattre les conséquences de l'immobilisation, les raideurs consécutives, l'hydarthrose, l'œdème, l'atrophie à l'aide du *massage* (effleurages superficiels, mobilisation partielle des articulations, puis massage des masses musculaires avec mo-

bilisation plus active des articulations, en évitant toujours les gros troncs veineux), des *bains de vapeur* et de l'*électricité*.

*Permettre à la malade de se lever un mois après la dernière poussée.*

Recommander à la malade, au moment où elle va faire ses premiers pas, d'appliquer sur la jambe malade, de la pointe du pied jusqu'à la racine de la cuisse, des *bandes de crêpe Velpeau* et de s'aider d'une *canne* pour la marche.

Proscrire les bas élastiques et l'usage des béquilles.

**Contre les accidents pulmonaires :** appliquer des *ventouses sèches.*

Voy. *Embolie pulmonaire.*

**Si l'œdème persiste pendant longtemps :** faire porter des *bas élastiques*, ou mieux faire appliquer de la pointe du pied à la racine de la cuisse des *bandes de crêpe Velpeau.*

*Cures thermales* à Bagnoles de l'Orne.

## PHOBIES

Voy. *Hystérie, Mélancolie, Neurasthénie, Terreurs nocturnes chez les enfants.*

## PHOSPHATURIE

Rechercher et traiter la phtisie pulmonaire, le diabète phosphaturique.

## PHOTOPHOBIE

Voy. aux articles *Conjonctivites, Iritis, Kératites* où ce symptôme fait partie du tableau morbide.

HERZEN, 6ᵉ édition.

42

# PHTIRIASE

## (Poux).

### P. DU CORPS.

*Bains sulfureux ou mercuriels* ; frictions au *savon noir*.
Poudre de *staphysaigre*.
Désinfection des vêtements.

### P. DES PAUPIÈRES.

Enduire matin et soir le bord libre des paupières, avec gros comme un pois de la pommade suivante :

℞ Précipité jaune............ 20 cgr.
Vaseline..................... 10 gr.

Panser les croûtes et les éruptions avec :

℞ Acide borique.......... } āā 3 gr.
Oxyde de zinc.......... }
Vaseline................... 30 —

### P. DU PUBIS.

*Raser* les poils. Frictions à l'*onguent napolitain*.
*Lotions* avec :

℞ Sublimé................. 1 gr.
Vinaigre................ 300 —
(Brocq).

Oü bien employer la *lotion parasiticide de l'hôpital Saint-Louis* :

℞ Bichlorure de mercure... 25 cgr.
Essence de térébenthine. 30 gr.
Glycérine................ 40 —
Alcool camphré.......... 175 —

Pratiquer aussi des lavages avec l'*eau saturée de soude*.

### P. DE LA TÊTE.

*Couper* les cheveux ras. Faire des savonnages avec du *savon noir*, des lotions avec de l'*alcool camphré* ou une solution de *sublimé corrosif* à 1 p. 500, ou avec du *vinaigre chaud*, suivies de lavages avec de l'*eau saturée de soude*.

℞ Bichlorure de mercure... 30 cgr.
Eau de Cologne........... 100 gr.

En frictions biquotidiennes.

Employer l'*onguent napolitain*, en frictions, dans les cas où il n'existe pas de lésions cutanées très étendues.
Prescrire aussi :

℞ Naphtol β.............. 5 gr.
Alcool à 60°............. 1 litre.

Pour frictions (sur la tête, les aisselles, le pubis, pas le scrotum).

# PHTISIE

Avant d'instituer le traitement antituberculeux, scruter les antécédents héréditaires et les antécédents personnels du malade et si l'on dépiste quelques stigmates de syphilis, prescrire sans hésiter le *traitement antisyphilitique spécifique*.

**I. MÉDICATIONS RÉPUTÉES BACILLICIDES** (rôle effacé ; sont souvent un adjuvant utile de la cure d'air et de repos).
A. CRÉOSOTE.

Administrer la créosote par la voie stomacale, la voie rectale, la voie bronchique, la voie dermique, la voie hypodermique.

1° Créosote par la *voie stomacale* : dose quotidienne, 75 cgr. à 1 gr. 50.

℞ Créosote de hêtre......... 10 gr.
Poudre de savon amygdalin séchée à l'étuve......... 25 —

Pour 100 pilules : 10 pilules par jour (Bouchard).

℞ Créosote pure de hêtre..... 10 gr.
Phosphate bicalcique........ 10 —
Eau..................... 1 —
Poudre de réglisse. Q. S. env. 12 gr.

Pour 100 pilules qu'on roulera dans le phosphate de calcium : 5 à 6 pilules par jour.

Préférer les formules suivantes :

℞ Créosote de hêtre......... 10 gr.
Huile de foie de morue. Q. S. p. 1 litre
4 à 6 cuillérées par jour (Herzen).

℞ Créosote de hêtre...... 13 gr. 50
Teinture de gentiane.... 30 —
Alcool à 80°............ 250 —
Vin de Malaga. Q. S. p. 1 litre.

5 à 8 cuillérées à bouche par jour, chaque cuillerée dans un verre d'eau (1 cuillerée contient 20 cgr. de créosote) (Bouchard).

Ou, vin de phosphate de calcium créosoté (formule Castinel) :

℞ Créosote de hêtre......... 5 gr.
Alcool à 90°.............. 90 —
Phosphate monocalcique.... 20 —
Eau distillée............. 20 —
Sirop simple............. 20 —
Vin de malaga.... Q. S. p. 1 litre

3 à 4 verres à liqueur par jour.

Ou bien, solution de chlorhydro-phosphate de calcium créosoté (formule Pautauberge) :

℞ Chlorhydrophosphate de calcium............... 25 gr.
Créosote de hêtre...... 5 —
Cognac (ramené à 50°)... 480 —
Eau distillée.. Q. S. p. f. 1000 cc.

3 à 6 cuillérées à bouche par jour.

Ou encore :

℞ Créosote de hêtre......... 25 gr.
Teinture de gentiane...... 50 —

Progressivement de XXV à CL gouttes par jour, en trois fois, dans un peu de vin (Casati).

℞ Créosote de hêtre...... 5 gr.
Iodoforme finement pulvérisé.............. 1 —
Huile de foie de morue.. 500 —
Essence de menthe..... XII gouttes

3 cuillerées à bouche par jour, (Herzen).

*Donner la créosote immédiatement après les repas et sous une forme diluée :* ne jamais la prescrire à jeun, ni sous forme de capsules ou de pilules.

*Administrer de préférence la créosote (ou le gaïacol) par la voie stomacale,* c'est par cette voie qu'elle se montre le plus active : donnée à la dose journalière de 75 cgr. à 1 gr., elle agit d'une façon puissante sur les divers microorganismes, ferments et levures, qui se développent généralement dans un estomac manquant d'acide chlorhydrique. Sous cette influence, l'appétit renaît, et le malade, mieux nourri, lutte plus facilement contre la marche toujours envahissante de la tuberculose (Bourget).

2° Créosote par la *voie rectale* ; dose quotidienne, 2 à 4 gr.

Cette voie est, au point de vue de la tolérance, supérieure à la voie sous-cutanée et elle est spécialement indiquée dans les cas de diarrhée et d'entérite tuberculeuse (Marfan).

Avoir recours au *lait créo-*

*soté* (Turchet, Annequin) qui se mêle à l'eau sans qu'il se forme de coagulum et sans que la créosote redevienne libre ; prescrire le lait créosoté à 6 p. 100, dont chaque cuillerée contient à peu près 1 gr. de créosote ; au moment de prendre le lavement, le malade mélangera la quantité de lait créosoté prescrite (2 à 4 cuillerées) avec de l'eau bouillie chaude en quantité suffisante pour faire un lavement de 250 cc.

Ou bien prescrire :

℞ Créosote de hêtre......... 2 à 3 gr.
  Faire dissoudre dans :
   Huile d'amandes douces.   25 —
  Emulsionner avec :
   Jaune d'œuf............ N° 1.
  Ajouter :
   Eau................... 200 gr.

Pour 1 lavement, à prendre le soir au coucher; après avoir eu soin de vider auparavant le rectum par un lavement ordinaire.

℞ Créosote rectifiée... 1 à 3 gr.
  Eau distillée....... 100 à 300 —

Pour 1 lavement, agiter avant de s'en servir ; 2 à 3 lavements dans les 24 heures (Chabaud).

Pour avoir moins de véhicule et plus de remède actif, ajouter à la formule précédente un peu d'alcool, ou une cuillerée à bouche de cognac.

℞ Créosote rectifiée........ 3 gr.
  Alcool à 80° (cognac)..... 10 —
  Eau distillée chaude...... 200 —

Pour 1 lavement, agiter avant de s'en servir.

Ou encore formuler la solution suivante de créosote dans l'huile, dont le malade mettra deux cuillerées dans un verre d'eau tiède et qu'il émulsionnera avec un jaune d'œuf.

℞ Huile d'olives............. 300 cc.
  Créosote pure............ 30 gr.
  Laudanum de Sydenham.. 3 —

Donner, selon les indications, 2 ou 3 lavements dans la journée.

Le malade peut préparer lui-même la solution : XVIII gouttes, c'est-à-dire 1 gr. de créosote (XXXIV gouttes avec le compte-gouttes de pharmacie), se dissolvent entièrement dans 120 gr. d'eau tiède.

Ne pas employer les suppositoires à la créosote, ils déterminent très vite une irritation rectale assez vive.

3° Créosote par la *voie bronchique* : en *inhalations*, avec le flacon à deux tubulures, contenant une solution hydro-alcoolique à 10 p. 100 (C. Paul).

*Pulvérisations* de créosote (pulvérisateur à vapeur), dans la chambre du malade, pendant plusieurs heures chaque jour, en se servant de la solution suivante :

℞ Créosote................ 10 gr.
  Alcool.................. 200 —
  Glycérine .............. 20 —
  Eau .................... 770 —

              (Tapret).

Les inhalations de créosote désinfectent, dans une certaine mesure, les foyers tuberculeux ; elles les mettent surtout à l'abri d'une infection secondaire trop intense.

4° *Inhalations de vapeurs créosotées sous pression* : placer le malade dans une cloche de 12 mc. : comprimer l'air à 1/3 ou une moitié d'atmosphère.

L'air, avant d'être poussé dans la cloche à l'aide d'une pompe foulante, traverse un barboteur contenant 5 litres de créosote, puis un autoclave rempli de copeaux de hêtre, imbibés de créosote.

Séances quotidiennes de 4 heures de durée (Tapret, G. Sée).

5° Créosote par la *voie cutanée* ; *frictions* cutanées sur toute la partie supérieure du tronc avec :

℞ Créosote...............  
  Essence de térébenthine. } āā 5 gr.  
  Lanoline ..............  
  Axonge ...............  } āā 25 —  
  Huile d'olives..........

℞ Beurre de muscade....... 20 gr.  
  Huile de sésame......... 200 —  
  Essence de sauge........ 4 —  
    —   de genièvre...... 16 —  
    —   de pin .......... 8 —  
  Salicylate de méthyle..... 10 —  
  Créosote de hêtre........ 8 —  
  Alcool à 96°............. 100 —  
    — camphré........... 200 —  
(Bourget).

6° Créosote par la *voie hypodermique*. Cette voie est celle qui permet d'administrer les doses les plus fortes de créosote. Injecter en une séance la solution suivante :

℞ Créosote pure de hêtre..... 1 gr.  
  Cocaïne.................. 1 cgr.  
  Huile d'olives pure stérilisée. 8 cc.

Pratiquer ces injections, tous les 2 jours pendant 2 mois, et les reprendre ensuite après un repos plus ou moins prolongé (A. Josias).

Ou bien employer la formule suivante :

℞ Créosote pure.............. 1 gr.  
  Huile d'amandes douces neu-  
    tralisée ou stérilisée...... 14 —

Injecter à la fois 10, 20, 30, 40, jusqu'à 150 gr. de cette solution, à l'aide d'un appareil spécial composé d'un flacon gradué de 30 cc., muni de deux tubulures en haut, et portant à sa partie inférieure une troisième tubulure avec robinet en verre, que ferme un bouchon en caoutchouc et que traverse un tube (Burlureaux).

Avant toute injection, prendre les précautions antiseptiques indispensables et s'assurer qu'il ne sorte aucune goutte de sang par l'aiguille.

Si au cours même de l'injection, le malade perçoit tout à coup un goût intense de créosote dans l'arrière-gorge, accompagné d'angoisse, d'étouffements, de vertiges, de toux, de dyspnée, de sueurs profuses, indiquant l'introduction directe de la créosote dans le courant sanguin, on arrêtera immédiatement l'injection et on administrera des stimulants diffusibles.

7° *Injections intra-trachéales d'huile créosotée* : 2 gr. d'une solution créosotée à 20 p. 100. Répéter ces injections tous les jours, une fois (Dor).

INDICATIONS ET CONTRE-INDICATIONS DE LA CRÉOSOTE :

Administrer la créosote à tout phtisique apyrétique ou même aux phtisiques, chez lesquels la fièvre est inconstante et revient sous forme de crises séparées par un intervalle apyrétique plus ou moins long.

La créosote est contre-indiquée chez les phtisiques fébriles ; mais cette règle n'est pas absolue.

Les hémoptysies et l'albuminurie ne constituent pas des contre-indications formelles ; mais s'il existe l'une de ces deux complications, administrer des doses de créosote deux fois moindres que celles indiquées et observer attentivement l'effet de cette médication.

Les tuberculeux éréthiques ne tolèrent pas bien la créosote (Marfan).

*Ne jamais instituer de traitement intensif par la créosote* (ou par le gaïacol), consistant en injections, inhalations, frictions et lavements ; c'est ajouter à l'intoxication des toxines tuberculeuses un empoisonnement par un corps chimique (Bourget).

Employer aussi les nombreuses COMBINAISONS DE LA CRÉOSOTE qui permettent d'éviter, en partie, les inconvénients de son administration.

Donner le *créosotal* ou carbonate de créosote, par la voie stomacale et surtout chez les enfants.

Dose quotidienne, chez l'adulte : 5 à 10 gr. ; chez les enfants : 1 à 5 gr.

Administrer ce médicament soit dans du lait, soit dans du vin rouge ou du bouillon (un quart d'heure après le repas), soit mieux encore dans l'huile de foie de morue à 1 p. 20 :

℞ Créosotal...................... 20 gr.
  Huile de foie de morue..... 300 —
  4 à 6 cuillerées par jour.

Ou bien, prescrire le créosotal sous forme de gouttes : XV à LXXV gouttes et plus dans les 24 heures. Commencer par cinq gouttes, trois fois par jour, et en ajoutant tous les jours trois gouttes, arriver à vingt-cinq gouttes

trois fois par jour. Faire rester le malade à cette dose pendant un laps de temps qui varie de huit jours à quatre, cinq et six semaines. Ensuite diminuer progressivement la dose jusqu'à ce qu'on arrive à dix gouttes, trois fois par jour. Faire de nouveau prendre cette dose pendant huit jours ; augmenter finalement la dose en ajoutant trois gouttes par jour. +

Cette manière d'administrer le créosotal a cet avantage qu'on arrive, avec des doses relativement petites, aux mêmes résultats qu'avec des doses très élevées (jusqu'à 20 gr. par jour) (von Leyden).

℞ Créosotal.............. 5 gr.
  Jaune d'œuf.......... N° 1.
  Eau chaude........... 150 gr.
  Laudanum de Sydenham............... V gouttes
  Pour 1 lavement : un matin et soir.

Prescrire le *phosphotal* ou phosphate de créosote soit par la voie stomacale, soit par la voie sous-cutanée pour laquelle il se prête très bien, même à doses élevées (Lorot).

Doses quotidiennes : 3 à 8 gr.

℞ Phosphotal............... 30 gr.
  Huile de pied de bœuf.... 100 —
  Injecter tous les 2 ou 3 jours, 2 à 5 gr. de phosphotal (Lorot).

Employer aussi la voie rectale (Grasset).

℞ Phosphotal.......... 2 à 3 gr.
  Jaune d'œuf........ N° 1.
  Huile d'olives...... 30 gr.
  Lait chaud......... 150 —
  Laudanum de Sydenham............... V gouttes.
  Pour 1 lavement : 2 par jour.

Ordonner le *créosal* ou tannate de créosote, à la dose de 3 à 4 gr. par jour, par la voie stomacale (Blind, Tournier).

Ne pas recourir à l'administration de ce médicament par la voie hypodermique : les injections de tannate de créosote sont très douloureuses.

℞ Créosal................... 20 gr.
Eau distillée............. 300 —
Sirop de tolu........... 50 —

3 à 4 cuillerées à bouche par jour, après les repas.

Administrer le *phosote* ou phosphate de créosote soit par voie gastrique à la dose hypodermique en injectant le phosote pur, additionné simplement d'un dixième d'alcool pour le fluidifier (Lorot).

℞ Phosote ou taphosote...... 25 gr.
Sirop de fleurs d'oranger... 70 —
Gomme arabique.......... 10 —
Eau distillée de fleurs d'oranger....... Q. S. p. 125 cc.

3 cuillerées à café par jour (3 gr.) (Brissonnet).

Le phosote convient aussi à l'administration par la voie rectale.

Employer le *taphosote* ou tannophosphate de créosote par la voie gastrique, d'après la formule indiquée pour le phosote.

Ne pas administrer ce médicament par voie sous-cutanée.

Donner l'*éosote* ou valérianate de créosote, soit par voie gastrique à la dose de 1 à 2 gr. par jour, en capsules gélatineuses, soit par voie hypodermique.

## B. GAÏACOL ET SES COMBINAISONS.

Ne prescrire que le *gaïacol synthétique, cristallisé* aux doses de 50 centigr. à 1 gr. par jour :

℞ Gaïacol cristallisé........ 12 gr.
Teinture de gentiane..... 30 —
Alcool à 90°............. 190 —
Vin de Xérès..... Q. S. p. 1 litre

2 à 5 cuillerées à bouche par jour (1 cuillerée contient 20 cgr. de gaïacol) (Fraentzel).

℞ Gaïacol cristallisé..... 5 à 10 gr.
Huile de foie de morue
blonde............: 1 litre.

4 à 6 cuillerées à bouche par jour.

Ou, solution de gaïacol phosphaté (formule Pautauberge) :

℞ Gaïacol cristallisé..... 6 gr. 60
Glycérine pure à 30°... 66 —
Phosphate bicalcique
pur............... 33 — 35
Acide chlorhydrique officinal.. Q. S. environ 21 gr.
Eau distillée. Q. S. p. f. 1000 cc.

3 à 6 cuillerées à bouche par jour.

℞ Gaïacol............... 2 gr. 50
Iodoforme............. 50 cgr.
Huile d'olives stérilisée } āā Q. S.
Vaseline liquide....... } p. 50 cc.

Débuter par une injection de 1 cc. pendant 4 jours, puis 2 cc. Au bout de quelques jours, injecter 3 cc. (Picot).

℞ Gaïacol ...............)
Huile d'amandes douces } āā 25 gr.
stérilisée à l'étuve... )
Chlorhydrate de cocaïne. 50 cgr.

Débuter par une demi-seringue tous les jours, ensuite une seringue tous les 2 jours, puis tous les jours (Diamantberger).

℞ Gaïacol............... 50 cgr.
Camphre.............. 2 gr.
Huile d'olives stérilisée... 10 —

Injecter 1 seringue de Pravaz tous les jours (Huchard).

℞ Gaïacol............... 20 gr.
Eucalyptol............. 10 —
Sulfate de spartéïne...... 1 —
Huile d'amandes douces... Q. S.
p. 200 cc.

Injecter progressivement de 1/2 à 5 ou 7 cc. de cette solution (Laborde).

Prescrire le *carbonate de gaïacol* ou *duotal* en pilules

ou en cachets, à la dose de 50 cgr. à 1 gr. par jour, et le *phosphate de gaïacol*, à la dose de 40 à 60 cgr. par jour en cachets.

℞ Carbonate de gaïacol.. ⎫
   Acide benzoïque..... ⎬ āā 10 cgr.
   Codéine...............⎭ 1 —

Pour 1 pilule : 5 à 10 par jour (Herzen).

Employer le *valérianate de gaïacol* ou *géosote*, en capsules gélatineuses à 20 cgr. chacune, à la dose de 1 gr. à 1 gr. 50 par jour.

℞ Géosote.................. 10 gr.
   Teinture de valériane...... 20 —

XV à XXX gouttes, 3 à 4 fois par jour.

Essayer la *gaïacétine* (2 à 4 gr. par jour, en cachets de 50 cgr.) et le *gaïatanol*.

C. ESSENCES VOLATILES ET SUBSTANCES BALSAMIQUES.

Essence de *térébenthine*, *terpine*, essence de *myrte*, *myrtol*, *menthol*, *thymol*, *eucalyptol*, *baume du Pérou*, *camphre*, *acide benzoïque*.

Tous ces médicaments sont en général mal tolérés par l'estomac : administrer les essences et les basalmiques par la *voie sous-cutanée*, ou à l'aide d'*inhalations*, dans le but de diminuer l'expectoration et d'améliorer la bronchite infectieuse non spécifique concomitante.

Ces médicaments n'agissent pas sur le bacille de la tuberculose, ni ne modifient le processus bacillaire.

Pratiquer les inhalations à l'aide d'un flacon barboteur, dans lequel pénètrent deux tubes, et rempli à moitié

d'un mélange basalmique comme le suivant :

℞ Créosote de hêtre........ 10 gr.
   Baume du Pérou ......... 25 —
   Térébenthine suisse...... 30 —
   Teinture d'eucalyptus.. ⎫
   — de benjoin.... ⎬ āā 15 —
   Essence de térébenthine. 100 —
                        (Marfan).

Ou bien introduire dans un flacon inhalateur, de la capacité d'un litre, le liquide suivant :

℞ Essence de térébenthine.. 350 gr.
   — d'aspic.......... 100 —
   Iodoforme.............. 10 —
   Ether sulfurique........ 2) —

Faire plusieurs inhalations par jour, chacune de 15 à 20 minutes de durée (Dethyl).

Recourir aussi aux inhalations de *menthol bromoformolé* (Lacroix) ou de *formazol* (30 p. 100 d'aldéhyde formique, petites quantités d'iodoforme, d'hydrate de chloral, de terpine et de menthol).

Prescrire l'*eucalyptol*, associé au gaïacol et à l'iodoforme, en injections sous-cutanées :

℞ Eucalyptol.............. 15 gr.
   Gaïacol................. 5 —
   Iodoforme.............. 1 —
   Huile d'olives stérilisée... Q. S.
                        p. 100 cc.

Injecter 5 à 10 cc. par jour (Pignol).

Pratiquer aussi des injections sous-cutanées de *baume du Pérou* en émulsion, ou d'*huile camphrée* à 1 p. 10 ou 1 p. 4 : injecter 2 gr. de la solution tous les 2 jours, pendant 4 à 5 jours, puis interrompre pendant quelques jours, pour reprendre ensuite (Alexander, Huchard).

Recourir enfin à l'introduction de ces médicaments par la *voie trachéale* :

℞ Essence de thym.....  
   — d'eucalyptus. } āā 5 gr. 50  
   — de cannelle.  
  Iodoforme..........  
  Gaïacol........... } āā 2 — 50  
  Menthol..........  
  Bromoforme......... 5 —  
  Huile d'olives stérilisée. 100 cc.

Injecter chaque jour dans la trachée 9 à 12 cc. (Mendel).

℞ Menthol................. 2 gr.  
  Essence d'eucalyptus...  
   — de thym....... } āā 5 —  
   — de cannelle....  
  Huile d'olives stérilisée... Q. S.  
              p. 100 cc.

Injecter 5 à 6 cc. sans cocaïnisation préalable (Hobbs).

D. IODE ET SES COMPOSÉS.  
Médicaments indiqués dans la phtisie apyrétique, pour favoriser l'expectoration, et dans la phtisie fibreuse pour diminuer la dyspnée (G. Sée).

Employer l'iode et les iodures avec prudence, pour éviter les poussées congestives autour des foyers tuberculeux.

Prescrire 1 à 2 gr. d'*iodure de potassium* par jour ; XV à XX gouttes de *teinture d'iode* ; 2 à 5 cgr. d'*iode pur*.

℞ Iode pur............... 25 mgr.  
  Extrait de noyer......... 20 cgr.  
  Pour 1 pilule : 2 par jour aux repas.

Ou bien se servir du *sérum ioduré de Renzi* :

℞ Iodure de potassium.... 3 gr.  
  Iode pur............... 1 —  
  Chlorure de sodium..... 6 —  
  Eau distillée........... 1000 —  
  3 à 4 cuillerées à soupe, dans une tasse de lait, 3 à 6 par jour.

Recourir aussi aux inhalations d'*igazol*, pratiquées à l'aide de l'appareil de Cervello.

E. ACIDE CINNAMIQUE.  
Administrer l'*acide cinnamique* en *injections intraveineuses* ; commencer par injecter de très faibles doses 1/2 à 1 mgr., et augmenter progressivement jusqu'à administrer 2 cgr. au maximum.

Employer la formule suivante :

℞ Acide cinnamique finement  
     pulvérisé.............. 2 gr.  
  Huile d'amandes douces... 10 —  
  Jaune d'œuf............. N° 1.  
  Solution de chlorure de so-  
     dium à 7 p. 100...... 6 —  
             (Landerer).

Ne pas employer l'acide cinnamique ou le cinnamate de soude (hétol) dans les cas à tendance hémoptoïque.

II. **MÉDICATIONS MODIFICATRICES DE L'ORGANISME DU PHTISIQUE.**  
A. RÉGIME DE VIE.  
Recommander au malade de fuir les villes, grandes et petites, de changer de milieu, d'abandonner ses occupations et, dans certains cas, sa famille. Ordonner le traitement par l'**aération permanente** (aérothérapie, cure par l'air libre), associé à une cure de repos soit dans un *sanatorium* comme Göbersdorf (Silésie), Falkenstein (Taunus), Davos (Engadine), Vernet (Pyrénées-Orientales), Leysin (canton de Vaud), soit dans le *climat* qui convient le mieux à son état, lorsque le malade ne veut pas s'enfermer dans un sanatorium.

Le régime de vie adopté dans les sanatoria (respiration par le malade d'un air constamment renouvelé) peut être appliqué dans les *installations particulières* ; il suffit de disposer d'un appartement à chambres vastes, d'un jardin et d'une guérite de bains de mer capitonnée et ouverte sur une de ses faces.

*Le repos sera physique, intellectuel et moral* ; défendre aux jeunes filles à marier le mariage ; aux femmes mariées les grossesses ; aux femmes accouchées l'allaitement.

Le phtisique doit *se reposer au grand air*, le jour dans une *véranda ouverte* ; la nuit dans une *chambre aux fenêtres ouvertes* ; il doit bien se couvrir et *ne jamais souffrir du froid*.

Ce régime de vie est contre-indiqué dans les deux cas suivants : *phtisique irrémédiablement perdu* et *phtisique présentant des accidents aigus*.

Ne pas considérer le traitement de la phtisie par l'aération permanente comme une formule banale ; surveiller et diriger attentivement cette cure ; commencer dans tous les cas par habituer le malade à l'air en l'y exposant étant couché, de façon qu'il puisse être couvert et éviter ainsi le refroidissement des membres inférieurs, que facilite la station assise. Indiquer le lieu du séjour du malade et fixer le temps que celui-ci passera à l'air. Recommander au malade d'éviter le vent et le changement brusque de température au coucher du soleil. Procéder à l'aération nocturne avec patience et lenteur ; entr'ouvrir d'abord la fenêtre de la chambre voisine, puis l'ouvrir largement,

ensuite entr'ouvrir la fenêtre de la chambre où couche le malade, en ayant soin de fermer les persiennes et les rideaux ; puis ouvrir les rideaux. Ne jamais exposer le malade au courant d'air. Veiller à ce que la température ne descende pas au-dessous de 8° (Bouchard) et, si nécessaire, maintenir cette température en allumant du feu. Faire fermer les fenêtres soir et matin, au moment du coucher et du lever. Ne pas surcharger le malade de couvertures (édredon au niveau des pieds), mais le faire coucher vêtu, c'est-à-dire habillé d'un vêtement de nuit assez chaud (chemise de flanelle, gilet de laine, tricot, camisole, etc.), pour pouvoir sans danger dormir les bras en dehors, le devant de la poitrine et le cou suffisamment protégés (Pouzet).

Ni l'état fébrile, ni les inflammations laryngo-trachéales ne sont des contre-indications.

**Climats d'altitude ou à basse pression barométrique.**
Stations entre 1000 et 1900 m., possédant une action fortifiante, reconstituante et stimulante (Leysin 1300 m., Davos-Platz 1556 m., Samaden 1753 m., Saint-Moritz 1855 m., Pontresina 1825 m.).

*Indications* : prédisposés à la phtisie ; phtisiques commençants et apyrétiques ; phtisiques qui portent une caverne limitée et qui n'ont pas de fièvre.

Envoyer les malades *en toute saison* dans un sanatorium, en choisissant un établissement qui soit ouvert toute l'année et constamment dans de bonnes conditions climatiques (Leysin en Suisse), de façon à permettre aux malades de faire la cure d'air pendant toute l'année et par tous les temps.

*Contre-indications* : phtisiques ayant habituellement de la fièvre, ou des lésions étendues, de la tuberculose intestinale, de l'emphysème ; phtisiques dans la phase consomptive ; sujets atteints de phtisie fibreuse (Jaccoud).

**Climats de plaine, à pression barométrique moyenne, ou peu inférieure à la moyenne.**

Stations montueuses ou non, dont l'altitude est inférieure à 400 mètres, et ayant une influence sédative et calmante : Madère, Alger, Palerme, Pise, Catane, Egypte, Méran (Tyrol), Montreux, Lugano, Pau, Arcachon, Biarritz, Amélie-les-Bains, Hyères, Cannes, Menton, San-Remo, la Spezia, rives méditerranéennes de la Grèce, de l'Espagne, du Portugal, du Maroc et les îles Canaries.

*Indications* : phtisies fébriles ; phtisies à la période de ramollissement, phtisies à poussées aiguës de bronchite, de congestion, de pneumonie, phtisies fibreuses, phtisies accompagnées d'emphysème ; phtisies laryngées et tuberculoses intestinales ; phtisies avec lésions pulmonaires étendues, phtisies à la période consomptive (Jaccoud).

**Stations thermales.**

Conseiller aux phtisiques commençants ou aux prédisposés à la phtisie, pendant l'été, un séjour dans une station thermale, où ils se reposeront, vivront au grand air et ne feront qu'un minimum de traitement thermal.

Envoyer les malades (phtisie au début) à *la Bourboule*, au *Mont-Dore*, aux *eaux sulfureuses faibles des Pyrénées*, particulièrement aux *Eaux-Bonnes*.

B. RÉGIME ALIMENTAIRE.

Ordonner un *régime diététique capable de relever l'énergie organique du malade* : viandes, œufs, graisses, lait, képhir, fromages, farine de céréales, peu de féculents, et encore moins de légumes verts.

Recourir à la *zomothérapie* ou traitement par la viande crue de bœuf ou de mouton à la dose de 150 à 300 gr. (Fuster, Laborde), ou par la poudre de viande crue et desséchée à la dose de 2 à 4 grandes cuillerées par jour, tout en se rappelant que la suralimentation et la zomothérapie exposent à certains dangers du côté du foie et des reins.

Incorporer la viande crue, soigneusement *râpée au couteau*, à des œufs brouillés, à de la purée de pommes de terre ou à des épinards ; ou bien la mélanger à froid avec un bouillon léger au tapioca (potage au tapioca médicinal, Laborde), puis réchauffer le tout.

Comme boisson, préférer au vin le thé légèrement alcoolisé, la bière, ou le *lait* additionné de cognac.

C. STIMULATION CUTANÉE.

Prescrire les *frictions* à tous

les malades ; tous les matins ou tous les soirs, si le phtisique a des sueurs nocturnes.

Frictionner rapidement le corps avec de l'alcool de lavande ou de l'essence de térébenthine, puis faire une friction sèche avec des gants de flanelle ou une serviette rude (Bouchard).

Les *lotions* fraîches, vinaigrées ou salées, sont utiles aux phtisiques qui ont une légère fièvre vespérale, ou une atonie générale de l'organisme, avec refroidissement fréquent des membres inférieurs. Se servir d'eau, à la température de 20° à 30° ; durée de la lotion ou de l'immersion : 15 à 20 secondes.

Conseiller les *douches froides* de 4 à 10 secondes de durée, seulement au début de la phtisie, quand il n'existe plus de fièvre (Jaccoud).

Dans la plupart des cas, ordonner de faire chaque matin un grand *lavage froid* de tout le corps, avec de l'eau à la température de la chambre et suivi d'une énergique friction avec une serviette sèche et grossière, dans le but d'aguerrir le malade contre les refroidissements.

Défendre les bains de mer qui produisent un refoulement de sang vers les organes profonds, une congestion des poumons, et en outre parce qu'il faut être fort pour faire la réaction, et si le phtisique était fort, il ne serait pas la proie des bacilles.

D. Huile de foie de morue. Dose : 4 à 12 *cuillerées à soupe, par jour.*

℞ Huile de foie de morue. ⎱ āā 470 cc.
Eau seconde de chaux. ⎰
Eau de laurier-cerise... 60 —
5 à 6 cuillerées à bouche (Grasset).

Ne pas prescrire l'huile de foie de morue chez les phtisiques dyspeptiques et fébricitants ; lui préférer la glycérine.

Dans certains cas, administrer l'huile de foie de morue par la *voie rectale* :

℞ Huile de foie de morue... 600 gr.
Jaunes d'œufs............ N° II.
Eau de chaux............. 400 gr.

Injecter au début 60 à 70 gr. ; élever progressivement les doses jusqu'à 100, 150 et 200 gr. Administrer ces lavements à l'aide d'une seringue munie à son extrémité d'une sonde molle qu'on introduit doucement dans le rectum jusqu'à une profondeur de 15 centimètres, le malade étant couché sur le côté. Faire garder ces lavements toute la nuit ; les faire précéder d'un lavement évacuateur (Révilliod).

Employer aussi l'*huile d'olives pure* :

℞ Huile d'olives pure. ⎱
Solution de carbonate ⎰ āā 100 gr.
  de soude à 2 0/0.
Chlorure de sodium.. 1 — 20

Pour 4 lavements donnés à 38° ou 39° après une évacuation alvine spontanée (tous les 2 ou 3 jours) (Deucher).

### E. GLYCÉRINE.
Dose : 40 *gr. par jour.*

℞ Glycérine ................ 40 gr.
Rhum ou cognac...... 10 —
Essence de menthe..... I goutte.

A prendre en 3 fois dans la journée, aux repas ou dans l'intervalle des repas (Jaccoud).

℞ Créosote végétale........ 2 gr.
Glycérine neutre......... 400 —

Prendre 1 à 2 cuillerées à bouche, matin et soir, dans un verre d'eau sucrée, édulcorée avec du sirop de groseille (Dujardin-Beaumetz).

℞ Glycérine.............. ⎱ āā 100 gr.
Sirop d'iodure de fer. ⎰
  — de morphine (ou de
    chloral)......... 200 —

2 à 3 cuillerées dans la journée (Frémy).

F. ARSENIC.

*Doses peu élevées.* L'arsenic est *contre-indiqué* chez les tuberculeux alcooliques, à gros foie, chez ceux qui présentent des troubles gastro-intestinaux ou qui sont sujets aux hémoptysies.

Administrer l'arsenic pendant 3 jours par semaine ou pendant 15 à 20 jours par mois, mieux encore pendant une période de 10 jours, suivie d'une période de 10 jours de repos et ainsi de suite.

Donner 3 à 4 *granules d'arséniate de soude* à 1 mgr., ou 2 à 4 *granules de Dioscoride* par jour.

℞. Arséniate de soude... 5 à 10 cgr.
Eau distillée......... 300 gr.

2 cuillerées à soupe par jour, aux repas.

℞ Liqueur de Fowler....... 1 gr.
Teinture de noix vomique. 2 —
Sirop de goudron........ 300 —

1 cuillerée à soupe avant les 2 principaux repas (1 gr. de liqueur de Fowler = 10 mgr. d'acide arsénieux) (Bucquoy).

℞ Arséniate de soude........ 5 cgr.
Teinture de noix vomique.. 4 gr.
Vin de gentiane au ⎫
Malaga........... ⎬ ãã 100 —
Vin de Colombo..... ⎪
— de rhubarbe.... ⎭

2 cuillerées à bouche par jour (D'Heilly).

Recourir aussi à l'administration de l'*arsenic par la voie rectale* :

℞ Liqueur de Fowler........ 4 gr.
Eau distillée............. 56 —

Injecter à l'aide d'une seringue exactement jaugée 5 cc., 2 fois par jour (Vinay).

Donner l'eau arsenicale de

la *Bourboule*, à la dose de 1 verre à bordeaux tous les jours.

Envoyer les malades aux *eaux arsenicales du Mont-Dore* (1050 m.).

G. ACIDE CACODYLIQUE ET MÉTHYLARSINATE DISODIQUE.

Employer l'*acide cacodylique* ou le *cacodylate de soude*, très riches en arsenic (50 0/0) (Gautier).

℞ Acide cacodylique... 5 gr.
Saturer exactement le carbonate de soude ; ajouter :
Chlorhydrate de cocaïne 8 cgr.
Créosote dissoute dans
8 gr. d'alcool....... V gouttes.
Eau bouillie. Q. S. p. f. 100 cc.

Injecter tous les jours 1 seringue de Pravaz (5 cgr.) pendant 10 jours consécutifs, suivis de 10 jours de repos et ainsi de suite. Chez la femme, faire coïncider les périodes de repos avec l'époque des règles (Gautier).

℞ Cacodylate de soude...... 10 cgr.
Extrait de gentiane....... Q. S.

Pour 1 pilule : 3 à 6 par jour, pendant longtemps (Danlos).

Préférer la voie hypodermique ; formuler comme suit :

℞ Cacodylate de soude.. 6 gr. 40
Alcool phéniqué...... X gouttes.
Eau distillée........ 100 gr.

(Porter un instant à l'ébullition, puis rétablir les 100 cc.). Injecter progressivement 1/2 à 2 seringues par jour (Gautier).

Chez les prédisposés à la phtisie, contre l'anémie prétuberculeuse, pratiquer des injections hypodermiques profondes de la solution suivante :

℞ Cacodylate de soude.... 1 gr. 50
Citrate de fer ammoniacal 3 —
Sulfate de strychnine... 30 mgr.
Eau stérilisée. Q. S. p. f. 30 cc.

Injecter progressivement de 1/2 cc. à 1 cc. par jour (Herzen).

Ou bien administrer le *cacodylate de fer*, également
par la voie hypodermique,
à la dose de 5 à 20 cgr. par
jour (Gilbert et Lereboullet).

Donner le *méthylarsinate
disodique* à la dose de 5 cgr.
par jour, dans de l'eau (Mouneyrat).

℞ Méthylarsinate disodique.. 40 cgr.
Eau distillée............. 20 cc.
XV à XX gouttes, 2 à 3 par jour
(Herzen).

H. ACIDE VANADIQUE.
Prescrire ce médicament
à la dose de 1 à 3 mgr. dans
les 24 heures en solution
aqueuse, et le faire prendre
une demi-heure avant les
repas dans un peu de lait
(Laran).

℞ Acide vanadique.......... 1 mgr.
Cacodylate de soude...... 25 —
Pour 1 pilule : 2 à 4 par jour (Vigier).

Alterner l'administration
du cacodylate de soude avec
celle du *vanadate de soude*
donné à la dose de 5 mgr.
par jour, en solution aqueuse
(5 cc. d'une solution au millième).

I. PRÉPARATIONS PHOSPHO-
RÉES CALCIQUES.
Prescrire le *lait phosphoré*
(lait d'une vache qui absorbe
tous les jours 86 gr. de phosphate de chaux ou d'une
chèvre qui en absorbe tous les
jours 30 gr.).
Ordonner l'*huile phosphorée* à 1 p. 1000, associée à
l'huile de foie de morue créosotée :

℞ Créosote de hêtre........ 10 gr.
Huile phosphorée à 1 p. 1000 100 —
— de foie de morue.... 890 —

2 cuillerées à bouche par jour (adultes) (1 cuillerée = 2 mgr. de phosphore
et 20 cgr. de créosote).

Administrer le *phosphate de
chaux*, en cachets de 50 cgr.,
à la dose de 1 gr. 50 par jour,
le *biphosphate de chaux* :

℞ Biphosphate de chaux.... 10 gr.
Acide chlorhydrique ou lactique.................... 3 —
Eau..................... 300 —
3 cuillerées à soupe par jour, une
après chaque repas (Daremberg).

Prescrire aussi les *glycérophosphates*, en cachets ou en
sirop :

℞ Glycérophosphate de chaux. 30 cgr.
— de soude... ⎫
— de potasse.. ⎬ āā 10 —
— de magnésie. ⎭
— de fer........ 5 —
Poudre de fève de St-Ignace. 3 —
Pour 1 cachet : 2 par jour (A. Robin).

℞ Glycérophosphate de chaux. 25 à 30 gr.
Sirop de limons......... 1000 —
1 cuillerée à soupe par jour.

J. PRÉPARATIONS PHOS-
PHORÉES ORGANIQUES.
Ordonner la *lécithine*, sous
forme de pilules aux doses de
10 à 50 cgr., ou bien en injections, en solution dans l'huile
d'olives stérilisée, aux doses
de 5 à 15 cgr.

℞ Huile stérilisée lécithinée
à 5 p. 100 (saturation)... 100 cc.
Gaïacol................. ⎫
Eucalyptol ........... ⎬ āā 10 gr.
Iodoforme.............. ⎭ 2 —
Injecter très lentement et profondément dans la masse musculaire des
fesses 3 cc., 3 fois par semaine ; interrompre pendant 8 jours tous les mois.

Pratiquer aussi des *injections de jaunes d'œufs* : additionner le jaune d'œuf d'un
volume égal d'eau salée à
7 p. 1000 (15 à 20 cc.), injecter ce mélange sans enfoncer

l'aiguille dans la masse musculaire. Chez les malades qui marchent, faire l'injection au bras et s'en tenir à 10 ou 12 cc. du mélange.

Ces injections sont surtout indiquées dans les cas graves de phtisie pulmonaire, accompagnés de troubles digestifs qui empêchent les malades de s'alimenter suffisamment (Bayle).

Employer enfin le phosphore organique sous forme d'*acide nucléique* provenant de la laitance de harengs, à la dose de 20 cgr. par jour (Mouneyrat).

K. CHLORURE DE SODIUM.

Pour soutenir la nutrition, administrer le *chlorure de sodium* en solution, associé à l'arséniate de soude ou à une préparation phosphatique, ou encore, faire boire, par jour, 1 *litre de lait additionné de* 2 *gr. de chlorure de sodium.*

2́ Arséniate de soude.... 5 à 10 cgr.  
Chlorure de sodium...    40 gr.  
Eau .................    300 —

2 cuillerées à bouche par jour, dans une tasse de lait.

## III. TRAITEMENT SYMPTOMATIQUE.

1º FIÈVRE.

Ordonner, dans tous les cas, l'*aération permanente* aussi large que possible, de préférence le plein air, associé au régime du *repos absolu*, dans la station allongée.

**Au début** (fièvre d'infection), prescrire l'*antipyrine*, à doses fractionnées, soit en cachets, soit en potion ; 50 cgr. toutes les heures, à partir de 10 ou 11 h., jusqu'à concurrence de 1 gr. 50 à 2 et 3 gr., suivant le cas.

Donner l'antipyrine non pour abaisser la température, mais seulement pour l'empêcher de monter : si la fièvre débute à 2 heures de l'après-midi et cesse vers 7 heures du soir, sans dépasser 38º, la couper par 75 cgr. d'antipyrine, pris à 3 heures et demie.

Si la fièvre atteint à 3 heures 38º et à 6 heures 38º,5, donner 75 cgr. d'antipyrine à 11 heures du matin et 75 cgr. à 3 heures de l'après-midi.

Si la fièvre atteint 38º,5 à 4 heures et 39º à 6 heures, porter la dose à 1 gr.

Si la fièvre se prolonge jusqu'à 9 heures du soir, donner 1 gr. d'antipyrine à 11 heures du matin et répéter la dose à 2 heures 1/2 et à 6 heures.

Quand la fièvre débute dans la matinée et ne présente qu'une courte rémission nocturne, il est à peu près inutile d'administrer l'antipyrine.

Chez les malades où la fièvre monte avec rapidité, donner l'antipyrine le thermomètre à la main : faire prendre la première dose d'antipyrine avant que le thermomètre ait atteint 37º,6, puis faire prendre un nouveau gramme toutes les fois qu'en une heure le thermomètre aura monté de plus de 3 dixièmes.

Donner toujours l'antipyrine une heure avant ou deux heures après les repas et la mélanger avec du bicarbonate de soude ou de l'eau de Seltz, pour éviter les pesanteurs d'estomac (Daremberg).

Ordonner l'*acétanilide* à

doses 4 fois moindres, et la *phénacétine*, à doses 2 fois moindres.

Prescrire aussi l'*aspirine* (2 à 3 gr. par jour, en cachets de 1 gr.) (Rénon et Latron) ; le *pyramidon* (75 cgr. à 1 gr. 50 par jour, en cachets de 30 à 50 cgr.), le *pyrosal* et le *phénosal* (1 gr. à 1 gr. 50 en cachets de 50 cgr.), l'*eupyrine* (2 gr. par jour, en cachets de 1 gr.), la *cryogénine* (60 cgr. en 3 cachets de 20 cgr. chacun).

Contre le malaise qui accompagne l'accès fébrile, conseiller les *lotions fraîches*.

**A la période plus avancée**, lorsqu'il se produit des poussées congestives et inflammatoires, recourir à l'*emploi des antipyrétiques combinés à celui* des *révulsifs*, du *tartre stibié* (3 à 5 cgr. par jour) ou de l'*ipéca*.

**A la troisième période**, celle des cavernes (fièvre de résorption), ordonner les *antiseptiques* tels que l'*acide salicylique* en nature, par cachets de 30 cgr., pris tous les 1/4 d'heure, jusqu'à une dose totale de 2 gr., pendant trois à quatre jours. Recommencer aussitôt que la fièvre revient à son chiffre ancien. Avec chaque cachet, faire prendre un grand verre d'eau aiguisée de 2 à 3 cuillerées à café de cognac.

Ou bien recourir aux *frictions sur toute la moitié supérieure du tronc* avec le liniment salicylé suivant :

℞ Beurre de muscade...... 10 gr.  
  Huile de sésame......... 20 —  
   — camphrée à 20 0/0. 30 —

℞ Essence de sauge ......| āā 5 gr.  
   — de genièvre.... |  
  Essence d'eucalyptus...... 10 —  
  Salicylate de méthyle..... 20 —  
  Alcool à 96°............. 150 —  
  Solution d'acide salicylique  
   à 20 0/0.............. 40 —  
           (Bourget).

Insister en outre sur les *inhalations faites avec des mélanges d'antiseptiques volatils* (eucalyptol, myrtol, thymol, phénol, gaïacol, huiles volatiles) (Bourget).

2° TOUX.

Respecter la toux produite par la présence de sécrétion dans l'arbre bronchique.

Ne combattre la toux irritative que si elle est intense et trouble le sommeil ; prescrire l'*opium*, la *codéine*, la *morphine*, l'*héroïne*, la *dionine* le *narcyl*, la *jusquiame*, la *belladone*, l'*eau de laurier-cerise*, l'*alcoolature de racines d'aconit*, le *bromoforme*.

℞ Extrait d'opium.......... 10 cgr.  
   — de belladone ..... 5 —  
Pour 10 pitules : 5 à 6 pilules par jour.

℞ Codéine................. 1 cgr.  
  Extrait de belladone...... 5 mgr.  
   — de jusquiame..... 2 cgr.  
Pour 1 pilule : 4 à 5 pilules par jour (Herzen).

℞ Chlorhydrate d'héroïne... 10 cgr.  
  Eau distillée de laurier-cerise.................... 10 gr.  
  X gouttes, 3 fois par jour.

℞ Dionine................. 1 cgr.  
  Extrait de réglisse........ Q. S.  
Pour 1 pilule : 2 à 3 pilules dans les 24 heures (Bloch).

℞ Dionine................. 20 cgr.  
  Eau distillée............. 20 gr.  
  X à XX gouttes, 3 fois par jour.

℞ Menthol................. 5 cgr.  
  Alcool................... 15 gr.  
  Bromoforme............. 1 —  
  Sirop de codéine....| āā 100 —  
   — de tolu....... |  
  Alcoolat de racines d'aconit. 2 —

1 cuillerée à bouche toutes les 2 heures.

Voy. *Bronchites*.
Prescrire, pour la nuit, une des potions suivantes :

℞ Chlorhydrate de morphine........... 10 à 15 mgr.
Eau de laurier-cerise . 10 gr.
— de fl. d'oranger. . 20 —
Sirop de tolu.. Q. S. p. 100 cc.

℞ Teinture de rac. d'aconit.. 2 gr.
— de jusquiame.... 8 —
Eau de laurier-cerise..... 40 —
Sirop de codéine..... } āā 100 —
— de tolu.... .... }
1 à 2 cuillerées à soupe le soir en se couchant (Barth).

Ou bien donner :

℞ Trional.................. 75 cgr.
Chlorhydrate d'héroïne... 5 mgr.
Pour 1 cachet, à prendre au moment du coucher (Herzen).

Ou bien, recourir à l'*injection sous-cutanée d'eau pure stérilisée*, pratiquée dans la région sous-claviculaire ou cervicale, le plus près possible des points où le malade localise les picotements qui précèdent la toux (Landouzy).
**En cas d'expectoration difficile** : prescrire la *terpine* ou les *inhalations d'eau chaude aromatisée avec un peu de teinture de benjoin, de teinture d'eucalyptus, de menthol, de goudron ou de créosote.*

℞ Terpine................ 20 cgr.
Codéine................ 1 —
Pour 1 pilule : 5 par jour (Grasset).

Recommander aussi les *pulvérisations avec des médicaments calmants* : eau de laurier-cerise, opium, bromure de potassium, cocaïne :

℞ Chlorhydrate de cocaïne. 30 cgr.
Bromure de potassium.. 10 gr.

Eau de laurier-cerise. } āā 30 gr.
Glycérine ........ .. }
Eau distillée.... Q. S. p. 500 cc.
Pour pulvérisations : employer 2 cuillerées à bouche de cette solution pour chaque pulvérisation (Herzen).

Voy. *Bronchites*.
**En cas de toux réflexe à point de départ pharyngien :** pratiquer des badigeonnages avec une solution de *cocaïne*.

℞ Chlorhydrate de cocaïne.. 25 cgr.
Glycérine.............. 10 gr.
(Grasset).

**En cas de toux émétisante ou gastrique :** Voy. 11° *Toux gastrique, vomissements.*
3° HÉMOPTYSIES.
Voy. *Hémoptysies.*
4° SUEURS NOCTURNES.
Donner le *sulfate d'atropine* à la dose de 1/2 à 1 mgr. sous forme de pilules de un quart de milligramme chacune, ou bien l'*agaric blanc.*

℞ Sulfate d'atropine........ 1 cgr.
Eau distillée de laurier-cerise................. 20 gr.
X gouttes le soir au coucher (1/4 mgr. d'atropine).

℞ Poudre d'agaric blanc. 20 à 30 cgr.
Pour 1 cachet, à prendre au moment du coucher (Trousseau).

℞ Agaric blanc pulvérisé.... 15 cgr.
Extrait d'opium.......... 2 —
Pour 1 pilule : 2 pilules le soir (Royer).

℞ Agaricine........... 50 cgr.
Poudre de Dower...... 7 gr. 50
— de guimauve. } āā 4 —
Mucilage de gomme. }
Pour 100 pilules : 1 à 2 dans la soirée, la première à 5 heures, la seconde dans la soirée (Seifert).

Prescrire l'*ergot de seigle* à la dose de 1 gr., le soir avant le sommeil, ou mieux encore une demi-heure avant l'apparition des sueurs.

℞ Ergotine .................... 1 gr.
Eau distillée........... ⎱ āā 2 —
— de laurier-cerise... ⎰

Injecter le tout, une demi-heure avant l'apparition de la sueur (Tenneson).

Essayer le *tellurate de soude* :

℞ Tellurate de soude........ 5 cgr.
Excipient................ Q. S.

Pour 1 pilule, à prendre dans la soirée (Neusser).

℞ Tellurate de soude........ 20 cgr.
Alcool à 90°.............. 50 gr.

1 cuillerée à café, matin et soir, dans de l'eau sucrée.

Employer aussi :

Acide camphorique : 2 gr., en cachets.
Camphorate de pyramidon : 40 à 50 cgr. en cachet.
Iodhydrate d'hyoscine : 1/2 mgr., par jour.
Extrait fluide d'hydrastis canadensis : XXX gouttes le soir.

Faire saupoudrer en même temps les parties où se montre la sueur avec un mélange composé de une partie de *tanno-forme* et de deux parties de *talc de Venise*.

Recourir enfin aux badigeonnages à l'*alcool forma-liné*, pratiqués successivement sur les régions où la transpiration est particulièrement abondante, sans jamais toucher toutes ces régions à la fois (voy. *Hyperidrose*).

*Frictions générales* faites le soir.

*Coucher la fenêtre ouverte.*

5° Douleurs thoraciques.

*Révulsion* loco dolenti (sinapismes, ventouses, pointes de feu, vésicatoires).

Administrer l'*antipyrine*, si le mal ne cède pas à la révulsion.

Donner la *dionine*: 1 à 2 cgr. 3 fois par jour.

℞ Antipyrine............. 75 cgr.
Dionine............... 1 à 2 —

Pour 1 cachet : 3 par jour (Herzen).

Pratiquer les *pulvérisations de chlorure de méthyle* ou d'*éthyle*, ou encore :

℞ Gaïacol :.............. 2 gr.
Glycérine........... ⎱ āā 20 —
Teinture d'iode...... ⎰

Pour badigeonnages (Lion).

Recourir à la *compresse échauffante* : appliquer loco dolenti une serviette mouillée sur laquelle on place une flanelle pliée en trois et par-dessus le tout une vaste feuille de taffetas gommé ou de toile cirée ; fixer le tout par un grand bandage de corps.

6° Dyspnée.

Administrer les *opiacés* ou l'*héroïne*, pratiquer des injections de *morphine* ou de *dionine* ; ordonner les inhalations d'*oxygène*.

℞ Sirop de morphine.... ⎱ āā 100 gr.
— d'éther ......... ⎰

2 à 4 cuillerées à bouche.

Combattre la dyspnée spéciale de l'emphysème accompagnant la phtisie fibreuse, par l'*iodure de potassium* à la dose de 1 gr. 50 cgr. à 2 gr. par jour, associé à 5 cgr. d'extrait thébaïque (G. Sée), et par l'*aérothérapie*, en surveillant attentivement l'effet de ces deux médications.

Contre l'oppression qui résulte d'une phlegmasie intercurrente, instituer le traitement indiqué au paragraphe ci-dessous.

Rechercher aussi si la dyspnée n'a pas une origine cardiaque ou rénale et instituer un traitement approprié au cas.

7° CONGESTIONS ET INFLAMMATIONS BRONCHO-PULMONAIRES INTERCURRENTES.

User des *antithermiques*, d'après les indications données au paragraphe 1° Fièvre.

Recourir aux *révulsifs* (vésicatoires volants, mouches de Milan) et aux *expectorants* : chlorhydrate, acétate et surtout benzoate d'ammoniaque.

Se servir du *mélange révulsif* suivant :

℞ Huile de croton............. 2 gr.
Glycérine. ................. 8 —
Pour frictions.

Prescrire :

℞ Benzoate d'ammoniaque... 2 gr.
Eau de fleurs d'oranger. . 30 —
— de tilleul............. 120 —
Sirop de guimauve....... 60 —
Par cuillerées à bouche, toutes les heures (Herzen).

Se servir aussi des *préparations d'antimoine*, du *kermès* (20 à 30 cgr.) et surtout du *tartre stibié*, à la dose quotidienne de 20 à 30 cgr., qui abaissent la température et décongestionnent le poumon :

℞ Tartre stibié............. 5 cgr.
Extrait de réglisse........ Q. S.
Pour 20 pilules : 3 à 4 par jour (Hérard et Cornil).

Ou mieux :

℞ Tartre stibié............ 10 cgr.
Sirop diacode.......... 30 gr.
Julep gommeux......... 100 —
1 cuillerée à soupe toutes les 2 heures, sauf au moment des repas (Bucquoy).

Éviter, pendant cette médi-
cation, de faire prendre au malade des tisanes et des boissons abondantes. Après la deuxième ou troisième cuillerée de potion, il survient parfois des vomissements, de la diarrhée ; mais la tolérance ne tarde pas à s'établir, la fièvre s'abaisse, la congestion diminue, l'appétit renaît. Continuer cette médication pendant un mois, en abaissant la dose de tartre stibié à 5 cgr.

Cesser la médication, si la diarrhée ou l'état nauséeux persistent.

Employer aussi, contre les poussées congestives, l'*ipéca* et prescrire la *poudre de Dower*, à la dose de 50 à 60 cgr. associée ou non au chlorhydrate de quinine et une *préparation ammoniacale* :

℞ Liqueur ammoniacale anisée 4 gr.
Sirop de térébenthine........ 30 —
Eau de fleurs d'oranger.... 40 —
Eau.................... 60 —
Par cuillerées. (Darcmberg).

**En cas d'encombrement bronchique et de menace de bronchite capillaire** : donner l'*ipéca à dose vomitive*.

Voy. *Bronchites, Bronchopneumonie, Congestion pulmonaire, Grippe* : forme pulmonaire.

**Indications et contre-indications du vésicatoire et de la cautérisation ignée** : prescrire les *vésicatoires* chez les phtisiques résistants, atteints d'une poussée limitée de congestion pleurale, pulmonaire ou bronchique, n'élevant pas la température au delà de 38°,5. Dans ces cas, faire appliquer 3 ou 4 fois de suite un petit vésicatoire, après avoir examiné les urines de l'après-midi.

Eviter les vésicatoires chez les vieillards et dans les cas de tuberculose à marche rapide, dans les cas de tuberculose lente, mais infectieuse d'emblée, ainsi que dans les cas de broncho-pneumonie tuberculeuse étendue et chez les tuberculeux dont les hémoptysies sont accompagnées d'une forte fièvre (Daremberg).

Les *pointes de feu* ne doivent être employées que dans les formes apyrétiques et torpides ; la fièvre et les phénomènes d'excitation constituent une contre-indication presque absolue.

Recourir aux pointes de feu contre les congestions péri-tuberculeuses apyrétiques, relativement fugaces et contre les congestions pérituberculeuses, presque permanentes, que l'on rencontre chez beaucoup de tuberculeux apyrétiques et qui constituent une lésion véritable.

8° PHTISIE AVEC POULS RAPIDE.

Chez les tuberculeux tachycardiques, se borner à prescrire la créosote à petites doses, s'il existe des expectorations très abondantes.

Défendre tous les excitants et tous les stimulants (café, alcool, thé, kola, coca).

Essayer la digitale, ne pas prescrire la spartéine, le strophantus, le seigle ergoté, le tanin qui sont inefficaces, et se rappeler que les préparations opiacées (données contre l'insomnie, la toux, les dou-

leurs) augmentent la tachycardie.

Préférer le *bromure de potassium*, surtout chez les tuberculeux tachycardiques qui présentent des hémoptysies abondantes et rebelles aux moyens usuels.

Dans tous les cas, prescrire une *aération prudente* et *graduelle* : faire faire deux cures d'air par jour, une le matin, l'autre l'après-midi, séparées par un séjour de quelques heures dans la chambre, fenêtres ouvertes.

Conseiller d'éviter avec soin le vent et surtout l'insolation directe.

Si la tachycardie est modérée (80 à 90 pulsations), permettre aux malades de se promener, à moins que la marche n'exagère la fréquence habituelle du pouls.

Recommander de marcher lentement, sur des terrains plats et de couper la promenade par des temps de repos plus ou moins espacés.

Si la tachycardie est accentuée (100 pulsations et au delà), faire garder le *repos*, surtout chez les femmes à l'approche des périodes menstruelles. Interdire en même temps les travaux intellectuels et toutes les occupations qui nécessitent une tension trop forte ou trop prolongée de l'esprit.

Recommander le séjour dans un *climat sédatif* et particulièrement celui de Pau.

Défendre les repas copieux et conseiller aux malades de faire des repas peu nombreux et modérément copieux, séparés par de longs intervalles, ou des repas fréquents et légers.

Dans certains cas, prescrire pendant quelque temps le *régime lacté* (Faisans).

9° CHLORO-ANÉMIE TUBER-CULEUSE INITIALE.

Recommander la *gymnastique* et la *rééducation respiratoire*.

Ordonner le séjour à la *campagne*, à la *montagne*.

Prescrire les *préparations martiales* (protoxalate de fer, sirop d'iodure de fer), l'*arsenic*, le *cacodylate de soude* ou *de fer* et les *toniques* (quinquina, noix vomique, strychnine, phosphates).

Voy. *Chlorose*.

Pratiquer des *injections de citrate de fer ammoniacal associé à l'arsenic* et à la *strychnine*.

10° TROUBLES GASTRIQUES.

Supprimer les médicaments susceptibles d'irriter l'estomac : créosote, arsenic, etc.

Écarter de l'alimentation le vin pur, les liqueurs alcooliques et la bière. Régler les heures des repas.

Défendre le gibier, les crustacés, les sauces épicées.

Donner les *laxatifs doux* et, chez les congestifs, les *purgatifs salins* ou *drastiques*.

Prescrire l'*aération permanente* et le *repos*.

**Contre l'anorexie :** Combattre la fièvre, la dyspepsie ou un état névropathique, lorsqu'ils existent.

Donner les *médicaments apéritifs*, les *amers* ; administrer la *teinture de noix vomique* (X à XV gouttes avant

chaque repas), les *gouttes amères* de Baumé (II à VI gouttes), la *teinture de fève de Saint-Ignace* (II gouttes), la *strychnine* (1 mgr.), l'*orexine* (10 à 20 cgr.), le *vanadate de soude* (5 mgr. par jour, en solution aqueuse).

℞ Teinture de quinquina. )
— de colombo... } ãã 5 gr.
— de gentiane... )
— de noix vomique. 2 —

X à XV gouttes avant les deux principaux repas (Marfan).

℞ Extrait de quinquina.. )
— de kola ...... } ãã 5 gr.
— de rhubarbe..... 2 — 50
— de noix vomique.. 50 cgr.

Pour 100 pilules : 2 à chaque repas.

℞ Strychnine ............. 2 cgr.
Alcool à 40°............. 40 cc.
Eau distillée............ 60 gr.

Prendre au début 1/2 cuillerée à café, au repas de midi, pendant 2 ou 3 jours, puis une cuillerée à café pendant le même laps de temps, et ainsi de suite en augmentant tous les 3 ou 4 jours d'une demi-cuillerée jusqu'à 3 ou 4 cuillerées à café par jour.

Ordonner le *chloralbacide*, à la dose de 1 à 2 gr. dans un peu d'eau avant les repas.

Voy. *Anorexie*.

Recourir au *gavage* (Debove).

**En cas d'hyperchlorhydrie :** *bicarbonate de soude*, au moment des paroxysmes douloureux ; *alimentation très azotée* (viande, œufs, lait), pauvre en végétaux, particulièrement en féculents.

Combattre la **dyspepsie connue des phtisiques**, liée à l'**hypochlorhydrie et à l'inertie stomacale**, comme suit.

1° 1/2 verre d'*eau de Vichy*, une demi-heure avant les repas.

2° Au commencement du

43.

repas, *craie ou magnésie calcinée* :

℞ Magnésie calcinée........ 30 cgr.

Pour 1 prise : 2 à 3 au commencement des repas.

3° *Régime alimentaire*, ni uniforme, ni systématique : aliments excitants, épicés et de haut goût, viandes froides, charcuterie, poissons, légumes secs décortiqués ; ne pas prescrire les aliments acides (koumys, képhir) ou assaisonnés avec du vinaigre, la salade.

4° *Boissons chaudes* abondantes et stimulantes, comme le thé, ou bien alcoolisées par l'addition de liqueurs.

Pas de vin, de bière, de boissons gazeuses ou glacées (G. Sée).

Dans certains cas, employer l'*acide chlorhydrique*, le *chloral bacide* et les *eupeptiques* ou une préparation de *suc gastrique naturel* (dyspeptine, gastérine).

℞ Acide chlorhydrique médicinal................... 4 gr.
Pepsine................ 5 —
Eau distillée............. 1 litre.

Un demi-verre au moment du repas (Le Gendre).

Voy. *Dyspepsie atonique.*
**Dans les cas de fermentations stomacales anormales** : recourir au *lavage de l'estomac.*
Voy. *Dilatation de l'estomac.*

11° Toux gastrique, vomissements et douleur qui suivent l'ingestion des aliments.

Eviter l'administration de la créosote par la voie gastrique, recourir à l'administration de ce médicament ou mieux à celle de *phosote* par la voie rectale.

Anesthésier la muqueuse gastrique avec :

℞ Alcool rectifié........... ⎫
   Teinture d'iode......... ⎬ ãã 5 gr.
   Acide phénique pur..... ⎭

V à VI gouttes, dans un peu d'eau, au commencement de chaque repas (Marfan).

℞ Menthol................. 5 gr.
   Créosote................ 4 —
   Alcool rectifié.......... 10 —

VI gouttes, au début des repas, dans un demi-verre d'eau.

Essayer l'*orexine*, le *validol.*
Prescrire au malade d'*avaler* (et non sucer), au moment où l'accès de toux va se produire, *de petits morceaux de glace*, ou bien administrer *l'eau chloroformée* ou *l'eau bromoformée*, à la dose de 4 à 6 cuillerées à bouche par jour.

℞ Eau bromoformée........ 100 gr.
   Sirop de codéine......... 30 —
                           (Mathieu).

Donner aussi le *chloroforme*, associé à la teinture d'iode.
Employer la *cocaïne* ou le *menthol* :

℞ Menthol................ 1 à 3 gr.
   Julep gommeux........ 150 —

2 à 3 cuillerées à soupe après le repas (agiter vivement le flacon avant de verser, pour mettre le menthol en suspension.

Ou bien donner, surtout contre la toux gastrique, III à V gouttes de *laudanum* au moment du repas, ou une cuillerée à café de la potion suivante :

℞ Chlorhydrate de morphine 2 cgr.
   Eau distillée............ 100 —
                           (Peter).

Ou encore :

℞ Teinture de jusquiame..... 6 gr.
  — de belladone.. } āā 4 —
  —de datura stramonium}

V gouttes 4 fois par jour, dans un peu d'eau, une demi-heure avant les repas (Rénon).

En cas d'échec de ces médications, prescrire :

℞ Chlorhydrate de morphine............. } āā 5 cgr.
Chlorhydrate de cocaïne )
Eau distillée........... 150 gr.

2 à 3 cuillerées à café après chaque repas (Mathieu).

Voy. *Vomissements.*
Recourir enfin à la *révulsion* : pointes de feu, vésicatoires, pulvérisations d'éther ou de chlorure de méthyle au creux de l'estomac.

Si les vomissements persistent, pratiquer le *lavage de l'estomac*, suivi de *gavage.*

12° DIARRHÉE.
Voy. *Diarrhée chronique des tuberculeux, Entérite tuberculeuse.*

**IV. TRAITEMENT ADAPTÉ AUX DIVERSES FORMES DE LA PHTISIE.**
1° **Phtisie avec apyrexie habituelle** : *vie à l'air* et au *repos.*

Vin créosoté ou lavement créosoté ; *créosotal, gaïacol, duotal* par voie gastrique.

*Régime alimentaire* indiqué précédemment ; *huile de foie de morue, arsenic, cacodylate de soude, phosphates,* et lorsque l'anémie domine, *préparations ferrugineuses* (sirop d'iodure de fer) en raison de la rareté des poussées congestives ; administrer successivement ces médicaments.

Séjour à la *montagne*, au Mont-Dore ; cures aux eaux d'*Eaux-Bonnes,* de *Saint-Honoré,* d'*Allevard,* etc.

Se rappeler que, pris à temps, c'est-à-dire dès que la maladie peut être soupçonnée, les tuberculeux sont guérissables et guérissent souvent ; aussi, *réconforter et éclairer les malades et leurs familles* ; leur présenter la situation telle qu'elle est et non pas telle qu'ils se l'imaginent ; leur dire que la phtisie est une maladie positivement guérissable, que, même les cas en apparence désespérés peuvent guérir (Gueneau de Mussy), et leur expliquer qu'après des travaux sans nombre, la médecine moderne, d'accord avec le bon sens, en arrive à conclure que la meilleure médication des tuberculeux est l'hygiène : air, lumière, propreté (Peter).

Ordonner, pour la bonne réussite du traitement hygiénique, qui exige beaucoup de soins, le séjour dans un *sanatorium* prolongé pendant six mois au moins pour obtenir des résultats durables.

Dans la plupart des cas, conseiller un second et un troisième séjour de plusieurs mois (méthode de la résidence variable) et chez les malades gravement atteints, et qui auront bénéficié d'un premier séjour, recommander de passer sans interruption un ou deux ans dans le sanatorium (méthode de la résidence fixe) (Jaccoud).

*Traitement symptomatique* approprié au cas.

Chez les phtisiques syphilitiques, prescrire, concurremment au traitement antituberculeux, le *traitement spécifique antisyphilitique* (préparations mercurielles).

**2º Phtisie fébrile avec lésions pulmonaires peu marquées ou sans phénomènes consomptifs** : vie au *repos* et à l'*air libre* (sanatorium).

*S'il existe des troubles gastriques* : lait, képhir, bouillons, gelée de viande au jus de citron ou au jus d'orange, purée de viande ou de féculents.

*Si les fonctions digestives sont normales* : régime plus substantiel, glycérine.

Traitement de la fièvre.

Essayer d'administrer la *créosote* à faibles doses pour tâter la tolérance du malade : passer aux fortes doses, si le malade la tolère bien ; administrer la créosote de préférence en lavements ; par voie gastrique, préférer l'emploi du *créosotal* ou du *phosphotal*.

**3º Phtisie fébrile avec septicémie consomptive** : essayer la cure à l'*air libre* et au *repos* : éviter de faire voyager le malade, de l'envoyer dans un sanatorium.

Prescrire le mélange de *sirop de morphine et d'éther*, l'*héroïne*, la *dionine*, et si les souffrances du malade sont trop vives, ne pas hésiter à recourir aux piqûres de *morphine*.

*Diététique*, comme dans le cas précédent.

S'il existe de la diarrhée : voy. *Diarrhée des tuberculeux*, *Entérite ulcéreuse*.

Contre l'adynamie car-

diaque (à la dernière période), pratiquer des injections d'*huile camphrée* à 1 p. 10, à la dose de 1 à 2 cc., matin et soir (Barth).

℞ Camphre.............. ) ãã 2 gr.
Éther sulfurique....... )
Huile d'amandes douces.. Q. S. p.
10 cc.

Injecter 3 cc. par jour (Herzen).

**4º Phtisie catarrhale ou bronchique** : user de la *créosote*, particulièrement en inhalations de vapeurs sous pression, des *essences volatiles*, de la *terpine*, des *préparations sulfureuses*. Donner le *crésol*.

Traitement de la toux.

**5º Phtisie fibreuse** : *inhalations de vapeur créosotée* sous pressions ou *aérothérapie*. *Iodure de potassium*, en surveillant son action, car il peut déterminer des poussées congestives.

℞ Iodure de potassium...... 20 gr.
Sirop de bourgeons de sapin 150 —
— diacode............. 200 —
— de térébenthine...... 100 —

2 à 3 cuillerées à bouche par jour (G. Sée).

*Cure d'altitude*, lorsque l'emphysème associé n'est pas trop marqué.

*Cures* au Mont-Dore, à *La Bourboule*.

**6º Phtisie galopante et phtisie aiguë pneumonique** : *Isoler* le malade, abattre la fièvre (antipyrine, 4 à 8 lotions froides vinaigrées). Diminuer la dyspnée et combattre les lésions locales par les grands *vésicatoires* sur les diverses régions de la poitrine ; *ventouses sèches*, contre la dyspnée, au nombre de 40 à 60 sur les membres inférieurs et sur le tronc ; ou encore, injections de *morphine*, ou enfin :

℞ Ether sulfurique.......... 20 gr.
Citrate de caféine......... 2 —

Injecter matin et soir 2 cc. (Bernheim).

Administrer le *créosotal* à hautes doses : 10, 12 et 15 gr. par jour (Cassoute, Corgier).

Soutenir les forces du malade avec le *vin*, l'*alcool*, le *quinquina*.

Au premier signe de défaillance cardiaque, cesser l'acide salicylique, l'antipyrine ou la quinine, et administrer la *digitale*, sans en prolonger l'emploi.

*Vaporisations antiseptiques* dans la chambre du malade.

Ne jamais oublier de rechercher la syphilis et si on a quelques raisons de croire à la nature syphilitique de la pneumopathie (syphilome bronchopneumonique aigu), ne pas hésiter un instant à prescrire le *traitement spécifique antisyphilitique* (injections de biiodure de mercure à 1 cgr. tous les jours, pendant 15 jours ; iodure de potassium 4 à 6 gr. par jour).

## 7° **Tuberculose miliaire aiguë, Granulie.**

*Séjour au lit* dans une chambre vaste et constamment aérée.

*Régime lacté, jus de viande, œufs* à la coque.

Pour les *formes thoraciques*, le traitement est le même que celui des deux formes précédentes. Créosotal, à hautes doses.

Pratiquer des injections d'iodoforme :

℞ Iodoforme................. 1 gr.
Ether sulfurique ....... ⎫
Huile d'olives stérilisée. ⎭ ãã 5 —

Injecter, tous les jours, 2 cc. de ce mélange.

Pour les *formes qui simulent une pyrexie* : antipyrine, pyramidon, aspirine, lotions froides, bain froid.

Donner l'iodure de sodium à dose faible ou à dose élevée (15 gr. par jour) ; tanin.

℞ Bromhydrate de quinine.. 10 cgr.
Tanin................... 20 —

Pour 1 pilule : une toutes les 2 heures (entre les repos) (Grasset).

## 8° **Tuberculose des enfants.**

*Formes aiguës* : traitement comme plus haut, *mutatis mutandis*.

*Formes chroniques* : vie au *repos* et à l'*air libre*, réaliser ce régime de préférence dans les stations hivernales du littoral méditerranéen : recommander de tenir les chambres très propres et de ne pas craindre de les aérer abondamment et fréquemment, soit le jour, soit la nuit ; laisser la nuit au moins une fenêtre ouverte, ou entr'ouverte, plus ou moins suivant la saison et la température extérieure, mais en tout cas toujours assez pour que l'air puisse se renouveler suffisamment pendant toute la nuit, et qu'on n'ait aucune mauvaise odeur le matin en entrant dans la chambre.

Tenir l'enfant étendu dans une voiture, dans un lit, en plein air, le plus possible.

Envoyer les malades dans un *sanatorium*, dès le début de leur affection et pendant au moins 6 mois consécutifs.

Pas de bains de mer, pas d'eaux chlorurées sodiques fortes.

Quand un enfant présente une tuberculose osseuse, ganglionnaire, testiculaire, la coexistence de lésions tuberculeuses pulmonaires est une contre-indication absolue à la balnéation chlorurée sodique (Salins, Salies-de-Béarn, Kreuznach, Kissingen, Balaruc, Bourbon-Lancy, Bourbon-l'Archambault,Nauheim).

*Suralimentation, zomothérapie* : donner tous les jours le suc extrait de 500 gr. de viande crue de bœuf (100 gr. de viande fournissent 15 à 20 cc. environ de suc) et 100 à 200 gr. de viande crue hachée, pris dans du bouillon froid ou tiède (Josias).

Associer ordinairement la viande crue à des confitures de groseilles ou de prunes ; prescrire la *conserve des dames* ou *de Damas* : filet de bœuf, 60 gr. ; sel marin, 1 gr.; gelée de fruits, 15 gr. (Trousseau).

*Frictions générales*, et *lotions froides.*

*Huile de foie de morue, arsenic, cacodylate de soude, créosote, gaïacol, tanin* en solution vineuse.

℞ Créosote ............... 2 gr.
Cognac................... 50 —
Sirop de tolu........... 60 —
Eau .................... 100 —
2 à 3 cuillerées à soupe par jour.

℞ Créosote pure........ 6 à 10 gr.
Huile de foie de morue 1000 —
3 à 6 cuillerées par jour.

℞ Gaïacol................. 5 gr.
Iodoforme............... 2 —
Huile d'olives stérilisée.... Q. S.
p. f. 100 cc.



℞ Gaïacol...................... 2 gr.
Huile d'amandes douces... 20 —
Gomme arabique......... 5 —
Eau distillée. Q. S. p. f. une émulsion de........... 400 cc.
Pour 4 à 6 lavements.

Donner le *carbonate de gaïacol* (10 cgr. par année d'âge), le *phosphate de gaïacol* ou gaïaco-phosphal ou phosphogaïacol (60 cgr. à 1 gr. par jour en capsules de 20 cgr.), le *phosphite de gaïacol* ou phosphotal (en lavement 50 cgr. en émulsion avec de l'eau tiède).

Préférer l'emploi du *créosotal* qui est d'une administration facile par la voie stomacale : faible toxicité, absence de saveur, pas caustique.

Débuter par la dose de I goutte trois fois par jour; augmenter peu à peu jusqu'à X gouttes à chacune des trois prises ; ou bien prescrire de 2 à 5 gr. de créosotal par jour, en émulsion gommeuse :

℞ Créosotal......... 5 gr.
Poudre de gomme arabique...... 10 — 50 cgr.
Rhum......... } āā 15 —
Sirop de tolu .. }
Eau distillée.... Q. S. p. 150 gr.

Doses :

| | | | | |
|---|---|---|---|---|
| 1 an, | 9 | cuillerées à café | par jour. |
| 3 ans, | 6 | — | à dessert | — |
| 5 ans, | 10 | — | à soupe | — |
| 10 ans, | 12 | — | — | — |

(Hyatt).

**Contre la toux, le catarrhe, la fièvre, les sueurs nocturnes** : voy. les médications indiquées précédemment à *Traitement symptomatique.*

**Contre les poussées congestives** : recourir aux *révulsifs* (petits vésicatoires, pointes de feu, mouches de Milan, teinture d'iode, ventouses) ; prescrire :

℞ Sirop de térébenthine.. )
  — de tolu........... } āā 20 gr.
  — d'ipéca......... )

3 cuillerées à dessert par jour (Daremberg).

**9° Phtisie et grossesse.**

*Lorsque la guérison de la phtisie est probable,* c'est-à-dire dans le cas de tuberculose incipiente avec apyrexie habituelle ou de phtisie fébrile avec lésions pulmonaires peu marquées ou sans phénomènes consomptifs, sacrifier l'enfant à la mère, surtout lorsqu'il existe de l'albuminurie gravidique ; pratiquer l'avortement artificiel ou l'accouchement prématuré artificiel (voy. *Avortement artificiel*).

*Lorsque par contre la guérison de la mère est douteuse ou impossible,* c'est-à-dire dans le cas de phtisie avec lésions pulmonaires étendues, fièvre persistante et septicémie consomptive, ne pas interrompre la grossesse, et après l'accouchement, éloigner immédiatement le nouveau-né du foyer de contagion (allaitement par une bonne nourrice à la campagne) (Herzen).

**V. TUBERCULINOTHÉRAPIE.**

Recourir à la tuberculinothérapie (tuberculine de Denys ou de Béraneck) surtout *au début* de la tuberculose pulmonaire ou dans les *formes localisées, torpides* et *fébriles* de la maladie.

Toutefois essayer le traitement avec la tuberculine, même dans les cas fébriles et avancés.

Préférer la *tuberculine Béraneck* : commencer par injecter une des plus faibles doses de la concentration la plus faible ; augmenter ensuite progressivement les doses, de telle façon qu'à aucun moment il ne survienne d'effet toxique cliniquement appréciable, c'est-à-dire de réaction. Dès qu'à la suite d'une injection il se produit une réaction si insignifiante qu'elle puisse paraître, il faut immédiatement diminuer la dose suivante ; parfois aussi laisser un intervalle plus long, puis continuer en redoublant de précautions. Dans les cas où on ne peut éviter certains phénomènes réactionnels, s'efforcer de les réduire au minimum. Aller en augmentant la dose injectée de tuberculine jusqu'à la dose qui est tolérée sans inconvénients mais qu'on ne peut pas dépasser sans en avoir des effets nuisibles (dose maxima relative).

Utiliser comme dose initiale une demi-division de seringue Pravaz (1/20 de cc.) de la concentration $\frac{A}{32}$ (tuberculine Béraneck). Si cette dose est bien tolérée, la répéter deux ou trois fois, à intervalles de trois à quatre jours. S'il se produit des phénomènes réactionnels, attendre qu'ils aient complètement disparu, puis réduire la dose suivante à 1/40 cc. de de $\frac{A}{32}$, ou même employer une solution encore plus faible : $\frac{A}{64}$ ou $\frac{A}{128}$. Si au contraire il ne se produit aucune réaction, augmenter chacune des injections suivantes de 1/20 de cc. jusqu'à la dose de 1/2 cc. $\frac{A}{32}$, et répéter plusieurs fois cette dose. Si, au cours de ce dosage, apparaissent des phénomènes réactionnels, attendre qu'ils aient complètement disparu avant de procéder à une nouvelle injection, que l'on fera alors avec une dose plus faible. Quand la dose de 1/2 cc. $\frac{A}{32}$ a été supportée plusieurs fois sans produire de réaction, passer à la solution $\frac{A}{16}$, qui est deux fois plus forte. Réduire de nouveau la dose lors du passage à la solution suivante, c'est-à-dire injecter seulement 1/10 de cc. de $\frac{A}{16}$ et ensuite augmenter chaque fois de 1/20 de cc. jusqu'à atteindre la dose de 1/2 cc. $\frac{A}{16}$

Injecter plusieurs fois cette dose si elle est bien supportée ; la diminuer s'il en est autrement. Puis aller en augmentant progressivement jusqu'à ce que plusieurs injections de 1/2 cc. $\frac{A}{16}$ aient

été bien tolérées. Passer de la même manière à 1/10 de cc. $\frac{A}{8}$, toujours avec les mêmes précautions, en augmentant chaque fois de 1/20 de cc., jusqu'à 1/2 cc. $\frac{A}{8}$, dose que l'on répétera plusieurs fois, si c'est possible. Continuer de la sorte jusqu'au maximum de tolérance, soit jusqu'à la dose maxima individuelle, soit, lorsque la chose est possible, jusqu'à la dose maxima absolue (1 cc. de la solution H, soit TBK pure).

Chez les enfants ainsi que chez les malades fébriles ou débilités, commencer avec des doses très faibles des solutions $\frac{A}{64}$, $\frac{A}{128}$, etc., tout en suivant aussi prudemment que possible la même technique dans la progression des doses.

Si le malade est tolérant (jamais de réaction, jamais nécessité de revenir en arrière dans le dosage), augmenter de 1/10 de cc. la dose de tuberculine au lieu de 1/20, afin d'abréger la durée du traitement. Au contraire, chez les malades sensibles, n'augmenter les doses que de 1/40 de cc.

Ne faire qu'une injection par semaine lorsqu'on est arrivé aux doses fortes (par exemple, à partir de la solution E) et même n'injecter que tous les quinze jours lorsqu'on aura atteint la dose maxima absolue.

Interrompre le traitement s'il survient une maladie

intercurrente (simple coryza, abcès dentaire, indigestion, affection fébrile, maladie infectieuse) et ne pas aug-

menter la dose de tuberculine, chez la femme, au moment de la menstruation (Sahli).

# PIED BOT PARALYTIQUE
Voy. *Paralysie infantile.*

# PIQURES

**P. D'ABEILLES, BOURDONS, GUÊPES, ETC.**

**Si les symptômes sont légers** : frictionner la place avec une ou deux cuillerées d'eau de Cologne, additionnée de quelques gouttes d'*ammoniaque* liquide.

Ou encore appliquer quelques gouttes du mélange suivant :

| | | |
|---|---|---|
| ♃ Formol à 40 0/0........ | 15 gr. | |
| Acide acétique.......... | 50 cgr. | |
| Xylol................... | 5 gr. | |
| Baume de Canada...... | 1 — | |
| Essence d'anis.......... | Q. S. | |
| (Agiter.) | (Joly). | |

**S'il se produit de l'inflammation**, faire appliquer des compresses imbibées d'*eau de Goulard* glacée, fréquemment renouvelées.

**Si les symptômes sont alarmants, si l'on craint la pustule maligne**, pratiquer la *cautérisation au fer rouge* ou à l'aide d'autres caustiques.

Administrer une potion cordiale.

**P. ANATOMIQUE** (empoisonnement par virus cadavérique).

Au moment de l'accident, *faire saigner* la blessure par des pressions exercées dans la direction de la circulation artérielle.

En même temps *laver* et *désinfecter* la plaie avec une solution de permanganate de potasse à 1 p. 1000, de sublimé à 1 p. 1000, ou d'acide phénique à 3 ou 5 p. 100, ou bien avec des applications de teinture d'iode.

*Cautériser* ensuite la plaie avec le nitrate d'argent et appliquer un pansement antiseptique.

Ne pas disséquer avant complète cicatrisation.

**En cas de complications :** *bains antiseptiques, pansements humides antiseptiques, incisions multiples.*

# PITYRIASIS

**P. ROSÉ DE GIBERT**
*Purgation* répétée.
Tous les jours ou tous les

deux jours, *bain tiède au son, à l'amidon*, additionné de 100 gr. de *borate de soude*.

Tous les soirs, mettre sur les points malades :

℞ Borate de soude.......... 2 gr.
Glycérolé d'amidon........ 50 —
(Besnier).

Au besoin, *lotions antipru-rigineuses*.

**P. VERSICOLOR.**

Faire prendre des *bains avec 60 gr. de carbonate de soude*, d'une durée de 1 à 2 heures avec savonnage rigoureux, ou des *bains sulfureux*, pendant 8 jours, ou des *bains d'ichtyol* (400 à 600 gr. par baignoire), pris tous les deux jours et prolongés pendant 2 heures.

Pratiquer des frictions au *savon noir*. Appliquer, ensuite, pendant 10 à 15 jours, la pommade suivante :

℞ Acide salicylique........ 5 gr.
Soufre précipité.......... 20 —
Vaseline....... Q. S. p. 100 —
(Besnier).

Ou bien faire des lotions quotidiennes avec une solution de *sublimé* à 2 p. 1000, ou avec :

℞ Chloral................... 30 gr.
Liqueur de van Swieten.. 100 —
Eau.................... 500 —
(Martineau).

Ordonner les badigeonnages à la *teinture d'iode* ou des *frictions alcooliques* additionnées de 1/10e de teinture d'iode.

# PLACENTA PRÆVIA

Lorsqu'on soupçonne l'insertion vicieuse du placenta, il faut toucher avec beaucoup de prudence, pour ne pas renouveler ou aggraver la perte (Demelin).

**Pendant la grossesse.**

En cas de rupture prématurée des membranes : recourir à la *simple expectation*, ordonner le *repos horizontal*.

Surveiller constamment la femme.

En cas d'hémorragie légère : prescrire le *repos au lit*, des *injections vaginales chaudes* à 45° et 50° et des *lavements calmants de laudanum* (XXV à XXX gouttes, 3 fois dans les 24 heures) (voy. *Avortement spontané* : menace d'avortement).

En cas d'hémorragie abondante avec membranes intactes, pratiquer la *rupture large* des membranes avec le doigt, après avoir verticalisé le fœtus à l'aide de la version céphalique par manœuvres externes et l'avoir immobilisé au moyen d'un bandage abdominal.

Si les membranes sont inaccessibles ou dans le cas de placenta prævia central, faire un *tamponnement vaginal serré* que l'on laissera en place pendant 12 à 24 heures au plus.

Pratiquer des injections sous-cutanées ou intra-veineuses de *sérum artificiel* (voy. *Anémie aiguë*).

**Pendant le travail.**

1° Si les membranes sont accessibles (col dilaté), les

*rompre*, si les contractions utérines sont régulières et énergiques.

En cas de présentation céphalique, la tête fœtale étant bien engagée, recourir à l'*expectation*, puis à l'application du *forceps* au détroit inférieur ou dans l'excavation.

En cas de présentation de l'épaule, pratiquer la *version pelvienne* par manœuvres mixtes, *engager le pied dans le vagin* (méthode de Braxton-Hicks).

En cas de présentation du siège : *engagement du pied dans le vagin* (ne pas faire la tentative d'extraction).

Si au contraire les membranes sont inaccessibles et les contractions utérines faibles et irrégulières, ne pas rompre la poche des eaux, mais commencer par introduire un ballon dilatateur de caoutchouc dans le col, puis une fois que les contractions seront devenues énergiques, procéder comme précédemment.

2° Si les membranes sont inaccessibles, *dilater le col* avec un ballon dilatateur de Champetier de Ribes dont le volume sera en rapport avec la dilatation ou la dilatabilité de l'orifice utérin (Pinard), ou d'après le procédé de Rizzoli ou de Bonnaire (éviter la dilatation rapide et brusque à cause du danger de déchirure et d'hémorragie grave). Une fois la dilatation arrivée aux dimensions de la paume de la main, *rompre les membranes* ou *décoller le placenta*, s'il est central, et rompre les membranes sur un point de sa circonférence ; *pénétrer* dans la cavité ovulaire ; pratiquer la *version podalique*, suivie d'*extraction immédiate*, si la dilatation est suffisante.

Ne recourir à l'*opération césarienne* que si la parturiente n'a pas été infectée (toucher vaginal répété, introduction de ballons dilatateurs).

**Pendant la délivrance :**

Pratiquer la *délivrance artificielle*, surtout s'il y a hémorragie, suivie d'une injection intra-utérine prolongée de 48° à 50°, sans élever l'irrigateur à plus de 50 centimètres au-dessus du plan du lit.

Prescrire les *moyens hémostatiques* habituels (injections d'ergotine, injection intra-utérine prolongée chaude, excitation directe de la matrice à l'aide de frictions manuelles pratiquées au niveau du fond de l'utérus et, si besoin, avec la main introduite dans la cavité utérine ; compression de l'aorte abdominale ; injection de sérum gélatiné) et faire un tamponnement intra-utérin, à la gaze iodoformée ou xéroformée ou encore avec des bandes de gaze imbibées d'une solution de lysol à 1 p. 200.

Surveiller attentivement la matrice jusqu'à ce qu'elle soit bien contractée.

Voy. *Hémorragies de la délivrance.*

# PLAQUES MUQUEUSES

*Traitement général* de la syphilis.

Attouchement avec le *crayon de nitrate d'argent mitigé.*

Cautérisations légères, pratiquées tous les 2 ou 3 jours avec :

℞ Nitrate d'argent...... 1 gr
Eau distillée......... 15 à 20 —

Ou bien avec :

℞ Sublimé............... 50 cgr
Glycérine.............. 25 —

Voy. *Condylomes, Syphilis* syphilides bucco-pharyngées

# PLEURÉSIES

### P. AIGUË SÉRO-FIBRINEUSE.

*Séjour au lit,* dans une chambre vaste, aérée, bien exposée au soleil, avec une température égale (16° à 18°).

*Purgation,* au début; *diète :* lait (2 litres), eau vineuse, tisanes diurétiques.

*Gargarismes antiseptiques* et *lavages* de la bouche et des narines (eau boriquée).

**Contre le point de côté :** applications de *cataplasme sinapisé,* de *ventouses sèches* ou *scarifiées* (10 à 12), de *vésicatoire* (le prescrire de petites dimensions chez les enfants et restreindre la durée d'application à 2 ou 3 heures au maximum). Ne pas abuser du vésicatoire.

Pratiquer des onctions avec du *baume tranquille* ; ordonner l'*héroïne* à la dose de 5 mgr., 3 fois par jour.

Si la douleur est violente, recourir aux *injections de morphine* ou de *dionine.*

**Contre la fièvre :** administrer le *salicylate de soude* (4 à 6 gr.), la *salipyrine* et l'*aspirine,* surtout en cas de pleurésie rhumatismale ; donner l'*antipyrine,* le *pyramidon,* la *lactophénine,* la *phénacétine* et la *quinine,* s'il s'agit d'une pleurésie miasmatique.

℞ Salicylate de soude....... 12 g
Rhum vieux............. 60 —
Sirop diacode........... 50 —
Eau distillée........... 100 —

4 à 6 cuillerées par jour.

℞ Phénacétine ou pyramidon. 30 cg
Chlorhydrate de quinine.. 15 —

Pour 1 cachet : 3 par jour (Herzen)

℞ Antipyrine... 1 gr. 50 à 2 gr.
Bichlorhydrate de
quinine.......... 1 —
Eau distillée....... 150 cc.

Pour lavements : additionner 1 cuillerée à bouche de cette solution de même quantité d'eau chaude et injecter le tout dans le rectum, deux fois par jour (enfants) (Herzen).

**Contre la toux :** user de préparations *opiacées,* de dionine, de l'*héroïne,* de l'eau de laurier-cerise, de l'*alcoolature d'aconit.*

**En cas de dyspnée due à** **fièvre et à la douleur :** prescrire les *antithermiques* et les *calmants.*

**En cas de congestion pulmonaire de moyenne intensité :**

℞ Poudre de Dower......  
— de scille........ } āā 2 gr.  
Sulfate de quinine.....

Pour 20 cachets : 4 à 5 par jour (Huchard).

**Si la congestion est intense :** recouvrir le thorax de *ventouses sèches* et donner l'*ipéca* à doses réfractées.

**Après la période fébrile du début :** essayer d'obtenir la résorption de l'exsudat par les *révulsifs*, les *diurétiques*, les *diaphorétiques* et les *purgatifs salins*.

℞ Baies de genièvre......... 10 gr.  
Faire infuser dans :  
Eau bouillante........... 200 —  
Ajouter :  
Nitrate de potasse....... } āā 2 —  
Acétate de potasse..... }  
Oxymel scillitique....... 30 —  
Sirop des cinq racines... 35 —  
A prendre dans la journée (Millard).

℞ Poudre de scille.......... 10 cgr.  
Extrait de scille.......... 5 —  
Pour 1 pilule : 4 par jour (Grasset).

℞ Théobromine............. 50 cgr.  
Phosphate neutre de soude 25 —  
Pour 1 cachet : 4 par jour (Grasset).

**S'il y a affaiblissement du cœur,** ordonner la *digitale* ou *vin de digitale composé* du Codex (ou vin de l'Hôtel-Dieu ou vin diurétique de Trousseau), à la dose de cuillerées à soupe, par jour :

℞ Feuilles de digitale grossièrement pulvérisées 30 à 40 cgr.  
Eau tiède............... 120 gr.  
Faire macérer pendant 12 heures, filtrer, ajouter :  
Oxymel scillitique... 15 à 20 —  
Acétate de potasse... 3 à 4 —  
Par cuillerées.

℞ Eau-de-vie allemande } āā 20 à 30 gr.  
Sirop de nerprun.... }  
A prendre en une fois, tous les 4 à 5 jours (Jaccoud).

**CHEZ LES ENFANTS :**

℞ Teinture de digitale... } āā 10 gr.  
— de scille..... }  
V à X gouttes, 2 fois par jour dans de la tisane, pendant 4 jours, puis cesser et reprendre (Périer).

℞ Calomel............. } āā 10 cgr.  
Scammonée.......... }  
Poudre de jalap........ 20 —  
Pour 1 prise, à prendre tous les 3 ou 4 jours (Herzen).

Continuer, en même temps que tous ces moyens, le *régime lacté absolu*.

**Si le malade n'est pas trop affaibli, s'il n'existe pas de congestion pulmonaire** et si le cœur n'est pas dévié : ordonner le *jaborandi* en infusion (faire macérer 4 gr. de feuilles de jaborandi dans un demi-verre de cognac pendant trois quarts d'heure ; ajouter 150 gr. d'eau bouillante, faire infuser 20 minutes et boire en une fois) (A. Robin), ou bien pratiquer des *injections de pilocarpine* à 1/2 et 1 cgr., répétées pendant 2 à 4 jours de suite.

Ou bien faire prendre au malade, tous les matins, un *bain* à 30°, d'une durée de 20 à 30 minutes (contre-indiqué dans le cas d'épanchement abondant avec refoulement du cœur) ; à la sortie du bain, *envelopper* le malade dans un drap et dans une couverture, le porter dans un lit et bien le couvrir. Donner alors 1 gr. 50 de *salicylate de soude* et faire boire au malade immédiatement après un verre d'une boisson chaude légèrement alcoolisée. Après une demi-heure, désenvelopper avec précaution le malade, l'essuyer et faire rapidement une *friction sèche*.

**Quand l'épanchement a résisté à ces médications pendant plus de 15 à 20 jours, ou bien quand l'épanchement est abondant et crée un danger pour le malade** (déplacement des organes et du cœur en particulier, dyspnée, insomnie, congestion pulmonaire intense soit du côté de la pleurésie, soit du côté opposé), pratiquer la *thoracentèse* d'urgence, sans remettre au lendemain.

Rechercher l'*indication de la thoracentèse* dans l'abondance de l'épanchement et dans l'âge de l'épanchement et non pas dans les troubles fonctionnels qui avertissent du danger trop tard dans la plupart des cas, ou n'avertissent pas du tout (Potain).

Opérer dès que l'épanchement atteint *deux litres* sans remettre au lendemain (Dieulafoy), ou bien opérer *lorsque le niveau du liquide atteint la clavicule*, que le poumon paraît affaissé et qu'il existe des signes de distension de la cavité pleurale (Potain).

*Dans le doute ne pas s'abstenir* : la ponction peut être inutile ; pratiquée aseptiquement elle ne peut pas être nuisible (Manquat).

Ponctionner le liquide dès qu'on n'a plus l'espoir de le voir se résorber assez promptement sous l'influence des moyens médicaux, c'est-à-dire au bout de trois semaines environ (Potain).

Ponctionner même les **petits épanchements**, quand une lésion antérieure ou concomi-tante du cœur ou de l'appareil respiratoire est déjà cause de dyspnée (pleurésie compliquée).

Technique de la thoracentèse.

Se servir d'une *aiguille fine*, telle que l'aiguille n° 2 de l'appareil Dieulafoy, dont le diamètre est de 1mm. 2. Le malade étant assis sur son lit, les deux bras portés en avant, enfoncer l'aiguille dans le *huitième espace intercostal*, sur le prolongement de l'angle inférieur de l'omoplate, en rasant le bord supérieur de la neuvième côte.

Lorsque l'aiguille est enfoncée de 2 ou 3 cm., commencer l'aspiration et la continuer jusqu'à ce qu'on ait retiré *un litre de liquide*; le surlendemain, faire une nouvelle ponction, s'il reste encore plusieurs centaines de grammes de liquide, et, s'il en reste plus, n'en retirer encore qu'un litre, pour recommencer 2 jours après et ainsi jusqu'à évacuation complète.

Se servir aussi tout simplement d'un *trocart capillaire, auquel est adapté un long tube de caoutchouc formant siphon* (Duguet).

Si au cours de l'opération survient une toux quinteuse, suspendre l'écoulement pendant quelques instants ; si la toux continue, cesser l'opération.

Cesser également l'opération, si le malade accuse une douleur constrictive thoracique.

**En cas de pleurésie chronique ou récidivante** : voy. *P. tuberculeuse*.

Lorsque l'épanchement est tari, quand la pleurésie paraît entièrement guérie, *combattre la cause étiologique* : tuberculose, mal de Bright, cardiopathie, etc.

Dans les cas de pleurésie *à frigore*, surveiller le sommet et faire une *révulsion continue* pendant des semaines et des mois (teinture d'iode, pointes de feu, vésicatoires volants) ; instituer le *traitement général de la phtisie au début* (Netter).

Prescrire l'*huile de foie de morue* (40 à 200 gr. par jour, progressivement), le *sirop d'iodure de fer* ; pratiquer des injections de *cacodylate de soude* (5 cgr.), pendant 15 jours chaque mois :

Iodure de sodium........ 25 cgr.
Cacodylate de soude...... 50 —
Eau distillée. Q. S. p. f. 10 cc.

Injecter 1 cc. par jour pendant cinq jours ; repos de 5 jours et ainsi à 3 reprises tous les mois, pendant 3 mois (Herzen).

Arséniate de soude....... 5 cgr.
Iodure de potassium...... 5 gr.
Eau distillée........... 300 —

2 cuillerées à soupe par jour, avant le repas (A. Robin).

Ordonner une *alimentation reconstituante*, prescrire la *zoothérapie* et faire prendre avant les repas XXX gouttes du mélange suivant :

Teinture de quinquina.  
— de kola....... $\left.\right\}$ āā 10 gr.  
— de coca......  
(Dieulafoy).

Faire pratiquer sur le thorax, du côté qui a été atteint, des *frictions* avec :

Essence de térébenthine  
Alcool camphré........ $\left.\right\}$ āā 30 gr.  
Baume de Fioravanti..  
(Herzen).

Conseiller au malade d'éviter soigneusement tout refroidissement. Envoyer le malade, en été, faire une *cure sulfureuse* (Cauterets, Eaux-Bonnes, Luchon, Saint-Honoré) ou *arsenicale* (Mont-Dore, la Bourboule).

Dès qu'on soupçonnera la phtisie pulmonaire, envoyer le malade dans un *sanatorium* où il devra séjourner pendant au moins 6 mois et recourir à la *tuberculinothérapie* (voy. *Phtisie*).

**S'il reste des adhérences, des fausses membranes épaisses** : recourir à la *révulsion*, à l'aide de vésicatoires et de pointes de feu.

Voy. *Adhérences pleurales*.

**P. GANGRENEUSE.**

Voy. *P. purulente fétide*.

**P. HÉMORRAGIQUE.**

*Traiter la maladie causale* : tuberculose, cancer, fièvre éruptive, hématome pleural par pachypleurite.

*Aspiration du liquide* faite avec les précautions ordinaires.

Ordonner le *chlorure de calcium*, à la dose de 4 gr. par jour, en potion.

**Si l'épanchement se reforme** : répéter la thoracentèse tous les cinq, six ou huit jours ; manœuvrer de telle sorte qu'on ne retire que le trop plein de la plèvre : 700 à 800 gr. (Dieulafoy). Faire usage de l'aiguille n° 3.

Recourir aux injections de *sérum gélatiné*.

**P. INTERLOBAIRE** (purulente).
**Au début:** traitement symp-

tomatique de la fièvre, du point de côté, de la toux, de l'oppression.

Recourir à l'emploi des *métaux colloïdaux* : collargol en frictions ou mieux en injections intra-veineuses.

**En cas d'hémoptysie** : voy. ce paragraphe.

**En cas de symptômes généraux graves** : ne pas attendre la vomique pour intervenir, car on court le risque non seulement d'une aggravation de l'infection, mais d'une rupture de la collection suppurée dans la plèvre. Recourir par contre à l'*incision précoce* et ne pas attendre pour intervenir qu'il n'y ait plus rien à perdre ni à gagner (Lejars).

**S'il survient une vomique** : *attendre* pendant quelques jours, mais si la fièvre et les symptômes d'infection persistent malgré l'évacuation (évacuation insuffisante), abandonner le traitement médical et recourir sans tarder à l'*intervention chirurgicale* (Dieulafoy).

**P. OZÉNEUSE.**

Voy. *P. purulente putride.*

**P. PURULENTE.**

**P. purulente tuberculeuse** (*empyème tuberculeux proprement dit*) : traitement palliatif, soutenir le malade et faire une *ponction abondante* toutes les fois qu'elle paraîtra nécessaire, suivie de l'injection intrathoracique d'une quantité d'air stérilisée équivalente à un peu moins de la moitié du volume de liquide évacué (Achard) ; ou

mieux, recourir aux *ponctions* et au *drainage aspiratif*, lorsqu'il existe des lésions pulmonaires locales ou des complications générales telles que l'état du malade est sérieusement compromis, et que de plus il s'agit d'empyème tuberculeux sans association microbienne secondaire.

Dans tous les autres cas quand le malade est encore vigoureux, le poumon presque sain, l'empyème récent, intervenir au plus tôt par une *large pleurotomie avec résection costale* et emploi consécutif du *siphon Tachard-Revilliod* (Peyrot, Cestan).

Dans les cas chroniques, pratiquer la *résection pluricostale*, jointe au *raclage* de la plèvre.

En cas d'empyème chez les tuberculeux : voy. *P. purulente à streptocoques* ou *à staphylocoques, P. putride.*

En cas de pleurésie purulente consécutive à un pneumothorax (pyo-pneumo-thorax) : voy. *Pneumothorax tuberculeux.*

**P. purulente à streptocoques pyogènes** : employer le *collargol* en frictions ou mieux en injections intra-veineuses ; intervenir le plus tôt possible par la *thoracotomie* et l'*opération de l'empyème*, et ne pas s'attarder à des moyens inefficaces et, partant, dangereux. Choisir la région postérieure de la poitrine, au niveau de la 9e côte. L'incision de la plèvre faite, introduire de gros drains, et s'abstenir absolument de tout lavage de la plèvre avec une solution antiseptique.

Appliquer ensuite un pansement sec absorbant.

Raccourcir peu à peu les drains ; ne les retirer, dans les cas favorables, qu'après 3 ou 4 semaines.

Ne pas pratiquer de lavages antiseptiques, ne les employer que dans les cas où la température reste élevée.

Il est inutile, généralement, de pratiquer la résection d'une ou de plusieurs côtes.

**P. purulente à pneumocoques, p. métapneumonique** (présence exclusive du pneumocoque) : si l'empyème est récent, la fièvre modérée, l'état général bon, commencer par la *thoracentèse*.

Si une ponction est insuffisante pour amener la guérison, en faire une 2e, une 3e et même une 4e à deux ou trois jours d'intervalle.

Si après la 3e ponction, l'épanchement ne présente aucune tendance à la guérison, pratiquer la *pleurotomie*, afin d'éviter sûrement l'éventualité d'une vomique qui peut survenir dès la troisième semaine, malgré la thoracentèse (Netter).

Ne pas hésiter à pratiquer la *pleurotomie précoce*, lorsqu'il existe des symptômes généraux graves d'intoxication purulente, ou la *pleurotomie d'emblée*, lorsque l'empyème date de 15 à 20 jours.

S'il se produit une **vomique** faciliter l'évacuation du pus et prendre garde à l'asphyxie. Après la vomique, combattre la sécrétion purulente par l'administration de la *créosote,* du *gaïacol,* de la *terpine* ; dans certains cas, recourir

aux *inhalations antiseptiques* (Debove).

**Si l'épanchement est très cloisonné** ou manifeste une **tendance exceptionnelle à la reproduction**, recourir à la *thoracotomie antiseptique*.

Si l'examen bactériologique démontre la **présence d'autres microbes à côté du pneumocoque**, pratiquer immédiatement l'*opération de l'empyème*.

**P. pneumococcique primitive** (pleurésie infantile): *ponction aspiratrice* ou *drainage aspiratif de Playfair-Bulau*.

**P. purulente à staphylocoques** : *incision de la plèvre, drainage*.

**P. purulente bilatérale** (empyèmes doubles) ; en général, pratiquer la seconde opération quelques jours après la première ; mais au besoin intervenir du côté opposé, même quelques heures après avoir pratiqué la première pleurotomie et, en cas d'urgence, inciser simultanément les deux plèvres.

Ouvrir d'abord la plèvre la plus atteinte ou, s'il y a doute la plèvre gauche. Agir ensuite sur le côté opposé au moyen d'une ou plusieurs ponctions.

Si l'état général ou local interdit d'attendre, aspirer soigneusement les deux empyèmes, quelques heures avant l'opération, en vue d'amoindrir les risques du shock (Cestan).

**P. purulente putride** : intervention rapide et énergique dès le début; faire l'*opération de l'empyème* (incision large) suivie de *lavages antiseptiques répétés* (Netter).

Soutenir les forces du malade à l'aide d'injections de *sérum artificiel* (400 cc., trois fois par jour, additionnés de 5 cgr. de benzoate de caféine).

Donner le *lait* et l'*eau* en abondance.

Prescrire la préparation suivante :

℞ Teinture de coca......  
    — .de kola .......} āā 20 gr.  
    —. de quinquina. )  
    — de Baumé....... 6 —

Prendre XX gouttes avant les repas dans un petit verre d'eau ou de vin de Malaga (Dieulafoy).

**P. purulente chronique** (empyème chronique).

Dans les cas très simples : *résection costale classique à la façon d'Estlander.*

Dans les cas plus sérieux : essai de *décortication pulmonaire* (opération de Delorme) ou *thoracoplastie bilinéaire* (opération de Quénu), lorsque l'état général ou local s'oppose à la décortication (Cestan).

**FISTULES PLEURALES** consécutives à l'empyème.

Quand une fistule persiste plus de quatre mois, intervenir par le *curage,* si la fistule ne conduit pas dans une large cavité.

S'il existe une côte nécrosée : *résection costale.*

En cas de large cavité suppurante : *opération d'Estlander.*

**P. RHUMATISMALE.**  
Voy. *P. aiguë séro-fibrineuse.*

**P. SÈCHES.**

*Traitement général* de la maladie causale (tuberculose, brightisme, affections du foie, etc.).

*Localement,* cataplasmes sinapisés, sinapismes, ventouses scarifiées, pointes de feu, vésicatoires.

**P. TYPHOÏDIQUE.**

**En cas d'épanchement séreux** : pratiquer l'évacuation du liquide, lorsque l'épanchement est abondant (voy. *P. aiguë séro-fibrineuse*).

**En cas d'épanchement purulent** : recourir, en principe, à l'*opération de l'empyème* ; mais la pleurésie purulente à bacille d'Eberth n'ayant généralement pas une évolution rapide, ni une marche envahissante, ni une tendance à devenir le point de départ d'une infection généralisée (septicémie), ne pas trop se presser avec l'intervention et en général préférer attendre, quand cela est possible, que l'infection ait cessé d'être générale, que les ulcérations intestinales se soient cicatrisées, que les portes ouvertes, dans le tube intestinal et ailleurs, aux infections secondaires, se soient fermées, que les poisons microbiens et ceux que forme l'organisme malade se soient éliminés, que le régime des échanges nutritifs si profondément troublé au cours de la maladie générale, se soit amélioré (Achard).

**P. TUBERCULEUSE.**

**P. tuberculeuse séreuse.**  
Voy. *P. aiguë séro-fibrineuse.*

Essayer le traitement suivant : une fois l'exsudat séreux, formé, *retirer de la plèvre quelques centimètres cubes (3 à 5 cc.) du liquide séreux et l'injecter sous la peau du bras.* Après une dizaine de jours, dans quelques cas, procéder à une nouvelle opération.

Le second jour après la première injection, on observe une augmentation de la température de 1° à 2°, avec un peu de céphalalgie et de courbature. Les jours suivants, la température baisse, en même temps que le niveau du liquide diminue dans la plèvre. Si la pleurésie est d'origine rhumatismale, l'injection de la sérosité n'est pas suivie d'élévation de la température (Gilbert).

Contre l'épanchement, n'intervenir que par des *ponctions* répétées.

En cas de pleurésie tuberculeuse chronique ou récidivante, faire suivre la thoracentèse de l'*injection intrathoracique d'air stérilisé* en quantité équivalente à la moitié du volume de liquide évacué (Achard, Vaquez).

**P. tuberculeuse purulente** (empyème tuberculeux proprement dit).

Voy. *P. purulente.*

# PLEURODYNIE

*Révulsifs* : cataplasmes sinapisés, ventouses scarifiées, pointes de feu, vésicatoire.

*Émissions sanguines locales* : sangsues.

*Réfrigération* : pulvérisation de chlorure de méthyle.

*Liniments narcotiques* :

℞ Salicylate de méthyle.. } āā 5 gr.
   Chloroforme:...........
   Huile de jusquiame.... } āā 25 —
   — camphrée .......
  Pour onctions (Herzen).

℞ Extrait thébaïque....... 25 cgr.
   — de belladone..... 20 —
   Gaïacol............... } āā 5 gr.
   Salicylate de méthyle.
   Vaseline ... ........ } āā 15 —
   Lanoline...........
  Pour onctions (Lion).

*Injections locales* d'antipyrine ou de stovaïne.

*Électrisation* avec courants continus.

Administrer les *calmants* (héroïne, dionine) et les *antispasmodiques.*

℞ Valérianate de zinc........ 3 cgr.
   Bromure de camphre...... 5 —
   Dionine ................ 3 mgr.

  Pour 1 pilule : 4 pilules par jour (Herzen).

**En cas de pleurodynie à exacerbation nocturne :** rechercher et *traiter la syphilis.*

# PNEUMOCÈLE

**En cas de tumeur pariétale :** recommander les *bandages compressifs,* les *pelotes.*

Dans certains cas, *intervenir chirurgicalement* : mettre à découvert la tumeur, la réduire et établir des sutures étagées de la plèvre et des téguments, de façon à obtenir une cicatrice solide (Tuffier).

**En cas de pneumocèle sus-claviculaire ou sus-sternale :** ne pas conseiller le port d'un bandage compressif, ni celui d'une pelote, qui seraient beaucoup plus gênants que la tumeur elle-même.

Ne pas intervenir chirurgicalement (Potain).

# PNEUMOCONIOSES

(Pneumonies professionnelles: anthracose, chalicose, sidérose).

⊦ *Changement de profession.*

Traitement des pneumonies chroniques : *cure d'aérothérapie, exercices respiratoires. Alimentation reconstituante et toniques* (cacodylate de soude).

*Révulsifs* (pointes de feu, ventouses sèches, vésicatoires), *expectorants* (ipéca, kermès, oxyde blanc d'antimoine), *balsamiques* (goudron, térébenthine, terpine, terpinol, eucalyptol).

Voy. pour les formules à *Bronchites chroniques, Emphysème pulmonaire, Phtisie pulmonaire.*

# PNEUMONIE LOBAIRE (aiguë)

Il n'existe pas de médication uniforme de la pneumonie ; les principales indications thérapeutiques seront fournies par le pouls, le thermomètre et les symptômes cérébraux.

## FORMES RÉGULIÈRES ET BÉNIGNES.

*Séjour au lit* dans une chambre vaste, aérée, bien exposée au soleil et à température constante (18°). Ne pas recourir à l'isolement rigoureux du malade, défendre toutefois les visites et les conversations.

*Désinfection des crachats* (vase contenant un liquide désinfectant : lysol, sublimé, soude).

*Lavages* de la bouche, de la gorge et des narines (voy. *Antisepsie buccale et des fosses nasales*).

*Régime :* lait, toutes les deux heures, jour et nuit, sauf sommeil ; lait de poule, bouillon léger, eau vineuse, tisanes, limonade.

S'abstenir d'une médication active ; éviter les médications débilitantes : émissions sanguines, vésicatoires, etc.

Chez les malades jeunes et vigoureux, se contenter de prescrire la *limonade phosphorique* suivante :

℞ Acide phosphorique....... 5 gr.
Eau distillée............. 300 —
Par cuillerées à dessert toutes les 3 heures (Eichhorst).

Recourir à la *médication*

*tonique* : alcool, eau-de-vie à la dose de 40 à 100 gr. par jour, potion de Todd (100 à 150 gr. par jour).

Administrer les *expectorants* : kermès, oxyde blanc d'antimoine, ipéca, polygala.

℞ Kermès............... 2 gr.
Extrait de digitale...... 20 cgr.
Savon médicinal........ Q. S.

Pour 20 pilules : 10 à 15 pilules par 24 heures ; s'il survient des vomissements ou de la diarrhée, donner avec chaque pilule une goutte de laudanum (Trousseau).

℞ Kermès ............... 15 cgr.
Eau de laurier-cerise.... 10 gr.
Sirop diacode........... 30 —
Infusé de polygala à 2 0/0 150 —

Par cuillerées à bouche (Herzen).

℞ Oxyde blanc d'antimoine. 1 gr. 50
Julep gommeux....... 100 —
Sirop de digitale.... }
— de scille.... } āā 10 —
— d'opium...... }

Par cuillerées à bouche (Herzen).

Si le malade est anhélant en proie à un encombrement bronchique généralisé, prescrire le *tartre stibié* :

℞ Tartre stibié........... 40 cgr.
Eau................... 150 gr.

1 cuillerée à bouche toutes les heures ; s'arrêter de suite en cas de nausées ou de diarrhée (A. Robin).

CHEZ LES ENFANTS prescrire :

℞ Racine d'ipéca........... 30 cgr.
Eau bouillante......... 100 gr.
Faire infuser, filtrer, ajouter :
Acétate d'ammoniaque... 1 —
Sirop de codéine.... }
— de gomme..... } āā 15 —

1 cuillerée à café toutes les heures (Herzen).

Donner la *digitale* à petites doses : il est rationnel de l'administrer de façon à peu près constante du quatrième au septième jour pour soutenir et tonifier le cœur pendant la période de défervescence.

℞ Feuilles de digitale.. 50 cgr.
Faire infuser dans :
Eau chaude........ 100 gr.
Réduire à 90 gr., passer et ajouter :
Teinture d'aconit.... XV gouttes.
Sirop de fleurs d'oranger................ 30 gr.

1 cuillerée toutes les 2 heures (Grasset).

Recourir aussi à l'administration de la *digitale* pendant quatre à cinq jours, lorsque le cœur est inégal et accéléré (contre-indiquée en cas de ralentissement considérable du pouls).

℞ Feuilles de digitale. 50 cgr. à 1 gr.
Infuser dans :
Eau chaude............ 100 —
Rhum.................. 25 —
Sirop d'écorces d'oranges. 25 —

1 cuillerée toutes les 2 heures (Barth).

**Contre le point de côté :** *révulsifs* (cataplasmes sinapisés, ventouses scarifiées), *compresses tièdes* ou mieux *sangsues* (4 à 6 chez l'adulte, 2 à 3 chez les enfants).

Prescrire des *onctions calmantes* :

℞ Salicylate de méthyle...... 1 gr.
Vaseline.................. 10 —

Ordonner l'*héroïne* (5 mgr., matin et soir) ou la *dionine* (7 mgr. à 1 cgr., matin et soir) ; éviter autant que possible l'injection de *morphine* qui arrête la toux et l'expectoration et amène ainsi une accumulation des mucosités dans les bronches.

**Contre la fièvre :** donner la *quinine*, l'*antipyrine*, le *pyramidon*, la *phénacétine*, la *lactophénine* à doses moyennes.

℞ Pyramidon............ 2 gr. 50
   Caféine............... 1 —
   Benzoate de soude..... 2 —
   Sirop de tolu......... 30 —
   Eau distillée. Q. S. p. 150 —
   1 cuillerée à soupe, 3 fois par jour
(Herzen).

Ou bien pratiquer des injections de *quinine* en employant une solution très diluée :

℞ Bichlorhydrate de quinine 2 gr.
   Chlorure de sodium..... 75 cgr.
   Eau distillée et stérilisée. Q. S.
                   p. 100 cc.
   Injecter 10 cc., 3 fois par jour (Herzen).

**En cas de convulsions**, chez les enfants : recourir aux *bains tièdes* (34° à 30°), donnés toutes les 3 heures et à l'emploi du *chloral*.

**Contre la dyspnée** : recourir aux *émissions sanguines locales* ; administrer la *dionine* (2 cgr., dans les 24 heures), ou l'*héroïne* (1 cgr. par jour) ; pratiquer des injections de *morphine* de 1/2 cgr.

Employer l'*enveloppement du thorax avec des compresses imbibées d'eau froide*, fréquemment renouvelées et recouvertes de taffetas gommé (voy. *Bronchite aiguë*).

Chez les hystériques avec dyspnée hors de proportion avec les signes locaux, prescrire les *antispasmodiques*, le bromure de potassium.

**Si l'oppression est très forte, l'expectoration difficile, sanglante**, le malade robuste et pléthorique, pratiquer chez l'adulte une *saignée* générale, de 250 à 300 gr.

Chez les enfants, couvrir le thorax de *cataplasmes sinapisés* ou appliquer 2 à 4 sangsues.

Surveiller le myocarde.

**En cas de crachats franchement hémoptoïques** : appliquer des *sinapismes* aux jambes et sur la poitrine, ou bien recouvrir la poitrine de *ventouses sèches*.

Faire prendre :

℞ Ergotine............... 1 à 2 gr.
   Julep simple........... 120 cc.
   1 cuillerée à bouche, toutes les 2 heures (Grasset).

Ou mieux, prescrire la *digitale en infusion, associée à l'ergotine* (voy. *Grippe : Forme pulmonaire*).

Au besoin, pratiquer une *saignée* (200 à 300 gr.).

**En cas de délire** : administrer les *antithermiques* et recourir aux *lotions froides*, aux *enveloppements froids*, ou à la *balnéation froide*, lorsqu'il s'agit de délire hyperpyrétique avec lésions pulmonaires unilatérales.

Chez les enfants, *bains tièdes* à 34°, 32° ou 30°, suivant les cas, répétés toutes les 3 ou 4 heures, de la durée de 8 à 10 minutes.

(Voy. pour la technique des lotions, des enveloppements et des bains froids aux articles : *Fièvres éruptives* et *Fièvre typhoïde*.)

Suspendre l'emploi de la caféine et la remplacer, au besoin, par l'*huile camphrée* à 10 p. 100.

Donner en même temps le *bromure de potassium*, le *chloral*, l'*hydrate d'amylène*, le *narcyl*, la *codéine*, la *jusquiame*, le *chanvre indien*.

Administrer le *musc*, le *camphre*, le *chloral* ou l'*hydrate d'amylène* en lavements.

onseiller les *boissons abon-*
es pour faciliter l'élimi-
on (des toxines, et, dans
ains cas, pratiquer des
ctions sous-cutanées de sé-
artificiel (solution saline
p, 1000), précédées ou
d'une *saignée.*

rop de chloral...... } āā 30 gr.
— de morphine..... }
u de tilleul......... } āā 10 —
— de fleurs d'oranger }
uillerée à bouche, toutes les 1 à 2
s.

**HEZ LES ENFANTS :**

ydrate de chloral.... } āā 50 cgr.
romure de potassium. }
u de tilleul......... 40 gr.
rop de fleurs d'oranger 20 —
rendre en 3 fois (enfants de 5 à 6

hez les alcooliques, or-
ner l'*alcool* à hautes doses
) à 120 gr. d'eau-de-vie ou
ognac, par jour), associé à
ium (extrait thébaïque,
20 cgr.).
oy: *Alcoolisme chronique,*
res (delirium tremens),
umonie alcoolique.
ontre le délire adyna-
que, administrer les *to-*
ues et prescrire les *anti-*
smodiques associés à l'*hy-*
hérapie sagement mesurée,
as de délire vésanique.
nfin contre le délire uré-
que, instituer le traitement
la néphrite aiguë et de
émie (Potain).

NDICATIONS ET CONTRE-
ICATIONS DE LA BALNÉA-
N FROIDE.
onsidérer la réfrigération
ome une méthode d'ex-
tion : inutile dans les
mes bénignes, applicable
s certaines formes graves
rth).

Recourir à la balnéation
dans les cas suivants : 1° pneumonie avec hyperthermie (40°
à 41°) et avec phénomènes
généraux très marqués ; 2°
pneumonie présentant des
phénomènes ataxo-adynami-
ques intenses ; 3° pneumonie
compliquée d'asthénie cardiaque, s'il n'y a pas imminence de collapsus.

Faire prendre d'abord des
bains tièdes progressivement
refroidis ; donner ensuite des
bains à 20°, de 5 à 10 minutes
de durée (jusqu'à l'apparition du frisson), répétés
toutes les 3 ou 4 heures (Voy.
*Fièvre typhoïde*).

S'abstenir de bains froids
dans les cas de pneumonie
unilatérale très étendue, de
pneumonie double et de pneumonie chez les cardiaques,
les artérioscléreux, les brightiques, les diabétiques.

**Quand la défervescence
s'est produite** (mais pas avant)
activer la résorption de l'exsudat par un *vésicatoire* (Dujardin-Beaumetz).

**FORMES GRAVES ADYNAMIQUES.**
Se rappeler que la maladie
est au poumon, mais que le
danger est au cœur.

*Médication alcoolique* : eau-
de-vie, cognac, rhum, potion
de Todd. *Stimulants diffusibles* : sels d'ammoniaque,
éther.

Prescrire dès le début (lorsque le choc précordial semble
assez fort et vigoureux et la
fibre cardiaque ne paraît pas
atteinte) la *digitale* ou la
*digitaline cristallisée* à la
dose massive de 1 mgr., pendant un jour, pour la renou-

veler quelques jours après.

Pratiquer des injections de *caféine* et de *strychnine* (3 mgr. par jour).

Recourir chez l'adulte à la *balnéation froide* (25°), ou aux enveloppements froids, et chez les enfants, aux *bains tièdes* de 34° à 30°, de 10 minutes de durée, répétés toutes les 3 ou 4 heures.

℞ Teinture de cannelle......  5 gr.
   Eau-de-vie ou rhum.. ...  40 —
   Eau distillée.............  75 —
   Sirop simple............  30 —
   Par cuillerées à bouche.

℞ Acétate d'ammoniaque....  10 gr.
   Teinture de cannelle......  5 —
   Extrait de quinquina.....  4 —
   Eau distillée............  120 —
   Sirop d'écorces d'oranges
    amères...............  30 —
   1 cuillerée à bouche d'heure en heure.

CHEZ LES ENFANTS :

℞ Chlorhydrate d'ammoniaque.  1 gr.
   Teinture de cannelle......  5 —
   Cognac ................  20 —
   Eau distillée............  100 —
   Sirop d'éther...........  20 —
   Par cuillerées à dessert toutes les heures (enfants de 5 à 6 ans) (Herzen).

Contre la toxémie, employer les *injections de sérum artificiel* (50 à 100 gr., deux à trois fois par jour), simultanément à la *saignée* (200 à 300 gr.) et aux *inhalations d'oxygène*.

Provoquer, chez les malades qui sont atteints de pneumonie grave, dont les symptômes annoncent l'imminence de l'hépatisation grise, des *abcès de fixation* : injecter à la région externe des deux cuisses et à la région deltoïdienne des deux bras, 1 cc. d'essence de térébenthine ; ouvrir le foyer pu-

rulent une fois l'abcès formé (Dieulafoy).

Essayer le *collargol* en frictions, en utilisant chaque fois gros comme une noisette d'une pommade à 13 p. 100 de collargol (pommade de Crédé) ; pratiquer tous les jours ces frictions à l'aine, à l'aisselle, à la face interne des jambes, préalablement dégraissées par un lavage à l'alcool et à l'éther (Netter).

℞ Axonge ................  100 gr.
   Cire blanche............  10 —
   Collargol..............  16 —
   Étendre 3 gr. de cette pommade sur la peau et frictionner pendant 15 minutes (Crédé).

**En cas de défaillance cardiaque, pouls fréquent, faible ou mou** : administrer l'*alcool* (chez les enfants, 5 gr. de cognac par année d'âge, jusqu'à quatre ans ; chez les enfants plus âgés, 20 gr. de cognac par jour), donner la *digitale*, le *strophantus* ; pratiquer des injections de *caféine*, d'*éther*, de *strychnine*.

℞ Teinture de noix vomique }
    — de digitale.... }  āā 5 gr.
   X gouttes, 3 à 4 fois par jour.

℞ Feuilles de digitale.....  1 à 2 gr.
   Faire infuser dans :
   Eau bouillante........  200 —
    Passer et ajouter :
   Sirop d'éther .........  50 —
   1 cuillerée à bouche, toutes les 2 heures (Herzen).

Associer l'*ergot de seigle* à la digitale, comme tonique cardio-vasculaire (Barth).

Pratiquer une injection de *digitaline*, ou bien des injections de *spartéine* et de *strychnine*.

ulfate de spartéine.   60 à 80 cgr.
ulfate de strychnine.         2 —
au distillée et stérilisée... 20 gr.
jecter 3 centimètres cubes par jour.

amphre ...............  }
ther sulfurique....... }  āā 2 gr.
uile d'amandes douces.        8 —
jecter 3 cc. par jour (Herzen).

**ontre le collapsus :** injec-
s simultanées de *caféine*,
*ther* ou d'*huile camphrée.*

aféine................        2 gr.
enzoate de soude.......       2 — 50
au distillée....   Q. S. p. 10 cc.
2 centim. cubes, 3 fois par jour,
adulte ; 1/2 centimètre cube, 3 fois
our pour enfants de 6 à 12 ans.

amphre................        1 gr.
uile d'olives stérilisée....  10 cc.
ecter 1 cc., 2 à 4 fois par jour
hard).

amphre................        2 gr.
uile d'amandes douces. }
ther sulfurique....... }  āā 10 cc.
ecter 1 cc., 3 à 4 fois dans les 24
s (Herzen).

**il survient du méningis-**
prescrire les *boissons*
*dantes*, les *tisanes*, les
*étiques*, les *purgatifs*, les
*ments tièdes*, les *injections*
*-cutanées d'eau salée* à la
de 45 à 50 cc. ; recourir
*saignée.*
enter la *digitale* à hautes
s, la *digitaline*, les *inha-*
*ns d'oxygène.*
**il y a congestion de la**
**haute température, agi-**
**n, pouls fort**, adminis-
les *antipyrétiques*, appli-
des *sangsues* aux tempes
ux apophyses mastoïdes,
iquer des *bains progres-*
*ment refroidis* de 32° à
u 25°, de 10 à 15 minutes
urée.

**S'il existe du délire incohé-**
**rent, des symptômes d'anémie**
**cérébrale, de la somnolence,**
**de la faiblesse,** prescrire les
*excitants* du cœur et du système nerveux : alcool, vins généreux, strychnine (2 à 3
mgr., en injections sous-cutanées), huile camphrée à
1 p. 10, éther sulfurique.

**S'il y a du délire loquace**
**avec insomnie et hallucina-**
**tion,** donner la *quinine*, l'*o-*
*pium*, les *bromures* et le
*chloral* avec modération ;
avoir égard au cœur, ne pas
oublier la *digitale* et les *enve-*
*loppements dans le drap mouil-*
*lé.*

℞ Bromure de potassium....     2 gr.
  Eau de laurier-cerise.....  10 —
    — de fleurs d'oranger...  100 —
  Sirop d'éther ...........   40 —
Par cuillerées d'heure en heure (Dieu-
lafoy .

**P. ALCOOLIQUE.**

*Alcool,* à la dose de 100 à
200 gr. de rhum par jour ;
*digitale, spartéine* et *stry-*
*chnine* (4 à 5 mgr par jour) ;
pas de balnéation froide.

℞ Sulfate de strychnine ....   2 cgr.
    — de spartéine......      1 gr.
  Eau distillée............   20 —
Injecter progressivement de 2 à 5 cc.,
par jour (Talamon).

**S'il y a délire :** voy. *Délires ;*
*Pneumonie lobaire : Formes*
*bénignes.*
Donner l'*opium* :

℞ Extrait thébaïque.........   20 cgr.
  Cognac..................    100 gr.
  Eau de tilleul..........    150 —
  Sirop de fleurs d'oranger. 50 —
1 cuillerée toutes les heures (Herzen).

Prescrire aussi le *chloral*
*associé à l'opium* à doses

moyennes (chloral 2 gr., extrait d'opium 5 cgr.). Ordonner les *bains tièdes* suivis d'affusion froide.

**P. BRIGHTIQUE.**

Ni vésicatoire, ni injection de morphine, ni balnéation froide.

Au besoin, *saignée*.

Traitement de l'urémie. (voy. *Urémie*).

**P. DES CARDIAQUES.**

Pas de balnéation froide; recourir aux injections de *caféine* ou d'*huile camphrée* :

℞ Camphre.............. } āā 2 gr.
  Ether sulfurique....... }
  Huile d'amandes douces..    8 —
Injecter 1 cc., 2 ou 3 fois par jour
Herzen).

Au besoin, *saignée*.

**P. DIABÉTIQUE.**

Pas de potion ou d'aliment sucré, pas d'émission sanguine, ni de vésicatoires.

*Toniques*, injections de *caféine*.

**P. DANS LA GROSSESSE.**

*Saignée* seulement lorsque la congestion pulmonaire arrive à un degré inquiétant.

Eviter l'émétique, à moins que l'avortement ne soit inévitable.

Dans les cas graves compliqués d'albuminurie gravidique préexistante, *interrompre la grossesse*, lorsque le fœtus est viable (Herzen).

**P. DES VIEILLARDS.**

*Alcool, digitale, excitants diffusibles* ; pas d'ipéca, pas de saignée, pas de balnéation froide.

Employer de préférence la *caféine* qui remplit la triple indication d'exciter le myocarde, de combattre la tendance à l'adynamie et de favoriser les fonctions rénales (Huchard).

Injection d'*éther* et de *camphre*.

# PNEUMONIES

**P. CATARRHALE.**

Voy. *Broncho-pneumonie*.

**P. CHRONIQUE.**

Chez les tuberculeux : Voy. *Phtisie*.

Rechercher et traiter la syphilis, lorsqu'elle existe.

Dans les autres cas : Voy. *Broncho-pneumonie chronique, Pneumoconioses*.

**P. INFECTIEUSE SECONDAIRE.**

Voy. *Broncho-pneumonie,*

*Congestion pulmonaire, Grippe*, forme respiratoire.

**P. LOBULAIRE.**

Voy. *Broncho-pneumonie*.

**P. MIASMATIQUE** (*pneumo-paludisme*).

*Alcool, excitants diffusibles, expectorants* (voy. *Pneumonie*).

*Sulfate de quinine* par la voie stomacale, ou mieux *bichlorhydrate de quinine* par la voie sous-cutanée à la dose de 2 à 3 gr. par jour (voy. *Fièvres intermittentes*).

Vésicatoire.

**P. PESTEUSE.**

Recourir au traitement spécifique de la peste par des injections intra-veineuses de *sérum antipesteux* (50 à 100 cc.) (voy. *Peste bubonique*).

Recourir au traitement symptomatique de la fièvre, de l'intoxication, de l'adyna-mie et des symptômes pul-monaires, à l'aide de la *balnéothérapie*, des *toniques cardiaques*, des *stimulants* et des *excitants diffusibles*, des *expectorants* et, au besoin, à l'aide d'une *saignée*.

**P. TUBERCULEUSE** (caséeuse).

Voy. *Phtisie* : traitement adapté aux diverses formes de la phtisie; n° 6 : phtisie galopante et phtisie aiguë pneumonique.

# PNEUMO-PÉRICARDE

**P. PAR ULCÉRATION FISTULEUSE.**

Traitement causal et traitement palliatif.

**P. TRAUMATIQUE.**

*Antisepsie* aussi hâtive et aussi complète que possible ; occlusion de la plaie.

# PNEUMOTHORAX

**P. TUBERCULEUX.**

Respecter jusqu'à un certain point l'épanchement gazeux chez les tuberculeux, car il peut enrayer la marche de la tuberculisation pulmonaire : il permet au poumon de s'affaisser et le maintient pendant quelque temps dans le repos et dans l'immobilité, laissant ainsi les congestions s'éteindre et les cavernes s'effacer et parfois se cicatriser.

Contre la **dyspnée** et la **douleur** : application de *glace*, de *ventouses sèches* ou *scarifiées* sur le thorax.

Administrer à l'intérieur l'*extrait thébaïque*, à la dose de 10, 15 et 20 cgr. dans les 24 heures.

℞ Extrait thébaïque......... 2 cgr.
Excipient.................. Q. S.

Pour 1 pilule : une toutes les heures, puis toutes les 2 heures ; 6 à 10 pilules par jour.

Employer l'*héroïne* à la dose de 5 mgr., répétée **trois** fois dans les 24 heures, ou la *dionine* à la dose de 1 cgr., également 3 fois par jour, ou le *narcyl*.

Agir énergiquement et vite par l'injection sous-cutanée de *morphine*, à la dose de 1 à 2 cgr., répétée 2 ou 3 fois dans les 24 heures.

**Si la dyspnée s'accroît, si la cyanose augmente et si l'asphyxie se prononce** : recourir aux inhalations d'*oxygène*, aux injections sous-cutanées d'*éther* et pratiquer la *thoracentèse*, à l'aide d'une fine aiguille introduite obliquement (ponction capillaire).

Éviter l'emploi des trocarts qui exposent le malade au développement de l'empyème sous-cutané généralisé (Béclère).

Si les signes d'asphyxie reparaissent, faire une seconde ponction.

Ne jamais recourir à l'aspiration.

Dans les cas où la thoracentèse n'a été que palliative pour un temps court et dans ceux où elle se complique d'emphysème cutané, recourir à la *pleurotomie* ou à l'application d'un *petit trocart à demeure*, au travers de la paroi thoracique, qu'on ne retire qu'après plusieurs semaines, quand on suppose la fistule pleuro-pulmonaire guérie (Bouveret).

**Si l'épanchement est simplement gazeux** : le laisser *évoluer*.

Après quelques semaines, si l'on pense que la perforation est cicatrisée (pneumothorax fermé) : pratiquer la *ponction évacuatrice* avec la plus grande prudence, pour ne pas rouvrir la cicatrice.

**S'il existe en même temps un épanchement séreux ou séro-purulent** (cas habituel) : *évacuer* le liquide, s'il est gênant par sa quantité ou s'il persiste depuis longtemps (six semaines depuis le début du pneumothorax), sans augmenter ni diminuer, et surtout s'il est accompagné de dyspnée et de fièvre.

Pratiquer l'*extraction totale* du liquide, mais en *le remplaçant par de l'air stérilisé* au fur et à mesure, de façon à éviter tout accident (Potain).

La *ponction répétée*, n'évacuant qu'une partie du liquide, est la méthode de *choix*.

**Si l'épanchement est purulent** (*pyo-pneumothorax*) : intervenir par la *thoracotomie* et les *lavages antiseptiques*.

Dans les cas où le malade n'a pas de fièvre, on peut se contenter de pratiquer la ponction et de faire suivre celle-ci d'une *injection pleurale modificatrice et antiseptique* (Fernet, Bouveret).

℞ Eau distillée, bouillie, tiède   400 gr.  
   Teinture d'iode............   40 —  
   Iodure de potassium......   4 —  
                  (Duguet).

Voy. *Empyème pulsatile.*

**P. NON TUBERCULEUX.**

**Au début** : administration de *calmants* (opium, dionine), pour combattre la **dyspnée** et la **douleur**.

Recommander au malade d'éviter tous les efforts et de rester dans le *repos absolu.*

Combattre la **toux** par tous les moyens ordinaires (opiacés, héroïne).

Lutter contre le **collapsus cardiaque** à l'aide d'injections sous-cutanées *d'huile camphrée, d'éther* et de *sérum artificiel* (150 à 200 gr., 2 à 3 fois par jour).

℞ Camphre............... ⎫  
   Éther sulfurique........ ⎬ āā 2 gr.  
   Huile d'amandes douces...   8 —  
   Injecter 1 cc. 3 fois par jour (Herzen).

**S'il y a congestion pulmo-**

**naire** : application de *ventouses sèches*, de *sinapismes* ; inhalations d'*oxygène* ; au besoin, *saignée* (Netter).

**En cas de vomiques séreuses** : *respecter l'épanchement* jusqu'à oblitération de la fistule.

**En cas de vomiques purulentes** : pratiquer la *thoracotomie* et faire des lavages légèrement antiseptiques.

**Chez les emphysémateux** : recourir à la *thoracentèse*, qui constitue l'unique traitement vraiment efficace, seulement si la dyspnée est intense et menaçante.

Si la dyspnée va en diminuant, éviter toute intervention.

**Dans le pneumothorax par effort** : pratiquer la *thoracentèse*, seulement en cas de dyspnée intense et si les accidents sont récents ; mais après les premières heures ou la première journée, il est plus prudent d'éviter la thoracentèse (Gaillard).

**En cas de pneumothorax compliquant une pneumonie ou une broncho-pneumonie** : recourir aux *ponctions partielles répétées*, s'il s'agit d'un hydro-pneumothorax.

Recourir à la *pleurotomie* avec lavage de la plèvre, en cas de pyo-pneumothorax.

**En cas de pneumothorax consécutif à une gangrène du poumon** : pratiquer la *pleurotomie d'emblée*, suivie de *lavages légèrement antiseptiques*.

# POINT DE CÔTÉ

*Rechercher et traiter la cause* : colique hépatique, hypertrophie de la rate (périsplénite), phtisie, pleurésie, pleurodynie, pneumonie, névralgie intercostale, névrite alcoolique, névrite paludique ou névrite toxique.

# POLYARTHRITE DÉFORMANTE

Voy. *Rhumatisme chronique.*

# POLYCYTHÉMIE SPLÉNOMÉGALIQUE

(*Érythrémie ou érythrocythémie*).

Ordonner la *quinine* et l'arsenic (liqueur de Fowler) à hautes doses.

Recourir aux *saignées* pour combattre la cyanose due à la pléthore sanguine et à la dilatation vasculaire consécutive.

En cas d'échec de ces médications, pratiquer la *splénectomie* (Vaquez et Laubry).

## POLYDIPSIE

*Rechercher et traiter la cause* : hémorragies, diarrhée, sueurs profuses, fièvre, hydropisies, polyurie, diabète, syphilis, hystérie.

## POLYNÉVRITES

Voy. *Névrites.*

## POLYOENCÉPHALITES

*Traitement antisyphilitique* ; traitement des méningites. Surveiller l'alimentation afin d'éviter les accidents de déglutition.

## POLYOMYÉLITE AIGUE

Voy. *Paralysie infantile.*

## POLYPES

**P. DE L'OMBILIC** (chez le nouveau-né).
Voy. *Végétations de l'ombilic.*

**P. MUQUEUX DES FOSSES NASALES.**
Injections répétées de quelques gouttes d'une solution de *chlorure de zinc* à 1 p. 20 ou 1 p. 10.
Recourir à l'*ablation par torsion* ou à l'*ablation à l'aide de l'anse galvanique.*

**P. MUQUEUX DU RECTUM.**
**P. mou à pédicule long et grêle** : ablation par *torsion.*
**P. dur à pédicule de petit volume** : *ligature* du pédicule, suivie d'*excision* immédiate au-dessous de celle-ci et de cautérisation du pédicule.

**P. DE L'URÈTRE CHEZ LA FEMME.**
**P. du méat** : *ligature* de la base du polype, à l'aide d'un fil de soie, *excision* ou bien cautérisation au galvanocautère.
**P. profond** : dilatation de l'urètre, suivie d'*excision* à l'aide de ciseaux ou de bistouri, de *cautérisation au galvanocautère.* Placer une sonde à demeure, pendant plusieurs jours : dilater l'urètre, après cicatrisation.

**P. UTÉRINS.**
**P. du col utérin.**
Si le polype est petit ou de moyenne grandeur : recourir à la *torsion*, suivie de section du pédicule.
Si le polype est énorme :

pratiquer l'*ablation par morcellement* de la tumeur, avec l'instrument tranchant.

**P. intra-utérins.**

Faire une opération préliminaire, pour rendre le polype accessible : dilater le col, à l'aide de laminaires, puis de bougies de Hégar ; puis faire, s'il est nécessaire, le débridement bilatéral du col, pratiqué avec de forts ciseaux jusqu'à l'insertion vaginale.

Placer la malade dans la position dorso-sacrée ; dilater le vagin par des valves et des dilatateurs, *saisir le polype* avec des pinces à griffes et *l'abaisser le plus possible*, tandis que la main, appliquée au-dessus du pubis, s'assure qu'il n'y a pas inversion de l'utérus. Imprimer alors au polype un mouvement de rotation sur son axe, de façon à *tordre le pédicule*. Au bout de deux ou trois tours, faire glisser jusqu'à l'insertion du pédicule sur le polype de forts ciseaux, courbés sur le plat, et commencer à *inciser le pédicule à petits coups, en continuant la torsion*.

Ne pas recourir à tous les autres moyens d'exérèse (anse galvanocaustique, serre-nœud, écraseur, ligatures).

Dans les cas très rares, où le pédicule contient un gros vaisseau, placer sur le pédicule de longues pinces à pression, laissées en place pendant quelques heures.

S'il se produisait une perte de sang, recourir aux injections chaudes, administrer l'ergot de seigle et, au besoin, pratiquer le tamponnement antiseptique de la cavité utérine à la gaze iodoformée.

**En cas d'énorme polype** remplissant la cavité du vagin et ne laissant pas arriver le doigt au pédicule, pratiquer l'*ablation par morcellement* avec l'instrument tranchant : enlever des tranches et des fragments conoïdes de la tumeur, et une fois le volume de celle-ci suffisamment diminué, la saisir entre les branches de pinces à larges mors et procéder à la section du pédicule à petits coups de ciseaux, tout en tordant simultanément.

Employer ces procédés expéditifs surtout dans les cas où les femmes sont affaiblies et cachectiques.

Après l'ablation des polypes, il est bon de faire, séance tenante, quelques jours après, un *curettage*, suivi de *cautérisation*, pour guérir la métrite qui est constante, et précipiter en outre l'involution de l'utérus (Pozzi).

**Pendant la grossesse :** recourir aux méthodes ci-dessus indiquées à *P. du col utérin* et à *P. intra-utérins*.

**Pendant l'accouchement :** pratiquer la *torsion* et la *section du pédicule*, soit dans le cas de polype implanté sur l'une des lèvres du col, soit dans celui de polype intra-utérin expulsé au-devant de la tête fœtale.

Voy. *Fibromes utérins*.

# POLYPHAGIE

Voy. *Boulimie.*

*Rechercher et traiter la maladie primordiale* : inanition, diabète, vers intestinaux, anémies, convalescence, azoturie, phosphaturie, fistules biliaires, hystérie.

# POLYPNÉE

Voy. *Dyspnée.*

**Chez les hystériques** : *douches froides* générales et quotidiennes ; *électricité* statique, courants continus avec le pôle positif à la nuque et le pôle négatif promené sur la paroi thoracique : *isolement* et *suggestion* au besoin.

Traiter les troubles de la menstruation et les affections utéro-ovariennes.

# POLYURIES

**P. DES ARTÉRIOSCLÉREUX.**

Traitement hygiénique, diététique et médicamenteux de l'artériosclérose.

Voy. *Artériosclérose, Hypertrophie de la prostate, Néphrite chronique.*

**P. AZOTURIQUE.**

Voy. *Diabète azoturique.*

**P. DES BRIGHTIQUES.**

Ne pas donner l'antipyrine. Voy. *Néphrite chronique.*

**P. DIABÉTIQUE.**

Voy. *Diabète sucré.*

**P. NERVEUSE.**

**Au moment d'un accès de polyurie** : prescrire l'*antipyrine* à la dose de 5 gr. dans les 24 heures ; administrer les bromures, la *valériane*, à haute dose, le *valyl.*

Donner l'*opium* ou le *seigle ergoté* (60 cgr. par jour, en 3 prises, pendant 3 semaines, si nécessaire) (Benedikt).

℞ Teinture de valériane..... 100 gr.
　Laudanum de Sydenham.. 2 —
　1 cuillerée à café, quatre fois par jour, dans un peu de tisane de fleurs d'oranger (Parvin).

**Chez les neurasthéniques** : remonter les forces du malade et chercher à ramener l'équilibre dans l'état général nerveux. Prescrire l'*arsenic* ou le *cacodylate de soude*, médicaments d'épargne, et mieux encore les *phosphates*, la *strychnine et le fer.*

Ordonner le *repos absolu de l'esprit*, le calme le plus

complet de l'âme ; conseiller les distractions qui égayent sans fatiguer ; recourir enfin à l'*hydrothérapie tonique et calmante*, à laquelle on adjoindra l'*électricité statique*. Voy. *Diabète azoturique*.

**Chez les hystériques** : pratiquer des *injections épidurales de sérum artificiel*.

Traiter l'hystérie.

**P. PHOSPHATURIQUE.**

Voy. *Diabète phosphaturique*.

**P. SYPHILITIQUE.**

Traitement spécifique anti-syphilitique énergique (injections quotidiennes de 2 cgr. de biiodure de mercure).

# POST-PARTUM

Voy. *Accouchement*.

# POULS LENT PERMANENT

Voy. *Brachycardie*.

# POUX

Voy. *Phtiriase*.

# PRÉSENTATIONS

Voy. *Dystocies, Pelviviciations*.

**P. DE LA FACE.**

**P. de la face proprement dite.**

Attendre la dilatation complète ; si, à ce moment, la tête est encore mobile au détroit supérieur et la poche intacte ou récemment rompue, pratiquer (chez les multipares) la *version podalique par manœuvres internes*.

Si la tête est engagée, *aider à la rotation du menton en avant* (indispensable pour la terminaison de l'accouchement), en introduisant le doigt dans la bouche.

Recourir au *forceps*, si la face est dans l'excavation (primipares) et ramener toujours le menton sous la symphyse pubienne.

Si l'accouchement est impossible (tête enclavée, menton tourné vers le sacrum) : *symphyséotomie* ou *opération de Porro*, si l'enfant est vivant ; *embryotomie* (perforation, basiotripsie), si l'enfant est mort.

**P. du front.**

Attendre la dilatation complète, et combattre le spasme du segment inférieur lorsqu'il existe, à l'aide de fomentations chaudes, de bains chauds, d'injections chaudes, de lavements calmants (laudanum XXV gouttes) ou de suppositoires à la dionine (3 cgr.), de potions calmantes (chloral, 3 gr.) ou d'injections de morphine.

Si, à dilatation complète,

la tête est mobile au détroit supérieur et la poche des eaux intacte ou récemment rompue, faire la *version podalique par manœuvres internes*.

Si la tête est engagée, *essayer de la fléchir*, en appuyant sur l'occiput avec la main, introduite dans les organes génitaux, puis appliquer le *forceps* s'il n'y a pas enclavement ; dans le cas contraire, lorsque la tête est immobilisée, fixée, enclavée, intervenir en temps opportun par la *symphyséotomie*.

### P. DU SIÈGE.

**Dans les variétés de siège complet ou décomplété** (mode des pieds ou des genoux), tenter, pendant la dilatation, la *version céphalique par manœuvres externes*, ou bien attendre la période d'expulsion pendant laquelle on n'interviendra pas (compter sur la terminaison spontanée de l'accouchement), à moins de complications pour la sortie du tronc, du siège et des membres. Mettre la femme dans la position obstétricale au moment du dégagement, mais *ne pas opérer de tractions pendant la sortie du tronc* ; se contenter de *faire une anse au cordon*, en tirant sur le bout maternel, et d'exercer des pressions sur l'utérus, pour maintenir la tête fléchie et éviter le relèvement des bras.

En cas de relèvement des bras ou d'asphyxie du fœtus, pratiquer l'*extraction manuelle* (Auvard).

Intervenir toujours pour la sortie de l'ovoïde cépha-

lique ; pratiquer la *manœuvre de Mauriceau* (un ou deux doigts étant introduits dans la bouche et l'autre main étant maintenue à cheval sur le cou du fœtus, ramener le menton en arrière, en relevant le dos du fœtus vers le ventre de la mère) ou, chez les multipares, l'*expression de la tête dernière*.

**Dans la variété de siège décomplété** (mode des fesses), pratiquer, pendant la grossesse, la *version par manœuvres externes* ; si le siège est engagé, et que cet engagement ne soit pas trop profond, essayer encore cette opération, mais en s'aidant de la main introduite dans le vagin, pour mobiliser le fœtus. Donner, en ce cas, du chloroforme.

Pendant le travail, si le siège est mobile au détroit supérieur et si la dilatation est très large, *rompre les membranes et aller chercher un pied*, qu'on abaissera dans le vagin : introduire la main dans l'utérus et suivre la cuisse antérieure jusqu'au creux poplité, puis appuyer avec l'extrémité des doigts sur le jarret, pour rapprocher la cuisse de l'abdomen et la fléchir ainsi au maximum. Cette flexion exagérée amène la chute spontanée de la jambe qui était relevée et le pied vient se mettre en contact avec la main, qui n'a plus qu'à le saisir et à l'attirer au dehors.

Recourir également à l'*abaissement préventif d'un pied* lorsque la poche des eaux est rompue et que la dilatation est suffisante pour laisser pénétrer la main dans l'utérus, puis se comporter comme dans la variété *mode des pieds*.

Si l'abaissement du pied est impossible et le siège engagé, *attendre le dégagement spontané en surveillant l'accouchement et en auscultant fréquemment* ; et, si une fois la dilatation complète, l'expulsion ne peut avoir lieu, intervenir pour dégager l'extrémité pelvienne.

Si le siège est arrêté à la vulve, *le dégager avec les doigts introduits dans les aines*, ou bien recourir à la *manœuvre de Ritgen* : introduire deux doigts dans l'anus assez profondément, et au moment d'une contraction et d'un effort de la femme, appuyer sur le siège à travers la paroi antérieure du rectum, pour le repousser vers l'orifice vulvaire. Ou encore recourir à la *méthode birectale de Olivier* : manœuvre de Ritgen combinée avec l'introduction d'un doigt de l'autre main dans l'anus de l'enfant.

Essayer aussi l'*expression du fœtus* par la paroi abdominale (Bar, Keim).

Si le siège est arrêté dans l'excavation et lorsqu'il est trop élevé pour qu'on puisse l'abaisser avec les doigts en crochets dans les régions inguinales, recourir au *forceps* ou au *lacs*.

Préférer le forceps dans les positions sacro-iliaques postérieures (dos du fœtus en arrière) et se servir de lacs dans les positions sacro-

iliaques antérieures (dos du fœtus en avant). Saisir le lacs à l'une de ses extrémités et l'insinuer avec le bout des doigts, non par derrière la symphyse, mais directement dans le sillon intercrural et le faire progresser ainsi, de bas en haut, jusqu'à ce qu'il ait pénétré assez profondément. Porter alors l'index et le médius entre la symphyse et la hanche antérieure à la rencontre du lacs qui fait saillie entre les cuisses du fœtus, le saisir entre les doigts et l'attirer en bas (Maygrier).

Dans certains cas exceptionnels, lorsque le siège est enclavé dans l'excavation et que l'enfant est mort, recourir pour l'extraire au *cranioclaste* ou au *basiotribe* (Ribemont-Dessaignes).

**P. DU SOMMET.**

S'efforcer de *ramener l'occiput en avant*, soit avec le doigt, soit avec le forceps.

**P. DU TRONC.**

**P. de l'abdomen.**

Pendant la dilatation, si la poche des eaux est intacte, essayer la *version céphalique par manœuvres externes* ; fixer le fœtus et introduire dans le vagin un *ballon de caoutchouc* pour activer la dilatation.

Si la poche des eaux est rompue, tenter la *version céphalique* ou *pelvienne par manœuvres mixtes*.

*Dilater artificiellement le col* à l'aide d'un ballon de Barnes ou de Champetier, ou, chez les multipares, à l'aide de la main (dilatation unimanuelle), et, une fois la dilatation complète obtenue, intervenir comme suit.

Lorsque la dilatation est complète, faire la *version podalique par manœuvres internes* ; si elle est impossible à exécuter, recourir à l'*embryotomie* (éviscération ou rachiotomie).

**P. du thorax** (*p. de l'épaule*).

Pendant la grossesse : *version céphalique par manœuvres externes*, puis maintenir le fœtus dans la position que l'on vient de lui donner à l'aide d'une ceinture appropriée.

Pendant la dilatation, tenter la *version céphalique* (ou pelvienne) *par manœuvres externes*, si la poche des eaux est intacte ; puis immobilisation du fœtus verticalisé au moyen d'un bandage abdominal ou d'une ceinture ; abandonner ensuite l'accouchement à lui-même, tout en s'assurant à plusieurs reprises que la tête reste bien au détroit supérieur.

En cas d'échec, *attendre que le col se soit dilaté* ; éviter de rompre la poche des eaux.

Si la poche des eaux est rompue et la dilatation incomplète, tenter avec douceur, et seulement dans le cas où l'utérus n'est pas rétracté, la *version par manœuvres externes* ou la *version mixte*.

En cas d'échec, laisser le travail se poursuivre en présentation de l'épaule et produire artificiellement la dilatation de l'orifice utérin en y introduisant un gros ballon de Champetier gonflé avec 450 gr. de liquide ; puis attendre la dilatation complète.

Lorsque la dilatation est complète, faire immédiatement la *version podalique par manœuvres internes*, après *rupture préalable de la poche des eaux*, lorsque celle-ci est intacte.

Si la poche des eaux est rompue depuis longtemps, l'utérus fortement rétracté sur le fœtus, l'épaule profondément engagée dans l'excavation et que la version podalique par manœuvres internes soit devenue impossible, pratiquer l'*embryotomie* : sectionner le cou avec des ciseaux appropriés (ciseaux de Dubois) et extraire successivement le tronc et la tête.

Ne jamais amputer le bras qui est descendu dans le vagin.

# PROCIDENCES

**P. DU CORDON OMBILICAL.**

**Si la poche des eaux est intacte et le col incomplètement dilaté,** placer la femme dans la *position génu-pectorale* ou dans la *position inclinée de Trendelenburg* (Demelin).

Si ces positions ne soustraient pas le cordon aux compressions venant de la tête fœtale, essayer la *version par manœuvres externes*, pour ramener le siège au détroit supérieur.

**Si la poche des eaux est rompue et la dilatation incomplète**, *réduire* le cordon avec la main (remonter sur le bout de deux doigts l'anse procidente aussi haut que possible, en tout cas au delà de la présentation, et jusqu'au détroit supérieur ; employer pour cela le chloroforme ; avant de retirer la main introduite, attendre une contraction) ou avec une pince à pansement, en ne saisissant que l'enveloppe du cordon, que l'on repousse dans la cavité utérine (Auvard).

Exécuter chez les primipares la *version mixte*, pour ramener le siège au détroit supérieur. Accélérer la dilatation, à l'aide du dilatateur de Tarnier.

Ou bien, *introduire dans l'utérus un ballon de Champetier de Ribes* qui dilate le col de l'utérus et qui, après avoir repoussé le cordon, lui laisse toute sa mobilité (Potocki).

Chez les multipares, achever la *dilatation à l'aide de la main* (dilatation unimanuelle) et *extraire rapidement* après version interne.

**Si la dilatation est complète et s'il s'agit d'une présentation céphalique**, appliquer le *forceps*, ou bien recourir à *l'extraction immédiate par la version*.

**En cas de présentation du front ou de la face mobile au détroit supérieur**, exécuter la *version podalique interne*.

**Dans la présentation du siège**, n'intervenir que si l'enfant est en danger de mort.

Si la dilatation est incomplète, *tenter la réduction du cordon*.

Si la dilatation est complète, pratiquer l'*extraction manuelle* (Auvard).

**P. DES MEMBRES.**

Ne pas intervenir, tant que la poche des eaux est intacte.

**Après la rupture de la poche des eaux**, *réduire* le membre procident, en le repoussant avec les doigts.

Si la réduction est impossible et si l'accouchement ne peut se terminer spontanément, pratiquer la *version* ou appliquer le *forceps* (Auvard).

Dans certains cas, recourir à l'*expression du fœtus* par la paroi abdominale (Bar, Keim).

# PROCTITES

Voy. *Rectites*.

# PROLAPSUS DU RECTUM

Voy. *Chûte du rectum*.

# PROLAPSUS DE L'UTÉRUS

**P. LÉGER.**

TRAITEMENT CHIRURGICAL: opérations autoplastiques (amputations du col, colporraphie, colpopérinéorraphie), hystéropexie abdominale, opération d'Alexander).

Si le malade refuse l'intervention chirurgicale, instituer le TRAITEMENT PALLIATIF : défendre la station debout prolongée, les travaux rudes et fatigants, les longues marches, la danse, l'équitation et la bicyclette.

Combattre la constipation ; administrer les *toniques* : fer, arsenic, cacodylate de soude, phosphates, huile de foie de morue.

Faire prendre des *injections vaginales chaudes* (46°), faiblement antiseptiques et appliquer des *tampons glycérinés* (glycérine au salol à 5 p. 100, ou à l'ichtargane à 2 p. 100) :

    Teinture d'iode............  10 gr.
    Tanin.....................  15 —
    Glycérine neutre..........  60 —
                        (Lutaud).

*Modifier*, *tanner* la muqueuse vaginale : faire matin et soir, après une injection avec une solution boriquée à 4 p. 100, un attouchement de la muqueuse vaginale avec un pinceau imbibé de :

    ℞ Permanganate de potasse..  25 cgr.
      Eau distillée.............  30 gr.
    Appliquer ensuite un tampon de ouate sèche (Lutaud).

Employer aussi les *poudres astringentes* : tanin, tannoforme.

    ℞ Tanin.................. ⎫ āā 3 gr.
      Iodoforme............. ⎭
      Lycopode.............          30 —
                        (Lutaud).

    ℞ Tanin................. ⎫
      Oxyde de zinc......... ⎬ āā 3 gr.
      Salol pulvérisé....... ⎭
      Lycopode.............          30 —
                        (Lutaud).

Pratiquer la *réduction* en plaçant la malade dans la position génu-pectorale, si le cas est grave.

Une fois la réduction opérée, la maintenir à l'aide d'une *ceinture abdominale* et de l'introduction d'un *pessaire*.

Appliquer, suivant le degré du prolapsus, de l'état de la matrice, de la vulve et du périnée, un *pessaire* avec ou sans diaphragme ; en cas de prolapsus du premier ou du second degré, lorsque le vagin et le périnée ont conservé toute leur résistance employer un *pessaire à point d'appui intra-vaginal* (anneau de Dumontpallier, pessaire malléable de Sims, pessaire de Hodge ou de Gariel à air); en cas de prolapsus compliqué de colpocèle et de déchirure ancienne du périnée, chercher à l'extérieur le point d'appui nécessaire au maintien de la réduction, employer un *pessaire hystérophore* (voy. *P. utéro-vaginal*).

Traiter la métrite et l'endométrite.

Recourir au *massage uté-rin*, d'après la méthode de Thure-Brandt (massage à deux).

**Contre les douleurs lombaires** : *repos prolongé* dans la station allongée ; *frictions lombaires* avec :

℞ Chloroforme.............. 10 gr.
Alcool camphré....... }
Baume de Fioravanti... } āā 50 —
                    (Herzen).

**Pendant la grossesse** : introduire dans le vagin un *pessaire à anneau* en caoutchouc durci ou en celluloïd et le laisser en place jusqu'au 6ᵉ ou 8ᵉ mois.

Si c'est absolument indiqué, pratiquer une *opération plastique* (colporraphie, colpopérinéorraphie).

**En cas de prolapsus compliqué d'annexite, de kyste de l'ovaire, de fibrome** : diriger d'abord la thérapeutique contre ces affections.

**En cas de rétroflexion ou de rétroversion de l'utérus** : traiter ces affections comme si elles existaient seules (hystéropexie abdominale) tout en pratiquant dans la même séance l'opération jugée nécessaire pour le traitement du prolapsus (curettage, colporraphie, colpopérinéorraphie).

**P. UTÉRO-VAGINAL.**

Recourir au *traitement chirurgical* :

**Si la réduction peut être obtenue sans grandes peines, et si la femme encore réglée peut devenir enceinte**, s'en tenir à la *chirurgie conservatrice* (opérations autoplastiques : amputation du col, colporraphie antérieure colpopérinéorraphie).

**Si la réduction est difficile ou impossible à obtenir** (utérus depuis longtemps dehors), **si l'utérus est malade, ulcéré, et si la femme a passé l'âge de l'activité génitale**, faire précéder les opérations plastiques de *l'ablation de l'organe*.

# PROSOPALGIE

Voy. *Névralgie faciale.*

# PROSTATISME

Voy. *Hypertrophie de la prostate.*

# PROSTATITES

**P. AIGUË.** (*P. phlegmoneuse*). Voy. *Abcès de la prostate.*

**P. CHRONIQUE** (catarrhale, folliculaire).
Combattre la constipation ; défendre l'équitation.

Recourir au traitement de la blennorragie de l'urètre profond (voy. *Blennorragie chronique chez l'homme*) et pratiquer, pour combattre les symptômes urétro-vésicaux qui accompagnent la prostatite chronique, des *grands lavages* d'après la méthode de Janet avec un liquide à température plutôt élevée (solution de permanganate de potasse, d'ichtyol, d'argentamine).

Pratiquer en outre, dans l'urètre profond, des *instillations de nitrate d'argent* à 2 ou 5 p. 100, de *protargol* à 5 p. 100, en espaçant les séances de cautérisation d'autant plus que le liquide modificateur aura été appliqué à un titre plus élevé.

Ne pas recourir à l'application de pommades modificatrices (utilité contestable).

Pratiquer deux fois par jour la *compression digitale* de la *prostate*, pendant dix minutes chaque fois, ou mieux recourir au *massage digital ou instrumental* de la prostate, pratiqué tous les jours énergiquement de façon à vider la glande malade et continué pendant un temps suffisamment long.

Pour ne pas laisser séjourner la sécrétion prostatique infectée dans l'urètre après le massage, pratiquer avant une injection de 100 cc. de solution médicamenteuse dans la vessie (permanganate de potasse à 1 p. 2500, nitrate d'argent à 1 p. 2000), que le malade urinera après le massage, en lavant ainsi son canal.

**Contre la congestion** : faire prendre des *lavements très chauds* à 50°, gardés pendant 10 minutes.

**S'il y a des douleurs** : ordonner des *bains de siège chauds* et des *suppositoires calmants*.

Dans certains cas chroniques, avec **spasme incomplet de l'urètre**, faire une *cure de cathétérisme au moyen de gros Béniqué*.

Voy. *Hypertrophie de la prostate*.

## P. TUBERCULEUSE.

*En général ne pas intervenir chirurgicalement* dans les abcès tuberculeux de la prostate. Cependant, si les poumons sont sains ou à peu près, s'il existe au périnée des fistules qui, par leur suppuration, épuisent le malade, pénétrer dans le foyer et le nettoyer (Tillaux).

*Traitement général* de la phtisie ; tuberculinothérapie.

# PROSTATORRHÉE

Voy. *Blennorragie chronique, Prostatite chronique*.

# PRURIGO

Voy. *Eczéma prurigineux, Strophulus*.

## P. D'HÉBRA.
Voy. *Lichen agrius, Strophulus*.

# PRURIT

Traitement causal et hygiénique.

Rechercher et combattre la cause du prurit (maladie de la peau, diabète, néphrite interstitielle, ictère, intoxication, auto-intoxication, helminthiase, affections utéro-ovariennes, hystérie, lésions locales). Chez les femmes enceintes, combattre l'hépato-toxémie.

Traiter d'une façon appropriée les diverses maladies et les divers troubles constitutionnels ; combattre surtout l'arthritisme et l'herpétisme (alcalins, iodures, arsenic, cacodylate de soude, préparations de glande thyroïde).

Combattre aussi la constipation chronique et faire l'antisepsie intestinale.

Agir sur le système nerveux par une *médication sédative* : *douches tièdes* progressivement plus froides, *bromures*, préparations de *valériane*, de *camphre*.

Régime.

Défendre la charcuterie, les poissons et les coquillages de mer, les crustacés, les conserves de viande et de poisson, le gibier faisandé, les fromages salés et fermentés, les mets épicés, les truffes, les fraises, etc.

Défendre l'alcool, les liqueurs, les vins généreux, le café, le thé et le tabac.

Permettre les *viandes fraîches* rôties ou grillées, *blanches* de préférence, les *légumes verts cuits*, les *fruits cuits*.

Comme boisson, conseiller une *eau alcaline légère* (Vichy Grande-Grille, Vals, Alet), ou le *lait* coupé d'eau alcaline.

Dans les cas intenses, prescrire le *régime lacté*.

Traitement médicamenteux.

Prescrire intérieurement la *quinine*, surtout dans les cas de prurit revenant par accès (75 cgr. à 1 gr. 50 par jour), et chez les grands **arthritiques**, donner l'*aconitine cristallisée* : faire fondre 3 ou 4 granules de 1/4 de milligramme dans un verre d'eau, à prendre dans les 24 heures (Morel-Lavallée).

Ou encore :

℞ Extrait de belladone..... 5 mgr.
—      de feuilles d'aconit  5 —
Chlorhydrate de quinine... 10 cgr.

Pour 1 pilule : 5 à 6 pilules dans les 24 heures (Herzen).

Chez les **goutteux**, donner les pilules suivantes :

℞ Chlorhydrate de quinine... 10 cgr.
Extrait de colchique.. } ãã 1 —
Poudre de digitale... }
Extrait de gentiane et
    glycérine..... ...... Q. S.

Pour 1 pilule : 2 pilules par jour aux repas, pendant 10 à 12 jours par mois (Brocq).

Pratiquer une *saignée* (250 gr.).

**Chez les névropathes** : administrer les *bromures alcalins*, la *valériane*, le *valérianate d'ammoniaque*, l'*eau dis-*

*tillée de laurier-cerise*, l'*asa fœtida*, le *musc* et le *castoréum*.

Conseiller l'*hydrothérapie tiède* : bains tièdes et courts, douches tièdes à 35°, en jet brisé, de 1 à 3 minutes de durée et terminé par un jet froid très court (Jacquet).

Recommander l'*électrothérapie* : courants galvaniques, faradiques, franklinisation, d'arsonvalisation, courants de haute fréquence.

**Contre le prurit**, ordonner pendant l'accès la *teinture de belladone*, à la dose de VI à XV gouttes, ou l'*acide phénique* en pilules, à la dose de 40 à 80 cgr. par jour (Brocq).

℞ Acide phénique....... 5 à 10 cgr.
    Réglisse pulvérisée..... }
    Gomme arabique ..... } Q. S.
    Pour 1 pilule : 6 à 8 pilules par jour, après les repas.

Essayer l'*antipyrine* et l'*exalgine*, en cachets de 25 cgr., associés au *bromhydrate de quinine* (25 cgr.).

Pratiquer des injections sous-cutanées de *nitrate de pilocarpine* ou de *sulfate d'atropine*.

Contre le prurit généralisé dyscrasique, pratiquer une *saignée* de 200 à 250 gr., répétée à quelques semaines d'intervalle.

Ordonner les *bains d'amidon cuit* ou de *gélatine* (200 gr. de gélatine bouillis à part et ajoutés à l'eau du bain).

LOCALEMENT :

Prescrire des *lotions aussi chaudes qu'il est possible de les supporter* (50°), avec de l'eau, dans laquelle on a fait bouillir des *têtes de camomille*

ou une *tête de pavot* par litre d'eau ou encore une *décoction de feuilles de coca* à 10 p. 1000.

Se servir aussi d'eau chaude additionnée de 2 à 4 cuillerées à soupe de *vinaigre ordinaire*, par verre, ou de 1 à 2 cuillerées à soupe du mélange suivant :

℞ Acide phénique.......... 5 gr.
    Vinaigre aromatique...... 250 —
                     (Besnier).

Conseiller les *enveloppements permanents* avec de la tarlatane imbibée d'eau vinaigrée et légèrement phéniquée et recouverte de taffetas gommé.

Prescrire les *pommades au menthol*, à l'*acide phénique*, à la *cocaïne*, à l'*acide tartrique* :

℞ Menthol............... 5 gr.
    Oxyde de zinc.......... 25 —
    Lanoline............... 75 —
    Huile d'amandes douces. 10 —
    Pour onctions.

℞ Acide phénique......... 1 gr.
    Oxyde de zinc....... }
    Lanoline ........... } āā 20 —
    Vaseline........... }
    Pour onctions (Brocq).

℞ Chlorhydrate de cocaïne. 50 cgr.
    Menthol............... 3 à 5 gr.
    Huile d'olives stérilisée. 10 —
    Lanoline..... Q. S. p. 50 —
    Pour onctions (Herzen).

**En cas de prurit intense :**

℞ Potasse caustique...... 4 à 6 gr.
    Eau ................. 100 —
    En applications locales.

**En cas de prurit localisé :** pratiquer des *lotions*, matin et soir, avec une solution de sublimé corrosif ou d'acide phénique employée chaude, ou des *badigeonnages* de solutions aqueuses ou alcooli-

de 5 à 10 p. 100 d'ichtyol,
hiol ou de tuménol ; ou
re des *pulvérisations* lo-
avec :

nthol................. 2 gr.
ool................. } ãã 20 gr.
ier sulfurique...... }

1 bien :

blimé......... 30 à 50 cgr.
ool................ 25 gr.
loroforme........... V gouttes
u de laurier-cerise... 50 gr.
- de camomille...... 25 —
(Leistikow).

)udrer ensuite avec :

licylate de bismuth...... 10 gr.
lc pulvérisé........... 90 —

)ppliquer, pendant la nuit,
*pommade* ou un *emplâtre*
xyde de zinc, à l'*ichtyol*, à
*ésorcine* ou à l'*huile de*
*de morue phéniquée.*

**AL.**

)mmencer par traiter les
orroïdes, la rectite ou
aginite, si elles existent.
battre la constipation
a diarrhée.
echercher et traiter les
tions du foie, lorsqu'elles
tent.
)nseiller les lavages et
avements chauds.
ppliquer sur l'anus la
*n* suivante :

u distillée........... 450 gr.
ycérine............... 20 —
ide phénique neigeux... 5 —
)posulfite de soude...... 30 —
(Penzoldt).

u bien, badigeonner la
on, soir et matin, avec la
)n suivante, coupée de
tié d'eau :

lc.................. } ãã 30 gr.
midon............... }
lycérine............... 20 —
u blanche............ 100 —

Ordonner des lavages fré-
quents, des soins de propreté
minutieux, des lotions à
l'*eau blanche*, ou des *lotions*
*astringentes* :

℞ Alun.................. 50 gr.
Eau.................... 1000 —

Appliquer la *pommade* suivante :

℞ Chlorhydrate de cocaïne... 1 gr.
Vaseline.................. 20 —

Pratiquer des cautérisa-
tions avec des solutions de
*nitrate d'argent* à 1 p. 10.
Prescrire des *suppositoires*
*calmants* :

℞ Chlorhydrate de co- )
caïne....... } ãã 2 à 3 cgr.
— de morphine. )
Beurre de cacao.......... 3 gr.
Pour 1 suppositoire (Brocq).

Pas de poudres fermentes-
cibles (amidon, fécule, etc.),
ni de topiques salolés.
**En cas de prurit rebelle :**
recourir aux *cautérisations*
superficielles au thermocautère, aux applications locales
de *potasse caustique* en solution à 4 ou 6 p. 100.

**P. SÉNILE.**
Traiter l'artériosclérose et
la néphrite chronique interstitielle.
*Régime lacté* ou *lacto-végé-*
*tarien.*
*Bains amidonnés, bains*
*chauds* prolongés, *bains de*
*vapeur,* sauf contre-indication ; *bains d'ichtyol* (300 à
600 gr. par baignoire) de la
durée de 2 à 4 heures, pris
tous les jours ou tous les
deux jours.
Tous les soirs, *lotions*

*chaudes* à 40°, additionnées de 2 cuillerées à bouche par litre de :

℞ Acide acétique........... 4 gr.
  Vinaigre aromatique..... 200 —
          (Besnier).

Saupoudrer ensuite avec :

℞ Salicylate de bismuth..... 10 gr.
  Amidon................. 90 —
          (Besnier).

Ou bien faire des *onctions* avec la pommade suivante :

℞ Menthol................. 60 cgr.
  Gaïacol................. 6 gr.
  Acide salicylique........ 2 —
  Lanoline................ 30 —

Employer aussi *l'eau vinaigrée* à 1 p. 100, *l'eau chloralée* à 1 p. 100, le *glycérolé tartrique* à 3 p. 100, avec ou sans *menthol* à 1 p. 100.

Pratiquer des injections sous-cutanées de *pilocarpine*.

Donner intérieurement la potion suivante :

℞ Bromure de sodium....... 8 gr.
  Iodure de sodium......... 4 —
  Salicylate de soude....... 8 —
  Acétate de soude......... 4 —
  Infusion de gentiane...... 60 —

1 cuillerée à café, dans de l'eau, après chaque repas (Brocq).

*Cures thermales* aux eaux de Néris, Ragatz, Schlangendad.

**P. VULVAIRE.**

Combattre la cause : arthritisme, hystérie, diabète, leucorrhée, cystite, défaut de propreté.

Voy. *Eczéma aigu et chronique.*

Ordonner des *lotions très chaudes* (50°), des *bains généraux*, des *bains ds siège.*

Pratiquer des lotions avec une *solution phénique chaude* :

℞ Acide phénique neigeux... 40 gr.
  Glycérine............. 300 —

1 à 2 cuillerées à bouche pour 1 litre d'eau chaude.

Ou bien ordonner des lotions faites à l'aide d'une petite éponge imbibée de :

℞ Sublimé................ 2 gr.
  Alcool................. 10 —
  Eau de roses........... 40 —
  Eau distillée........... 450 —
          (Tarnier).

Ou mieux, conseiller de faire toutes les 2 heures une lotion, avec la mixture suivante :

℞ Bichlorure de mercure. )
  Chlorhydrate d'ammoniaque, ) āā 25 cgr.
  Lait d'amandes......... 500 gr.

En cas d'échec avec cette mixture, employer la solution suivante, appliquée de préférence le soir :

℞ Hydrate de chloral....... 5 gr.
  Hydrolat de roses........ 100 —
  Eau distillée........... 150 —

Imbiber une compresse et la tenir en place le plus longtemps possible.

Ou bien :

℞ Acétate de plomb........ 10 gr.
  Acide phénique.......... 5 —
  Teinture d'opium........ 60 —
  Eau bouillie........... 500 —

Ou bien :

℞ Borate de soude......... 10 gr.
  Eau chloroformée........ 500 —

Recommander de *séparer après chaque lotion les parties en contact* avec des tampons de coton hydrophile, après les avoir largement poudrées d'une poudre minérale (poudre de talc).

n plus faire prendre à la
lade une *injection vagi-
*, matin et soir, avec une
ition d'acide phénique à
.100.

rescrire les *bains émol-
ts* ou les *bains alcalins* ;
ıs le bain, user du savon
goudron ou à l'acide phé-
ue, faire employer pendant
ain un spéculum fenêtré,
après le bain, recomman-
à la malade de s'intro-
re un tampon glycériné,
garder le repos et d'appli-
r entre les lèvres un pan-
ıent isolant, composé de
e ou de mousseline pliée
plusieurs doubles.

ratiquer aussi des badi-
nnages à la *teinture de
join* ou avec un tampon
ıibé d'une solution de
ıïne à 1 p. 20.

    hlorhydrate de cocaïne... 1 gr.
    au de roses..........  }
    lycérine.............  } ãã 50 —
    au bouillie..... Q. S. p. 1/2 litre.
    nployer cette solution chaude à la
    de 20 à 30 gr. pour chaque lotion
    zen).

Pour la journée, onctions
ıc les *pommades* :

    hlorhydrate de cocaïne... 2 gr.
    anoline ...........  }
    aseline...........  } ãã 10 —
    ssence de roses......... Q. S.

    ıenthol................. 5 gr
    )xyde de zinc........... 25 —
    anoline ............... 75 —
    Huile d'amandes douces... 10 —
    our ponctions.

Recourir aux cautérisa-
ns au *nitrate d'argent* en
ution à 1 p. 20 ou 1 p. 10 :

    ıitrate d'argent......... 5 gr.
    au distillée............ 50 —

Pour badigeonnages, 2 fois par semaine (douloureux).

Ou pratiquer des attou-
chements avec une *solution
phéniquée forte* à 10 p. 100 :

    ℞ Acide phénique.......... 10 gr.
      Glycérine neutre........ 125 —

et faire appliquer ensuite une
pommade à l'*acide phénique*
à 1 p. 100.

Dans les cas rebelles, appliquer quelques *pointes de
feu* au thermocautère.

**En cas d'insomnie**, donner
la préférence aux *bromures*, à
l'*uréthane*, à l'*hédonal*, au
*véronal*, au *chloral* :

    ℞ Bromure d'ammonium..... 10 gr.
      Hydrate de chloral........ 5 —
      Sirop d'écorces d'oranges
      amères............... 90 —

    1 cuillerée à soupe à l'heure du cou-
    cher ; une seconde cuillerée dans la nuit,
    si le malade se réveille et éprouve des
    démangeaisons (Morel-Lavallée).

Dans les cas où les bro-
mures déterminent des érythèmes, employer le *sulfonal*
*associé à l'antipyrine* :

    ℞ Sulfonal............  }
      Antipyrine.........  } ãã 50 cgr.
    Pour 1 cachet : 1 ou 2 à l'heure du
    coucher (Morel-Lavallée).

Ordonner des *ovules* ou des
*suppositoires vaginaux* :

    ℞ Chlorhydrate de co- )
              caïne........ } ãã 2 à 3 cgr.
      — de morphine. )
      Beurre de cacao............ 3 gr.
    Pour 1 suppositoire vaginal (Brocq).

*Cures thermales* (pour com-
battre l'état diathésique) à
Amélie, Saint-Gervais, Saint-
Sauveur, Saint-Honoré, Lu-
chon, Cauterets, Allevard,
Uriage, Mont-Dore, Eaux-
Chaudes.

## PSEUDO-PARALYSIE SYPHILITIQUE

Voy. *Maladie de Parrot.*

## PSEUDO-RHUMATISMES

Voy. *Rhumatisme aigu* : rhumatisme blennorragique,
scarlatin, syphilitique et tuberculeux.

## PSEUDO-TABES

Voy. *Névrites.*

## PSITTACOSE

*Isoler* le malade et veiller de près à la *désinfection* de tout ce qui a pu l'approcher.

Ordonner le *régime lacté*, recourir à la *balnéation froide*, pratiquer des injections de *sérum artificiel*, employer les médicaments *toniques* et *diurétiques*.

Contre les phénomènes pulmonaires, recourir à la *révulsion.*

## PSORIASIS

Traitement hygiénique et diététique de l'arthritisme et de la goutte.

Prescrire les *alcalins*, l'*arsenic* et les *iodures* ou la *médication thyroïdienne.*

Donner l'arsenic à doses progressivement croissantes jusqu'à 15 et 20 *mgr. d'arséniate de soude* par jour, ou 10 et 12 *mgr. d'acide arsénieux.* Prendre ce médicament à la fin des repas ; s'arrêter, dès qu'il survient des phénomènes d'intolérance ; après une période de repos de 4 à 6 jours, recommencer en donnant de petites doses, que l'on augmente graduellement jusqu'à une dose totale moindre que celle qui a déterminé les accidents.

Ordonner le *cacodylate de soude* par la voie stomacale à la dose quotidienne de 25 cgr., ou mieux l'administrer par la voie hypodermique à la dose de 10 cgr.

Administrer l'*iodure de potassium à doses massives*, de 5 à 20 gr. par jour, si le malade supporte le médicament. Prendre l'iodure dans du lait ou dans de l'eau de Vichy (source Célestins).

Localement :

Décaper les plaques psoriasiques par des *bains amidonnés, alcalins ou savonneux,* ou des *frictions au savon noir* quand les amas épidermiques sont très épais. Les

adigeonner ensuite énergiquement avec un pinceau
trempé dans une solution
d'acide chrysophanique dans
le chloroforme :

Acide chrysophanique.... 15 gr.
Chloroforme............... 100 —

Puis les recouvrir avec :

Gutta-percha............. 10 gr.
Chloroforme............. 80 —
(Besnier).

ou bien avec :

Acide pyrogallique........ 10 gr.
— salicylique.......... 2 —
Collodion élastique........ 90 —
(Brocq).

Employer les pommades
à l'acide chrysophanique, à l'a-
cide pyrogallique ou à l'huile
de cade :

Huile de cade..... 5, 10 et 20 gr.
Axonge.......... 100 —

Acide chrysophanique.... 4 gr.
Axonge benzoïnée........ 100 —

Savon noir.............. 5 gr.
Huile de cade........ } āā 100 —
Glycérolé d'amidon... }
(Vidal).

De préférence faire usage
des glycérolés cadiques de
l'hôpital Saint-Louis :

Huile de cade vraie....... 15 gr.
Glycérolé d'amidon........ 90 —
Extrait fluide aqueux de Pa-
nama. Q. S. pour émul-
sionner........ (environ 2 gr.)
(Glycérolé cadique faible.)

Huile de cade.......... } āā 50 gr.
Glycérolé d'amidon.... }
Extrait fluide aqueux de
Panama. Q. S. (environ 5 gr.).
(Glycérolé cadique fort.)

Recourir enfin au traite-
ment par les grands bains à
l'huile de cade : avant d'incorporer l'huile de cade à

l'eau du bain, l'émulsionner
avec une solution aqueuse de
savon noir 100 gr., eau
200 gr. Ajouter à cette émulsion l'huile de cade dans la
proportion suivante :

Huile de cade............ 100 gr.
Emulsion de savon. Q. S. p. 250 cc.

Cette quantité représente
la dose pour un bain. Avant
le bain, savonnage énergique
au savon noir. Durée du bain
de 35 à 45 minutes.

A la sortie du bain, lotion
abondante à l'eau tiède. Répéter les bains tous les deux
jours (Balzer).

Dans les cas de **psoriasis à
disques isolés et peu nombreux** et surtout dans les cas
de **psoriasis des mains et du
visage,** ou chez les femmes, en
cas de **psoriasis de la poitrine
ou de la région dorsale supérieure,** recourir aux *scarifications* : décaper soigneusement
les surfaces malades au moyen
de l'application permanente
et plus ou moins prolongée
de cataplasmes de fécule de
pommes de terre moelleux,
refroidis, souvent renouvelés,
recouverts de taffetas gommé
et préparés sans addition
d'aucun antiseptique. Scarifier avec un instrument bien
aiguisé suivant des lignes
parallèles atteignant la couche superficielle du derme,
espacées de 1 à 2 mm., sans
aucun quadrillage ou entre-
croisement. Laisser saigner ad
libitum et même entretenir
le saignement par des lotions
à l'eau bouillie tiède, puis
recouvrir la surface cruentée
de quelques doubles de tarla-

tane trempée dans l'eau bouillie, en attendant que les cataplasmes de fécule soient réappliqués et continués jusqu'à la séance suivante, pratiquée 3 ou 4 jours plus tard (Jacquet).

**Contre le psoriasis de la tête** : frictionner le soir le cuir chevelu avec :

℞ Acide pyrogallique..... ⎫
   — salicylique...... ⎬ āā 1 gr.
Ichtyol................... 2 —
Vaseline.............. ⎫
Savon mou de potasse. ⎬ āā 20 —
(Suspendre si l'irritation est trop vive.)

Essayer le *permanganate de potasse* en applications locales à l'aide de compresses imbibées d'une solution de ce sel au titre de 30 cgr. à 1 gr. p. 100 (Hallopeau).

Faciliter la disparition des poussées psoriasiques par le *traitement au copahu* : commencer par administrer le baume de copahu à la dose de 3 gr. par jour, puis à celle de 4 gr. et augmenter jusqu'à 8 gr. et 9 gr. dans les 24 heures, pris en doses fractionnées, le matin à jeun et entre les repas.

Cures thermales à *La Bourboule, Saint-Christau, Luchon, Barèges*.

**P. SYPHILITIQUE.**

Voy. *Syphilis* (traitement local).

# PSYCHOSES

Voy. *Agitation, Délires, Delirium tremens, Folies*.

# PTÉRYGION

Disséquer très complètement le ptérygion et les tissus sous-jacents jusqu'à la sclérotique et l'exciser (Tillaux).

# PTOSES VISCÉRALES

Voy. *Cardioptose, Dilatation de l'estomac, Entérite muco-membraneuse, Hépatoptose, Prolapsus de l'utérus, Rein mobile, Rétroversion de l'utérus.*

# PTYALISME

Combattre la cause (stomatites).

Administrer l'*extrait de belladone* ou l'*atropine* (1/4 de mgr. 2 à 4 fois par jour) et, pendant la grossesse, essayer les *bromures alcalins* ou l'*agaricine*, à la dose de 5 mgr. 3 fois dans les 24 heures.

# PURPURA

**P. HÉMORRAGIQUE INFECTIEUX.**
*Combattre l'intoxication gé-
nérale et l'insuffisance hépatique* : bains chauds (2 à 3
par jour) ; irrigations rectales
de sérum artificiel ou d'eau
bouillie tiède, répétées matin
et soir ; injections sous-cutanées de sérum artificiel
(250 à 300 cc. à la fois) ;
calomel à petites doses.

Administrer les *toniques*,
l'*alcool*, la *quinine*, l'*ergotine*,
le *perchlorure de fer*, la *ferropyrine*, la *digitale* et l'*opium*.

℞ Sulfate de quinine........ 15 cgr.
  Ergotine................. 10 —
  Extrait thébaïque........ 1 —
  Pour 1 pilule : 3 à 4 pilules par jour.
    (Herzen).

℞ Perchlorure de fer liquide. 1 gr.
  Limonade chlorhydrique.. 200 —
  Par gorgées dans la journée (Carda-
relli).

℞ Perchlorure de fer......} āā 10 gr.
  Teinture de noix vomique}
  V gouttes, matin et soir, dans un peu
d'eau sucrée (enfants).

℞ Perchlorure de fer liquide. 2 gr.
  Eau de Rabel............ 3 —
  Sirop d'opium........... 30 —
  Eau distillée............ 120 —
  Par cuillerées dans la journée.

Employer de préférence le
*chlorure de calcium* en potion
à la dose de 4 gr. chez l'a-
dulte, et à celle de 50 cgr. à
1 gr. chez les enfants.

℞ Chlorure de calcium...... 4 gr.
  Eau distillée............. 100 —
  Sirop de limons.......... 20 —
  Par cuillerées à bouche.

Dans les **cas graves**, recourir aux injections de *sé-*

*rum gélatiné*, à 1 ou 2 p. 100
(employer une solution sûrement aseptique) :

℞ Gélatine................. 2 gr.
  Eau distillée............. 100 —
  Chlorure de sodium...... 50 cgr.
  Injecter 60 à 100 cc. à la fois, une ou
deux fois par jour, selon l'âge du
malade (Herzen).

Ou administrer la gélatine
sous forme de *gelée* à 1 p. 5, à
la dose de 10 gr. par jour, ou
bien prescrire :

℞ Gélatine.............. 5 à 10 gr.
  Eau distillée.......... 150 —
  Sirop de gomme...... 25 —
  1 cuillerée à bouche toutes les deux
heures (Herzen).

**Dans les cas très menaçants
avec hémorragies profuses,**
administrer l'*adrénaline* ou
la *rénaline française*, à la dose
de 1 mgr. par jour.

**Pendant la grossesse** : ne
jamais interrompre le cours
de la grossesse.

Donner le *chlorure de calcium.*

**En cas de diarrhée** : donner
les *astringents* (tanin, tannalbine).

℞ Acide gallique.......... 15 cgr.
  Extrait d'opium......... 5 mgr.
  Pour 1 pilule : 1 pilule toutes les
heures ou toutes les 2 heures.

**En cas de tendance au
collapsus :**

℞ Perchlorure de fer desséché.. 1 gr.
  Liqueur de Hoffmann....... 7 —
  XV à XX gouttes, plusieurs fois de
suite, à quelques minutes d'intervalle.

℞ Camphre.............. ⎫
  Ether sulfurique.. .... ⎬ āā 2 gr.
  Huile d'amandes douces. ⎭
    Q. S. p............. 10 cc.
Injecter 1 cc., 3 fois par jour (Herzen).

LOCALEMENT, contre les hémorragies, pratiquer des attouchements avec une solution d'*adrénaline* à 1 p. 5000 et 1 p. 10 000.

Voy. *Epistaxis, Hémorragie intestinale.*

## P. RHUMATOIDE.

*Repos au lit.*

Mettre les membres en *élévation* et les envelopper avec des *compresses* imbibées de :

℞ Chlorhydrate d'ammoniaque  50 gr.
  Eau distillée............. 1000 —

(Mouiller les compresses deux fois par jour et les recouvrir avec du taffetas gommé.)

*Diète lactée, boissons acidulées* : limonades sulfurique, tartrique ou citrique :

Administrer les *toniques* : alcool, quinquina.

Instituer l'*antisepsie intestinale.*

Pratiquer des frictions avec de l'*eau-de-vie camphrée*, du *vin aromatique.*

**Contre la douleur et la fièvre** : prescrire les *analgésiques* (opium), et les *antithermiques* : quinine, antipyrine, exalgine, salicylate de soude, aspirine.

Employer les *hémostatiques* : perchlorure de fer, ferropyrine, tanin, ratanhia, ergot de seigle, gélatine, chlorure de calcium, adrénaline.

Voy. *P. hémorragique infectieux.*

# PUSTULE MALIGNE

Voy. *Charbon.*

# PYÉLITES

(*Pyélo-néphrites*).

## P. AIGUË.

Stimuler et faciliter la diurèse en prescrivant le *régime lacté*, les *eaux minérales diurétiques* et les *tisanes diurétiques* en grande quantité.

Ordonner les pilules suivantes :

℞ Acide benzoïque.......... 10 cgr.
  Extrait de genièvre....... 5 —
  — de scille.......... 3 —

Pour 1 pilule : 4 à 5 pilules par jour (Herzen).

Au besoin, pratiquer des injections sous-cutanées de *sérum artificiel* (150 à 200 cc., 2 à 3 fois par jour).

**Contre l'inflammation** : recourir à la *révulsion* (ventouses pointes de feu), aux *émissions sanguines* au niveau du triangle de J.-L. Petit (4 à 6 sangsues).

Faire de la *dérivation intestinale* à l'aide de purgatifs :

℞ Calomel............ ⎫
  Scammonée ......... ⎬ āā 10 cgr.
  Jalap pulvérisé.,...... ⎭

Pour 1 cachet : 3 par jour, le matin,

heure d'intervalle, pendant deux
de suite (Herzen).

stituer l'*antisepsie des
urinaires* : benzoate de
e, biborate de soude, sa-
étol, salacétol.

ol................. )
ol .............. } āā 20 cgr.
zoate de soude.... )
1 cachet : 6 cachets par jour
n).

ez les goutteux et chez
alculeux, ordonner l'*uro-
ne* à la dose de 50 cgr.
2 ou 3 fois par jour dans
and verre d'eau gazeuse;
ien employer le *lycétol*
cteur de l'acide urique)
dose de 50 cgr., répétée
par jour seul ou associé
*héobrominé*.
ntre la fièvre : *antither-
es* (quinine, antipyrine,
acétine, salipyrine).

phène............ )
irine............. } āā 30 cgr.
tropine........... )
1 cachet : 4 cachets par jour
).

ntre la douleur : *envelop-
nts humides* du tronc,
*sion* et *calmants*.
NDANT LA GROSSESSE
ite gravidique) : avant
instituer le *traitement
cal* surtout si la pyélite
unilatérale et apyrétique
ne lacté absolu, eaux
rales, tisanes diuréti-
Salol, urotropine ou
itol pour désinfecter et
ller les urines. Evacua-
répétée et antisepsie du
gastro-intestinal. La-
vésicaux, instillations
olutions de sels d'ar-
etc.).

Conseiller le *décubitus latéral* sur le côté sain comme étant la position la plus favorable à l'écoulement libre de l'urine ; recommander aussi le décubitus dorsal ou la position inclinée de Trendelenbourg.

Si un mieux ne se produit pas, recourir au *cathétérisme urétéral*, suivi d'un lavage du bassinet au nitrate d'argent à 1 p. 1000 ou à 1 p. 2000 (Albarran) et à la *distension de la vessie* (Pasteau).

S'il faut intervenir, à cause de la gravité de l'infection, pratiquer la *néphrostomie* dans les sept ou huit premiers mois de la grossesse et l'*accouchement prématuré artificiel* au cours du huitième mois ou pendant le neuvième mois de la grossesse.

**Si la pyélite est bilatérale et accompagnée de fièvre élevée et de symptômes généraux d'infection,** pratiquer l'*avortement artificiel ou l'accouchement prématuré,* selon l'âge de la grossesse.

**P. CHRONIQUE.**
*Régime lacté* plus ou moins absolu, permettre les œufs, les viandes blanches, les purées de lentilles, de haricots, de pois.

Comme boisson, *eau d'Évian* ; ni alcool, ni café, ni thé.

S'abriter par de la *flanelle* contre le froid.

Pratiquer de la *révulsion* sur la région lombaire (teinture d'iode, ventouses sèches, pointes de feu).

Prescrire les *antifermentescibles,* l'*acide benzoïque,* le

*benzoate de soude* ou de *lithine*, l'*acide borique* (50 cgr.
à 1 gr., en potion), le *borax*,
le *lycétol* ou l'*urotropine* à
la dose de 1 gr. 50 à 3 gr. par
jour, en cachets (à la condition que l'urine soit acide ;
dans le cas contraire, provoquer cette acidification indispensable pour le dédou-
blement de l'urotropine et la
mise en liberté du formol, à
l'aide d'une petite quantité
de benzoate de soude, administré pendant 8 jours, alternativement avec l'emploi de
l'urotropine).

Si l'urotropine demeure
sans résultat, employer l'*helmitol* à la dose de 1 gr. 50 à
2 gr.

℞ Benzoate de soude.... ⎫ āā 30 cgr.
Bicarbonate de soude. ⎭
 Pour 1 cachet : 4 à 5 par jour (Herzen).

℞ Benzoate de soude...... 2 à 4 gr.
Hydrolat de laitue...... 120 —
Sirop de fleurs d'oranger. 30 —
 Par cuillerées à soupe (A. Robin).

#### Ou bien :

℞ Benzoate de soude...... 4 à 6 gr.
Sirop de térébenthine.. ⎫ āā 25 —
 — de tolu......... ⎭
Eau distillée............. 75 —
 1 cuillerée à bouche 3 heures après
chaque repas dans une tasse d'infusion
d'ulmaire, de bourgeons de sapin ou de
tilleul (A. Robin).

#### Ou encore :

℞ Borax pulvérisé........ ⎫ āā 1 gr.
Bicarbonate de potasse. ⎭
Acétate de soude......... 50 cgr.
 Pour 1 paquet, 3 par jour, entre les
repas.

℞ Lycétol...... ............ 50 cgr.
 Pour 1 cachet : 2 par jour (Grasset).

**Employer** aussi le *kawa-*

*kawa*, le *buchu*, le *pichi*, le
*sureau*.

℞ Extrait fluide de kawa-kawa⎫
 — — de buchu... ⎬ āā 30 gr.
Glycérine............ ⎭
 1 cuillerée à café, 3 fois par jour,
entre les repas, dans une tasse d'infusion de fleurs de sureau à 5 p. 100, ou
de busserole ou d'ulmaire (Herzen).

℞ Extrait fluide de kawa- ⎫
 kawa............. ⎬ āā 10 gr.
 Extrait fluide de buchu. ⎭
Sirop de térébenthine.. ⎫ Q. S. p.
 — de tolu......... ⎬ āā 150 cc.
 4 cuillerées à soupe par jour (Herzen).

Stimuler les fonctions de la
peau et faire pratiquer des
*frictions* avec le liniment suivant :

℞ Teinture de quinquina. ⎫
 Baume de Fioravanti. ⎬ āā 100 gr.
Alcool camphré...... ⎭
Menthol................. 2 —
Essence de girofles...... 2 —
Teinture de noix vomique 25 —
 Faire 2 frictions par jour (A. Robin).

**En cas de phénomènes
douloureux :** administrer la
*térébenthine*, associée au
*camphre*, à l'*extrait thébaïque*, à la *dionine*, à l'*aconit* :

℞ Térébenthine de Venise... 6 gr.
Camphre finement pul-
 vérisé.............. 5 —
Extrait thébaïque........ 25 cgr.
 — de racines d'aconit.. 15 —
 Pour 60 pilules : 3 pilules par jour
(une toutes les 8 heures) en même
temps qu'une tasse d'infusion d'ulmaire
(A. Robin).

Prescrire des *suppositoires
calmants* ou des frictions sur
les reins avec :

℞ Baume tranquille.......... 60 gr.
Chloroforme.............. 15 —
Extrait thébaïque..... ⎫
 — de jusquiame.. ⎬ āā 2 —
 — de belladone... ⎭
 (A. Robin).

Après avoir employé les balsamiques, essayer l'*huile de Harlem* (composée d'huile de cade et de bois de laurier) :

℞ Sirop de gomme...  )
  — de baume de  } āā 100 cc.
  Canada.........  )
  Huile de Harlem fluide...  5 gr.

1 cuillerée à café dans une tasse d'infusion balsamique (chaque cuillerée contient 15 cgr. d'huile de Harlem).

Favoriser l'évacuation du rein, en cas de rétention rénale, à l'aide de la *réplétion vésicale* (distension de la vessie) : injecter doucement dans la vessie à l'aide d'une sonde vésicale et d'une seringue une quantité suffisante de liquide pour provoquer une envie violente d'uriner (150 gr. d'eau boriquée tiède). Faire des séances courtes, deux ou trois fois par jour (Pasteau, Lecouillard).

Si c'est nécessaire, pratiquer des *lavages de la vessie* (voy. *Cystites*).

En cas d'insuccès, recourir au *cathétérisme permanent* des uretères.

EAUX MINÉRALES : déconseiller les eaux alcalines fortes ; donner la préférence à l'*eau d'Evian*, prise à la dose de 6 verres par jour (1 verre avant le premier déjeuner, 3 verres dans l'après-midi, 2 avant le coucher) et pendant 15 jours.

S'il n'y a pas d'hématurie et d'albuminurie, conseiller au malade d'aller aux eaux de *Contrexéville* et de *Vittel*.

Envoyer aussi les malades aux eaux sulfurées de *Preste*, *Moligt*, *Olette* ou *Saint-Sauveur*.

Chez les calculeux, préférer les eaux de *Pougues* ou *Carlsbad* ; chez les vieux pyélitiques, celles de *Spa*, de *Forges*, de *Franzensbad*.

**Si le traitement médical échoue et que l'état général du malade s'aggrave** : intervenir chirurgicalement, sans trop tarder, par la *néphrotomie*, mieux par la *néphrectomie*, car le rein malade est non seulement inutile mais est certainement dangereux puisqu'il peut être cause de lésions de l'autre rein et d'une intoxication générale de l'organisme, d'où nécessité d'une intervention radicale.

Recourir au *traitement chirurgical d'emblée*, dans les cas de **pyélite par compression** (extirpation de la tumeur), de **pyélite tuberculeuse**, de **pyélite consécutive à un rétrécissement urétral** (urétrotomie, dilatation) ou à un **calcul rénal ou vésical** (néphrotomie, cystotomie).

# PYLÉPHLÉBITE

Traitement palliatif et symptomatique.

Combattre les manifestations douloureuses, fébriles et septicémiques. Ordonner un traitement approprié de l'ascite.

HERZEN, 6ᵉ édition.                46

# PYODERMITES

Voy. *Ecthyma, Folliculites, Furonculose, Impétigo, Sycosis.*

# PYOHÉMIE

(Infections purulentes viscérales de cause médicale)
Voy. *Septicémie.*

# PYO-PNEUMOTHORAX

Voy. *Pleurésies purulentes, Pneumothorax des tuberculeux.*

# PYO-SALPINX

Voy. *Abcès pelviens, Pelvipéritonite, Salpingites.*

# PYROSIS

Voy. *Dyspepsie irritative.*

# PYURIE

Voy. *Blennorragie, Cystite aiguë et chronique, Pyélites.*

# RACHIALGIE

*Rechercher et traiter la maladie causale :* chlorose, hystérie, neurasthénie, maladies de l'utérus, anévrysme de l'aorte, rhumatisme chronique, mal de Pott, scoliose, cancer vertébral, méningites spinales, myélites.

# RACHITISME

**CAS LÉGERS.**

Traitement hygiénique : *régler les tétées* des enfants au sein et ne procéder au *sevrage qu'au* 18e *au* 20e *mois* ; *rationner* les enfants sevrés, supprimer les abus de liquides et d'aliments trop grossiers.

Ordonner le *lait phosphaté naturel*, le *grand air*, le séjour prolongé à la *campagne* (sans marches), au *bord de la mer*, les *bains salés*, les *bains de soleil.*

*Frictions* au gant de crin, *massage.*

*Éviter* la station debout

ou la marche prolongées.

Chez les enfants plus âgés, prescrire une *alimentation riche en azote et en phosphates* : lait, œufs, soupes au lait, panades aux œufs, purée de lentilles et de haricots, légumes secs, pain de froment avec le son, cervelles, ris de veau.

Attacher plus d'importance aux phosphates alimentaires qu'aux phosphates médicamenteux.

Traiter l'entérite et la dilatation de l'estomac.

### CAS DE MOYENNE INTENSITÉ ET CAS GRAVES.

Traitements hygiénique et diététique précédemment indiqués, plus TRAITEMENT PHARMACEUTIQUE.

Maintenir l'enfant dans le *décubitus horizontal*, sur un matelas dur, sans traversin.

S'abstenir de prescrire des médicaments chez les enfants qui n'ont pas atteint la première année.

A partir de 15 à 18 mois, donner les *préparations phosphatées* (phosphate de chaux, lactophosphate de chaux, hypophosphite de chaux, glycérophosphate de chaux, de fer, de magnésie, de soude), l'*huile de foie de morue* pure ou mitigée, le *phosphore* à la dose de 1/2 à 1 mgr. par jour.

℞ Phosphate de chaux....... 5 gr.
Carbonate de chaux....... 10 —
Sucre de lait............. 15 —

Pour 30 paquets : 2 à 4 paquets par jour (Descroizilles).

℞ Phosphate de chaux...... 50 cgr.
Carbonate de chaux précipité.................. 1 gr.
Lactate de fer........... 15 cgr.

A prendre mélangé à un litre de lait (Herzen).

℞ Glycérophosphate de chaux. 1 gr.
   — de soude... ⎫
   — de magnésie ⎬ āā 30 cgr.
   — de fer...... ⎪
   — de potasse.. ⎭
Pepsine................... 50 —
Maltine.................. 15 —
Teinture de kola......... 5 gr.
Sirop de cerise Q. S. p. f. 200 cc.

De 1 à 2 ans, 1/2 cuillerée à café, 4 fois par jour ; de 2 à 4 ans, 1 cuillerée à café, 4 fois par jour après les repas (Herzen).

℞ Huile de foie de morue ⎫
Eau de chaux........ ⎬ āā 120 gr.
Sirop de lacto-phosphate de chaux.... ⎭

1 à 3 cuillerées par jour (Lewis Smith).

Donner le *phosphore aux doses suivantes* :

De 0 à 6 mois......... S'abstenir
De 6 mois à 1 an...... 1/2 mgr.
De 1 an à 3 ans....... 1 —
De 3 ans à 5 ans...... 2 —
De 5 ans à 10 ans..... 2 à 4 —

Par jour (Marfan).

℞ Phosphore pur.......... 10 cgr.
Huile de foie de morue... 1 litre.

1 à 3 cuillerées à café par jour, suivant l'âge.

℞ Phosphore pur.......... 1 cgr.
Huile d'amandes douces.. 10 gr.
Poudre de gomme arabique............. ⎫ āā 5 —
Sirop simple.......... ⎭
Eau distillée........... 80 —

1 à 3 cuillerées à café par jour.

Ordonner aussi l'*huile de foie de morue phosphorée du Codex* au 20 millième, dont une cuillerée à café renferme environ un quart de milligramme de phosphore.

Ou bien prescrire le mélange suivant :

℞ Beurre très frais........ 300 gr.
Iodure de potassium..... 15 cgr.
Bromure de potassium... 50 —

Chlorure de sodium.....　5 gr.
Phosphore.............　5 mgr.

A prendre en trois jours, étalé sur des tartines de pain (Trousseau).

Ordonner la *lécithine* sous forme d'huile de foie de morue lécithinée à 4 gr. 10 cgr. pour 1000, soit 5 cgr. de lécithine par cuillerée, à la dose de 3 à 4 cuillerées par jour (Carrière).

Combattre l'anémie par le *sirop d'iodure de fer* (2 à 3 cuillerées à café, par jour), ou par le *sirop d'hémoglobine*.

Faire prendre à l'enfant, tous les jours, un *bain tiède* de 10 minutes, *contenant 1 à 2 kilogr. de sel de cuisine*.

Si, après quelques bains, l'enfant a de l'érythème, de la dermatite eczématique, diminuer la dose de sel, ou bien la mitiger de la façon suivante :

℞ Sel marin...........!.... 1000 gr.
　Carbonate de soude..... 100 —
　Amidon................. 500 —
　Pour 1 bain (Comby).

Remplacer les bains salés simples par les bains des eaux mères de *Salies-de-Béarn, Salins*.

CURES THERMALES : *Balaruc, Salies-de-Béarn, Salins-Moutiers, Salies du Salat, Salins du Jura, Briscous, Biarritz, la Mouillère-Besançon*.

OPOTHÉRAPIE : administrer le thymus de veau frais, pris tous les jours dans du bouillon, à la dose de 6 à 20 gr., selon l'âge de l'enfant (6 à 20 mois) ; ou bien prescrire les tablettes de thymus.

**Contre la scoliose, les déviations des membres** : *traitement orthopédique, gymnastique spéciale* et *massage*.

**Lorsqu'une difformité est constituée** : *intervenir chirurgicalement* ; mais ne jamais recourir au traitement chirurgical, tant que le rachitisme est en voie d'évolution.

**Contre le genu valgum ou varum rachitique** : pratiquer le *redressement manuel* jusqu'à 18 et 20 ans, l'*ostéoclasie* instrumentale, l'*ostéotomie transversale sus-condylienne*.

**En cas d'incurvation diaphysaire** : faire l'*ostéotomie oblique* ou *cunéiforme*, selon qu'il s'agit d'inflexion angulaire ou d'incurvation avec concavité interne, antérieure ou externe.

**En cas de bassin rachitique**, chez les femmes enceintes ou en travail : voy. *Pelviciriations*.

R. AIGU.

Voy. *Scorbut infantile*.

# RAGE

℞ Voy. *Morsures de chiens enragés*.

**Une fois la maladie déclarée** : atténuer les souffrances des malades à l'aide d'*inhalations d'oxygène*, de *nitrite d'amyle*, prescrire des *lavements d'hydrate d'amylène, de chloral* ou des *injections intraveineuses de chloral*. Préférer les injections de *morphine* à hautes doses et les *inhalations de chloroforme*.

Faire *boire beaucoup*, mais faire boire les malades au chalumeau, en leur cachant le verre.

Maintenir le malade dans une chambre chaude, à l'abri de la lumière, du bruit, des courants d'air, des odeurs ; ordonner le *calme le plus complet*.

La méthode de Pasteur est prophylactique et non curative.

# RAMOLLISSEMENT CÉRÉBRAL

*Traiter la maladie causale* (artériosclérose, affections cardiaques, syphilis).

Interdire le vin, les liqueurs, le tabac, le travail intellectuel, les excès de tout genre.

*Alimentation fortifiante ; toniques* (cacodylate de soude, lécithine, glycérophosphates); vie en plein air, à la *campagne*.

Prescrire la *potion toni-cérébrale* suivante :

℞ Acide phosphorique médi-
cinal...................... 5 gr.
Phosphate acide de soude. 10 —
Eau distillée............ 300 cc.

2 cuillerées à soupe par jour, aux repas, pendant 10 jours suivis de 10 jours de repos et ainsi de suite (Grasset).

*Combattre la constipation* (aloès), eau de Balaruc ou eau de Vittel, pendant trente jours, une bouteille tous les matins, chauffée au bain-marie, par 1/2 verre, de demi-heure en demi-heure.

Soins de *propreté, frictions sèches*.

**En cas de syphilis** : traitement énergique de la syphilis cérébrale (voy. *Syphilis*).

**En cas d'obstruction vasculaire** (d'origine non syphilitique) : s'abstenir de toute médication débilitante, telle que saignée, sangsue, vésicatoires, drastiques.

Prescrire tous les deux mois, pendant un mois, la *potion* suivante :

℞ Arséniate de soude...... 10 cgr.
Iodure de potassium..... 10 gr.
Eau distillée............ 300 cc.

2 cuillerées par jour, aux repas (Grasset).

Ou bien pratiquer (même en l'absence de syphilis) des injections de la solution suivante :

℞ Biiodure d'hydrargyre.... 10 cgr.
Iodure de sodium........ 20 —
Cacodylate de soude..... 50 —
Eau bouillie Q. S. p...... 10 cc.

Injecter 1 cc. pendant 10 jours, et après un repos de 10 jours, recommencer une nouvelle série de piqûres ; continuer ainsi pendant deux ou trois mois. Reprendre le traitement deux fois par an (Brousse-Grasset).

Cure thermale à *Balaruc*.

**En cas d'hémiplégie** : *électrothérapie, massage* (voy. *Hémorragie cérébrale*).

# RECTITES

R. AIGUË.

*Régime lacté ; antisepsie* intestinale (benzonaphtol) ; *laxatifs doux* (magnésie).

Ordonner des *irrigations rectales chaudes, abondantes et fréquentes*, pratiquées, autant que possible, à l'aide d'un spéculum univalve, avec de l'eau bouillie simple ou avec une solution d'acide borique à 3 p. 100 ou avec une solution de permanganate de potasse à 1 p. 2000.

Conseiller de prendre après ces grands lavages un *petit lavement de lait de bismuth* (200 gr.) que le malade gardera.

Faire prendre des *lavements émollients* (guimauve, son) et des *bains de siège.*

Prescrire des *purgatifs légers*, et l'application de *sangsues* au pourtour de l'anus.

**Contre les douleurs et le ténesme** : insister sur les *irrigations chaudes* ; administrer des *lavements calmants* (XX à XXV gouttes de laudanum de Sydenham), prescrire des *suppositoires à la belladone et à l'opium*, ou à la *dionine*, ou à la *cocaïne* et à l'*iodoforme.*

Traiter la blennorragie des organes uro-génitaux, lorsqu'elle existe.

**R. CHRONIQUE.**

Combattre la constipation (rhubarbe, magnésie, podophylle).

Faire prendre des *lavements astringents, modificateurs et antiseptiques.*

℞ Tanin................. 1 gr.
   Décoction de ratanhia
    à 1 0/0............. 500 —
   Laudanum de Sydenham............. V gouttes
  Pour 1 lavement (Dujardin-Beaumetz).

Faire usage de l'*extrait de*

*Saturne* (3 à 5 gr. pour 250 gr. d'eau), du *sulfate de cuivre* à 1 p. 200, ou de :

℞ Nitrate d'argent..... 15 à 25 cgr.
  Eau distillée........ 125 gr.
  Pour 1 lavement.

℞ Protargol.............. 1 à 3 gr.
  Eau distillée.......... 300 —
  Pour 1 lavement, répété tous les 2 ou 3 jours (Herzen).

Prescrire des *suppositoires astringents* :

℞ Extrait de ratanhia......... 3 gr.
  Beurre de cacao.......... 5 —
  Pour 1 suppositoire.

Pratiquer des *irrigations intestinales* à l'aide du tube de Faucher, avec une solution chaude d'acide tannique à 5 ou 20 p. 1000 avec 50 gr. de gomme arabique, ou avec une solution d'ichtyol à 1 ou 5 p. 100, ou de nitrate d'argent à 1 p. 1000 et à 1 p. 300, de protargol aux mêmes doses, d'argentamine à 1 p. 3000.

Employer aussi les sels d'argent et la teinture d'iode, en *badigeonnages.*

Voy. *Dysenterie, Entérite ulcéreuse.*

**Contre le ténesme** : voy. R. aiguë ; chercher et traiter les fissures anales.

En cas d'échec du traitement médical, recourir à la *dilatation forcée de l'anus.*

**En cas d'ulcérations** : faire deux fois par jour, après irrigation rectale, un *pansement* à la gaze iodoformée, ou salolée, ou xéroformée.

Toucher et badigeonner les ulcérations avec des *solutions de nitrate d'argent* à 1 p. 100 ou avec de la *teinture d'iode.*

Appliquer des *pommades antiseptiques* (iodoforme, salol, xéroforme, aristol, iodol).

**R. BLENNORRAGIQUE.**

Au début, traitement de la rectite aiguë, puis celui de la rectite chronique, mais en insistant, pendant la période aiguë, sur les irrigations rectales avec des solutions de *permanganate de potasse* à 30 et 50 cgr. p. 1000, et pendant la période chronique, sur les *lavements au nitrate d'argent* à 25 cgr. pour 100 gr d'eau et en augmentant à 50 cgr. et jusqu'à 1, 2 et 3 gr. de nitrate d'argent pour 100 gr. de liquide.

Continuer le traitement avec persévérance (Potherat).

**R. DYSENTÉRIQUE.**

Voy. *Colite dysentériforme, Dysenterie.*

# RECTOCÈLE

Voy. *Chute du rectum, Prolapsus utéro-vaginal.*

# REIN MOBILE

Eviter les fatigues, les chutes, les efforts.

Défendre les longues marches, la danse, l'équitation.

Combattre l'entéroptose.

Réduire le rein dans sa loge : effectuer la *réduction*, soit par la position horizontale avec le siège élevé, soit par des pressions de la main en haut, en arrière et en dehors.

Maintenir la réduction par un appareil contentif : *ceinture à pelote* ou bandage à ressort analogue à un bandage herniaire.

Si, malgré ces appareils, le rein ne peut être maintenu et si les troubles persistent, recourir à la *néphrorraphie* (Tuffier).

Pratiquer cette opération dans le cas de rein mobile douloureux, sans neurasthénie ou avec des symptômes nerveux très atténués.

*Ne pas intervenir chirurgicalement* dans les cas de rein mobile douloureux, chez des sujets neurasthéniques, à troubles variés, à manifestations symptomatiques multiples ; même s'il était prouvé que la neurasthénie est la conséquence du rein mobile.

**En cas d'étranglement :** *décubitus horizontal, fomentations chaudes ; narcotiques.*

Ne pas faire des tentatives pour redresser l'uretère, les accidents se dissipent d'eux-mêmes.

Une fois la détente obtenue : *néphrorraphie.*

**En cas de rein mobile avec néphrite chronique unilatérale :** recourir à l'*intervention chirurgicale* (néphrorraphie combinée à la néphrocapsulectomie).

**En cas d'hydronéphrose intermittente :** pratiquer la *néphrorraphie.*

En cas de pyélo-néphrite, de tumeur, de menaces de péritonite ou d'échecs suc-cessifs de la fixation : recourir à la *néphrectomie*.

## RELACHEMENT DES SYMPHYSES

**Pendant la grossesse** : conseiller un *bandage de flanelle* de 5 centimètres de hauteur ou une *ceinture de gymnastique* appliquée sur le bassin ; exceptionnellement, appliquer une *ceinture plâtrée* autour du bassin, ou bien conseiller l'emploi de la *ceinture en acier de Martin*.

Combattre l'anémie (préparations ferrugineuses), donner les *toniques* (préparations phosphatées). Stimuler les fonctions digestives, ordonner un *régime reconstituant*.

Dans les cas graves, accompagnés de fortes douleurs pendant la station debout et la marche, ordonner le *séjour au lit* pendant des mois.

**Après l'accouchement** : continuer le même traitement.

Voy. *Ostéomalacie*.

## RÉTENTION

**R. DES ANNEXES.**

Voy. *Avortement, Fièvre puerpérale, Hémorragies de la délivrance, Incarcération du placenta, R. du placenta*.

**R. DU PLACENTA.**

*Décoller* et *ramener la masse placentaire* à l'aide de la main introduite dans le vagin et d'un ou deux doigts ou de la main, introduits dans l'utérus.

Commencer toujours par pratiquer le cathétérisme de la vessie.

Ne pas attendre, pour pratiquer la délivrance artificielle, plus de deux heures au plus après la naissance de l'enfant.

Pénétrer de préférence entre les membranes et la paroi utérine et décoller le placenta en commençant par son bord le plus éloigné ; *décoller doucement et complètement avant d'extraire*. Soutenir avec la main restée libre le fond de l'organe.

Pratiquer une injection utérine chaude, après l'extraction, et vérifier qu'on a tout enlevé. En cas de doute, faire une nouvelle tentative, prudemment conduite et après un grand lavage utérin, faire un pansement à la gaze iodoformée dans la cavité de l'organe.

Si le col est fermé, essayer d'entrer dans l'utérus, soit en glissant un, puis deux, trois doigts, puis toute la main, soit en introduisant un ballon de Champetier qu'on gonflera ensuite et qui ouvrira l'orifice.

Si le col est infranchissable (rétraction due au seigle ergoté ou à une expectation trop prolongée), faire une injection utérine, puis pousser de la gaze aseptique au-dessus du col et attendre (quelques heures après, on pourra probablement passer la main).

Le curettage n'est qu'un pis-aller, qui laisse souvent dans l'utérus de grands débris placentaires, si on ne peut pas contrôler par le toucher manuel (Demelin).

Voy. *Avortement*, *Fièvre puerpérale*, *Hémorragie de la délivrance*, *Incarcération du placenta*.

### R. D'URINE.

*Rechercher et traiter la cause* : atonie ou paralysie vésicale, cystites, hypertrophie de la prostate, rétrécissement de l'urètre, calcul de la vessie, rétroversion de l'utérus gravide, affection douloureuse de l'abdomen, affection du système nerveux central.

Pratiquer le *cathétérisme urétral évacuateur*, après avoir procédé au cathétérisme explorateur au moyen de la bougie exploratrice à bout olivaire : la sonde en caoutchouc vulcanisé, *sonde de Nélaton*, est excellente dans les cas simples.

Recourir, selon les cas, aux *sondes en gomme à bout olivaire*, aux *sondes béquilles* de coudures différentes.

Laisser absolument de côté les sondes métalliques, elles sont dangereuses même entre des mains expérimentées.

**En cas de rétrécissement de l'urètre** : employer *une sonde à bout olivaire*, du calibre correspondant au numéro de la bougie exploratrice que l'on a pu faire passer ; si l'on éprouve de la difficulté à la faire pénétrer, prendre un numéro plus petit. Au cas de résistance, ne pas insister violemment, mais retirer un peu la sonde, tendre fortement la verge et pousser de nouveau l'instrument.

Si le rétrécissement est très serré, recourir à l'emploi des *bougies filiformes*, en essayant d'abord de les introduire directement, et si l'on échoue, en coudant la bougie en baïonnette.

Continuer patiemment les essais de cathétérisme pendant longtemps, et en cas d'insuccès recommencer six heures plus tard.

Si on a réussi à franchir le rétrécissement au moyen d'une bougie, *la laisser à demeure* pendant 48 heures, puis, après ce laps de temps, recommencer les essais de cathétérisme.

Au besoin, pratiquer dans l'intervalle la *ponction de la vessie*.

**En cas d'hypertrophie de la prostate** : essayer dans tous les cas de pratiquer le cathétérisme évacuateur au moyen d'une *sonde en caoutchouc*, en exerçant, au cas où elle est arrêtée, une pression continue et prolongée avant de la retirer.

En cas d'insuccès, recourir à la *sonde à béquille* de différentes coudures : introduire cette sonde le bec en haut, la verge très tendue ; pendant tout ce cathétérisme, le bec doit être en contact permanent avec la paroi supérieure de l'urètre. Dans la région prostatique, si le bec coudé n'enfile pas directement le trajet coudé, faire quelques mouvements de rotation.

Si la sonde béquille, de coudures différentes ne pénètre pas dans la vessie, essayer le *cathétérisme sur mandrin* avec la plus grande prudence, et plutôt que d'insister, recourir à la *ponction vésicale*.

**En cas de rétention d'urine réflexe ou spasmodique** : si les moyens ordinaires échouent (fomentations chaudes, bains de siège, bains chauds prolongés, cathété-risme), pratiquer une *injection intra-urétrale de cocaïne* à 2 p. 100, à l'aide d'une seringue urétrale ordinaire, en laissant agir ce médicament pendant deux à trois minutes (Martel).

**En cas d'impossibilité de passer un instrument** : pratiquer la *ponction aspiratrice sus-pubienne* avec l'appareil Dieulafoy, Potain ou Debove et une aiguille fine (2 cm. au-dessus du bord supérieur de la symphyse pubienne), recommencée toutes les 6 ou 8 heures jusqu'à évacuation complète, ou la *taille hypogastrique* (méat hypogastrique), ou la *cystotomie hypogastrique temporaire*, selon les cas.

# RETOUR DE COUCHES

Voy. *Accouchement, Hémorragies du post-partum.*

# RÉTRÉCISSEMENTS

### R. DE L'AORTE.

Mêmes indications thérapeutiques que pour l'*insuffisance* (Voy. ce mot).

En cas d'accidents : Voy. *Aortites, Asystolie.*

### R. DE L'ARTÈRE PULMONAIRE.

Placer le malade dans des *conditions hygiéniques favorables* et rechercher soigneusement les premières manifestations de la tuberculose pulmonaire.

Le traitement de la lésion locale ne présente rien de particulier.

### R. DU BASSIN.

Voy. *Pelviviciations.*

### R. DU CANAL CERVICAL ET DU VAGIN.

Voy. *Sténose du col utérin et du vagin.*

### R. MITRAL.

**Période de compensation :** repos, *alimentation légère, médication tonique et reconstituante* (quinquina, ferrugineux, arsenic, cacodylate de fer ou de soude, strychnine).

**Période de compensation rompue** : *repos au lit, régime lacté.*

Prescrire les *toniques du cœur* (digitale, strophantus, convallaria, caféine, etc.); recourir à la *médication diurétique* (caféine, théobromine, scille, agurine, sels de potasse etc.) et à la *médication purgative* (calomel, scammonée, eau-de-vie allemande).

Dans les affections mitrales, préférer la *strophantine* à la caféine :

Strophantine officinale ..... 5 mgr.
Eau distillée stérilisée..... 10 gr.
Injecter 1/2 cc. par jour.

Voy. *Insuffisance mitrale.*

**En cas de congestions viscérales** : *émissions sanguines* au début de la maladie (l'état avancé les contre-indique). *Révulsifs* cutanés, *purgatifs, diurétiques*.

**En cas de thrombose cardiaque** : pratiquer une *saignée* abondante et administrer la *strychnine*.

**En cas d'hydropisie** : administrer les *diurétiques* (théobromine, 2 à 3 gr., en cachets), les *sudorifiques*.

Faire la *ponction* de l'abdomen pour l'ascite, et, plus rarement celle de la poitrine pour l'hydrothorax. Ne recourir à ces opérations qu'à la dernière extrémité. Voy. *Anasarque, Ascite, Hydrothorax.*

Pendant la grossesse. **En cas d'accidents pulmonaires peu menaçants** (oppression modérée, avec tendance à la congestion pulmonaire et accélération du pouls, prescrire le *repos absolu au lit*, le *régime lacté*, et pratiquer des *applications chaudes* sur la poitrine, de même que des *émissions sanguines répétées* (ventouses scarifiées).

A l'intérieur, donner la *théobromine* (2 gr. par jour, en cachets de 50 cgr.), et administrer, comme calmant, la *poudre de Dower*, à doses fractionnées.

**R. DE L'ŒSOPHAGE.**

**R. cancéreux** : voy. *Cancer de l'œsophage.*

**R. cicatriciel** : *Dilatation temporaire progressive* d'après la méthode de Ch. Bouchard à l'aide de bougies cylindro-coniques (agir par contact, ne pas dilater beaucoup en une séance, tous les deux jours monter un peu, procéder par séances courtes et espacées, laisser les sondes en place pendant cinq à dix minutes; pendant ce temps, pencher la tête du malade au-dessus d'une cuvette à cause de l'écoulement de la salive).

Chez les enfants de 3 ou 4 ans, on peut employer les bougies urétrales.

Ne pas porter la dilatation au delà de 15 à 19 mm. pour les enfants de 2 à 15 ans, et de 20 à 22 mm. chez les adultes.

Une fois la dilatation suffisante obtenue, ne pas suspendre complètement tout traitement. Introduire la sonde toutes les 3 ou 4 semaines au moins.

En cas de rétrécissement perméable, mais rebelle à la dilatation : faciliter celle-ci par l'*œsophagotomie interne*, pratiquée avec l'instrument de Maisonneuve (après cette opération laisser une sonde à demeure pendant 10 à 12 jours); ou bien essayer le traitement par les injections sous-cutanées de *thiosinamine* :

℞ Thiosinamine............. 2 gr.
  Glycérine................. 8 —
  Eau distillée............. 12 —

Injecter 1/2 à 1 cc. de cette solution, tous les deux jours ; pratiquer 25 à 30 njections.

Alimenter artificiellement le malade à l'aide d'une sonde œsophagienne (5 mm.) :

℞ Poudre de viande......... 50 gr.
  Jaunes d'œufs............ n° III.
  Sucre en poudre.......... 50 gr.
  Bouillon de bœuf......... 500 —

Injecter 3 fois par jour ce mélange dans l'estomac du malade (Lefort).

En cas de rétrécissement imperméable : pratiquer, après échec du cathétérisme fait à l'aide de l'œsophagoscope, l'*œsophagotomie externe* ou la *gastrostomie*.

**R. spasmodique** : voy. *Œsophagisme*.

**R. syphilitique** : traitement spécifique de la syphilis ; *dilatation progressive*.

Dans certains cas (sclérose avancée) : *œsophagotomie interne*.

**R. DU PYLORE.**

Voy. *Cancer de l'estomac, Dilatation de l'estomac, Gastrite hypertrophique sténosante, Sténose du pylore, Ulcère de l'estomac*.

**R. DU RECTUM.**

**R. cancéreux** : voy. *Cancer du rectum*.

**R. congénitaux** : pratiquer des *débridements* au bistouri, ou la *rectotomie linéaire* si le rétrécissement est mince, et recourir à la *résection* de la partie rétrécie, suivie de suture des deux bouts, dans le cas de rétrécissement serré et épais.

Si le rétrécissement est inaccessible au doigt, intervenir par la *colotomie iliaque*, et s'il est très étendu en hauteur, quoique accessible au doigt, préférer la *dilatation progressive* par les bougies de Hégar : passer deux ou trois bougies à chaque séance, en les laissant chacune 2 à 3 minutes. Répéter les séances tous les 2 jours. S'il se produit un peu de spasme, maintenir la bougie appuyée contre l'obstacle pendant quelques instants, sans jamais agir avec brusquerie. Si besoin, appliquer un tampon cocaïné avant de procéder à la dilatation, et si celle-ci est très douloureuse, donner au malade un peu de chloroforme, puis pratiquer la *dilatation digitale* (Segond).

Chez la femme, employer la voie vaginale pour pratiquer la résection du rectum (rétrécissement non cancéreux), pratiquer la *colpoprotectomie* (Herzen).

**R. syphilitique** : même traitement que ci-dessus.

**R. DE L'URÈTRE.**

**R. inflammatoires.**

Recourir au *cathétérisme dilatateur progressif et quotidien* avec les sondes Béniqué, excepté en cas de cystite, de fièvre urineuse ou de rétention incomplète d'urine (voy. *Fièvre urineuse*).

Au début du traitement, quand il y a encore infection gonococcique, commencer par un traitement local anti-blennorragique, puis entreprendre la cure de sondage en faisant précéder l'introduction de la sonde par une injection de glycérolé au protargol à 5 et à 10 p. 100.

Conduire méthodiquement la dilatation progressive jusqu'au n° 60 Béniqué ; s'efforcer en outre de rendre au canal sa souplesse, de supprimer les brides que le passage de l'instrument efface, de guérir l'urétrite qui accompagne le rétrécissement et de tarir toutes les sources d'infection urétrale et péri-urétrale (Voy. *Blennorragie chronique* chez l'homme : lavages antiseptiques et instillations).

Conserver le calibre du canal au moyen de périodes successives de cathétérisme dilatateur.

Recourir aussi à l'*électrolyse* par le procédé rapide (en une séance), en la faisant suivre de la dilatation progressive prolongée pendant longtemps ; préférer l'électrolyse par le procédé lent.

Quand on aura épuisé vainement tous les moyens de cathétérisme, qu'on ne pourra pas rendre au canal son calibre normal (7 à 8 millim.), pratiquer l'*urétrotomie interne*, qui ne peut guère être considérée que comme le premier temps de la dilatation progressive, et à laquelle on aura recours à partir du 10e jour après l'intervention (répéter la dilatation de temps en temps, afin d'entretenir le calibre du canal).

Si le rétrécissement est très limité, pratiquer l'*urétrotomie externe*.

Si le rétrécissement est compliqué de tumeurs ou de fistules urineuses, pratiquer l'*urétrotomie externe* et mieux encore la *résection partielle ou totale* de l'urètre (la dilatation progressive et l'urétrotomie sont insuffisantes).

**R. traumatiques** (consécutifs à une rupture de l'urètre).

Ne pas pratiquer la dilatasion progressive, ni l'urétrotomie interne ou externe qui sont insuffisantes à assurer une guérison.

Recourir à l'opération de choix : la *résection de l'urètre.*

**En cas de rétention d'urine :** voy. *Rétention d'urine.*

# RÉTROFLEXION DE L'UTÉRUS

**R. MOBILE.**

*Réduction de la rétroflexion à l'aide de la sonde* : dilater l'utérus avec des laminaires, si nécessaire. Choisir une sonde métallique assez grosse et résistante (hystéromètre) et l'introduire dans l'utérus, la concavité tournée en bas et en arrière.

Faire ensuite décrire à la sonde un arc de cercle qui ramène sa concavité en avant et en haut, pendant que, de la main gauche, on déprime la fourchette.

Ne pas faire d'efforts brusques, mais exercer une pression douce, continue et progressive.

HERZEN, 6e édition.                              47

Terminer la réduction en une séance, si possible ; dans les autres cas, pratiquer plusieurs séances à deux ou trois jours d'intervalle, en maintenant le degré de redressement obtenu au moyen de tampons de gaze antiseptique placés dans le cul-de-sac postérieur (Pozzi).

*Fixer l'utérus réduit par un pessaire de Hodge à double courbure.* La malade peut garder le pessaire 2 ou 3 mois, pourvu qu'elle prenne des injections vaginales deux fois par jour. Après ce laps de temps, retirer le pessaire, pour se rendre compte de la position de l'utérus (Pozzi).

Si l'utérus demeure réduit en antéversion, supprimer le pessaire : dans le cas contraire, le replacer.

**Dès le début,** traiter la métrite par le *curettage,* suivi d'injections de teinture d'iode (Pozzi).

Préférer le TRAITEMENT CHIRURGICAL CURATIF : opération d'Alexander (raccourcissement des ligaments ronds), hystéropexie abdominale ; hystéropexie vaginale ; exceptionnellement hystérectomie vaginale.

S'il existe du prolapsus, faire en outre la colporraphie antérieure et la colpopérinéorraphie.

**Pendant la grossesse :** laisser le pessaire en place jusqu'à la fin du 3e mois de la grossesse, puis le retirer.

**Pendant le post-partum :**

défendre le décubitus dorsal ; conseiller le décubitus latéral et faire coucher la malade sur le ventre.

Faire prendre tous les jours, matin et soir, une *injection vaginale chaude,* légèrement antiseptique ; administrer, pendant les premiers jours du post-partum, l'*ergotine,* puis l'*hydrastis canadensis* (3 à 4 fois XV gouttes d'extrait fluide) jusqu'au retour de couches.

Introduire un grand *pessaire* approprié au cas, le cinquième ou le sixième jour du post-partum.

Permettre à la malade de se *lever vers le* 12e *ou le* 14e jour après l'accouchement.

Deux mois après l'accouchement, conseiller l'*intervention chirurgicale.*

**R ADHÉRENTE.**

Recourir au *massage* quotidien.

**Si la rétroflexion est douloureuse ou s'il y a un état pathologique des annexes,** recourir au *traitement chirurgical* : laparotomie, libération de l'utérus, et, si nécessaire, ablation d'une ou des deux annexes (dans ce cas, enlever, en même temps que les annexes, l'utérus inutile). Si une ou deux annexes sont conservées, hystéropexie abdominale antérieure, raccourcissement intra-abdominal des ligaments ronds (Hartmann).

# RÉTROVERSION DE L'UTÉRUS

*Redresser* l'utérus avec les doigts ou l'hystéromètre, et placer un *pessaire* de Hodge.

Traiter la métrite (curettage, amputation du col).

**En cas d'adhérences :** *massage.*

**Si la rétroversion est douloureuse, ou s'il y a un état pathologique des annexes,** recourir au *traitement chirurgical* : laparotomie suivie de destruction des adhérences, d'extirpation des annexes malades, et de fixation de l'utérus par hystéropexie abdominale.

Pendant la grossesse : au début de la grossesse, que l'utérus soit libre ou adhérent, s'en tenir à la simple *expectation*, la réduction s'opérant le plus souvent spontanément.

Si la femme a déjà un pessaire, le laisser en place jusqu'à la fin du quatrième mois ; puis le retirer.

Si apparaissent des symptômes de rétrodéviation, *faciliter la réduction spontanée*, en maintenant libre la vessie et le rectum ; au besoin, pratiquer le *redressement manuel de l'utérus*, de préférence par le vagin, la femme étant debout ou dans la position génu-pectorale.

Dans les cas où il faut intervenir, recourir à la *cœlio-tomie* pour détruire les adhérences solides, ou bien pratiquer l'*avortement artificiel* (voy. *Avortement artificiel*) à l'aide de la sonde recourbée et, si l'orifice externe n'était pas accessible, à l'aide de la ponction de l'œuf à travers la paroi vaginale postérieure et la paroi utérine.

Au besoin, *opération césarienne vaginale* ou réduction de l'utérus par l'abdomen après avoir pratiqué la *laparotomie*.

Après l'accouchement : faire prendre des *injections chaudes*, matin et soir, dans la position couchée, à une pression moyenne de 50 ou 60 centimètres (acide borique, lusoforme) :

℞ Feuilles d'eucalyptus...... 10 gr.

Pour 1 litre d'eau. Faire bouillir et passer, puis ajouter une cuillerée de bicarbonate de soude (Dalché).

Prescrire aussi des *irrigations rectales chaudes*.

Combattre la constipation (rhubarbe, podophylle, cascara sagrada).

*Redresser l'utérus* avec le doigt, puis appliquer un *pessaire-anneau* de Hodge, si le périnée est résistant : tant vaut le périnée, tant vaut le pessaire. Dans le cas contraire, recourir au *traitement chirurgical*, deux mois après l'accouchement.

# RHINITES

**R. AIGUË ET CHRONIQUE SIMPLE.** Voy. *Catarrhe naso-pharyngien chronique, Coryza aigu et chronique.*

**R. ATROPHIQUE.**

*Détacher* les croûtes adhérentes.

*Irrigations nasales* (siphon de Weber) avec de l'eau salée (2 cuillerées à café par litre), avec des solutions antiseptiques et alcalines (chlorate de potasse, acide borique, perborate de soude, naphtol, aniodol, chinosol, phénosalyl, résorcine, phénol) (voy. *Catarrhe naso-pharyngien chronique*).

℞ Chlorure de sodium... ⎱ āā 8 gr.
 Sulfate de soude...... ⎰
 Eau bouillie........... 1000 —

℞ Eau oxygénée à 12 vol... 50 gr.
 Eau distillée............ 1 litre

Pratiquer des *attouchements* avec une solution de nitrate d'argent à 1 et jusqu'à 10 p. 100, avec le naphtol camphré, avec la glycérine iodée à 1 p. 10, ou des *onctions* avec une pommade à la résorcine à 1 p. 10.

Faire des *insufflations* avec des mélanges de borax, d'aristol, de salol, d'iodol, de tannal, de tannoforme :

℞ Iodol, aristol.......... ⎱
 Tanin................. ⎰ āā 10 gr.
 Acide borique... .....
     (Tissier).

Voy. *Ozène*.

TECHNIQUE DES IRRIGATIONS NASALES :

Employer le siphon de Weber, dont la courte branche doit plonger jusqu'au fond du vase contenant le liquide à injecter. Placer le vase à 30 cm. au-dessus de la tête du malade (élévation maxima). Le siphon une fois amorcé par une ou deux pressions faites sur la boule, le robinet inférieur fermé ou le tube pincé à son extrémité, s'il ne porte pas de robinet, laisser couler le liquide sans vouloir lui donner une plus grande impulsion au moyen de ladite boule. Placer l'olive en l'enfonçant dans la narine, d'abord dans la direction de l'angle de l'œil, puis la relever de façon à donner au jet une direction à peu près perpendiculaire à l'axe de la tête. Ouvrir le robinet ou cesser de pincer le tube et faire un mouvement de déglutition, pour que le liquide qui chemine le long du plancher de la fosse nasale trouve un obstacle qui le fasse passer dans la fosse nasale opposée et s'écouler par cette narine.

Injecter le liquide de l'irrigation à la température de 32° à 40°.

Faire deux, trois et quatre irrigations par jour.

**R. HYPERTROPHIQUE.**

Traiter la scrofule, le lymphatisme.

Débarrasser les fosses nasales de leurs sécrétions au moyen d'*irrigations* d'eau salée, de solution d'acide borique ou de carbonate de soude, répétées plusieurs fois par jour ; ou encore :

℞ Bicarbonate de soude. ⎱ āā 100 gr.
 Biborate de soude.... ⎰
 2 cuillerées à café par litre d'eau tiède.

Combattre l'état congestif de la muqueuse par des *cautérisations* avec des solutions de nitrate d'argent à 1 ou

3 p. 100, d'acide trichloro-
acétique à 5 et jusqu'à
25 p. 100, d'acide chromique
ou de chlorure de zinc à
1 p. 30 ; préférer la *cautérisation au galvanocautère.*

Ordonner également le *nitrate d'argent en prises*, in-
corporé à de la poudre d'amidon dans les proportions de
1 p. 200, au début, et jusqu'à
1 p. 10, en augmentant progressivement les doses.

Faire aussi *priser la poudre*
suivante :

℞ Chlorhydrate de cocaïne... 15 cgr.
  Camphre...................⎫
  Alun......................⎬ āā 10 gr.
                ⎭
  Menthol................... 5 —
  Sucre..................... 10 —
              Maraval).

**Dans les cas graves, re-
belles à ces médications,** avec
hypertrophie vraie, avec végétations adénoïdes, avec déviation de la cloison, *intervenir chirurgicalement* : commencer par opérer les végétations adénoïdes, lorsqu'elles
existent ; puis pratiquer soit
la *galvanocautérisation des cornets*, soit la *turbinotomie*,
selon le degré de l'hypertrophie, de l'hyperplasie vasculaire de la muqueuse nasale
ou de la dégénérescence po-
lypoïde du cornet.

**R. INFECTIEUSES.**

**R. blennorragique** : recourir aux *lavages* des fosses
nasales avec des solutions
faibles de permanganate de
potasse, aux *cautérisations*
avec une solution de nitrate
d'argent à 1 p. 20 et aux
*insufflations* de :

℞ Nitrate d'argent............ 15 cgr.
  Alun......................⎫
  Talc......................⎬ āā 10 gr.
                ⎭
              (Herzen).

℞ Nitrate d'argent pulvérisé. 20 cgr.
  Talc...................... 10 gr.
            (Lermoyez).

Badigeonner en outre, 3 fois
par jour, les fosses nasales
avec la *pommade* suivante :

℞ Acide borique..... 1 gr. 50 cgr.
  Menthol.......... 0 gr. 15 —
  Vaseline.......... 15 gr.
         (De Stella).

S'il se produit une amé-
lioration, insuffler dans les
fosses nasales des *poudres
astringentes et antiseptiques* :

℞ Alun.....................⎫
  Acide borique pulvérisé.⎬ āā 5 gr.
  Salicylate de bismuth..⎪
  Salol ou xéroforme....⎭
           (Herzen).

Ou bien, pratiquer des badigeonnages des fosses nasales avec :

℞ Ichtargane............ 1 gr. 50
  Glycérine............. 50 —

**R. diphtérique** : instituer
le traitement général de la
diphtérie, pratiquer des *injections de sérum antidiphtérique* (voy. *Diphtérie*).

Localement, faire des *irrigations antiseptiques* répétées
plusieurs fois par jour (50 gr.
de liqueur de Labarraque
p. 1000) ; eau de chaux, acide
phénique, à 1 p. 100, acide
salicylique à 1 p. 1000).

Applications répétées de
*topiques* : naphtol camphré,
glycérine résorcinée ou phéniquée à 1 p. 30.

Insufflations dans les fosses
nasales de *poudres antiseptiques* : iodoforme, xéroforme,

**R. infectieuse au cours d'une maladie infectieuse :**

*Irrigations antiseptiques* avec une solution chaude d'acide borique à 3 p. 100, de chlorate de potasse à 2 ou 3 p. 100, d'acide salicylique à 1 p. 1000, de chinosol à 2 p. 1000, de sublimé à 1 p. 5000.

*Insuffler*, après chaque lavage, une poudre composée à base de calomel (Tissier).

Introduire dans les narines de la *vaseline salolée* ou *résorcinée* à 1 p. 10.

**R. syphilitique :** instituer le *traitement général spécifique de la syphilis.*

Voy. *Coryza chronique, Ozène.*

**R. SPASMODIQUE.**

Voy. *Asthme des foins.*

# RHINOSCLÉROME

Détruire la néoplasie avec l'*électrocautère*, le *raclage*, les applications de *chlorure de zinc*, d'*acide pyrogallique*, ou les *injections interstitielles d'acide salicylique* ou d'*acide chromique pur* (Brocq).

# RHUMATISME

**R. ARTICULAIRE AIGU** (*polyarthrite rhumatismale*).

*Séjour au lit* dans une chambre vaste et bien aérée à température constante (20°); protéger par un *cerceau* les pieds du poids des couvertures.

Prescrire le *régime lacté absolu* : faire prendre toutes les deux heures, jour et nuit, sauf sommeil, un *bol de lait* (additionné de 50 cgr. de bicarbonate de soude) ou du *bouillon*, dans les cas légers et sans complications viscérales.

Ordonner les *boissons abondantes*, de préférence des *tisanes diurétiques* (1 litre de tisane de chiendent additionnée de 4 gr. de sel de nitre).

Commencer par *purger* le malade : 25 à 30 gr. de sel de Seignette, ou 20 à 30 gr. d'huile de ricin.

Donner ensuite le *salicylate de soude*, excepté dans les cas où il existe une néphrite, à la dose quotidienne moyenne de *4 à 8 gr. chez l'homme*, de *3 à 4 chez la femme*, de *2 à 3 chez les enfants.*

Si ces doses sont insuffisantes, les porter à 6, 8 et 10 gr. chez l'homme, sans toutefois jamais dépasser 12 grammes.

Continuer à administrer la dose maximum (5 à 8 gr.) du médicament, tant qu'il existe de la fièvre et des douleurs, puis la diminuer progressivement tous les jours d'un gramme jusqu'à 2 ou 3 gr. Ne jamais cesser brusquement l'administration du salicylate, et le donner encore pendant 8 à 10 jours à faible dose (3 gr. chez l'adulte ; 1 gr. 50 chez l'enfant) après la disparition des symptômes.

Ne pas oublier de *faire prendre du salicylate pendant la nuit*, au moins toutes les trois heures.

℞ Salicylate de soude....... 20 gr.
Eau ...................... 300 —
(1 cuillerée représente 1 gr. de sel) ; 4 à 8 cuillerées par jour.

℞ Salicylate de soude ...... 6 gr.
Eau distillée............. 150 —
Sirop de menthe, Q. S. p. 200 cc.
6 à 10 cuillerées à dessert par jour (enfants) (Herzen).

℞ Salicylate de soude....... 4 gr.
Antipyrine............... 2 —
Eau distillée............. 120 —
Sirop de menthe......... 30 —
1 cuillerée à soupe toutes les 2 heures (Herzen).

Associer au salicylate de soude les *alcalins*, faire prendre 3 à 10 gr. de bicarbonate de soude par jour ; prescrire *l'eau de Vichy*, comme boisson.

**Si le salicylate de soude est mal toléré par l'estomac**, l'administrer par la *voie rectale* ou par la *voie dermique* :

℞ Salicylate de soude.... 4 gr.
Laudanum de Sydenham X gouttes
Eau tiède............. 100 gr.
Pour 1 lavement : 2 par jour.

℞ Acide salicylique...... }
Lanoline .............. } āā 10 gr.
Essence de térébenthine }
Axonge ................. 80 —
Envelopper les articulations de flanelle, sur laquelle on aura préalablement étendu un peu de cette pommade (Bourget).

Ou bien donner *l'aspirine* à la dose de 2 à 3 gr. par jour, par la voie stomacale (en cachets de 50 cgr.), ou par la voie rectale, en solution alcoolisée :

℞ Aspirine............... 50 à 75 gr.
Alcool................. Q. S.
Eau tiède............. 120 gr.
Laudanum de Sydenham...... V gouttes.
Pour 1 lavement : 3 à 4 dans les 24 heures.

**S'il survient** (à la suite de l'administration du salicylate de soude) **des bourdonnements d'oreilles pénibles, des troubles cérébraux** (céphalalgie, délire), **de la déchéance cardiaque** (dégénérescence cardiaque) : donner le *salicylate de soude à petite dose* (2 à 3 gr.) avec prudence, ou mieux suspendre son administration et le remplacer par *l'antipyrine* (1 gr. 50 à 2 gr.), la *phénacétine*, la *quinine*, le *citrophène*, ou mieux encore par *l'aspirine* à la dose de 2 à 3 gr.

℞ Phénacétine............. 15 cgr.
Pyramidon ............. 20 —
Antipyrine............. 25 —
Pour 1 cachet : 3 cachets par jour (Herzen).

**Dans les cas où la température reste subfébrile, où les douleurs persistent, où il y a une tendance aux rechutes** (malgré la continuation du traitement par le salicylate de soude) : donner *l'antipyrine* ou *l'aspirine* à la dose de 2 à 3 gr. ; prescrire les *sudorifiques* et surtout les agents externes (bains alcalins ou sulfureux, douches de vapeur, applications térébenthinées).

**En cas d'albuminurie légère, éphémère, coïncidant**

avec **une poussée fébrile** : continuer avec prudence le *traitement salicylé*, ou bien prescrire le salicylate de soude combiné à l'*asaprol* :

℞ Salicylate de soude... }
　.Asaprol ............... } āā 50 cgr.
　Pour 1 cachet : 4 à 6 par jour.

*Régime lacté absolu.*

**En cas d'albuminurie plus ou moins considérable, par néphrite rhumatismale vraie, accompagnée d'œdèmes et d'oligurie :** cesser l'administration du salicylate de soude et le remplacer par l'*asaprol* (3 à 4 gr.) ; le *citrophène* (3 gr.), le *salophène* (2 gr. 50 à 3 gr.), la *quinine* (1 gr.) ou la *saloquinine* (2 gr.).

℞ Asaprol ............... 50 à 75 cgr.
　Pour 1 cachet : 4 à 6 cachets par jour.

Ou la *potion sédative* suivante :

℞ Hydrate de chloral ....... 2 gr.
　Bromure de potassium ... 4 —
　Sirop d'éther ............ 40 —
　Eau de tilleul ........... 120 —
　1 cuillerée à soupe toutes les 2 heures (P. Londe).

**Continuer** la *régime lacté absolu* et prescrire les *tisanes diurétiques* (voy. *Néphrite aiguë*).

**Donner** le *benzoate de soude* à la dose de 2 à 4 gr. par jour.

**En cas de complications cardiaques, péricardiaques, pleurales ou pulmonaires :** *régime lacté absolu* ; ne pas donner le salicylate de soude, préférer l'emploi du *bromhydrate de quinine*, à la dose de 1 gr. 50 par jour, en cachets de 20 à 30 cgr. chacun.

Voy. *Congestion pulmonaire, Endocardites, Péricardites, Pleurésies.*

Dans les cas rebelles au traitement médical avec symptômes de toxémie grave : pratiquer des *injections intra-articulaires d'une solution de salicylate de soude* à 3 p. 100, à la dose de 5 cc. et, en cas d'insuccès, pratiquer l'*arthrotomie* suivie de drainage à ciel ouvert au moyen d'un drain ou d'une mèche de gaze et de lavages quotidiens de la jointure avec une solution tiède d'acide salicylique ou d'acide phénique.

**Contre l'hyperpyrexie ou rhumatisme cérébral :** recourir à la *balnéation froide*. Employer le bain froid d'emblée à 20° ou 22°, ou bien recourir au bain tiède à 35°, progressivement refroidi jusqu'à 20°, en y ajoutant de l'eau froide. Faire prendre au malade du vin d'Espagne ou de Hongrie, avant le bain ; pratiquer, pendant la durée du bain, des affusions froides sur la tête ; faire sortir le malade de la baignoire dès que les frissons deviennent trop prolongés ou à la moindre menace de syncope.

Réchauffer le malade, une fois sorti du bain, par des frictions avec des serviettes chaudes et lui administrer des grogs chauds, du vin chaud, etc.

*Dès que la température est remontée à 39° ou 39°,5 faire prendre un autre bain.*

**En cas de rhumatisme spinal ou d'accidents congestifs spinaux :** prescrire l'*ergotine* à hautes doses, 3, 4 et même

8 gr. dans les 24 heures (Hammond).

**Pendant la grossesse** : ne pas administrer le salicylate de soude, ni la quinine ; préférer le *salophène*, le *pyramidon*, le *citrophène*, la *phénacétine*, le *salacétol*, l'*acétopyrine*.

℞ Citrophène............... 75 cgr.
  Pour 1 cachet : 3 par jour (Herzen).

LOCALEMENT :

Pratiquer en plein foyer morbide, quand le tissu cellulaire est seul atteint, ou au voisinage immédiat de la région douloureuse, lorsqu'il s'agit d'une arthrite ou d'une névrite, des *injections de salicylate de soude en solution à 5 p. 100* : faire de 1 à 4 piqûres de 1 à 2 cc. chacune ; traiter isolément et successivement chaque foyer; cependant, si les lésions sont très multiples, faire simultanément des injections en deux ou trois régions différentes (Bouchard).

**Contre la douleur** : enduire les jointures malades de *liniments calmants* et les recouvrir d'ouate et de taffetas gommé.

℞ Baume tranquille......... 40 gr.
  Extrait thébaïque......  }
  — de jusquiame.. } ãã 2 —
  — de belladone... )
  Chloroforme............. 10 —
              (A. Robin).

℞ Laudanum de Sydenham )
  Chloroforme.. )
  Huile de jusquiame... } ãã 15 gr.
  — camphrée........ )
  Baume tranquille..... )
              (Herzen).

℞ Salicylate de méthyle..... 15 gr.
  Chloroforme............. 5 —
  Menthol................. 2 —
  Baume tranquille........ 60 —

Ou encore recourir aux applications de *salicylate de méthyle*, surtout dans les cas subaigus : badigeonner rapidement avec un pinceau l'articulation ou les articulations malades ; immédiatement après, recouvrir la surface badigeonnée d'une couche de ouate et d'un morceau de taffetas ciré, ou mieux, sur l'articulation douloureuse mettre un morceau de tarlatane sur lequel on verse une cuillerée à café d'essence de Wintergreen, puis envelopper rapidement avec du taffetas ciré, de la ouate et une bande. Laisser le tout en place pendant quelques heures, et renouveler cette médication, une ou deux fois par jour, s'il y a lieu.

Employer de la même façon le mélange à parties égales de salicylate de méthyle et d'essence de lavande (odeur presque nulle) ou bien pratiquer des onctions avec :

℞ Salicylate de méthyle...... 2 gr.
  Vaseline................. 20 —

℞ Salène.................. 10 gr.
  Chloroforme.......... }
  Huile d'olive.......... } ãã 5 —

Faire 2 à 3 onctions par jour sur les régions douloureuses avec 1/2 ou 1 cuillerée à café du mélange et recouvrir de coton ou de flanelle.

℞ Salène................. }
  Alcool................. } ãã 10 gr.

Pour badigeonnages.

**En cas d'amélioration manifeste** : on peut remplacer le salicylate de soude par le *salol* (3 à 5 gr.), la *salipyrine* (3 à 6 gr., en cachets ou en potion), le *salophène* (2 gr.), le *salacétol* (6 gr.), l'*aspirine*

(3 gr., en cachets de 1 gr.), la *saloquinine* (3 gr.), la *rheumatine* (3 gr.), le *citrophène* (3 gr.), le *bleu de méthylène* (40 à 60 cgr., en pilules de 10 cgr. chacune), l'*acétopyrine* (3 à 4 gr., en cachets de 50 cgr. à 1 gr.), le *pyrosal* (1 gr. 50 en cachets de 50 cgr.), l'*amygdophénine* (6 gr., en cachets de 1 gr.), la *malaquine* (5 gr., en cachets de 1 gr.), la *saligénine* ou la *salocolle* (3 à 4 gr., en cachets de 1 gr.).

℞ Salipyrine................ 6 gr.
Glycérine................ 14 —
Sirop de framboise......... 30 —
Eau distillée.............. 40 —

1 cuillerée à bouche tous les quarts d'heure (agiter) (Hennig).

**Pendant la convalescence :** donner les *préparations ferrugineuses*, le *sirop d'iodure de fer* pour combattre l'anémie ; pratiquer le *massage*, pour rendre aux articulations leur souplesse et faire prendre des *bains de vapeur* (contre-indiqués en cas de cardiopathie) ou des *bains sulfureux*, quelques semaines après la cessation de la période aiguë.

Cures thermales aux eaux sulfureuses de *Luchon*, *Barèges*, *Aix-les-Bains*, *Bourbonne-les-Bains*.

Les eaux sulfureuses sont contre-indiquées chez les sujets nerveux et excitables ; conseiller à ces malades une cure à *Néris, Lamalou, Royat, Luxeuil*.

**R. BLENNORRAGIQUE.**

Voy. *Arthrite blennorragique.*

**R. CHRONIQUE (noueux).**

Traitement hygiénique :

Vie en *plein air, exercices réguliers et progressifs* du corps mettant en jeu les articulations malades, malgré la douleur. Soustraire les sujets à l'influence du froid humide, changer de pays, de climat, ou simplement d'habitation : le malade ne devra habiter ni un rez-de-chaussée, ni une maison prenant jour sur une rue ou une cour trop étroite, ni séjourner dans un bureau ou un magasin du rez-de-chaussée mal aéré et mal éclairé. Conseiller aux malades de s'habiller chaudement, de ne porter que des *étoffes de laine* en contact avec la peau, de couvrir les jointures atteintes de bandes de flanelles et de coucher dans des draps de *flanelle* et dans un peignoir de flanelle.

*Alimentation reconstituante mixte* (pas de gibier, ni de charcuterie) ; *huile de foie de morue, fer* (chez les anémiques encore jeunes), *sirop d'iodure de fer*. *Frictions* chaque matin sur tout le corps, avec un gant de crin à sec ou imbibé de quelque solution alcoolique ou térébenthinée (eau de Cologne ou baume de Fioravanti).

Dans tous les cas, *rechercher et combattre les différentes causes d'auto-intoxication* (dilatation de l'estomac, coprostase, diarrhée chronique, insuffisance hépatique, insuffisance rénale, etc.).

Chez les goutteux, insister sur le *traitement hygiénique et diététique de la goutte.*

Traitement médicamenteux :

**Contre les manifestations**

douloureuses aiguës ou subaiguës : ordonner le *salicylate de soude* (4 gr.), l'*aspirine*
(2 à 3 gr.), l'*antipyrine* (2 gr.),
l'*acétopyrine* (2 gr.), l'*exalgine*
(75 cgr. à 1 gr.), le *salol* (2 à
4 gr.), la *salipyrine* (2 à 3 gr.),
le *salophène* (3 à 5 gr.), et
les *opiacés*, quand les médicaments précédents échouent :

℞ Exalgine.............. 30 cgr.
Pour 1 cachet : 3 cachets par jour.

Dans les cas rebelles, essayer la médication suivante
en surveillant soigneusement
son action :

℞ Teinture éthérée d'aco-
    nit................ } 
Teinture de semences } āā 10 gr.
    de colchique........ )
XX gouttes, trois fois pas jour (Eich-
horst).

LOCALEMENT, recourir aux
badigeonnages à la *teinture
d'iode*, aux *vésicatoires volants*, à l'*ignipuncture*.

℞ Chlorhydrate de morphine.. 1 gr.
Teinture d'iode.......... 20 —
Glycérine.............. 5 —
Pour badigeonnages.

Faire des applications locales sur l'articulation douloureuse de *salicylate de méthyle* (voy. *R. aigu*) :

℞ Salicylate de méthyle.. }
Chloroforme.......... } āā 20 gr.
Huile camphrée.......... 100 —
                (Huchard).

soit, lorsque l'odeur du salicylate de méthyle est désa-
gréable pour le malade, d'un
liniment composé à parties
égales d'huile d'olives et de
*mésotane*. Essayer aussi les
*enveloppements phéniqués* : recouvrir les articulations de

compresses imbibées d'une
solution phéniquée à 2 ou
3 p. 100.
Ordonner des liniments ou
des pommades à base de
*belladone* ou d'*opium* :

℞ Chlorhydrate de cocaïne.... 1 gr.
Extrait de belladone....... 4 —
Lanoline............. )
Vaseline............. } āā 20 —
                (Gourin).

ou :

℞ Extrait de belladone... )
    — de jusquiame.. } āā 2 gr.
    — d'opium........ )
Eau et alcool. Q. S. pour dissoudre,
Chloroforme............. 10 gr.
Baume tranquille........ 70 —
                (Londe).

Recommander enfin le *ca-
taplasme de Trousseau* (Dieulafoy) : mettre de la mie
de pain, humectée d'eau,
au bain-marie pendant trois
heures ; pétrir avec de l'alcool camphré le gâteau ainsi
formé jusqu'à ce qu'il ait la
consistance du mastic. L'é-
taler sur une compresse à la
surface de laquelle on verse la
mixture.

℞ Camphre............... 7 gr.
Extrait d'opium.......... 5 —
Alcool................. Q. S.
Mettre ce cataplasme à nu sur l'arti-
culation, entouré de taffetas gommé, et
ne le retirer qu'après huit ou dix jours.

**En dehors des poussées
aiguës** : instituer une *médication altérante*, apte à modifier profondément la nutrition des malades ; prescrire les *alcalins*, l'*iode* et
l'*arsenic* ; alterner l'emploi
de ces médicaments avec
celui du *salicylate de lithine*.
Donner le *bicarbonate de
soude* à la dose de 20 à 40 gr
par jour, pendant plusieurs

semaines. Ce médicament est contre-indiqué chez les malades anémiques, ne le donner qu'à dose moyenne, 2 à 5 gr. au maximum (Charcot).

Administrer l'*iode* sous la forme d'*iodures alcalins* (iodure de potassium, de sodium, de strontium, de lithine) à la dose de 2 et 3 gr. (d'iodure de potassium) par jour, pendant longtemps, ou sous celle de *teinture d'iode, à* la dose de XXX gouttes (Le Gendre), L gouttes (Œttinger) et même C gouttes (Gaston, d'Aix) par jour chez l'adulte et de VI à X gouttes chez les enfants de 5 à 10 ans. Interrompre l'administration de l'iode tous les 15 à 30 jours pendant 6 à 8 jours, et le faire prendre pendant les repas.

℞ Iodure de calcium........ 10 gr.
 Eau de chaux médicinale. 50 —
 Eau distillée............. 250 —

1 cuillerée à café à chacun des deux principaux repas, dans de l'eau, du vin ou du lait (Trastour).

*Associer aussi l'iode et les iodures :*

℞ Teinture d'iode.......... 25 gr.
 Iodure de potassium....... 5 —

Commencer par XV gouttes par jour en trois fois et aller progressivement jusqu'à XXX gouttes. Continuer un mois ; interrompre 10 jours et reprendre (Huchard et Fiessinger).

En cas d'intolérance, ordonner l'*iodure d'amidon*, qui peut être donné à la dose considérable de 40 gr. par jour.

℞ Iodure d'amidon soluble... 25 gr.
 Eau distillée............. 325 —
 Sucre blanc............... 650 —

3 cuillerées à bouche par jour.

Ou bien prescrire les peptones et les albuminoïdes iodés : *iodalose, iodone, iodor* généralement dosés à 1 cgr. d'iode par V gouttes de produit, ou l'huile iodée ou *lipodiol* (40 p. 100 d'iode organique intimement combiné à l'huile d'œillette), ou mieux l'*iodipine* (à 10 p. 100 d'iode combiné à l'huile de sésame), à la dose de 1 cuillerée à café, trois fois par jour, dans du lait ou pratiquer des injections hypodermiques d'iodipine à 25 p. 100, à la dose de 5,10 et 20 cc. en suspendant assez fréquemment le traitement ; administrer l'*iodate de soude* par la voie stomacale à la dose de 50 cgr. à 1 gr., en pilules de 15 cgr., ou par la voie hypodermique en solution à 5 p. 100, à la dose de 5 à 10 cgr.

Employer aussi l'iode sous forme de *préparations de glande thyroïde*, de *iodo-thyroïdine* (rhumatisme chronique dysthyroïdien ou hypothyroïdien) (Herzen).

En cas de dyspepsie, pratiquer des injections intramusculaires profondes de la *solution iodo-iodurée* suivante :

℞ Iode pur.............. 1 à 2 gr.
 Iodure de potassium.... 3 à 5 —
 Eau distillée.......... 100 —

Injecter progressivement de 1/3 à 2 seringues de Pravaz par jour, suivant la tolérance du malade ; diminuer progressivement (Herzen).

En cas d'anémie, *associer l'iode et le fer :*

℞ Iodure de potassium... ⎫
 Tartrate de potasse et ⎬ āā 20 gr.
 de fer............... ⎭

Eau distillée............... 60 gr.
Sirop de sucre............ 900 —

2 cuillerées par jour (1 cuillerée contient 40 cgr. d'iodure de potassium et de tartrate de fer et de potasse).

Prescrire l'*arsenic* intérieurement et extérieurement sous forme de bains arsenicaux, mais seulement pendant les périodes d'accalmie (l'arsenic exaspère et réveille les douleurs, bientôt la tolérance s'établit et on peut alors augmenter progressivement les doses).

Donner la *liqueur de Fowler*, à la dose de V à XV gouttes dans le courant de la journée, pendant les 21 premiers jours de chaque mois ; la *liqueur de Pearson* (XXX à XL gouttes chaque jour).

Prescrire l'*arséniate de soude* :

℞ Arséniate de soude...... 5 cgr.
Eau distillée............. 300 —

1 cuillerée à soupe avant le déjeuner et le dîner.

Dans certains cas, employer l'arsenic sous forme de *cacodylate de soude* ou d'*arrhénal*.

*Associer enfin la médication iodique et la médication arsenicale* :

℞ Arséniate de soude...... 3 cgr.
Iodure de potassium..... 5 gr.
Eau distillée............. 150 —

1 cuillerée à soupe avant le déjeuner dans une demi-tasse de lait pendant trois semaines, puis une semaine de repos (Bourcy).

Faire prendre des *bains arsenicaux* et administrer en même temps intérieurement l'arsenic à dose moyenne.

Les bains doivent être tièdes, 35 à 36° ; d'une durée de trois quarts d'heure à 1 heure et demie.

Mettre dans chaque bain 2 à 8 *et* 10 *gr. d'arséniate de soude* et y ajouter 100 à 150 *et* 300 *gr. de sous-carbonate de soude*, en proportionnant ces doses à l'excitabilité du sujet.

Chez les sujets très débilités, ajouter au bain du *chlorure de sodium* (5 kgr.), ou associer l'arséniate de soude au *polysulfure de soude*, et dans les rhumatismes chroniques, avec poussées subaiguës ou fluxionnaires, ne pas mettre de sous-carbonate de soude, dans le bain, mais plutôt :

℞ Arséniate de soude..... 2 à 8 gr.
Gélatine................. 250 —

Faire prendre le bain à la température de 35° ou 36° et d'une durée de trois quarts d'heure à une heure et demie.

Après chaque bain, faire garder au malade le lit, pendant 1 à 2 heures.

Au début du traitement, donner *un bain tous les deux jours* ; s'ils sont bien supportés, en donner deux, trois, quatre de suite, puis interrompre pendant un certain temps, pour reprendre ensuite. Faire prendre *une trentaine de bains*.

Si les bains exaspèrent momentanément les douleurs et s'il y a de l'insomnie, prescrire une *préparation opiacée*, l'*extrait de chanvre indien* et les *liniments calmants* :

℞ Bromure de potassium.. ⎫
Hydrate de chloral..... ⎬ āā 10 gr.
Extrait de chanvre indien............... ⎫
⎬ āā 10 cgr.
Extrait de jusquiame.. ⎭
Julep gommeux.......... 150 gr.

1 cuillerée à soupe le soir au coucher, dans une tasse d'infusion chaude.

℞ Dionine................... 5 mgr.
   Trional.................. 1 gr.
   Pour 1 cachet, à prendre le soir (Herzen).

℞ Extrait de belladone... ⎫
   — de ciguë...... ⎪
   — de jusquiame.. ⎬ āā 3 gr.
   — thébaïque ..... ⎭
   Axonge ........... 100 à 200 —
   Pour frictions.

**Après les périodes aiguës, quand la fluxion articulaire a diminué** : recourir au *massage* et aux *exercices rythmés*, pratiqués plusieurs fois par jour dans le pain et continués pendant longtemps.

Ordonner des *bains chauds* ou *surchauffés simples à 40° et 45°*, d'une durée de vingt à trente minutes, tous les deux jours pendant des mois (immédiatement après le bain, le malade se mettra au lit pour favoriser la sudation).

Dans les formes modérément intenses, conseiller les *bains de vapeur simples* (20 à 25 bains de vapeur, trois par semaine, tous les 3 ou 4 mois), les *bains de vapeur térébenthinés*, les *fumigations de baies de genièvre*, les *bains d'air chaud et sec*, les *bains locaux surchauffés d'air chaud* (appareil de Tallerman-Sheffield), les *bains de sable chaud* (48° à 50°), enfin les *bains de chaleur radiante lumineuse* (appareil Dowsing).

LOCALEMENT, employer les *révulsifs*, et les *résolutifs* (badigeonnages de teinture d'iode, vésicatoires volants, ignipuncture).

℞ Salicylate de méthyle..... 50 gr.
   Huile camphrée......... 100 —

Faire des frictions sur le membre malade, puis le recouvrir d'une épaisse couche d'ouate.

**Contre l'atrophie musculaire** : recourir à l'*électrothérapie* (courants continus ou faradiques) et au *massage* pratiqué après un bain sulfureux d'une demi-heure :

℞ Monosulfure de sodium... 40 gr.
   Chlorure de sodium.. ... 100 —
   Sous-carbonate de soude.. 100 —
   Gélatine...... .......... 50 —
   Ou un sac de son (A. Robin).

EAUX THERMALES :
*Rhumatisme chronique avec ou sans gravelle*, mais sans complication de goutte : eaux d'une haute thermalité ; Aix-en-Savoie.

Chez les *sanguins* : Vichy, Vals, Mont-Dore.

Chez les *scrofuleux* et les *lymphatiques* : La Bourboule.

Chez les *débilités* : Uriage, Saint-Honoré, Louèche, Bagnères-de-Luchon, Barèges, Montmirail, Royat, Saint-Nectaire.

Chez les *névropathes* : Néris, Lamalou.

*En cas de déformations articulaires et de rhumatisme musculaire opiniâtre* : Bourbonne, Bourbon-Lancy, Bourbon-l'Archambault.

*Quand tout phénomène inflammatoire a disparu* : Boues de Dax, et de Saint-Amand, Barbotan, Aix-la-Chapelle, Louèche, Tœplitz, Baden-Baden, Wiesbaden.

**R. PUERPÉRAL.**
Voy. *R. blennorragique*, *Arthrite infectieuse*.

**R. SCARLATIN.**
Voy. *Scarlatine*.

**R. SYPHILITIQUE** (période secondaire).

*Traitement antiseptique spécifique* : insister sur l'*iodure de potassium*, pour calmer les douleurs.

**R. TUBERCULEUX.**

Donner contre la fièvre la *cryogénine* à la dose de 50 cgr. à 1 gr. par jour.

Recourir à la *révulsion* sous toutes ses formes, et à l'application de la *bande de Bier* (tous les matins pendant trois heures). *Immobiliser* le membre atteint dans un pansement ouaté et ne pas le mettre dans un bangage plâtré.

Si l'épanchement intra-articulaire est abondant, pratiquer la *ponction évacuatrice*.

Prescrire une *médication tonique générale* et, en cas de chronicité, les *cures thermales* aux eaux de Salies-de-Béarn, de Biarritz, de Bourbon-l'Archambault et de Dax.

Voy. *Arthrite tuberculeuse.*

# RHUME DES FOINS

Voy. *Asthme des foins.*

# RIGIDITÉ DU COL

Voy. *Dystocie utérine.*

# ROUGEOLE

**R. RÉGULIÈRE ET BÉNIGNE.**

*Isoler* le malade (20 jours) dans une *chambre vaste et bien aérée* ; maintenir la température constamment à 17° ou 18°. Éviter les courants d'air et tenir le malade bien couvert dans son lit, même les bras, jusqu'à ce que l'exanthème soit bien sorti et pendant toute sa durée. Prendre les précautions de *désinfection* indiquées à *Fièvres éruptives.*

*Traitement presque nul* ; prescrire le *régime lacté*, les aliments liquides, le bouillon, les boissons acides, l'eau coupée de vin et les tisanes (bourrache).

Donner à boire au malade, abondamment, aussi souvent qu'il le désire ; au début donner de préférence des boissons chaudes, si possible (infusion de bourrache).

En cas de constipation, *purgation*, mais éviter de purger le malade au début de la maladie.

Donner des *bains tièdes* à 32° et 35°, sinon, se contenter d'exiger le *nettoyage du malade par régions*, à l'eau chaude et au savon. *Faire changer le linge et les draps*, tous les trois ou quatre jours. *Panser et oblitérer les moindres folliculites et excoriations cutanées* avec de l'emplâtre de zinc ou mieux avec de l'emplâtre de Vidal. Rechercher la pédiculose et, si elle existe, faire *couper la chevelure* ou faire au moins des lavages à l'alcool camphré.

Au début de la rougeole, comme pendant toute la durée de la maladie, s'efforcer de préserver le malade, des infections secondaires ; observer pour cela rigoureusement les règles de l'antisepsie : faire de *grands lavages de la bouche* avec des solutions faiblement antiseptiques (eau boriquée, acide phénique à 1 p. 200, acide salicylique à 1 p. 1000, eau de Labarraque à la dose d'une cuillerée à soupe pour 1 litre d'eau bouillie, eau oxygénée à 1 p. 10).

Compléter ces lavages par un *nettoyage soigné des gencives et des dents* à l'aide de tampons d'ouate montés sur un petit bâton rugueux ou une pince à forcipressure, suivi, s'il y a lieu, d'un attouchement à l'eau oxygénée.

Insister sur les *soins à donner aux lèvres* en cas de fissures : onctions avec de la vaseline boriquée ou salicylée (20 cgr. pour 20 gr.), lavages à l'eau boriquée et, s'il y a menace, attouchements à l'eau oxygénée, ou à la teinture d'iode, ou avec une solution de bleu de méthylène à 1 p. 50.

S'abstenir de lavages des fosses nasales (favorisent les inflammations des trompes) et pratiquer l'antisepsie de celles-ci à l'aide d'*onctions des narines* avec une pommade camphrée ou faiblement soufrée, ou encore avec la pommade suivante :

℞ Acide borique............. 3 gr.
Résorcine ................. 30 cgr.
Vaseline.................. 20 gr.

et par des *instillations* dans chaque narine, matin et soir, V gouttes du mélange suivant :

℞ Menthol.............. 10 cgr.
Camphre ............... 20 —
Huile d'amandes douces... 10 cc.
(Herzen).

Pratiquer des *lavages oculaires* répétés, avec la solution boriquée, ou simplement à l'eau de camomille (12 têtes pour 1 litre d'eau) ; faire appliquer, en outre, plusieurs fois par jour, huit à dix minutes chaque fois, des compresses très chaudes trempées dans de l'eau de mélilot boriquée ou de l'eau de sureau. Ne pas exposer le malade à une lumière vive qui exagère la photophobie.

Chez les petites filles, ordonner des *lavages de la vulve*, avec une solution de sublimé à 1 p. 4000, de permanganate de potasse à 4 p. 2000, de chinosol à 1 p. 1000, ou d'aniodol à 1 p. 3000.

**En cas de toux violente, d'oppression, de catarrhe bronchique très accusé :** faire devant l'enfant des vaporisations à l'aide d'un vaporisateur à vapeur avec de l'eau additionnée de substances médicamenteuses (1 cuillerée d'un mélange à parties égales de teinture d'eucalyptus, de teinture de benjoin et d'eau de laurier-cerise).

Donner un *vomitif* :

℞ Poudre d'ipéca.... 50 cgr. à 1 gr.

En 3 paquets, à prendre à 5 minutes d'intervalle dans un peu d'eau sucrée.

Ordonner en outre les *révulsifs* : ventouses sèches, cataplasmes sinapisés.

Recourir à la *balnéation tiède méthodique* (voy. *Bronchopneumonie*) ou *aux enveloppements humides permanents du thorax*.

Prescrire *l'aconit*, la *belladone*, la *jusquiame*, la *codéine* et les *expectorants* :

℞ Extrait de jusquiame..... 5 cgr.
    — de belladone.. ... 1 —
    Sirop de tolu............. 30 gr.
    Eau distillée........... .. 70 —
1 cuillerée à café d'heure en heure (Comby).

℞ Teinture de racines     }
    d'aconit..........   }
    — de jusquiame,.  } āā V gouttes
    Elixir parégorique..  )
    Infusion de polygala.... 70 gr.
    Sirop de tolu.........: 30 —
1 cuillerée à café toutes les heures (Herzen).

Chez les enfants de six à dix ans :

℞ Alcoolature de racines d'aconit..   X à XX gouttes
    Extrait thébaïque. 2 à 3 cgr.
    Sirop d'éther.:.... 10 à 20 gr.
    Potion gommeuse.   60 —
Par cuillerées à café.

**En cas de congestion pulmonaire ou de broncho-pneumonie** : voy. ces articles.

**En cas de diarrhée** : *bismuth, astringents, antiseptiques internes* (benzonaphtol), *lavages de l'intestin* à l'eau bouillie tiède.

**Dans tous les cas,** soutenir les forces du malade par l'administration des *excitants diffusibles* et la *médication alcoolique* :

℞ Acétate d'ammoniaque  }
    Benzoate de soude.... } āā 1 à 2 gr.
    Sirop de café............. 25 —
    Eau de tilleul............. 60 —
Par cuillerées à soupe, dans les 24 heures (Hallé).

℞ Cognac............. 15 à 30 gr.
    Julep gommeux...... 80 —
1 cuillerée à café d'heure en heure (2 à 4 ans).

Favoriser la sortie de l'éruption à l'aide des *tisanes chaudes*, des *bains tièdes* à 32° ou des *enveloppements humides* de tout le corps, laissés en place pendant 6 à 8 heures (Herzen).

℞ Infusion de bourrache. 950 gr.
    Sirop de fleurs d'oranger 50 —
    Ammoniaque ........ X gouttes
A boire dans la journée.

℞ Acétate d'ammoniaque.... 2 gr.
    Alcoolat de cannelle...... 4 —
    Julep gommeux.......... 100 —
1 cuillerée à café d'heure en heure (Comby).

Favoriser l'élimination des toxines à l'aide des *boissons abondantes*, des *purgatifs doux* répétés tous les 3 jours, et à l'aide de *lavements* d'eau bouillie et refroidie à la température de 20° (300 cc. à 1 litre, selon l'âge du malade) administrés tous les jours, matin et soir (Herzen).

**En cas de conjonctivite simple** : faire des lavages à l'aide d'une *solution boriquée* ; applications répétées de *compresses*, trempées dans la même solution, et instillations de quelques gouttes d'un *collyre au borax*.

℞ Eau distillée.......... 20 gr.
    Borax............... 10 cgr.
    Laudanum de Sydenham III gouttes.

**En cas de conjonctivite persistante avec sécrétion muco-purulente** : pratiquer des *lavages boriqués chauds*, répétés plusieurs fois par jour et des attouchements avec un pinceau trempé dans une *solution de nitrate d'argent* à 1 ou 2 p. 100 (voy. *Conjonctivites*).

**En cas de lésions cornéennes** : instiller sur l'œil malade I ou II gouttes d'un collyre à *l'atropine*.

### R. A FORME SUFFOCANTE.

**Contre la congestion pulmonaire** (dilatation suraiguë du cœur): application de *ventouses*, de *sinapismes ; saignée* (d'Espine et Picot). *Enveloppements humides permanents du thorax ; balnéation tiède* (30°).

Prescrire l'*acétate d'ammoniaque* et l'*éther* :

℞ Acétate d'ammoniaque....  4 gr.
  Sirop de punch............  50 —
  Julep gommeux............  100 —

  1 cuillerée à dessert toutes les heures.

Pratiquer des injections sous-cutanées de *caféine* (4 cgr., 3 à 5 fois par jour). Ordonner des inhalations d'*oxygène*.

### R. MALIGNE (hyperthermie, phénomènes ataxiques, adynamie, convulsions, délire).

Dans tous les cas donner la *quinine* ou mieux *l'aristochine* (5 cgr. par année d'âge) de préférence à l'antipyrine et à ses succédanés.

Ordonner aussi les *excitants diffusibles*, les *toniques* et les *stimulants* ; faire des injections d'*huile camphrée* à 1 p. 15 (1 à 2 cc. dans les 24 heures), de *sérum artificiel* (50 à 100 gr. chaque jour), de *strychnine* (1/4 de mgr. et jusqu'à un mgr. par jour).

Recourir en même temps au traitement *balnéothérapique* :

balnéation tiède (32°) ou froide (28° à 30°).

Si l'entourage s'oppose à la balnéation, employer le *drap mouillé*.

Ne pas se guider, pour instituer le traitement balnéothérapique, sur la courbe thermique, mais bien sur l'état général.

**En cas de température élevée, coïncidant avec l'existence d'une bronchite étendue** : voy. *Bronchite aiguë, Broncho-pneumonie*.

Se guider sur le thermomètre dans l'application des bains froids, que l'on terminera par des affusions d'eau froide sur la colonne vertébrale et la poitrine.

**En cas de broncho-pneumonie** : voy. cet article.

Appliquer des *ventouses sèches* et des *ventouses scarifiées*, lorsqu'il existe un point de côté.

Se servir d'*enveloppements humides froids*, en observant les règles suivantes : 1° laisser les bras libres, appliquer des linges humides sur le thorax et le dos, en enveloppant les pieds et les jambes de linges secs et chauds ; 2° ne jamais gêner l'amplitude des mouvements respiratoires par une constriction provenant des linges humides ; 3° ne pas insister sur la soustraction de chaleur, dès que les inspirations deviennent profondes et moins nombreuses (v. Jürgensen).

Ou bien préférer le *bain chaud* à 38° dans l'intervalle duquel on pratiquera l'enveloppement humide frais de la poitrine.

Dans les formes adynamiques avec menace d'asphyxie et toutes les fois qu'on veut amener une violente et rapide congestion des téguments, donner des *bains sinapisés* suivis de l'enveloppement du thorax dans des compresses trempées dans de l'eau de moutarde.

**En cas de sténose laryngée avec toux aboyante** : mettre l'enfant dans une *atmosphère saturée de vapeur d'eau ou de vapeurs balsamiques* ; faire autour du cou des *enveloppements de Priessnitz* (trois en 24 heures), avec de l'eau aussi chaude que la peau peut la supporter.

Si les accidents de sténose augmentent, recourir aux *bains chauds*, même en cas d'hyperthermie, de 15 à 20 minutes de durée, avec frictions énergiques dans le bain. Si le visage se congestionne, pratiquer des affusions d'eau froide ou mettre la vessie de glace sur la tête (v. Jürgensen).

Pratiquer, si besoin, des *injections* de *sérum antidiphtérique*.

Chez les grands enfants, administrer la *morphine* par voie hypodermique, à doses faibles.

Quand il faut enfin intervenir, préférer la *trachéotomie* (Netter), ou bien recourir au tubage en laissant le tube très peu de temps en place (Sevestre).

**En cas d'otite** : instiller dans le conduit auditif, plusieurs fois par jour, quelques gouttes de *glycérine phéniquée* et pratiquer des *panse-*

ments *humides chauds* sur l'oreille (voy. *Otite moyenne aiguë*).

**En cas de stomatite** : *gargarismes* antiseptiques, attouchements à la *glycérine phéniquée*, à l'*eau oxygénée*, au *bleu de méthylène* à 1 p. 50. Voy. *Antisepsie buccale*.

**En cas d'état soporeux, de délire, de convulsions** : recourir aux *affusions froides* à 15° au maximum, de 2 minutes de durée, en insistant surtout sur l'affusion dirigée vers la tête et la nuque.

Si les résultats sont insuffisants, s'adresser aux *bains froids* de 20° à 25° de 5 minutes de durée pour commencer, avec affusion d'eau plus froide sur la tête.

Pour éviter la parésie cardiaque, donner du vin avant et après le bain (v. Jürgensen).

**En cas d'hypothermie** : diriger un *jet d'eau aussi froide que possible, d'un centimètre de diamètre sur la région de la moelle allongée*. Répéter une dizaine de fois ces affusions avec intervalle de 15 à 20 secondes. Éviter de mouiller la poitrine.

Une fois la respiration améliorée et la température montée, donner des *bains chauds prolongés* de 38° à 40°, avec frictions énergiques dans le bain (v. Jürgensen).

Administrer, selon le besoin, la *digitale*, la *strychnine* et pratiquer des *injections sous-cutanées de caféine*.

**Contre le délire et les convulsions** : insister avec la *balnéation tiède*.

Prescrire l'*antipyrine* associée au *bromure de potassium*, en potion, ou bien :

℞ Hydrate de chloral..... 50 cgr.
Teinture de musc...... XX gouttes
Eau de tilleul......... 80 gr.
Sirop de fleurs d'oran-
ger.................. 20 —

1 cuillerée à café toutes les 1/2 à 1 heure (enfants de 5 à 6 ans).

**Pendant la convalescence :** soigner la bronchite chronique, l'adénopathie bronchique ; craindre la tuberculose pulmonaire.

Prescrire un *régime tonique*, les *bains salés*, le *sirop iodo-tannique*, l'*huile de foie de morue*, le *fer*, le *cacodylate de soude*, l'*arrhénal*.

*Changement d'air* (campagne, montagne), séjour au bord de la *mer*, en cas d'en-gorgements ganglionnaires cervicaux ou d'adénopathie médiastine, ou bien dans une station saline (Salies-de-Béarn, Salins-Jura, Biarritz).

En cas de bronchite persistante, ordonner la *terpine*, le *créosotal* à la dose de 3 à 6 gr. par jour (enfants), ou le *carbonate de gaïacol* :

℞ Carbonate de gaïacol.. 5 à 10 cgr.
Sucre en poudre....... 25 —

Pour 1 prise : 6 par jour (Herzen).

Voy. *Bronchites*.

Essayer l'usage du *goménol* soit en potion, soit en injections sous-cutanées : 1 cc. tous les jours d'huile goménolée à 10 p. 100 et même à 20 p. 100.

Séjour au *Mont-Dore*, à *La Bourboule*, à *Challes*.

# RUBÉOLE

*Séjour en chambre* ou *au lit* pendant 8 à 10 jours.

Éviter les sorties prématurées, surtout par un temps froid.

*Diète liquide* : boissons rafraîchissantes et lait, pendant la durée de l'éruption ; s'il n'y a pas de fièvre, per-mettre une alimentation plus substantielle.

*Lavages des yeux* à l'eau boriquée.

**Contre la fièvre :** *antipyrine, quinine*.

**A la fin de la maladie:** *bains tièdes savonneux*.

Purgatif, si besoin.

# RUPTURES

**R. DU CORDON OMBILICAL.**

Pendant l'accouchement (déchirure de la tige funiculaire ou d'un vaisseau au cas d'insertion vélamenteuse): se hâter de faire l'*extraction*, soit à l'aide du forceps, soit au moyen de la version.

**R. DE GROSSESSE TUBAIRE.**

Voy. *Grossesse extra-utérine. Hématocèle pelvienne*.

**R. PRÉMATURÉE DE LA POCHE DES EAUX.**

Prescrire le *repos au lit*, des *toilettes vulvaires*, quelques rares *injections vaginales* et un *pansement* (coton aseptique) appliqué sur les organes génitaux externes.

**En cas de procidence du cordon ombilical** : voy. ce paragraphe.

**En cas de souffrance du fœtus** : voy. ce mot.

R. DE L'UTÉRUS (pendant le travail).

Dans tous les cas où **la rupture utérine est imminente** (distension du segment inférieur, anneau de contraction visible et très haut, ligaments ronds tendus facilement palpables, palpation douloureuse, pouls et respiration rapides), *procéder immédiatement à l'accouchement* : pratiquer la craniotomie, la cranioclasie, l'embryotomie rachidienne, la symphyséotomie, et, dans une clinique ou un hôpital, l'opération césarienne, mais se garder de faire la version (voy. *Dystocies, Hydrocéphalie du fœtus, Pelvi-viciations, Présentations, Rigidité du col*).

**R. incomplète.**

**Fœtus dans l'utérus** : *extraction* manuelle (version podalique interne) ou instru-

mentale (forceps) par les voies naturelles.

Si l'on ne peut pas pratiquer ces deux opérations (version ou forceps), recourir à l'*embryotomie céphalique* (perforation de la tête).

Faire suivre l'extraction du fœtus par la *délivrance artificielle* et terminer l'intervention par un *lavage soigné des organes génitaux externes et du vagin*, par un *tamponnement utéro-vaginal* à la gaze iodoformée qu'on retirera après 36 à 48 heures, et par l'application d'un large *bandage de corps compressif.*

**R. complète.**

**Fœtus en partie ou en totalité dans la cavité péritonéale** : recourir à la *laparotomie*, extraire le fœtus et pratiquer la suture de la plaie utérine, précédée, en cas d'hémorragie, de la ligature de l'artère utérine.

Si la femme a été infectée, extirper l'utérus.

Dans certains cas de rupture complète (bassin peu rétréci, fœtus peu volumineux), préférer l'*extirpation de l'utérus d'emblée* par voie vaginale, suivie de l'extraction du fœtus par la brèche vaginale (v. Braun).

# SABLOSE INTESTINALE

Voy. *Lithiase intestinale.*

# SALIVATION MERCURIELLE

Voy. *Ptyalisme, Stomatite mercurielle.*

# SALPINGITES
## (Salpingo-ovarites).

S. AIGUË.

*Immobilité absolue* au lit

dans la position horizontale pendant au moins 8 à 10 jours,

application de la *vessie de glace* en permanence sur l'hypogastre ; *émissions sanguines locales* (ventouses scarifiées, sangsues) ; *onctions calmantes* avec :

℞ Chloroforme.......... ⎱ āā 10 gr.
   Laudanum............ ⎰
   Baume tranquille......... 60 —
                          (Herzen).

Éviter les frictions ; ne pas répéter inutilement l'examen gynécologique.

Dans tous les cas, ordonner les *injections vaginales antiseptiques* avec le moins de pression possible.

*Régime lacté*, aliments liquides ; en cas de nausées, *diète absolue* ou autoriser tout au plus quelques gorgées *d'eau glacée* toutes les heures.

Provoquer au troisième jour de la maladie une garderobe à l'aide d'un *suppositoire à la glycérine* ou d'un *petit lavement* émollient bien chaud d'un quart de litre ou d'un demi-litre.

Plus tard (après le 8ᵉ jour de la maladie) administrer des *laxatifs doux* et des *purgatifs légers* (salins) ; pas de drastiques.

En cas de météorisme, introduire profondément dans le rectum, avec précaution, une grosse sonde qui sera laissée en place une à deux heures.

**Contre la fièvre** : *antipyrine, pyramidon, phénacétine, lactophénine, quinine.*

**Contre les douleurs** : ordonner l'*extrait thébaïque*, en pilules à la dose de 5 à 10 cgr. par jour ou bien prescrire des *lave-*ments *calmants* (laudanum, chloral), ou des *suppositoires calmants* (dionine, 2 à 3 cgr., extrait thébaïque, 2 à 3 cgr.).

℞ Antipyrine........... 1 gr. 50
   Laudanum de Syden-
      ham............. XXV gouttes
   Eau tiède........... 60 gr.
   Pour 1 lavement : 2 par jour (Herzen).

Au besoin, injections de *morphine*.

Voy. *Péritonite aiguë* : dans le cas de péritonite génitale aiguë. *Pelvipéritonite.*

**En cas de suppuration**, d'abcès faisant saillie dans le vagin (*salpingite suppurée*) : intervenir par l'*incision vaginale* (colpotomie ou incision du cul-de-sac postérieur).

**Dans les cas urgents**, dans les cas de vastes salpingites suppurées avec pelvi-péritonite : pratiquer la *laparotomie.*

Voy. *Abcès pelviens, Pelvipéritonite.*

Combattre l'intoxication septique à l'aide d'injections sous-cutanées ou rectales (en cas d'affaiblissement cardiaque) de *sérum artificiel.*

**En cas d'amélioration** (8 à 10 jours après le début) : permettre à la malade de s'asseoir dans son lit, et même de passer une partie de la journée sur une chaise-longue.

Faire prendre des *injections vaginales chaudes* à 40° ou 42° avec des décoctions de pavots et de guimauve, additionnées de borate de soude (20 à 25 gr.) et de chlorure de sodium (15 gr. pour 2 litres d'eau).

Faire appliquer, pendant la nuit et pendant la journée,

des *maillots chauds* couvrant toute la région hypogastrique et la partie supérieure des cuisses.

Dans les premiers temps, s'abstenir de tout pansement vaginal ; y recourir seulement plus tard, surtout dans les quatre ou cinq jours qui précèdent les règles et la semaine qui les suit : sur le col tampons imbibés de *glycérine au thigénol* (1/3) ou à l'*ichtyol* (1/10) ou à la *glycérine alcalinisée* :

    ℞ Glycérine neutre.....      200 gr.
      Borate de soude....       20 —
      Chlorure de sodium.  1 gr. 50 cgr.
                        (Siredey).

Pratiquer en outre des *irrigations rectales* chaudes et prolongées à l'aide d'une sonde à double courant (Reclus).

Recourir aussi, pour favoriser la résolution des exsudats, à la révulsion à l'aide de *pointes de feu*, de *vésicatoires volants*, de badigeonnages de *teinture d'iode*.

Enfin recommander le *massage* et la *gymnastique suédoise* (opérer avec douceur sous peine de voir reparaître les accidents).

Administrer les *toniques* (fer, arsenic, cacodylate de soude, glycérophosphates, kola).

*Alimentation reconstituante.* Voy. *S. chronique catarrhale ou parenchymateuse.*

## S. CHRONIQUE.

**En cas de salpingite chronique avec rétention de liquide séreux ou purulent dans la trompe, ou en cas de per-**sistance de noyaux doulou-**reux rendant la vie active impossible :** recourir à froid à la *laparotomie*, suivie d'extirpation d'une ou des deux annexes (salpingectomie par voie abdominale), enlevant dans ce dernier cas l'utérus en même temps par la voie abdominale.

Faire la *salpingectomie par voie vaginale*, lorsque la tumeur se trouve dans l'espace de Douglas ou assez près des culs-de-sac latéraux, lorsqu'elle est relativement mobile et lorsque sa dimension n'est pas trop considérable, ou, dans la plupart des cas, lorsqu'il existe des adhérences assez étendues et des poches purulentes multiples, pratiquer l'*hystérectomie vaginale* (cette voie est plus aléatoire et plus grave que la voie abdominale).

Ne pratiquer la *ponction* avec ou sans incision du sac, selon que le contenu de la trompe est séreux ou purulent, que lorsque la tumeur se trouve dans la profondeur du bassin et repose sur les culs-de-sac vaginaux.

*Intervenir d'urgence* (laparotomie suivie d'extirpation de l'annexe malade ou d'hystérectomie et de *drainage*), lorsqu'il survient une **rupture** ou une **torsion pédiculaire** d'un pyosalpinx ou d'un hydrosalpinx.

**En cas de salpingite catarrhale ou parenchymateuse :** ordonner des *bains de siège* de 32° à 35°, additionnés soit d'un demi-litre d'eau mère, soit de 150 gr. de savon vert.

Pendant le bain, faire prendre à la malade une *injection vaginale* avec une dizaine de litres d'eau bouillie de 40° à 50°, sans grande pression.

Placer deux ou trois fois par semaine, dans le fond du vagin, un tampon de coton imbibé de *glycérine à l'ichtyol* à 10 p. 100, que la malade retirera après 12 à 24 heures, ou bien recourir à l'emploi des *ovules* de glycérine solidifiée à l'ichtyol, ou encore pratiquer la *columnisation* : après avoir appliqué le spéculum et fait un lavage aussi complet que possible du col utérin et des culs-de-sac vaginaux, placer sur le col et autour du col des lanières imbibées de glycérine thigénolée, ichtyolée ou alcalinisée :

℞ Thigénol . . . . . . . . . . . . . . . . 50 gr.
  Glycérine . . . . . . . . . . . . . . . 200 —
                        (Siredey).

Ou :

℞ Ichtyol . . . . . . . . . . . . . . . . . 10 gr.
  Glycérine . . . . . . . . . . . . . . . 250 —
                        (Siredey).

Ou :

℞ Borate de soude . . . . . . . . . . 25 gr.
  Glycérine . . . . . . . . . . . . . . . 250 —
                        (Siredey).

La lanière étant appliquée, bourrer le vagin de gaze stérilisée sèche, de manière à le remplir d'un pansement aussi serré que possible, sans que la malade souffre. Laisser le tout en place deux et trois jours et recommencer ensuite (la malade peut circuler et vaquer à ses travaux, mais doit éviter tout effort et toute fatigue).

En même temps combattre la blennorragie, si elle existe, et traiter l'état général.

Conseiller à la malade une *cure thermale* aux eaux de Salins, Salies-de-Béarn, Challes, Luchon, Royat, Néris, Luxeuil, Bex, Rheinfelden, Kreuznach.

Ne pas recourir, en général, au massage.

Dans les cas plus graves, rebelles aux médications précédentes, faire (absolument à froid) la *dilatation de la cavité utérine* avec des tiges de laminaire de calibre croissant, qu'on laisse 24 heures en place.

Pratiquer ensuite le *curettage utérin*, en grattant minutieusement les angles de l'utérus (danger de rupture de la trompe) ; terminer cette intervention par un *tamponnement utérin* à la gaze iodoformée, afin de drainer la cavité utérine. Renouveler ce pansement intra-utérin tous les jours, jusqu'à ce que le col se soit resserré, en le faisant précéder d'un lavage de la cavité utérine.

Pratiquer aussi des injections intra-utérines de *teinture d'iode*, et continuer l'*antisepsie intra-utérine* par l'introduction dans l'utérus de crayons d'iodoforme, de sublimé, de salol, etc. (voy. *Antisepsie gynécologique, Métrite du corps de l'utérus*).

Dans certains cas, lorsqu'il existe de la métrite avec péri et paramétrite, recourir aux *injections intra-utérines de la solution de Grammatikati*, en se servant de la seringue de Braun :

℞ Alumnol . . . . . . . . . . . . . . 2 gr. 50
  Teinture d'iode . . . . }
                            āā 25 —
  Alcool . . . . . . . . . . . . }

# SARCOCÈLES

**S. SYPHILITIQUE.**
Voy. *Orchite syphilitique.*

**S. TUBERCULEUX.**
Voy. *Orchite tuberculeuse.*

# SATURNISME

**S. AIGU.**
Voy. *Empoisonnement par le plomb.*

**S. CHRONIQUE.**
*Changement de métier.*
Prescrire le *régime lacté*, plus ou moins absolu, selon les cas.
Administrer les *purgatifs salins* (sulfate de soude ou de magnésie) et les *purgatifs cholagogues*; donner l'*iodure de potassium* (10 p. 300, une cuillerée à chaque repas, pendant 20 jours par mois).
Faire prendre des *bains sulfureux*, suivis de lavage avec une solution d'acide chlorhydrique à 20 p. 100 et de savonnage, afin d'enlever l'enduit sulfureux, et des *bains de vapeur*.
Traiter les *lisérés plombiques* à l'aide d'applications locales d'*acide chlorhydrique dilué*.
Favoriser les fonctions de la peau en ordonnant le *jaborandi* ou la *pilocarpine*, à petites doses.
Combattre l'anémie par l'*iodure de fer* ou par le *protoiodure de fer ioduré* :

℞ Iodure de potassium...... 1 gr.
  Sirop d'iodure ferreux.... 30 —
  Julep simple............. 100 —

A prendre dans le jour, quelques jours de suite, puis revenir aux pilules d'iodure de fer à 20 cgr. à la dose de 2 à 3 pilules par jour.

Chez la femme, *défendre l'allaitement.*
Voy. *Colique de plomb, Encéphalopathie saturnine, Goutte saturnine, Paralysie saturnine.*

# SATYRIASIS

Éviter la continence trop prolongée, réprimer la masturbation.
Défendre la lecture de livres obscènes, supprimer les causes d'irritation locale (oxyures, eczémas du scrotum herpès génital).
Combattre l'irritabilité génitale : voy. *Neurasthénie génitale.*
Donner les *bromures alcalins*, le *camphre*, le *bromure de camphre*; prescrire les *hypnotiques.*
Recourir aux *bains de*

HERZEN, 6e édition.

*siège à eau courante tiède*, de 2 à 3 minutes de durée, suivis d'une douche générale tiède, dirigée principalement sur la colonne vertébrale (Beni-Barde et Materne).

S'il y a lieu, *interner* le malade.

## SCARLATINE

T**RAITEMENT HYGIÉNIQUE :**
*Isolement* du malade (40 jours). *Désinfection* des objets contaminés (voy. *Fièvres éruptives*).

Aération de la chambre ; maintenir une *température constante* (18°).

Éviter avec soin tout refroidissement, même dans les 3e, 4e et 5e semaines, lorsque le malade paraît déjà tout à fait bien.

Donner chaque jour un *bain tiède* (32° à 35°), à l'enfant comme à l'adulte.

Prévenir les infections secondaires avec leurs complications, en instituant une *antisepsie rigoureuse* de la surface cutanée à l'aide des *bains tièdes*, des muqueuses oculaires, en faisant des *lavages avec la solution boriquée* et des cavités buccale, nasale et pharyngée, en prescrivant les *grands lavages*, répétés trois fois par jour, avec de l'*eau bouillie* additionnée de quelques gouttes du mélange suivant :

| ℞ | Essence de menthe | 50 cgr. |
|---|---|---|
| | Thymol | 2 gr. |
| | Acide benzoïque | 2 — |
| | Essence d'eucalyptus | 30 — |
| | Alcool à 90°... Q. S. p. | 250 — |

et surtout en faisant faire des *gargarismes* plusieurs fois par jour, au phénosalyl (XX gouttes dans un grand verre d'eau bouillie tiède), ou à l'eau oxygénée coupée de cinq fois autant d'eau.

En outre, *instiller* dans chaque narine, matin et soir, V gouttes d'huile résorcinée à 1 p. 50, ou goménolée à 5 p. 100, ou du mélange suivant :

| ℞ | Menthol | 10 cgr. |
|---|---|---|
| | Camphre | 20 — |
| | Huile d'amandes douces... | 10 gr. |
| | | (Herzen). |

Chez les petites filles et les femmes, pratiquer la *toilette vulvaire et vaginale*, à l'aide de lavages et d'injections avec des solutions de sublimé à 1 p. 2000, de permanganate de potasse à 1 p. 2000, d'aniodol à 1 p. 3000, ou de chinosol à 1 p. 1000.

Conseiller au malade de se moucher en n'*obturant qu'une seule narine*.

R**ÉGIME :** *régime lacté absolu pendant la période fébrile* (2 à 3 semaines au moins).

Recommander au malade de *boire abondamment*, aussi souvent qu'il le désire : eau fraîche (bouillie), tisanes (bourrache) ; boissons acides, limonade citrique ou tartrique, café, eau vineuse.

Après le 21e jour, permettre, dans le cas de scarlatine simple, le lait de poule, les biscuits secs (pas salés), le riz cuit au lait, les pommes de terre, les purées de légumes, les pâtes alimentaires, les crèmes, le chocolat au lait, le fromage frais non salé.

Ne pas donner de bouillon de bœuf ni de viande avant la 4e ou la 5e semaine.

TRAITEMENT MÉDICAMENTEUX :

**Contre l'angine scarlatineuse** (érythémateuse on pseudo-membraneuse) : pratiquer des *irrigations boriquées* (3 p. 100) ou *salicylées* (2 p. 1000) ou de *liqueur de Labarraque* à la dose de 58 gr. pour un litre d'eau bouillie (Roux) ; ordonner des gargarismes et des lavages des cavités buccale et pharyngienne avec une solution de *trichlorure d'iode* à 1 p. 1000 (Herzen) ou avec de l'*eau oxygénée* coupée de cinq fois autant d'eau ; faire des *badigeonnages* 3 à 4 fois par jour avec de la *glycérine phéniquée* à 3 p. 100, ou bien avec :

℞ Acide phénique........ ⎱ āā 1 gr.
  Camphre.............. ⎰
  Glycérine..............  20 —

℞ Bichlorure d'hydrargyre.  5 cgr.
  Ichtyol...............  5 gr.
  Eau distillée...........  100. —
         (Baginsky).

℞ Camphre........... ⎱ āā 10 gr.
  Menthol............. ⎰
         (Roux).

Employer aussi l'*eau oxygénée* à 10 volumes et le *jus de citron*.

Prescrire en outre le *chlorate de potasse* à l'intérieur :

℞ Chlorate de potasse.  75 cgr. à 1 gr.
  Sirop de mûres....  30 —
  Hydrolat de laitue.  60 —
  Par cuillerée à café, dans la journée (enfants) (Roger).

Dans les cas graves, pratiquer des injections de *sérum antistreptococcique de Marmorek*.

**Si une angine pseudo-membraneuse apparaît tardivement** : pratiquer l'examen bactériologique des fausses membranes et faire des *injections de sérum antidiphtérique*, quand le bacille de Löffler est en cause.

**Contre la fièvre** : donner la *quinine*, l'*antipyrine*, l'*acétopyrine*, le *pyramidon* ; ne pas abuser des antithermiques ; ils favorisent le collapsus, affaiblissent l'action cardiaque, diminuent la diurèse.

Préférer les *lotions froides*, les *enveloppements froids* ou les *bains froids*, pratiqués à partir du moment de l'invasion jusqu'à la diminution des symptômes généraux : aussitôt que la température rectale atteint 40° et si la peau est chaude au toucher, donner un bain à 28° de 5 minutes de durée, s'il s'agit de jeunes enfants, et de 25°, chez les adolescents. Dans les cas légers, prescrire un bain toutes les 4 ou 5 heures (v. Jürgensen).

Dans tous les cas, favoriser l'élimination des toxines à l'aide des purgatifs *doux*, répétés tous les trois jours, des *boissons abondantes* et des *lavements* d'eau bouillie et refroidie à 20° (300 cc. à 1 litre, selon l'âge du malade) administrés méthodiquement matin et soir (Herzen).

**En cas d'agitation et d'insomnie** : employer les *bromures*, le *chloral*, l'*hédonal*, l'*hydrate d'amylène*, la *codéine* et le *narcyl* à petites doses.

℞ Hydrate de chloral....... 50 cgr.
   Bromure de potassium.... 50 —
   Sirop de menthe..... ⎰
   Eau distillée........ ⎱ āā 30 —
   1 cuillerée à café d'heure en heure
(enfants).

Recourir de préférence à la *balnéation tiède*.

PENDANT LA GROSSESSE :

En cas d'albuminurie gravidique préexistante : *interrompre la grossesse* ; dans le cas contraire, surveiller attentivement le rein et prolonger le *régime lacté prophylactique pendant quatre semaines au moins*.

SÉRUMTHÉRAPIE :

*Sérum antiscarlatineux de Moser* : injecter une dose unique de 30 à 100 cc.

**S. MALIGNE ET COMPLIQUÉE** (hyperthermie, délire, carphologie).

Suivre les prescriptions indiquées pour la scarlatine normale et en plus recourir au *traitement balnéothérapique* : employer les *bains froids* à 25° ou 28°, de 5 à 15 minutes de durée, répétés 4 à 10 fois par jour (un bain toutes les 2 heures), en surveillant attentivement le cerveau et le cœur.

Les bains froids sont contre-indiqués en cas de collapsus, de faiblesse du cœur résistant à l'action des toniques, de myocardite appréciable, de gêne respiratoire provenant d'une sténose des voies aériennes, d'hémophilie, d'hémorragies, d'épistaxis, de néphrite, d'arthrite.

Donner aussi des *bains tièdes progressivement refroidis*.

Si l'entourage s'oppose à la balnéation, employer le *drap mouillé*, ou bien faire des *lotions froides* avec de l'eau pure ou de l'eau vinaigrée.

**En cas d'obnubilation du sensorium** (même avec température basse) : placer le malade dans un *bain chaud* et faire des *affusions d'eau très froide sur la tête* et sur la nuque.

**En cas de convulsions :** donner un *bain chaud* (34°) de 10 à 15 minutes de durée, terminé par une *affusion froide sur la tête*.

S'abstenir de narcotiques ; appliquer des *sangsues* derrière les oreilles et, si nécessaire (forme toxique), pratiquer une *saignée*.

**Si, malgré la fièvre élevée, la peau est froide au toucher :** donner un *bain chaud* à 40° pendant 10 minutes, avec *frictions* énergiques dans le bain.

Relever la tonicité cardiaque, en administrant du *vin* ou en faisant des *injections de camphre* (huile camphrée à 10 p. 100, 1 à 2 seringues à la fois, selon l'âge du malade).

Si la peau s'échauffe, faire quelques rapides *affusions froides* après le bain chaud (v. Jürgensen).

Prescrire, particulièrement dans la scarlatine maligne, les *boissons abondantes* et les *diurétiques* (tisanes), pour faciliter l'élimination des toxines.

Dans quelques cas, pratiquer des *injections sous-cutanées d'eau salée* à 7 p. 1000 (sérum artificiel) à petites doses souvent répétées.

**Contre les phénomènes ataxiques, et pour favoriser l'éruption** : recourir aux *enveloppements humides* de tout le corps ; ordonner le *carbonate ou l'acétate d'ammoniaque*, dans le premier cas associé au *musc*.

℞ Musc..................... 20 cgr.
  Carbonate d'ammoniaque.. 1 gr.
  Sirop simple............. 40 —
  Eau distillée............ 80 —

4 à 6 cuillerées à café par jour ; enfants (Descroizilles).

**Contre la tendance au collapsus, le pouls faible** : pas de bains froids ; donner la *digitale*, le *strophantus*, la *strychnine*, pratiquer des injections sous-cutanées de *caféine*, de *spartéine* et d'*éther*.

℞ Teinture de digitale... XV gouttes
  Oxymel scillitique..... 15 gr.
  Sirop simple......... 45 —
  Eau de laitue......... 90 —

1 cuillerée à café de 2 en 2 heures (enfants de 10 à 15 ans) (Roger).

℞ Teinture de stro- ⎞
        phantus...... ⎟ āā X gouttes
  Liqueur ammonia- ⎟
        cale.......... ⎠
  Eau distillée.......... 60 gr.
  Sirop d'éther......... 10 —

1 cuillerée à café de 2 en 2 heures (enfants de 10 à 12 ans).

### Chez l'adulte.

℞ Teinture de noix vomique ⎞ āā 5 gr.
  — de strophantus. ⎠

X gouttes, 3 à 4 fois par jour.

℞ Teinture de strophantus... 5 gr.
  Liqueur d'Hoffmann... ⎞
  — ammoniacale ani- ⎟ āā 10 —
  sée.............. ⎠

XXV gouttes 3 fois par jour (Herzen).

℞ Camphre............. ⎞ āā 2 gr.
  Ether sulfurique...... ⎠
  Huile d'amandes douces Q.S.p. 10 cc.

Injecter 3 cc. par jour (Herzen).

Administrer méthodiquement, matin et soir, une injection rectale de *sérum artificiel* (300 cc. à 1 litre, selon l'âge) (Herzen).

**En cas de néphrite (albuminurie et anasarque)** : recourir à la *révulsion* sur les reins et aux *émissions sanguines* (ventouses scarifiées, sangsues).

Continuer le *régime lacté absolu et exclusif*.

Administrer les *diurétiques* : digitale, caféine, théobromine, scille.

℞ Teinture de digitale. ⎞ āā X gouttes
  — de scille... ⎠
  Sirop des cinq racines.. 15 gr.
  Eau distillée.. Q. S. p. 60 cc.

1 cuillerée à café toutes les 2 heures.

Donner des *tisanes diurétiques* ; faire boire une bouteille *d'eau d'Evian ou de Vittel* additionnée de 30 gr. de *lactose*.

℞ Sel de nitre..... ..... 3 gr.
  Sucre pulvérisé........ 50 —
  Essence de citron...... IV gouttes

Pour une bouteille d'eau d'Evian : donner aux enfants, 1/2 grand verre de cette *tisane nitrée*, 2 fois par jour, et aux adultes, 4 verres par jour.

Pratiquer l'*antisepsie intestinale* (benzonaphtol), prescrire les *purgatifs salins et drastiques* (eau-de-vie allemande, calomel, scammonée, jalap) et faire méthodiquement, matin et soir, une *injection rectale d'eau bouillie* (300 cc. à 1 litre, selon l'âge) (Herzen).

Prescrire aussi :

℞ Alcoolature d'aconit... X gouttes
  Acide tannique....... 20 cgr.
  Julep gommeux....... 100 gr.

1 cuillerée à dessert toutes les 2 heures (enfants de 5 à 6 ans) (Roger).

Voy. *Néphrite aiguë*.

48.

Recourir au *traitement hydrothérapique* suivant : donner des *bains chauds* à 39° de 15 minutes de durée, avec *enveloppement consécutif* dans un linge trempé d'eau chaude et par-dessus une ou plusieurs couvertures de laine. Laisser le malade ainsi enveloppé pendant 1 à 2 heures, en lui donnant abondamment à boire des liquides chauds, puis l'essuyer avec des linges chauds et secs.

Dans les cas graves, intervenir de la sorte deux fois par jour ; augmenter insensiblement la température du bain jusqu'à 41° et laisser le malade pendant une heure dans la baignoire (v. Jürgensen).

**Contre l'hydropisie post-scarlatineuse non albuminurique** (due à l'affaiblissement du cœur, à l'hyposystolie et à des troubles de nutrition des capillaires) : prescrire un *régime reconstituant* (lait, œufs, vins généreux), le *repos* relatif et les injections de *caféine* ou de *spartéine associée à la strychnine*, pour faciliter l'effet diurétique.

℞ Sulfate de strychnine.... 15 mgr.
   — de spartéine...... 80 cgr.
   Eau stérilisée... Q. S. p. 20 cc.
Adultes : 1 cc. 2 fois par jour.
Enfants : 1/5 à 1/3 cc. 2 fois par jour
(Herzen).

**Contre l'hématurie et la scarlatine hémorragique** :

donner l'*acide gallique*, le *tanin*, le *perchlorure de fer*, la *ferropyrine*, l'*ergotine* et la *quinine*.

℞ Acide gallique............ 1 gr.
   Sirop de fleurs d'oranger... 30 —
   Eau distillée.............. 80 —
1 cuillerée à café d'heure en heure (enfants) (Comby).

Ou mieux prescrire, dans la forme hémorragique, la *gélatine* (5 à 10 gr. en potion), le *chlorure de calcium cristallisé* (4 à 6 gr. en potion).

Voy. pour les formules : *Purpura hémorragique* et *Variole*.

**Au moment de la desquamation** : faire prendre des *bains tièdes* répétés, avec savonnage (savon à la résorcine, à l'acide phénique, au sublimé), et pratiquer des onctions avec de la vaseline boriquée ou salolée.

**En cas de rhumatisme scarlatin** : conseiller le *séjour prolongé au lit* ; pratiquer l'*enveloppement des articulations* avec de la ouate.

Prescrire le *salicylate de soude*, à la dose de 2 à 6 gr. (excepté s'il y a néphrite), le *salol*, la *salipyrine*, le *salophène*, l'*asaprol*, l'*aspirine* (voy. *Rhumatisme articulaire aigu*).

S'il se développe une arthrite purulente, recourir à l'*intervention chirurgicale*.

# SCIATIQUE

Voy. *Névralgies*.

**S. RÉCENTE AIGUË.**

*Repos absolu* au lit, la

jambe maintenue dans la demi-flexion.

*Bains simples* ou *sulfureux* très chauds à 40 degrés et

même plus, durant 10, 15 minutes, si le sujet est jeune, avec un bon système cardio-vasculaire.

LOCALEMENT : recourir aux *émissions sanguines*, sous forme de sangsues, ou mieux de ventouses scarifiées appliquées au-dessous du pli fessier, dans le creux poplité et au niveau du mollet.

Application d'*acide chlorhydrique concentré* sur le trajet du nerf au niveau des points douloureux, répétée tous les 2 ou 3 jours, ou de *vésicatoires successifs* sur le membre malade, ou bien de *vésicatoires en forme de longues lanières* à la partie postérieure de la jambe malade.

Pratiquer, sur le trajet du nerf, des injections profondes de *chlorhydrate de cocaïne*, faites au niveau des points douloureux (1 à 2 cgr.), ou du mélange suivant :

℞ Gaïacol cristallisé............ 4 gr.
 Menthol.................... 1 —
 Chloroforme............... 6 —
 Injecter 1 cc. à la fois, 2 fois par jour.

Recourir aussi aux injections locales d'*eau stérilisée* (Potain, Dieulafoy) ou d'*air* (Cordier).

Voy. *Névralgies* : traitement symptomatique, en cas de névralgies rebelles.

Utiliser aussi la *congélation* à l'aide de pulvérisations de chlorure de méthyle employées avec prudence pour éviter les escarres et les ulcérations.

Employer les *liniments calmants* (salicylés, laudanisés, chloroformés) ou *irritants* (voy. *Névralgies*), et les *applications chaudes*.

℞ Pommade stibiée.. ....... 40 gr.
 Extrait de belladone....... 2 —

Ne pas conseiller le massage, ni l'électrothérapie, dans les cas à début brusque avec douleurs intenses.

**Si la sciatique est d'origine rhumatismale** : donner le *salicylate de soude*, à la dose de 4 à 8 gr. par jour, en potion, associé à l'*aconit* (teinture de racines d'aconit, XXX gouttes), ou bien l'*aspirine* à la dose de 4 gr. par jour, la *salipyrine* 4 gr. et le *pyramidon* à la dose de 1 gr. 50 cgr. par jour.

**Dans les autres cas** : prescrire l'*antipyrine*, la *phénacétine*, l'*exalgine*, le *pyramidon*, l'*acétopyrine* et les sels de *quinine*.

Voy. *Névralgies*.

℞ Sulfate de quinine,....... 25 cgr.
 Extrait thébaïque......... 2 —
 Pour 1 pilule : 3 pilules par jour.

 Phénacétine ou Pyramidon. 30 cgr.
 Chlorhydrate de quinine.. 25 —
 Pour 1 cachet : 4 cachets par jour (Herzen).

℞ Antipyrine........... } āā 50 cgr.
 Salol............... }
 Pour un cachet : 4 à 6 cachets par jour.

Ou encore, donner le *bleu de méthylène*, à la dose de 30 à 60 cgr. par jour, en pilules de 10 cgr. chacune.

**En cas de douleurs vives** : pratiquer des *injections de morphine* ou de *dionine* :

℞ Sulfate neutre d'atropine.. 1 cgr.
 Chlorhydrate de morphine. 20 —
 Eau distillée stérilisée.... 20 cc.
 Injecter 1 cc. 2 à 3 fois par jour.

Recourir enfin aux *injections épidurales de sérum*, ou

*de cocaïne*, à la dose de 1/2 à 1 cgr., ou mieux aux *injections épidurales de stovaïne associées à des injections profondes échelonnées le long du nerf* :

℞ Stovaïne ............... 10 cgr.
   Acide phénique........ 20 mgr.
   Chlorure de sodium...... 30 cgr.
   Eau distillée stérilisée.... 30 cc.

Pratiquer tous les trois jours, jusqu'à guérison, trois injections simultanées de 3 cc. par injection de la solution précédente : 1º une injection épidurale; 2º une injection rétro-trochantérienne ; 3º une injection sur le milieu de la face postérieure de la cuisse (Sicard).

**Après la période aiguë** : recourir à l'*électrisation* (courants induits faibles, à intermittences rares ; faradisation cutanée à l'aide du pinceau, ou bien courants continus descendants, pôle positif sur la région lombaire ou au niveau de la grande échancrure sciatique, pôle négatif promené sur le trajet du nerf ; séances de 5 à 10 minutes, tous les jours ou tous les deux jours).

Voy. *Névrites*.

Ordonner aussi les *bains de vapeur*, les *bains simples* ou *térébenthinés*, le *massage* l'*hydrothérapie* (douches chaudes) et une *cure thermale* aux eaux de Luxeuil, Néris, Royat, Vals, Bagnères-de-Bigorre.

## S. CHRONIQUE.

TRAITEMENT CAUSAL (rhumatisme chronique, arthritisme, goutte, diabète, blennorragie, syphilis, alcoolisme, impaludisme, saturnisme, hydrargyrisme, arthrite sèche de la hanche, néoplasie).

**Dans les cas à début lent, à marche chronique avec douleur sourde** : recourir au *massage* et à l'*électrothérapie*. Employer les courants galvaniques de faible intensité, appliquer l'électrode négative à l'extrémité inférieure de la colonne lombaire et l'électrode positive dans une cuvette remplie d'eau dans laquelle plonge le pied de malade. Faire passer d'abord un courant très faible, que l'on augmente progressivement d'intensité, jusqu'à 8 ou 10 milliampères. Séances de 10 minutes de durée (voy. *Névralgies*).

**Contre l'atrophie musculaire** : avoir recours au *massage* et à l'*électrisation*.

Cure à *Aix-les-Bains*.

**Contre l'anesthésie cutanée et les paresthésies** : recourir à la *faradisation*, à l'aide du pinceau.

**Dans les cas rebelles** : Ne pas faire d'injections d'alcool; employer les *injections sous-cutanées d'air stérilisé*, les *injections intra-nerveuses de sérum stovaïné* ; repérer le nerf sciatique au voisinage de l'épine sciatique à un travers de doigt en dehors de l'union du tiers interne et des deux tiers externes d'une ligne allant de l'articulation sacro-coccygienne au bord du grand trochanter et injecter à ce niveau 40 à 50 cc. de liquide.

Pratiquer l'*élongation* du nerf à ciel ouvert ou sous-cutanée (par flexion forcée de la cuisse sur le bassin, la jambe tendue).

Ou bien pratiquer le *her-*

sage du nerf sciatique (dissociation des faisceaux nerveux
avec un instrument mousse)
(Gérard-Marchant).

**En cas de sciatique due à
la compression du nerf sciatique ou à son irritation** par
esquille, par exostose, par tumeur ou par cicatrice, recourir au *traitement chirurgical*,
variable suivant le cas.

**En cas de sciatique hysté-
rique** : traitement général hygiénique et psychothérapique
de l'hystérie ; recourir à l'application d'*aimants*, à l'*isolement* et à la *suggestion hypnotique.*

**En cas de sciatique syphi-
litique** (névrite radiculaire
scléro-gommeuse ou gomme
au voisinage du nerf sciatique) : prescrire le *traitement
antisyphilitique mixte* (injections de biiodure de mercure
de 1 à 2 cgr. et iodure de
potassium à la dose de 3 à
4 gr. par jour).

# SCLÉRÈME DES NOUVEAU-NÉS

Activer la circulation :
donner des *bains chauds prolongés* à 37°, d'après la méthode de Winckel, des *bains
chauds aromatiques* ou *sinapisés* (500 gr. de farine de moutarde pour un grand bain).
Pratiquer des *frictions* excitantes.

Placer l'enfant dans une
*couveuse ; gavage.*

Administrer les *stimulants
diffusibles* (alcool, sels d'ammoniaque, éther, cannelle).

℞ Cognac.............. } ãã 10 gr.
  Sirop d'éther...........
  Eau distillée de menthe.... 40 —
1 cuillerée à café toutes les 2 heures.

Recourir au *massage* et à
l'*électrisation.*

Voy. *Faiblesse congénitale,
Œdèmes des nouveau-nés.*

# SCLÉRITE

**Chez les rhumatisants et
les goutteux** : traitement général hygiénique, diététique
et médicamenteux de la diathèse.

*Mettre au repos l'organe
malade.*

Comprimer l'œil malade
par un *tampon de coton sec,*
surtout la nuit.

Essayer les injections sous-
conjonctivales de *cyanure de
mercure* à 1 p. 1500.

Collyre à l'*atropine. Massages* à travers la paupière.

*Pointes de feu* très serrées
et nombreuses, mises avec le
thermocautère.

Contre les douleurs, *cataplasmes chauds.*

# SCLÉRODERMIE

Donner le *quinquina*, l'*arsenic*, l'*iodure de potassium;*
combattre l'insuffisance thyro-ovarienne par l'opothérapie associée thyro-ovarienne,
à doses modérées. Pratiquer

de la *révulsion rachidienne*; ordonner les *sudorifiques* (bains de vapeur et jaborandi; conseiller les *enveloppements de caoutchouc* et le *massage simple* ou avec une *pommade iodurée*.

Recourir à l'*électrothérapie*, sous forme de courants continus appliqués le long du rachis (pôle positif sur la colonne vertébrale, pôle négatif promené sur divers points de la peau), ou sous formes de bains électriques (hydro-faradiques).

Dans les formes limitées et localisées, prescrire des applications d'*emplâtre de Vigo* et l'électricité sous forme d'*électrolyse*. Au moment des poussées rhumatoïdes de la sclérodermie progressive, administrer le *salicylate de soude* ou l'*aspirine*.

# SCLÉROSES

**S. DES ARTÈRES.**

Voy. *Artériosclérose*.

**S. DU CŒUR.**

Voy. *Asystolie, Myocardite chronique*.

**S. DU CERVEAU** (*porencéphalie, sclérose infantile lobaire primitive*).

PÉRIODE AIGUE :

Appliquer un *vésicatoire* à la nuque, la *vessie de glace* sur la tête.

Administrer un *purgatif drastique* (calomel, jalap, eau-de-vie allemande).

**En cas de syphilis héréditaire** : pratiquer des frictions quotidiennes avec 2 gr. d'*onguent napolitain* et donner l'*iodure de potassium*, à la dose de 50 cgr. à 1 gr. par jour, chez des enfants de 2 à 4 ans.

**Contre la fièvre et l'agitation** : recourir aux *bains tièdes prolongés*, prescrire le *bromure de potassium* (50 cgr. à 1 gr. par jour).

APRÈS LA PÉRIODE AIGUE :

Utiliser l'*électricité faradique* (courants faibles, séances de 5 à 10 minutes) et les *courants galvaniques*.

**Contre les attaques épileptiformes** : employer le *bromure de potassium*.

**En cas de déformation** : avoir recours au *massage* combiné et alterné avec l'*électrisation*.

**Contre les pieds bots paralytiques** : recourir aux *appareils orthopédiques* et à la *chirurgie orthopédique* (voy. *Paralysie infantile*).

Prescrire les *bains de mer*, le séjour aux *eaux chlorurées sodiques chaudes* : Bourbonne, Salies, Dax, Néris, Aix, Bagnères-de-Bigorre.

**En cas de cérébrosclérose** liée à l'artériosclérose : voy. *Ramollissement du cerveau*.

**S. DU FOIE.**

Voy. *Cirrhoses*.

**S. DE LA MOELLE EN PLAQUES.**

Pratiquer la *révulsion* le long de la colonne vertébrale.

Administrer les *iodures alcalins* à doses faibles, mais prolongées ; le *nitrate d'argent* (3 à 6 cgr. par jour), le *phosphure de zinc* (1 à 3 cgr. par jour), le *chlorure de baryum*, à la dose de 5 cgr. en trois fois, et la *solanine* en pilules à la dose de 5 à 15 cgr. (Grasset).

Recourir à la *discipline psycho-motrice*, pour diminuer les troubles de la marche et les inconvénients du tremblement.

Voy. *Ataxie locomotrice, Myélites chroniques*.

**S. DE L'OREILLE MOYENNE.**

Voy. *Otite sèche*.

**S. DU POUMON.**

Rechercher la syphilis et si on a quelques raisons de croire à la nature syphilitique de la pneumopathie, ne pas hésiter un instant à prescrire le *traitement spécifique anti-syphilitique*.

Voy. *Pneumokonioses*.

**S. DES REINS.**

Voy. *Néphrite chronique* (néphrite interstitielle des artérioscléreux).

# SCOLIOSES

**S. DES ADOLESCENTS.**

Combattre la faiblesse générale, l'anémie, la chlorose, la scrofule (huile de foie de morue, fer, arsenic, cacodylate de soude, sirop d'iodure de fer, quinquina). Traiter les végétations adénoïdes, lorsqu'elles existent, corriger les anomalies de réfraction (myopie) et les déformations des membres inférieurs.

Craindre la tuberculose pulmonaire.

Ordonner les *bains salés* et *sulfureux*, les *frictions stimulantes*.

Envoyer les malades à la *campagne*, aux *bains de mer*, ou dans une *station chlorurée sodique forte*.

Prescrire les *exercices physiques* en plein air, la *gymnastique suédoise* générale et spéciale, le *massage* et l'*électrisation* des muscles du dos.

Recommander aux parents de l'enfant de *veiller à ce qu'il ne prenne pas de mauvaises attitudes* pendant la station assise pour le piano, l'écriture, les travaux à l'aiguille, etc., et, au besoin, conseiller l'usage d'une table spéciale de travail.

Recourir au *traitement orthopédique* : corsets plâtrés (avec fenêtres et compression) ou métalliques, et pendant la nuit pratiquer l'*extension*.

Voy. *Croissance* (troubles de) : en cas de scoliose.

**Chez la femme pendant la grossesse ou pendant le travail** (bassin asymétrique, bassin scoliotique) :

Voy. *Pelviviciations, Présentations*.

**S. SECONDAIRES.**

Si la scoliose est consécutive à une *pleurésie*, conseiller les exercices musculaires divers, la *gymnastique générale, thoracique* et *respiratoire.*

Si la scoliose est causée par une *paralysie,* suivie d'atrophie, ou par un rhumatisme chronique, recourir à la *massothérapie,* et à l'*électrothérapie.*

Si la scoliose est produite par une *sciatique chronique* : voy. ce paragraphe.

Enfin, si la scoliose est due à une *contracture hystérique,* employer la *suggestion hypnotique.*

# SCORBUT

TRAITEMENT HYGIÉNIQUE ET DIÉTÉTIQUE :

Eviter l'humidité, le froid et la fatigue.

*Alimentation reconstituante :* viande fraîche, eau de source, fruits acides (oranges, poires, raisins), légumes verts frais, (salades, oseille, cresson, ail, oignon), jus de citron.

*Acides végétaux* : citron, orange, oseille.

TRAITEMENT MÉDICAMENTEUX :

Administrer le *sirop antiscorbutique,* le *sirop de cresson,* le *quinquina,* la *cochléaria,* la *gentiane,* le *perchlorure de fer liquide* (XXX à XL gouttes par jour, en 3 ou 4 fois).

℞ Teinture de cochléaria. ⎫
— de quinquina. ⎬ āā 100 gr.
Sirop antiscorbutique..... 500 —
3 cuillerées à bouche par jour.

Ordonner les *bains aromatiques* et les *frictions sèches.*

**Contre la gingivite et la stomatite** : recourir aux *badigeonnages* et aux *gargarismes astringents* (ratanhia, teinture de noix de galle).

℞ Décoction de quinquina... 200 gr.
Teinture de myrrhe...... 20 —
Acide sulfurique alcoolisé. 10 —
Miel rosat.............. 60 —
Pour gargarismes (Hunter).

Employer aussi l'*eau oxygénée,* soit coupée au 5e, en gargarismes, soit pure en attouchements et badigeonnages.

Toucher les ulcérations avec la *teinture d'iode,* l'*acide chromique* au dixième, ou avec le *jus de citron.*

Voy. *Stomatite gangreneuse.*

**Contre les hémorragies** : donner le *perchlorure de fer,* la *ferropyrine,* la *gélatine,* l'*ergotine,* la *quinine* et la *digitale*; pratiquer des injections de *sérum gélatiné.*

Voy. *Purpura.*

**Contre les manifestations cardiaques et pulmonaires** : employer l'*alcool,* la *caféine,* l'*acétate d'ammoniaque.*

**En cas de pleurésie hémorragique** : employer le *sérum gélatiné* en injections sous-cutanées et pratiquer la *thoracentèse.*

Voy. *Pleurésies.*

**S. INFANTILE** (*rachitisme aigu, maladie de Barlow*).

Donner aux nourrissons une *bonne nourrice* ou, s'il faut recourir à l'allaitement artificiel, leur faire prendre du *lait pasteurisé* ou du *lait cru,* coupé d'eau dans les proportions indiquées à : *Allaitement artificiel.*

Proscrire le lait stérilisé par l'ébullition, le lait humanisé ou maternisé, le lait oxygéné, pulvérisé, concentré, zymotiques et les farines lactées et phosphatées.

Chez les enfants plus âgés, *réglementer l'alimentation*, faire prendre une ou deux cuillerées de *jus de viande* par jour, donner quelques cuillerées de *purées de légumes* (pommes de terre, lentilles) et deux ou trois fois par jour une cuillerée à café de *jus d'orange*; ajouter, à la quantité quotidienne de lait que l'enfant doit prendre, 3 cuillerées à café de la solution suivante :

℞ Extrait de ratanhia............ 2 gr.
  Acide tartrique............... 20 —
  Eau bouillie.................. 40 —
                              (Comby).

Prescrire des *lavages fréquents de la bouche* avec de l'eau tiède additionnée de jus de citron et des *bains salés* quotidiens de 5 minutes de durée (voy. *Bains*).

# SCOTOME SCINTILLANT

Voy. *Migraine ophtalmique, Mouches volantes*.

# SCROFULE

Voy. *Lymphatisme*.

RÉGIME.

Prescrire une *alimentation bonne et abondante, riche en azote* (viandes, graisses) *et en phosphates* (poisson, cervelle, céréales).

Donner aux enfants âgés de moins de 16 mois le *lait phosphaté naturel* ou le *lait iodé*.

HYGIÈNE.

Conseiller aux scrofuleux de vivre dans un milieu où pénètrent facilement l'air, la lumière et la chaleur ; insister sur l'*aération* complète et permanente.

Envoyer les malades à la *campagne*, leur prescrire l'*exercice*, les *promenades*, les *jeux* en plein air, la *gymnastique*.

Ordonner le *séjour* aux *bords de la mer*.

Prescrire les *frictions sèches* ou *stimulantes*, les *bains salés*, les *douches froides*, le *massage*.

TRAITEMENT MÉDICAMENTEUX.

**Activer la nutrition générale** : en prescrivant le mélange suivant :

℞ Cacodylate de soude...... 30 cgr.
  Iodure de sodium.......... 3 gr.
  Chlorure de sodium....... 12 —
  Eau distillée.............. 100 —

1 cuillerée à café ou à dessert, 2 fois par jour, dans une tasse de lait (Herzen).

℞ Iodure de sodium........ 10 gr.
  Bromure de sodium....... 20 —
  Chlorure de sodium...... 40 —
  Eau...................... 300 cc.

1 cuillerée, 2 fois par jour dans un bol de lait (Grasset).

**Contre l'anorexie** : donner les *stimulants et les amers*.

Administrer l'*huile de foie*

*de morue* à hautes doses, 4 à 6 cuillerées à bouche par jour (80 à 120 gr.), suivant l'âge et la tolérance du sujet.

Si l'huile pure est mal acceptée, la mêler à d'autres corps moins répugnants, ou la prescrire sous forme d'*émulsion d'huile de foie de morue du Codex* qui renferme environ un tiers de son poids d'huile de foie de morue.

℞ Huile de foie de morue. } āā 500 gr.
Eau de chaux........
Saccharine...........
Essence d'amandes a- } āā 2 —
mères ............
(Monin).

Corriger le goût de l'huile de foie de morue avec *II gouttes d'essence de menthe poivrée ou de cannelle pour 100 gr. d'huile.*

Prescrire de préférence l'*huile brune* à l'huile blonde.

*Associer l'huile de foie de morue à l'extrait de malt,* dans la proportion de 30 à 50 p. 100.

Si l'huile de foie de morue est mal tolérée, ou en été, quand elle devient indigeste, la remplacer par le *sirop antiscorbutique iodé,* le *sirop de raifort iodé,* le *sirop iodotannique simple ou phosphaté du Codex,* le *sirop d'iodure de fer,* ou le *vin iodotannique phosphaté du Codex.*

Prendre ces médicaments à la dose de 2 à 4 *cuillerées à café* pour les enfants, et de 4 *cuillerées à dessert* pour les adolescents.

℞ Vin iodo-tannique phos- }
phaté du Codex... } āā 100 gr.
Sirop de quinquina... }
— de raifort composé. }
1 cuillerée à dessert ou à soupe, 2 ou

3 fois par jour, suivant l'âge de l'enfant (Herzen).

Se servir aussi des formules suivantes :

℞ Iodure de potassium.. } āā 2 gr.
Teinture d'iode........ }
Sirop de gentiane.... }
— de quinquina... } āā 125 —
2 cuillerées à café par jour (Verneuil).

℞ Iodure de potassium...... 6 gr.
Iode.................. 40 cgr.
Teinture de cardamome.. 25 gr.
Sirop de salsepareillle composé.,.......... 75 —
2 cuillerées à café (Gallois).

℞ Iodure de fer............ 5 gr.
Iodure de potassium...... 10 —
Sirop de fleurs d'oranger.. 50 —
— de gomme........ 450 —
2 cuillerées à bouche par jour (enfants de 3 à 6 ans).

℞ Iodure de potassium...... 15 gr.
Tartrate de fer et de potasse 10 —
Sirop de gentiane.... }
— de quinquina... } āā 300 —
— d'écorces d'oran- }
ges amères... }
3 cuillerées par jour (Boinet).

Ordonner l'*iodoforme* à la dose de 10 à 30 cgr. par jour, ou l'*iodipine* à la dose de 2 à 3 cuillerées à café, dans du lait.

Administrer aussi la *liqueur de Donovan-Ferrari* :

℞ Iodure d'arsenic........ 20 cgr.
Biiodure de mercure..... 40 —
Iodure de potassium;..... 4 gr.
Eau distillée........... 125 —
(Chaque gramme contient 1 milligr. et demi d'iodure d'arsenic et 3 milligr. d'iodure de mercure.)

*Doses : avant 1 an,* I à V gouttes, 2 fois par jour, dans de l'eau sucrée, avant de téter.

*Enfants de 1 an et plus :* V à XII gouttes progressivement, 2 fois par jour, aux repas.

*Enfants de 3 à 6 ans :* V à XX gouttes, progressivement.

*Adolescents :* VI à LX gouttes par jour en 3 fois, en augmentant chaque jour d'une à deux gouttes.

*Adultes.* : VI à C gouttes par jour en
3 fois aux repas (pendant que l'on fait
usage de cette liqueur, éviter l'usage
des substances acides.)

Ou :

℞ Iodure d'arsenic............... 50 cgr.
   Eau distillée................. 30 gr.

V à XXX gouttes, chez les enfants
(de Saint-Philippe)...

Donner le *phosphate* de
*chaux*, le *biphosphate de chaux*,
le *lacto* ou *chlorhydrophosphate de chaux*, l'*hypophosphite de chaux* :

℞ Arséniate de soude... 10 à 20 mgr.
  Biphosphate de chaux 10 à 20 gr.
  Eau................. 300 —

2 cuillerées à bouche par jour (Herzen).

℞ Hypophosphite de chaux... 3 gr.
  —         de soude.... 1 — 50
  Huile de foie de mo-  ⎫
  rue............      ⎬ āā 150 —
  Glycérine et émul-    ⎪
  sion aromatique.    ⎭
  2 cuillerées à bouche par jour.

Prescrire enfin les *glycérophosphates*.

**Contre les adénopathies
scrofuleuses** : voy. *Adénites
scrofulo-tuberculeuses externes.*

**En cas de scrofulodermes**
(tuberculides) : recourir localement à la *radiothérapie.*

**En cas de coryza, de bron-**
chite, d'hypertrophie des
amygdales, d'impétigo, de blé-
pharite, de kérato-conjoncti-
vite, d'otite, etc. : voy. au
nom de chacune de ces maladies.

Cures hydrominérales.

**A la première période** (période latente), chez les scrofuleux torpides, prescrire la
*cure marine*, notamment le
séjour sur les bords de la
Manche.

**A la période active** (ado-
lescence), si le sujet est nerveux et excitable, s'il a des
bronchites, des ophtalmies,
conseiller les *eaux chlorurées
sodiques* ou *chloro-carbona-
tées* de Salins, Salies-de-Béarn,
Balaruc, Bourbonne, Bour-
bon-Lancy, Bourbon-l'Ar-
chambault, Lamotte, Uriage.

Envoyer aux *eaux arseni-
cales de la Bourboule* les malades de la période active,
souffrant de bronchite et de
catarrhe pulmonaire chro-
nique.

**A la période d'état**, cure aux
*eaux sulfureuses* : Luchon,
Cauterets, Ax, Bagnols, Amélie, le Vernet, Olette, Eaux-
Bonnes, Allevard, Saint-Honoré, Barèges, Euzet, Cambo,
Enghien, Gréoulx.

# SÉBORRHÉES

**S. HUILEUSE DU CUIR CHEVELU.**
Lavages et lotions avec de
la *décoction de bois de Panama* ; savonnages du cuir chevelu avec du *savon alcalin* ;
lotions avec une *solution de
carbonate de soude*, ou à l'ammoniaque diluée, ou à l'alcool.

Prescrire le mélange sui-
vant :

℞ Borate de soude............ 15 gr.
  Éther sulfurique camphré.  30 —
  Eau distillée.............. 250 —
  Pour lotions (Hilairet).

**S. HUMIDE AVEC INFLAMMATION.**

**ECZÉMATEUSE, CROUTEUSE** du cuir chevelu.

*Traitement général* de l'arthritisme, de la goutte, de la scrofule.

Pratiquer des *onctions*, tous les soirs, avec :

℞ Soufre............................ } āā 2 gr.
Oxyde de zinc................. }
Vaseline ............................... 40 —

Voy. *Eczémas.*

## S. SÈCHE AVEC ALOPÉCIE.

*Traitement général* de l'arthritisme ; *régime diététique* de la goutte.

Faire porter les *cheveux coupés courts.*

Prescrire des *nettoyages* de la tête, deux fois par semaine, avec de la *décoction de bois de Panama* ou de saponaire, additionnée d'un peu de *savon de goudron.*

**En cas de démangeaisons,** faire faire en plus, deux fois par semaine, une lotion du cuir chevelu avec :

℞ Polysulfure de potassium dissous à saturation........ XX à LX gouttes.
Pour un quart de verre d'eau chaude.

Ou bien avec des solutions de *sublimé* à 1 p. 400 ou à 1 p. 600.

Appliquer sur le cuir chevelu la *pommade* suivante et faire le lendemain matin un savonnage du cuir chevelu :

℞ Naphtol β ....... } āā 30 à 50 cgr.
Résorcine ...... }
Soufre précipité... 2 à 4 gr.
Huile de ricin.... 14 —
Beurre de cacao..... 5 —
Baume du Pérou. Q. S. p. aromatiser.
(Brocq).

℞ Résorcine................. 2 gr.
Eau de Cologne........... 50 —
Glycérine............... } āā 25 —
Alcool................. }
Teinture de cantharides....... 3 —
En frictions quotidiennes (Herzen).

**Si les cheveux deviennent trop secs,** prescrire :

℞ Teinture de quinine... }
— de romarin... } āā 10 gr.
— de jaborandi... }
Huile de ricin............... 15 —
Agiter avant de s'en servir (Brocq).

Voy. *Alopécie séborrhéique.*

# SEPTICÉMIE
## (Septico-pyohémie).

## S. AIGUË.

*Rechercher le foyer septique primitif* (excoriation, plaie cutanée, décubitus, ulcération d'une muqueuse, abcès dentaire, suppurations chroniques, otite moyenne avec thrombose du sinus, phlébites, lithiase biliaire compliquée d'infection, cancer de l'œsophage, ou de l'estomac ou de l'intestin, ulcérations intestinales, hémorrhoïdes enflammées et ulcérées, infection utérine puerpérale, endocardite ulcéreuse, etc.); puis instituer un traitement approprié au cas.

**En cas de septicémie aiguë d'origine externe :** recourir à l'*antisepsie rigoureuse* du foyer septique ; faire des lavages à l'eau oxygénée, gratter à la curette, cautériser au chlorure de zinc à 10 p. 100 ; pratiquer des *incisions* au bistouri ou au thermocautère, suivies de *drainage* ; au besoin faire l'*amputation* ou la *désarticulation*.

TRAITEMENT GÉNÉRAL SYMPTOMATIQUE :

Ne pas donner d'antiseptiques toxiques à l'intérieur (acide phénique en potion ou en lavements) : injecter sous la peau, autour du foyer septique, des *solutions de teinture d'iode* ou de *trichlorure d'iode*, qui sont des antitoxiques supérieurs au sublimé.

**Contre l'état infectieux** administrer un *purgatif*, pour dégager le tube intestinal (calomel, 30 cgr. en 6 paquets) et faire prendre le *sulfate de quinine* à la dose de 1 gr. à 1 gr. 50 par jour, excepté dans les cas accompagnés de déchéance cardiaque.

2 Bichlorhydrate de quinine.. 2 gr.
Eau stérilisée,............... 10 cc.
Injecter 3 à 5 centimètres cubes par jour.

Associer la quinine et le *pyramidon* à petites doses.

Ordonner l'*alcool* à hautes doses.

Combattre l'intoxication septique et relever l'état général du malade à l'aide d'injections sous-cutanées ou rectales (affaiblissement cardiaque) de *sérum artificiel*.

Prescrire en outre les *diurétiques* et les *boissons abondantes* (lait, eaux minérales, tisanes diurétiques), pour faciliter l'élimination des toxines.

Employer le *collargol* en potion, en lavements ou mieux en frictions et en injections intraveineuses (voy. *Fièvre puerpérale*) et utiliser le *sérum antistreptococcique* dans les cas de septicémie grave, quand il y a de bonnes raisons de douter que le malade puisse résister victorieusement au mal.

*Ouvrir* les abcès métastatiques, lorsqu'ils sont accessibles.

**S. GAZEUSE.**

Voy. *Gangrène gazeuse.*

**S. OTIQUE** (*septico-pyémie*).

**En cas d'otite aiguë sans localisation mastoïdienne,** sans symptômes infectieux graves : faire un traitement purement otologique en assurant le drainage de la caisse par des *paracentèses*.

Soigner l'état général (toniques, collargol).

**En cas d'otite aiguë compliquée de mastoïdite :** *ouvrir l'apophyse* et *dénuder* le sinus pour l'explorer, et, s'il est sain, refermer et attendre; s'il est douteux, attendre 24 à 48 heures et si, au bout de ce temps, la pyémie continue à évoluer, *ponction* ou *incision du vaisseau.* Si le sinus est malade : *ligature de la jugulaire suivie de l'ouverture sinusale* (Lermoyez).

**Si la septico-pyémie évolue sans réaction apophysaire, mais à grand fracas, avec signes de grande infection :** ne pas hésiter à *ouvrir l'antre* ; s'il est sain, aller quand même au sinus, car il ne peut exister une sinusite sans mastoïdite, puis procéder selon l'état du sinus d'après les indications précédemment données.

*Inciser* les abcès métastatiques.

**S. PUERPÉRALE.**

Voy. *Fièvre puerpérale.*

# SEVRAGE

Voy. *Allaitement.*

# SIGMOÏDITE STERCORALE

Recourir au même traitement que pour *Colites, Entérite muco-membraneuse, Typhlite stercorale.*

# SINUSITES

**S. AIGUË.**

En cas de sinusite (maxillaire ou frontale) aiguë catarrhale : antisepsie des cavités nasales à l'aide d'instillations d'*huile mentholée, goménolée* ou *résorcinée,* ou par l'emploi de *pommades antiseptiques,* de *lavages* et d'*inhalations* fréquentes d'alcool mentholé (Voy. *Coryza aigu, Rhinites*),

Calmer les douleurs par l'*antipyrine,* le *pyramidon,* le *sulfate de quinine* et l'*huile cocaïnée* introduite dans la narine, ou encore par des applications locales de *glace.*

En cas d'antrite aiguë purulente : Voy. *Empyème des sinus maxillaires.*

**S. CHRONIQUE.**

Sinusite maxillaire :

Rechercher l'origine dentaire ou nasale de la sinusite.

Dans le cas de carie des premières et deuxièmes petites molaires ainsi que des premières et deuxièmes grosses molaires, *supprimer la dent malade* (abcès apical d'une racine dentaire demeuré sous-muqueux sinusal ou bien ouvert dans la cavité du sinus).

Dans la sinusite d'origine nasale, traiter l'affection de la pituitaire (rhinite infectieuse, atrophique, hypertrophique, polype du nez) et, si la cavité contient du pus, recourir à la cure radicale de la sinusite maxillaire par la trépanation par la fosse canine. (Voy. *Empyème des sinus maxillaires, Rhinites*).

En cas de sinusite syphilitique tertiaire : instituer le *traitement spécifique antisyphilitique.*

Sinusite frontale.

Même traitement causal que pour la sinusite maxillaire chronique et, en cas d'insuccès, pratiquer la *trépanation* du sinus frontal.

# SOMNAMBULISME SPONTANÉ

Traitement général et psychothérapique de l'hystérie ; recourir, si besoin, à la *suggestion hypnotique*.

Voy. *Hystérie*, *Nervosisme*.

# SOUFFRANCE DU FŒTUS

**En cas de dilatation incomplète** : employer l'*écarteur de Tarnier*.

**En cas de dilatation complète** : terminer l'accouchement par le *forceps* ou la *version*.

# SPASMES

Voy. *Ténesme*.

**S. DE L'ACCOMMODATION.**

*Repos, mydriatiques, verres fumés.*

Dans les cas d'hyperesthésie rétinienne, *séjour dans l'obscurité*.

Lorsque le spasme semble rompu définitivement, diminution de la dose du mydriatique, reprise graduelle et prudente du travail, au début avec des *verres convexes* pour libérer entièrement l'accommodation. Peu à peu diminuer le numéro de ces verres (Landolt).

**S. DU CARDIA.**

Traitement général de l'hystérie.

Recourir à la *dilatation avec des bougies* ; enduire l'extrémité de la sonde avec la pommade suivante :

℞ Beurre de cacao............. 10 gr.
Chlorhydrate de cocaïne... 4 cgr.
(Bouveret).

**S. DU COL UTÉRIN** (pendant l'accouchement).

*Injections vaginales chaudes* (45°) ; *lavements calmants* (XXV à XL gouttes de laudanum, ou bien 1 gr. d'antipyrine et XX gouttes de laudanum, dans 60 gr. d'eau tiède, 2 à 3 fois dans les 24 heures).

Au besoin, injections de *morphine*, à 1 cgr., répétées 2 à 3 fois dans les 24 heures.

Pratiquer la *dilatation du col* avec un ballon dilatateur ou le dilatateur métallique de Tarnier.

Si besoin, faire quelques *petites incisions* (1 cm.) sur les parties latérales du col utérin.

Recourir enfin à l'*injection sous-arachnoïdienne lombaire de cocaïne*, à la dose de 5 mgr. à 1 cgr.

**S. FACIAL.**

Ordonner les calmants du système nerveux, notamment le *valérianate de zinc*, 5 à 10 cgr., et les *bromures* chez les migraineux.

Soulager les accès violents

à l'aide d'*applications locales,* chaudes ou froides.

Recourir aux *injections profondes d'alcool* dans le tronc même du facial (Voy. *Névralgie faciale*).

## S. DE LA GLOTTE.

CHEZ LES ENFANTS. Au moment de l'accès, *asperger* la figure avec de l'eau froide, *flageller* le corps. Débarrasser le pharynx des mucosités qu'il peut contenir.

Aérer la chambre du petit malade.

**En cas de danger imminent** : recourir à l'*insufflation* avec une sonde.

**En cas d'état convulsif général**, employer les *inhalations de chloroforme* (voy. *Convulsions*).

**Dans l'intervalle des accès** : Prescrire chez les nourrissons *l'allaitement naturel* ; chez les enfants, surveiller et *réglementer l'alimentation.*

Contre l'hyperexcitabilité nerveuse, faire prendre des *bains de tilleul* ou de *camomille.*

℞ Tilleul avec bractées.... 50 gr.
Eau bouillante........... 1000 —

A verser dans l'eau du bain.

Administrer, en outre, des *lavements calmants* :

℞ Asa fœtida............. 2 gr.
Jaune d'œuf...... N° 1.
Infusion de racines
de valériane à 5
p. 100......... 150 gr.
Teinture de chanvre
indien......... VI à X gouttes.

Pour 2 lavements : matin et soir (Herzen).

Prescrire le *bromure de potassium* à hautes doses, le

chloral, l'aconit, le *chanvre indien* et la *jusquiame.*

℞ Musc ................... 10 cgr.
Bromure de potassium .... 1 gr.
Eau distillée............
Sirop de fleurs d'oranger............... } āā 30 —

3 cuillerées à café par jour (Comby).

Employer les *suppositoires à la belladone* :

℞ Extrait de belladone .... 3 à 5 cgr.
Beurre de cacao........ 2 gr.

Pour 1 suppositoire : 1 suppositoire tous les soirs.

Traiter la faiblesse congénitale et le rachitisme lorsqu'ils existent ; combattre la constipation, la dyspepsie, le nervosisme, l'helminthiase; rechercher et traiter les végétations adénoïdes.

Donner les *toniques* ; conseiller le séjour à la *campagne.*

Voy. *Laryngite striduleuse.*

CHEZ L'ADULTE : voy. *Laryngite spasmodique.*

Rechercher et traiter l'anévrysme de l'aorte.

## S. DE L'ŒSOPHAGE.

Voy. *Œsophagisme.*

## S. DES PAUPIÈRES.

Voy. *Blépharospasme.*

## S. DU PYLORE.

Voy. *Dilatation de l'estomac, Dyspepsie irritative, Gastrosuccorrhée, Sténose du pylore, Ulcère de l'estomac.*

CHEZ LES ENFANTS, en cas de **pylorospasme essentiel de la première enfance** (sténose spasmodique) : *régler l'allaitement* (tétées fréquentes et peu abondantes), mais surtout *changer de nourrice jus-*

qu'à ce qu'on ait trouvé le lait supporté par l'estomac intolérant.

Se rappeler que même le lait de la mère peut ne pas convenir à l'enfant.

Faire prendre à l'enfant de *l'huile d'amandes douces* (1 cuillerée à café matin et soir) ou du *beurre* ; prescrire le *bicarbonate de soude* ou le *citrate de soude* à petites doses (Voy. *Vomissements des nourrissons*).

Recourir en outre aux *applications chaudes* sur l'épigastre.

Pratiquer enfin le *lavage de l'estomac* ou le *lavage de l'intestin*, et essayer la *médication antispasmodique* : prescrire 6 cgr. de teinture d'opium dans 300 gr. d'eau, en recommandant de donner au petit patient une cuillerée à café de ce liquide vingt minutes avant chaque tétée.

Combattre l'inanition à l'aide de *lavements bicarbonatés* et d'injections sous-cutanées de *sérum artificiel*.

Quand le diagnostic est hésitant entre une sténose hypertrophique et un pylorospasme, tenter d'abord le traitement médical de ce dernier, en évitant de laisser, par une temporisation trop longue, l'enfant tomber dans un état de faiblesse qui rendrait l'opération impossible (gastro-entérostomie ou divulsion pylorique).

**S. VASCULAIRES.**

Voy. *Migraine angiospasmodique*, *Neurasthénie cardiaque*.

**S. DE LA VESSIE.**

*Traiter les affections de l'appareil uro-génital* (rétrécissement urétral, cystite, prostatite) *ou du rectum* (hémorroïdes, fissure à l'anus), lorsqu'elles existent.

Diluer les urines par les *boissons abondantes*, les *tisanes diurétiques*, l'eau de Vichy.

Appliquer des *cataplasmes* ou des *compresses de Priessnitz* sur le bas-ventre, faire prendre des *bains tièdes prolongés*.

Administrer des *lavements calmants* et antispasmodiques au laudanum (X à XXX gouttes, selon l'âge) ou au chloral (2 à 4 gr.) ; employer les *suppositoires calmants* (dionine, 3 cgr.).

Intérieurement, ordonner les *antispasmodiques*, les *calmants* et les *hypnotiques*.

℞. Camphre monobromé..... 10 cgr.
 Extrait de jusquiame..... 3 —
   — de belladone...... 1 —
 Pour 1 pilule : 5 par jour (Herzen).

Voy. *Ténesme de la vessie*.
**Chez les sujets nerveux :** recourir au traitement général de l'hystérie et de la neurasthénie (voy. *Neurasthénie*).

Défendre les rapports sexuels trop fréquents et combattre l'onanisme.

**Chez les adolescents et les adultes :** surveiller l'alimentation, qui ne devra pas être trop azotée (uricémie) ; *régime lacto-végétarien*.

Conseiller l'usage des *eaux alcalines*, prises au repas.

**Chez les nouveau-nés** (infarctus uriques) : donner des *boissons diurétiques légères*.

# SPERMATOCYSTITE

**S. BLENNORRAGIQUE.**
Voy.: *Prostatite chronique* (catarrhale, folliculaire).

**S. TUBERCULEUSE.**
Voy. *Prostatite tuberculeuse.*

# SPERMATORRHÉE

Voy. *Neurasthénie génitale.*

# SPHINCTÉRALGIE ANALE

Voy. *Fissure à l'anus.*

# SPLÉNOMÉGALIE

Voy. *Anémie splénique, Hypertrophie de la rate, Leucocythémie, Lymphadénie, Maladie de Banti, Paludisme chronique.*

# SPOROTRICHOSE

Administrer l'*iodure de potassium* à la dose de 2 à 5 gr. par jour, pendant 2 à 3 mois.

Localement, s'abstenir d'inciser les abcès et appliquer sur les lésions ouvertes des *compresses imbibées d'une solution d'iodure de potassium.*

# STÉATOSES

**S. DU FOIE.**
Voy. *Cirrhose graisseuse du foie.*

**S. DU MYOCARDE.**
Voy. *Dégénérescence graisseuse du myocarde.*

# STÉNOCARDIE

Voy. *Angine de poitrine.*

# STÉNOSES

**S. DU COL UTÉRIN CONGÉNITALE OU ACQUISE.**
Recourir au traitement de choix : la *dilatation.*

Ne pas se contenter de pratiquer la dilatation de temps en temps, d'une façon intermittente, à la veille des règles, préférer la *dilatation brusque en une séance.*

Commencer à dilater, pendant plusieurs jours, le col avec des laminaires. Lorsque le calibre ainsi obtenu permet le passage des bougies, procéder dans la même séance à la dilatation, en utilisant toute la série des instruments de Hégar. Maintenir l'utérus tamponné pendant quelque temps.

Pour obtenir une guérison définitive, utiliser les *tiges intra-utérines laissées à demeure pendant plusieurs mois* (Lefour, Petit).

**En cas de sténose d'origine traumatique** et de nature cicatricielle : recourir à la *stomatoplastie.*

**En cas de col tapiroïde :** pratiquer l'*évidement* commissural du col (Pozzi).

**Si la sténose est très accusée :** recourir à la *stomatoplastie par amputation du col* ou à l'*excision biconique* (Pozzi).

**Si la muqueuse est malade :** pratiquer l'*excision* de la muqueuse (Pozzi).

**En cas de rétention et d'infection** du côté de l'utérus et des annexes : pratiquer l'*hystérectomie.*

**Dans tous les cas :** combattre les douleurs en faisant appliquer des *cataplasmes chauds et laudanisés* sur l'abdomen, en administrant des *lavements laudanisés* (XV à XX gouttes de laudanum pour 100 gr. d'eau tiède), répétés deux à trois fois dans les 24 heures.

Ou bien prescrire des *suppositoires calmants à la dionine* (3 cgr.) :

℞ Extrait d'opium.............. 3 cgr.
— de belladone....... 1 —
Beurre de cacao............. 4 gr.
Pour 1 suppositoire : 2 à 3 par jour.

Conseiller les *bains tièdes prolongés,* les *injections vaginales chaudes et abondantes.*

Donner les *antispasmodiques* et les *hypnotiques,* s'il est besoin.

**En cas de douleurs intenses :** pratiquer une injection sous-cutanée de *morphine* (1 cgr.) ou de *dionine.*

Voy. *Dysménorrhée.*

**S. DU LARYNX** (cicatricielle).

Voy. *Syphilis :* traitement local des accidents tertiaires.

**S. DU PYLORE.**

*Traiter la cause :* cancer, cicatrice d'ulcère de l'estomac, linite plastique (gastrite pylorique hypertrosphique), bride ou adhérence péritonéale, pincement intestinal, tuberculose ou syphilis du pylore, tumeur comprimant le pylore.

Recourir à l'*intervention chirurgicale* avant que le malade soit tombé dans un état manifeste de faiblesse et d'inanition.

Voy. *Cancer de l'estomac, Gastrosuccorrhée.*

Chez le nouveau-né, en cas de **sténose congénitale ou hypertrophie du pylore :** s'il existe de l'hérédo-syphilis, instituer le *traitement antisyphilitique spécifique.*

Dans le cas contraire, voy. *Spasme du pylore, Vomissements des nourrissons.*

**S. TRACHÉO-BONCHIQUE.**

*Rechercher et traiter la maladie causale :* tumeurs extr

ou intra-trachéales (goitre, abcès de congestion de la région cervicale, polypes, cancer) ou affection intra-thoracique (anévrysme de l'aorte, adénopathie bronchique, tumeur du médiastin, etc.).

## S. DU VAGIN.

EN DEHORS DE LA GROSSESSE, pour faciliter les rapports sexuels, pour combattre les douleurs et les métrorragies, *sectionner* les brides, à petits coups, avec de longs ciseaux, en prenant bien garde de ne pas entamer la paroi vaginale. Abaisser, s'il est nécessaire, le col et les parties voisines avec des pinces, et soulever les brides avec le doigt sans le secours du spéculum.

Faire suivre ces sections de la *dilatation* du vagin, d'abord avec un tamponnement à la gaze iodoformée, puis avec des laminaires et des bougies de Hégar, ou avec des cylindres de caoutchouc, ou encore avec les boules de Bozeman.

Plus tard, dans certains cas, placer un pessaire de Dumontpallier ou de Hodge.

En cas de masse inodulaire très épaisse et très étendue : *excision*, suivie d'*autoplastie*, avec des lambeaux de muqueuse saine disséqués dans le voisinage, pour combler la perte de substance (Pozzi).

PENDANT LA GROSSESSE : pratiquer la *section progressive* des brides cicatricielles.

Si l'on n'arrive pas à une dilatation suffisante : provoquer l'*avortement* ou l'*accouchement prématuré*.

AU MOMENT DU TRAVAIL, dans les cas où la dilatation spontanée est manifestement impossible, pratiquer des *incisions vaginales* : avoir ensuite recours, au besoin, à la *craniotomie*.

Si l'on veut mettre la femme à l'abri de nouveaux dangers, pratiquer l'*opération de Porro*. Elle est, à ce point de vue, préférable à l'*opération césarienne*, qui ne doit être pratiquée que si le rétrécissement vaginal est peu étroit et permet le libre écoulement des lochies qui est indispensable après cette opération (Pozzi).

# STÉRILITÉ

## S. CHEZ LA FEMME.

Voy. *Antéflexion* et *Rétroflexion de l'utérus*, *Atrésies* et *Sténoses génitales*, *Leucorrhée*, *Métrites*, *Vaginisme*, *Vaginites*.

## S. CHEZ L'HOMME.

Voy. *Anaphrodisie*, *Neurasthénie génitale*.

# STOMATITES

Voy. *Gingivites*.

## S. APHTEUSE.

Voy. *Aphtes*.

## S. CATARRHALE (érythémateuse, toxique, urémique, diabé-

...tique, mercurielle, dentaire, tabagique).

*Traitement causal.*

*Soins* de la bouche (voy. *Antisepsie buccale*) ; rejeter l'emploi des poudres dentifrices insolubles.

℞ Teinture de ratanhia . . )
— de myrrhe. . . . } āā 30 gr.
— de noix de galle )
Acide phénique. . . . . . . . . . $\frac{2}{2}$ —
Essence de menthe. . . . . . $\frac{2}{2}$ —
1 cuillerée à café, dans un verre d'eau tiède (Herzen).

Badigeonnages avec des *solutions de nitrate d'argent* :

℞ Nitrate d'argent. . . . . . . . . 1 gr.
Eau distillée. . . . . . . . . . . . 10 —
(Hutchinson)..

Veiller au fonctionnement des voies digestives (*purgatifs légers*).

Surveiller l'alimentation.

Chez les rougeoleux : Voy. *Rougeole* : traitement hygiénique.

**En cas de stomatite urémique** : prescrire des lavages à l'*eau boriquée*, au *permanganate de potasse* (1 à 2 cuillerées à café d'une solution à 1 p. 100 dans un verre d'eau bouillie tiède), ou mieux à l'*eau oxygénée* (1/5).

Employer le *chlorate de potasse*, la *teinture d'iode*, le *jus de citron* ou le collutoire suivant :

℞ Acide salicylique. . . . . . . . . 2 gr.
Glycérine. . . . . . . . . . . . . . 20 —
(Barié).

**En cas de stomatite érythémateuse et pultacée**, ordonner les gargarismes fréquents à l'*eau de Vichy* et des badigeonnages avec :

℞ Borate de soude. . . . . . } āā 15 gr.
Glycérine. . . . . . . . . . }
(Barié).

Faire prendre des *bains de bouche fréquents avec des solutions alcalines.*

Toucher les **ulcérations** avec l'*eau oxygénée*, la *teinture d'iode*, le *bleu de méthylène* à 1 p. 30, le *crayon de nitrate d'argent mitigé*, le *sulfate de cuivre* à 1 p. 40 ou le *sulfate de zinc* à 1 p. 20 en badigeonnages, ou encore l'*acide chromique* à 5 ou 10 p. 100, ou l'*acide chlorhydrique* à 5 ou 10 p. 100, ou l'*acide salicylique* en collutoire à 10 p. 100, ou enfin la *teinture d'iode.*

**Contre les douleurs**, interposer entre les muqueuses gingivale et bucco-labiale de petits tampons de ouate hydrophile, imbibés de la solution suivante :

℞ Antipyrine. . . . . . . . . . 10 à 20 gr.
Chlorhydrate de cocaïne 2 —
Eau. . . . ; . . . . . . . . . . . . . 100 —

**Contre la salivation exagérée** : *atropine* 1/4 de mgr., 2 à 3 fois par jour.

**S. CRÉMEUSE.**
Voy. *Muguet.*

**S. GANGRENEUSE.**
Prescrire les *lavages fréquents de la bouche* avec des solutions antiseptiques (solutions chloralée, salicylée, phéniquée, eau oxygénée) et les *gargarismes antiseptiques* :

℞ Sublimé. . . . . . . . . . . . 15 à 20 cgr.
Eau chloroformée. . . . 200 gr.
— distillée . . . . . . . 800 —
Essence de menthe. . . . Q. S.
Pour gargarismes (Herzen).

℞ Eau oxygénée à 12 volumes. . . . . . . . . . . . . . . . . . 250 cc.
Eau boriquée officinale. . . . 750 —
Pour gargarismes.

Employer aussi le *chlorure de chaux sec*, en attouchements et en gargarismes à 2 ou 5 p. 100, ou la *liqueur de Labarraque* à 5 p. 100.

℞ Chlorure de chaux sec. 20 gr.
  Eau distillée......... 950 —
  Alcool de cochléaria.. 50 —
  Huile essentielle de
    menthe........... V gouttes.
                    (Herzen).

Faire enfin usage du *trichlorure d'iode* pour gargarismes, en solution à 1 p. 1000.

Pratiquer des badigeonnages des parties gangrenées avec la *teinture d'iode* ou avec:

℞ Sublimé.................... 3 gr.
  Glycérine.................. 60 —
  Pour attouchements, 2 fois par jour.

Au besoin, cautériser au *thermocautère* (voy. *Noma*).

## S. IMPÉTIGINEUSE.

Prescrire les *lavages avec l'eau boriquée, oxygénée* (1 p. 6), *chloralée* ou avec une solution faible de *sublimé* (1 p. 10 000).

Pratiquer des onctions à la *vaseline boriquée*.

Cautériser les ulcérations avec l'*eau oxygénée*, la *teinture d'iode*, le *salol sulforiciné*, ou avec l'*acide lactique* au tiers.

## S. MERCURIELLE (*S. toxi-septique*).

*Suspendre l'administration du mercure*, et avant d'en recommencer l'emploi, écarter toute cause d'irritation de la bouche (tabac, alcool, aliments épicés et acides, liqueurs, boissons chaudes) et surtout faire un *nettoyage complet et absolu des dents*

(obturation de toutes les cavités susceptibles de recéler des éléments infectieux; extraction des racines, suppression d'une prothèse capable d'excorier les gencives). Ordonner en outre, comme moyen préventif, l'*antisepsie buccale* (voy. cet article).

Faciliter l'élimination du mercure à l'aide de faibles doses d'*iodure de potassium*, de *bains sulfureux*, de *sudations* ou par l'administration d'une *eau sulfureuse* (eau d'Uriage ou de Challes).

En cas d'intoxication mercurielle, suspendre la cure mercurielle; ordonner des *purgatifs salins*, si le mercure a été donné en ingestion, ou des *bains sulfureux*, chez les malades soumis aux frictions. Si l'intoxication est consécutive à des injections mercurielles insolubles (huile grise, calomel, biiodure d'hydrargyre) et lorsqu'il existe un ou plusieurs nodules dans la région où ont été pratiquées les injections, recourir à l'*ablation du* ou *des nodules*.

LOCALEMENT : lavages et bains de bouche avec de l'*eau de guimauve*, *topiques émollients*, *gargarismes* au chlorate de potasse.

℞ Borax.................... 4 gr.
  Stovaïne................. 20 cgr.
  Glycérine................ 30 gr.
                    (Herzen).

Chercher à réaliser l'antisepsie de la bouche par des *gargarismes au sublimé* à 1 p. 10 000 suivis d'un grand lavage de la bouche et par les *savonnages* de la bouche avec un *savon mercuriel*.

**En cas d'ulcérations** : pratiquer des lavages à l'*eau de guimauve boriquée* et des cautérisations au *nitrate d'argent* (solution faible), à la *teinture d'iode*, au *perchlorure de fer*, ou à l'*acide chlorhydrique*.

—INTÉRIEUREMENT : administrer le *chlorate de potasse*, à la dose de 3 à 5 grammes :

℞ Chlorate de potasse.... 2 à 4 gr.
Sirop de groseille...... 30 —
Eau ................. 100 —

Par cuillerées, dans les 24 heures.

## S. ULCÉRO-MEMBRANEUSE.

*Régime lacté absolu*; après chaque prise de lait, rincer la bouche avec de l'eau bouillie ou de l'eau de Vichy pour éviter la stagnation des restes de lait dans les replis de la muqueuse et leur fermentation.

Deux fois par jour, faire un *nettoyage complet et minutieux des dents et des gencives* ; employer pour cela une baguette de bois ayant une pointe rugueuse sur laquelle on enroule une mince couche de coton hydrophile que l'on trempe dans le liquide antiseptique : eau oxygénée médicinale à 12 volumes, solution de permanganate de potasse à 1 p. 200.

*Avoir soin de nettoyer chaque dent individuellement* au pourtour du collet, en pénétrant dans les interstices dentaires, en enlevant tout le tartre sans craindre de faire saigner la gencive.

*Enlever* les dents de lait branlantes et celles présentant une carie avancée.

Toucher toutes les surfaces ulcérées en cherchant à les déterger.

En outre, pratiquer plusieurs fois par jour de *larges irrigations de la bouche* en se servant d'un bock à injections et d'une canule en os, avec une solution de permanganate de potasse à 1 p. 2000, ou de l'eau bouillie additionnée de 1 p. 10 d'eau oxygénée.

Prescrire le *chlorate de potasse* intérieurement, à la dose de 50 cgr. à 2 gr. chez l'enfant, et à celle de 3 à 5 gr. chez l'adulte.

℞ Chlorate de potasse........ 1 gr.
Eau distillée.............. 90 —
Sirop de groseilles........ 10 —

1 cuillerée à café toutes les 2 heures (Hutinel).

Toucher 4 fois par jour les parties malades avec un pinceau imbibé d'un *collutoire au chlorate de potasse* :

℞ Chlorate de potasse........ 4 gr.
Miel rosat............... 10 —
Glycérine............... 30 —

Employer aussi la *teinture d'iode*, en attouchements :

℞ Teinture d'iode....... 10 à 20 gr.
Glycérine.............. 20 —

Dans les cas ordinaires, recourir à une *solution faible de nitrate d'argent*, ou au collutoire suivant :

℞ Chlorure de chaux........ 3 gr.
Miel................... 30 —

Pour attouchements (Bouchut).

Et, s'il existe à la face interne de la joue et dans le sillon gingival une large surface ulcéro-membraneuse employer le *chlorure de chaux sec* de la façon suivante : tremper la pulpe de l'index dans le chlorure de chaux sec en poudre et en frictionner énergiquement la surface ulcérée, faire ensuite un lavage à l'eau bouillie. Une seule application suffira le plus souvent.

Combattre les symptômes généraux :

Contre la **fièvre**, donner la *quinine*.

Contre l'**embarras gastrique**, prescrire un *purgatif*.

Administrer les *toniques* :

| | |
|---|---|
| ♃ Extrait de quinquina..... | 2 gr. |
| Eau de cannelle.......... | 15 — |
| Sirop d'écorces d'oranges amères............... | 25 — |
| Rhum................ | 20 — |
| Eau distillée..... Q. S. p. 150 cc. | |

Par cuillerées à dessert toutes les 2 heures (enfants de 10 à 12 ans).

## STROPHULUS

*(Éruptions prurigineuses infantiles, Feux de dents).*

*Régime lacté* (couper le lait d'un peu d'eau de Vichy, de bicarbonate de soude, de tilleul, ou d'eau de chaux) ou *régime lacto-végétarien*.

Combattre le lymphatisme et le neuro-arthritisme ; ordonner l'*huile de foie de morue*, l'*arsenic*, le *cacodylate de soude*. Recourir à l'*hydrothérapie tiède* et aux *bains sulfureux*.

*Purgation* à intervalles réguliers (2 fois par mois).

**Contre le prurit :** donner II à X gouttes de *teinture de belladone*, ou II à XX gouttes par jour, suivant l'âge du malade, d'*eau distillée de laurier-cerise*.

LOCALEMENT : *soins rigoureux de propreté*. Éviter toute irritation cutanée (linges souillés, langes de laine, flanelle, toile rude). Onctions avec *vaseline mentholée* à 1 p. 100, ou application de compresses imbibées d'*huile de foie de morue phéniquée* à 1 p. 100.

Lavages fréquents à l'*eau boriquée*, poudrer ensuite avec de la *poudre d'amidon*, de *talc*, de *lycopode*, puis envelopper de linges en toile fine et usée (Brocq).

Voy. *Eczéma*, *Érythème*, *Lichen simple*, *Prurit*, *Urticaire*.

## SUBINVOLUTION DE L'UTÉRUS

Voy. *Accouchement*.

## SUDAMINA

Voy. *Suette miliaire*.

## SUETTE MILIAIRE

*Diète :* lait, bouillon, tisanes, limonades.

Donner un *purgatif* éner-

gique contre la constipation opiniâtre.

Deux fois par jour, *changer*

les draps ; ne pas trop couvrir le malade pour éviter
de favoriser les sueurs.
Contre la **fièvre** et l'adynamie : prescrire la *quinine*,
les *lotions froides vinaigrées*.
Contre l'**oppression** : appliquer des *ventouses sèches*, et

pratiquer une *injection d'atro-
pomorphine*.
Contre l'ataxie et le dé-
lire : recourir à la *balnéation
froide* (25° à 15°).
S'il y a lieu, favoriser l'éruption par des *bains sinapisés*.

## SUEURS DES PHTISIQUES
Voy. *Phtisie*.

## SUITES DE COUCHES
Voy. *Accouchement (post-partum)*, *Fièvre puerpérale*,
*Hémorragies du post-partum*.

## SUPPURATIONS PELVIENNES
(Chez la femme).

Voy. *Abcès pelviens*, *Cellulite pelvienne*, *Hématocèle suppurée*,
*Pelvipéritonite*, *Salpingites*.

## SURMENAGE

**S. INTELLECTUEL.**
Voy. *Neurasthénie cérébrale*.

**S. PHYSIQUE.**
Voy. *Anémies*, *Croissance*,
*Dilatation du myocarde*, *Sco-
liose*.

## SYCOSIS
Voy. *Tricophytie de la barbe*.

## SYMPHYSES

**S. CARDIAQUE.**
Voy. *Adhérences péricar-
diques*, *Asystolie*, *Péricardite
chronique*.

**S. PLEURALE.**
Voy. *Adhérences pleurales*,
*Pleurésies*.

## SYNCOPE

Coucher le malade la *tête
un peu basse*. *Excitations
cutanées* (sinapismes aux

membres et à la région précordiale). .
Inhalations de *vinaigre an-*

*glais, d'éther, de nitrite d'amyle.*

℞ Alcool .................. 10 gr.
   Éther ................... 5 —
   Menthol ................. 1 —
   Pyridine ................. 2 —
   Acide acétique cristal-
     lisé ................... L gouttes.

Verser XX gouttes de ce liquide sur un mouchoir et les faire respirer au malade (Capitan).

Au besoin, dans les cas graves, pratiquer des *injections de caféine* et d'*éther* ; recourir à l'*électrisation* du nerf phrénique avec les courants continus : pôle positif au niveau du nerf, au cou, pôle négatif à l'épigastre.

Pratiquer aussi des *tractions rythmées de la langue.*

**Une fois la syncope terminée** : *rechercher et combattre la cause* (douleur, coliques intestinales et calculeuses, hémorragie externe ou interne, cardiopathie, myocardite, faiblesse générale, convalescence, empoisonnement, helminthiase, hystérie, chaleur, etc.).

**En cas d'anémie aiguë** : avoir recours à l'*injection intraveineuse de sérum artificiel* (eau salée à 7 p. 1000) à 38° ou 40°, à la dose de 300 à 800 gr., à la fois, selon le cas.

Voy. *Anémie aiguë, Collapsus.*

### S. TRAUMATIQUE DU NOUVEAU-NÉ.

Faire respirer l'enfant, améliorer sa circulation, relever son état général.

Voy. *Asphyxie des nouveau-nés.*

# SYNOVITES

Voy. *Arthrites, Hydarthroses.*

# SYPHILIS

**S. DES ENFANTS** (acquise ou héréditaire).

*Traitement hygiénique* : alimentation réglée et reconstituante ; vie en plein air, surveillance du tube gastro-intestinal, etc.

*Toniques, préparations martiales* (sirop d'iodure de fer) contre l'anémie.

Combattre la faiblesse congénitale (voy. *Faiblesse congénitale*).

Employer l'*onguent napolitain*, en frictions, à la dose de 1, 2 et 3 gr., suivant l'âge du malade.

℞ Onguent napolitain : 1 an, 20 gr.
   2 ans, 30 gr. ; 15 ans, 40 gr.
   Essence de menthe XX à XL gouttes.

Diviser en 20 boîtes : 1 par jour pour chaque friction (Comby).

TECHNIQUE DES FRICTIONS : prendre un gant de peau pour ne pas subir soi-même l'absorption mercurielle, et faire pendant 5 minutes une friction avec l'onguent mercuriel. Après la friction, appliquer une feuille de ouate. *Ne jamais pratiquer deux frictions de suite sur la même place :*

1er jour, côté gauche du thorax ;

2e jour, côté droit ;

3e jour, côté gauche du ventre ;

4e jour, côté droit ;

5e jour, face interne de la cuisse gauche ;

6e jour, face interne de la cuisse droite ;

7e jour, mollet droit ;

8e jour, mollet gauche ;

9e jour, bras droit ;

10e jour, bras gauche.

Recommencer ensuite cette série.

Faire des frictions, *pendant trois semaines*, puis suspendre huit à dix jours, pour reprendre et ainsi de suite.

Prescrire le *mercure par voie stomacale*, même aux enfants à la mamelle, et ne pas se contenter de traiter la mère seule : cette façon d'agir est notoirement insuffisante et même dangereuse, puisqu'elle laisse à la maladie le temps d'évoluer et qu'elle ouvre ainsi la porte aux accidents les plus redoutables (syphilis viscérale).

℞ Liqueur de van Swieten... 10 gr.

XX, XXX et XL gouttes par jour, en 4 fois, dans le biberon ou une cuillerée de lait (enfants de 2 à 6 mois) ; chez les enfants nés prématurément, ne donner que X gouttes par vingt-quatre heures.

Chez les enfants plus âgés, donner la liqueur de van Swieten aux doses suivantes :

De 1 à 2 ans..... 1 gr. à 2 gr.
De 2 à 3 ans..... 2 — à 3 —
De 3 à 5 ans..... 3 — à 5 —
De 5 à 10 ans..... 5 — à 10 —
Par jour.

Administrer le *protoiodure* d'hydrargyre, à la dose de 1 à 3 centigr. par jour :

℞ Protoiodure d'hydrargyre.. 10 cgr.
Julep gommeux.......... 100 cc.

3 à 6 cuillerées à café par jour.

Employer aussi le *calomel*, aux doses suivantes :

De 1 à 3 mois... 3 à 5 mgr.
De 3 à 6 — .. 1 cgr.
De 6 à 10 — .. 1 1/2 à 2 —
Par jour.

Continuer le traitement mercuriel, tant dans la syphilis acquise que dans la syphilis héréditaire, *pendant longtemps* (quatre ans) avec des intermittences (voy. *S. chez l'adulte* : schéma d'application du traitement chronique intermittent), toutefois, au bout de 2 à 3 mois de traitement hydrargyrique, recourir à l'*iodure de potassium* à la dose de 20 centigr. par jour et par année d'âge ou au *traitement mixte*.

℞ Iodure de potassium...... 4 gr.
Sirop de fleurs d'oranger. 100 cc.

1 à 3 cuillerées à café par jour, selon l'âge (1 cuillerée à café contient 20 cgr. de sel).

Prescrire le *sirop de Gibert* :

℞ Biiodure de mercure... 25 cgr.
Iodure de potassium.. 12 gr. 50
Eau distillée........ 12 — 50
Sirop simple......... 500 —

(1 cuillerée à café contient 3 mgr. de sel mercuriel et 15 cgr. d'iodure de potassium). *Doses :* de 1 à 3 ans, 1/2 à 1 cuillerée à café dans du lait : de *2 à 3 ans*, 2 cuillerées à café ; de *3 à 5 ans*, 3 cuillerées à café ; de 6 à 10 *ans*, 4 cuillerées à café ; de *10 à 15 ans*, 5 cuillerées à café.

Ou :

℞ Biiodure d'hydrargyre... 4 cgr.
Iodure de potassium...... 3 gr.
Eau.................. 50 —
Sirop simple.:: Q. S. p. 100 cc.

2 à 5 cuillerées à café par jour, suivant l'âge de l'enfant (Herzen).

En cas de troubles digestifs ou lorsque les frictions avec l'onguent napolitain provoquent une irritation intense de la peau, comme aussi lorsqu'on veut connaître la quantité de mercure qui pénètre dans l'organisme, recourir aux *injections mercurielles hypodermiques* (profondes) ; employer l'*huile grise* (avantage d'une seule injection hebdomadaire série de 6 injections), à la dose de 1 cgr. de mercure de 1 à 3 ans ; de 2 cgr. de 3 à 5 ans, et de 3 cgr. de mercure de 5 à 8 ans.

Ou bien :

℞ Biiodure d'hydrargyre.... 5 cgr.
  Iodure de potassium....... 40 —
  Eau bouillie.............. 10 cc.
Injecter chez les *nouveau-nés*, chaque jour le quart d'un centimètre cube, pendant 20 jours (Schwab et Lévy-Bing).

℞ Sublimé corrosif....... 5 à 10 cgr.
  Chlorure de sodium.. 2 gr.
  Eau distillée......... 20 —
Injecter 1 à 2 cc. par jour pendant 20 jours consécutifs (Herzen).

℞ Biiodure de mercure..... 4 cgr.
  Huile stérilisée......... 10 cc.
Injecter 1/4 à 1/2 cc., pendant 20 jours (Panas).

℞ Calomel à la vapeur...... 1 gr. 40
  Huile de vaseline........ 15 cc.
Injecter 1/4 de cc. tous les 5, 6 ou 7 jours ; faire 6 à 10 piqûres (Balzer).

Faire aussi usage du *benzoate de mercure* associé au chlorure de sodium pour le rendre soluble :

℞ Benzoate de mercure; )
  Chlorure de sodium.. ) āā 15 cgr.
  Glycérine............ )
  Eau distillée........ ) āā 15 gr.
Injecter 2 divisions de la seringue de Pravaz, soit 1 mgr. de substance active,

chez les enfants âgés d'un *mois* ; 3 divisions, à deux ou trois *mois* ; 4 divisions de quatre à six *mois* et 5 divisions (1/2 seringue) de sept *mois* à 1 *an*. Chez les enfants âgés de *plus d'un an*, porter à 30 cgr. la quantité de benzoate de mercure et de chlorure de sodium, et injecter de 3 à 6 divisions de la seringue, suivant l'âge de l'enfant. Répéter ces injections tous les 3 ou 4 jours jusqu'à disparition complète de toute manifestation syphilitique ; puis suspendre le traitement durant 3 à 5 semaines, et après cet intervalle faire 6 à 8 injections.

**Dans les cas graves**, doubler les doses ci-dessus indiquées ; chez un enfant de 10 ans injecter 1 cgr. de sublimé, ou 2 cgr. de benzoate de mercure, ou 1 cgr. de biiodure de mercure, par jour (Herzen).

**En cas de nombreuses plaques muqueuses suintantes :** prescrire les *bains de sublimé*, pris tous les jours ou tous les deux jours.

℞ Sublimé corrosif............ 1 gr.
  Alcool à 90°.............. 10 —
  Eau ..................... 100 —
À verser dans l'eau du bain (20 à 30 litres d'eau) (baignoire en bois ou en métal émaillé).

**En cas de syphilis héréditaire grave avec gommes multiples**, lésions osseuses ou viscérales : insister sur l'usage de l'*iodure de potassium*, donné aux doses suivantes :

De 1 à 15 mois........ 5 à 20 cgr.
De 15 mois à 3 ans.. 20 à 40 —
De 3 ans à 5 ans.... 30 cgr. à 1 gr.
De 5 à 10 ans........ 1 à 3 gr.
Par jour.

En cas d'intolérance pour l'iodure de potassium, donner l'*iodalbacide*, à la dose de 1 à 2 gr., en potion, ou l'*iodipine* à la dose de 5 gr. par jour, prise dans du lait.

TRAITEMENT LOCAL : analoque à celui des syphilides de l'adulte (voy. *S. de l'adulte* : traitement local).

**En cas de plaques végétantes :**

| | | |
|---|---|---|
| ℞ Sublimé corrosif. | 40 cgr. | à 2 gr. |
| Camphre. | | 2 à 4 — |
| Alcool à 85°. | | 30 — |
| Pour attouchements. | | |

CURES THERMALES aux eaux sulfureuses de Challes, Luchon, Saint-Honoré, Aix-la-Chapelle, Uriage.

**S. CHEZ L'ADULTE.**

Voy. *Chancre induré.*

HYGIÈNE RIGOUREUSE : séjour au grand air. Ordonner la *gymnastique*, l'*escrime*, l'*équitation*, le *cyclisme*, la *chasse*, mais éviter les fatigues.

Recommander au malade de *dormir régulièrement de 7 à 8 heures* par nuit et de renoncer aux travaux intellectuels exagérés et à la vie mondaine.

Pas d'alcool, un peu de vin aux repas, proscrire le tabac ; combattre *toute intoxication chronique* (alcoolisme, saturnisme, morphinomanie, etc.), traiter l'anémie, les diathèses et le paludisme chronique, lorsqu'ils existent.

HYGIÈNE MORALE : réconforter et éclairer les malades ; leur représenter la situation telle qu'elle est et non pas telle qu'ils se l'imaginent ; leur dire que la syphilis est une maladie, qui, comme tant d'autres, peut guérir, à la condition qu'on la traite, et que traitée, elle laisse ses victimes bien tranquilles ;

qu'elle permet le mariage, après un certain temps d'épuration (3 à 4 ans), qu'elle permet, de même, l'espérance d'une postérité saine et solide, etc. (Fournier).

RÉGIME : alimentation reconstituante et tonique.

A. DIRECTION GÉNÉRALE DU TRAITEMENT DE LA SYPHILIS.

1° **Chancre syphilitique indubitable :** commencer aussitôt le traitement spécifique : il retarde et atténue la première poussée.

2° **Chancre douteux :** attendre, pour instituer le traitement spécifique, l'apparition des manifestations secondaires (roséole) et se garder de prescrire le mercure tant que le diagnostic est douteux.

3° **Chez tout syphilitique** (période secondaire), employer la méthode des *traitements successifs* ou *traitement chronique intermittent*, qui consiste en une série de cures, mercurielles d'abord, iodurées plus tard, échelonnées au cours des premières années de la maladie et séparées les unes des autres par des stades de repos d'autant plus prolongés qu'on s'éloigne davantage du début du traitement ou de l'infection.

SCHÉMA D'APPLICATION : *Premier* traitement mercuriel (10 cgr. de protoiodure quotidiennement par exemple) de 8 semaines de durée, suivi d'un stade de repos de 4 à 6 semaines environ.

*Deuxième* traitement mercuriel, d'une durée de 6 semaines, suivi de 2 à 3 mois de répit.

*Troisième* traitement, durant le même temps, suivi d'une période de désaccoutumance de 3 mois.

*Quatrième* traitement mercuriel de 6 semaines.

En tout 4 traitements mercuriels au cours de la **première année** ; continuer avec 3 traitements au cours de la **seconde** et avec 2 dans la **troisième**.

**Au cours de la troisième année**, commencer à administrer l'*iodure de potassium*, lui aussi par *cures intermittentes*, de 4 à 6 *semaines*, suivant la tolérance gastrique et à la dose de 3 *gr. par jour*.

Prescrire 4 cures au cours de la première année de ce traitement (3e année de traitement), en les alternant avec les cures mercurielles ; trois cures l'année suivante (4e année) ; deux au cours de l'année suivante.

Après ce traitement, continuer à donner l'*iodure* à *perpétuité*, à raison de deux cures de six semaines par an (Fournier).

Se rappeler toutefois que le sujet syphilitique est menacé particulièrement de la cinquième à la dixième année par les trois grandes complications de la syphilis tardive : la syphilis cérébrale, le tabes, la paralysie générale ; ordonner par conséquent pendant cette période des *cures mercurielles complémentaires ou de renforcement*, semestrielles, mais énergiques : frictions mercurielles, une demi-douzaine d'injections d'huile grise à 6 et 8 cgr. de mercure, saison à une station sulfureuse (Fournier).

**B. Traitement mercuriel.**

Ne pas oublier que la *médication peut occasionner quelques accidents* : des stomatites, des troubles gastro-intestinaux, des troubles nutritifs et des dermatoses qui constituent l'hydrargyrie et *qu'il faut prévenir en examinant le fonctionnement des émonctoires* (rein, foie, etc.) avant de commencer tout traitement hydrargyrique et *en surveillant attentivement la dépuration urinaire* chez les sujets soumis à la médication mercurielle, car, d'une part, l'élimination ordinaire du mercure est supprimée dès qu'il existe de l'albuminurie et, d'autre part, l'administration prolongée du mercure peut suffire à altérer le rein.

En plus, *mettre en bon état la bouche du sujet à qui l'on va administrer le mercure* : prescrire des lavages quotidiens avec une solution de chlorate de potasse ou mieux avec de *l'eau oxygénée* coupée de trois parties d'eau bouillie, et le brossage des dents, matin et soir, avec une poudre dentifrice (charbon, carbonate de chaux, etc.) :

℞ Poudre de charbon finement porphyrisée.... } āā 60 gr.
Poudre de quinquina.. }
Essence de menthe...... Q. S.
(Fournier).

℞ Chlorate de potasse pulvérisé et tamisé.... } āā 15 gr.
Craie préparée........ }
Poudre de quinquina.. }
Salol finement pulvérisé. 2 —
(Gaucher).

Recourir à l'ablation préalable du tartre dentaire, à l'obturation de toutes les dents cariées, à l'extraction des racines et à la suppression d'une prothèse capable d'excorier les gencives.

Écarter toute cause d'irritation de la bouche (tabac, alcool, aliments épicés et acides, liqueurs, boissons chaudes).

On peut faire pénétrer le mercure dans l'économie par la voie cutanée, par la voie respiratoire, par la voie stomacale, par la voie sous-cutanée et par la voie sanguine :

a. **MÉTHODE DES FRICTIONS MERCURIELLES.**

Les frictions mercurielles doivent absolument être prescrites dans les cas suivants :

1º **Syphilis grave**, demandant une médication énergique et rapide (syphilis viscérale, cérébrale, médullaire, ophtalmies, etc.) ;

2º **Manifestations rebelles ou habituellement réfractaires aux médications d'autre genre**, telle la glossite scléreuse ;

3º **Cas où des états morbides de l'estomac ou de l'intestin contre-indiquent la méthode par ingestion** ;

4º **Cas où l'indication est de céder la voie gastrique à d'autres remèdes** ;

5º **Syphilis du jeune âge.**

DOSAGE : 4 à 8 gr. d'onguent napolitain par friction chez l'*homme* ; 3 à 4 gr. chez la *femme* ; 2 gr. chez l'*enfant*.

Les traitements thermaux aux eaux sulfureuses exagèrent l'aptitude de la tolérance du mercure ; dans ces stations, on peut pratiquer des frictions quotidiennes aux doses de 8 à 15 gr. d'onguent napolitain, pendant 3 à 4 semaines.

℞ Onguent mercuriel double (onguent napolitain)..... 30 gr.

A diviser en 7 cartouches : une friction par jour ; dans les cas graves (syphilis cérébrale), 2 par jour.

Pratiquer les frictions le soir, *au coucher*, en évitant de faire deux fois de suite des frictions sur la même place (voy. l'ordre à suivre au paragraphe : Syphilis des enfants). *Frotter jusqu'à siccité*, c'est-à-dire jusqu'au moment où la main qui frotte, au lieu de glisser comme sur un verglas, commencera à éprouver une sensation de résistance, de desséchement ; en général *pendant 10 à 15 minutes*. Protéger la main qui pratique la friction contre l'absorption par un *gant de peau* ou *de caoutchouc*. Placer sur la place enduite de pommade une couche de ouate, recouverte de taffetas gommé.

Prescrire de déterger soigneusement la peau au lever, de la savonner à l'eau chaude, de bien l'essuyer, et de la saupoudrer d'amidon ou de poudre de riz. Faire prendre au moins 2 bains émollients chaque semaine.

La *durée du traitement*, le *nombre des frictions*, la *dose totale d'onguent à faire absorber* sont subordonnés à la nature du résultat thérapeutique à obtenir, au degré de tolérance du malade, aux effets produits.

La durée d'une cure par les frictions mercurielles doit être de *trois ou quatre semaines, cinq semaines au maximum*.

Dans certains cas, il est préférable de ne faire durer une cure par les frictions que 2 ou 3 semaines, pour reprendre après un repos plus ou moins long ; dans les cas où la bouche menace de se prendre à tout instant, prescrire une friction, un jour sur 2, ou bien une friction 3 jours de suite, suivis de 3 ou 4 jours de repos.

Se rappeler que la stomatite causée par les frictions mercurielles a une invasion brusque et qu'elle est la forme maligne des stomatites hydrargyriques (Fournier).

b. BALNÉATION MERCURIELLE.

Méthode à employer dans le traitement de la **syphilis infantile,** mais à exclure du traitement de la syphilis des adultes (voy. *S. des enfants*).

℞ Bichlorure de mercure.  
   Chlorhydrate d'ammoniaque............ } āā 20 gr.  
   Eau distillée................ 200 —  
   A ajouter à l'eau du bain (200 à 300 litres).

Ne jamais dépasser chez l'adulte la *dose de 20 gr.* de bichlorure par bain (Fournier).

c. FUMIGATIONS MERCURIELLES.

Méthode incertaine et aveugle, pas applicable d'une façon usuelle et prolongée au traitement de la syphilis (Fournier).

d. MÉTHODE DES INJECTIONS MERCURIELLES.

Observer les règles de *l'antisepsie* la plus méticuleuse.

Faire toujours l'injection profondément, dans la *fossette rétro-trochantérienne* (point de Smirnoff), au niveau de *l'ensellure lombaire* de chaque côté de la co-

lonne vertébrale, au *tiers supérieur de la fesse* (ne jamais piquer en pleine fesse, zone dangereuse des nerfs et des gros vaisseaux à éviter, ni dans la partie inférieure sur laquelle s'assied le malade, ni trop haut chez la femme, pour éviter les frottements du corset).

Procéder à l'injection en deux temps : ponction avec l'aiguille en platine iridié de 5 à 7 centimètres de longueur. Pousser lentement l'injection. Espacer les piqûres de 3 à 4 cm.

Des deux méthodes d'injections mercurielles : 1° injections solubles ; 2° injections massives et insolubles, la première seule est à employer, à titre de méthode d'exception, tandis que la seconde est à rejeter complètement (Fournier).

La méthode des injections mercurielles est, à l'heure actuelle, le seul procédé capable d'introduire une dose déterminée de mercure dans l'organisme. L'efficacité thérapeutique d'un composé mercuriel dépend uniquement de la quantité de mercure introduite en circulation dans l'organisme dans un temps donné (Leredde).

INJECTIONS MERCURIELLES SOLUBLES : cette méthode est indiquée dans les cas suivants :

1° **Quand il faut instituer une médication intensive ;**

2° **Quand l'estomac paraît ne pas devoir tolérer le mercure** (Fournier) ;

3° **Manifestations tenaces, rebelles aux médications ordinaires** (Herzen).

24 Sublimé corrosif............ 25 cgr.
  Chlorure de sodium........ 30 —
  Eau distillée....... Q. S. p. 20 cc.
  1 cc. par jour, pendant 20 jours
consécutifs (Herzen).

24 Benzoate d'hydrargyre.... 1 gr.
  Chlorure de sodium....... 2 — 50
  Eau distillée et stérilisée. 100 —
  Injecter 2 à 3 cc. par jour ; faire 20 piqûres (Gaucher).

24 Salicylate neutre de mercure............... 20 cgr.
  Chlorure de sodium...... 75 mgr.
  Eau stérilisée........... 10 gr.
  Injecter 1 cc. par jour (Lévy-Bing).

24 Lactate neutre d'hydrargyre 20 cgr.
  Eau stérilisée........... 10 cc.
  Injecter 1 cc. par jour.

24 Biiodure de mercure..... 20 cgr.
  Iodure de sodium........ 10 —
  Eau distillée........... 20 cc.
  Injecter 1 à 2 cc. tous les jours, pendant 20 jours consécutifs (Dieulafoy).

Dans les cas graves, doubler les doses ci-dessus indiquées et injecter 2 cgr. de *sublimé*, ou 4 et même 6 cgr. de *benzoate d'hydrargyre* par jour (Lemoine), ou 3 et 4 cgr. de *biiodure de mercure* (Dieulafoy).

INJECTIONS MERCURIELLES INSOLUBLES : pour assurer une action thérapeutique plus énergique et pour atténuer les inconvénients propres à toutes les injections de préparations mercurielles insolubles, tels que nodosités, abcès, phénomènes douloureux, etc., et pour éviter l'accumulation de quantités plus ou moins considérables de mercure dans certains points de l'économie, ainsi que les effets irritants sur les voies d'élimination de ce médicament, pratiquer des *injections fréquentes à doses fractionnées*.

HERZEN, 6e édition.

24 Mercure purifié.......... 20 gr.
  Teinture de benjoin....... 5 —
  Huile de vaseline......... 40 —
  (Huile grise) 1 seringue de Pravaz contient 36 cgr. de mercure métallique. Employer de préférence une huile grise plus diluée à 10 ou 20 p. 100 et injecter chaque fois 5 à 8 cgr. de mercure. Faire six injections d'huile grise à huit jours d'intervalle, interrompre deux mois, puis reprendre.

Ou, *huile grise à 40 p. 100* :

24 Mercure purifié........... 40 gr.
  Lanoline anhydre stérilisée. 12 —
  Vaseline blanche.......... 13 —
  Huile de vaseline purifiée. 35 —
                         (Lafay).

1 cc. de cette préparation renferme 50 cgr. de mercure ; injecter 5 à 8 cgr. de mercure métallique tous les 8 jours environ, faire 6 injections, puis suspendre pendant deux mois.

A défaut de la seringue spéciale de Barthélemy, dont chaque division correspond à 1 cgr. de mercure métallique, utiliser la seringue de Pravaz. Si celle-ci est graduée en 20 divisions, chaque division = 0 gr. 025 de Hg. ; si elle est graduée en 10 divisions, chaque division = 0 gr. 05 de Hg.

Ne pas recourir à l'administration par gouttes qui est susceptible d'erreurs trop nombreuses et trop grandes pour être adoptée.

24 Biiodure de mercure....... 4 cgr.
  Huile stérilisée.......... 10 gr.
  1 à 4 cc. par jour, pendant 15 à 20 jours (Panas).

24 Calomel à la vapeur........ 1 gr.
  Huile de vaseline......... 10 cc.
  Injecter 1/2 à 1 cc. tous les 8 jours ; faire 5 à 6 piqûres (Balzer).

24 Calomel à la vapeur........ 50 cgr.
  Huile d'olive stérilisée.... 10 cc.
  Injecter 1 cc. par semaine ; faire 10 piqûres (Fournier).

50

2⁄ Oxyde jaune de mercure......  1 gr.
  Huile de vaseline........... 10 cc.

  Injecter 1/2 à 1 cc. tous les 8 jours
(Balzer).

2⁄ Salicylate basique de mercure   3 gr.
  Huile de vaseline stérilisée.  30 cc.

  Injecter 1 cc. tous les 8 jours ; faire
8 à 10 piqûres.

Dans les cas graves, répéter tous les 4 jours l'injection de *calomel* (5 cgr.) ou bien doubler et même tripler la dose ci-dessus indiquée de *biiodure de mercure* et injecter 2, 4 et 6 cgr. de ce sel, par jour (Lépine).

e. Méthode par ingestion.

Procédé facile, commode, sûr, pratique, à employer chez tous les malades, *sauf* dans les cas particuliers suivants :

1° **État morbide préalable des voies digestives**, gastralgies, dyspepsies, gastrite, dilatation d'estomac, entérite, etc., ou présentant une intolérance iodopathique de ce système par rapport au mercure ;

2° **État de débilitation cachectique**, tel que le malade ne se rattache plus à la vie que par un reste de puissance digestive ;

3° **Cas où il est indiqué de laisser libres les voies digestives en faveur d'autres remèdes jugés opportuns** ;

4° **Cas où un danger pressant rend nécessaire une mercurialisation rapide**, presque instantanée (syphilis viscérale, cérébrale, ophtalmie) ; recourir alors aux frictions ou aux injections.

Prescrire le *sublimé* et le *protoiodure de mercure.*

Avec le sublimé, on a peu d'accidents ptyaliques, mais des inconvénients majeurs d'intolérance gastrique.

Avec le protoiodure, accidents ptyaliques, mais tolérance gastrique plus fortement assurée.

Au point de vue thérapeutique, effets sensiblement égaux, mais faculté de réaliser des effets plus intenses avec le protoiodure, en raison d'une liberté plus étendue d'élévation des doses.

Employer le sublimé chez les sujets dont la bouche, en mauvais état, ne supporterait pas l'action ptyalique du protoiodure ; et le protoiodure chez des sujets dont l'estomac délicat, susceptible, nerveux, ne tolérerait pas le sublimé.

En général, faire usage du protoiodure.

*Doses efficaces moyennes de sublimé :*

Pour *homme adulte*, de constitution moyenne : 3 cgr.

Pour *femme adulte*, dans les mêmes conditions : 2 cgr.

*Doses efficaces moyennes de protoiodure de mercure :*

Pour un *homme adulte* : 10 à 12 cgr.

Pour une *femme adulte* : 7 à 8 cgr. (Fournier).

2⁄ Bichlorure de mercure...    1 gr.
  Eau distillée............... 999 —

  (1 cuillerée à soupe contient 16 mgr. de sublimé ; 1 cuillerée à café, 4 mgr.) 2 cuillerées à bouche par jour, ou 5 à 6 cuillerées à café à prendre en 3 fois dans un verre de lait.

2⁄ Sublimé corrosif....   20 à 30 cgr.
  Alcool...............  }
  Laudanum de Sydenham }  āā  5 gr.
  Eau distillée.... Q. S. p. 500 cc.

  3 cuillerées à bouche par jour, après les repas, dans un peu d'eau sucrée (Herzen).

℞ Sublimé corrosif............. 20 cgr.
  Chlorure de sodium........ 50 —
  Eau distillée................. 20 gr.

XX gouttes, 2 à 3 fois par jour après les repas dans un peu d'eau et de sirop (Herzen).

℞ Bichlorure de mercure..... 1 cgr.
  Extrait thébaïque......... 1 —
  — de gentiane......... 10 —

Pour 1 pilule : 3 par jour, aux repas.

℞ Bichlorure de mercure. ⎫ āā 1 cgr.
  Extrait thébaïque.... ⎬
  Mie de pain.......... ⎭ Q. S.

Pour 1 pilule : 3 pilules par jour, au début des repas.

℞ Protoiodure de mercure.... 5 cgr.
  Extrait d'opium............ 1 —

Pour 1 pilule : 2 par jour (Fournier).

℞ Protoiodure de mercure... 5 gr.
  Extrait thébaïque,........ 1 —
  — de quinquina........ 10 —

Pour 100 pilules : 2 par jour (remplacer au besoin l'extrait de quinquina par l'*extrait de ratanhia*, à la même dose).

℞ Protoiodure de mercure... 5 cgr.
  Poudre d'opium brut..... 1 —
  Poudre de quinquina..... 10 —

Pour 1 cachet : 2 cachets par jour (Renault).

Employer aussi le *lactate neutre de mercure*, en solution à 1 p. 1000, à la dose de 4 cuillerées à café par jour, prises dans un peu d'eau sucrée (Gaucher).

C. IODURE DE POTASSIUM.
Administrer l'*iodure de potassium*, par la bouche, en lavements, en injections sous-cutanées ; réserver ces deux dernières méthodes pour des cas exceptionnels et spéciaux (intolérance gastrique, syphilis cérébrale grave, avec perte de connaissance, avec relâchement des sphincters).

L'iodure est d'autant mieux toléré par l'estomac qu'on le prescrit en solution plus étendue ; ne pas ordonner les capsules, les dragées et les cachets d'iodure.

*L'iodure est surtout indiqué pour combattre les affections d'ordre tertiaire,* tandis que le mercure est réservé au traitement des symptômes d'ordre secondaire.

Toutefois, l'iodure exerce d'heureux effets contre certaines manifestations secondaires (Fournier).

a. INDICATIONS DU TRAITEMENT IODURÉ.

1º **Céphalée secondaire ;**

2º **Névralgies secondaires et douleurs névralgiformes** à localisation vague ;

3º **Périostites, ostéalgies, arthralgie, myalgies** de la période secondaire ;

4º **Tous les cas de syphilis maligne précoce ;**

5º **Tous les cas où des contre-indications au traitement mercuriel ressortent de circonstances diverses,** telles qu'intolérance idiosyncrasique vis-à-vis du mercure, état préalable de débilitation, scrofule grave, tuberculose, cachexie.

*Doses efficaces moyennes pour l'iodure de potassium.* Pour un *homme adulte* de constitution moyenne : 3 gr. par jour.

Pour une *femme dans les mêmes conditions :* 2 gr. par jour (Fournier).

b. DIRECTION DU TRAITEMENT IODURÉ.

Instituer un *traitement à doses ascendantes* ; ainsi pour un traitement ioduré d'un mois, prescrire une dose de 2 gr. par jour pour la première semaine ; de 3 gr. pour la quinzaine qui suit et de

4 gr. pour les derniers jours
du mois (Fournier).

℞ Iodure de potassium...... ṅ 30 gr.
  Eau distillée ou sirop d'é-
    corces d'oranges amères. 500 cc.

  (1 cuillerée à bouche contient 1 gr.
de sel) ; 2 à 4 cuillerées par jour, dans
du lait.

℞ Iodure de potassium...... 25 gr.
  Anisette de Bordeaux...... 150 —
  Sirop simple .............. 350 —

  (1 cuillerée à bouche contient 1 gr.
d'iodure) (Fournier).

℞ Iodure de potassium... } ãã 20 gr.
  Eau distillée...........

  Faire prendre d'abord XXX, puis XL,
L et jusqu'à C gouttes par jour dans de
l'eau aux repas (Herzen).

*Faire prendre l'iodure dans
du lait aux repas, immédiatement avant ou mieux pendant
les repas.*

  Si, donné de cette façon, il
provoque encore quelque révolte de la part de l'estomac,
recommander au malade de
verser la dose quotidienne
d'iodure à absorber dans la
ration d'eau qu'il consomme
quotidiennement à ses repas,
et de se servir à table de ce
mélange pour couper son vin.

  Chercher à assurer la tolérance pour l'iodure, en y associant la teinture de belladone :

℞ Iodure de potassium,. 40 gr.
  Teinture de belladone. XL gouttes.
  Eau distillée........... 160 gr.

  (1 cuillerée à bouche contient environ
1 gr. 25 d'iodure) (Brocq).

  Essayer aussi la voie hypodermique :

℞ Iodure de potassium. } ãã 5 gr.
  Eau distillée........
  Chlorhydrate de cocaïne. 5 cgr.

Chauffer légèrement le liquide au
bain-marie avant l'injection. Faire 1 à
3 injections d'un centimètre cube par
jour.

En cas d'intolérance pour
l'iodure, ordonner l'*iodalbacide* à la dose de 3 à 4 gr. par
jour, en cachets ou en potion,
ou mieux, donner l'*iodipine*
à la dose de 2 à 3 cuillerées à
café (10 à 15 gr.) par jour.
Employer, au besoin, ce
même médicament en injec-
tions hypodermiques, à la
dose de 5 à 10 gr.

D. TRAITEMENT MIXTE.

Administration simultanée
du mercure et de l'iodure,
soit associés dans une même
préparation pharmaceutique,
soit isolément.

Administrer de préférence
les deux remèdes séparément
pour avoir la liberté de graduer les doses de chacun
d'eux.

A. INDICATIONS DU TRAITE-
MENT MIXTE :

1° **Syphilides tuberculeuses
sèches** ;

2° **Syphilides ulcéro-croû-
teuses** ;

3° **Dans les accidents occupant la lisière des périodes
secondaires et tertiaires** : iritis, choroïdite, sarcocèle, pé-
rionyxis, périostites, etc. ;

4° **Syphilis cérébrale** (Fournier).

Faire prendre le *sirop de
Gibert* :

℞ Biiodure d'hydrargyre.... 1 gr.
  Iodure de potassium...... 50 —
  Eau distillée............. 50 —
  Sirop simple............. 1900 —

  (1 cuillerée à bouche contient environ
1 cgr. de biiodure et 50 cgr. d'iodure
de potassium), 3 cuillerées à bouche par
jour.

Il est nécessaire, pour arriver à faire prendre au malade une dose efficace moyenne d'iodure, de corriger la formule de Gibert, en augmentant la dose de ce sel (Fournier).

Prescrire :

℞ Sirop de Gibert.......... 150 gr.
Eau distillée.............. 100 —
Iodure de potassium....... 10 —

3 cuillerées par jour (Herzen).

Ou :

℞ Biodure de mercure. 20 cgr.
Iodure de potassium 20 à 25 gr.
Sirop simple......... 500 —

2 à 3 cuillerées à bouche par jour (Fournier).

℞ Biiodure de mercure.... 15 cgr.
Iodure de sodium........ 20 gr.
Eau distillée............ 300 —

2 cuillerées à soupe par jour (Herzen).

℞ Biiodure de mercure..... 15 cgr.
Iodure de potassium..... 15 gr.
Eau distillée........... 50 —
Sirop de quinquina...... 450 —

1 cuillerée contient 5 mgr. de biiodure et 50 cgr. d'iodure : 3 cuillerées à bouche par jour (Vidal).

℞ Liqueur de van Swieten. 500 gr.
Iodure de potassium.... 50 —
Eau distillée. . Q. S. p. 1 litre.

1 cuillerée à bouche contient 1 cgr. de sublimé et 1 gr. d'iodure ; 1 cuillerée à bouche aux deux principaux repas.

*Doses efficaces pour le biiodure de mercure* : 1 à 3 cgr. par jour.

Préférer, dans les cas où le traitement mixte est indiqué, *l'association de l'iodure et du sublimé* ou *l'association de l'iodure et des frictions*.

Faire prendre : une pilule de sublimé à 1 cgr. et une cuillerée de la préparation iodurée (1 gr.) au début de chacun des repas. Ou bien alterner : 2 pilules par jour,

une avant le déjeuner du matin et le dîner du soir : iodure à midi et au coucher. Ou encore : iodure aux repas, frictions au coucher (Fournier).

Éviter soigneusement, toutes les fois que les circonstances le permettent, d'administrer l'iodure de potassium et de pratiquer en même temps des injections mercurielles (surtout de calomel), en raison de la formation d'abcès aseptiques, par réaction chimique, aux points où sont pratiquées les injections (Duhot).

**A la période tertiaire**, faire suivre les cures par l'iodure, après guérison des accidents, par un traitement préventif mercuriel : protoiodure 5 à 10 cgr., pendant 4 à 6 semaines (il faut accorder plus de confiance au mercure qu'à l'iodure, en tant que médication préventive) (Fournier).

E. Traitement local.

1° **Accidents secondaires. Syphilides maculeuses ou papuleuses** : ne pas instituer de traitement local spécial quand les lésions sont **disséminées** et se contenter de faire prendre quelques *bains simples* ou *amidonnés* ; quand les lésions sont **confluentes**, prescrire *deux bains de sublimé* par semaine :

℞ Sublimé............... }
Chlorhydrate d'am- } āā 10 à 20 gr.
niaque............. }

Pour 1 paquet à dissoudre dans 1 litre d'eau ; ajouter le tout à l'eau du bain (baignoire émaillée ou de marbre).

Contre les taches pigmentaires de la peau laissées par

les syphilides, *lotionner* fréquemment les taches avec la solution suivante :

℞ Sublimé............... 20 cgr.
'Chlorhydrate d'ammoniaque 60 —
Eau de Cologne........ 40 gr.
— distillée............. 100 —
(Mauriac).

Si elles ne s'effacent pas, les recouvrir avec des *compresses imbibées* de la même solution.

**Syphilides squameuses** : ordonner les *bains savonneux* répétés, puis appliquer sur les éléments papuleux mis à nu de l'*emplâtre de Vigo.*

**Syphilides papulo-tuberculeuses, papulo-croûteuses acnéiques** : prescrire des *bains de sublimé* (15 gr. pour un grand bain) tous les 2 ou 3 jours, ou bien des *lotions au sublimé* à 1 p. 1000 ou à 1 p. 500, et employer localement les pommades suivantes :

℞ Calomel............... 1 gr.
Vaseline.............. 20 —

Ou bien :

℞ Oxyde jaune d'hydrargyre. 1 gr.
Vaseline.............. 30 —

Ou encore :

℞ Turbith minéral......... 1 gr.
Vaseline.............. 30 —

Si les lésions siègent à la face, ordonner des lotions avec une solution de sublimé à 1 p. 1000 et des applications de *glycérolé d'amidon* renfermant 1 p. 20 *de calomel.*

**Contre les lésions secondaires des organes génitaux** : *lotionner*, matin et soir, les parties malades avec de la *liqueur de Labarraque* coupée de trois ou quatre parties

d'eau, et les saupoudrer ensuite, sans les avoir essuyées, avec de la poudre d'oxyde de zinc (le chlorure de zinc qui se forme *in situ* cautérise les ulcérations) (Fournier).

**En cas d'impétigo syphilitique du cuir chevelu** : voy. *Impétigo.*

**Contre les papules croûteuses du cuir chevelu**, appliquer tous les soirs ou tous les deux soirs, un peu de *pommade au turbith minéral* à 1 p. 30.

**Contre les papules de la région vulvaire** : ordonner la pommade suivante :

℞ Précipité blanc........ ⎰ āā 2 gr.
Oxyde de zinc........ ⎰
Glycérine boriquée.... ⎱ āā 15 —
Axonge benzoïnée..... ⎱

**Psoriasis palmaire ou plantaire**, employer la pommade suivante :

℞ Onguent mercuriel.... ⎰ āā 2 gr.
Huile de cade........ ⎰
Vaseline.............. 30 —

Ou bien faire prendre des *bains locaux* avec une solution de sublimé à 1 p. 1000, d'une durée de 10 minutes, matin et soir.

**Alopécie syphilitique** : voy. *Alopécies.*

**Laryngite syphilitique** : défendre le séjour dans des locaux renfermés où il y ait de la poussière ; proscrire le tabac, les liqueurs et le chant. Contre les plaques muqueuses, pratiquer des badigeonnages avec une solution de *nitrate d'argent* à 1 p. 50. Voy. *Laryngite syphilitique.*

**Syphilides bucco-pharyngées** : supprimer les irritants (tabac, alcool, mets épicés ou acides ou très chauds), obturer ou extraire les dents cariées.

Prescrire des *gargarismes et des bains de bouche émollients* ; en cas d'éréthisme, faire gargariser avec une infusion de feuilles de coca (2 p. 200), ou bien pratiquer des badigeonnages avec une solution de cocaïne à 1 p. 20.

Faire usage du collutoire suivant :

2 Glycérine............... 30 gr.
 Borate de soude......... 10 —

Badigeonner dix fois par jour les plaques (Fournier).

Cautériser, tous les 2 jours, les points malades avec un pinceau imbibé d'une solution de *nitrate d'argent* à 1 p. 20 ou à 1 p. 10, ou avec une solution de *sublimé corrosif* à 5 p. 100.

2 Sublimé corrosif......... 25 cgr.
 Eau distillée............. 25 gr.

Pour cautérisations.

Prescrire les *gargarismes à base de sublimé corrosif* :

2 Sublimé............... 10 cgr.
 Sirop diacode........... 30 gr.
 Décoction de morelle.... 170 —

Pour gargarismes : matin et soir (Brocq).

Voy. *Angine syphilitique, Plaques muqueuses.*
**Condylomes plats et plaques muqueuses :** voy. ces articles.

**2° Accidents tertiaires.**
Dans la plupart des cas, ne pas recourir au traitement chirurgical ; instituer d'abord un *traitement mixte* pendant au moins trois à six semaines, en élevant la dose du mercure jusqu'à la dose maxima (voy.

Méthode des injections mercurielles).

*Intervenir d'emblée*, seulement dans les cas où un simple débridement, un raclage ou une ablation de séquestres peut hâter la guérison.

**S. cutanée (tertiaire) ulcérée :** faire tomber les croûtes avec un cataplasme boriqué, puis recouvrir les ulcérations d'*emplâtre de Vigo*, d'*emplâtre hydrargyrique d'Unna*, ou bien de :

2 Calomel............... }
 Oxyde de zinc.......... } āā 2 gr.
 Axonge benzoïné........ 20 —

Recourir aussi aux applications locales d'une *solution de sublimé* à 1 p. 5000, mais dans les cas où cette médication a une action irritante manifeste, lui préférer la *balnéation prolongée* (bains de 2 heures de durée).

En cas d'ulcérations profondes, pratiquer des *lavages* avec une solution de sublimé à 1 p. 2000, panser avec l'*iodoforme*, le *xéroforme*, l'*aristol*, l'*iodol*, et recouvrir d'emplâtre de Vigo.

Si la réparation tarde à se faire, toucher l'ulcération à la *teinture d'iode* et la panser avec l'*onguent de styrax iodoformé* (Brocq).

**S. gommeuse (S. tuberculogommeuse à progression excentrique) :** donner l'*iodure de potassium* seul, à la dose de 8 à 10 gr. par jour, ou mieux *associé au biiodure de mercure*, à la dose de 1 à 2 cgr. par jour.

Ne pas prescrire le sirop de Gibert, qui est médiocrement

actif et contient trop peu d'iodure (Fournier).

Quand la gomme est ouverte, pratiquer des badigeonnages à la *teinture d'iode*, répétés 2 à 3 fois par jour, ou des pulvérisations avec :

℞ Teinture d'iode..........  } āā  5 gr.
  Iodure de potassium....  }
   Eau ........................  100 —
                (Fournier).

Faire des pansements antiseptiques (iodoforme, aristol) et des cautérisations avec une solution de nitrate d'argent à 1 p. 20.

Chez les malades qui ne peuvent supporter l'ingestion de l'iodure de potassium, recourir contre les gommes cutanées aux *injections locales de ce même médicament* : employer une solution d'iodure de potassium à 3 p. 100 et injecter, tous les jours ou tous les deux jours, 2 cc. de cette solution au centre même de la gomme et dans le tissu cellulaire en implantant l'aiguille à 2 ou 3 centimètres de la lésion et en changeant chaque fois le lieu de la piqûre (Besnier, Labadie-Lagrave).

En cas de **perforation de la voûte du palais** : pratiquer l'*uranoplastie* lorsque l'on trouve sur les parties restantes l'étoffe nécessaire à la réparation ; dans le cas contraire, recourir à la *prothèse* (Le Dentu).

**S. de l'aorte** : voy. *Anévrysme de l'aorte, Angine de poitrine, Aortites.*

**S. des artères** : voy. *Artérites, Syphilis du cerveau.*

**S. du cerveau** : *Traitement mixte intense* (frictions ou injections mercurielles ; de préférence injections de biiodure de mercure en solution aqueuse, à la dose de 2 à 4 cgr. par jour, en commençant par 2 cgr. et en augmentant de 1 cgr. le lendemain et le surlendemain ; pratiquer, en général, 15 injections quotidiennes ; cependant en présence d'accidents menaçants prolonger le traitement pendant 4 à 5 semaines ; en outre iodure de potassium à la dose de 4 à 6 gr. par jour).

Voy. *Epilepsie jacksonienne, Monoplégies cérébrales, Paralysie générale progressive, Vertiges.*

**S. de l'estomac** : *traitement spécifique antisyphilitique.*

*Régime lacté, alcalins* (voy. *Ulcère de l'estomac*).

**S. du foie** : voy. *Cirrhoses, Diabète, Ictère.*

**S. de la langue** : voy. *Glossites.*

**S. (tertiaire) du larynx** : faire prendre tous les jours des *inhalations* avec le mélange suivant :

℞ Iode ....................  5 cgr.
  Iodure de potassium.....  1 gr.
  Eau distillée............  250 —
Pour inhalations.

Prescrire le *traitement interne mixte.*

En cas de **sténose cicatricielle**, recourir à la *dilatation* du larynx.

**S. de la moelle** : voy. *Ataxie locomotrice, Myélites, Scléroses, Syringomyélie.*

**S. des nerfs périphériques** : voy. *Névralgies, Névrites.*

**S. (tertiaire) osseuse** : commencer par soumettre le malade à un *traitement mixte*

*énergique* pendant quatre semaines (iodure de potassium,
3 à 6 gr. ; biiodure de mercure,
2 cgr. par jour), puis recourir
à *l'intervention chirurgicale*
appropriée aux cas.

Voy. *Périostite syphilitique*.

**S. du pharynx** : voy. *Angines syphilitiques*.

**S. des poumons** : Voy. *Dilatation des bronches, Gangrène du poumon*.

**S. de la rate** ; Voy. *Anémie splénique*.

**S. des reins** : Voy. *Hémoglobinurie*.

Dans la néphro-sclérose tertiaire, administrer le *mercure* et l'*iodure de potassium* à doses suffisantes : injections huileuses de biiodure de mercure de 4 mgr., répétées tous les jours pendant 20 à 30 jours ; iodure de potassium 2 à 6 gr. par jour.

Surveiller l'élimination de ces médicaments et leur associer le *régime lacté* (Dieulafoy).

**S. des testicules** : Voy. *Orchite syphilitique*.

**F. CURES THERMALES.**

**a. EAUX MINÉRALES NATURELLES.**

**Eaux minérales sulfureuses employées seules** (en dehors du traitement spécifique). *Indications* : syphilitiques tertiaires affaiblis par l'anémie, le lymphatisme ou l'arthritisme. — *Contre-indications* : poussées éruptives récentes ou imminence de manifestations nouvelles, c'est-à-dire syphilis en pleine période secondaire (Bourges).

Envoyer les malades aux eaux sulfureuses simples françaises d'Aix-en-Savoie, d'A-

mélie-les-Bains, d'Ax, de Bagnères-de-Luchon, de Barèges, de Cauterets, de Hamman-Aneguet (Algérie), de Saint-Honoré, de Moligt, de Pietrapola, de Le Vernet, ou à celles de Neundorf en Prusse ; de Systian et Trenchin en Autriche-Hongrie ; de Schinznach en Suisse ; de Viterbe en Italie ; de Alhama en Espagne.

Employer ces eaux en bains, douches, boisson, gargarismes, irrigations et pulvérisations, lorsqu'il existe des lésions accessibles de la période tertiaire (Bourges).

**Eaux minérales sulfureuses associées au traitement spécifique** (cure minérale mixte). *Indications* : syphilis, dans lesquelles le traitement convenablement administré agit peu ou pas, c'est-à-dire dans les cas où les rechutes sont incessantes, déjouant toute thérapeutique ; syphilis présentant des lésions d'un caractère grave spécial (ostéopathies, encéphalopathies, syphilis maligne précoce), dans lesquelles le mercure joint à l'iodure ne donne pas de résultats ; cachexie syphilitique ; cas de saturation, d'intolérance mercurielle, pour régulariser l'élimination et l'action du remède (Bourges).

*Contre-indications* : syphilis régulière, bénigne, à la période secondaire.

Envoyer aussi les malades aux **eaux sulfureuses chlorurées** de Gréoux, d'Uriage, d'Aix-la-Chapelle, d'Herenlesbad, d'Acqui, d'Archeux, ou à celles **sulfureuses, iodu-**

rées, **bromurées** de Challes (Royer).

**Eaux minérales non sulfureuses.** Recourir à ces eaux *pour améliorer l'état général du syphilitique* ; envoyer les malades atteints de cachexie syphilitique aux eaux de Balaruc, de Bourbon-l'Archambault, de Bourbonne-les-Bains, de la Motte-les-Bains ; recommander à ceux qui présentent des troubles profonds de la nutrition déterminés par la syphilis combinée à une diathèse, une cure thermale à Vichy, à Plombières, à Bagnols, à Saint-Honoré ; conseiller aux syphilitiques névropathes un séjour à Néris ou à Lamalou ; aux syphilitiques anémiés une cure à Bussang, à Charbonnières, à Orezza, à Saint-Christau, etc.

Prescrire aux hérédo-syphilitiques et spécialement à ceux dont la tare héréditaire est compliquée de lymphatisme et de scrofule, une cure aux eaux de Salins-du-Jura, de Salies-de-Béarn, de Briscons (Bourges).

b. CURES MINÉRALES ARTIFICIELLES.

Recourir à la cure sulfureuse artificielle chez les syphilitiques qui tolèrent mal le mercure, qui l'absorbent incomplètement ou l'éliminent insuffisamment ; prescrire l'eau de *Challes*, qui est la seule eau sulfureuse qui puisse être utilement prescrite, étant naturellement froide.

Employer les *bains sulfureux artificiels* dans la syphilis tertiaire ou ulcéreuse et lorsque l'on veut instituer un traitement mercuriel intensif.

℞ Trisulfate de potassium solide....... 50 à 100 gr.

Concasser, enfermer dans un flacon, faire dissoudre au moment du bain dans 1 litre d'eau chaude à part.

Ou bien :

℞ Trisulfure de potassium solide....... 50 à 100 gr.
Eau.................... 200 —

Dissoudre à chaud et filtrer.

Suivant les cas, prescrire des *bains de Barèges artificiels*, des *bains arsenicaux artificiels*, des *bains de Bourbonne artificiels* ou des *bains de Plombières artificiels* (voy. *Bains*).

Chez les débilités, recourir aux *bains salés* : ajouter à chaque bain 3 à 5 kgr. de sel marin, pour un adulte, et 1 à 2 kgr. pour un bain de 30 à 50 litres d'eau, pour les enfants. Ou encore ajouter à chaque bain : 8 kgr. de sel gris, 4 kgr. de sulfate de soude, 3 kgr. de chlorure de magnésium et 700 gr. de chlorure de calcium.

En cas d'anémie, ordonner les *eaux ferrugineuses* de Bussang, d'Orezza, de Saint-Alban.

G. HYDROTHÉRAPIE.

Employer l'*hydrothérapie froide* pour activer et relever la nutrition générale (syphilitiques anémiques et névropathes).

Conseiller l'usage du *tub*, pris le matin au sortir du lit.

En cas de neurasthénie vraie, recourir aux traitements hydrothérapiques in-

diqués à l'article *Neurasthénie.*

A la période tertiaire, traiter la céphalée rebelle, les
vertiges et les éblouisse-
ments par la *douche générale
en éventail* de très courte
durée.

Contre les phénomènes douloureux siégeant le long de
la colonne vertébrale, au niveau du tronc et des membres
dans la syphilis vertébrale,
joindre l'usage du *drap mouillé* à celui des *affusions froides
à jet brisé* le long du rachis.

Contre la cachexie syphi-
litique, recourir à l'emploi
longtemps prolongé, soit de
la *douche écossaise*, soit de la
*douche alternative* (Bourges).

Prescrire les *bains chauds*,
les *bains de vapeur*, les *bains
turcs* et les *bains d'air chaud*,
dans les cas où les éruptions
cutanées sont confluentes et
rebelles, et lorsque le mercure
s'accumule dans l'organisme
en provoquant des accidents
d'intoxication (Bourges).

H. THALASSOTHÉRAPIE.

Conseiller les *bains de mer*,
toutes les fois que l'état général est mauvais, surtout chez
les syphilitiques lympha-
tiques et scrofuleux.

Ne pas envoyer à la mer
les malades impressionnables
et nerveux.

I. CLIMATOTHÉRAPIE.

Eviter le séjour prolongé
dans un climat froid ou chaud,
éviter aussi les hautes altitudes et les pays malsains où
règne la malaria ou la dysenterie.

Conseiller d'habiter un *climat tempéré*, de vivre à la
*campagne*.

Prescrire un *changement
d'air* approprié, lorsqu'il existe de l'anémie ou de la cachexie, et lorsque le malade
est moralement déprimé.

Chez les syphilitiques lymphatiques ou scrofuleux, recommander une *cure mari-
time* dans une station du littoral méditerranéen.

**SYPHILIS MALIGNE.**

TRAITEMENT GÉNÉRAL: Ins-
tituer une *hygiène très rigoureuse* et *soigner les états morbides qui coexistent*, surtout
pour ce qui a trait au système
nerveux (alcoolisme, impaludisme, anémie grave, mauvaise constitution ou scro-
fulo-tuberculose, surmenage
intellectuel et physique).

Administrer les divers *toniques* : quinquina, quinine, fer,
strychnine, huile de foie de
morue, iodure de fer, cacodylate de soude ; pratiquer des
injections de *sérum artificiel* ;
conseiller les inhalations d'*oxygène.*

Instituer le *traitement spécifique mixte, intensif* : frictions d'onguent mercuriel,
aux doses de 4 à 6 gr., ou
bien si les frictions ne sont pas
possibles, donner le sublimé
en solution à la dose de 3 à
4 cgr. par jour, et l'iodure de
potassium à celle de 4 à 6 gr.
(Brocq).

**Si le malade ne supporte pas
le mercure** et que, avec
son emploi, survienne une
aggravation des accidents
(marche extensive des ulcérations) : supprimer ce médicament et n'essayer de le
reprendre qu'au bout d'un
certain temps, en commen-

çant prudemment avec de petites doses que l'on augmente progressivement et en prescrivant d'abord des lotions ou des bains au sublimé.

Continuer à *tonifier le malade* (iodure de fer, sirop iodotannique, quinquina, etc.) et prescrire une *alimentation reconstituante et tonique.*

Donner l'*iodure de potassium*, à la dose de 2 à 4 gr. par jour et faire prendre la *décoction de salsepareille* :

℞ Salsepareille concassée.. 30 gr.
　Eau................... 1 litre.
　Faire bouillir et réduire.. 750 —
　A boire dans deux jours (Brocq).

Ou bien pratiquer des injections d'*atoxyl*, sous forme d'une solution à 10 ou 15 p. 100, à la dose de 30 cgr., répétée tous les deux ou trois jours, pendant deux ou trois semaines.

**Si le malade ne supporte pas l'iodure de potassium** : essayer, avant de renoncer à son emploi, de le faire prendre associé à de l'arséniate de soude ou à de la teinture de belladone, ou même à de l'atropine, et s'il persiste des phénomènes marqués d'intolérance, malgré ces modes d'administration, le remplacer par l'*iodalbacide*, l'*iodipine*, par les *toniques*, le *sirop d'iodure de fer* aux doses de 2 à 6 cuillerées à bouche par jour, par le *sirop de raifort iodé*, par le *sirop iodotannique*, puis arriver peu à peu à le reprendre (Brocq).

TRAITEMENT LOCAL.

**En cas de phagédénisme** : cesser les pansements irritants ; faire prendre des *bains* quotidiens d'une heure de durée et recourir à l'*occlusion avec le taffetas de Vigo* ; ou bien recourir au *traitement à l'acide picrique* : nettoyage de la surface malade, attouchement au camphre phéniqué, bains de la verge chauds à l'acide picrique en solution saturée dédoublée et pansement humide à l'acide picrique en solution saturée (Michel, Hawthorn).

**Dans les formes ulcéreuses quasi - phagédéniques** : prescrire des lotions avec de l'*eau boriquée* ou *phéniquée* à 2 p. 100, suivies de pansement à l'*iodoforme*, au *xéroforme*, à l'*aristol*, ou au *sous-carbonate de fer*.

Essayer aussi, pour arrêter la marche extensive des ulcérations, la poudre de *chlorate de potasse*.

Dans les cas rebelles, *racler* les bords des ulcérations, ou les *cautériser* au fer rouge.

Si le malade supporte le mercure, faire des lotions au *sublimé* à 1 p. 500 et panser avec un *emplâtre mercuriel* (Brocq).

## SYPHILIS ET MARIAGE.

*Permettre* le mariage dans les conditions suivantes :

1º Lorsqu'il y a au moins quatre ans révolus depuis l'apparition du chancre.

2º Lorsque le malade a suivi rigoureusement un traitement antisyphilitique sérieux et régulier.

3º Lorsqu'il ne s'est plus manifesté d'accidents spécifiques depuis au moins un an et demi.

*Interdire* absolument le mariage lorsque ces conditions ne se trouvent pas remplies, et agir de même dans le cas où il existerait des accidents en activité ou des menaces d'accidents viscéraux graves ultérieurs : ataxie locomotrice, paralysie générale, etc. (Brocq).

### SYPHILIS ET GROSSESSE.

Instituer dans tous les cas (père et mère syphilitiques, ou mère syphilitique et père sain, ou mère saine et père syphilitique) le *traitement spécifique antisyphilitique continu* ou de préférence *interrompu* (20 jours de traitement par mois suivis de 10 jours de suspension pour laisser reposer l'estomac); pendant 20 jours une ou deux cuillerées à soupe, suivant les cas et la tolérance, de sirop de Gibert; 10 jours de repos; pendant 20 jours, 50 cgr. à 1 gr. d'iodure de potassium; repos pendant 10 jours; reprise du sirop de Gibert pendant 20 jours et jusqu'au moment de l'accouchement; ou mieux, injections intramusculaires quotidiennes de benzoate de mercure de 2 cgr. pendant 8 jours, puis administration d'une pilule de protoiodure de mercure de 5 cgr. pendant 8 jours, enfin une semaine de repos pour reprendre ensuite le traitement et continuer ainsi jusqu'à la fin de la grossesse (Gaucher) ; ou encore, recourir au *traitement alterne*, en prescrivant tour à tour le mercure et l'iodure.

Employer, selon le cas, la voie stomacale, cutanée ou sous-cutanée.

Donner l'*iodohydrargyrate de potassium* soit en solution, soit en sirop, sous la forme suivante :

℞ Biiodure de mercure..... 10 cgr.
Iodure de potassium..... 10 gr.
Eau distillée ou sirop simple.................... 250 —
Eau de menthe.......... 50 —

2 cuillerées à bouche pour la solution, 2 cuillerées à entremets pour le sirop, à prendre au milieu des 2 principaux repas (Pinard).

Ou bien prescrire le *sublimé* à la dose de 2 cgr. par jour, ou le *protoiodure de mercure* à petites doses : 5 cgr., voire 25 mgr., quotidiennement, en faisant prendre ces doses pendant tout le temps de la grossesse (Fournier).

Ou encore, pratiquer des séries de 15 à 20 injections de *benzoate de mercure* à la dose de 2 cgr., ou une *injection d'huile grise* tous les mois (Barthélemy).

Intervenir à l'époque la moins distante possible du début de la grossesse, mais en veillant attentivement à l'état du rein dont l'état de fragilité est connu du fait de l'état de grossesse et de l'infection spécifique (deux analyses d'urine par semaine).

S'il y a en même temps **syphilis et albuminurie**, ordonner à la fois le *traitement spécifique et le régime lacté* en graduant les doses selon le degré de perméabilité rénale.

Voy. *Avortement habituel, Hydramnios, Mort du fœtus.*

### SYPHILIS ET ALLAITEMENT.

Voy. *Allaitement.*

## SYRINGOMYÉLIES

Tenter un *traitement spécifique intense*, si la syphilis ou la lèpre paraît en cause.

Administrer l'*iodure de potassium*, le *phosphure de zinc*, le *nitrate d'argent*, les *bromures*.

Employer les *toniques* : fer, arsenic, cacodylate de soude, quinquina, kola, glycérophosphates.

Dans certains cas, prescrire l'*hydrothérapie* tiède ou froide.

LOCALEMENT : *révulsifs* le long de la colonne vertébrale, mais avec précaution, à cause de la production des troubles trophiques cutanés (pointes de feu superficielles, proscrire le vésicatoire).

Recourir aussi aux *courants continus*.

**Contre l'atrophie musculaire** : *électrisation* faradique des muscles et galvanique de la moelle.

**Contre les troubles trophiques** : *courants continus*.

**Contre la scoliose** : *corsets orthopédiques* et *gymnastique appropriée*.

*Soins de propreté* et *antisepsie cutanée* dans tous les cas.

**En cas d'ulcération cutanée** : instituer un *traitement local antiseptique*.

S'abstenir, au cours d'une syringomyélie, d'interventions chirurgicales de tout genre.

## TABES

**T. DORSAL.**
Voy. *Ataxie locomotrice*.

**T. SPASMODIQUE.**
Voy. *Maladie de Little*.

## TACHYCARDIE

**T. ESSENTIELLE PAROXYSTIQUE.**

**Contre l'accès** : Repos, immobilité. Conseiller au malade de chercher à arrêter l'accès en suspendant la respiration en inspiration profonde.

Donner l'*antipyrine* (75 cgr. à 1 gr.) ; pratiquer une *injection d'atropine et de morphine*.

℞ Sulfate neutre d'atropine.. 5 mgr.
Chlorhydrate de morphine. 10 cgr.
Eau distillée stérilisée.... 10 gr.

Injecter 1 cc. à la fois ; 2 à 3 cc. dans les 24 heures.

Recourir à la *révulsion* ou à la *réfrigération* précordiale.

Prescrire les pilules suivantes :

℞ Antifébrine.............. 10 cgr.
Camphre pulvérisé....... 5 —

Pour 1 pilule : 2 à 3 pilules avec 1 heure d'intervalle.

Pratiquer aussi des *pulvérisations de chlorure de méthyle* à la nuque et la *compression du nerf pneumogastrique* au cou exercée vers le trajet des carotides et surtout celui de la carotide gauche à la hauteur du cartilage thyroïde.

**Dans l'intervalle des accès** : recommander le calme physique et moral, interdire les excitants (thé, café, alcool, tabac).

Instituer un *traitement bromuré* continué pendant des années comme pour l'épilepsie.

Administrer les *toniques du système nerveux* (kola, coca, quinquina, arsenic, phosphure de zinc, noix vomique) ; insister avec l'usage prolongé de l'*arsenic* (cacodylate de soude).

Rechercher si la tachycardie a une origine thyroïdienne (excès de fonctionnement paroxystique de la glande) et essayer l'application d'un *sac de glace à la partie antérieure du cou* (Huchard).

**En cas d'hypotension artérielle** : faire prendre l'*ergotine, associée à la quinine et à la noix vomique.*

> ℞ Extrait aqueux d'ergot
> de seigle........... } ãã 4 gr.
> Sulfate de quinine..... )
> Extrait de noix vomique. 10 cgr.
> Pour 40 pilules : 2 pilules, 2 à 3 fois par jour, pendant 15 à 30 jours (Huchard).

Prévenir la dilatation du cœur qui se produit assez fréquemment avec ses conséquences (thrombose cardiaque, infarctus pulmonaire, épanchement pleural assez souvent consécutif) en administrant la *digitale.*

**T. SYMPTOMATIQUE.**

**Au cours de cardiopathies :**

*Éviter* le surmenage physique et moral, les boissons excitantes (café, thé, liqueurs). Appliquer la *vessie de glace* sur la région précordiale.

Intérieurement, donner la *digitale*, si les reins sont sains, sans cela, prescrire le *strophantus.*

Voy. *Insuffisances* et *Rétrécissements valvulaires, Péricardites.*

Si le cœur se dilate : Voy. *Asystolie.*

**Chez les artérioscléreux** (tachycardie avec hypertension) : instituer le *traitement général hygiénique et diététique* de l'artériosclérose.

Ordonner les *toniques généraux* et les *antispasmodiques* : valériane à hautes doses.

Combattre l'hypertension en donnant les *iodures alcalins* (iodure de sodium), le *tétranitrol,* et faire prendre en même temps les *toniques du myocarde* : spartéine, strophantus, caféine, muguet, kola.

> ℞ Extrait de convallaria..... 10 cgr.
> Sulfate de spartéine...... 5 —
> Pour 1 pilule : 2 pilules par jour.

Voy. *Artériosclérose.*

Ou mieux prescrire (contre la fréquence paradoxale du pouls indiquant à la fois de l'hypertension artérielle d'origine périphérique et de la tachycardie d'origine centrale) la solution suivante :

> ℞ Iodure de sodium....... 5 gr.
> Sulfate de spartéine..... 50 cgr.
> Eau.................... 200 gr.
> 2 à 4 cuillerées par jour (Grasset).

Au moment des accès, soutenir l'énergie cardiaque défaillante par des injections d'*huile camphrée*, d'*éther* et de *caféine*. *Cure thermale* aux eaux de Bourbon-Lancy.

**Chez les dyspeptiques** (tachycardie réflexe) : traitement approprié de la dyspepsie.

**Chez les phtisiques** : voy. *Phtisie avec pouls rapide*.

**En cas de sclérose rénale** (auto-intoxication) : *traiter l'artériosclérose* ; prescrire la *diète lactée*, ou le *régime mixte* avec peu de viandes, pas de crustacés, pas de conserves, pas de fromages faits.

Faire l'*antisepsie intestinale* (benzonaphtol).

Voy. *Néphrites chroniques*.

**Chez les neurasthéniques** : insister surtout avec le *traitement général* de la neurasthénie.

Recourir, en outre, à l'*électrothérapie* soit comme médication générale sous forme de *franklinisation associée à la haute fréquence* (bain statique) soit comme médication symptomatique, sous forme de *galvanisation* de la moelle allongée et cervicale et du pneumogastrique au cou, avec des courants de 2 à 4 milliampères ; séances de 5 à 10 minutes de durée, répétées 2 à 3 fois par jour (appliquer le pôle positif à la nuque et maintenir le pôle négatif

entre le sterno-mastoïdien et le cartilage thyroïde).

Dans certains cas, galvaniser aussi le sympathique.

Contre les accès tachycardiques, prescrire l'*antipyrine*, ou la *phénacétine*, ou l'*exalgine* associée au camphre.

℞ Antipyrine................ 1 gr.
　Camphre................ 20 cgr.
　Gomme pulvérisée........ 5 gr.
　Potion gommeuse........ 125 —

A prendre en 2 fois avec 1 quart d'heure d'intervalle.

℞ Exalgine pulvérisée........ 15 cgr.
　Camphre pulvérisé........ 10 —
　Extrait de valériane...... Q. S.

Pour 1 pilule : 2 pilules avec une demi-heure d'intervalle, 2 fois par jour (Herzen).

Voy. *Neurasthénie cardiaque, Palpitations*.

**Chez un syphilitique** : traitement spécifique *mixte* ; insister sur l'administration de l'*iodure de potassium*.

**Chez les femmes à la ménopause** : traiter le nervosisme ; prescrire les *bromures*, le *camphre monobromé*, la *valériane*.

℞ Camphre monobromé.. } āā 10 cgr.
　Poudre de castoréum. }
　Extrait de jusquiame... 2 —
　　—  de valériane.... Q. S.

Pour 1 pilule : 5 pilules par jour (Herzen).

Administrer systématiquement des *purgatifs légers*.

Voy. *Ménopause*.

# TÆNIAS

Le veille du jour où le tænicide doit être administré, soumettre le malade au *régime lacté*.

Prendre le médicament le matin à jeun ; une ou deux heures après son ingestion, donner un purgatif : huile

de ricin (15 à 20 gr. chez les
enfants ; 30 à 60 gr. chez
l'adulte), ou mieux un purgatif non huileux, pour ne
pas augmenter les chances
d'absorption du principe toxique de la fougère mâle :

℞ Calomel........ ⎱ āā 15 à 50 cgr.
  Scammonée.... ⎰
  Jalap en poudre...   30 à 50 —

Pour 1 poudre, à prendre 2 heures
après l'ingestion du tænicide (Herzen).

Conseiller au malade d'*aller à la garde-robe sur un vase
rempli d'eau tiède*, et de *ne
pas tirer sur le ver*, au moment de son expulsion.

Prescrire l'*extrait éthéré de
fougère mâle*, à la dose de
4 à 6 gr. chez l'adulte et aux
doses suivantes, chez les
enfants :

De  1 à  2 ans.,.  50 cgr. à 1 gr.
De  2 à  5 — ...   1 gr.  à 3 —
De  5 à 10 — ...   3 —    à 4 —
De 10 à 15 — ...   4 —    à 5 —
                    (Marfan.)

℞ Extrait éthéré de fougère
    mâle.............. 4 à 6 gr.
  Gomme arabique pulv..    8 —
  Sirop d'éther.........   40 —
  Eau distillée de menthe. 100 —

A prendre en deux fois avec 1 heure
d'intervalle.

℞ Ext. éthéré de fougère mâle   4 gr.
  Calomel.................     40 cgr.
  Sucre pulvérisé..........     8 gr.
  Gélatine................     Q. S.

Pour faire une gelée, à prendre à jeun
(Duchesne).

℞ Huile éthérée de fougère mâle. 3 gr.
  Sirop de térébenthine.. ⎱ āā 25 —
  Eau distillée......... ⎰
  Gomme arabique pulvérisée.  2 —

A prendre en une seule fois dans une
quantité égale de lait, et donner deux
heures après 15 gr. d'huile de ricin (enfants) (Baumel).

℞ Ext. éthéré de fougère mâle.  8 gr.
  Calomel.................    80 cgr.

Pour 8 capsules, à prendre en 20 minutes (chez les enfants, 3 à 4 capsules,
le matin) (Créquy).

On peut encore prescrire
l'extrait éthéré de fougère
mâle, combiné, comme l'a proposé le D$^r$ Duhourcau (de
Cauterets), au chloroforme
et à l'huile de ricin et le
donner en 12 capsules, comme
il le fait dans le tænifuge
qui porte son nom.

Donner la *poudre de fleurs
de cousso* à la dose de 15 gr.
chez les enfants et de 20 gr.
chez l'adulte (2 heures après
l'ingestion du médicament,
purgatif).

℞ Cousso en poudre....  10 à 20 gr.
  Miel........ Q. S. p. f. électuaire.

A prendre le matin à jeun, en une ou
deux fois (Herzen).

Ordonner aussi l'*écorce de
grenadier* en décoction, à la
dose de 50 gr.

℞ Écorce de grenadier......   50 gr.
  Eau bouillante..........   250 —
     Passer et ajouter :
  Extrait de fougère mâle. ⎱ āā 2 —
  Gomme pulvérisée...... ⎰
  Sirop de menthe.........   30 —

A prendre en 2 fois le matin à jeun,
avec 1 heure d'intervalle (2 heures après
un purgatif).

Prescrire, chez l'adulte, la
*pelletiérine* (retirée du grenadier), comme suit : la veille
prendre un léger purgatif et
ne manger au repas du soir
que du laitage ; le lendemain matin, à jeun, faire
prendre 30 *à* 40 *cgr. de tannate de pelletiérine*, divisés
en 10 paquets à prendre délayés dans un peu d'eau de
demi-heure en demi-heure
(s'arrêter en cas de vomissements ou de vertige). Donner,
10 minutes après l'ingestion

du dernier paquet de pelletiérine (tannate), un grand verre d'eau, puis, au bout d'une demi-heure, administrer le purgatif suivant :

℞ Eau-de-vie allemande... }
Sirop de nerprun...... } āā 20 gr.

Conseiller au malade de rester couché jusqu'à ce que le purgatif ait eu son effet. Ou bien :

℞ Tannate de pelletiérine. 30 à 40 cgr.
Eau sucrée.......... 100 gr.

Prendre le tiers de cette potion une heure après avoir ingéré un grand bol d'infusion de séné ; puis une demi-heure après, boire le second tiers, et 30 minutes plus tard prendre le reste de la potion ; enfin ingérer, une demi-heure après, 2 à 3 cuillerées à bouche d'huile de ricin

Ne pas donner la pelletiérine aux jeunes enfants.

Employer les *semences de courge mondées* à la dose de 30 à 100 gr., en une ou deux fois, associées ou non à du miel ou à de la confiture.

℞ Semences de courge mondées 60 gr.
Sucre................... 50 —
Sirop de fleurs d'oranger... Q. S.
p. émulsion.

Par cuillerées à café (enfants) : 2 heures après 15 gr. d'huile de ricin.

℞ Semences de courges mondées
et triturées............ 60 gr.
Huile de ricin........ }
Looch blanc du Codex } āā 30 gr.
n° 1.............. }

Par cuillerées (Le Gendre).

Prescrire le *kamala* en poudre, à la dose de 6 gr. chez les enfants, et de 12 gr. chez les adultes.

℞ Poudre de kamala..... 6 à 12 gr.
Pulpe de tamarin..... 30 à 40 —
Suc de citron........ Q. S.

A prendre en 1 fois le matin, à jeun.

℞ Poudre de kamala......... 4 gr.
— de cousso ......... 6 —
Ext. éthéré de fougère mâle. 2 —
Miel........ Q. S. p. f. électuaire.

A prendre à jeun dans la matinée, en 3 fois, adultes (Herzen).

# TAIES DE LA CORNÉE

Prévenir les rechutes de kératite ; garantir l'œil contre l'action du froid, de la lumière vive et des poussières par le port de *verres protecteurs fumés.*

*Antisepsie de l'œil* (eau boriquée, solution de sublimé à 1 p. 1000).

Emploi prolongé de la *pommade à l'oxyde jaune* :

℞ Oxyde jaune de mercure.. 15 cgr.
Vaseline................ 5 —

Instillation d'une goutte de *laudanum* tous les jours.

Insufflations de *calomel* en poudre, associées à l'emploi de la chaleur humide : *compresses chaudes, cataplasmes* chauds, *douches de vapeur* ; *massage* à travers la paupière supérieure.

**Si les moyens précédents échouent :** pratiquer le *tatouage* de la cornée avec l'encre de Chine.

**En cas de leucome central :** pratiquer une *iridectomie optique*, en choisissant comme emplacement l'un des méridiens inférieurs les moins incorrects.

**En cas de leucome adhérent** occasionnant des accidents glaucomateux : employer les *myotiques* et pratiquer l'*iridectomie.*

Voy. *Glaucome.*

# TEIGNE TONDANTE
*Trichophylie du cuir chevelu.*

Traiter l'état général du sujet.

TRAITEMENT PRÉPARATOIRE :

*Couper les cheveux ras aux ciseaux* sur toute la tête et les maintenir dans cet état pendant toute la durée du traitement.

*Ne pas raser,* pour éviter les auto-inoculations.

*Epiler* les plaques et le cuir chevelu dans une étendue de 1 cm. autour d'elles.

Faire, trois fois par semaine, sur tout le cuir chevelu une friction rude avec la solution :

℞ Teinture d'iode......... 25 gr.
   Alcool à 60°............. 100 —
         (Sabouraud).

et trois autres soirs, en alternant avec les applications iodées, faire sur tout le cuir chevelu une onction avec la pommade :

℞ Acide pyrogallique........ 1 gr.
   Huile de cade............. 4 —
   Vaseline.................. 20 —
        (Sabouraud).

Savonner la tête à l'eau chaude et au savon blanc tous les matins. Puis passer au TRAITEMENT DES PLAQUES TRICHOPHYTIQUES.

Enlever en *raclant à la curette* à lupus tous les cheveux cassés et les détritus ou bien produire la *décalvation par l'application des rayons X* (Sabouraud), partout où elle est possible.

Si l'on emploie la curette, ne pas produire d'écoulement sanguin, faciliter le raclage, en faisant sur les plaques une onction avec de la vaseline.

Laver ensuite la ou les plaques à *l'alcool chloroformé* à 5 p. 100.

**Si le cuir chevelu n'est pas irrité,** faire tous les jours des *lavages* avec du savon au goudron et des *lotions,* matin et soir, avec une solution de sublimé corrosif à 1 ou 2 p. 1000, suivant la tolérance du cuir chevelu.

Frictionner les plaques, tous les soirs, avec :

℞ Turbith minéral........ 1 à 2 gr.
   Vaseline............... 10 —
   Lanoline............... 30 —
        (Brocq).

Employer aussi les badigeonnages à la *teinture d'iode.*

Ou bien faire usage de la pommade suivante :

℞ Chrysarobine..........⎫
   Ichtyol................⎬ āā 5 gr.
   Acide salicylique......⎭ 2 —
   Lanoline............... 30 —
   Vaseline............... 60 —

Appliquer cette pommade après avoir rasé et nettoyé à fond le cuir chevelu ; faire mettre par-dessus un bonnet de toile cirée bien fixé sur les bords avec de la colle de zinc, dans le but d'empêcher que la pommade en suintant sur les bords n'aille irriter les yeux. Répéter les applications pendant 4 jours consécutifs ; à partir du 5e jour, nettoyer simplement la tête pendant 3 jours et appliquer de la pâte de zinc soufrée. Au bout de ce temps, nouvelle application de l'onguent à la chrysarobine ; continuer ainsi pendant 6 semaines (Unna).

Si l'on a eu recours aux rayons X pour obtenir la décalvation, appliquer pendant la nuit la pommade suivante :

℞ Huile de cade............ 10 gr.
  Lanoline................. 25 —

et frictionner, le matin, le cuir chevelu avec :

℞ Teinture d'iode.......... 10 gr.
  Alcool.................. 90 —

**S'il y a de l'irritation, de l'inflammation du cuir chevelu** : *épiler* autour des plaques, laver la tête tous les matins avec de *l'eau chaude boriquée*, additionnée de savon dans la proportion convenable, d'après l'état d'irritation du cuir chevelu, et tous les soirs, *frictionner légèrement* les points malades avec :

℞ Sulfate de cuivre........ 1 gr.
  Vaseline................. 100 —
                    (Besnier).

**En cas de dermite** : lavages à *l'eau de son*, onctions à la *vaseline*.
Voy. *Favus*.

## TÉLANGIECTASIES

Traiter toute cause de gêne de la circulation générale ou locale (maladies du poumon, du cœur, du tube digestif, des fosses nasales, congestions répétées par excès de travail, etc.).

Défendre les corsets et les cols serrés.

Faciliter les digestions, combattre la constipation et le froid aux pieds.

Donner de la teinture d'*hamamelis virginica*, associée ou non, suivant les cas, à l'aloès, à la rhubarbe, à la noix vomique, à la digitale.

LOCALEMENT : *lotions à l'eau fort chaude, massages.*

Préférer l'*électrolyse* des varicosités, les *scarifications* linéaires quadrillées, faites très serrées le long des vaisseaux et répétées tous les huit jours.

Ou encore détruire les varicosités avec une très fine pointe d'*électrocautère* portée au rouge sombre (Brocq).
Voy. *Angiomes*.

## TÉNESMES

Voy. *Spasmes*.

**T. RECTAL.**
Voy. *Dysenterie, Fissure à l'anus, Rectites*.

**T. UTÉRIN** (*menstruel*).
Voy. *Dysménorrhée, Spasme du col utérin*.

**T. VÉSICAL.**
Traiter la cause : lithiase vésicale, affections de la vessie.
Voy. *Cystites*.
Prescrire : ,

℞ Camphre .......... 50 cgr. à 1 gr.
  Alcool............. 5 —
  Extr. thébaïque. 10 à 20 cgr.
  Potion gommeuse 150 gr.

Par cuillerées à bouche toutes les heures.

℞ Camphre................. 2 gr.
Extrait d'opium..... .... 40 cgr.
Glycérine.............. Q. S.

Pour 20 pilules : 6 pilules par jour.

℞ Camphre........... 25 cgr.
Jaune d'œuf......... N° 1.
Extrait de jusquiame. 5 à 10 cgr.
Eau tiède ............. 80 gr.

Pour 1 lavement (Reliquet).

℞ Extrait d'opium....... 3 à 5 cgr.
— de belladone... 1 à 2 —
Beurre de cacao....... 4 à 5 gr.

Pour 1 suppositoire : un à deux dans les 24 heures (remplacer les extraits par 3 cgr. de *dionine*).

**Pendant la grossesse :** faire porter une *ceinture abdominale* et ordonner des *bains généraux tièdes*.

## TÉNONITE

*Traiter l'affection causale :* rhumatisme, infection purulente, blennorragie, etc.

*Révulsion* et *émissions sanguines* aux tempes et aux apophyses mastoïdes.

Ordonner l'*antipyrine* seule ou associée à la *quinine*.

**Contre les douleurs et l'in**somnie : *hydrate de chloral*, à la dose de 2 à 3 gr.

Recourir aux *frictions mercurielles* et aux injections huileuses ou aqueuses de *biiodure de mercure*, surtout dans les cas subaigus ou chroniques.

## TERREURS NOCTURNES DES ENFANTS

Combattre le neuro-arthritisme par une *bonne hygiène physique* et *morale* (voy. *Hystérie, Nervosisme*).

Combattre la constipation habituelle ; traiter la dyspepsie, la dilatation stomacale, et rechercher les vers intestinaux.

Rechercher aussi et traiter les affections de la cavité nasale (rhinite hypertrophique : galvanocautérisation de la muqueuse hypertrophiée, turbinotomie aux ciseaux ; végétations adénoïdes : ablation).

*Régler les repas* ; conseiller l'*abstention complète* des boissons alcooliques, du thé, du café.

Administrer le *bromure de* *potassium*, à la dose de 1 gr. 50 à 3 et 4 gr. par jour, pendant un mois.

℞ Bromure de potassium....... 1 gr.
Sirop de chloral.......... 30 —
Eau de tilleul............. 90 —

A prendre dans la soirée par cuillerées (Descroizilles).

℞ Uréthane................. 1 gr.
Eau distillée.......... } āā 50 cc.
Sirop d'écorces d'oranges }

2 ou 3 cuillerées à dessert dans la soirée (4 à 8 ans) (Herzen).

Ne pas donner les opiacés qui congestionnent les centres nerveux et constipent, et la belladone qui peut provoquer des hallucinations terrifiantes.

Recourir à l'*hydrothérapie méthodique* ; éviter les douches froides.

# TÉTANIE

**Pendant l'accès.**

Faire prendre des *bains tièdes* (32° à 34°), prolongés pendant une heure.

Appliquer des *révulsifs* sur la colonne vertébrale.

Recourir aux *inhalations d'éther ou de chloroforme.*

Pratiquer des *frictions* avec

> ♃ Chloroforme..........  
> Laudanum............ } āā 5 gr.  
> Huile de jusquiame.....    30 —

Prescrire intérieurement les *antispasmodiques* (camphre, éther, valériane et valérianate d'ammoniaque) et *hypnotiques* (opium, chanvre indien, jusquiame, chloral).

> ♃ Camphre.......... )  
> Valérianate d'ammo- } āā 20 cgr.  
> niaque.......... )  
> Teinture de chanvre in-  
> dien ................ V gouttes.  
> Ether sulfurique....... 1 gr.  
> Sirop de fleurs d'oranger  30 —  
> Eau de tilleul.......... 100 —

Par cuillerées à dessert de 1/2 en 1/2 heure (enfants de 6 à 10 ans).

> ♃ Hydrate de chloral.. 20 à 30 cgr.  
> Teinture de musc ou  
> de jusquiame...... X gouttes.  
> Sirop de fleurs d'o-  
> ranger.......... 40 gr.

1 cuillerée à café tous les 1/4 d'heure ou toutes les 1/2 heures (Comby).

Administrer des *lavements antispasmodiques et calmants* (camphre, jusquiame, chloral).

**Dans l'intervalle des accès :** donner les *bromures*, l'*antipyrine*, la *valériane*, la *belladone.*

Eviter les émotions, conseiller une vie régulière (voy. *Hystérie, Nervosisme*).

♃ Bromure de potassium.... 3 gr.  
Hydrate de chloral....... 1 —  
Eau distillée............ 100 —  
Sirop d'écorces d'oranges  
amères...... Q. S. p. f. 150 cc.

3 cuillerées à soupe par jour (enfants de 3 ans) (Herzen).

Prescrire une *hygiène alimentaire sévère* ; traiter la diarrhée, la dilatation d'estomac, la constipation, lorsqu'elles existent, ou donner un anthelminthique.

> ♃ Salicylate de bismuth..... 30 cgr.  
> Benzonaphtol............ 15 —  
> Sucre de lait........... Q. S.

Pour 1 paquet : 4 par jour (3 à 4 ans).

**En cas d'hyperacidité gastrique,** supprimer l'usage de l'alcool, combattre la rétention gastrique par le *lavage de l'estomac* à l'eau simple, suivi d'un lavage avec une solution très faible de nitrate d'argent (1 p. 1000), puis d'un nouveau lavage à l'eau jusqu'à ce que celle-ci ressorte claire.

Donner les *alcalins.*

**S'il existe de la néphrite chronique :** prescrire le *régime lacté.*

**En cas d'atrophie du corps thyroïde :** recourir au *traitement thyroïdien.*

CHEZ LA FEMME : régulariser la menstruation, combattre l'aménorrhée ; pratiquer des *scarifications du col* et, pendant la ménopause, essayer l'*opothérapie ovarienne* (Herzen).

CHEZ LES FEMMES ENCEINTES : traiter l'hystérie, dont la tétanie est une manifestation (Gilles de la Tourette).

Pratiquer exceptionnellement, dans les cas très graves, *l'avortement provoqué.*

CHEZ LES ACCOUCHÉES : interdire l'allaitement ; éviter le seigle ergoté.

Rechercher l'hystérie, et, si elle existe, instituer le traitement général de cette névrose.

**En cas de tétanie sous forme épidémique** : dissémination et *isolement absolu* des malades.

# TÉTANOS

TRAITEMENT LOCAL.
Pratiquer une *antisepsie rigoureuse* de la plaie d'où naît l'infection. Employer le *thermo-cautère.*

Chercher à neutraliser les toxines par des lavages, des enveloppements humides avec des *médicaments antiseptiques qui possèdent des propriétés antitoxiques* : phénol, crésol, acide chlorhydrique, teinture d'iode, trichlorure d'iode, eau oxygénée, etc. ; ou bien pratiquer des pansements locaux de la plaie avec de la *gaze imbibée de sérum antitétanique.*

TRAITEMENT GÉNÉRAL.
Pendant toute la durée du traitement, garder le malade dans *l'isolement* et le *silence,* l'*immobilité* et l'*obscurité* ; éviter toutes les excitations de sensibilité générale et spéciale.

Maintenir la température de la chambre à 30°.

Faire absorber une *grande quantité de liquides* : lait, eau, tisanes.

*Favoriser l'élimination des toxines,* en administrant les diurétiques, les diaphorétiques, et par le lavage de l'organisme (injections sous-cutanées ou intraveineuses d'eau salée à 7 p. 1000).

| ℞ Iode | 3 cgr. |
|---|---|
| Iodure de potassium | 1 gr. |
| Chlorure de sodium | 7 — |
| Eau distillée | 1 litre. |

*Sérum antitoxique* : injecter 300 à 500 gr. à la fois (Herzen).

SÉROTHÉRAPIE.
Employer la sérothérapie associée au traitement local, au traitement général et au traitement symptomatique ; ne jamais recourir à elle seule, le sérum antitétanique n'ayant pas d'action certaine sur la maladie déclarée.

Injecter, aussi rapidement qu'on le pourra, 20 à 40 cmc. de *sérum antitétanique* par jour, *sous la peau* ou *dans les muscles* du flanc ou du dos, pendant trois jours.

Agir de la sorte surtout dans les cas chroniques à évolution lente et dont le début a été tardif après le traumatisme ; jusqu'ici le sérum antitétanique a été impuissant contre le tétanos aigu.

Dans les cas où la violence et la rapidité de l'intoxication imposent la nécessité d'agir vite, recourir aux *injections intra-veineuses de sérum antitétanique.*

On peut recourir aussi à l'*injection intra-cérébrale de sérum antitétanique* (cette méthode paraît avoir l'énorme désavantage de n'être pas inoffensive): perforer le crâne avec un trépan de 3 à 4 mm., au niveau de la partie supérieure de chacune des bosses frontales et injecter avec une aiguille longue de 3 cm., 7 à 8 cc. de sérum, en avant des centres psychomoteurs, au niveau du pied de la deuxième frontale.

Préférer au traitement par les injections intracérébrales, celui par les *injections sous-arachnoïdiennes lombaires* de sérum antitétanique.

Ne pas répéter trop souvent les injections, éviter les doses trop massives et ne pas changer inconsidérément de voie d'introduction du sérum pour éviter son effet anaphylactique (augmentation de sensibilité de l'organisme vis-à-vis du sérum pouvant déterminer des accidents).

Traitement symptomatique.

Chercher à *diminuer l'hyperexcitabilité des centres nerveux*; administrer dans ce but l'opium, le chanvre indien, le chloral (10, 20 et 30 gr. par jour), l'hydrate d'amylène, le sulfonal, l'héroïne et en général tous les hypnotiques à hautes doses (voy. *Insomnie*).

℞ Hydrate d'amylène....... 10 gr.
   Eau distillée............. 100 —
   Sirop de fleurs d'oranger. 50 —
   A prendre en 3 ou 4 fois dans les 24 heures (Herzen).

℞ Trional................. 75 cgr.
   Chlorhydrate d'héroïne... 3 mgr.

Pour 1 cachet : 4 cachets dans les 24 heures (Herzen).

Employer les *injections de morphine* (3 à 10 cgr. par jour), associées à l'administration du *chloral* (5 à 15 gr. dans les 24 heures).

Continuer à donner ces médicaments jusqu'à guérison complète et ne pas suspendre ce traitement sous prétexte que les symptômes s'apaisent.

**Si les crises convulsives subintrantes** faisaient obstacle aux ingestions de chloral ou d'aliments, commencer par des piqûres de morphine et des inhalations de *chloroforme*.

℞ Chlorhydrate d'hyoscine.. 1 mgr.
   Chlorhydrate de morphine. 10 cgr.
   Eau distillée........... 10 gr.
   Pour injections hypodermiques (Herzen).

Recourir à la *méthode de Baccelli* : injections sous-cutanées d'une solution d'acide phénique à 1/2 ou 1 p. 100. Injecter progressivement 30 à 60, 70 et même 80 cgr. d'acide phénique, par jour. Dans certains cas, faire des injections profondes en employant une solution huileuse de ce même agent à 10 p. 100 ; injecter 2 à 3 cmc., 3 à 4 fois par jour. Ajouter à cette solution, en cas de phénomènes de collapsus, du camphre dans les mêmes proportions que l'acide phénique.

**Contre les accès de suffocation**: *courants continus.*

**Lorsque la période des violents accès est terminée,** diminuer peu à peu et avec précaution les doses de morphine et de chloral, en y adjoignant le *bromure de potassium*, à forte dose (4 à 8 gr. par jour).

# THROMBOPHLÉBITE DU SINUS LATÉRAL

Voy. *Septicémie aiguë otique.*

# THROMBOSES

Voy. *Embolie pulmonaire* (thrombose cardiaque), *Phlébites, Phlegmatia alba, Ramollissement cérébral.*

# THROMBUS DE LA VULVE ET DU VAGIN

**Pendant la grossesse** : recourir aux *applications froides et résolutives.*

*Expectation.*

Intervenir chirurgicalement en cas de rupture : pratiquer *l'incision large* du foyer ; extraire les coagulations sanguines ; lier les vaisseaux qui saignent et tamponner la poche, surtout si le saignement se fait en nappe.

Tenter, dans certains cas, la réunion de la peau en laissant un drain dans la cavité.

Intervenir aussi en cas de suppuration.

**Pendant le travail** : terminer promptement l'accouchement, de préférence par le *forceps*, plutôt que par la version.

Si l'hématome gêne les manœuvres, pratiquer l'*incision d'urgence.*

En cas d'hémorragie spontanée, *ouvrir* la poche, la vider de ses caillots, *lier* les vaisseaux, si on le peut, et pratiquer le *tamponnement antiseptique.*

**Après la délivrance** : *expectation*; mais si on y est obligé, *incision* du thrombus, lavage et pansement antiseptique (Charpentier).

# THYROÏDITE AIGUE

Voy. *Abcès chauds, Goitre enflammé.*

# TIC DOULOUREUX DE LA FACE

Rechercher si le tic n'a pas une origine périphérique (dentaire) et instituer, si celle-ci existe, un *traitement causal.* Dans le cas contraire, traiter *l'hystérie* ou la *neurasthénie*, à moins que l'on ait affaire à un paludéen, à un syphilitique, ou à un rhumatisant, cas dans lesquels on prescrira les médicaments spécifiques : la *quinine*, le *mercure*, le *salicylate de soude* et l'*iodure de potassium.*

Avant tout, calmer la douleur, prescrire l'*extrait thébaïque*, en pilules de 2 cgr. chacune. Prendre progressivement de 3 à 12 pilules par jour.

Administrer ces hautes doses jusqu'à cessation complète des accès, puis, après encore un certain temps (8 à 10 jours), diminuer progressivement la dose d'extrait thébaïque (Gilles de la Tourette).

Ordonner aussi l'*exalgine*, la *phénacétine*, le *pyramidon*, la *lactophénine* et pratiquer des *injections d'antipyrine*, faites en travers, du côté malade de la face, à la dose de 40 cgr. à la fois :

℞ Antipyrine............. 4 gr.
  Chlorhydrate de cocaïne.. 3 cgr.
  Eau distillée............ 10 gr.

(Effets consécutifs à l'injection : gros œdème, disparaissant ensuite.)

℞ Pyramidon.............. 10 cgr.
  Phénacétine............. 25 —
  Exalgine............... 10 —
  Dionine............... 5 mgr.

Pour 1 cachet : 3 cachets par jour (Herzen).

Concurremment faire des *pulvérisations d'éther* deux fois par jour, sur les régions douloureuses et sur la nuque.

Ou encore pratiquer des injections au point d'émergence de la branche nerveuse en cause (trou sousorbitaire le plus souvent) de 1 cc. d'une solution de *glycérophosphate de soude* à 25 p. 100 (faire 8 à 10 injections), ou de *bromhydrate de scopolamine* (progressivement de 1 dixième de milligr. à 1/2 milligr.), ou d'*aconitine cristallisée* (de 1 dixième de milligr., lentement jusqu'à 3 dixièmes) ou d'*alcool* à 80° (1 à 1 1/2 cc.); (Voy. *Névralgie faciale*).

Recourir à l'*électrothérapie* : courants continus.

## TIC DE SALAAM

*Spasme nutant.*

*Rééducation méthodique des mouvements.*

**Calmer l'hyperexcitabilité nerveuse** par les *bains tièdes* (32° à 34°), les *bains de tilleul prolongés* :

℞ Tilleul avec bractées. 50 à 100 gr.
     Faire infuser dans :
  Eau bouillante...... 500 —
A ajouter à l'eau du bain (Comby).

Prescrire le *bromure de potassium* et les antispasmodiques.

Modifier l'état mental du malade à l'aide de la *suggestion à l'état de veille* et de l'*isolement*.

Ne pas recourir à la suggestion hypnotique.

## TOPHUS GOUTTEUX
Voy. *Goutte.*

## TORTICOLIS

**T. AIGU.**

**En cas de torticolis à fri-gore :** *salicylate de soude, aspirine, antipyrine, exalgine, acétopyrine, pyramidon, salipyrine, quinine.*

Prescrire le *jaborandi.*

Ordonner l'*enveloppement ouaté et les onctions calmantes* ou les *applications chaudes.* Au bout de quelques jours, *massage et frictions excitantes* avec le baume de Fioravanti ou avec le liniment ammoniacal camphré.

℞ Antipyrine...................   3 gr.
   Eau distillée................  70 —
   Cognac.....................  30 —
   Sirop de jaborandi.........  40 —
À prendre en 3 fois, dans la journée, chaque fois dans une tasse de tisane chaude (Herzen).

℞ Extrait de belladone.......   4 gr.
   Laudanum de Sydenham...  15 —
   Huile de jusquiame.........  75 —
Pour onctions (de Saint-Germain).

℞ Salène....................  10 gr.
   Chloroforme........... } ãã 5 —
   Huile d'olive......... }
Pour onctions.

Voy. *Lumbago, Myalgies.*

**En cas de gomme musculaire syphilitique :** traitement spécifique.

Insister avec l'*iodure de potassium* (3 à 5 gr. par jour).

**T. CHRONIQUE.**

**En cas de mal de Pott** (cervical) : voy. *Mal de Pott.*

**En cas de contracture :** re-courir au *redressement* sous le chloroforme ; puis *électrisation.*

Chez les enfants, rechercher l'hypertrophie de l'amygdale pharyngée et, si elle existe, en pratiquer l'ablation.

Rechercher aussi le mal de Bright (torticolis brightique) et ordonner le *régime lacté,* lorsqu'il existe.

**En cas de rétraction :** chez les enfants, jusqu'à six mois, *correction par simples manipulations* ; de six mois à trois ans, *redressement sous chloroforme par rupture du tendon avec les pouces* (Calot) ; au-dessus de trois ans, pratiquer la *ténotomie* du chef sternal, suivie de *redressement* et de l'application d'un *appareil plâtré* maintenant la tête dans l'hypercorrection pendant 15 à 20 jours. Ensuite *traitement consécutif* prolongé pendant plusieurs mois : massage, manœuvres modelantes et gymnastique orthopédique.

**T. MENTAL.**

Repousser le traitement chirurgical.

Conseiller la méthode d'entraînement de la volonté au moyen de la *gymnastique* (exercices gradués d'immobilité et exercices de mouvements) et la *psychothérapie* (Meigé, Feindel).

*Suggestion* à l'état de veille. Voy. *Hystérie.*

## TOUX

Voir pour le traitement de la toux les prescriptions don-nées aux articles suivants : *Bronchites, Coqueluche, Di-*

*latation bronchique, Emphysème pulmonaire, Grippe* (forme pulmonaire), *Laryngites, Pharyngites, Phtisie, Pleurésie, Pneumonie.*

**T. NERVEUSE, UTÉRINE.**

Examiner systématiquement les fosses nasales et le pharynx (polypes, zones tussigènes) et, s'il existe des lésions locales, recourir avant tout au traitement local.

Rechercher et traiter les déviations utérines, lorsqu'elles existent.

Dans tous les cas instituer le *traitement général de l'hystérie* : hydrothérapie, électrothérapie.

Administrer les *antispasmodiques*, les *nervins* :

℞ Camphre monobromé..... 10 cgr.
  Extrait de jusquiame..... 2 —
    — et poudre de valériane........... Q. S.
  Pour 1 pilule : 6 par jour (Herzen).

℞ Alcoolature de feuilles
    d'aconit........... L gouttes.
  Bromure de potassium. 15 gr.
  Eau distillée........ 300 —
  3 à 4 cuillerées à soupe par jour.

Pratiquer des badigeonnages du larynx avec une solution de *cocaïne* à 5 ou 10 p. 100, ou encore, des injections intralaryngiennes d'*huile mentholée* :

℞ Camphre pulvérisé.... ⎫ āā 2 gr.
  Menthol............. ⎬
  Huile d'olives........ ⎭ 50 —
  Pour injections, pratiquées avec une seringue laryngienne de la contenance de 6 cc.

Recourir enfin, au moment des accès de toux, aux *pulvérisations de chlorure de méthyle*, faites au niveau de la nuque.

*Suggestion à l'état de veille* ou, dans les cas rebelles, *suggestion hypnotique.*

**T. PÉRIODIQUE NOCTURNE** (CHEZ LES ENFANTS).

Combattre le nervosisme ; prescrire les *bromures alcalins*, le *chloral.*

Essayer la *quinine* :

℞ Chlorhydrate de quinine... 6 cgr.
  Pour une prise : faire prendre autant de prises que l'enfant a d'années d'âge (Filatow).

# TRACHÉITES

Voy. *Bronchites, Grippe* (forme pulmonaire), *Laryngites.*

# TRANCHÉES UTÉRINES

Voy. *Accouchements, Coliques du post-partum.*

# TREMBLEMENTS

*Rechercher et traiter la cause* : convalescence, vieillesse, intoxications (alcool, plomb, mercure, tabac, opium, caféine, camphre, champignons, colchicine, etc.), maladies du système nerveux central (hémiplégie ancienne, sclérose en plaques, myélites, paralysie agitante), goitre exophtalmique, hystérie.

# TRICHINOSE

Administrer des *purgatifs répétés* et les *anthelminthiques* (calomel, santonine), pour évacuer les trichines.

Prescrire ensuite la *glycérine* à la dose de 200 gr. et plus par jour (par cuillerées à bouche).

Soutenir les forces du malade et panser les ulcérations.

# TRICHOPHYTIE

**T. DE LA BARBE.**

Nettoyer complètement, ouvrir les pustules et *épiler* les régions atteintes et les régions périphériques.

Employer ensuite les *lotions* et les *pommades parasiticides* (soufrées).

℞ Turbith minéral.......... 2 gr.
   Camphre................. 1 —
   Vascline................ 30 —
   En onctions, matin et soir (Hardy).

En cas d'inflammation intense, prescrire des pansements humides, des cataplasmes de fécule de pomme de terre appliqués refroidis.

**T. DU CUIR CHEVELU.**
Voy. *Teigne tondante.*

**T. CUTANÉE.**
Voy. *Herpès circiné.*

# TROUBLES DE CROISSANCE
Voy. *Croissance.*

# TUBERCULOSE

**T. AMYGDALIENNE.**
Voy. *Angine tuberculeuse.*

**T. ARTICULAIRE.**
Voy. *Arthrite tuberculeuse.*

**T. CUTANÉE.**
Voy. *Lupus tuberculeux, Ulcérations tuberculeuses.*

**T. GÉNITALE** (chez la femme).
*Traitement général* de la phtisie. Tuberculinothérapie.
**T. de la vulve, du vagin et du col** : cautériser au *fer rouge*, panser les ulcérations à l'*iodoforme* ; *exciser* largement les trajets fistuleux ; pratiquer l'*ablation* des parties ulcérées.

Ne pas hésiter à pratiquer l'*hystérectomie*, même pour une ulcération du col très circonscrite, si le diagnostic en était certain.

S'il s'agit de phtisiques avancées : traitement palliatif.

**T. de l'utérus** : ne pas recourir au traitement insuffisant par la curette, pratiquer l'*hystérectomie vaginale*.

Si l'utérus est trop volumineux et si les trompes sont

douloureuses, enlever ces organes par la *laparotomie* (hystérectomie supra-vaginale, si le col est intact, et hystérectomie totale, s'il est altéré).

**T. des ovaires et des trompes.**

Si les poumons sont sains : pratiquer l'*extirpation complète* des deux trompes et des ovaires.

S'il n'y a que des lésions pulmonaires de peu d'intensité, intervenir si l'état des poumons restant stationnaire, la lésion génitale tend à s'aggraver.

Si la femme est phtisique, se borner à des palliatifs (Pozzi).

**T. GLANDULAIRE.**

Voy. *Abcès froid, Adénite chronique, Adénites scrofulotuberculeuses.*

**T. INTESTINALE.**

Voy. *Diarrhée des tuberculeux, Entérite ulcéreuse.*

**En cas de tuberculose cæcale** (tuberculome hypertrophique du cæcum) : *intervention chirurgicale* dès que la maladie est reconnue ou même soupçonnée (Dieulafoy).

**En cas d'ulcérations tuberculeuses anales** : voy. *Ulcérations tuberculeuses.*

**T. LARYNGÉE.**

Voy. *Laryngite tuberculeuse.*

**T. PÉRITONÉALE.**

Voy. *Péritonite tuberculeuse.*

**T. PLEURALE.**

Voy. *Pleurésie séro-fibrineuse, tuberculeuse, purulente.*

**T. PROSTATIQUE.**

Voy. *Prostatite tuberculeuse.*

**T. PULMONAIRE.**

Voy. *Phtisie.*

**T. RÉNALE.**

Voy. *Hématurie, Pyélites.*

**T. TESTICULAIRE.**

Voy. *Orchite tuberculeuse.*

**T. VERTÉBRALE.**

Voy. *Mal de Pott.*

**T. VÉSICALE.**

Voy. *Cystite tuberculeuse.*

# TUMEURS

Voy. *Cancers, Fibromes utérins, Goitres, Kystes.*

**T. ADÉNOIDES DU PHARYNX NASAL.**

Voy. *Hypertrophie de l'amygdale pharyngée.*

**T. BLANCHES.**

Voy. *Arthrite tuberculeuse.*

**T. CÉRÉBRALES** (cancer, sarcome mou, tuberculose, kyste hydatique).

*Intervention chirurgicale* ; si l'opération est impossible, pratiquer la *ponction lombaire* (15 à 30 cc.) autant de fois qu'elle sera nécessaire.

**En cas de syphilis** (gomme):

*traitement antisyphilitique énergique* (injections aqueuses de biiodure de mercure, à la dose de 2 à 4 cgr. par jour pendant 20 à 30 jours consécutifs ; iodure de potassium (6 à 10 gr.).

# TYMPANISME OU TYMPANITE
Voy. *Flatulence et météorisme.*

**T. NERVEUX.**

*Traitement général* du neuro-arthritisme, de la neurasthénie, de l'hystérie (hydrothérapie méthodique, électricité statique, noix vomique, kola, coça).

Combattre la constipation, traiter l'atonie intestinale et, chez la femme, les troubles utéro-ovariens.

**Si un bouchon volumineux stercocal obstrue l'intestin :** donner des *lavements évacuateurs froids*, additionnés de glycérine, de séné, de sulfate de soude ; dans le cas contraire, administrer des *lavements antispasmodiques* (asa fœtida, valériane, musc, laudanum de Sydenham).

℞ Asa fœtida...............  4 gr.
"Jaune d'œuf..............  No 1.
Laudanum de Sydenham..............  XX gouttes.
Extrait de valériane..  4 gr.
Décocté de guimauve.  250 —
Pour 1 lavement : 2 par jour.

℞ Racine de valériane.......  30 gr.
   Faire infuser dans :
Eau bouillante..........  250 —
   Passer et ajouter :
Asa fœtida...............  4 —
Jaune d'œuf............  No 1.
Pour 1 lavement.

INTÉRIEUREMENT : prescrire les *nervins*, les *antispas-*

## Voy. *Épilepsie jacksonnienne.*

**T. ÉRECTILES.**
Voy. *Angiomes.*

*modiques :* antipyrine, exalgine, bromures, valériane, valérianate d'ammoniaque, éther, belladone, jusquiame, castoréum, camphre.

Ordonner aussi les *carminatifs* (menthe poivrée, anis étoilé, fenouil, camomille, mélisse), ou bien faire prendre les pilules suivantes :

℞ Extrait de fèves de Calabar.  30 cgr.
— de belladone.....  }
— de noix vomique..  } 1 gr.
Poudre et extrait de réglisse  Q. S.
Pour 50 pilules : 3 par jour (Boas).

Restituer au système nerveux spinal et au plexus solaire leur tonicité en ayant recours à l'*électrisation* par les courants continus : appliquer la plaque positive le long de la colonne vertébrale, et la plaque négative sur l'abdomen (voy. *Neurasthénie abdominale*).

*Massage abdominal.*

**En cas de pseudo-tympanite nerveuse** (ventre en accordéon, avec gêne de la respiration et de la circulation, due à l'abaissement douloureux ou non du diaphragme dans la position de l'inspiration forcée : recourir à la *suggestion* (Bernheim et Kaplan).

**T. SYMPTOMATIQUE** d'une lésion abdominale : atonie gastro-intestinale avec flaccidité des parois abdominales, constipation chronique, dilatation de l'estomac, dyspepsie gastrique atonique ou hypopeptique, dyspepsie flatulente et intestinale hépatique, gastrite, entérite muco-membraneuse, colite, lithiase biliaire ou intestinale, obstruction intestinale incomplète, occlusion intestinale, péritonites subaiguës et chroniques, neurasthénie abdominale.

Rechercher et traiter la maladie causale.

**Au cours d'une péritonite chronique** : s'abstenir, dans la grande majorité des cas, d'administrer des purgatifs et surtout d'employer les drastiques. Préférer, même en cas de constipation, l'emploi de la *belladone*, donnée à petites doses fréquemment répétées : 1 cgr. d'extrait, en pilules, toutes les deux ou trois heures.

Si la belladone paraît inefficace et surtout si les fonctions du foie semblent languissantes, lui associer le *calomel* à petites doses : 1 à 5 cgr., 3 à 4 fois par jour (Rendu).

**Dans certaines formes de péritonite subaiguë**, accompagnée de tympanite considérable, recourir aux *révulsifs* : grand vésicatoire ou badigeonnages iodés répétés tous les deux ou trois jours (Rendu).

**En cas d'obstruction intestinale** : voy. *Occlusion intestinale*.


# TYPHLITE STERCORALE

Prescrire le *repos au lit*, le *régime lacté exclusif*.

Faire appliquer la *glace* en permanence sur la région cæcale, ou bien recourir aux *révulsifs* (ventouses scarifiées).

Instituer l'*antisepsie intestinale* (benzonaphtol), et recourir, lorsque les douleurs se sont apaisées, aux *grandes irrigations intestinales*, à l'eau naphtolée, ou bien faire passer dans l'intestin, 2 fois par jour, 1 litre d'eau à 38°, à laquelle on ajoute :

℞ Borate de soude............ 5 gr.

et 2 ou 3 cuillerées à café du mélange suivant :

℞ Teinture de benjoin........ } P. E.
Alcool camphré............ }
          (Bouchard).

**Contre l'engouement stercoral simple** : donner l'*huile de ricin* à doses fractionnées par cuillerée à café, de demi-heure en demi-heure, le premier jour, puis à la dose de 2 cuillerées à café le matin à jeun pendant un certain temps.

℞ Huile de ricin...... }
— d'amandes dou- } āā 30 cc.
   ces.......... }
Sirop de limons......   60 —
Huile de croton......   I goutte.

1 cuillerée toutes les heures (Grasset).

Employer aussi le *calomel* à la dose de 30 à 60 cgr. mais éviter l'emploi des drastiques.

Administrer, en même temps, de *grands lavements laxatifs* ou de *grands lavements d'huile* (1 à 2 litres).

**Contre la douleur :** *applications chaudes* ; onctions locales avec de l'*onguent napolitain belladoné* suivies d'application d'un cataplasme chaud ; au besoin, injection de *morphine.*

Dans le cas où on hésiterait, au point de vue du diagnostic, entre une typhlite stercorale et une appendicite, instituer le traitement de la seconde de ces deux affections.

**En cas de fièvre persistante, d'empâtement profond de la fosse iliaque, d'œdème de la paroi abdominale, d'état général mauvais :** recourir à l'*intervention chirurgicale* (incision de la collection purulente).

**Après une poussssée aiguë :** assurer la liberté du ventre avec :

℞ Podophyllin .........
Extrait de belladone...  } āā 1 cgr.
Poudre de belladone...

Pour 1 pilule, à prendre tous les soirs (Grasset).

# TYPHLOCOLITE

Voy. *Entérite muco-membraneuse, Lithiase intestinale.*

# TYPHUS

**T. ABDOMINAL.**
Voy. *Fièvre typhoïde.*

**T. ANGIOHÉMATIQUE.**
Voy. *Purpura infectieux.*

**T. BILIEUX.**
Voy. *Fièvre intermittente hépatique, Fièvres intermittentes* : accès pernicieux avec ictère ; *Ictère grave, Lithiase biliaire.*

**T. CÉRÉBRO-SPINAL.**
Voy. *Méningite cérébro-spinale.*

**T. EXANTHÉMATIQUE** (*pétéchial*).
*Soins hygiéniques* : Isoler le malade dans une chambre bien aérée et dont la température est maintenue à 16° ou 18° et prendre les précautions de désinfection des objets et des locaux contaminés.

*Régime* : Faire prendre toutes les heures ou toutes les deux heures, jour et nuit, sauf sommeil, une tasse de lait ou de bouillon ; conseiller en plus de boire abondamment de l'infusion légère de thé, de l'eau vineuse, de la limonade, pour faciliter l'élimination des toxines et pour maintenir la vitalité cellulaire.

*Médication tonique* : prescrire une potion tonique (extrait de quinquina, kola) pendant toute la période d'état de la maladie et donner l'alcool aux alcooliques.

*Médication préventive des complications et des infections secondaires* : administrer, dès le début, un purgatif et le renouveler dès que la constipation réapparaîtra.

Chercher à obtenir, dans tous les cas, l'antisepsie des cavités nasales, buccale et de la cavité pharyngée à l'aide de lavages, de gargarismes et, si besoin, de collutoires. Ordonner de débarrasser la bouche, les lèvres, les gencives et les dents du malade des fuliginosités qui les recouvrent, à l'aide de tampons imbibés d'eau de Vichy ou d'eau boratée, puis de faire de grands lavages avec de l'eau boriquée, répétés plusieurs fois par jour.

En outre conseiller d'humecter fréquemment la bouche soit avec de l'eau de Vichy, soit avec de la glycérine boriquée à 10 p. 100 et d'introduire dans les narines de la vaseline boriquée ou mieux d'instiller dans celles-ci le mélange suivant :

℞ Menthol................... 50 cgr.
  Aristol.................... 1 gr.
  Huile d'amandes douces... 25 —

Instiller XII gouttes dans chaque narine, trois à quatre fois par jour (Herzen).

Recourir enfin à la *médication symptomatique* :

**Contre la fièvre, le délire et les troubles nerveux** : faire appliquer le *sac de glace* en permanence sur la tête et recourir à l'emploi systématique des *bains froids* de 25° à 28°, de dix à douze et quinze minutes de durée, répétés toutes les 3 heures, jour et nuit (Voy. *Fièvre typhoïde*).

Dans les cas où on ne pourra pas instituer la balnéothérapie, appliquer le *drap mouillé*, faire des *lotions froides* et administrer les *antipyrétiques* (quinine, pyramidon).

℞ Bromhydrate de quinine.. 30 cgr.
  Pyramidon................ 15 —

Pour 1 cachet : 4 cachets dans les 24 heures (Herzen).

Et si le malade ne peut pas prendre des cachets, donner le *pyramidon en potion*, à la dose de 15 centigr., toutes les deux heures :

℞ Caféine ........... 30 à 50 cgr.
  Benzoate de soude.. 1 gr.
  Pyramidon......... 1 gr. 50
  Eau .............. 130 gr.
  Sirop de tolu.. Q. S. p. 150 cc.

Par cuillerées dans les 24 heures (Herzen).

**Dans tous les cas**, se rappeler l'action toxique du thyphus sur le cœur (myocardite) et, quand bien même le thyphus semble léger, administrer systématiquement la *caféine* à tous les malades dont le cœur déjà affaibli par une infirmité antérieure ou par le poids de l'âge (artériosclérose) a une tendance à fléchir dès la première heure de la maladie (Herzen).

**En cas de myocardite** aiguë : faire appliquer la *vessie de glace* sur la région précordiale en interposant une ou deux épaisseurs de flanelle entre elle et la peau.

En même temps ordonner l'*alcool* et le *sulfate de spartéine* ; pratiquer des injections de *caféine*.

℞ Caféine.............. } āā 2 gr.
  Benzoate de soude.. }

Sulfate de spartéine.....　30 cgr.
Teinture de cannelle.....　10 gr.
Rhum................　25 —
Sirop de tolu...........　30 —
Eau distillée... .Q. S. p. 150 cc.

3 cuillerées à bouche par jour (Herzen).

Prescrire, si besoin, les antithermiques à *petites doses* (bromhydrate de quinine 10 à 15 cgr., pyramidon 10 cgr., pour un cachet, prendre trois à quatre cachets dans les 24 heures) (Herzen).

**En cas de néphrite vraie :** ordonner le *régime lacté absolu*, permettre l'infusion légère de thé ; donner la *théobromine* et la *caféine*.

**Contre les troubles respiratoires** : application de *ventouses sèches* ; injections d'*éther* ; inhalations d'*oxygène*.

**En cas d'adynamie :** ordonner les *excitants diffusibles* (acétate d'ammoniaque, caféine, éther).

**Dans la forme hémorragique :** prescrire l'*ergotine* (2 à 3 gr. en potion), la *gélatine* (5 à 8 gr. en potion) ou le *chlorure de calcium cristallisé* (4 à 6 gr.

en potion). (Voy. pour les formules : *Purpura hémorragique*, *Variole*) (Herzen).

**T. RÉCURRENT.**

**Pendant l'accès :** traitement général des grandes pyrexies.

**Contre l'hyperthermie :** donner la *quinine*, le *bleu de méthylène* ; recourir à la *balnéation froide* (18° à 25°).

**Contre les douleurs :** prescrire les *préparations opiacées*.

Prescrire, en outre, les *toniques* (alcool, quinquina, etc.), les *stimulants diffusibles* (acétate d'ammoniaque, liqueur d'Hoffmann, éther).

Au besoin, pratiquer des *injections de caféine* et de *sérum artificiel*.

**Pendant les rémissions :** ordonner le *bleu de méthylène* (30 cgr. par jour), ou mieux l'*arsenic*, sous forme de liqueur de Fowler, à la dose quotidienne de XV à XXX gouttes.

## ULCÉRATIONS

**U. DES AMYGDALES.**
Voy. *Angine syphilitique* et *Angine tuberculeuse*.

**U. DE L'ANUS.**
**En cas d'ulcérations anales syphilitiques :** Voy. *Syphilis*, traitement général spécifique et traitement local à : Syphilis ulcérée.

**En cas d'ulcérations anales tuberculeuses :** Voy. *Ulcérations tuberculeuses*.

**U. DE LA BOUCHE.**
Voy. *Plaques muqueuses*, *Stomatites*.

**En cas d'ulcération simple, d'origine dentaire :** *enlever* la dent malade ou plus simplement *limer* ou réséquer les parties aiguës et saillantes des racines ou des couronnes.
Voy. *Glossite chronique dentaire*.

**U. DU COL UTÉRIN** (simples).

**Ulcérations peu étendues :** attouchements avec le crayon de *nitrate d'argent*, suivis de l'application d'un tampon d'ouate boriquée.

Cautérisations pratiquées à l'aide d'un tampon de coton hydrophile imbibé d'*eau de Belloste* :

2 Nitrate de mercure....... 20 gr.
  Acide nitrique pur......... 40 —
  Eau distillée............. 180 —

Insufflations de *poudres astringentes* et *kératoplastiques*, répétées 3 fois par semaine :

2 Thyol ou amyloforme.. )
  Sous-nitrate de bismuth } āā 10 gr.
  Oxyde de zinc......... )
                    (Herzen).

Voy. *Ectropion.*

**Ulcérations étendues et anciennes :** appliquer directement sur le col la poudre suivante :

2 Iodoforme............... 40 gr.
  Acide salicylique...... )
  Sous-nitrate de bismuth } āā 10 —
  Camphre................ ) 5 —
                    (Lutaud).

Mettre cette poudre avec le spéculum et autant que possible ne l'appliquer que sur les parties ulcérées.

Se servir pour cela d'un petit insufflateur. Maintenir la poudre en place par un petit tampon d'ouate.

Enlever ce pansement au bout de 24 heures, appliquer le spéculum et diriger sur le col même une injection ainsi préparée :

2 Acide salicylique........ 4 gr.
  Alcoolat de lavande...... 30 —
  Eau ................... 450 —
  2 cuillerées à soupe pour 1 litre d'eau
(Lutaud).

En cas d'ulcérations de nature blennorragique accompagnées d'un écoulement très abondant, employer les injections au *permanganate de potasse* à 1 p. 3 000 ou 1 p. 2 000.

**En cas d'ulcération tuberculeuse :** voy. *Tuberculose génitale chez la femme.*

Voy. *Déchirures du col, Érosions du col, Métrites.*

**U. DE LA CORNÉE.**

Voy. *Conjonctivite purulente, Kératites.*

**U. DE L'ESTOMAC.**

Voy. *Exulcération simple de l'estomac, Gastrite aiguë, Ulcère simple de l'estomac.*

Penser à la *syphilis de l'estomac* et quand il est bien avéré que le malade est un ancien syphilitique, instituer aussitôt le traitement antisyphilitique mixte, mais plus mercuriel qu'ioduré (Dieulafoy).

**U. DE L'INTESTIN.**

Voy. *Dysenterie, Entérite ulcéreuse, Fièvre typhoïde, Tuberculose de l'intestin.*

**U. DE LA LANGUE.**

Voy. *Glossites, Stomatites, Syphilis :* traitement local, syphilides bucco-pharyngées.

**U. DU LARYNX.**

*Laryngite syphilitique, Laryngite tuberculeuse.*

**U. TUBERCULEUSES.**

Employer, comme topique, l'*iodoforme.*

Détruire les ulcérations par des *caustiques liquides* (acide lactique, acide trichloracétique, acide chromique, chlorure de zinc, alcool boriqué), ou par le feu (thermocautère, galvanocautère) ; ou encore recourir à *l'ablation* de toute la surface infectée (voy. *Lupus*).

Ne pas négliger le traitement général (voy. *Phtisie*).

**U. tuberculeuses de la vulve, du vagin et du col utérin :** voy. *Tuberculose génitale chez la femme.*

# ULCÈRES

## U. EN GÉNÉRAL.

Rechercher la cause et la combattre (mauvais état général, diabète, scrofule, scorbut, syphilis, tuberculose, lèpre, lésions vasculaires, lésions nerveuses périphériques ou centrales, etc.).

Administrer les *toniques*, prescrire une *alimentation reconstituante*, et, au besoin, conseiller le *repos absolu au lit.*

Ordonner des *soins de propreté* et d'hygiène générale.

Localement, pratiquer des *lavages avec une solution faiblement antiseptique* ou avec une *solution de bicarbonate de soude* à 2 p. 100, répétés tous les jours et suivis de l'application d'une *poudre antiseptique* (iodoforme, salol, xéroforme, airol, dermatol, iodol, aristol, sanoforme, crurine, amyloforme, etc.) ou, dans certains cas, de celle de *compresses imbibées d'eau bicarbonatée sodique* à 3 p. 100.

℞ Salol pulvérisé........ }
  Xéroforme............ } āā 10 gr.
                    (Herzen).

℞ Xéroforme .............. 10 gr.
  Dermatol............ }
  Poudre de quinquina.. } āā 5 —
  Camphre pulvérisé....... 1 —
                    (Herzen).

Voy. *Antisepsie cutanée.*

HERZEN, 6ᵉ édition.

Dans certains cas, préférer l'application de *pommades antiseptiques* :

℞ Iodoforme, salol, résorcine.  1 à 2 gr.
  Vaseline................     20 —

**En cas d'ulcère douloureux :** additionner les pommades de *chlorhydrate de cocaïne* à 1 p ou 2 p. 100.

℞ Iodoforme................     2 gr.
  Chlorhydrate de cocaïne .  50 cgr.
  Vaseline................    30 gr.

**En cas d'ulcère gangreneux anfractueux à couche lardacée,** recourir au *thermocautère*, détruire les masses fongueuses exubérantes à l'aide de la lame rougie.

**En cas d'ulcère atonique, tardant à se cicatriser :** *traiter l'état général* (toniques, suralimentation, vie à la campagne, séjour au bord de la mer).

Pratiquer des *massages* des régions environnant l'ulcère ; s'il existe de l'œdème, le faire disparaître par le *repos absolu*, la *compression*, *l'élévation du membre.*

Employer le *vin camphré*, en compresses, ou le *baume du Pérou*, seul ou associé à une petite quantité d'acide salicylique ou de nitrate d'argent, ou bien prescrire :

52

℞ Camphre pulvérisé....... 2 gr.
Oxyde de zinc............ 20 —
Axonge................. 100 —
(Schulze).

Dans les cas où cette pommade est mal tolérée :

℞ Camphre pulvérisé....... 2 gr.
Oxyde de zinc............ 40 —
Huile d'olives............ 50 —

Agiter, puis enduire un morceau de toile fine de ce liniment et l'appliquer sur l'ulcère (Schulze).

Exciter les bourgeons charnus par des attouchements à la *teinture d'iode*, par l'application journalière de *compresses imbibées* d'eau à la température de 50°. Quand les bourgeons charnus sont vivaces, hâter la guérison par l'application de *greffes de Tiersch*.

## U. LÉPREUX.

Pratiquer des pansements locaux avec la *liqueur de Labarraque au tiers*, et administrer intérieurement l'*huile de Chaulmoogra*, à la dose de 4 à 5 et 6 gr. par jour, dans un looch huileux (Danlos).

En cas d'intolérance pour l'huile de Chaulmoogra, prescrire, en même temps que l'on donne ce médicament, le *régime lacté* (on arrive de la sorte à vaincre l'intolérance, et à faire supporter des quantités invraisemblables d'huile de Chaulmoogra, 3 et 4 cuillerées par exemple, avec d'excellents résultats) (Padrone).

Voy. *Lèpre*.

## U. PHAGÉDÉNIQUE DES PAYS CHAUDS.

Intervenir énergiquement : détruire le putrilage au *thermocautère*, appliquer ensuite des pansements au bichlorure de mercure (Le Dantec) ; ou mieux après nettoyage des bords de l'ulcère et après lavage au sublimé, enlever la fausse membrane *à la curette* : promener la curette dans toute l'étendue de la plaie, en enlevant à fond toute la couche des bourgeons charnus, puis cautériser la plaie ainsi détergée au chlorure de zinc à 1 p. 10 ou à la solution phéniquée forte.

Dans les plaies compliquées rechercher les diverses fusées et les *fendre* dans toute leur longueur et bien mettre en surface la profondeur des différents clapiers.

Continuer les *cautérisations* (chlorure de zinc à 1 p. 10, acide phénique à 1 p. 10 dans l'alcool à 90°, eau oxygénée à 10 volumes) jusqu'à ce que la plaie soit transformée en plaie simple, de bonne nature, la saupoudrer alors d'*iodoforme* (excepté si la plaie est trop étendue), de *salol*, de *xéroforme*.

Dans tous les cas, traiter l'*état général* (toniques, suralimentation, arsenic, fer) et, dans les cas graves et compliqués, conseiller le *rapatriement*.

## U. VARIQUEUX DE LA JAMBE.

*Repos absolu* au lit pendant plusieurs semaines, le membre dans l'élévation.

Voy. les indications données ci-dessus sur le traitement des ulcères.

*Aseptiser* la région malade à l'aide de lavages quotidiens avec une solution antiseptique faible (eau boriquée), ou avec une solution de bicarbonate de soude à 2 p. 100, puis faire des pansements secs à l'*iodoforme*, au *xéroforme*, à l'*iodol*, à l'*aristol*, au *dermatol*, ou à l'*iodoforme* et à l'*ortho-forme* (4 p. 100), ou des pansements humides au *sulfate de cuivre* à 1 p. 100, ou à l'*acétate de plomb*, à 1 à 1 1/2 p. 100, ou encore avec la *liqueur de Burow* :

℞ Alun pulvérisé............  5 gr.
   Acétate de plomb.........  25 —
   Eau distillée............  300 —

(A étendre de 5 fois son volume d'eau bouillie).

Ou bien recourir aux pansements au *baume du Pérou*, seul ou associé à une petite quantité d'acide salicylique ou de nitrate d'argent :

℞ Nitrate d'argent........  1 à 2 gr.
   Baume du Pérou.......  15 —
   Vaseline..............  60 —
   Lanoline..............  40 —
                        (Herzen).

Ordonner aussi des *lotions d'eau bouillie chaude* ; ou mieux pratiquer des *irriga-tions chaudes à 50° de solution physiologique* : se servir pour ces irrigations d'un bock à irrigation qu'on suspendra à 1 mètre et demi au-dessus du plan du lit ; diriger le jet sur toute la surface de l'ulcère, en insistant surtout sur ses bords qu'on suivra exacte-ment. Employer pour chaque irrigation 4 à 5 litres de solution physiologique. Après avoir irrigué, recouvrir l'ul-cère de mousseline stérilisée trempée dans la solution phy-siologique chaude à 50°, pour maintenir le plus longtemps possible l'ulcère sous l'in-fluence de la chaleur et appli-

quer aussitôt par-dessus la mousseline du coton ; main-tenir le tout en place par une bande modérément serrée et appliquée suivant les règles classiques, de l'extrémité du membre vers le tronc, en im-briquant les tours de bande d'une manière bien égale.

Tant que l'ulcère est sa-nieux, fétide, recouvert de bourgeons atones, blafards, faire une ou deux irrigations par jour ; dès que la surface ulcérée sera détergée et pré-sentera une couche de bour-geons vermeils et dès que le liséré cicatriciel aura cerclé la perte de substance, espacer les séances et ne les pratiquer que tous les deux ou trois jours (Reclus, Cordier).

Traiter en même temps les varices, et, s'il existe de gros-ses varices ampullaires gê-nantes, en pratiquer l'*ablation au bistouri*, surtout si elles sont sur le point de se rompre, ou enflammées et doulou-reuses.

Dans les autres cas, recourir soit à la *résection de la veine saphène* (opération de Trende-lenburg), suivie de la résec-tion des principales branches variqueuses au niveau de la jambe, soit à la *dissociation fasciculaire du sciatique* (pra-tiquée au niveau de la sortie du nerf de l'échancrure scia-tique), lorsqu'il existe avec l'ulcère des troubles trophi-ques accentués, des troubles de la sensibilité thermique, et surtout lorsque le malade a éprouvé ou éprouve des douleurs sciatiques (P. Del-bet).

Voy. *Varices*.

Si le malade ne veut pas ou ne peut pas rester au repos absolu au lit, pratiquer la *compression avec une bande élastique,* longue de 3 à 4 m., large de 75 mm. Appliquer la bande le matin, *avant de sortir du lit, la serrer juste assez pour qu'elle ne glisse pas* et la laisser en place toute la journée.

Pour enrouler la bande, faire un tour au-dessus des malléoles, puis un tour en étrier sous le pied et de là remonter sur la jambe en spirales successives jusqu'au genou ou au-dessus, chaque tour couvrant le précédent de 15 à 20 mm.

Enlever la bande au coucher, puis essuyer parfaitement la jambe et placer sur l'ulcère un pansement quelconque.

Laver et faire sécher la bande pour le lendemain (H. A. Martin).

Si le traitement précédent ne peut être exécuté, appliquer sur la surface de l'ulcère une couche de la pommade suivante, maintenue au moyen d'ouate hydrophile :

$\not{R}$ Iodoforme................ 1 gr.
Acide borique ou salol.. $\Big\}$ aa 5 —
Antipyrine.............. $\Big\}$
Vaseline................ 40 —
(Reclus).

Au-dessus, *bandage silicaté* qu'on refait tous les 15 ou 20 jours.

**Si l'ulcère est étendu** et si la surface est manifestement bourgeonnante, hâter la cicatrisation par des *greffes épidermiques* (Reverdin).

Voy. *Varices.*

## ULCÈRE SIMPLE DU DUODÉNUM

Traitement diététique, traitement des symptômes et des complications (douleurs, vomissements, hémorragie intestinale, hématémèse, perforation, brides et adhérences péritonéales) comme pour : *Ulcère simple de l'estomac.*

## ULCÈRE SIMPLE DE L'ESTOMAC

Avant tout, prescrire le *repos au lit* et insister sur le *traitement diététique.*

L'alimentation d'un malade atteint d'ulcère de l'estomac doit réaliser les quatre conditions suivantes : 1º ne produire par elle-même aucune irritation des parois gastriques, c'est-à-dire être liquide ou pâteuse, ni trop chaude, ni glacée ;

2º Séjourner le moins longtemps possible dans l'estomac (ce qui fournit une seconde fois l'indication des aliments liquides et pâteux) ;

3º Exciter au minimum la sécrétion gastrique ;

4º Soustraire, si possible, les parois de l'ulcère à l'action digestive du suc gastrique.

*Le régime lacté est encore le régime qui répond le mieux à toutes les indications* (Linossier) ; ne recourir qu'exceptionnellement au régime albuminoïde ou au régime gras (30 gr. de beurre sous forme de pilules glacées et un quart de litre de crème sucrée ou non ; par la suite, ajouter du lait, des œufs, de la viande (Senator).

Ne pas se contenter de prescrire le régime lacté sans en *surveiller les effets* : faire prendre le lait lentement, par cuillerées, en laissant entre chaque prise un intervalle de temps suffisant pour qu'il se forme, non un coagulum unique pour lequel le pylore reste infranchissable tant qu'il n'est pas dissocié par la digestion, mais une multitude de caillots partiels. User les premiers jours de doses très modérées de lait et ne les augmenter que progressivement, en recherchant avec soin les signes de distension de l'estomac.

Couper le lait avec de l'eau de Vichy, ou bien l'additionner de 2 à 3 gr. de bicarbonate de soude par litre ou de sous-nitrate de bismuth ou de talc, en cas de diarrhée. Si le lait de vache est mal toléré et vomi, conseiller de boire du *lait d'ânesse* (Dieulafoy).

Ne pas prescrire le bicarbonate de soude à hautes doses pour chercher à neutraliser l'acide chlorhydrique : il dégage une grande quantité de gaz, trouble le repos de l'estomac, excite la sécrétion gastrique.

Chercher tout au plus à corriger le taux de l'acidité par l'emploi de la *solution alcaline suivante :*

2/ Bicarbonate de soude chimiquement pur........ 10 gr.
Phosphate de soude desséché................... 2 —
Sulfate de soude desséché. 2 —

Pour une dose à dissoudre dans 1 litre d'eau froide, pour faire de l'eau alcaline.

Faire prendre 300 à 400 cc. de cette solution répartis entre deux ou trois doses de 150 cc., pris par petites gorgées (10 heures, 4 heures, au coucher) Bourget).

Éviter l'alimentation exclusive par le rectum, qui ne neutralise pas le suc gastrique.

Imposer le plus tôt possible ce traitement rationnel et ne pas hésiter à soumettre les malades paraissant atteints d'ulcères bénins au régime le plus sévère.

En cas de répugnance invincible pour le lait. Si avec le régime lacté exclusif des phénomènes de distension de l'estomac tendent à se produire ou à se reproduire, restreindre le volume du liquide ingéré, soit en concentrant le lait, ou l'additionnant de *poudre de lait*, soit en y ajoutant pour le rendre plus nutritif des *substances grasses* (crèmes, jaunes d'œufs), ou *amylacées* (riz bien cuit, tapioca), si elles sont bien tolérées. Prescrire la *bouillie de riz* préparée en faisant bouillir du riz pendant 1 à 2 heures, dans de l'eau additionnée de sel et d'un peu de beurre. Augmenter plus tard la valeur nutritive de la bouillie de riz, en remplaçant l'eau par du lait, 50 gr. de riz pour un litre de lait, faire bouillir jusqu'à consistance sirupeuse ; suivant le désir du malade;

additionner la bouillie de sucre ou de sel (Bourget).

—*Faire observer le repos du corps et le régime lacté absolu pendant au moins 4 à 6 semaines*, puis au bout de ce délai permettre au malade de quitter le lit, et lorsque les douleurs, les vomissements et les hématémèses ont entièrement disparu, arriver, par transitions insensibles, à l'*alimentation solide* ; permettre les jaunes d'œufs dissous dans le lait, les crèmes cuites, la farine lactée, la poudre de viande, les potages au lait, les bouillies au gruau de blé, de riz, d'orge, d'avoine, de maïs ; enfin les panades passées, les pâtes alimentaires, les légumes et les fruits.

—Permettre les viandes blanches six semaines après le début du traitement, et les viandes rouges râpées deux ou trois semaines plus tard.

—Prescrire ensuite le régime diététique qui convient à l'hypersécrétion (voy. *Dyspepsies irritatives*).

**Contre l'ulcère :** ne jamais oublier de rechercher la syphilis dans les antécédents du malade et dans le cas où celle-ci existerait, instituer aussitôt un *traitement antisyphilitique :* préparations mercurielles et iodure de potassium (Dieulafoy).

Recourir aux *pansements au bismuth :* faire prendre au malade 20 gr. de sous-nitrate de bismuth par jour : 10 gr. le matin à jeun, 10 gr. le soir, deux ou trois heures après la dernière prise de lait ; faire diluer la dose dans un quart de verre d'eau tiède et la faire avaler d'un trait par le malade qui devra se coucher ensuite successivement un quart d'heure sur le côté gauche, sur le dos, le ventre et le côté droit. Continuer cette médication pendant 8 à 10 jours ; prescrire d'abord ces pansements tous les jours, puis tous les deux ou trois jours, et s'il est besoin la reprendre après quelques jours de suspension.

—Ou encore, administrer une potion au bismuth après ingestion d'eau alcaline, ou bien faire prendre :

℞ Sous-nitrate de bismuth. ) ā̄ 10 gr.
   Craie préparée........ )
   Eau distillée............ 100 —

A prendre par cuillerées à bouche dans la journée (Soupault).

—Remplacer enfin le bismuth par la *bismutose*, à la dose de 1/2 à 1 cuillerée à café, 4 à 5 fois par jour, ou par un *mélange de craie et de talc*, à parties égales.

Être prudent avec l'emploi de la sonde stomacale ; en général, ne pas pratiquer de lavages.

—**Contre l'hyperpepsie :** faire appliquer des *compresses chaudes* en permanence sur la région épigastrique et employer les *solutions salines* appropriées.

**En cas d'hématémèse :** *repos physique absolu*, défendre même au malade de se lever pour aller à la selle ; interdire tous les mouvements.

—Maintenir sur le creux épigastrique une *vessie de glace ;*

après quelques jours remplacer la vessie par une simple *compresse tiède*, protégée contre l'évaporation et le refroidissement au moyen de toile cirée.

Faire *bien couvrir le malade* dans son lit ; au besoin, lutter contre l'abaissement de la température au moyen de *bouillottes chaudes*. Si le malade est suffisamment vigoureux, ordonner pendant quelques jours (4 à 8 jours) la *suppression absolue de l'alimentation buccale* : ni aliments, ni boissons.

Le premier jour recourir aux injections sous-cutanées de *sérum physiologique* (100 à 150 gr.), répétées matin et soir, et si besoin aux injections de *sérum gélatiné* à 2 p. 100 (15 cc., 2 fois par jour, A. Robin) ; en plus, si l'hémorragie est abondante, pratiquer, matin et soir, une injection de 3 à 4 centigrammes de *chlorhydrate d'hydrastinine* (Huchard).

℞ Chlorhydrate d'hydrastinine    30 cgr.
  Eau distillée, stérilisée....  10 cc.
  Injecter 1/2 à 1 centimètre cube.

En cas d'état syncopal, d'anémie grave, avoir recours aux injections de *caféine* ou d'*huile camphrée* et pratiquer des injections sous-cutanées ou intraveineuses de sérum physiologique à la dose de 500 à 800 et 1000 cc., en une ou plusieurs fois selon le cas (voy. *Anémie aiguë*, *Syncope*).

Ne pas administrer de perchlorure de fer de suite après une hématémèse et ne pratiquer de lavage de l'esto-mac que lorsque les hémorragies ont cessé à la période de cicatrisation, ou lorsque le troisième jour après une hémorragie gastrique il y a encore des vomissements et des douleurs, ou enfin, en désespoir de cause, pour combattre une hémorragie persistante lorsque le malade court un danger pressant (Huchard). Employer comme liquide une solution de perchlorure de fer (sol. offic.) à 1 p. 100 (Bourget) ; introduire une sonde molle dans l'estomac et faire pénétrer 100 cc. de ce mélange, puis le retirer et recommencer jusqu'à ce que le liquide ressorte clair ; répéter ce lavage tous les jours et même matin et soir (Bourget).

Dès le second ou le troisième jour, administrer trois *lavements alimentaires* par jour à 38°, d'abord de très faible volume, ne renfermant aucune substance irritante et portés un peu haut dans l'intestin avec une sonde souple.

℞ Eau....................  300 gr.
  Œuf................    N° 1
  Dextrine.............   10 gr.
  Phosphate de soude. )
  Bicarbonate de soude )  āā 1 —
  Laudanum de Sydenham............  IV gouttes.
  Pour 1 lavement.

Si ces lavements sont bien tolérés, en administrer progressivement de plus nourrissants :

℞ Bouillon non salé....    300 cc.
  Dextrine.............  15 à 30 gr.
  Œufs................    N° II
  Bicarbonate de soude.     1 gr.
  Pour 1 lavement.

Au bout de cinq à six jours, si la persistance de l'hémorragie retarde la reprise de l'alimentation, ajouter aux lavements 20 à 30 gr. de glucose pur (le glucose du commerce est très irritant), ou du miel, ou une cuillerée de peptone en ajoutant assez de bicarbonate de soude pour que le mélange soit neutre ou légèrement alcalin :

℞ Œufs battus........... N° II
  Solution de peptone liquide......... 2 cuill. à soupe.
  Solution de glucose à 20 p. 100........ 100 gr.
  Chlorure de sodium... 1 gr. 50
  Pepsine.............. 1 —
  Laudanum de Sydenham............... II gouttes.

Pour 1 lavement ; en donner 2 à 3 par jour (A. Robin).

Si les lavements alimentaires sont mal tolérés, si la dénutrition est rapide, s'il y a des tendances syncopales, des troubles nerveux excessifs, un abaissement exagéré de la tension sanguine et si la quantité quotidienne d'urine s'abaisse au-dessous de 400 gr., ne pas s'obstiner et recourir à l'alimentation par la voie stomacale ; ordonner un tiers de litre de lait glacé, de l'eau lactée et la *gelée* suivante qui n'accroît ni les douleurs, ni l'acidité :

℞ Eau distillée............. 200 gr.
  Gélatine................ 30 —
  Sucre.................. 30 —
  Oléo-saccharure de citron. 30 —

A prendre dans les 24 heures (Œttinger).

Dans les autres cas, lorsque la diminution du poids est médiocre, lorsque l'état général se maintient bon et lorsque la quantité d'urée de l'urine va en diminuant ou reste stationnaire, continuer l'alimentation rectale pendant 6, 8 et même 10 jours ; commencer ensuite par donner par petites portions de l'eau pure, non alcaline, à la température de la chambre, ou une infusion légère de tilleul, en ajoutant à l'eau ou à l'infusion un peu de sucre ou de lactose, si le malade redoute la saveur trop sucrée. Puis, vers le dixième jour en général, permettre le lait glacé, sans dépasser un tiers de litre le premier jour, et en augmenter la quantité tous les jours de 150 à 250 gr., jusqu'à un litre et demi, deux litres et deux litres et demi par 24 heures.

Au bout de quinze jours à trois semaines, autoriser une bouillie au lait, puis deux bouillies au lait ; puis au bout de six semaines à deux mois, des pâtes, des purées de pommes de terre au lait. Une fois l'hématémèse passée, reprendre la médication au sous-nitrate de bismuth (15 à 20 gr. à jeun pendant 15 jours) et après cette cure au lait de bismuth, l'emploi de la solution bicarbonato-phosphato-sulfatée précédemment indiquée.

**Si les hémorragies se répètent fréquemment** : recourir à l'*intervention chirurgicale.*

**Contre la douleur** : recourir aux *pansements au bismuth*; donner les *alcalins à hautes doses*, 10 à 30 gr. de bicarbonate de soude. Pour éviter la distension excessive de l'estomac, administrer le sel de Carlsbad, à la dose de 2 ou 3 cuillerées à café, ou bien prescrire concurremment au bicarbonate de soude les autres alcalins : craie, magnésie.

Quand les accidents sont aigus et pour calmer la douleur, donner une forte dose d'alcalins dans 2 ou 3 cuillerées de lait tiède (37° à 38°), puis prescrire toutes les 30 minutes, pendant 24 heures consécutives, 1 cuillerée à soupe de lait avec un paquet renfermant :

℞ Magnésie calcinée.... ⎱ āā 5 cgr.
  Craie préparée....... ⎰
  Sous-nitrate de bismuth.. 10 —
  Bicarbonate de soude..... 20 —
                        (Frémont).

Ne pas hésiter à augmenter les doses, si la douleur n'est pas calmée.

Ordonner :

℞ Magnésie hydratée... ⎱ āā 1 gr.
  Bicarbonate de soude. ⎰
  Sous-nitrate de bismuth.. 30 cgr.
  Craie préparée.......... 20 —
  Dionine............... 3 mgr.
  Pour 1 paquet : 10 paquets par jour (Herzen).

Si besoin, prescrire les *opiacés*, la *belladone* et la *cocaïne*, à petites doses :

℞ Chlorhydrate de cocaïne. 9 cgr.
  — de morphine. 3 —
  Eau de chaux.......... 500 gr.
  1 cuillerée à soupe dans chaque tasse de lait (Dieulafoy).

℞ Chlorhydrate de co- ⎱
  caïne ............. ⎰ āā 10 cgr.
  — de morphine ⎰
  Eau de laurier-cerise..... 10 gr.
  V gouttes dans un peu d'eau (Bamberger).

℞ Craie préparée.......... 20 gr.
  Bicarbonate de soude.... 30 —
  Magnésie hydratée....... 10 —
  Poudre de belladone..... 15 cgr.
  Chlorhydrate de cocaïne.. 5 —
  1 cuillerée à café dans un bol de lait 2 ou 3 fois par jour, une heure avant chaque repas (Lemoine).

Ordonner l'*application permanente de cataplasmes chauds* sur la région épigastrique et, au besoin, faire pratiquer plusieurs fois par jour des *onctions calmantes* avec :

℞ Chloroforme.. .......... 20 gr.
  Baume tranquille........ 100 —

Au début de la maladie, quand il n'y a encore aucune hémorragie, on peut combattre la douleur, par le *lavage de l'estomac*, surtout si elle est accompagnée de stagnation, de spasme du pylore, de vomissements.

En cas de douleurs intenses, prescrire l'*orthoforme* à la dose de 1 gr. par jour, en cachets de 25 cgr. chacun ou en suspension dans du julep gommeux. De préférence, associer l'*opium* à la *jusquiame*, à la *belladone*, au *chanvre indien*; ou bien, donner la *dionine* (3 à 5 cgr. par jour) ; enfin, dans le cas de douleurs extrêmes, pratiquer des injections sous-cutanées de *morphine* (atropo-morphine).

℞ Extrait d'opium....... ⎱ āā à 2 cgr.
  — de jusquiame. ⎰
  — de belladone...... 5 mgr.
  Pour 1 pilule : 1 pilule toutes les 4 heures (Herzen).

Ne pas prescrire le chloral, l'eau chloroformée ou l'eau bromoformée qui irritent l'estomac.

**Contre les douleurs et les vomissements** : ordonner la *cocaïne*, la *codéine* en potion (voy. *Gastralgie intense avec vomissements, Vomissements*).

℞ Chlorhydrate de cocaïne.  2 cgr.
Eau de chaux.......... 100 —
1 cuillerée à bouche toutes les deux heures, jusqu'à effet (Lemoine).

Au besoin (stagnation), recourir au *lavage de l'estomac* et conseiller le *jeûne absolu* prolongé pendant 3, 5 et même 10 jours, en alimentant artificiellement le malade pendant ce laps de temps.

Être prudent dans l'emploi des révulsifs énergiques appliqués au creux de l'estomac.

En cas de vomissements incoercibles ne renfermant pas de sang, *traiter l'hystérie* (isolement, menace de la douche et de l'alimentation par la sonde).

**Contre la constipation** : faire prendre, matin et soir, des *lavements tièdes d'eau alcalinisée* (1 litre).

**En cas de spasme du pylore** : administrer *l'huile d'olives* ou *d'amandes douces* ou bien *associer le régime lacté à l'ingestion de beurre* et *d'huile* (Billard).

Si le spasme est persistant, pratiquer la *gastro-entérostomie*.

**En cas de stagnation** : combattre le spasme du pylore ; pratiquer des *lavages de l'estomac*.

Si la stagnation est due à une sténose du pylore, recourir à la *pylorectomie* ou à la *gastro-entérostomie*.

**En cas de perforation** : *intervention chirurgicale*, large et soigneuse, à moins qu'il ne se soit écoulé plus de 6 à 10 heures depuis le moment où s'est déclarée cette complication.

**En cas de brides, de périgastrite suppurée ou de sténose cicatricielle du pylore** : *intervenir chirurgicalement*.

Dans le cas où il existe des brides ou des adhérences, pratiquer la *laparotomie suivie de destruction des adhérences*.

S'il s'agit d'une périgastrite suppurée, recourir à *l'incision large* de l'abcès, suivie de drainage.

Lorsqu'on a affaire à un rétrécissement du pylore, intervenir par la *gastro-entérostomie*, la *résection du pylore* (pylorectomie) ou la *pyloroplastie*, selon les cas.

Recourir aussi à l'INTERVENTION CHIRURGICALE dans les cas suivants :

1º *Impuissance dûment constatée du traitement médical* rationnel, sévère, prolongé pendant deux ans (gastro-entérostomie, jéjunostomie).

2º Persistance des *douleurs* et des *vomissements* accompagnés d'un amaigrissement progressif (gastro-entérostomie).

3º *Anémie* inquiétante par hémorragies peu abondantes, mais se répétant incessamment (gastro-entérostomie postérieure à l'aide du bouton de Murphy avec cautérisation au thermo-cautère du point saignant ou bien sans rechercher la source de l'hémorragie).

Dans ces cas, en pratiquant

là gastro-entérostomie on met l'estomac au repos, en facilitant le passage des aliments dans l'intestin, et par là même on empêche la production d'hémorragies nouvelles, et on favorise la cicatrisation de l'ulcère (Heydenreich).

Ne pas intervenir en cas de forte hémorragie, l'intervention étant, dans ce cas, entourée de difficultés sérieuses (Mikulicz, Hartmann).

4° Formation d'une *tumeur stomacale* (cancer greffé sur l'ulcère) ou d'un *estomac biloculaire* ou *en sablier*.

5° *Ulcères récidivants.*

**Pendant la convalescence :** éviter les longs voyages et le séjour dans une station hydrominérale. Défendre tous les aliments qui produisent des fermentations.

Chez les femmes, prescrire le repos au lit pendant toute la durée des règles.

Combattre l'anémie par le *fer*, l'*arsenic*, le *cacodylate de soude* ou *de fer*, le *séjour à la campagne*, les *douches*.

**Dans le cas de vieux ulcère, ne présentant pas de tendance à la cicatrisation,** pratiquer des *lavages de l'estomac*, faire boire des *eaux alcalines* et administrer le *condurango*.

**En cas d'ulcère chez un hystérique :** recourir surtout au *traitement général* et au *traitement psychique* de la névrose (hydrothérapie, isolement, toniques), sans cependant négliger le traitement local (Gilles de la Tourette).

# URÉMIE

*Rechercher la syphilis* et si on a quelques raisons de croire à la nature syphilitique de la néphrite, ne pas hésiter un instant à prescrire le traitement spécifique antisyphilitique (voy. *Néphrites*) (Dieulafoy).

Dans les autres cas, *peu ou pas de médicaments*, afin de ne pas ajouter à l'intoxication urémique un empoisonnement par corps chimiques.

Prescrire le RÉGIME LACTÉ ABSOLU et recourir au TRAITEMENT PAR LES LAVAGES, qui est l'unique médication rationnelle antitoxique : lavage de l'estomac, lavage de l'intestin, layage du sang (Huchard).

*Lavage de l'estomac* : employer de l'eau simple bouillie légèrement alcalinisée.

*Lavage de l'intestin* : faire pénétrer dans l'intestin, 2 à 3 fois par jour, 2 litres d'eau bouillie, en se servant d'une sonde longue et molle que l'on introduit profondément dans le rectum.

*Lavage du sang* : pratiquer des injections sous-cutanées de 250 à 300 gr., et même 500 gr. d'eau stérilisée, ou d'une solution sucrée à 3 1/2 ou 4 p. 100, répétées 2 à 3 fois par jour.

Préférer ces injections à l'introduction directe d'un liquide salin dans les veines (Huchard).

Dans certains cas, faire précéder les injections d'eau

stérilisée ou de solution sucrée d'une *saignée* (300 gr.).

Donner, en outre, les *antiseptiques internes non toxiques* tels que le benzonaphtol, les *diurétiques* (théobromine, caféine) et surtout les *tisanes diurétiques* (arenaria rubra, queues de cerises, genévrier, stigmates de maïs), additionnées d'une faible dose d'acétate ou d'azotate de potasse, ou mieux édulcorées avec de la *lactose* (10 à 50 p. 1000).

℞ Théobromine............ 50 cgr.
    Phosphate neutre de soude. 25 —
Pour 1 cachet : 4 à 6 cachets par jour

Administrer [de temps en temps un *purgatif drastique* :

℞ Eau-de-vie allemande.. } āā 20 gr.
    Sirop de nerprun..... }
A prendre dans du café (Jaccoud).

et, en cas d'intolérance gastrique, donner de *grands lavements d'eau* ou des *lavements purgatifs* :

℞ Feuilles de séné....... } āā 15 gr.
    Sulfate de soude...... }
    Eau ................. 500 —
Pour 1 lavement.

Ne pas abuser des diaphorétiques ; la *pilocarpine* est contre-indiquée, d'une façon absolue, dans tous les cas de dégénérescence avancée du muscle cardiaque ou de complications pulmonaires :

℞ Nitrate de pilocarpine..... 3 mgr.
    Résine de jalap......}
      — de scammonée. } āā 5 cgr.
    Extrait de scille..... }
Pour 1 pilule : 3 à 4 pilules par jour, pendant 5 à 6 jours ; faire prendre en même temps des tisanes chaudes (Huchard).

Si le malade ne supporte pas le lait, recourir à la *diète hydrique* (3 à 4 jours), puis donner pendant quelques jours des féculents, de l'eau de riz, du bouillon de légumes sans viande et recommencer ensuite progressivement l'usage du lait (Rénon).

Recourir dans tous les cas à l'*opothérapie rénale* : extraits rénaux (néphrine, à la dose de 5 gr. par jour, en injections, Dieulafoy), ingestion de macération de fragments de rognon de porc à doses plus ou moins élevées, suivant les circonstances (Renaut) ; soit à la *sérothérapie* : injections de sérum sanguin de la veine rénale de la chèvre, à la dose de 10 à 15 cc. (Teissier).

TRAITEMENT SYMPTOMATIQUE.

**En cas de céphalée** : applications de *sangsues* (4 à 6) derrière les oreilles.

Ordonner l'*antipyrine*, 1 à 2 gr. par jour, ou le *pyramidon* à petites doses.

**En cas de faiblesse, d'atonie cardiaque** : donner la *spartéine*, la *caféine* en injections sous-cutanées, et la *digitale*, administrée avec prudence, après s'être assuré que la perméabilité rénale est encore suffisante pour pouvoir administrer ce médicament.

Prescrire 1 mgr. de *digitaline*, 1 jour seulement, ou bien 20 cgr. de digitale en macération, pendant 4 ou 5 jours consécutifs.

**Contre la dyspnée** : pratiquer une *saignée* de 300 gr. et injecter immédiatement après 1/2 cgr. de *morphine* au maximum.

*Recommencer au besoin la saignée* le jour même, le lendemain ou les jours suivants, ou bien recouvrir la poitrine de *ventouses scarifiées*, surtout quand la dyspnée est due à une bouffée d'œdème pulmonaire, à de la congestion pulmonaire ou à de la broncho-pneumonie.

Utiliser les inhalations d'*oxygène* : 3 ballons de 60 litres dans les 24 heures ; ou bien recourir au traitement systématique par les *injections d'éther sulfurique* : injecter 2 cc. d'éther sulfurique, toutes les heures, jour et nuit et, en dehors de cela, en donner par la voie buccale une cuillerée à café d'heure en heure, en alternant avec les injections, qui doivent être faites profondément sous le derme.

Quand les malades repoussent les injections, leur faire prendre de l'*éther dans de l'eau sucrée*, à la dose de 2 cuillerées à café toutes les demi-heures.

Continuer ce traitement pendant 4 à 6 jours, avec une sévérité plus ou moins grande, selon les indications (Lemoine).

Ou bien, pratiquer seulement matin et soir une injection hypodermique de 1 cc. d'éther et prescrire :

℞ Valérianate d'ammoniaque. 2 gr.
  Sirop d'éther......... ⎫ āā 60 —
  — de fleurs d'oranger ⎭
  1 cuillerée à soupe toutes les heures.

Combattre aussi la dyspnée urémique, lorsqu'elle n'est pas produite par un œdème broncho-pulmonaire, par l'*ipéca* à dose nauséeuse (2 cgr. toutes les heures) :

℞ Ipéca................. 4 cgr.
  Extrait d'opium........... 2 mgr.
  Pour 1 pilule : 1 toutes les heures jusqu'à production de l'état nauséeux ; arrêter à ce moment la médication et la recommencer les jours suivants, s'il y a lieu (Dieulafoy).

S'il y a ascite ou hydrothorax qui augmente la dyspnée, pratiquer la *paracentèse*.

**En cas de gastralgie et de menaces de vomissements :** administrer l'*ipéca* à dose vomitive, s'il existe un état saburral.

Ou bien prescrire :

℞ Chlorhydrate de morphine. 1 cgr.
  Eau de chaux............ 100 gr.
  1 à 2 cuillerées à bouche avant de boire du lait.

℞ Chlorhydrate de morphine. 1 cgr.
  — de cocaïne. 4 —
  Eau de chaux............ 100 gr.
  Prendre toutes les heures 1 cuillerée à café de cette solution, mélangée à une cuillerée à soupe de lait glacé (Dieulafoy).

Faire prendre les *boissons glacées* et par *très petites quantités*.

Appliquer en même temps la *vessie de glace*, en permanence, sur l'épigastre.

Pratiquer le *lavage de l'estomac*.

**Contre les vomissements :** ordonner la *diète absolue* : ni eau ni lait ; permettre quelques morceaux de *glace*.

Prescrire toutes les 3 heures un lavement destiné à être gardé et contenant :

℞ Peptone..................... 10 gr.
 Lactose..................... 20 —
 Jaune d'œuf.............. N° 1.
 Eau....................... 160 gr.
    (Dieulafoy).

Faire usage de l'*eau chloroformée* ou prescrire l'*acide
lactique.*

℞ Acide lactique........... 2 à 4 gr.
 Sirop de menthe....... 30 —
 Eau distillée............. 90 —
 Par cuillerées à bouche (Lécorché et
Talamon).

Insister avec les *trois lavages* ; laver l'estomac avec une
solution d'acide salicylique
à 1 p. 1 000.

Dans certains cas, il est
préférable de *faciliter les vomissements à l'aide des boissons chaudes*, prises en abondance.

**En cas de diarrhée** : ne pas
la faire cesser trop vite.

Combattre seulement la
diarrhée, lorsqu'elle est profuse.

**En cas d'accidents graves et
menaçants** : recourir à la *saignée* (150 gr. chez l'enfant,
300 à 400 gr. chez l'adulte),
ou à l'application de 6 à 8
*sangsues* au niveau du triangle de J.-L. Petit de chaque
côté.

**En cas d'anurie** : prescrire

les *diurétiques* (digitale, caféine, théobromine), administrer des *lavements froids.*

Pratiquer des injections de
*néphrine*, à la dose de 5 gr.
par jour (Dieulafoy), ou de
*sérum sanguin* extrait de la
veine rénale de la chèvre à
la dose de 10 à 15 cc. chaque
fois (Teissier).

**FORME COMATEUSE.**

Inhalations d'*oxygène, sangsues* aux apophyses mastoïdes, *saignée* de 300 gr. répétée 2 et 3 fois, au besoin ;
injections d'*éther.*

Traitement général par les
*trois lavages.*

**FORME DÉLIRANTE CONVULSIVE.**

*Saignée* (300 gr.), répétée
au besoin le jour même, le
lendemain ou les jours suivants, et suivie d'*injections
sous-cutanées d'eau stérilisée*
ou de *solution sucrée.*

Prescrire le *bromure de potassium* à la dose de 4 gr. par
jour et administrer le *chloral*
par la voie buccale ou par la
voie rectale (enfants, 1 gr. ;
adultes, 3 à 4 gr.), ou l'*hydrate d'amylène.*

Inhalations d'*éther* ou de
*chloroforme.*

# URÉTRITES

Voy. *Blennorragie.*

# URICÉMIE

Voy. *Goutte.*

# URTICAIRE

**En cas de poussée aiguë** :
prescrire un *purgatif salin*
(sulfate de soude 25 gr., eau

de Villacabras ou de Carabana), ordonner le *régime
lacté* (lait coupé d'eau de Vi-

chy-Hauterive) et instituer *l'antisepsie intestinale* (benzonaphtol, salol, salicylate de bismuth)..

℞ Benzonaphtol........ }
  Salicylate de bismuth. } āā 15 cgr.
  Pour 1 cachet : un toutes les 2 heures.

**Contre le prurit :** donner la *belladone*, la *quinine* et *l'ergotine*.

℞ Teinture de belladone...... 10 gr.
  VI à XV gouttes par jour, en 4 fois (Brocq).

℞ Bromhydrate de quinine. }
  Ergotine............... } āā 10 cgr.
  Extrait de belladone....... 2 mgr.
  Pour 1 pilule : 6 à 10 pilules par jour.

℞ Teinture de belladone.. XV gouttes.
  Bromure de potassium. 3 à 4 gr.
  Hydrolat de laitue..... 130 —
  Sirop de fleurs d'oranger. 25 —
  Par cuillerées dans la journée (Herzen).

LOCALEMENT, conseiller les *lotions avec de l'eau aussi chaude que possible*, ou les *lotions phéniquées* au centième, ou *chloralées* à 5 p. 200, ou les *bains vinaigrés*.

Recourir aux *pulvérisations* avec :

℞ Menthol................. 10 gr.
  Chloroforme.......... }
  Ether sulfurique...... } āā 30 —
  Alcool camphré....... }
                  (Brocq).

Saupoudrer ensuite avec des *poudres inertes d'amidon*, de *talc*, de *sous-nitrate de bismuth* ou *d'oxyde de zinc*, mélangées de *camphre* finement pulvérisé (2 p. 100) :

℞ Oxyde de zinc.......... }
  Amidon............... }
  Sous-nitrate de bismuth. } āā 25 gr.
  Camphre pulvérisé..... }
                  (Gaucher).

Pratiquer des onctions avec le *glycérolé tartrique* à 5 p. 100 ou bien avec des pommades à l'oxyde de zinc ou au sous-nitrate de bismuth additionnées de *menthol* ou de *phénol* :

℞ Sous-nitrate de bismuth.... 3 gr.
  Phénol................ 50 cgr.
  Vaseline.............. 30 gr.

ou :

℞ Acide phénique........... 1 gr.
  Oxyde de zinc........ }
  Vaseline............. } āā 20 gr.
  Lanoline............. }
                  (Brocq).

Poudrer par-dessus avec de la poudre d'amidon ou bien avec :

℞ Menthol................. 1 gr.
  Acide salicylique......... 4 —
  Amidon................ 40 —

Au besoin, ordonner des *bains continus* ou des *bains d'amidon additionnés d'un litre de vinaigre*.

Ne pas essuyer le malade, tamponner doucement avec des linges très fins et poudrer abondamment avec de la poudre d'amidon.

Faire *coucher le malade dans des draps fins*, dans lesquels on a répandu de la poudre d'amidon en grande quantité.

**Contre le prurit intense et l'insomnie :** administrer les *hypnotiques* (chloral, sulfonal, uréthane), ou bien pratiquer une *injection d'atropo-morphine*.

**En cas de suffocation :** *bains de pieds chauds et sinapisés, sinapismes ; flagellation avec des orties* pour provoquer une éruption cutanée.

Administrer l'*acétate d'am-*

*moniaque*, la *liqueur d'Hof-mann*.

Au besoin, pratiquer la *trachéotomie*.

**Une fois la poussée aiguë passée** : lutter, contre l'ar-thritisme et le nervosisme, par un traitement approprié et longtemps prolongé (voy. ces articles).

Combattre la constipa-tion ; traiter la dyspepsie.

RÉGIME : défendre la char-cuterie, les poissons de mer, les crustacés, les coquillages, le gibier, les fromages salés et fermentés, les épices, les champignons, les asperges, la choucroute, les choux, les framboises, les fraises, l'al-cool, le café, le thé.

Faire prendre aux repas le *bicarbonate de soude* associé à la *magnésie* et à la *bella-done* :

℞ Bicarbonate de soude...... 20 gr.
   Magnésie calcinée........... 5 —
   Poudre de racines de bella-
     done....................... 30 cgr.

Pour 30 cachets : 1 cachet à chaque repas (Brocq).

**U. CHRONIQUE.**

*Régime* précédemment in-diqué : lacté ou lacto-végé-tarien.

*Alcalins, benzoate de lithine, arsenic, iodure de potassium, bromures, asa-fœtida, valé-riane* à l'intérieur.

Faire porter des *vêtements larges* ; ni ceintures, ni jarre-tières, ni corset.

*Bains d'amidon tièdes*, pris tous les jours.

*Laxatifs* souvent répétés ; *antisepsie intestinale.*

*Frictions* à l'huile de foie de morue.

Donner la *belladone*, le *sul-fate d'atropine*, d'*ergotine* et de *quinine*.

℞ Sulfate d'atropine......... 1 cgr.
   Excipient.................. Q. S.
   Pour 20 pilules.

*Cures thermales :* La Bour-boule, Royat, Vichy, Plom-bières, Néris, Ragatz.

# VAGINALITE AIGUË

Voy. *Orchite blennorragique.*

# VAGINISME

TRAITEMENT GÉNÉRAL de l'hystérie ou de la neurasthé-nie.

Ordonner l'*hydrothérapie méthodique* (bains et douches tièdes).

Rechercher et traiter la cause locale (vulvite, vulvo-vaginite, fissures, exulcéra-tions, rhagades, eczéma, her-pès vulvaire, affections ca-tarrhales du col de l'utérus).

Conseiller à la malade de *cesser tout rapport sexuel* pen-dant toute la durée du traite-ment.

Prescrire les *antispasmodi-ques* : bromures alcalins, bro-mure de camphre, valériane, valérianates, jusquiame.

LOCALEMENT : ordonner des *injections chaudes additionnées de laudanum ou de chloral* ; faire appliquer des *supposi-*

*ioires vaginaux calmants* :

℞ Stovaïne.................. 10 cgr.
  Beurre de cacao......... 5 gr.
  Pour un suppositoire vaginal, à appliquer une demi-heure avant le coït.

Recourir aussi à la *faradisation locale* : employer le courant de tension, en faisant usage de l'électrode vaginale bipolaire d'Apostoli. Porter successivement l'électrode sur tous les points du vagin, et avoir soin d'insister plus particulièrement sur les fourchettes, au niveau desquelles il faut exercer avec l'électrode une certaine pression.

Placer l'électrode au niveau des caroncules hyperesthésiées.

Pratiquer 15 à 30 séances, de 15 à 30 minutes de durée (Touvenaint). .

Recourir à la *dilatation lente et progressive* du vagin, pratiquée à l'aide de spéculums de calibre progressivement croissant, ou bien à l'aide d'un ballon dilatateur de Champetier que l'on remplit, à chaque séance, d'une quantité d'eau toujours plus grande (anesthésier le vagin à l'aide d'une solution de cocaïne à 10, puis à 5 p. 100 ; séances de 30 à 40 minutes).

**En cas de fissures :** pratiquer des badigeonnages avec une solution de *nitrate d'argent* à 1 p. 20 ou à 1 p. 10.

**Si ces médications échouent :** recourir à la *dilatation brusque* ou *forcée* (introduire, pendant l'anesthésie générale, les deux pouces dos à dos dans le vagin ; puis écarter brusquement les deux doigts de manière à dilater fortement la vulve) ; à l'*excision de l'hymen* ou des caroncules myrtiformes et à la *section du sphincter* (incision de 3 à 4 centimètres de profondeur sur chaque côté de la vulve, empiétant sur le périnée ; suture des bords de la plaie d'avant en arrière), enfin à la *résection du nerf honteux interne*, en ayant soin de ne pas sectionner les branches anales du nerf (Simpson, Tavel).

# VAGINITES

**V. BLENNORRAGIQUE.**

*Traitement général* hygiénique et diététique de la blennorragie.

Défendre les rapports conjugaux pendant toute la durée du traitement, et conseiller au conjoint de se faire traiter de son côté.

**Période aiguë :** prescrire les *grands bains* simples quotidiens pris à la température de 33° à 35° et prolongés pendant une heure et demie ; recommander à la malade de faire 4 fois par jour, un *lavage* des organes génitaux externes avec la solution d'aniodol à 1 p. 4 000, ou avec :

℞ Bichlorure de mercure.... 5 gr.
  Alcool à 90°............. 100 —
  Eau distillée............ 150 —
  Essence de thym......... 5 —
  Un verre à liqueur pour 1 litre d'eau bouillie (De Kervilly).

Conseiller en outre d'appliquer sur les organes, dans l'intervalle des *lavages*, une *com-*

*presse* de ouate hydrophile trempée dans de l'eau boriquée, que l'on recouvre de taffetas gommé.

*Éviter* à cette période toute intervention directe.

**Période subaiguë** : continuer les *bains*, en faisant introduire, si possible, un spéculum fenêtré dans le vagin ; faire aussi continuer les *lavages* et prescrire en plus des *injections vaginales antiseptiques chaudes*, prises 2 à 4 fois par jour.

Prescrire la solution suivante :

℞ Permanganate de potasse. 10 gr.
  Eau distillée............. 300 —
1 cuillerée à soupe pour 1 litre d'eau (1/2 p. 1000) (Herzen).

Remplacer le permanganate de potasse, qui est considéré comme le spécifique du *Gonococcus* blennorragique, par le *sublimé corrosif* à 1 p. 4 000, ou par le *lysol* à 5 p. 1 000, ou par le *lysoforme*, ou par l'*aniodol* à 1 p. 2 000, ou par le *chinosol* à 2 p. 1 000.

Mettre dans le vagin des tampons imbibés d'une solution d'aniodol à 1 p. 2 000, ou de :

℞ Eau oxygénée à 10 vol. } āā 150 cc.
  Eau bouillie.......... }

ou, s'ils irritent trop, des *ovules à la glycérine* solidifiée.

Voy. *Blennorragie chez la femme.*

Faire en outre des *pansements vaginaux* (voy. ci-dessous à : *Cas chroniques et rebelles*).

**Dans les cas chroniques** et **rebelles** : prescrire des *injections astringentes* de préfé-

rence au *sulfate de cuivre* à 2 p. 1 000, ou au *chlorure de zinc* à 1 p. 100, ou au *protargol* à 5 p. 100.

℞ Tanin................. 150 gr.
  Glycérine.............. 200 —
1 cuillerée à bouche par injection (le tanin tache le linge).

Faire introduire dans le vagin après chaque injection (matin et soir) un tampon imbibé de *glycérine au protargol* à 10 p. 100 (laissé en place pendant 4 heures), ou de *glycérine à l'ichtargan* à 3 p. 100.

℞ Sulfate de zinc........ )
  Sulfate de cuivre..... } āā 3 gr.
  Tanin ou sulfate de fer. )
  Glycérine.............. 100 —
           (Herzen).

Pratiquer des *insufflations de poudres astringentes et antiseptiques* : salol, alun, tanin, dermatol, iodol, aristol, xéroforme, amyloforme, tannoforme, iodoforme.

℞ Iodol ou aristol....... )
  Tanin................. } āā 10 gr.
  Acide borique pulvérisé. )
           (Herzen).

℞ Dermatol............. )
  Alun................. } āā 10 gr.
  Acide borique pulvérisé. )
           (Herzen).

Préférer le pansement suivant : donner une abondante injection vaginale avec une solution de protargol à 5 p. 100, et sécher minutieusement tous les recoins du vagin avec de la ouate hydrophile montée sur une pince, puis passer un tampon d'ouate trempé dans une solution de *nitrate d'argent* à 2 p. 100 ou de *protargol* à 5 p. 100, en le promenant dans tous les plis et les recoins, et en étanchant à l'entrée de la vulve l'excès de liquide.

Pratiquer ce pansement tous les jours, pendant 15 jours.

Recourir en plus aux *cautérisations* de la muqueuse vaginale avec la *teinture d'iode,* le *chlorure de zinc* à 5 p. 100, ou avec la solution suivante :

℞ Nitrate d'argent.......... 1 gr.
 Eau distillée............. 30 —
Pour cautérisations, répétées tous les 3 jours.

Voy. *V. maculo-granuleuse.*
En même temps que l'on traite la vaginite, *traiter la cavité du col utérin et la cavité utérine.*
Voy. *Métrites.*

**V. MACULO-GRANULEUSE** (*gonococcique chronique*).
Voy. *V. blennorragique, Blennorragie chez la femme.*
Pratiquer des *cautérisations au chlorure de zinc* à 4 ou 5 p. 100, puis appliquer un tamponnement et recommencer plusieurs fois de suite avec 2 ou 3 jours d'intervalle.
Cesser ces badigeonnages, lorsque la muqueuse commence à s'exfolier, pour revenir aux simples irrigations.
Si les sécrétions persistent un peu abondantes, appliquer avant le tampon un sa-

chet rempli de poudre d'alun ou de tanin, ou bien saupoudrer le tampon avec le mélange suivant :

℞ Sulfate de cuivre...... 1 partie.
 Alun............... 10 parties.
  (Labadie-Lagrave et Legueu).

Faire introduire dans le vagin après une irrigation un tampon imbibé de :

℞ Acétate de plomb........ 4 gr.
 Glycérine............. 160 —

**V. MYCOTIQUE.**
Désinfection du vagin avec le *sulfate de cuivre* à 1 p. 1 000, l'*eau salicylée* à 1 p. 1 000 ou le *sublimé* à 1 p. 5 000 (Labadie-Lagrave et Legueu).

**V. PHLEGMONEUSE.**
Donner issue au pus par de larges *incisions libératrices.*

**V. SÉNILE.**
Application, tous les 2 jours, de longs tampons de coton hydrophile, imbibés de glycérine boriquée ou mieux de *glycérolé de tanin,* et badigeonnages avec une solution de *nitrate d'argent* à 1 p. 30 (Labadie-Lagrave et Legueu).

**V. TUBERCULEUSE.**
Voy. *Tuberculose génitale chez la femme.*

# VARICELLE

*Isoler* le malade pendant 20 à 40 jours, suivant les cas.
*Séjour au lit* ; éviter les refroidissements.
*Antisepsie* de la bouche, des yeux et des fosses nasales (Voy. *Rougeole*) ; *soins de propreté.*

*Défendre* et *empêcher* le *grattage* (attacher les mains).
*Diète* : lait, bouillon, tisanes.
Au début : *purgatif.*
*Saupoudrer* les parties malades avec de la poudre d'ami-

don, de talc, d'acide borique.
**Si les vésicules s'ulcèrent,**
faire prendre des *bains quotidiens* et recouvrir les ulcérations avec une *pommade antiseptique* :

℞ Salol pulvérisé............ 2 gr.
  Vaseline................... 50 —
                        (Comby).

Ou bien poudrer avec l'une
des poudres suivantes :

℞ Acide salicylique.......... 5 gr.
  — borique pulvérisé.... 10 —
  Poudre d'amidon........... 50 —
                        (Herzen).

℞ Salol pulvérisé............ 20 gr.
  Poudre de riz......... }
  Talc.................. } āā 50 —

Si quelques vésicules s'ulcé-
raient, faire des *pansements
humides* (eau boriquée) et
laver les ulcérations avec de
l'*eau oxygénée*.
**En cas de stomatite :**
*lavages* à l'eau boriquée
chaude ; toucher la muqueuse
buccale avec un pinceau
trempé dans une solution de
*chlorate de potasse* à 5 p. 100
(voy. *Stomatites*).
**En cas de conjonctivite :**
pratiquer plusieurs fois par
jour des lavages à l'*eau boriquée* ; instiller le *sulfate de
zinc* à 1 p. 100 ; enduire les
bords libres des paupières
de *pommade au précipité
jaune* à 2 p. 100.
Toucher la **vésicule conjonctivale ou cornéenne** avec
le *crayon de nitrate d'argent
mitigé* ou le *sulfate de cuivre*.
**Pendant la convalescence :**
reprendre progressivement l'a-
limentation habituelle, après
s'être assuré qu'il n'existe
pas d'albumine dans les
urines.
*Bains chauds savonneux*
(savon à la résorcine).
Favoriser la chute des
croûtes à l'aide d'onctions de
*vaseline boriquée*.

# VARICES

**V. AUX JAMBES.**

Éviter de porter des vêtements serrés au tronc ou en
un point des membres.
Interdire le port des jarre-
tières, les remplacer par des
jarretelles.
Défendre la station debout
prolongée. Conseiller la marche et la bicyclette.
Ordonner les *ablutions
froides* (10° à 12°) ou *chaudes*
(45° à 50°).
Prescrire un *bandage compressif et élastique* : bande de
Velpeau, bas élastique, bande
élastique.

Administrer l'*extrait fluide
d'hydrastis canadensis*, ou l'*extrait fluide d'hamamelis virginica*, à la dose de 6 à 10 gr.,
ou bien :

℞ Extrait sec d'hamamélis... 5 cgr.
  — d'hydrastis cana-
    densis ............... 2 —

Pour 1 pilule : 2 à 3 pilules par
jour.

℞ Extrait fluide d'hydrastis... 10 gr.
  — — d'hamamelis.. 20 —

LX gouttes, 3 à 4 fois par jour (Herzen).

**En cas d'hémorragie :** appliquer un *pansement iodo-*

*formé ouaté compressif* et prescrire le *repos absolu au lit*, la jambe maintenue dans l'élévation.

**En cas de douleurs tenaces ou d'hémorragies :** pratiquer des *excisions multiples* entre 2 ligatures ; recourir à la *résection de la veine saphène* à son entrée dans la veine fémorale (Trendelenburg).

Intervenir aussi dans le cas de **grosses varices ampullaires gênantes** et lorsqu'il existe de **gros paquets noueux sur le point de se rompre**, en pratiquant des *ligatures avec résections veineuses*, combinées avec l'*extirpation* au bistouri de paquets variqueux plus ou moins étendus.

Voy. *Ulcères.*

**Dans les cas invétérés, accompagnés d'un œdème chronique dur :** pratiquer, après avoir exécuté l'opération de Trendelenburg, 2 à 5 *incisions longitudinales* sur la face postéro-latérale de la jambe, allant de la racine du pied au genou et comprenant toute l'épaisseur de la peau et du tissu cellulaire sous-cutané jusqu'à l'aponévrose musculaire.

Pour conjurer l'hémorragie, faire ces incisions, la jambe étant maintenue dans la position verticale.

Fermer aussitôt chaque incision au moyen d'une suture continue.

**Lorsque la peau de la jambe est flasque, extensible, sans tonicité :** pratiquer des ligatures étagées, combinées avec la *résection de grands lambeaux* de peau,

comprenant dans leur épaisseur une étendue plus ou moins considérable de varices (Schwartz).

**S'il existe une phlébite variqueuse :** ordonner l'*immobilisation complète* pendant trois semaines.

Prescrire des *enveloppements humides*, sédatifs et résolutifs (voy. *Phlegmatia alba dolens*).

Ne pas recourir au massage pendant la convalescence. Si la phlébite a des caractères infectieux, l'*enlever* sans attendre sa résorption, en liant préventivement la saphène interne au-dessus d'elle, pour empêcher les embolies (Schwartz).

Voy. *Phlébite infectieuse.*

**V. DU VAGIN ET DE LA VULVE.**

**Pendant la grossesse :** défendre les fatigues, les rapports sexuels.

*Compression* légère avec un bandage en T.

En cas d'hémorragie : *tamponnement vaginal.*

Contre le prurit, prescrire les *bains d'amidon* et les *applications de cocaïne* à l'aide de tampons imbibés dans une solution cocaïnisée à 1 p. 20.

**Pendant le travail,** en cas d'hémorragie (rupture des varices) : appliquer une *pince à forcipressure* ou pratiquer le *tamponnement.*

**Après l'accouchement :** *compression* locale et, si nécessaire, *thermocautère* ou *suture.*

Appliquer des *compresses froides boriquées* sur la vulve.

# VARICES LYMPHATIQUES

**Lorsque les varices sont limitées aux ganglions de l'aine,** en pratiquer l'*extirpation*.

**Lorsqu'elles sont étendues :** ne pas intervenir chirurgicalement, conseiller le *repos*, la *compression* (bande ou bas élastique, caleçon de Bourjeaud).

# VARICOCÈLE

Défendre les longues marches, la station debout prolongée, la danse, l'équitation, les bains chauds et les excès vénériens.

Combattre la constipation par des *lavements frais* ; traiter les hémorroïdes, lorsqu'elles existent.

Prescrire des *lotions froides* et *astringentes*.

Faire porter un *suspensoir*.

Donner l'*Hamamelis virginica*, sous forme d'extrait fluide, à la dose de 6 à 10 gr. par jour, ou d'extrait sec en pilules, à la dose de 15 cgr. par jour (voy. *Varices*).

**Si ces médications échouent :** pratiquer la *résection du scrotum*, la *ligature* et l'*excision* des paquets veineux.

# VARIOLE

TRAITEMENT GÉNÉRAL.

*Isoler* le malade (40 jours) dans une *chambre bien aérée* et dont la température est maintenue constamment à 16 ou 18°.

Prendre les précautions de *désinfection* des locaux et des objets contaminés indiquées à : *Fièvres éruptives*.

*Hygiène* et *diète* des grandes pyrexies (lait, bouillon, boissons diverses).

*Antisepsie de la peau* au moyen de lotions et de bains au savon noir, de bains au sublimé (15 à 20 gr. par bain).

*Antisepsie des muqueuses*, à l'aide de gargarismes fréquents à 1/2 p. 100, au thymol, à l'alcool salolé ou au chlorate de potasse (voy. *Antisepsie buccale*), de lavages oculaires à l'eau boriquée, de lotions vulvaires, avec une solution de sublimé corrosif à 1 p. 2 000.

Pour combattre les phénomènes infectieux et diminuer la suppuration, recourir systématiquement à la *médication éthéro-opiacée* : injecter 2 ou 3 fois par jour une seringue de Pravaz d'éther ; administrer en même temps 15 à 20 cgr. par jour d'extrait thébaïque en potion alcoolisée ; donner en cas d'hémorragies XX gouttes de *perchlorure de fer*, en plusieurs fois dans la journée (Du Castel).

℞ Extrait thébaïque...... 10 cgr.  
Poudre de Dower...... 1 gr.  
Extrait de quinquina.... 4 —  
Potion de Todd........ 120 —  
1 cuillerée à soupe toutes les 2 heures.

Ou bien prescrire, dès le début, le *xylol* à la dose de LXXX, C et CXX gouttes par jour, en 3 ou 4 prises mélangées au vin (chez les enfants, XX à XL gouttes).

TRAITEMENT LOCAL.

**Contre l'éruption de la face**, avant la transformation des vésicules en pustules, employer le *masque abortif* suivant :

℞ Sublimé..............  30 cgr.
Térébenthine de Venise.  1 gr. 50
Collodion................  30 —

Ou bien prescrire la *pâte* suivante :

℞ Acide phénique............  5 gr.
Huile d'olive.............  40 —
Craie préparée...........  60 —

Appliquer toutes les 2 heures cette pâte au moyen d'un masque de toile de lin percé d'ouvertures pour les yeux, le nez et la bouche (Schwimmer).

Ou encore recourir à l'emploi du *mélange abortif* suivant :

℞ Onguent napolitain........  20 gr.
Savon noir.............  10 —
Glycérine...............  4 —
(Revilliod).

Préférer les *pulvérisations d'une solution de sublimé dans l'éther* à 1 p. 50, répétées 4 fois par jour, pendant une minute chaque fois, de façon à blanchir légèrement la surface de la face, en ayant soin de recouvrir les paupières d'un tampon d'ouate imbibé d'eau boriquée.

℞ Sublimé...............  }
Acide tartrique.......  } āā 1 gr.
Alcool à 90°...........  5 cc.
Ether......  Q. S. p. f.  500 —
(Talamon).

Prolonger plus longtemps le jet sur les points où les pustules sont confluentes.

*Un quart d'heure après*, recouvrir la face, à l'aide d'un tampon de ouate, d'une couche de :

℞ Sublimé...............  1 gr.
Glycérolé d'amidon.......  15 —
(Talamon)

Pendant les premiers deux à trois jours, faire 3 ou 4 pulvérisations par jour. Après le 4e jour, ne plus faire que 2 pulvérisations, mais continuer les badigeonnages aussi nombreux. Au sixième ou septième jour, cesser les pulvérisations.

Quand les croûtes sont détachées, remplacer le glycérolé ci-dessus par la *vaseline boriquée* ou *salolée*.

**En cas de vésicules cornéennes :** pratiquer 6 fois par jour des instillations d'un collyre au *bleu de méthylène* à 1 p. 500 ou à 1 p. 300 ; *ouvrir* les vésicules et les cautériser au *crayon de nitrate d'argent mitigé*. Dans les cas déjà avancés, recourir aux *injections sous-conjonctivales* d'une solution de bleu de méthylène (Rollet) ou de sublimé à 50 cgr. p. 1 000 et à la dose de 2 à 3 cc. à la fois (Dufour).

Si nécessaire (hypopyon), pratiquer la *kératotomie*.

**En cas de croûtes adhérentes favorisant la suppuration locale :** appliquer des *cataplasmes tièdes* ou des *pommades*, pour faire tomber les croûtes.

**A la phase de dessiccation, de desquamation :** application de *vaseline*, *bains tièdes savonneux.*

TRAITEMENT SYMPTOMATIQUE.

**Contre la rachialgie :** prescrire un *liniment calmant.*

℞ Chloroforme........... }
Essence de térébenthine. } āā 10 gr.
Baume de Fioravanti...... 80 —

**Contre la constipation :** *purgatifs, lavements.*

**En cas de diarrhée :** *antiseptiques intestinaux, poudres inertes.*

**Contre la fièvre, l'hyperthermie, les accidents nerveux graves** (dyspnée, somnolence, délire, coma) : ordonner l'*antipyrine* ou le *pyramidon* associé à la *quinine* ; recourir à la *balnéation froide*; employer les bains froids de 18° à 25° ; d'une durée de 10 à 15 minutes, répétés toutes les trois heures tant que la température atteint 39°,5.

Après les bains, appliquer sur les téguments l'une des poudres suivantes :

℞ Acide salicylique.........  100 gr.
Talc................... }
Amidon................. } āā 50 —
(Hebra).

ou bien :

℞ Salol pulvérisé............ 100 gr.
Poudre de riz.......... }
Talc.................. } āā 20 —
(Carrieu).

**En cas de congestion pulmonaire :** appliquer des *ventouses sèches* en très grand nombre ; si la dyspnée est intense et s'il existe de la congestion de l'encéphale, pratiquer une *saignée.*

**Dans la forme hémorragique :** ordonner l'*ergotine* (2

à 3 gr. en potion), la *gélatine* (5 à 8 gr. en potion), ou le *chlorure de calcium* :

℞ Chlorure de calcium cristallisé............... 4 à 6 gr.
Eau-de-vie............ 30 —
Teinture de cannelle... 6 —
Sirop d'écorces d'oranges amères............... 40 —
Eau bouillie.. Q. S. p. 120 cc.

1 cuillerée à bouche toutes les 2 heures (Grasset).

Dans les cas graves, injecter à la période de suppuration, 60 cc. de *sérum antistreptococcique* en 3 fois, à 24 heures d'intervalle ou dans le courant de la même journée (Schoult).

**VACCINATION.**

Vacciner tous les enfants ayant *plus de trois mois et moins d'un an,* de préférence au *printemps* ou en *automne.*

Lorsque la nécessité s'impose de procéder à la vaccination par l'apparition d'une épidémie de variole, pratiquer l'inoculation même chez les nourrissons âgés de plus de 4 semaines et à n'importe quelle saison.

Pratiquer la vaccination *au bras,* à la région supérieure, correspondant à l'insertion du muscle deltoïde, ou au niveau de l'articulation de l'épaule ; vacciner aussi à la *jambe,* au niveau du mollet, sur la région correspondant à l'insertion des muscles jumeaux. Utiliser aussi, comme région de choix, la *cuisse,* en opérant à sa région externe, tout en gardant une distance convenable entre l'articulation du genou et le point d'inoculation qui en est le plus rapproché.

Ne pas pratiquer la vaccination sur la région abdominale ou aux régions voisines, ces parties du corps étant trop sujettes aux traumatismes, aux réactions exagérées provoquées par les frottements, et trop facilement accessibles aux grattages volontaires ou inconscients.

Opérer selon les règles de l'asepsie la plus parfaite : savonnage à l'eau tiède de la région choisie pour l'inoculation, suivi d'une énergique friction au moyen d'un tampon de coton imbibé d'une solution de bichlorure de mercure à 1 p. 1 000, ou mieux de lysol à 1 p. 100. Enlever l'excès d'antiseptique à l'aide d'un second lavage à l'eau bouillie ou à l'éther.

Désinfecter la lancette soit par la stérilisation à l'étuve, soit par le flambage, soit encore par l'immersion prolongée dans l'eau bouillante, ou dans une solution antiseptique suffisamment titrée. De tous ces procédés, recourir de préférence au *flambage* de la lancette à la lampe à alcool ; ce procédé offre de multiples avantages sur les autres.

Procéder à l'inoculation soit par *piqûres*, soit par *incisions* (simple, double, triple, cruciale), soit par *dénudation*, soit encore et de préférence par *scarification*. Ce dernier procédé permet l'emploi d'une plus grande surface d'inoculation et procure, de ce fait, plus de constance dans les résultats et, partant, le maximum possible de succès. Il est particulièrement indiqué si l'on dispose d'une surface suffisante, notamment chez les adolescents, les adultes, et surtout pour les revaccinations, dans lesquelles la proportion de réussite dépend autant de la surface d'inoculation que de la virulence du vaccin et de l'état de réceptivité du sujet.

Bien se rappeler que le succès de l'inoculation ne dépend pas de la profondeur de la plaie, mais bien de son étendue ; rejeter pour cette raison le procédé d'inoculation par piqûres ou par incisions. L'inoculation ne doit intéresser que les couches dermiques superficielles ; tout au plus l'écoulement sanguin, s'il s'en produit, doit-il seulement envahir la plaie sans en dépasser les lèvres. Dans le cas où une petite hémorragie se déclare, il convient d'en attendre l'arrêt spontané ou d'étancher la plaie avec du coton aseptique sec avant d'y déposer la vaccine.

La longueur des scarifications ne doit pas dépasser 1 cm. et la surface d'inoculation ne doit pas présenter plus de 1/2 à 1 cm. de diamètre transversal. En général faire 3 *ou 4 scarifications verticales et en pratiquer autant de transversales.*

Si l'on inocule deux membres en même temps, pratiquer sur chacun d'eux *deux inoculations*, tandis que, si l'on utilise un seul membre, il faudra pratiquer 4 inoculations.

Laisser entre chaque inocu—

lation une *distance minimale de 2 cm.*, afin d'éviter la confluence ultérieure des éléments éruptifs.

Inoculer avec la *lancette chargée de lymphe vaccinale* et en déposant d'avance avec elle, sur chacun des points à scarifier, le vaccin qui doit y être inoculé.

La vaccination terminée, n'*autoriser l'inoculé à se vêtir que lorsque le vaccin est suffisamment desséché*. Pour éviter l'attente, parfois longue, que nécessite le dessèchement du vaccin et les inconvénients qui peuvent en résulter pour les sujets délicats, prompts à contracter un refroidissement, recourir à l'application d'un appareil isolateur.

Préserver les plaies vaccinales de toute infection ultérieure à l'aide de pansements simplement et exclusivement aseptiques avec du coton et des compresses de gaze.

Défendre, pendant toute la durée de l'évolution vaccinale, de laver la région inoculée.

Ne pas combattre la fièvre provoquée par la vaccination.

Lorsque les pustules ont atteint leur complet déve-

loppement (entre le 8e et le 10e jour), conseiller de *saupoudrer avec de la poudre de talc ou d'amidon* la région inoculée, et lorsque les pustules se dessèchent, prescrire des applications locales de *vaseline boriquée* et la *balnéation tiède*.

Rejeter complètement la vaccination de bras à bras et n'employer que de *la lymphe vaccinale recueillie dans un institut vaccinogène, sur un animal de culture reconnu à l'autopsie indemne de toute maladie transmissible.*

**En cas de complications locales** (vaccine phlegmoneuse, érysipèle, etc.) : instituer un traitement énergique à l'aide de l'application de *compresses imbibées d'une solution antiseptique* (lysol à 1 p. 100), ou de *pommades antiseptiques* (vaseline salolée ou phéniquée).

℞ Lysol ....................... 2 gr.
  Glycérine .................. 100 —
  Eau distillée .............. 50 —
Pour badigeonnages et pour pansements (Herzen).

**Contre-indications de la vaccination** : maladie cutanée, affections oculaires.

Faire cependant exception à cette règle lors d'une épidémie de variole.

# VÉGÉTATIONS

**V. ADÉNOÏDES.**
Voy. *Hypertrophie des amygdales.*

**V. DE L'OMBILIC CHEZ LES NOUVEAU-NÉS.**
Recouvrir le matin la vé-

gétation avec du *tanin* ; faire pénétrer celui-ci, au moyen d'un stylet, jusqu'au fond, dans le sillon circulaire qui entoure la base du bourgeon ; mettre ensuite un petit bandage.

Le lendemain, enlever la croûte qui s'est formée, prescrire un bain tiède et renouveler le pansement.

Continuer ce traitement pendant 7 à 8 jours (Sevestre).

Employer la *ferropyrine*, en poudre ou en solution concentrée à 20 p. 100 (Herzen).

### V. VÉNÉRIENNES OU SPONTANÉES.

Voy. *Condylomes*.

*Soins de propreté* rigoureux (bains de siège, grands bains).

*Lavages* locaux fréquents à l'aide de solutions légèrement antiseptiques : voy. *Antisepsie, Leucorrhée*.

Traiter la blennorragie de l'urètre, du vagin ou du col utérin.

**Si les végétations sont petites,** appliquer 3 ou 4 fois par jour, après lavage et assèchement à la ouate hydrophile, la *poudre* suivante :

℞ Poudre de sabine........ ) āā 5 gr.
  Alun.................... )
  Calomel.................... 2 —

Avoir recours aux *cautérisations*, répétées tous les 2 jours, avec des solutions de nitrate d'argent à 1 p. 20, de nitrate acide de mercure à 1 p. 20, de perchlorure de fer, ou mieux de chlorure de zinc à parties égales.

Ne pas employer l'acide chromique.

℞ Acide salicylique.......... 5 gr.
  — acétique............ 15 —
                (Lutaud).

ou bien :

℞ Acide phénique cristallisé... 5 gr.
  Alcool.......... .. Q. S. p. rendre
              déliquescent.
  Pour cautérisations.

Préférer l'*excision* : saisir chaque condylome avec une pincette, l'attirer un peu, de manière à tendre la peau de sa base et en faire l'ablation à l'aide du couteau de Paquelin.

**Si les végétations sont volumineuses :** pratiquer l'*ablation* de la tumeur avec fragmentation préalable, si nécessaire.

Employer le thermocautère pour arrêter l'hémorragie.

**Pendant la grossesse :**

Dans la plupart des cas, ne pas intervenir chirurgicalement, même si les tumeurs sont volumineuses.

Se borner à éviter l'infection par des *lavages antiseptiques*, par des applications de *compresses* imbibées de liqueur de Labarraque ou d'une solution de sublimé ou d'acide phénique, et par des *pansements antiseptiques* et *astringents* (Maygrier).

A cet effet, recourir aux *badigeonnages avec une solution très concentrée de tanin* (consistance sirupeuse), répétés plusieurs fois par jour (Tarnier).

Si on se décidait à pratiquer l'ablation de la tumeur, il faudrait répéter l'excision au bistouri et même l'écrasement, à cause du danger d'hémorragies graves, et recourir au *morcellement de la tumeur*, en la pédiculisant par places et en enlevant séparément les fragments liés préalablement à leur base (Maygrier).

**Pendant l'accouchement :** soumettre la région malade à une *antisepsie minutieuse* ;

isoler les grosses tumeurs par des pansements à l'iodoforme, au sublimé, au lysol, au chinosol, etc.

Protéger avec attention le périnée, pour éviter une déchirure qui pourrait s'étendre aux tumeurs (Maygrier).

**Pendant les suites de couches** : redoubler de *précautions antiseptiques* et n'épargner ni les lavages répétés, ni les injections fréquentes.

Si la tumeur est petite,

attendre quelque temps pour que la régression spontanée et l'élimination après desséchement s'effectuent.

Si la tumeur est considérable et surtout si son élimination paraissait devoir traîner en longueur, intervenir chirurgicalement quelques jours après l'accouchement, en pratiquant l'*extirpation de la tumeur au thermocautère* (Maygrier).

## VERRUES

Intérieurement, donner la *magnésie* à la dose de demi à une cuillerée à café, chaque matin ; ou bien l'*arsenic* (3 à 4 mgr. d'arséniate de soude par jour, chez les adolescents) ou le *cacodylate de soude*.

Localement, pratiquer des cautérisations à l'*acide nitrique monohydraté* ou bien des badigeonnages répétés tous les soirs, avec l'un des collodions suivants, pendant 7 à 8 jours, puis faire tomber toutes les couches de collodion par un bain local ou à l'aide de cataplasmes, et recommencer jusqu'à guérison :

℞ Bichlorure de mercure,.... 1 gr.
  Collodion................... 30 —
                  (Kaposi).

℞ Acide lactique........ )
  — salicylique..... } ãã 1 gr.
  Alcool à 90°......... )
  Ether à 62°.............. 2 — 50
  Collodion.............. 5 — 50

℞ Acide salicylique.......... 5 gr.
  Créosote .............. 10 —

Cire et axonge............. Q. S.
Pour faire une pommade (Leistikow).

Ou bien, employer la *chrysarobine* dans une solution de traumaticine ou d'éther sulfurique :

℞ Chrysarobine............. 2 gr.
  Traumaticine ou éther sulfurique. ............. 20 —

Pour badigeonnages, matin et soir (enlever par raclage ou au moyen d'un bistouri les couches qui se dessèchent).

Enfin recourir aux badigeonnages à la *formaline* non diluée (aldéhyde formique à 40 p. 100), répétés tous les jours, pendant 5 ou 6 jours (Daniel).

Préférer la *destruction ignée* de la verrue avec le galvanocautère ou la pointe fine du thermocautère, ou bien l'*excision* de la verrue avec les ciseaux ou le bistouri, suivie de cautérisation de la base de la végétation avec le crayon de nitrate d'argent ou le thermocautère.

## VERS INTESTINAUX

Voy. *Ankylostomiase, Ascarides, Oxyures, Tænias.*

# VERTIGES

**Chez les arthritiques, les goutteux et les artérioscléreux** : instituer le traitement général hygiénique et diététique de l'arthritisme ou de la goutte ou de l'artériosclérose.

Prescrire le *régime lacté* ; donner des *purgatifs* et faire prendre l'*iodure de sodium* à la dose de 1 gr., pendant des années, en alternant son usage avec celui du *tétranitrol* ou de la *trinitrine*, prise à la dose de III à IV gouttes (solution au 100e), matin et soir, ou bien administrée par la voie sous-cutanée :

℞ Solution alcoolique de
    trinitrine au 100e... XL gouttes.
  Eau distillée......... 10 gr.

Injecter un quart de cc., 2 à 4 fois par jour.

Conseiller une cure aux *eaux de Vittel*, ou bien faire prendre deux fois par an, au printemps et à l'automne, 25 bouteilles d'eau de Vittel (Grande Source) ; une bouteille tous les matins, par demi-verre, de demi-heure en demi-heure entre les deux déjeuners, en se promenant dans l'intervalle.

Dans quelques cas, prescrire :

℞ Teinture de digitale... ⎞
  —   de scille..... ⎠ āā 10 gr.

A prendre X à XX gouttes, en 1 ou 2 fois, pendant 6 à 10 jours.

Injections de *sérum de Trunecek*.

Voy. *Artériosclérose.*

**Chez les brightiques** : régime lacté, purgatifs, *traitement de la néphrite chronique.*

**Chez les cardiaques** : instituer le traitement des cardiopathies à la période troublée (voy. *Insuffisances et Rétrécissements valvulaires, Myocardites*).

**Chez les aortiques** : pratiquer des *injections de morphine*, à la dose de 1/2 cgr. associée ou non à l'atropine.

**Chez les chlorotiques ou anémiques** : prescrire le traitement approprié de la chlorose ou de l'anémie aiguë.

**Chez les diabétiques** : voy. *Diabète.*

**Chez les dyspeptiques** : combattre la constipation chronique. Rechercher et traiter la dilatation stomacale.

Suppression absolue du tabac, cessation des occupations ordinaires, séjour à la campagne.

*Régime sec* au premier déjeuner du matin.

Administrer, avant le repas, de la macération de *quassia*, et, après le repas, un paquet de *magnésie* et de *bicarbonate de soude* (Trousseau).

Ou bien prescrire :

℞ Magnésie calcinée........ 30 cgr.
  Craie préparée....... ⎞
  Bicarbonate de soude. ⎠ āā 20 —
  Poudre de noix vomique.. 3 —
  —   de racine de belladone............... 3 —

Pour 1 paquet, à prendre aussitôt après le repas (Guéneau de Mussy).

En cas de dyspepsie nerveuse, instituer le *traitement général de la neurasthénie* et prescrire celui de la neurasthénie abdominale.

Au moment de la crise vertigineuse, administrer une *potion bromurée et éthérée*, ou bien prescrire le *valérianate d'ammoniaque*, ou les *bols antispasmodiques de Buchon* :

℞ Serpentaire de Virginie..... 4 gr.
Camphre pulvérisé... ⎫
Asa fœtida............ ⎬ āā 50 cgr.
Extrait thébaïque......... 5 —
Bob de sureau............ Q. S.

Pour 24 bols ; 3 ou 4 bols toutes les heures.

**Chez les épileptiques** : insister sur le *traitement bromuré*.

**Chez les neurasthéniques ou hystériques** : instituer le traitement général de la neurasthénie, en insistant sur le traitement approprié de la cérébrasthénie.

Chez les hystériques, recourir au traitement général de la névrose.

**Chez les paludéens** : combattre l'anémie et la cachexie paludéennes par le *quinquina*, donné à la dose de 6 à 8 gr. de poudre, dans du café ou sous forme d'électuaire. Prescrire aussi l'*arsenic*, sous forme de liqueur de Fowler (V à X gouttes), d'arséniate de soude (5 à 15 mgr.), d'acide arsénieux (3 à 5 mgr.), ou de *cacodylate de soude* (5 à 15 cgr.).

Pratiquer des injections sous-cutanées d'*arséniate de*

*fer citro-ammoniacal* (voy. *Chlorose*).

*Régime reconstituant.*

*Séjour à la montagne*, 1 500 à 2 000 m., pendant 2 à 4 mois.

*Hydrothérapie* tiède ou froide.

Voy. *Fièvres intermittentes.*

**Chez les syphilitiques** : instituer un *traitement spécifique intense.*

**En cas de bouchon de cérumen dans l'oreille** : commencer par verser dans le conduit auditif externe et jusqu'à en remplir la conque, de l'*eau tiède savonneuse* ou de l'*huile* ; puis pousser dans le conduit trois ou quatre petits tampons de coton hydrophile. Après 12 heures (lorsque le cérumen est ramolli), pratiquer des *irrigations tièdes*, jusqu'à ce que toute la masse cérumineuse soit sortie (Lubet-Barbon).

**En cas de métrite ou de déviation utérine** : recourir au traitement médicamenteux ou opératoire approprié.

Traiter le nervosisme, l'hystérie ou la neurasthénie secondaires.

**En cas de diplopie** : voy. *Diplopie.*

**Chez les enfants** : traiter l'helminthiase (santonine, extrait éthéré de fougère mâle) et les affections du naso-pharynx.

## VERTIGE DE MÉNIÈRE

**Au moment des paroxysmes** : *position horizontale*, repos au lit ; ne pas faire parler le malade, éviter tout bruit.

Administrer un *purgatif* ; défendre les boissons alcooliques.

**En dehors des accès** : instituer le traitement par le *sul-*

*fate de quinine*, donné à *dose suffisante* : faire prendre le premier jour, 1 gr. de sulfate de quinine, en cachets de 25 cgr. chacun ; puis augmenter tous les jours d'un nouveau cachet (25 cgr.), jusqu'à la dose de 1 gr. 25 à 2 gr. 25, au maximum, en tenant compte de la tolérance et de la susceptibilité du malade. Les bourdonnements d'oreilles, les vertiges s'exagèrent pendant les premiers jours de ce traitement, aussi ne faut-il pas cesser la médication quinique, mais persévérer dans son administration à la dose suffisante, pendant au moins dix à douze jours. Diminuer alors progressivement de un cachet (25 cgr.), tous les jours ou tous les deux jours, et supprimer complètement le médicament au bout de 25 à 30 jours.

**S'il persiste, après ce traitement, un léger état vertigineux, intermittent,** reprendre l'administration de la quinine pendant sept à huit jours, à la dose de 75 cgr. en trois doses.

**En cas de récidive :** prescrire un *nouveau traitement quinique* (la guérison définitive ne s'obtient parfois qu'après deux ou trois traitements quiniques) (Gilles de la Tourette).

**Dans la forme angio-spasmodique :** recourir à la *galvanisation* du grand sympathique (Politzer).

**En cas d'exsudats dans l'oreille moyenne :** pratiquer des injections sous-cutanées de *pilocarpine*.

Chercher à diminuer la pression dans le labyrinthe à l'aide de la *paracentèse du tympan* ou de la *ponction de la fenêtre ronde* (Botey, Cozzolino) ou de la *rachicentèse* (Babinsky).

**Chez un syphilitique :** instituer le *traitement mixte* spécifique.

**Chez les névropathes :** ordonner les *bromures* à hautes doses.

**Chez les brightiques :** *régime lacté, déchloruration,* ponction lombaire (Bonnier).

# VICIATIONS DU BASSIN
### (Chez la femme, pendant la puerpéralité.)
Voy. *Dystocies, Pelviviciations, Présentations.*

# VITILIGO

Combattre les troubles nerveux divers par les *bromures*, la *valériane* et les *valérianates*, par l'*hydrothérapie* et l'*électrothérapie.*

Contre l'hyperchromie, prescrire des lotions au *sublimé* à 1 p. 500 et des applications d'*emplâtres hydrargyriques* (emplâtre de Vigo, emplâtre hydrargyrique de Unna) et d'*eau oxygénée.*

Voy. *Chloasma, Lentigo, Xeroderma pigmentosum.*

## VOLVULUS

Voy. *Occlusion intestinale.*

## VOMIQUES

*Rechercher et traiter la maladie causale :* pleurésie purulente, spécialement la pleurésie interlobaire, abcès du poumon, kyste hydatique du poumon (suppuré), abcès hépatique ou périhépatique, phlegmon périrénal, etc.

Si la suppuration se prolonge, recourir à l'*intervention chirurgicale.*

## VOMISSEMENTS

*Traitement causal :* maladies du tube digestif (indigestion, ulcère, cancer, dyspepsies, gastrites) ; altération des organes abdominaux (coliques hépatiques et néphrétiques, occlusion intestinale, appendicite, péritonites, invagination intestinale, lésions de l'appareil utéro-ovarien, grossesse) ; affections de l'axe encéphalo-médullaire (méningites, encéphalites, tumeurs cérébrales, tabes, etc.), névroses (hystérie, neurasthénie), vertiges (auriculaire, oculaire, migraines, etc.) ; intoxications, etc.

(Voy. à l'article traitant chacune de ces affections).

**En général,** ordonner la *suppression des aliments,* prescrire les *boissons glacées* ou *gazeuses* (eau de Seltz, mélange de glace pilée et d'eau de Seltz, champagne frappé), prises par petites quantités à la fois.

Prescrire la *potion de Rivière* composée d'une potion alcaline n° 1 :

℞ Bicarbonate de potasse..... 2 gr.
Eau ....................... 50 —
Sirop de sucre............. 15 —

et d'une potion acide n° 2 :

℞ Acide citrique ou tartrique. 2 gr.
Eau....................... 50 —
Sirop de limons............ 15 —

Faire prendre successivement et sans intervalle une cuillerée de la potion acide et de la potion alcaline.

Ordonner la *glace* intus et extra, les *applications très chaudes* à l'épigastre, ou l'application de *révulsifs* (sinapismes, cataplasmes sinapisés, vésicatoires, pointes de feu).

Pratiquer aussi des *pulvérisations d'éther* sur le creux épigastrique, ou encore faire une injection hypodermique de :

℞ Chlorhydrate de morphine. 10 cgr.
Sulfate neutre d'atropine. 5 mgr.
Eau stérilisée.......... 10 cc.

Injecter 1 cc., matin et soir.

Administrer la *cocaïne,* la *stovaïne,* les mélanges d'*acide phénique,* de *teinture d'iode* et de *chloroforme,* pour anesthésier la muqueuse gastrique.

℞ Chlorhydrate de cocaïne. ⎫ ãã 2 cgr.
— de morphine, ⎰
Eau de chaux......... 100 gr.
Par cuillerée à dessert, d'heure en heure (Lemoine).

℞ Chlorhydrate de cocaïne. 5 cgr.
Antipyrine............. 2 —
Eau distillée........... 100 —
Sirop de fleurs d'oran-
ger.......... Q. S. p. 150 cc.
Par cuillerée à dessert, d'heure en heure (Lemoine).

℞ Teinture d'iode.........⎫
Acide phénique........⎬ ãã 5 gr.
Alcool pur............⎰
V à VI gouttes, dans un peu d'eau, au début de chacun des 2 principaux repas (Marfan).

℞ Teinture d'iode........⎫ ãã 5 gr.
Chloroforme..........⎰
V gouttes au moment des repas (Huchard) ou IV à VIII gouttes, 3 à 4 fois par jour (Grasset).

℞ Chloroforme........... 1 gr. 50
Teinture de valériane
éthérée............. 10 —
X à XX gouttes toutes les heures.

Donner l'*eau chloroformée*, le *menthol* :

℞ Chlorhydrate de morphine. 1 cgr.
Eau chloroformée.....⎫ ãã 60 —
Eau de fleurs d'oranger.⎰
Sirop simple..... Q. S. p. 150 cc.
Par cuillerées à soupe d'heure en heure.

℞ Eau chloroformée... 100 gr.
Teinture d'iode...... XXX gouttes.
1 cuillerée à café dans de l'eau, toutes les heures (Lemoine).

℞ Menthol................ 1 gr.
Alcool................. 10 —
Sirop de fleurs d'oranger.. 30 —
1 cuillerée à café, toutes les heures.

℞ Chloroforme.......... 1 à 2 gr.
Menthol............... 2 —
Alcoolat de mélisse..... 20 —
V à VIII gouttes dans une cuillerée à bouche d'eau glacée, plusieurs fois de suite (Herzen).

℞ Menthol dissous dans l'alcool................. 50 cgr.
Chlorhydrate de cocaïne. 10 —

Eau chloroformée....... 250 gr.
Sirop simple ou de codéine. 50 —
1 cuillerée avant chaque repas chez les tuberculeux (Lyon).

Lorsque ces remèdes ne sont pas tolérés par l'estomac, utiliser la voie rectale pour administrer le *chloral*, *l'opium*, la *belladone*, la *valériane*, en lavements ou en suppositoires.

℞ Hydrate de chloral..... 1 à 2 gr.
Jaune d'œuf........... N° 1
Eau tiède ou lait....... 200 —
Pour 1 lavement.

Voy. pour les formules à : *Gastralgies*.

**En cas d'indigestion** : faciliter les vomissements, en faisant boire de l'eau tiède ; administrer l'*ipéca* (30 cgr. à 1 gr., chez les enfants ; 1 gr. 50 à 2 gr. chez l'adulte).

**En cas d'empoisonnement** : administrer un *vomitif*, pratiquer le *lavage de l'estomac*.

**En cas de fermentations stomacales** (*dilatation gastrique, cancer de l'estomac*) : recourir au *lavage de l'estomac*, et donner les *antiseptiques internes* (voy. *Antisepsie intestinale*), ou encore, dans certains cas, pratiquer des *pansements de l'estomac au sous-nitrate de bismuth* à doses élevées (20 gr. par jour) mais espacées et prises une heure avant le repas, pendant huit à dix jours (voy. *Ulcère de l'estomac*) :

℞ Sous-nitrate de bismuth.... 30 gr.
Eau gommeuse.......... 90 —
1 cuillerée à soupe avant le repas (Lemoine).

Administrer pendant quelques jours des *lavements ali-*

*mentaires* (voy. *Ulcère de l'estomac*).

**En cas de vomissements nerveux** (*vomissement hystérique*) : instituer le traitement général hygiénique et psychothérapique de la névrose.

Insensibiliser le pharynx avec une solution de *chlorhydrate de cocaïne* à 1 p. 100.

Prescrire les *antispasmodiques*, les *préparations de valériane* (validol), le *menthol*, la *cocaïne*, l'*eau chloroformée*.

℞ Chlorhydrate de cocaïne   15 cgr.
    Eau distillée................ 100 gr.
    Alcool rectifié........., II gouttes.

   1 cuillerée à café toutes les demi-heures.

En cas d'insuccès, recourir au *lavage de l'estomac* et à l'*alimentation par la sonde*.

Enfin utiliser l'*électrothérapie* ; *souffle statique* sur l'estomac, ou bien employer le courant galvanique et appliquer l'électrode positive représentée par une large plaque, entre les deux insertions sterno-claviculaires du sterno-cléido-mastoïdien gauche, le pôle négatif à l'épigastre. Durée de la séance, 10 à 30 minutes (Toloni).

Dans les cas graves, recourir à l'*isolement complet* du malade et à la *suggestion*.

**Contre les crises de vomissements périodiques ou gastroxie** de Rossbach et Lépine, prescrire le *repos absolu* et quelques *boissons tièdes* (Rossbach).

Une fois la crise passée, combattre la neurasthénie et proscrire le surmenage physique ou intellectuel.

**En cas de vomissement périodique de Leyden** : prescrire la *médication bromurée*, combattre le surmenage, le neuro-arthritisme par l'emploi prolongé des *courants continus*.

Voy. *Arthritisme, Herpétisme*.

Combattre aussi la constipation habituelle et l'auto-intoxication d'origine gastro-intestinale ; régler l'alimentation.

Au moment où surviennent les vomissements, faire coucher le malade dans une chambre tranquille et bien aérée, le tenir dans l'isolement complet, et le soumettre à une *diète sévère* (eau et lait glacés), lui donner quelques lavements alimentaires ; faire ingérer des fragments de *glace* et appliquer la *vessie de glace* sur la région épigastrique. Pratiquer matin et soir, un *lavage de l'intestin* avec 1 à 2 litres d'eau bouillie.

Contre la douleur, employer la *morphine*.

Voy. *Vomissements incoercibles de la grossesse*.


**V. ACÉTONÉMIQUES.**

Ordonner la *diète hydrique*, puis la *diète lactée*.

Faire prendre de l'*eau alcaline* par petites quantités. Permettre le *bouillon de poulet*.

Appliquer des *compresses humides* au creux de l'estomac et administrer des *petits lavements d'eau salée* (P. Merklen).

Combattre le neuroarthritisme.

**V. FÉCALOIDES.**

Combattre l'obstacle au cours des matières dans l'intestin (voy. *Occlusion intestinale*) ou la péritonite généralisée.

Si l'hystérie est en cause, traitement sévère de cette névrose.

**V. PITUITEUX.**

Combattre l'alcoolisme chronique et traiter la gastrite alcoolique.

**V. DE PUS.**

Rechercher le foyer purulent développé en dehors de l'estomac et ouvert dans sa cavité, et *intervenir chirurgicalement*.

**V. DE SANG.**

Voy. *Hématémèse*.

**V. INCOERCIBLES DE LA GROSSESSE.**

Assurer l'évacuation de l'intestin par de *grands lavements d'huile d'olive stérilisée* (500 gr.) que la malade prendra couchée ; au bout d'une heure, le faire suivre d'un *grand lavage de l'intestin* soit à l'eau bouillie, soit avec du sérum physiologique, 1 à 2 litres. Remplacer le lavement huileux par un *lavement purgatif* qui ne devra pas être rendu immédiatement :

℞ Follicules de séné..... }
Sulfate de soude...... } āā 15 gr.
Eau distillée............ 500 —

Donner en outre des *laxatifs* : une cuillerée à dessert de sulfate de soude ou de sel de Seignette, dans un verre d'eau de Vichy (Grande Grille) tous les matins ; et quand les vomissements sont incoercibles, recourir à la *superpurgation* : 4 grandes bouteilles d'eau de Sedlitz en 24 heures, sans s'inquiéter de ce qui sera rejeté (Bonnaire).

Conseiller aussi les *grands bains tièdes prolongés*.

Tous les médicaments ont réussi et échoué à la **première période** (voy. les médications indiquées ci-dessus contre les vomissements en général).

℞ Acide phénique..... 10 à 30 cgr.
(Ou menthol........ 1 gr.)
Eau chloroformée... }
Sirop de sucre..... } āā 150 —

1 cuillerée à bouche toutes les 2 heures (faire boire, si l'on prescrit la potion contenant l'acide phénique, un peu d'eau après chaque dose).

Donner l'*orexine basique* à la dose de 1 gr. par jour, en trois cachets (Frommel), le *valérianate de cerium* à la dose de 20 à 25 cgr. par jour, en pilules de 5 cgr.

Rechercher et traiter la dyspepsie et particulièrement l'hyperchlorhydrie (alcalins à hautes doses, lavages de l'estomac ; ni eau chloroformée, ni acide phénique, qui peuvent augmenter l'irritation gastrique déjà existante) et commencer le traitement par un grand *lavage de l'estomac* (Boissard), puis prescrire une *alimentation exclusivement liquide*, de laquelle on proscrit les boissons alcooliques et, au besoin, le thé et le café : *lait, lait de poule, crèmes, bouillon, boissons gazeuses et froides, glace.*

Application locale de *révulsifs*; *pulvérisations d'éther* ou de *chlorure de méthyle* le long de la colonne vertébrale.

Prescrire les *inhalations d'oxygène*, répétées plusieurs fois par jour et continuées pendant plusieurs jours, combinées avec l'emploi du *chloral* à hautes doses (Pinard), ou bien employer le *chloral* seul à la dose de 3 à 4 gr. par jour, en lav ments.

Ou encore, pratiquer des injections sous-cutanées de *cocaïne* à la région épigastrique (solution au 1 ou 2 p. 100, injecter une seringue de Pravaz, 1 à 2 fois par jour quelques instants avant les repas) (A. Pozzi, Tibone).

Prescrire :

℞ Chlorhydrate de cocaïne... 1 gr.
Eau filtrée.............. 10 —

V à X gouttes dans un peu d'eau, au moment des nausées (Auvard).

Ou encore :

℞ Stovaïne............... 20 cgr.
Eau distillée........... 20 gr.

XX gouttes toutes les 1/2 heures, dans un peu d'eau glacée jusqu'à effet (Herzen).

Pratiquer aussi des *badigeonnages de la cavité nasale*, remontant aussi haut que possible, avec une solution de cocaïne à 20 p. 100.

Recommander la *galvanisation du pneumogastrique.*

Pratiquer la *réduction de l'utérus rétroversé*, s'il existe une rétroversion ; appliquer des *pansements sur le col*, lors-

qu'il existe des ulcérations, et ordonner le *traitement préventif de l'éclampsie*, s'il existe de l'albumine (saignée).

Conseiller à la malade le *repos au lit*, au moins pour la matinée, si le cas n'est pas grave ; prescrire le *repos absolu et permanent au lit* dans les cas graves, en ne permettant à la malade de se lever que trois jours après que les vomissements auront complètement cessé.

De plus, soumettre la malade à l'*isolement*, et, si au bout d'une semaine, il ne se produit pas d'amélioration, parler devant la malade de la nécessité de la placer dans une *maison de santé*, et mettre cette menace à exécution lorsqu'elle sera restée sans effet.

**Si tous ces moyens échouent** : recourir, surtout au moment de la **seconde période** (caractérisée par l'accélération permanente du pouls et supérieure à 100 pulsations par minute), et, lorsqu'il faut considérer la situation comme grave, aux *badigeonnages du col avec de la teinture d'iode*, à la *cautérisation du col utérin* au thermocautère, ou mieux à la *dilatation du col* par la méthode de Copeman : introduire l'index dans le col, jusqu'au niveau de l'orifice interne, qu'on franchit ; puis promener le doigt circulairement, essayer de dilater le col et de décoller les membranes aussi loin que possible.

Comme dernières ressources, lorsque le pouls se maintient à 120, lorsque apparaît de l'ictère et lorsque l'a-maigrissement est progressif, pratiquer l'*avortement* ou l'*accouchement prématuré* ; avant d'exécuter l'une ou l'autre de ces opérations, prendre l'avis d'un ou de deux confrères, rédiger une consultation signée de tous et prévenir le maire et le commissaire de police.

Remonter les forces de la malade par des injections sous-cutanées de *cacodylate de soude* (5 cgr. pendant 8 jours, interrompues pendant le même temps, puis reprises) et combattre l'inanition à l'aide de *lavements ali-mentaires*, d'*injections sous-cutanées* ou d'*injections recta-les de sérum artificiel* à la dose de 300 cc., répétées 5 à 10 fois dans les 24 heures et continuées pendant une dizaine de jours (Condamin).

**A la troisième période,** *combattre les phénomènes ner-veux*, tenter encore l'*évacua-tion de l'utérus* (la mort est presque certaine, quoi qu'on fasse) (Demelin).

**V. DES NOURRISSONS.**

*Combattre la faiblesse con-génitale,* lorsqu'elle existe.

*Combattre la suralimenta-tion, régler l'allaitement* ; administrer un *purgatif* (1 cuillerée à café d'huile d'amandes douces, ou 5 cgr.

de calomel); faire prendre une cuillerée à café d'*eau de Vichy* après les tétées ou d'*eau de chaux médicinale* coupée à parties égales d'eau distillée.

Ordonner la *dextrine*, la *pepsine* ou la *papaïne* à la dose de 10 à 20 cgr. par jour :

℞ Papaïne.................. 2 cgr.
Lactose.................. 3 —

Pour 1 paquet, à prendre dans un peu d'eau bouillie après chaque tétée.

Ou encore donner une cuillerée à café d'une potion de *citrate de soude* à 5 p. 100 (Variot) ou ajouter une cuil-lerée à soupe de la solution suivante dans un biberon de 120 à 150 gr. de lait :

℞ Citrate de soude......... 5 gr.
Eau distillée............ 300 —
(Variot).

Faire appliquer des *com-presses humides tièdes* ou *des cataplasmes chauds*, sur la région épigastrique.

Au besoin, pratiquer des *lavages méthodiques de l'esto-mac.*

Si l'enfant vomit du sang, rechercher si celui-ci ne pro-vient pas du mamelon mater-nel.

**En cas de vomissements incoercibles faisant supposer un spasme, ou une sténose congénitale du pylore :** voy. *Spasme du pylore, Sténose du pylore.*

# VULVITES

**Période aiguë.**
Ordonner le *repos au lit*, les *grands bains* de son, d'amidon, pris une fois tous les jours, et des *bains de siège.*

Prescrire les *lotions* prati-quées avec des solutions anti-septiques faibles et répétées plusieurs fois par jour.

En outre faire mettre sur

la vulve des *compresses* trempées dans une infusion de guimauve boriquée ou dans une solution antiseptique faible, ou imbibées d'acétate de plomb à 1 p. 10 (voy. *Leucorrhée*, *Vaginite blennorragique*).

℞ Alun.................... 1 gr.
  Acétate de plomb........ 10, —
  Eau distillée............. 200 —

Interposer entre les parties malades un tampon imbibé de *glycérine* ou de *vaseline phéniquée* à 1 p. 100.

Dans tous les cas, rechercher et traiter la blennorragie de l'urètre et du col (voy. *Blennorragie chez la femme*, *Métrites*, *Vaginite blennorragique*).

**Après la période aiguë** : Faire continuer les *bains de siège* et les *lavages légèrement antiseptiques*, suivis (après assèchement des parties) d'*insufflations* entre les lèvres de la poudre suivante :

℞ Alumnol.................. 5 gr.
  Xéroforme................ 10 —
  Talc..................... 50 —
                (Herzen).

Défendre les rapports conjugaux jusqu'à complète guérison.

Toucher tous les 2 ou 3 jours les surfaces malades avec un pinceau imbibé d'une solution de *nitrate d'argent* à 1 p. 50 ou 1 p. 30.

Injecter des *solutions désinfectantes* (sublimé) dans les follicules enflammés, et cautériser les follicules par la chaleur.

**S'il existe de petits trajets fistuleux** : recourir d'abord à la *cautérisation*, pratiquer ensuite l'*excision complète*, suivie de suture.

**S'il y a des ulcérations** : appliquer quotidiennement une *poudre antiseptique* :

℞ Salol pulvérisé........ ⎫ āā 10 gr.
  Xéroforme............. ⎭
               (Herzen).

Ou une *pommade antiseptique* :

℞ Iodoforme............. 2 à 4 gr.
  Baume du Pérou........ 3 —
  Vaseline............... 10 —

# VULVO-VAGINITE DES PETITES FILLES

**CAS AIGUS** (BLENNORRAGIE).
*Repos au lit; bains généraux* et *bains de siège amidonnés*.

Ordonner de fréquents *lavages au sublimé* à 1 p. 4 000, au *permanganate de potasse* à 1 p. 2 000, à l'*aniodol* à 1 p. 4 000 et au *lysol* à 1 p. 200.

Saupoudrer les lèvres de *salol* finement pulvérisé, interposer ensuite, entre les parties malades, un tampon d'ouate.

**Contre la vaginite**, faire des injections abondantes (1 lit.) de solutions chaudes de *permanganate de potasse* à 1 p. 2 000 ou 1 p. 4 000, ou de *sublimé* à 1 p. 5 000, ou de *chlorure de zinc* à 1 p. 200, ou de *protargol* à 1 p. 500 (employer ces deux derniers médicaments dans les cas chroniques et anciens). Ou bien pratiquer, à l'aide d'une petite poire en caoutchouc, munie d'une canule fine, des injections intravaginales avec ces mêmes solutions ou avec une solution de *protargol* à 1 p. 100.

Après chaque irrigation, introduire un *tampon vaginal* de coton hydrophile ou de gaze iodoformée ou salolée, ayant pour but d'absorber les sécrétions utérines et d'isoler les parties malades.

*Insuffler* en outre entre les lèvres la poudre suivante :

℞ Xéroforme.......... } āā 10 gr.
  Sous-nitrate de bismuth }
                (Herzen).

puis appliquer un bourdonnet d'ouate entre les lèvres et un bandage en T sur la vulve.

**CAS CHRONIQUES** (Leucorrhée).

*Traiter la scrofule*, le lymphatisme (huile de foie de morue, sirop d'iodure de fer, bains salés).

*Bains généraux, bains de siège.*

Lavages fréquents avec une *décoction de feuilles de noyer* (30 gr. pour 500 gr. d'eau), ou avec une solution de *sulfate de zinc* à 1 p. 100, ou de *sulfate de cuivre* à 2 p. 200.

℞ Alun................ } āā 5 gr.
  Sulfate de zinc...... }
  Eau..................... 1 litre.

Recourir aux injections avec les *antiseptiques* ci-dessus indiqués.

Pratiquer des cautérisations des grandes lèvres et du vestibule avec des solutions de *nitrate d'argent* variant de 1 p. 100 à 1 p. 40, ou de *protargol* à 5 p. 100.

# XANTHÉLASMA

*Racler* les tumeurs avec la curette, les *exciser* au bistouri ou les détruire au *thermocautère* ou à l'*électrocautère*.

# XÉRODERMA PIGMENTOSUM

Prescrire les *toniques* (huile de foie de morue, sirop iodotannique, arsenic).

Faire des lotions quotidiennes ou biquotidiennes avec une solution de *sublimé* à 1 p. 1 000.

Recouvrir ensuite d'*emplâtres mercuriels* (au calomel, de Vigo, rouge de Vidal, hydrargyrique de Unna); ou bien enduire les parties malades d'une des pommades suivantes :

℞ Oxyde jaune d'hydrargyre. 1 gr.
  Vaseline ............. 50 à 30 —
                (Brocq).

℞ Calomel................. 1 gr.
  Vaseline............. 40 à 20 —
                (Brocq).

**Si les taches sont peu confluentes, bien isolées :** essayer des applications d'*acide phénique concentré*, exactement localisées sur chaque tache, applications faites en tendant la peau avec les doigts. Laisser la croûte se détacher spontanément sans l'arracher (Gaucher).

*Masquer les taches* par l'application d'une mince couche de pommade à l'oxyde de zinc, recouverte d'une poudre inerte quelconque (poudre d'amidon, de talc, d'iris, de sous-nitrate de bismuth) (Gaucher).

**Lorsque les taches deviennent saillantes, prolifèrent et subissent la transformation cancroïdale** : destruction avec le *thermocautère* et pansements avec une pommade au *chlorate de potasse* :

℞ Chlorate de potasse........ 6 gr.
　Vaseline.................. 30 —

Ou bien, badigeonnages avec une solution de *violet de méthyle* (Gaucher).

**Si la peau s'ulcère** : panser avec une *poudre antiseptique* (iodoforme, xéroforme, aristol, iodol, amyloforme, crurine).

Chez les enfants des familles dans lesquelles des frères ou des sœurs sont déjà atteints de la maladie, défendre l'exposition aux rayons solaires, faire porter des chapeaux à larges bords.

## XÉRODERMIE
Voy. *Ichtyose.*

## ZONA

### Z. BUCCAL, FACIAL.

Rechercher si le zona n'est pas d'origine dentaire (dent cariée ou obturée, racines ou esquilles visibles ou invisibles) et, lorsqu'il existe une lésion dentaire, recourir au traitement local approprié au cas. *Gargarismes, collutoires* et *pulvérisations* antiseptiques et analgésiques (voy. *Angine érythémateuse*). Extérieurement : voy. Z. *intercostal.*

### Z. INTERCOSTAL.

Extérieurement : Large application de *poudre isolante* (amidon, talc, oxyde de zinc, sous-nitrate de bismuth) et de *coton hydrophile.*

℞ Salol finement pulvérisé... 10 gr.
　Poudre d'amidon.......... 20 —
　— de talc............. 15 —
　Oxyde de zinc............ 10 —
　　　　　　　　　(Herzen).

Ou bien appliquer une légère couche de glycérolé d'amidon sur les plaques et saupoudrer ensuite abondamment et fréquemment avec le mélange suivant :

℞ Talc de Venise.......... 100 gr.
　Poudre de lycopode...... 40 —
　Oxyde de zinc........... 25 —
　Camphre pulvérisé....... 10 —
　Iris de Florence pulvérisé. 5 —

Protéger la peau contre les irritations extérieures, par exemple celle résultant de l'usage du corset.

**Une fois les vésicules séchées,** appliquer des *pommades* (vaseline boriquée) :

℞ Acide borique............ 2 gr.
　Chlorhydrate de cocaïne.. 50 cgr.
　Vaseline..............} āā 12 gr.
　Lanoline.............. }

Ou bien recourir dès le début aux pansements au *lini-*

*ment oléo-calcaire frais et asep-*
*tique* ou à *l'acide picrique*,
comme s'il s'agissait d'une
brûlure au second degré : imbiber d'une *solution aqueuse
d'acide picrique* à 12 p. 1 000,
des compresses de tarlatane
ou un gâteau de coton hydrophile et après avoir exprimé
compresse ou coton, en recouvrir la région où siègent
les vésicules. Appliquer au-
dessus une couche de ouate
sèche et une bande, sans jamais recouvrir d'une étoffe
imperméable. Renouveler ce
pansement tous les 3 jours.

Ou encore, ouvrir les vésicules à l'aide d'un instrument
bien aseptisé et sans exercer
aucune pression pour faciliter
l'écoulement de leur contenu,
badigeonner toute la région
atteinte avec : .

℞ Acide picrique............ 5 gr.
— citrique............ 10 —
Eau distillée............ 50 —
(Alger).

ou avec *l'acide picrique en solution alcoolique* à 1 p. 10, ou
en *solution éthérée* à 1 p. 20.

Les parties badigeonnées
une fois séchées, se servir de
pommades ou de poudres destinées à combattre les sensations douloureuses.

INTÉRIEUREMENT, adminis-
trer *l'antipyrine*, *l'exalgine*,
*l'aspirine*, le *pyramidon*, la
*quinine*, *l'aconitine*.

℞ Exalgine............... 15 cgr.
Bromhydrate de quinine... 15 —
Pour 1 cachet : 3 cachets par jour.
(Herzen).

℞ Sulfate de quinine........ 25 cgr.
Extrait d'opium........... 2 —
Pour 1 pilule : 3 à 4 pilules par jour.

Employer les *courants con-*

*tinus* : appliquer le pôle positif au niveau de l'origine des
nerfs malades, et promener
le pôle négatif autour des placards éruptifs, ainsi que sur
les placards eux-mêmes, une
fois qu'ils sont secs.

Se servir de courants dont
l'intensité varie de 5 à 15 milliampères, suivant les dimensions des électrodes.

**Si les douleurs sont très
fortes** : injection de *morphine*
ou de *dionine* ; application
d'un *vésicatoire*, au niveau de
l'émergence du nerf malade.

℞ Sulfate neutre d'atro-
pine.............. 3 à 5 mgr.
Chlorhydrate de mor-
phine............ 10 cgr.
Eau distillée de laurier-
cerise............ 10 gr.
Injecter 1 cc., 2 fois par jour.

**En cas d'insomnie** : *opium
chloral* ou *véronal* (30 cgr.).
**Chez les paludéens** : donner
la *quinine* à hautes doses.
**Chez les syphilitiques** : recourir au *traitement spécifique
mixte*.

Voy. *Névralgies, Névrites*.
Cures aux *stations thermales*
de Néris, Lamalou, Luxeuil.

### Z. OPHTALMIQUE.

Ordonner *l'antifébrine*, le
*pyramidon*, *l'aspirine*, la *lactophénine*.
*Repos complet.*
Pratiquer une *saignée* (60
à 80 gr.) autour du point
d'émergence du nerf nasal
externe.
*Pansements antiseptiques*,
matin et soir, à l'aide de solutions de permanganate de
potasse à 1 p. 4 000, d'acide
borique à 3 p. 100, d'oxycya-

nure de mercure à 1 p. 5000.

**Contre les douleurs** : prescrire une pommade à la *cocaïne* ou à la *morphine* ; pratiquer des instillations de *cocaïne* à 2 p. 100, ou des *injections de morphine* à la tempe.

℞ Chlorhydrate de morphine. 2 gr.
  Axonge benzoïque ........ 30 —
  Pour onctions (Landolt).

En outre, recourir à l'application de *compresses chaudes* imbibées de la solution suivante :

℞ Acétate neutre de plomb.. 3 gr.
  Alun en poudre........... 2 —
  Eau distillée............ 150 —
                (Landolt).

Utiliser enfin l'*électrothérapie* (courants continus, sédatifs).

Soigner consécutivement les ulcères par des pommades au *calomel* (1 p. 20) ou à l'*oxyde jaune de mercure* (1 à 2 p. 100).

Voy. *Kératites.*

# DOSES MAXIMA POUR LES ADULTES
## DES MÉDICAMENTS USUELS
### d'après la nouvelle Pharmacopée française de 1908.

Les chiffres qui suivent, « indiqués *à titre de simple renseignement,* » représentent *le maximum de la dose thérapeutique usuelle.* Si le médecin croit devoir la dépasser, il ajoutera pour attirer l'attention : « *Je dis* telle *dose* ».

| DÉNOMINATION DES MÉDICAMENTS. (Ordre adopté dans la Pharmacopée française.) | DOSE MAXIMA Pour une dose. gr. | DOSE MAXIMA Pour 24 h. gr. |
|---|---|---|
| Acétanilide | 0,30 | 1,50 |
| Acétylsalicylique acide (Aspirine) | 1 | 6 |
| Aconitine | 0,0002 | 0,0005 |
| Aconitine (Azotate d') | 0,0002 | 0,0005 |
| Alcoolature d'aconit (feuille) | 1 | 5 |
| Amylé (Azotite d') | 0,20 | 1,40 |
| Antipyrine | 4 | 8 |
| Apomorphine (Chlorhydrate d') | 0,015 | 0,15 |
| Arécoline (Bromhydr. d') | 0,0005 | 0,0015 |
| Argent (Azotate d') | 0,03 | 0,15 |
| Arsénieux (Anhydride) | 0,005 | 0,015 |
| Atropine | 0,0005 | 0,001 |
| Atropine (Sulfate d') | 0,001 | 0,002 |
| Bromoforme | 0,50 | 1,50 |
| Caféine | 0,50 | 2 |
| Calomel | 1 | 1 |
| Chloral (Hydrate de) | 4 | 12 |
| Chloroforme | 0,50 | 3 |
| Cocaïne (Chlorhydrate de) | 0,05 | 0,15 |
| Codéine | 0,05 | 0,20 |
| Codéine (Phosphate de) | 0,075 | 0,30 |
| Colchicine | 0,002 | 0,004 |
| Conine (Bromhydrate de) | 0,03 | 0,15 |
| Créosote | 0,50 | 1,50 |
| Cuivre (Sulfate de) | 0,75 | 0,75 |
| * Cyanhydrique (Acide — dissous à 2 p. 100) | 0,10 | 0,50 |
| Cyanure de mercure | 0,01 | 0,04 |
| Cyanure de potassium | 0,01 | 0,04 |
| Diéthylsulfone — Diméthylméthane (Sulfonal) | 2 | 2 |
| Diéthylsulfone-Ethylméthylméthane (Trional) | 2 | 2 |
| Digitaline cristallisée | 0,0003 | 0,001 |
| Diméthylamido - Antipyrine (Pyramidon) | 1 | 3 |
| * Eau distill. de laurier-cerise à 0 gr. 10 p. 100 | 2 | 10 |
| Émétique | 0,20 | 0,60 |
| Ergotinine | 0,001 | 0,002 |
| Extrait alcool. d'aconit | 0,03 | 0,10 |

| DÉNOMINATION DES MÉDICAMENTS. (Ordre adopté dans la Pharmacopée française.) | DOSE MAXIMA Pour une dose. gr. | DOSE MAXIMA Pour 24 h. gr. |
|---|---|---|
| * Extrait alcoolique de belladone | 0,03 | 0,10 |
| * Extrait alcoolique de ciguë | 0,05 | 0,20 |
| Extrait alcoolique de colchique | 0,05 | 0,20 |
| * Extrait alcoolique de digitale | 0,05 | 0,20 |
| Extrait alcoolique d'Evonymus atropurpureus. (Evonymine brune) | 0,10 | 0,20 |
| * Extrait alcoolique de jusquiame | 0,10 | 0,30 |
| * Extrait alcoolique de noix vomique, contenant 16. gr. d'alcaloïdes p. 100 | 0,04 | 0,10 |
| Extrait alcoolique de scille | 0,20 | 0,50 |
| Extrait aqueux d'ergot de seigle | 1 | 6 |
| Extrait aqueux d'opium | 0,10 | 0,30 |
| Extrait fluide d'ergot de seigle | 1 | 6 |
| Extr. fluide d'hydrastis | 1 | 4 |
| Fer (Arséniate de fer) | 0,05 | 0,15 |
| Gaïacol | 0,50 | 1,50 |
| Gaïacol (Carbonate de) | 0,50 | 2 |
| Huile de croton | 0,05 | 0,10 |
| Huile de foie de morue phosphorée au vingt-millième | 20 | 40 |
| Huile phosphorée au centième | 0,10 | 0,20 |
| Hydrastine | 0,10 | 0,30 |
| Hydrastinine | 0,05 | 0,15 |
| Hydrastinine (Chlorhydrate d') | 0,05 | 0,15 |
| Iodoforme | 0,20 | 1 |
| * Laudanum de Sydenham | 2 | 6 |
| Mercure (Benzoate de) | 0,01 | 0,05 |
| Mercure (Bichlorure de) | 0,02 | 0,06 |
| Mercure (Biiodure de) | 0,02 | 0,08 |
| Mercure (Cyanure de) | 0,01 | 0,04 |

OBSERVATION. — Les noms des médicaments dont la formule et par suite la posologie ont été modifiées dans l'édition du *Codex* de 1908 sont précédés du signe *.

| DÉNOMINATION DES MÉDICAMENTS. (Ordre adopté dans la Pharmacopée française.) | DOSE MAXIMA | |
|---|---|---|
| | Pour une dose. gr. | Pour 24 h. gr. |
| Mercure (Protochlorure de) | 1 | 1 |
| Mercure (Protoiodure de) | 0,05 | 0,20 |
| Méthylarsinate de sodium (Arrhénal) | 0,20 | 0,20 |
| Morphine (Chlorhydrate de) | 0,02 | 0,08 |
| Naphtol b | 1 | 3 |
| Pelletiérine (Sulfate de), en solution tannique. | 0,40 | » |
| Phénacétine | 1 | 3 |
| Phénol | 0,10 | 0,30 |
| Phényle (Salicylate de) Salol | 1 | 6 |
| Phosphore | 0,001 | 0,002 |
| Phosphure de zinc | 0,008 | 0,016 |
| Picrotoxine | 0,002 | 0,006 |
| Pilocarpine (Azotate de). | 0,02 | 0,05 |
| Pilocarpine (Chlorhydr. de) | 0,025 | 0,05 |
| Pipérazine | 0,75 | 3 |
| Plomb (Acét. neutre de). | 0,10 | 0,30 |
| Podophyllin | 0,05 | 0,20 |
| Potassium (Cyanure de). | 0,01 | 0,04 |
| Potassium (Chlorhydrate de) | 1 | 4 |
| Poudre d'aconit (racine). | 0,10 | 0,30 |
| Poudre d'aconitine, au centième | 0,020 | 0,050 |
| Poudre d'azotate d'aconitine, au centième | 0,020 | 0,050 |
| Poudre d'agaric | 0,50 | 1,50 |
| Poudre de belladone (feuille) | 0,15 | 0,50 |
| Poudre de cantharide.. | 0,05 | 0,15 |
| Poudre de ciguë | 0,25 | 0,75 |
| Poudre de digitale | 0,20 | 1 |
| Poudre de digitaline cristallisée au centième | 0,03 | 0,10 |
| Poudre d'ergot de seigle. | 1 | 4 |
| Poudre de fève de Saint-Ignace | 0,10 | 0,30 |
| Poudre de gomme-gutte. | 0,25 | 0,50 |
| Poudre d'ipécacuanha.. | 2 | 2 |
| Poudre d'ipécacuanha opiacée (poudre de Dower) | 1 | 4 |
| Poudre de jaborandi... | 3 | 3 |
| Poudre de jusquiame.. | 0,20 | 0,60 |
| Poudre de noix vomique. | 0,10 | 0,30 |
| Poudre d'opium | 0,20 | 0,60 |
| Poudre de rue | 0,50 | 1 |
| Poudre de sabine | 0,50 | 1 |
| Poudre de scille | 0,25 | 1 |
| Poudre de stramoine... | 0,25 | 1 |
| Poudre de strophantine au centième | 0,03 | 0,10 |

| DÉNOMINATION DES MÉDICAMENTS. (Ordre adopté dans la Pharmacopée française.) | DOSE MAXIMA | |
|---|---|---|
| | Pour une dose. gr. | Pour 24 h. gr. |
| Pyramidon | 1 | 3 |
| Résorcine | 1,25 | 5 |
| Quassine | 0,004 | 0,012 |
| Salicylate de sodium | 2 | 12 |
| Salicylique (Acide) | 1 | 4 |
| Salol | 1 | 6 |
| Santonine | 0,10 | 0,30 |
| Sodium (Arséniate de).. | 0,01 | 0,02 |
| Sodium (Cacodylate de). | 0,20 | 0,20 |
| Sodium (Chlorate de).. | 1 | 6 |
| Soluté d'arsénite de potasse (liq. de Fowler). | 0,50 | 1,50 |
| Soluté officinal de bromoforme | 5 | 15 |
| Soluté de chlorure mercurique (liqueur de Van Swieten) | 20 | 60 |
| Soluté de digitaline cristallisée au millième | 0,30 | 1 |
| Spartéine (Sulfate de).. | 0,05 | 0,25 |
| Strophantine | 0,0003 | 0,001 |
| Strychnine | 0,005 | 0,015 |
| Strychnine (Sulfate de). | 0,006 | 0,018 |
| Sulfonal | 2 | 4 |
| * Teinture d'aconit (racine) au dixième | 0,50 | 1,60 |
| * Teinture de belladone au dixième | 1 | 4 |
| * Teinture de cantharide, au dixième | 0,50 | 1,25 |
| * Teinture de colchique, au dixième | 1,50 | 6 |
| * Teinture de digitale, au dixième | 1,50 | 5 |
| * Teinture de fève de Saint-Ignace composée (gouttes amères de Baumé) | 0,25 | 1,75 |
| * Teinture d'iode, au dixième | 0,25 | 1 |
| Teinture de jaborandi.. | 15 | 15 |
| * Teinture de jusquiame, au dixième | 1 | 4 |
| Teinture de lobélie, au dixième | 1,50 | 5 |
| * Teinture de noix vomique, au dixième | 1 | 5 |
| * Teinture d'opium, au dixième | 2 | 6 |
| Teinture de scille | 1,50 | 5 |
| * Teinture de strophantus, au dixième | 0,15 | 0,60 |
| Théobromine | 1 | 4 |
| Thymol | 0,50 | 4 |
| Vératrine officinale | 0,002 | 0,010 |
| Zinc (Cyanure de) | 0,02 | 0,10 |
| Zinc (Sulfate de) | 1 | 1 |
| Zinc (Valérianate de).. | 0,10 | 0,50 |

Les doses indiquées dans ce tableau sont trop fortes, *il sera prudent de s'en tenir éloigné* (HERZEN).

## Poids des gouttes des principaux médicaments liquides employés dans la pratique courante, d'après la Pharmacopée française.

| | POIDS de XX gouttes. | NOMBRE de gouttes pour 1 gramme. |
|---|---|---|
| | gr. | |
| Alcool absolu..... | 0,295 | 68 |
| — à 90° | 0,330 | 61 |
| — à 60° | 0,380 | 53 |
| Alcoolature d'aconit (feuilles) | 0,377 | 53 |
| Ammoniaque officinal, D = 0,925 | 0,803 | 25 |
| Chlorhydrique (acide) dilué | 0,993 | 20 |
| — — officinal, D = 1,171.... | 0,942 | 21 |
| Chloroforme anesthésique (contient 5 gr. d'alcool éthylique dans 1 000 gr. de chloroforme).... | 0,335 | 60 |
| Créosote officinale, D = 1,085 | 0,487 | 41 |
| Eau distillée | 1,000 | 20 |
| — de laurier-cerise | 0,897 | 22 |
| Élixir parégorique | 0,375 | 53 |
| Essence de menthe poivrée | 0,385 | 52 |
| Éther alcoolisé (liqueur d'Hoffmann) | 0,267 | 75 |
| — anesthésique officinal, D = 0,720 | 0,214 | 93 |
| Éthyle (bromure d') | 0,288 | 69 |
| Eucalyptol | 0,378 | 53 |
| Fer (perchlorure de) officinal, D = 1,26 | 1,091 | 18 |
| Lactique (acide) officinal, D = 1,24 | 0,515 | 39 |
| Laudanum de Sydenham (formule nouvelle) | 0,468 | 43 |
| Liqueur de Fowler | 0,592 | 34 |
| Phénol aqueux | 0,521 | 38 |
| Soluté d'arsénite de potasse | 0,592 | 34 |
| — officinal de bromoforme | 0,333 | 60 |
| — de digitaline cristallisé au 1 000e | 0,356 | 56 |
| Teinture d'aconit | 0,350 | 57 |
| — de belladone | 0,351 | 57 |
| — de cantharide | 0,352 | 57 |
| — de colchique | 0,355 | 56 |
| — de digitale | 0,351 | 57 |
| — de fève du Saint-Ignace composée | 0,372 | 54 |
| — d'iode | 0,327 | 61 |
| — de jusquiame | 0,350 | 57 |
| — de lobélie | 0,351 | 57 |
| — de noix vomique | 0,348 | 57 |
| — d'opium | 0,354 | 56 |
| — de scille | 0,355 | 56 |
| — de strophantus | 0,351 | 57 |
| — de valériane | 0,371 | 54 |

# LES PRINCIPALES MODIFICATIONS DU NOUVEAU CODEX

| DÉSIGNATION DES PRÉPARATIONS. | DOSES MAXIMA : pour une dose et pour 24 heures. | |
| --- | --- | --- |
| | Codex 1884. | Codex 1908. |
| Alcoolature racines aconit. | V à XXX gouttes. | supprimé. |
| — feuilles aconit. | 1 gr. ; 5 gr. | 1 gr. ; 5 gr. |
| Ac. cyanhydrique (soluté). | IV gouttes ; XX gouttes. | II gouttes ; X gouttes. |
| Digitaline (officinale)...... | (amorphe) 1 mgr.; 5 mgr. | (cristall.) 3/10 mgr.; 1 mgr. |
| Eau distillée de laurier-cerise ................ | 4 gr. ; 20 gr. | 2 gr. ; 10 gr. |
| Élixir parégorique....... | 2 gr. ; 10 et 20 gr. | 10 gr. ; 20 et 40 gr. |
| Extrait feuilles aconit.... | (extr. aqueux) 0g,05 ; 0gr,50 | supprimé. |
| — racines — .... | (extr. alcool.) 0gr,02 ; 0gr,08 | (extr. alcool.) 0gr,03 ; 0gr,10 |
| — feuilles belladone. | (extr. aqueux) 0gr,02 ; 0gr,15 | supprimé. |
| — racines — . | (extr. alcool.) 0gr,01 ; 0gr,05 | (extr. alcool.) 0gr,03 ; 0gr,10 |
| — feuilles ciguë..... | (extr. aqueux) 0gr,05 ; 0gr,25 | supprimé. |
| — semences ciguë... | (extr. alcool.) 0gr,05 ; 0gr,15 | (extr. alcool.) 0gr,05 ; 0gr,20 |
| — feuilles digitale.. | (extr. aqueux) 0gr,05 ; 0gr,30 | supprimé. |
| — — — .. | (extr. alcool.) 0gr,05 ; 0gr,20 | (extr. alcool.) 0gr,05 ; 0gr,20 |
| — ergot de seigle ... | (extr. aqueux) 1 gr.; 4 gr. | (extrait fluide) 1 gr.; 6 gr. |
| — jusquiame....... | (extr. aqueux) 0gr,10 ; 0gr,20 | supprimé. |
| — — ....... | (extr. alcool.) 0gr,10 ; 0gr,30 | (extr. alcool.) 0gr,10 ; 0gr,30 |
| — noix vomique.... | (extr. alcool.) 0gr,02 ; 0gr,08 | (extr. alcool.) 0gr,04 ; 0gr,10 |
| — opium.......... | (extr. aqueux) 0gr,05 ; 0gr,25 | (extr. aqueux) 0gr,10 : 0gr,30 |
| Gouttes amères de Baumé. | 0gr,10 ; 0gr,50 | 0gr,25 ; 1gr,75 |
| Laudanum de Sydenham.. | 1 gr. ; 4 gr. | 2 gr.; 6 gr. |
| Liqueur de Fowler...... | II gouttes ; XX gouttes. | XV gouttes ; L gouttes. |
| Teinture racines aconit... | 0gr,20 ; 0gr,80 | 0gr,50 : 1gr,50 |
| — belladone....... | 0gr,50 ; 2 gr. | 1 gr. ; 4 gr. |
| — cantharide...... | 0gr,30 ; 0gr,60 | 0gr,50 ; 1gr,25 |
| — colchique....... | 0gr,50 ; 2 gr. | 1gr,50 ; 6 gr. |
| — digitale......... | 0gr,50 ; 2 gr. | 1gr,50 ; 5 gr. |
| — iode........... | 0gr,50 ; 2 gr. | 0gr,25 ; 1 gr. |
| — jusquiame...... | 0gr,50 ; 2 gr. | 1 gr. ; 4 gr. |
| — noix vomique... | 0gr,50 , 2gr,50 | 1 gr. ; 5 gr. |
| — opium......... | 0gr,50 ; 1gr,50 | 2 gr. ; 6 gr. |
| — strophantus ... | 0gr,05 ; 0gr,20 | 0gr,15 ; 0gr,60 |

La posologie des teintures est établie en poids : pour la conversion en gouttes, on peut admettre, d'une façon approximative, que 1 gramme renferme de LV à LX gouttes.

# TABLE ALPHABÉTIQUE

HERZEN, 6e édit.

7247-09. — CORBEIL. — Imprimerie CRÉTÉ.